伊東 毒性病理学
Ito's Toxicologic Pathology

高橋道人・福島昭治　編

丸善出版

序　文

　毒性病理学は，形態学的観察という病理学的手法を用いて，今や毒性学を支える重要な学問領域となっており，医薬品，農薬，食品添加物などの安全性や産業化学物質の安全性の確保のほか，環境汚染物質や食品夾雑物の人への健康影響の関心が高まる中で，身の回りにある化学物質が人体および生態系に悪影響を及ぼす可能性がないかを検討し，それらのリスクを評価するという重要な役割が課せられています．また，市販される製品が生体にとって「安全」であることを科学的に実証するために，毒性病理学はその検証の一端を担っています．社会的要請の下に毒性評価における重要な分野として発展してきており，今後もその役割の必要性は増すばかりです．

　一方では，米国において国家予算でがん原性試験が実施され，当初はNCI（国立がん研究所）の傘下で，後にNTP（国家毒性計画）に受け継がれた研究事業が，いずれもNIH（国立衛生研究所）の援助で行われてきました．NTPの開始と共に毒性病理学に対する必要性と期待が大いに高まりました．我が国を含め他の国においても安全性に対する科学的根拠を得るために同様の計画が開始されました．これらの事業で実施された動物実験は毒性病理学の発展と共に毒性メカニズムや毒性影響の理解に著しい進歩をもたらしました．

　同じ頃に米国ではSTP（毒性病理学会 Society of Toxicologic Pathologists）が設立され，既に40年が経過しました．我が国でもJSTP（日本毒性病理学会 Japanese Society of Toxicologic Pathology）が生まれてから約30年が経過しました．（故）伊東信行先生は，学会の創設時に設立に努力され，毒性病理学の今日の発展に大きく貢献されました．

　1994年に伊東信行先生のご尽力により毒性病理学を体系的にまとめた「最新毒性病理学」（中山書店）が出版され，ほぼ20年が経過しました．その間，科学の進歩には目覚しいものがあります．今回，20年ぶりに発刊される「伊東毒性病理学」は，毒性病理学分野に多大な貢献をされた伊東信行先生を偲んで，門下生が中心になって執筆・編纂したものです．近年の毒性病理学の進歩を積極的に取り入れ，医薬品，農薬，食品添加物，化学品などの化学物質による一般毒性，発癌性，生殖毒性などを正しく理解するための，最新の毒性病理学的手法の紹介や，過去に報告されたデータによる毒性病変の発生メカニズムの解説および具体例の紹介，各種化学物質のヒトへの健康影響を正しく評価する指針となる様に専門家に執筆を依頼した結果，執筆者数は85名に及ぶという学際的な内容となりました．

　毒性病理学専門家の多くは，獣医系の診断病理学の教育を受けると共に，毒性学や実験手法をよく理解しています．一方，我が国では，山極・市川によるウサギの耳にコールタールを塗布して世界初の発癌実験（1915年）を行った歴史に端を発し，伝統的に発癌研究，あるいは動物モデルを用いた実験研究が盛んで，病理学に関係した医師を含めた医学系研究者が動物モデルを用いたメカニズム研究を行ってきました．これらの毒性病理学者は産業界のほか，大学，政府機関，受託研究機関，コンサルタント等で活躍しています．診断病理を会得した病理学者

は生体異物に対する組織反応に精通していますが，毒性学の究極的なゴールは，ヒトの健康を守る目的のほか，動物を含めた環境の健全性を守ることでもあります．

　本書では，基本的な毒性病変の病理診断のコツをわかり易く説明すると共に，発生メカニズムの解説や，過去に報告されたデータを具体的に紹介し，各種化学物質のヒトへの健康影響を正しく評価するためのよりどころになるように努めました．さらに索引には日本語と英語を併記して，辞書的な役割をもたせてあります．毒性病理学を目指す人達のみならず，毒性評価に携わる人々にも役に立つことを大いに願っております．

　なお，執筆者一同総力を挙げてまとめましたが，至らぬ点も少なからずあることと思います．記述に関してお気づきの点がありましたら，今後の改訂に役立てていきたく，大所高所からの忌憚ないご意見を賜れば幸甚です．

　2013年初夏

編者を代表して　　高　橋　道　人

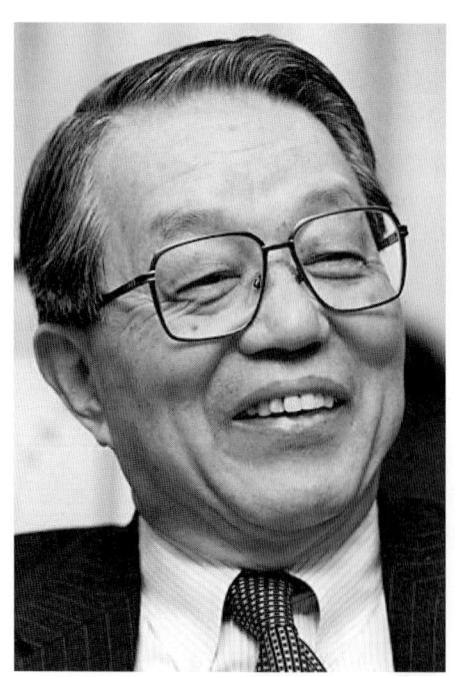

在りし日の伊東信行 先生

執 筆 者 一 覧

青木　誠
朝元　豊彦
阿瀬　善人
安藤　利恵
安藤　亮
池崎　信一郎
一瀬　文雄
井上　忠志
＊今井田　克己
岩崎　省吾
宇和川　賢
大石　裕司
岡宮　英明
＊小川　久美子
奥野　泰由
尾崎　圭介
尾崎　正和
尾崎　正康
小野寺　博志
河部　真弓
菅野　純民
魏　民昭
北野　光昭
木本　直哉
串田　昌彦
倉田　眞靖美
河内　陽一
小西　陽弘
小林　憲弘

近藤　治
佐藤　信俊朗
篠田　雅淳
柴谷　尚史
渋地　俊之
下田　智之
正井　茂幸
＊白杉　江周
杉　木みづほ
鈴　場克己
髙木　智
高橋　道人
＊高橋　義章
＊高田　川綾衛
武居　松正二
＊立中　卓一
田松　中洋光
＊田谷　野静俊利
玉田　村内和文
辻　田井雅幸
辻　廣悠弘
＊津堤　土友雅子之
＊中江　大

長中西　萩林　林
野村　川原
嘉　秋　昭　修　新明勝昭
介　厚佳裕次茂彦巳治

広瀬　町
深　＊福島　口川
二文

＊古川　達元
星谷　井司
松井　清
松本　国敏史
三宮　森川台衛
務村井　隆
森　聖雄
森　幸
安原　加壽
山口　修司
山崎　寛治史
山崎　浩緑
吉田　見直己
吉　＊鰐渕英機

＊は編集委員
（五十音順）

目 次

1　毒性病理学概論 …………………………………………………… 1

- 1.1　毒性病理学 ……………………………… 1
  - 1.1.1　毒性病理学とは ……………………… 1
  - 1.1.2　毒性病理学の役割 …………………… 2
  - 1.1.3　毒性病理学専門家の背景 …………… 2
  - 1.1.4　各国の毒性病理学会 ………………… 3
  - 1.1.5　毒性病理に関連する国際機構 ……… 3
  - 1.1.6　有用な毒性病理学関連情報リンク先 … 4
- 1.2　化学物質の生体内運命 ………………… 5
  - 1.2.1　吸　収 ………………………………… 6
  - 1.2.2　分　布 ………………………………… 6
  - 1.2.3　代　謝 ………………………………… 7
  - 1.2.4　排　泄 ………………………………… 9
  - 1.2.5　代謝的活性化 ………………………… 9
- 1.3　毒性発現のメカニズム ………………… 11
  - 1.3.1　毒性の発現 …………………………… 11
  - 1.3.2　細胞傷害のメカニズム ……………… 13
  - 1.3.3　毒性物質に対する細胞反応 ………… 15
  - 1.3.4　毒性発現への影響要因 ……………… 18
- 1.4　実験動物の栄養 ………………………… 20
  - 1.4.1　タンパク質 …………………………… 20
  - 1.4.2　炭水化物 ……………………………… 21
  - 1.4.3　脂　質 ………………………………… 22
  - 1.4.4　無機質（ミネラル） ………………… 23
  - 1.4.5　ビタミン ……………………………… 23
  - 1.4.6　その他の食事性物質 ………………… 24
- 1.5　実験動物に対する影響要因 …………… 24
  - 1.5.1　動物飼育環境 ………………………… 24
  - 1.5.2　飼料の影響 …………………………… 26
  - 1.5.3　動物飼育管理 ………………………… 27
  - 1.5.4　動物種，系統の選択 ………………… 29
  - 1.5.5　年齢差と性差 ………………………… 31
- 1.6　遺伝子改変動物 ………………………… 31
  - 1.6.1　はじめに ……………………………… 31
  - 1.6.2　発癌物質の検出モデル ……………… 31
  - 1.6.3　遺伝毒性物質の検出モデル ………… 33
  - 1.6.4　まとめ ………………………………… 33
- 1.7　化学発癌 ………………………………… 33
  - 1.7.1　化学発癌とは ………………………… 33
  - 1.7.2　化学発癌のメカニズム ……………… 33
  - 1.7.3　化学発癌物質分類 …………………… 36
  - 1.7.4　発癌性物質の検出方法 ……………… 39
  - 1.7.5　増殖性変化 …………………………… 40
  - 1.7.6　化学発癌のヒトへの外挿 …………… 41
- 1.8　ラットおよびマウスの自然発生腫瘍 … 46
  - 1.8.1　長期がん原性試験の動物と背景データ …………………………………………… 46
  - 1.8.2　自然発生腫瘍の系統差 ……………… 46
  - 1.8.3　腫瘍による致死 ……………………… 46
  - 1.8.4　腫瘍発生に影響を及ぼす因子 ……… 47
  - 1.8.5　背景データの活用 …………………… 48
- 1.9　細胞増殖 ………………………………… 48
  - 1.9.1　正常細胞の増殖機構 ………………… 48
  - 1.9.2　細胞増殖マーカー …………………… 49
- 1.10　アポトーシス …………………………… 51
  - 1.10.1　アポトーシスの定義と特徴 ………… 51
  - 1.10.2　アポトーシスの分子メカニズム …… 51
  - 1.10.3　アポトーシス検出法 ………………… 52
- 1.11　化学物質のホルミシス効果 …………… 52

2 規制と評価 … 55

2.1 行政・規制 … 55
- 2.1.1 GLP 安全性に関する非臨床試験の実施に関する基準 … 55
- 2.1.2 動物実験の規制と第三者による認証制度 … 56

2.2 化学物質の規制 … 57
- 2.2.1 化審法 … 57
- 2.2.2 REACH … 57
- 2.2.3 TSCA … 58
- 2.2.4 GHS … 58
- 2.2.5 その他の国の規制 … 58

2.3 化学物質のリスクアセスメント … 58
- 2.3.1 有害性の確認 … 60
- 2.3.2 用量反応評価 … 63
- 2.3.3 曝露評価 … 67
- 2.3.4 リスク判定 … 67
- 2.3.5 リスクマネージメント … 69

3 毒性試験 … 71

3.1 一般毒性試験 … 71
- 3.1.1 必要な非臨床試験 … 71
- 3.1.2 一般毒性試験 … 71

3.2 発癌性試験 … 72
- 3.2.1 長期がん原性試験 … 72
- 3.2.2 発癌性のスクリーニング … 73

3.3 神経毒性試験 … 74
- 3.3.1 神経毒性試験の各種ガイドライン … 74
- 3.3.2 神経毒性スクリーニングバッテリー … 75
- 3.3.3 発達神経毒性試験 … 78
- 3.3.4 高次試験 … 79
- 3.3.5 遅発性神経毒性試験 … 79
- 3.3.6 神経毒性評価のための in vitro 試験 … 79

3.4 免疫毒性試験 … 80
- 3.4.1 ICH S8 ガイドラインの概要 … 80
- 3.4.2 免疫毒性検査法 … 82

3.5 生殖発生毒性試験 … 83
- 3.5.1 生殖毒性 … 83
- 3.5.2 発生毒性 … 84
- 3.5.3 生殖発生毒性試験法 … 86

3.6 局所刺激性試験 … 87
- 3.6.1 皮膚 … 87
- 3.6.2 眼 … 89
- 3.6.3 筋肉 … 90
- 3.6.4 その他 … 90

3.7 吸入毒性試験 … 90
- 3.7.1 曝露形態 … 90
- 3.7.2 曝露方法 … 91
- 3.7.3 曝露環境 … 92
- 3.7.4 曝露評価 … 92
- 3.7.5 毒性試験ガイドライン … 93
- 3.7.6 吸入曝露代替法 … 93

3.8 遺伝毒性試験 … 93
- 3.8.1 遺伝毒性試験 … 93
- 3.8.2 遺伝毒性試験の概要 … 94
- 3.8.3 遺伝毒性試験の役割と問題点 … 97

3.9 毒性試験における統計解析 … 98
- 3.9.1 毒性試験における統計解析 … 98
- 3.9.2 毒性病理学での統計解析 … 101
- 3.9.3 Peto 検定 … 104

4 検索方法 … 107

4.1 臨床病理検査 … 107
- 4.1.1 血液学的検査 … 107
- 4.1.2 血液化学的検査 … 107
- 4.1.3 尿検査 … 109
- 4.1.4 骨髄検査 … 109

4.2 病理組織染色法と染色結果 … 109

4.3 電子顕微鏡学的検索 … 111
- 4.3.1 電子顕微鏡の種類と利用法 … 111
- 4.3.2 細胞内小器官とそのはたらき … 111

4.3.3	安全性試験に見られる微細形態的変化……………………………… 111	4.5.3	免疫組織化学染色の結果・評価…… 120
4.4	免疫組織化学的検索法………………… 113	4.6	分子病理学的検索法………………… 120
4.4.1	検出する対象……………………… 113	4.6.1	*in situ* ハイブリダイゼーション：ISH 法…………………………… 120
4.4.2	原　理……………………………… 114	4.6.2	レーザーマイクロダイセクション法… 121
4.4.3	抗体の種類と選択………………… 116	4.7	バイオマーカー………………………… 122
4.4.4	意　義……………………………… 116	4.7.1	バイオマーカー…………………… 122
4.4.5	定量的解析への応用……………… 117	4.7.2	バイオマーカーの概要…………… 122
4.4.6	問題点と発展性…………………… 117	4.7.3	毒性病理学におけるバイオマーカー… 123
4.5	毒性病理学における実践免疫染色法 … 117	4.7.4	まとめ……………………………… 127
4.5.1	組織標本処理……………………… 117	4.8	マイクロアレイ技術を利用したトキシコゲノミクス ………………………… 127
4.5.2	検体の免疫組織化学的検討……… 118		

5　化学物質の毒性 ……………………………………………………………………… 131

5.1	医薬品…………………………………… 131	5.6.2	医療機器の生物学的安全性評価の国際基準………………………… 149
5.1.1	医薬品……………………………… 131		
5.1.2	医薬品による実験動物に特有な発癌… 134	5.6.3	医療機器の生物学的安全性評価のための試験法について………… 149
5.1.3	薬物誘発性リン脂質症…………… 136		
5.2	食品添加物および食品中の汚染物質 … 137	5.6.4	異物に対する生体の反応………… 150
5.2.1	食品添加物の法規制……………… 137	5.6.5	生物学的試験に用いる検体……… 152
5.2.2	食品添加物の安全性評価………… 138	5.7	内分泌撹乱物質………………………… 152
5.2.3	食品添加物の毒性………………… 139	5.7.1	内分泌撹乱物質とは……………… 152
5.2.4	食品中の汚染物質………………… 140	5.7.2	作用メカニズム…………………… 152
5.3	農　薬…………………………………… 141	5.7.3	動物に対する影響………………… 152
5.3.1	殺虫剤……………………………… 141	5.7.4	ヒトに対する影響………………… 154
5.3.2	除草剤……………………………… 142	5.7.5	内分泌撹乱物質検出試験法の開発… 154
5.3.3	殺菌剤……………………………… 142	5.8	環境汚染物質…………………………… 154
5.3.4	殺鼠剤……………………………… 143	5.8.1	大気汚染…………………………… 155
5.3.5	農薬の安全性評価………………… 143	5.8.2	水質汚染…………………………… 155
5.4	工業化学物質…………………………… 144	5.8.3	土壌汚染…………………………… 155
5.4.1	工業化学物質の管理……………… 144	5.8.4	ダイオキシン汚染………………… 155
5.4.2	ヒトにおける産業中毒…………… 144	5.9	カビ毒…………………………………… 158
5.4.3	有機溶剤…………………………… 144	5.9.1	カビ毒（マイコトキシン）とは……… 158
5.4.4	危険性ガス状物質………………… 144	5.9.2	アフラトキシン…………………… 159
5.5	金　属…………………………………… 146	5.9.3	デオキシニバレノール…………… 159
5.5.1	ヒ　素……………………………… 147	5.9.4	パツリン…………………………… 159
5.5.2	カドミウム………………………… 147	5.9.5	オクラトキシン…………………… 160
5.5.3	水　銀……………………………… 148	5.9.6	フモニシン………………………… 160
5.5.4	鉛…………………………………… 148	5.9.7	ゼアラレノン……………………… 161
5.6	生体材料および医療機器……………… 149	5.10	ナノマテリアル………………………… 161
5.6.1	生体材料や医療機器の開発……… 149	5.10.1	ナノマテリアルとは……………… 161

5.10.2　ナノマテリアルの安全性評価 …… 162
5.10.3　ナノマテリアルの曝露と体内動態　162
5.10.4　ナノマテリアルの毒性と病理組織学的変化 ……………………………… 162

6　標的器官の毒性病理 …………………………………………………………… 165

【呼吸器系】

6.1　鼻　腔 ………………………………… 165
6.1.1　構造，生理，機能…………………… 165
6.1.2　毒性メカニズム……………………… 168
6.1.3　障害反応……………………………… 169
6.1.4　腫瘍性病変および加齢性変化……… 171
6.1.5　障害が及ぼす影響…………………… 174
6.1.6　毒性の評価…………………………… 174

6.2　肺 ……………………………………… 175
6.2.1　構造，生理，機能…………………… 175
6.2.2　毒性メカニズム……………………… 177
6.2.3　障害反応……………………………… 180
6.2.4　腫瘍性病変および加齢性変化……… 181
6.2.5　障害が及ぼす影響…………………… 183
6.2.6　毒性の評価…………………………… 183

【消化器系】

6.3　歯　牙 ………………………………… 184
6.3.1　構造，生理，機能…………………… 184
6.3.2　毒性メカニズム……………………… 186
6.3.3　障害反応……………………………… 187
6.3.4　腫瘍性病変および加齢性変化……… 187
6.3.5　障害が及ぼす影響…………………… 188
6.3.6　毒性の評価…………………………… 188

6.4　口腔，舌，咽頭 ……………………… 188
6.4.1　構造，生理，機能…………………… 188
6.4.2　毒性メカニズム……………………… 191
6.4.3　障害反応……………………………… 194
6.4.4　腫瘍性病変および加齢性変化……… 194
6.4.5　障害が及ぼす影響…………………… 195
6.4.6　毒性の評価…………………………… 196

6.5　唾液腺 ………………………………… 196
6.5.1　構造，生理，機能…………………… 196
6.5.2　毒性メカニズム……………………… 197
6.5.3　障害反応……………………………… 198
6.5.4　腫瘍性病変および加齢性変化……… 198
6.5.5　障害が及ぼす影響…………………… 199

6.5.6　毒性の評価…………………………… 199

6.6　食　道 ………………………………… 199
6.6.1　構造，生理，機能…………………… 199
6.6.2　毒性メカニズム……………………… 200
6.6.3　障害反応……………………………… 200
6.6.4　腫瘍性病変および加齢性変化……… 202
6.6.5　障害が及ぼす影響…………………… 202
6.6.6　毒性の評価…………………………… 203

6.7　前　胃 ………………………………… 203
6.7.1　構造，生理，機能…………………… 203
6.7.2　毒性メカニズム……………………… 204
6.7.3　障害反応……………………………… 205
6.7.4　腫瘍性病変および加齢性変化……… 206
6.7.5　障害が及ぼす影響…………………… 208
6.7.6　毒性の評価…………………………… 208

6.8　腺　胃 ………………………………… 209
6.8.1　構造，生理，機能…………………… 209
6.8.2　毒性メカニズム……………………… 211
6.8.3　障害反応……………………………… 213
6.8.4　腫瘍性病変および加齢性変化……… 215
6.8.5　障害が及ぼす影響…………………… 216
6.8.6　毒性の評価…………………………… 217

6.9　小腸，大腸 …………………………… 218
6.9.1　構造，生理，機能…………………… 218
6.9.2　毒性メカニズム……………………… 223
6.9.3　障害反応……………………………… 228
6.9.4　腫瘍性病変および加齢性変化……… 230
6.9.5　障害が及ぼす影響…………………… 231
6.9.6　毒性の評価…………………………… 232

6.10　肝臓，胆嚢 ………………………… 235
6.10.1　構造，生理，機能 ………………… 235
6.10.2　毒性メカニズム …………………… 238
6.10.3　障害反応 …………………………… 243
6.10.4　腫瘍性病変および加齢性変化 …… 249
6.10.5　障害が及ぼす影響 ………………… 250
6.10.6　毒性の評価 ………………………… 252

6.11　膵臓(外分泌) ……………………… 255

6.11.1	構造，生理，機能	256
6.11.2	毒性メカニズム	257
6.11.3	障害反応	259
6.11.4	腫瘍性病変および加齢性変化	260
6.11.5	障害が及ぼす影響	261
6.11.6	毒性の評価	261

【循環器系】

6.12 心臓 … 262
6.12.1	構造，生理，機能	262
6.12.2	毒性メカニズム	263
6.12.3	障害反応	264
6.12.4	腫瘍性病変および加齢性変化	266
6.12.5	障害が及ぼす影響	267
6.12.6	毒性の評価	268

6.13 血管 … 268
6.13.1	構造，生理，機能	268
6.13.2	毒性メカニズム	269
6.13.3	障害反応	270
6.13.4	腫瘍性病変および加齢性変化	271
6.13.5	障害が及ぼす影響	272
6.13.6	毒性の評価	272
6.13.7	血管肉腫 −最近の考え方−	272

【泌尿器系】

6.14 腎臓 … 273
6.14.1	構造，生理，機能	273
6.14.2	毒性メカニズム	277
6.14.3	障害反応	280
6.14.4	腫瘍性病変および加齢性変化	283
6.14.5	障害が及ぼす影響	286
6.14.6	毒性の評価	287

6.15 尿管，膀胱，尿道 … 288
6.15.1	構造，生理，機能	288
6.15.2	毒性メカニズム	289
6.15.3	障害反応	294
6.15.4	腫瘍性病変および加齢性変化	297
6.15.5	障害が及ぼす影響	298
6.15.6	毒性の評価	299

【生殖器系】

6.16 精巣，精巣上体 … 302
6.16.1	構造，生理，機能	302
6.16.2	毒性メカニズム	305
6.16.3	障害反応	308
6.16.4	腫瘍性病変および加齢性変化	309
6.16.5	障害が及ぼす影響	310
6.16.6	毒性の評価	310

6.17 前立腺，精嚢腺，尿道球腺，凝固腺（前立腺前葉），その他の雄性生殖器 … 313
6.17.1	構造，生理，機能	313
6.17.2	毒性メカニズム	316
6.17.3	障害反応	319
6.17.4	腫瘍性病変および加齢性変化	320
6.17.5	障害が及ぼす影響	321
6.17.6	毒性の評価	321

6.18 卵巣，卵管，子宮，腟，その他の雌性生殖器 … 321
6.18.1	構造，生理，機能	321
6.18.2	毒性メカニズム	326
6.18.3	障害反応	329
6.18.4	腫瘍性病変および加齢性変化	331
6.18.5	障害が及ぼす影響	333
6.18.6	毒性の評価	333

【神経系】

6.19 脳，脊髄，末梢神経 … 334
6.19.1	構造，生理，機能	334
6.19.2	毒性メカニズム	341
6.19.3	障害反応	348
6.19.4	腫瘍性病変および加齢性変化	350
6.19.5	障害が及ぼす影響	351
6.19.6	毒性の評価	351

【造血器系】

6.20 血液，骨髄 … 358
6.20.1	構造，生理，機能	358
6.20.2	毒性メカニズム	361
6.20.3	障害反応	363
6.20.4	腫瘍性病変および加齢性変化	364
6.20.5	障害が及ぼす影響	364
6.20.6	毒性の評価	364

6.21 胸腺，脾臓，リンパ組織 … 368
6.21.1	構造，生理，機能	368

x 目次

  6.21.2 毒性メカニズム ………………… 370
  6.21.3 障害反応 ………………………… 371
  6.21.4 腫瘍性病変および加齢性変化 … 372
  6.21.5 障害が及ぼす影響 ……………… 374
  6.21.6 毒性の評価 ……………………… 374

【内分泌器系】
6.22 下垂体 ………………………………… 377
  6.22.1 構造, 生理, 機能 ……………… 377
  6.22.2 毒性メカニズム ………………… 379
  6.22.3 障害反応 ………………………… 381
  6.22.4 腫瘍性病変および加齢性変化 … 382
  6.22.5 障害が及ぼす影響 ……………… 383
  6.22.6 毒性の評価 ……………………… 383
6.23 甲状腺 ………………………………… 384
  6.23.1 構造, 生理, 機能 ……………… 384
  6.23.2 毒性メカニズム ………………… 386
  6.23.3 障害反応 ………………………… 386
  6.23.4 腫瘍性病変および加齢性変化 … 388
  6.23.5 障害が及ぼす影響 ……………… 389
  6.23.6 毒性の評価 ……………………… 390
6.24 上皮小体 ……………………………… 391
  6.24.1 構造, 生理, 機能 ……………… 391
  6.24.2 毒性メカニズム ………………… 392
  6.24.3 障害反応 ………………………… 393
  6.24.4 腫瘍性病変および加齢性変化 … 394
  6.24.5 障害が及ぼす影響 ……………… 395
  6.24.6 毒性の評価 ……………………… 395
6.25 副腎 …………………………………… 396
  6.25.1 構造, 生理, 機能 ……………… 396
  6.25.2 毒性メカニズム ………………… 398
  6.25.3 障害反応 ………………………… 399
  6.25.4 腫瘍性病変および加齢性変化 … 400
  6.25.5 障害が及ぼす影響 ……………… 401
  6.25.6 毒性の評価 ……………………… 402
6.26 松果体 ………………………………… 402
  6.26.1 構造, 生理, 機能 ……………… 402
  6.26.2 毒性メカニズム ………………… 404
  6.26.3 障害反応 ………………………… 404
  6.26.4 腫瘍性病変および加齢性変化 … 404
  6.26.5 障害が及ぼす影響 ……………… 405
  6.26.6 毒性の評価 ……………………… 405

6.27 膵臓(内分泌) ………………………… 406
  6.27.1 構造, 生理, 機能 ……………… 406
  6.27.2 毒性メカニズム ………………… 407
  6.27.3 障害反応 ………………………… 408
  6.27.4 腫瘍性病変および加齢性変化 … 409
  6.27.5 障害が及ぼす影響 ……………… 409
  6.27.6 毒性の評価 ……………………… 410

【感覚器系】
6.28 眼 ……………………………………… 411
  6.28.1 構造, 生理, 機能 ……………… 411
  6.28.2 毒性メカニズム ………………… 414
  6.28.3 障害反応 ………………………… 415
  6.28.4 腫瘍性変化および加齢性変化 … 417
  6.28.5 障害が及ぼす影響 ……………… 419
  6.28.6 毒性の評価 ……………………… 419
6.29 耳 ……………………………………… 421
  6.29.1 構造, 生理, 機能 ……………… 421
  6.29.2 毒性メカニズム ………………… 421
  6.29.3 障害反応 ………………………… 423
  6.29.4 腫瘍性病変および加齢性変化 … 423
  6.29.5 障害が及ぼす影響 ……………… 424
  6.29.6 毒性の評価 ……………………… 424

【運動器系】
6.30 骨格筋 ………………………………… 425
  6.30.1 構造, 生理, 機能 ……………… 425
  6.30.2 毒性メカニズム ………………… 428
  6.30.3 障害反応 ………………………… 430
  6.30.4 腫瘍性病変および加齢性変化 … 431
  6.30.5 障害が及ぼす影響 ……………… 432
  6.30.6 毒性の評価 ……………………… 432
6.31 骨, 軟骨, 関節 ……………………… 432
  6.31.1 構造, 生理, 機能 ……………… 432
  6.31.2 毒性メカニズム ………………… 434
  6.31.3 障害反応 ………………………… 437
  6.31.4 腫瘍性病変および加齢性変化 … 437
  6.31.5 障害が及ぼす影響 ……………… 438
  6.31.6 毒性の評価 ……………………… 439

【外表系・その他】
6.32 皮膚, 皮下 …………………………… 439

6.32.1	構造，生理，機能 ……………	439
6.32.2	毒性メカニズム ……………	441
6.32.3	障害反応 ……………………	443
6.32.4	腫瘍性病変および加齢性変化 ……	444
6.32.5	障害が及ぼす影響 ……………	446
6.32.6	毒性の評価 …………………	446
6.33	**ジンバル腺，包皮腺，陰核腺**…………	447
6.33.1	構造，生理，機能 ……………	447
6.33.2	毒性メカニズム ……………	448
6.33.3	障害反応 ……………………	449
6.33.4	腫瘍性病変および加齢性変化 ……	449
6.33.5	障害が及ぼす影響 ……………	450
6.33.6	毒性の評価 …………………	451
6.34	**乳 腺**………………………………	451
6.34.1	構造，生理，機能 ……………	451
6.34.2	毒性メカニズム ……………	453
6.34.3	障害反応 ……………………	455
6.34.4	腫瘍性病変および加齢性変化 ……	456
6.34.5	障害が及ぼす影響 ……………	458
6.34.6	毒性の評価 …………………	459
6.35	**体 腔**………………………………	460
6.35.1	構造，生理，機能 ……………	460
6.35.2	毒性メカニズム ……………	461
6.35.3	障害反応 ……………………	463
6.35.4	腫瘍性病変および加齢性変化 ……	464
6.35.5	障害が及ぼす影響 ……………	465
6.35.6	毒性の評価 …………………	465

巻末総合文献………………………………… 467
索　引………………………………………… 469

1 毒性病理学概論

1.1 毒性病理学

1.1.1 毒性病理学とは

　毒性病理学は，文字どおり，毒性学と病理学を一体化した学問領域で，応用実験科学分野に属する．病理学はいうまでもなく，現代医学の基礎をなし，疾病の本質，すなわち，病原(毒性)に応答して生じる細胞，組織，器官の変化(形態学的変化)から，それが感染性，腫瘍性，免疫関与，あるいは毒性などによるものかどうかを評価する．言い換えると，細胞や組織の傷害の原因や，傷害に対する細胞・組織の反応から生じる結果を，おもに，形態学的な視点から明らかにし，レギュラトリーサイエンスの根幹を形成している．

　細胞や組織を傷害する原因としては，ウイルスや細菌などの生物体から化学物質，あるいは高温や低温などの熱や，放射線などの物理学的作用までさまざまある．毒性物質(生体内異物)には，薬物，産業化学物質，農薬，環境汚染物質，トキシン(カビ毒や藻類毒など生物起源の化学物質)などがある．これらは細胞や組織において目に見える「足跡」を残し病変を形成することが知られている．

　一方，毒性学は，病因の一つである化学物質により生じる傷害作用を研究する科学であるが，生化学的側面に焦点を当てる傾向がある．毒性病理学は，一言でいえば，「毒性作用をもつ物質が引き起こす，細胞，組織および器官の構造的(および機能的)変化に焦点を当てた医科学分野」と定義することができる．

　毒性病理学には，診断学的側面と実験学的側面がある．前者は記述的で，病理学で求められる診断学はその病変の重症度を判断することに重きがおかれ，対象がたとえ1匹の動物であっても診断名をつけることができる．後者は複数の動物を用い，被験物質の生体に及ぼす影響(毒性)を検討し，被験物質による毒性の程度を知るのが目的である．毒性病理学で求められる病理診断は病理学に端を発するが，毒性病理学に携わる者は，診断学一辺倒にならず，被験物質の影響がいかなるものかを念頭におく必要がある．

　毒性病理学の分野では病理学と毒性学のほか，関連した他分野の知識を必要とすることがある．その結果，形態学的，生化学的，機能的な変化の一体化により，病変の生物学的意義に関して論理的な結論を導き出すことができる．さらに，毒性病理学が関わる重要な役割として，病変を引き起こすメカニズム研究や，この情報に基づいたリスクアセスメントやリスクマネジメントへの支援がある．リスクアセスメントは単に確率論的な過程ではない．データの信頼性はもとより，データギャップ(動物種差を含め)の無理解，データの重要性の不認識，データの入手方法などの欠陥は予見性が低下するということになる．

　このように，毒性病理学は，毒性学(生化学，薬物動態学，リスクアセスメントを含む)に関係する分野とは切り離せない関係にあり，病理関連学(たとえば，生理学，微生物学，免疫学，および分子生物学)や，他の関連した分野の関与が必須となる．ほとんどの毒性データが実験条件下で得られることから，実験デザインや，生物統計学の知識は不可欠である．さらに，毒性病理学においては，新しい研究や，出現してくる科学的分野(ゲノミクスやプロテオミクスなど)，および役に立つ適切な技術(たとえば，組織マイクロアレイ分析や新しい画像技術など)を取り入れる必要が

ある．当然のことながら，これらの分野のすべてに深く精通している専門家の出現を期待することは望めないが，関係する専門分野について広いバックグラウンドをもつとともに，発生する問題を解決し，争点を解消するために強力な協力関係をつくる能力とチームとしての仕事をする能力が絶対的に必要である．

1.1.2　毒性病理学の役割

専門領域としての毒性病理学の出現は，公害や食品夾雑物質の有害健康影響についての世界的な関心の高まりとともに，さらには，農薬や医薬品のヒトおよび生態系の安全性を含めて，毒性病理学の関与の重要性が増してきた．米国で最初にがん原性試験が実施され，当初は NCI（国立癌研究所）の傘下で，後に NTP（国家毒性事業）に受け継がれた計画が，いずれも NIH（国立衛生研究所）の援助で行われ，毒性病理学の発展とともに毒性メカニズムや毒性影響の理解に著しい進歩をもたらした．機を同じくして，米国では STP（毒性病理学会 Society of Toxicologic Pathologists）が設立され 40 年，わが国では JSTP（日本毒性病理学会 Japanese Society of Toxicologic Pathology）が生まれて約 30 年が経過した（年会は 2013 年時点で前者が第 32 回，後者が第 29 回）．JSTP は資格認定制度をもち，毒性病理学専門家を認定している．

米国では，毒性病理学の専門家の多くは，獣医系の診断病理学の教育を受けており ACVP（American College of Veterinary Pathologists）の資格をもち，毒性学や実験手法をよく理解している．一方，わが国では，山極，市川による，ウサギの耳にコールタールを塗布して世界初の発癌実験（1915 年）を行った歴史に端を発し，伝統的に発癌研究，あるいは動物モデルを用いた研究が盛んで，病理学に関係した医師や検査技師など多領域の医学系研究者や獣医系の研究者が多く含まれている．これらの毒性病理学者は産業界のほか，学術研究者，政府機関，委託研究施設，コンサルタントなどとして活躍している．一般に，診断病理を会得した病理担当者は生体異物に対する組織反応に精通しているが，毒性学の究極的な目標は，ヒトの健康はもちろん，動物を含めた環境の健全性を守ることである．

NTP の開始とともに毒性病理学に対する必要性と期待がおおいに上昇した．わが国および他の国においても安全性に対する科学的根拠を得るために類似の計画が開始された．毒性病理学は，医薬品，農薬，食品添加物，環境汚染物質など，生体異物に曝露された際の有害性の検出を目的として行われる．また，市販される製品が生体にとって「安全」であることを実証するための幅広い関心も増し，毒性病理学が触媒する形になった．

一方，1970 年代後半に発生したラボの試験での不正行為の発覚に伴い，GLP（安全性試験室実施規範 Good Laboratory Practice）遵守の規制が行われるようになったが，毒性病理担当者においても手順として求められている．この規制は，厳格に当てはめようとすればするほど，主観的な診断の毒性病理学分野においては，診断の硬直化を招くおそれがあるほか，安全性を求めるあまり用語が過大評価され，かえって正しい結論が導けなくなるおそれを含んでおり，このことを規制者側も理解すべきである．

1.1.3　毒性病理学専門家の背景

毒性病理学専門家は日本毒性病理学会が設定した資格制度で，試験に合格した認定専門家で，制度が始まって 20 年（2012 年時点）を経過した．現在約 332 人の学会認定専門家がいる（累積専門家数 429 人）．毒性病理学は，実験病理学と比較病理学の両方に精通する必要がある．診断病理学あるいは病理解剖学とも異なり，発生した病変が自然発生のものか，誘発された病変なのかを判断する．したがって毒性病理専門家のおもな役割は，化学物質によって生じた形態，機能，あるいはその両者の変化の生物学的意義を明らかにすることである．換言すれば，毒性病理学においては，有害性確認，用量反応データ作成，リスク分析に必須のリスク評価，さらにヒトおよび動物が化学物質に曝露された際のアセスメントおよびマネジメントのきわめて重要な部分を包含する．

1.1.4 各国の毒性病理学会

農薬や医薬品のヒトへの影響や生態系への安全性を明らかにする目的から，誘発病変の診断に携わる毒性病理学が重要な役割を果たすことになり，各国で毒性病理学会が設立された．各国の毒性病理学会を提示する．

世界の毒性病理学会（2010年11月現在）

STP（米国毒性病理学会 Society of Toxicologic Pathology）

ESTP（欧州毒性病理学会 European Society of Toxicologic Pathology）：http://www.eurotoxpath.org/

BSTP（英国毒性病理学会 British Society of Toxicological Pathology）：http://www.bstp.org.uk/

Dutch STP（オランダ毒性病理学会 Dutch Society of Toxicologic Pathology）

SFPT（フランス毒性病理学会 Societe Francaise de Pathologie Toxicologique）

SIPTS（イタリア毒性病理学会 Societa Italiana Patologica Tossicologica Sperimentale）

JSTP（日本毒性病理学会 Japanese Society of Toxicologic Pathology）：http://wwwsoc.nii.ac.jp/jstp3/english/Diplomate.html

KSTP（韓国毒性病理学会 Korean Society of Toxicologic Pathology）

LASTP（中南米毒性病理学会 Latin American Society of Toxicologic Pathology）

STPI（インド毒性病理学会 Society of Toxicologic Pathology in India）

関連する学会

- **ACT**（American College of Toxicology）：http://www.actox.org/default.aspx
- **ACVP**（American College of Veterinary Pathologists）：http://www.acvp.org/
- **ASVCP**（American Society for Veterinary Clinical Pathology）：http://www.asvcp.org/
- **BTS**（British Toxicology Society）：http://www.thebts.org/
- **EUROTOX**（Federation of European Toxicologists & European Societies of Toxicology）：http://www.eurotox.com/
- **IATP**（International Academy of Toxicologic Pathology）：http://www.iatpfellows.org/
- **NTP**（National Toxicology Program）：http://ntp-server.niehs.nih.gov/
- **PhRMA**（Pharmaceutical Research Association）：http://www.phrma.org/
- **SEBM**（Society of Experimental Biology and Medicine）：http://www.sebm.org/
- **SOT**（Society of Toxicology）：http://www.toxicology.org/
- **SQA**（Society of Quality Assurance）：http://www.sqa.org/

［高橋道人］

1.1.5 毒性病理に関連する国際機構

a. IFSTP

IFSTP（国際毒性病理学会連合 International Federation of Societies of Toxicologic Pathologists）は，米国，ヨーロッパと日本の各国に独立して設立されていた毒性病理学会の情報交換の場として，1989年に組織された連合体である．その主旨は，病理学と毒性学を複合した新しい科学分野の毒性病理の活動に関する共通点と相違点を国際的に見出し，その科学的レベルの向上を目指して行政機関をはじめ世間に毒性病理学の重要性を認知せしめることにある．この主旨に沿ってIFSTPは第1回シンポジウムを故伊東信行，名古屋市立大学名誉教授を初代会長として1992年4月に名古屋市で開催した．以後，このシンポジウムは単独または各国毒性病理学会総会との共同で3年に1度の頻度で，開催場所も米国，アジアおよびヨーロッパの都市を巡回して開催されている．

現在，IFSTPへ参加している国は，日本をはじめ北米，南米，英国，欧州連合，インド，韓国などで，わが国からは日本毒性病理学会会員のうち毒性病理専門家の認定資格をもつ人々が会員として登録されている．IFSTPは各国独自の学会の質的向上に貢献することを目指しており，日本毒性病理学会の発展にとっても大切な国際組織である．

b. IATP

IATP（国際毒性病理専門家協会 International Academy of Toxicologic Pathology）は1999年に設立され，その目的は高度に熟達した毒性病理担当者を認可および認定することであり，毒性病理専門家の国際的協同機構で毒性病理学の評価技術の向上，普及および診断基準の統一化などの事業を展開し，同時に国際的な毒性病理学専門家認定制度を広めている．国際毒性病理学会連合の学術大会に合わせて講演会を開いている．

c. ILSI

ILSI（国際生命科学研究機構 International Life Sciences Institute）は，1978年に設立された非営利団体で，米国に本部を置き，日本を含み14の地域，国に支部をおく組織である．その活動として科学的な立場で，健康・栄養・安全・環境に関わる問題の解決と理解を目指しており，また，今後発生するおそれのある問題を事前に予測し対応する活動を行っている．これに賛同する企業（食品関係の企業が多い）が会員として参加している．その成果は学術シンポジウムや出版物を通じて，全世界に公表されている．また，WHO（世界保健機関）やFAO（国連食料農業機関）とも密接な関係にあり，さらに，国際協調を目指した健康施策の決定にあたり，科学的データの提供者としても高い信頼を得ている．1981年に設立されたILSI日本支部は食品安全研究会，バイオテクノロジー研究会，栄養健康研究会，食品機能性研究会などをおき，本部と連携をとりつつ，日本独自の活動を続けている．本部のILSI研究財団が国際的な活動を支援している．http://www.ilsi.org/Pages/HomePage.aspx

d. HESI

HESI（環境保健科学研究所 Health and Environmental Sciences Institute）は，1989年にILSI（上述）の国際支部として設立された．米国ワシントンDCに事務局をおく非営利の国際的科学物質安全性研究機関として，学術界，産業界，パブリック・セクターおよび行政機関（政府機関および非政府機関）の研究者を招聘，毒性学，リスクアセスメント，公衆衛生および環境衛生に関わる科学的問題を検討する国際的なフォーラムを提供している．ILSIの会員が主に食品関連企業であるのに対し，HESIの会員企業は化学品，医薬品，農薬，石油化学製品，バイオテクノロジーなどと多岐にわたっている．

HESIの科学研究プロジェクトは，産官学の研究者で構成する委員会によって推進され，具体的には研究機関における共同実験，文献調査，データベースの構築と分析，専門家会議，ワークショップ，シンポジウムなどの計画・支援・実施を行っている．また，活動の成果はすべて，査読誌やモノグラフ，あるいはその他の印刷物やインターネット上の出版物として広く公開される．これまでのHESIの国際的な研究活動の成果としては，「発癌性試験代替法国際検証プロジェクト」，「農薬の安全性評価法再考」，「ゲノミクス解析・基礎データベースの構築」，「医薬品の心毒性評価の向上」，「腎毒性新規バイオマーカーの確立」などが挙げられ，新規科学技術の化学物質安全性評価への適用，新しいリスク評価手法の確立などの分野に大いに貢献している．http://www.hesiglobal.org/i4a/pages/index.cfm?pageid=1

〔小西陽一，武居綾子〕

1.1.6 有用な毒性病理学関連情報リンク先

AACC（米国臨床化学協会 American Association for Clinical Chemistry）：http://www.aacc.org/Pages/default.aspx

ARP（American Registry of Pathology）：http://www.manta.com/c/mm3hfcz/american-registry-of-pathology AFIPのAtlas of Tumor Pathologyの出版元である．

ASVCP（American Society for Veterinary Clinical Pathology）：http://www.asvcp.org/

C.L. Davis Foundation for the Advancement of Veterinary Pathology：http://www.cldavis.org/

CIIT（Chemical Industry Institute of Toxicology）は2007年に非営利民間組織のHamner Institutes for Health Sciencesに移行した：www.thehamner.org　このサイトからCIIT刊行の文書や今後の行

事にアクセスできる．

DIA（医薬品情報協会 Drug Information Association）：http://www.diahome.org/　DIAは非営利的多専門性科学的協会で，規制当局，大学，契約企業体，製薬会社，医療機器業界などからの会員をもつ．

EPA（環境保護庁 Environmental Protection Agency）：http://www.epa.gov/　このサイトはEPAに関する種々の情報にアクセスできる．ECVP（European College of Veterinary Pathologists）：http://www.ecvpath.org/

FDA（食品医薬品局 Food and Drug Administration）：http://www.fda.gov/　このサイトにはFDAニュース，食品，ヒトの薬品，生物製剤，医療機器，化粧品，圃場作業，電磁波製品，輸入品，毒性学についての情報を提供．

goRENI（global open RENI）：http://www.goreni.org/

INA（International Neurotoxicology Association）：http://www.neurotoxicology.org/

ISRTP（International Society of Regulatory Toxicology and Pharmacology）：http://www.isrtp.org/

IUTOX（International Union of Toxicology）：http://www.iutox.org/

NCI（National Cancer Institute）：http://web.ncifcrf.gov/　このサイトはげっ歯類の病理，免疫組織化学，ノックアウトマウスなどの情報を提供．

NetVet：http://netvet.wustl.edu/　このサイトは獣医学または動物に関心をもつ獣医師や関係者に興味のある情報を提供．

NIEHS：http://www.niehs.nih.gov/　このサイトは実験動物（げっ歯類）の病理の情報や技術を提供．

NTP（National Toxicology Program）：http://ntp-server.niehs.nih.gov/

RITA（Registry of Industrial Toxicology Animal-data）：http://reni.item.fraunhofer.de/reni/public/rita/index.php　対照群のラットやマウスからの病理組織診断のコンピュータによる病理データである．

UC Davis Extension and the Center for Genomic Pathologyの公式サイト：http://extension.ucdavis.edu/

USCAP（US and Canadian Academy of Pathology）：http://www.uscap.org/home.htm

獣医臨床病理学 Veterinary Clinical Pathology：http://onlinelibrary.wiley.com/journal/10.1111/(ISSN)1939-165X

獣医病理学 Veterinary Pathology：http://www.sagepub.com/journalsProdDesc.nav?prodId=Journal201966

Veterinary Pathology Service, Joint Pathology Center – *formerley AFIP*：http://www.jpc.capmed.mil/consultation.asp

［高橋道人］

1.2　化学物質の生体内運命

　薬物の生体内運命は，吸収 absorption，分布 distribution，代謝 metabolism および排泄 excretion の過程に分類される．これらを総称して，ファーマコキネティックス pharmacokinetics（薬物動態）という．薬物の毒性発現はこの四つの過程に大きく左右されることから一連の頭文字をあわせて「ADME/Tox：アドメトックス（薬物動態および毒性）試験」の考え方が重要となってきた．トキシコキネティックス toxicokinetics は，薬物の臓器への到達と消失に関わる体内動態の情報を物質の生体へ及ぼす有害作用と関連づけ，定量的に考察しようとするものである．毒性学研究において，投与薬物やその代謝物の体内濃度の時間的変動は，有害作用を質的に評価するばかりでなく，組織や血中の物質の濃度や生体の曝露量と有害作用発現を直接結びつけて，毒性の定量化が可能となる．このような情報は，薬物の安全性の評価を高める．

　トキシコキネティックスの解析は，基本的には，体液あるいは組織中の親化合物あるいは代謝物の濃度を求め，ファーマコキネティックスと同様に速度論的に解析することになる．薬物の毒性発現量を投与された動物では各種の臓器の機能や血圧など多くの生理的因子が変化しており，消化管運動の低下による吸収の変化，肝・腎障害による代謝・排泄能力の変動は，直接的に薬物の体内動態に影響を与える．

1.2.1 吸　収

薬物は投与経路により毒性発現に違いが見られる．とくに薬物が薬効あるいは毒性を発現する部位に到達する過程の中で，消化管粘膜や肝臓を通過するか否かによって，薬効や毒性が変化する場合が多い．薬物が作用部位に到達する前に小腸粘膜や肝臓によって受ける作用を初回通過効果 first pass effect という．生体に薬物が投与される前に，皮膚や粘膜のバリアを経由して血液循環に到達する場合と，吸入や静脈注射など直接血流に入る場合に大別される．とくに経口的に投与された場合は，消化管と肝臓での初回通過効果の影響を大きく受ける．

動物実験において，筋肉注射あるいは皮下注射の場合は，薬液は結合組織内に拡散した後，毛細血管壁を通過して血液中に移行し全身に広がる．

a. 薬物の生体膜（脂質二重膜）の通過

（i）脂溶性，pK_a と周辺の pH　生体膜がタンパク質と脂質の二重層膜からなるため，薬物の脂溶性 lipid solubility（脂質への溶けやすさ）が，化合物の吸収と排泄のされやすさを決定する．その分子型の脂溶性の高い（n-オクタノール/水分配係数が大きい）薬物ほど吸収が大きい．分子量が大きいと，吸収速度は遅くなる．また，消化管粘膜表面は，粘性のムチン質に覆われ，非攪拌水層が存在し，分子量が大きいと，拡散が遅くなる．脂溶性の高い化合物は，受動単純拡散によって通過しやすい．一方，脂溶性の低い物質は，受動単純拡散によってはほとんど吸収されず，輸送担体（トランスポーター）により輸送促進されるものがよく吸収される．その他，エンドサイトーシス（受容体などによる生理活性物質などの取込み）や細胞膜間裂孔の通過による取込みもある．

吸収部位（胃 pH 1～3，小腸 pH 5～7）で，非解離型の分子型の薬物の存在割合が高い薬物ほど吸収は大きい．イオン化していない物質濃度の計算は，以下に示す pH 分配仮説（Henderson-Hasselbalch の式）によって行われる．弱酸性物質 HA では，$HA + H_2O \to H_3O^+ + A^-$ より，$\log$（解離型 [A^-]/非解離型 [HA]）= $pH - pK_a$ となる．一方，弱塩基性物質 B は，$B + H_2O \to BH^+ + OH^-$ より，$\log$（解離型 [BH^+]/非解離型 [B]）= $pK_a - pH$ となる．薬物の pK_a がわかると，非解離型の比率を知ることができ，消化管における吸収の良し悪しがわかる．たとえば，胃内 pH を 1.4，pK_a = 4.4 の弱酸性物質の胃内濃度 G と血漿中濃度 P の比は，血漿の pH が 7.4 であるので，P/G = 1001/1 となり，化合物のほとんどが血漿中に移行することになる．一方，pK_a が同程度の塩基性物質アミノピリン（pK_a = 5）では，逆に P/G = 1/1001 となり，胃からは吸収されにくい．

（ii）粘膜からの吸収　輸送機構として，物質の濃度に依存し，飽和現象のない受動拡散 passive transport と，化学構造に依存し，飽和現象のある担体輸送系 active transport に大別される[1]．小腸の P 糖タンパク質（通称 P-gP，正名 MDR1），血液脳関門の MDR1，腎臓の有機アニオントランスポーター OAT や有機カチオントランスポーター OCT の研究が進んでいる．直接型（一次性）能動輸送系とは，ATP（アデノシン三リン酸 adenosine triphosphate）の加水分解によって生じるエネルギーを直接的に利用して物質を輸送するシステムで，ABC（排泄型トランスポーター ATP-binding cassette）がある．また，間接型（二次性）能動輸送系は，一次性能動輸送によって生じた膜電位差やイオン勾配差を二次的な駆動力として物質の輸送を行う．輸送の向きには「共輸送」や「逆輸送」があり，取込み型トランスポーターといわれている．

1.2.2 分　布

薬物の作用は，作用部位である臓器へ到達して初めて発揮される．一方，臓器や組織に移行した薬物は，血漿中の薬物濃度に従い，次第に減少する．これを臓器，組織による薬物の除去（クリアランス）とよぶ．肝臓では，おもに脂溶性の薬物の化学構造を変換（代謝）し，胆汁中へ排泄し，腎臓では極性化された薬物が尿中を経て体外に排泄される．脳や胎児に薬物が到達しないように，血液脳関門や血液胎盤関門の重要なバリアがある．非結合型の薬物のみが，血管内皮細胞の膜を通過

できるので，体内に分布することができる．すなわち，物質の体液中での存在状態（血漿タンパク質結合など）が組織への移行と密接に関連している．

a. 分布容積

分布容積 distribution volume とは，組織・臓器への薬物の移行性の指標であり，物質が見かけ上，血中濃度と等しい濃度で均一に分布すると換算したときの占有体液容積である．物質の体内存在量と血中濃度を結びつけるための比例定数である．

$$\text{分布容積 } V_d(L) = \frac{\text{体内物質量 } X(g)}{\text{血中濃度 } C(g/L)}$$

体重 60 kg あたり，血漿，細胞外容積および総体液量は，それぞれ 3 L，12 L および 36 L に相当する．したがって，分布容積が 15 L 以下の場合は，薬物は，おもに細胞外液中に存在する．15〜50 L の分布容積の場合は，薬物は，細胞膜を自由に透過し，全体液中に分布する．見かけの分布容積が 50 L を超える物質の場合は，細胞内外だけでなく，特定の組織中に結合し，蓄積していることを示している．

b. 関門と輸送担体

中枢神経系にある血管内皮細胞は，周囲の細胞と連続的に結合したタイトジャンクション tight junction を構成している．血液脳関門は，有機溶媒をはじめ，脂溶性の高い低分子ほど透過しやすく，酸性物質や高分子化合物は，一般に透過しにくいとされている．これらの水溶性の生体必須物質は担体輸送系によって取り込まれる．一方，血液脳関門を構成する P 糖タンパク質のはたらきにより，脳実質内の水溶性物質は速やかに毛細血管へ排泄される．

ヒトの胎盤は，脱落膜と絨毛から構成されており，その表面積は大きい．この血液胎盤関門は，消化管から吸収される程度の脂溶性をもつ物質のほとんどを胎児に移行させるので，血液脳関門ほど選択性は強力ではないことが明らかになってきた．このことから，薬物の胎児への影響については，とくに慎重に評価する必要がある．1960 年代に薬物の胎盤通過性が問題となった事件として，サリドマイドがある．サリドマイドは，鎮静作用をもつ催眠薬として，妊娠中の吐き気や嘔吐を軽微にする目的で使用されたため，胎児に作用して被害が広がった．しかし，近年になってサリドマイドは多発性骨髄腫治療薬として見直され，厳格な取扱いのもとでの使用が承認されている．

1.2.3 代　謝

代謝とは，体内に取り込まれた物質の化学構造が変化することをいう．代謝反応によってより不安定な活性化物質に変換される方向と解毒排泄の方向の 2 方向がある．ある種の代謝産物が，薬効や毒性発現の本体となることも明らかにされている[2]．

代謝の様式は，酸化，還元，加水分解またはこれらの組合せによって薬物分子に水酸基（ヒドロキシル基）などの官能基を導入する第 I 相反応 phase I reaction，第 I 相の反応後の代謝物，あるいは基質が直接，グルクロン酸，硫酸，グルタチオン，アセチル基，メチル基などと結合する抱合反応である第 II 相反応　phase II reaction に大別される[3]．

$$\text{脂溶性物質} \xrightarrow{\text{第 I 相}} \text{水酸化代謝物} \xrightarrow{\text{第 II 相}}$$
$$\text{抱合代謝物} \longrightarrow \text{排泄}$$

a. 代謝酵素と代謝部位

（i）**第 I 相酵素**　最も重要な酵素の一つにチトクロム P450 cytochrome P450（以下総称を P450，各分子種を CYP と記す）がある．P450 とは，第 5 配位子に thiolate (S) をもつヘムタンパク質の総称である．一酸化炭素と結合して 450 nm に吸収をもつ色素 pigment という意味でチトクロム P450 と大村と佐藤によって 1962 年に命名された．P450 は主として肝臓の小胞体　endoplasmic reticulum の断片からなる細胞画分（ミクロソーム画分）に局在する酵素群である．これら P450 は多くの分子種からなるスーパー遺伝子ファミリーを形成している．

外来物質の代謝に関与することから薬物代謝型といわれる P450 分子種は，通常 CYP1，CYP2 および CYP3 のファミリーと CYP4 の一部である．

P450 はほとんどの薬物の酸化反応に関わっており，薬物に分子状酸素を導入する反応を触媒する．代謝に関与する P450 分子種はおもに肝臓に発現しているが，CYP1A1 と CYP1B1 などは肝臓以外の臓器にも認められる．

P450 以外に，NADPH-P450 還元酵素，フラビン含有モノオキシゲナーゼ，エポキシド水解酵素，アルコール脱水素酵素，モノアミン酸化酵素などが挙げられる．

(ii) 第 II 相(抱合)酵素　グルクロン酸転移酵素，硫酸転移酵素，アセチル転移酵素，グルタチオン転移酵素などが挙げられる．

ミクロソーム画分に局在する UGT(UDP-グルクロン酸転移酵素 UDP-glucuronosyltransferase) は，UDPGA(ウリジン二リン酸-α-グルクロン酸)を補酵素とし，-OH, -COOH, -NH$_2$, -SH 基などにグルクロン酸を結合させる．UGT には多くの分子種の存在が知られている．現在，UGT1 と UGT2 のスーパーファミリーに分類されている．

細胞質に存在する ST(硫酸転移酵素　sulfotransferase)は，PAPS(3′-ホスホアデノシン-5′-ホスホ硫酸)を補酵素とし，フェノール性 OH 基を有する多数の薬物，代謝物(脂肪族アルコールや芳香族アミン化合物，フェノールなど)の硫酸抱合を触媒する．酵素の一次構造に基づき，ST1, ST2 および ST3 のファミリーに分類され，それぞれサブファミリーに分けて各分子種が命名されている．

細胞質に存在する NAT(アセチル転移酵素 N-acetyltransferase)は，アミノ基を有する薬物とアセチル CoA との抱合反応を触媒する．NAT には一次構造の類似した NAT1 と NAT2 の分子種が存在する．NAT が O-アセチル転移反応を触媒することも明らかにされている．

細胞質に存在する GST(グルタチオン転移酵素 glutathione S-transferase)は，芳香族炭化水素，アリルアミン，アリル・アルキルニトロ化合物などのグルタチオン(グリシン，システイン，グルタミン酸からなるトリペプチド)との抱合反応を触媒する．その後，グルタチオン抱合体は，加水分解されてメルカプツール酸(アセチルシステイン)抱合体として排泄される．胎盤型 GST 陽性細胞巣はラット肝の前癌病変として認識されている．

(iii) 腸内細菌による代謝　腸内細菌も，肝臓やその他の臓器と同様に代謝に関与している．おもな代謝反応は，加水分解と還元といわれている．

(iv) 代謝に影響を及ぼす要因　代謝酵素活性に影響を及ぼす要因は，生体にとって異物である医薬品，食品，タバコ，アルコール，環境汚染などの外的な環境要因と，疾病，栄養状態，年齢，性，遺伝的要因などの内的な要因に大別される．

肝疾患や栄養状態は薬物代謝酵素活性へ影響を及ぼす．一般には病態時の薬物代謝は低下していることが予測されるが，必ずしも当てはまらない．肝硬変では，P450 含量は低下するが，同時に肝血流量，血漿タンパク質量，薬物のタンパク質結合率も影響を受けるため，個々の薬物によって肝硬変時の総合的な代謝への影響は異なってくる．糖尿病では一般的には肝臓の代謝能力は低下するが，ケトン体(アセトン)による CYP2E1 の誘導が観察され，それに依存した代謝は亢進している．

食品には，酵素誘導作用を有する成分や逆に阻害的なはたらきのある成分が混在している．栄養状態は内的因子であるが，食事は生体外の異物を取り込むので外的因子となる．絶食すると，ケトン体が増加し，結果的に CYP2E1 が誘導され，これに依存する代謝反応は亢進する．絶食が長期に及ぶとさまざまな影響が複雑に現れる．

代謝酵素の中でも，P450 の活性に及ぼす年齢の影響がラットを用いてよく研究されている．ラット胎児では，P450 の活性はほとんど検出されず，生後急速に増加し，30 日齢前後で最高活性を示す．その後，低下傾向を示し，老齢ラットでは明らかに活性が低くなる．一方，ヒトでも基本的に同様と考えられていたが，ヒトの胎児肝に P450 が成人の半分程度存在することが観察され，実験動物とは異なることがわかってきた．

ヒト胎児肝 P450 の約 50% は CYP3A7 である．興味深いことに，CYP3A7 は胎児期にのみ発現し，出生後，成人型の CYP3A4 に置き換わる．CYP3A7 はデヒドロエピアンドステロン 3-硫酸の 16α-水酸化反応や，環境発癌物質であるアフラトキシン B$_1$ の代謝的活性化反応 metabolic activation の触媒活性をもち，サリドマイドのよう

に，ヒトの胎児毒性を考える際にきわめて重要な役割を果たしている．一方，ヒト成人肝ではCYP3Aに次いで含量の高いCYP2Cは，ヒト胎児肝では検出されないことから，P450分子種は胎児と成人とで発現量に大きな違いがある．

1.2.4 排泄

体内に吸収された薬物は，親化合物のままか，あるいは生体内変換を受け，やがて体外に排泄される．大部分は，腎臓から尿中へあるいは肝臓から胆汁中へ排泄されるが，肺から呼気へ，消化管から糞便へ，唾液腺から唾液へ，皮膚からは汗へ，また毛髪へも排泄される．

a. 薬物の尿中排泄

腎臓からの薬物の排泄には，糸球体濾過，尿細管での再吸収，近位尿細管での能動分泌の三つの機構が関わっている．糸球体では，薬物の解離型，非解離型いずれも濾過されるが，血漿タンパク質と結合した化合物は濾過されない．尿細管では，脂溶性薬物は再吸収されるが，水溶性の代謝物などは排泄される．近位尿細管には，有機アニオン・有機カチオントランスポーターがあって，能動的な尿中への化合物の分泌が行われる．

イヌリンやクレアチニンは，糸球体濾過のみによって尿中に排泄されるので，これらの腎クリアランスは糸球体濾過速度に相当する．クリアランスとは，薬物の消失速度を体液中の薬物濃度で除したものである．単位としては流速で表され，薬物で汚染した体液をどれくらいの速度で除去できるかを示している．腎臓における排泄，すなわち，腎クリアランスは，糸球体濾過クリアランスに尿細管分泌クリアランスを加え，尿細管再吸収クリアランスを差し引いて求められる．

b. 腸肝循環

肝臓に取り込まれた薬物や，それらの酸化体，抱合体などが胆汁へ排泄される．一般に，グルクロン酸などの抱合体で，分子量の大きな化合物が，胆汁排泄を受けやすく，その分子量の閾値はラットで325，ヒトで500とされている．そのため，モルヒネのグルクロン酸抱合体などは，ラットでは，胆汁排泄されるが，ヒトでは，尿中排泄が主要経路となる．したがって，腎障害時には，ラットとヒトではモルヒネの異なる毒性が発現する．

肝臓で代謝を受けて，胆汁とともに腸内に排泄された代謝物が，腸管内細菌により分解された後（第Ⅲ相代謝という），再び腸管から吸収されて薬効を現す場合もある．このような薬物のサイクルを，腸肝循環 enterohepatic circulation といい，薬効や毒性の持続性に影響する．

c. 唾液・乳汁中への排泄

唾液は血液から生成され，分泌された薬物は再び口腔ないし腸管から吸収されるため，実質的な排泄とは異なる．唾液中の薬物濃度は，血液-唾液間の平衡がきわめて速く成立することから，薬物の血中濃度は，唾液中濃度に比例すると考えられ，臨床的に，非結合型薬物を簡便に測定できるメリットもある．

母体に投与された薬物の乳汁を介した乳幼児への移行は重要である．乳汁に分泌される薬物は，おもに細胞膜から透過すると考えられている．乳汁のpHは6.6と弱酸性である．1.2.1項"吸収"で述べたように，血漿pHとの関係から，非解離型薬物の存在比を考慮すると，おもに酸性物質よりも，塩基性物質が乳汁分泌される傾向にある．

1.2.5 代謝的活性化

多くの毒物は代謝に伴う化学構造の変化により，作用部位への親和性が減少あるいは消失する．酸化反応が速い個人では，通常の曝露量においても十分な薬効あるいは毒性が観察されないことがある．薬物の多くはP450やその他の酵素によって解毒的な代謝を受けているからである[4]．

毒物の中には，シアン化合物のように，代謝による活性化を必要とせず，ミトコンドリア内のチトクロム酸化酵素を抑制することで毒性を発揮するものがある．細胞染色に用いるファロイジン phalloidin は，アクチンに特異的に結合する分子であり，代謝的活性化 metabolic activation を必要とせず，細胞骨格に作用して毒性を発揮する．

一方，代謝によって反応性に富む官能基が導入され，代謝物が薬効の活性本体となる場合がある．これを代謝的活性化とよぶ．しかし，代謝を受けて反応性に富む中間体がタンパク質に結合すると，タンパク質と代謝産物の結合物は細胞傷害を引き起こし，あるいは抗原となって免疫反応を引き起こす（表 1.1）[5]．

毒性機構発現には，P450 などの酸化酵素によって活性化された酸素由来の酸化的ストレスが一部関わることがわかってきた．8-ヒドロキシグアノシン 8-hydroxyguanosine は，ヌクレオシドの一つで，グアノシンの酸化誘導体である．8-ヒドロキシグアノシン濃度の測定は活性酸素の生物指標に使われる．薬物によってヒトで引き起こされる薬剤性肝炎は動物実験では再現できないことが多い．生体内では毒物の活性化と反応中間体の解毒化は同時に起こっており，活性化反応が解毒化反応より大きければ毒性が現れる．しかし，反対に解毒化が活性化反応よりも大きければ毒性が現れないと考えられている．

毒物が体内で代謝されて生じる反応中間体のほとんどはグルタチオンと非酵素的あるいはグルタチオン S- 転移酵素存在下に酵素的に結合し，あるいはグルクロン酸転移酵素によるグルクロン酸抱合などの抱合反応を受けて解毒化される．ラットおよびヒト肝可溶性画分中のグルタチオンの割合（アミノ酸含量あたりの量）は，それぞれ約 5%あるいは 3%と推定されている．したがって，グルタチオンが消費されてなくなる（グルタチオンの枯渇）と，活性中間体が残存して毒性を発現する．アセトアミノフェン acetaminophen は P450 で水酸化を受けた後，グルタチオン抱合を受け無毒化される．しかし，アセトアミノフェンを大量に摂った場合やアセトアミノフェンの血中濃度が上昇した場合には，グルクロン酸抱合体および硫酸抱合体生成反応が飽和し，P450 による N- 水酸化体を介して，抱合されない活性中間体 NAPQI p- キノンイミン体（N-acetyl-p-benzoquinone imine）が，肝障害（肝毒性）ひいては肝細胞の壊死を引き起こす（図 1.1）．

四塩化炭素 carbon tetrachloride の肝毒性は有名で，肝障害のモデル物質として動物実験に繁用されてきた．四塩化炭素による肝障害は，四塩化炭素そのものによって引き起こされるのではなく，肝臓で生成する反応性に富む中間代謝物 trichloromethyl radical によって誘発される（図 1.2）．ラットを一晩絶食状態におくと，CYP2E1 の活性が著しく亢進する．四塩化炭素はこの CYP2E1 によって代謝されるので，絶食ラットに四塩化炭素を投与すると強い肝障害が起こる．

代謝的活性化反応は，化学発癌の分野でも重要な役割を果たす過程である．ほとんどの薬物はそれ自身が癌化の最初のステップを起こすのではなく，薬物が体内で代謝されて生成した代謝産物が癌化に関与することが明らかにされた．このような代謝産物を反応中間体とよび，この反応を代謝的活性化反応という．この代謝反応は第 I 相，第 II 相からなる．アルキル化剤などの反応中間体がDNA（核酸）と結合すると遺伝情報の乱れが生じて，その結果として発癌（発癌性）や胎児の奇形（催奇形性）を引き起こす． [山崎浩史，森 幸雄]

表 1.1 主要な代謝的活性化を必要とする毒性物質

毒　性	化合物	代謝的活性化
肝障害	アセトアミノフェン	酸化（キノンイミン体生成）
肝障害	イソニアジド	アセチル化
肝障害	四塩化炭素	ラジカル生成
肝障害	ハロタン	ラジカル生成
骨髄毒性	ベンゼン	エポキシ化
発癌	アフラトキシン B_1	エポキシ化
発癌	塩化ビニル	エポキシ化
発癌	N-ニトロソジメチルアミン	α- 酸化（カルボニウムイオン生成）
発癌	ベンゾ[a]ピレン	エポキシ化
発癌	芳香族アミン	N-水酸化

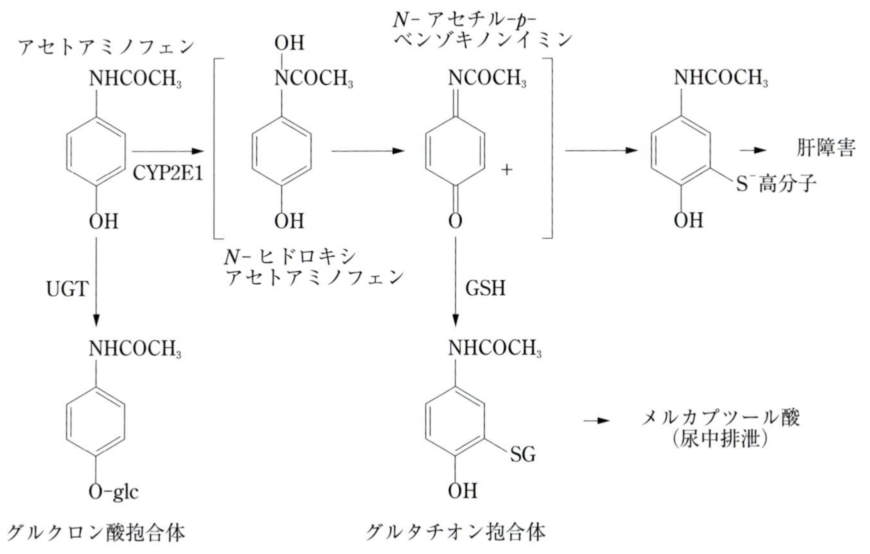

図1.1 アセトアミノフェンの代謝的活性化機構

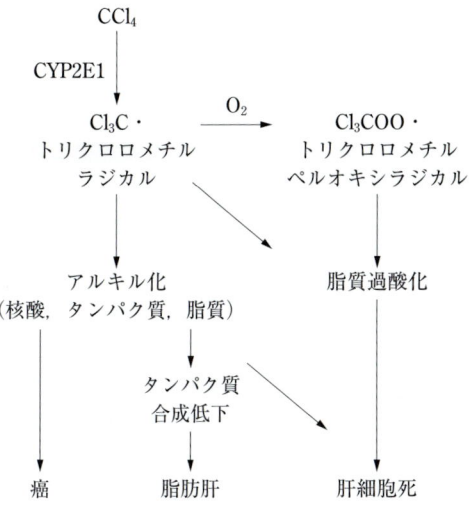

図1.2 四塩化炭素の代謝的活性化機構

文献（1.2節）

1) Giacomini KM, *et al.*: *Nat. Rev. Drug Discov.* **9**:215-236（2010）.
2) Guengerich FP, *et al.*: *Chem. Res. Toxicol.* **20**:344-369（2007）.
3) Jamei M, *et al.*: *Drug Metab. Pharmacokinet.* **24**:53-75（2009）.
4) Smith DA, *et al.*: *Chem. Res. Toxicol.* **22**:267-279（2009）.
5) Uetrecht J: *Annu. Rev. Pharmacol. Toxicol.* **47**:513-539（2007）.

1.3 毒性発現のメカニズム

1.3.1 毒性の発現

a. 毒性発現の作用様式

毒性の発現様式には，以下に示すような種々の反応がある．

（i）**局所および全身作用**　原因物質が皮膚，消化管，呼吸器などと接触して直接的に毒性を発現する場合には局所作用として認められる．多くの場合，局所作用の特徴は細胞の破壊である．全身作用の発現は，毒性物質が吸収されて，他の部位に分布した後に見られる．大部分の化学物質は特定の臓器に対して毒性作用を発現し，これらの臓器は標的臓器 target organ とよばれる．たとえば，メチル水銀の毒性のおもな標的臓器は中枢神経系であるが，その分布濃度は肝臓や腎臓のほうが高い[1]．このように，臓器における分布濃度と毒性発現の強さは必ずしも一致しない．

（ii）**可逆的作用および非可逆的作用**　原因物質の曝露が中止されると，その影響も消失する場合を可逆的作用とよび，消失しないで継続される場合を非可逆的作用とよぶ．後者の例として，癌や突然変異，神経系障害などがある．また，同

じ物質でも，その濃度や曝露時間が短いと可逆的作用を示すが，濃度が高いもしくは曝露時間が長期にわたるときには非可逆的作用を示すこともある．

（iii）　**急性および遅延性反応**　シアン化合物のように単回投与で急激な作用を示す毒物もあるが，発癌性などは，通常，曝露後長い時間を経て発現するので，確認には長期間の観察が必要となる．

（iv）　**形態的，機能的および生化学的作用**　壊死や腫瘍などのように，肉眼的あるいは顕微鏡的に認められるような変化は形態学的変化としてとらえられる．一方，機能的影響は主として生化学的な検索や心電図，筋電図などの生理学的検査によって確認できる．すべての毒性作用は生化学的変化を伴うが，必ずしも形態学的変化を伴わない場合もある．

（v）　**アレルギー allergy および特異的反応 specific reaction**　化学物質が内在性タンパク質と結合して，その個体に感作を成立させると，その後，再びその化学物質に曝露されたとき，アレルギー反応が引き起こされる．アレルギー反応の誘発においては，一般の毒性反応とは異なり，用量反応相関性の典型的なＳ字状カーブを示さないことが多い．

特異的反応としては，遺伝的な過剰反応によるものがあり，たとえば，血清コリンエステラーゼを欠く患者では常量のサクシニルコリンの投与で毒性を現すことがある．

（vi）　**用量反応関係**　投与された毒物の量と生物学的反応の程度には用量反応関係が存在し，変量的反応（段階的応答）と属性的反応（悉皆的応答）に区別される．体重，摂餌量，酵素阻害や筋収縮などは変量的反応で，致死や腫瘍発生などは属性的反応である．

b．毒性発現の臓器標的性

毒性物質はすべての臓器に対して同じように作用するわけではなく，臓器特異性を示す．その機構は概して以下のように考えられる．

（i）　**体内分布**　皮膚や呼吸器系は工業用や環境中の化学物質の直接的な標的となる．肝臓や腎臓は重量あたりの血流量が多く代謝や分泌機能が高いため，毒性物質に曝露されやすい．メチル水銀 methyl mercury の場合，脂溶性 lipophilicity が高く，BBB（血液脳関門 blood-brain barrier）を通過して神経系に影響を与えるが，無機水銀はこの関門を通過せず中枢神経に毒性を引き起こすことはない．透過力の低い紫外線の影響により皮膚に腫瘍が発生する．一方，透過力の高い電離放射線では白血病が誘発される．

（ii）　**選択的取込み**　ある種の細胞においては，特定の化合物に対し特異的に高い親和性を示す．たとえば，Ｉ型およびⅡ型肺胞上皮細胞はポリアミンの取込み機能をもつが，化学構造的に類似するパラコート paraquat を取り込んで毒性が発現する．

（iii）　**生体内変換**　生体内で活性化されて生じる毒性物質は，その近傍の細胞に傷害を及ぼすことがある．したがって，生体内活性化の主要な部位である肝臓は，多くの毒性物質の作用を受ける．また，同一臓器内でも活性化酵素の分布には偏りがあり，肺ではクララ細胞がチトクロムP450を有することから，四塩化炭素などの傷害作用を受けやすい．

（iv）　**臓器の感受性**　神経細胞や心筋細胞は，ミトコンドリアでの酸化的リン酸化でつくられるATPに依存しているので嫌気的代謝能がほとんどなく，血管系病変やヘモグロビン異常などによって起こる酸素欠乏に対し感受性が高い．また，骨髄や腸粘膜のように，細胞分裂のさかんな細胞では，メトトレキサート methotrexate などの細胞分裂阻害剤 inhibitor of cell division に対する感受性が高い．

（v）　**修復機構**　MNU（N-methyl-N-nitrosourea）はラットに高率に脳腫瘍を誘発するが，肝臓ではMNUにより生じるO^6-メチルグアニンの除去酵素が十分存在するのに対して，脳ではそれが欠如していることに起因すると解されている．

c．毒性と生体成分

毒性発現のメカニズムを標的となる分子によって分類すると，次のように示される．

（i）　**タンパク質**　構造タンパク質 protein,

酵素 enzyme，トランスポーター transporter などが影響を受ける．ヘキサンやケイ酸は膜系を破壊する．酵素阻害剤 enzyme inhibitor には多数の毒性物質があり，コリンエステラーゼ阻害剤 cholinesterase inhibitor であるカルバメート系の殺虫剤や高エネルギーリン酸化合物の合成を阻害するジニトロフェノール dinitrophenol などの脱共役剤などがその例である．酸素輸送能をもつヘモグロビンが一酸化炭素と強く結合すると酸素の運搬に障害が起こる．

（ii）**補酵素**　フリーラジカルによる NADPH（ニコチンアミドアデニンジヌクレオチドリン酸 nicotinamide adenine dinucleotide phosphate）の破壊やキレート剤による金属の捕捉は，直ちにおのおのを補酵素 coenzyme とする酵素の活性に障害を与える．

（iii）**ポリエン脂肪酸 polyenoic fatty acid**
四塩化炭素などの肝傷害作用のメカニズムとして，ポリエン脂肪酸の過酸化 hyperoxidation が知られている．また，ハロタン halothane などの脂溶性薬物は細胞膜に蓄積して肝機能を障害する．

（iv）**核酸 nucleic acid**　毒性物質と DNA や RNA の共有結合は，癌や突然変異を誘発する．アミノプテリン aminopterin やメトトレキサートなどの代謝拮抗剤は DNA の複製を阻害する．

（v）**その他**　過敏反応，光感受性，腐食性，不溶性薬物による尿細管や細胆管の狭窄などがある．毒性物質の中には，生体内の特異的受容体を介して作用を発現するものがある．TCDD（テトラクロロジベンゾ-p-ダイオキシン）は，受容体と結合して AHH（芳香族炭化水素水酸化酵素 aromatic hydrocarbon hydroxylase）を誘導する．また，発癌プロモーターであるホルボールエステル類 phorbol esters の受容体との結合は，PKC（プロテインキナーゼ C protein kinase C）を介して最終的に細胞の増殖を誘発する．これらの毒性作用には，細胞の生理的シグナル伝達経路が関与する．

1.3.2　細胞傷害のメカニズム

細胞は化学物質など種々の毒性影響に対して多彩な防御機構を備えている．細胞傷害は刺激と防御のバランスが崩れることによって発生する．

a．細胞膜傷害（表 1.2）
細胞膜は細胞を外界から隔てている境界であるとともに，物質移動の場としての役割も果たしている．したがって，各種の物質は細胞膜の内外で大きな濃度差をもって存在する．細胞が恒常性を維持するためにこの濃度差は必要であり，言い換えれば，細胞の正常な状態を示す指標でもある．すなわち，細胞膜の傷害は細胞内外の物質濃度差の維持を困難にし，細胞に重篤な影響を及ぼす．

b．代謝 metabolism
毒性物質の中には，毒性発現に際して，代謝により生成する活性中間体が重要なはたらきをするものが少なくない．その場合，活性中間体レベルが毒性発現との間に強い相関関係を示す．代謝は活性化と解毒というまったく逆の側面をもつ．このバランスが活性化へシフトし，活性中間体の生成が増強されることにより毒性が発現する．たとえば，アセトアミノフェンは通常の条件下では大部分が解毒されるが，一部が活性化されることから極端な大量投与や長期連用の場合には，肝臓における毒性が問題となる[2]．また，3-メチルコラントレン投与により活性化系を賦活したり，グルタチオン枯渇剤を投与して解毒系を抑制したりすると，実験的に肝毒性を容易に発現させ得る．

c．共有結合 covalent binding
活性中間体とタンパク質など細胞内の高分子との共有結合は，構成タンパク質の変化による膜

表 1.2　細胞膜傷害のメカニズム

・リン脂質二重膜の流動化
・イオンチャネルのブロック
・リン脂質過酸化
・イオンチャネル構成タンパク質間の架橋形成
・ホスホリパーゼ活性化
・細胞膜を貫通する物質移動チャネル形成
・ウイルスタンパク質による新イオンチャネル形成あるいは細胞傷害性 T 細胞に対応する表面抗原を有するウイルスタンパク質の細胞膜への挿入
・細胞骨格の変化

の機能喪失やカルシウム・ATPアーゼの失活による細胞質内カルシウムイオン濃度上昇などを介して細胞膜を構造的・機能的に損傷し，毒性を発現させる．多くの化学物質による共有結合レベルと毒性との間には強い相関関係があり，このため共有結合は各種の化学物質に共通した毒性メカニズムと考えられる．共有結合レベルは活性中間体の生成に依存し，ある意味で活性化代謝系の指標となり得る．しかし，共有結合はある種の化学物質にとっては毒性メカニズムそのものであるが，その成立が毒性発現と直接的に結びつかない化学物質も少なくない．

d. 酸化的ストレス oxidative stress

（ⅰ）**酸化的ストレスとは**　酸素は呼吸によるエネルギー生成に必須であり，多くの生物の生存に必要不可欠な分子である．また，生体内の各種酸素添加酵素による酸化反応にも利用される．しかし一方，酸素の活性化体（活性酸素種）は一般に反応性が高く，生体構成物質と反応してこれらを変化させ細胞毒性を発揮する．このような活性酸素種が多量に発生し，生体に有害となる状況を酸化的ストレスとよぶ．酸化的ストレスは内因性に発生する場合もあるが，多くは酸素の関与する化学物質代謝の過程で発生する．生体はつねにある程度の酸化的ストレスにさらされているが，それに対する種々の防御系を備えている．酸化的ストレスによる毒性は，その発生系と防御系のバランスが崩れることにより発現する．

（ⅱ）**酸化的ストレス反応系**　酸化的ストレスは，しばしば鉄，銅など遷移金属イオンの酸化・還元サイクルを触媒とする連鎖反応系によって生じる．この反応系の要素となる活性酸素種は，酸素分子のエネルギー受容形態である一重項酸素や，酸素分子の不完全な還元物（図 1.3(a)）などを指す．これらは比較的反応性の高い短命な分子種であるが，必ずしもラジカルばかりではない．酸化的ストレス反応系として最も代表的なものは，Fenton型反応を含む遷移金属イオン触媒下 Harber-Weiss 型複合反応によるヒドロキシルラジカル生成系である（図 1.3(b)）．

（ⅲ）**酸化的ストレスの細胞傷害メカニズム**
ヒドロキシルラジカルは，反応性に富む分子種で，その生成局所において細胞成分と反応し，脂

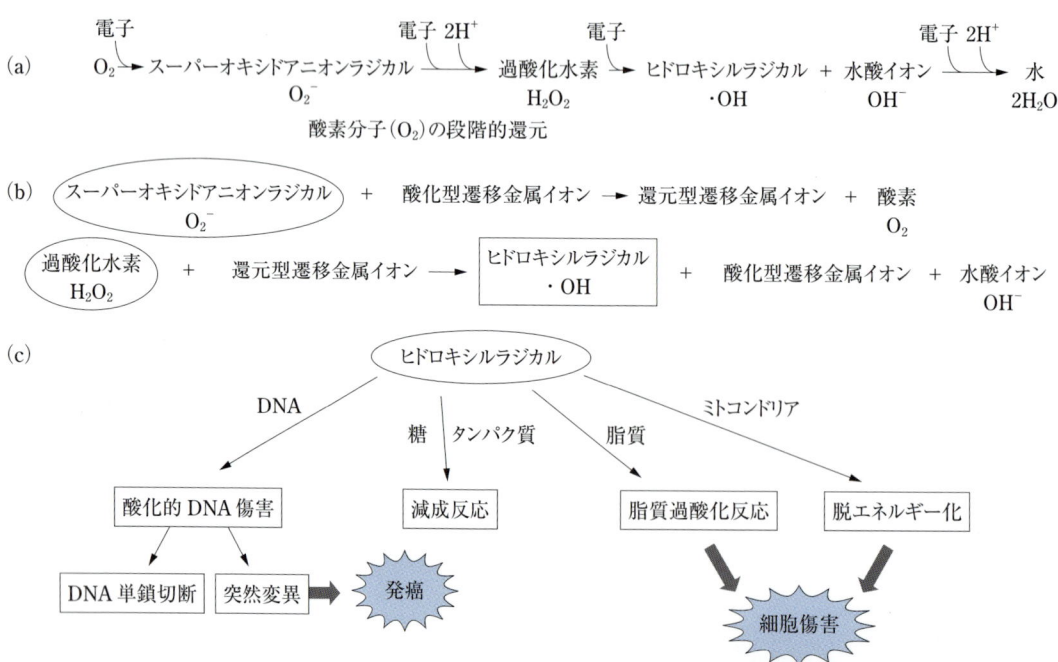

図 1.3　酸化的ストレス

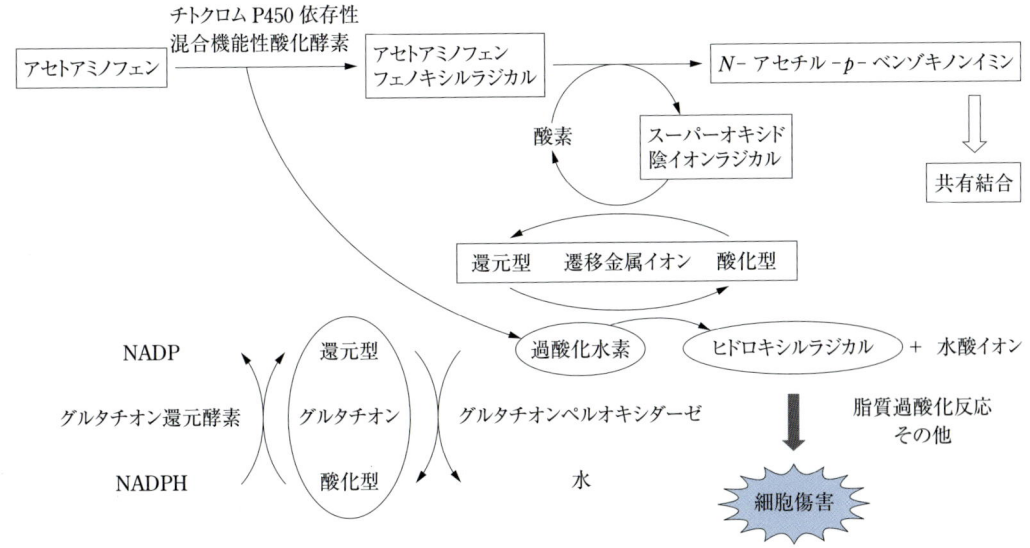

図 1.4 アセトアミノフェンの肝毒性メカニズム

質過酸化反応やミトコンドリア脱エネルギー化を介して細胞を傷害する（図 1.3(c)）．酸化的ストレスの関与する細胞傷害メカニズムの典型的な例として，アセトアミノフェンの肝毒性メカニズムが挙げられる（図 1.4）．

e. 虚血 ischemia

虚血による細胞傷害は，それ自体によるものと，虚血後の再灌流によるものとに区別できる．虚血自体の細胞傷害は，ミトコンドリア内の電子伝達系の機能障害に起因する一連の反応により細胞膜傷害が起こり，このため細胞外カルシウムイオンが細胞質内へ流入して生じるという仮説が唱えられている（図 1.5）．この細胞質内カルシウムイオン濃度の上昇は，虚血以外にも，ミトコンドリア脱エネルギー化を介する型の酸化的ストレスをはじめとする種々の細胞傷害メカニズムにも関与すると考えられている．一方，虚血後の再灌流障害についての全容もまだ解明されていないが，ミトコンドリア・小胞体・ペルオキシソームの電子伝達系からの活性酸素種の発生の可能性とともに，以下の仮説が有力である．すなわち，虚血によりATP が枯渇し，このためヒポキサンチンが増加するとともに，正常状態では NAD（ニコチンアミドアデニンジヌクレオチド nicotinamide adenine dinucleotide）に電子を渡すキサンチン脱水素酵素がキサンチン酸化酵素に変化し，酸素と直接反応するようになる．これらの要因が再灌流時に一過性に増加する酸素からスーパーオキシドアニオンラジカルなどを発生させ，酸化的ストレスを引き起こし毒性が発現する[3]．

1.3.3 毒性物質に対する細胞反応

細胞は毒性物質などの影響を受けて，内部および外部からのさまざまなストレスに反応して，つねにその構造や機能を変化させる．これらのストレスが重篤にならない限り，細胞は正常の恒常性とよばれる範囲で構造と機能を維持する．細胞は過剰の生理的ストレスあるいは病的刺激を受けた場合，機能的な恒常性維持ができず，種々の細胞形態学的反応を示す．このような細胞反応には，萎縮，肥大，化生や単純過形成が含まれる．刺激が高度の場合，細胞の傷害が引き起こされる．ストレスがそれほど強くなくて取り除かれると，その傷害は可逆的であり，細胞は正常状態に回復する．ストレスが重篤かつ持続的であると，非可逆的となる．この傷害細胞や原因物質を除去するための反応として，炎症や損傷組織の修復性変化などの細胞外反応が発現する．

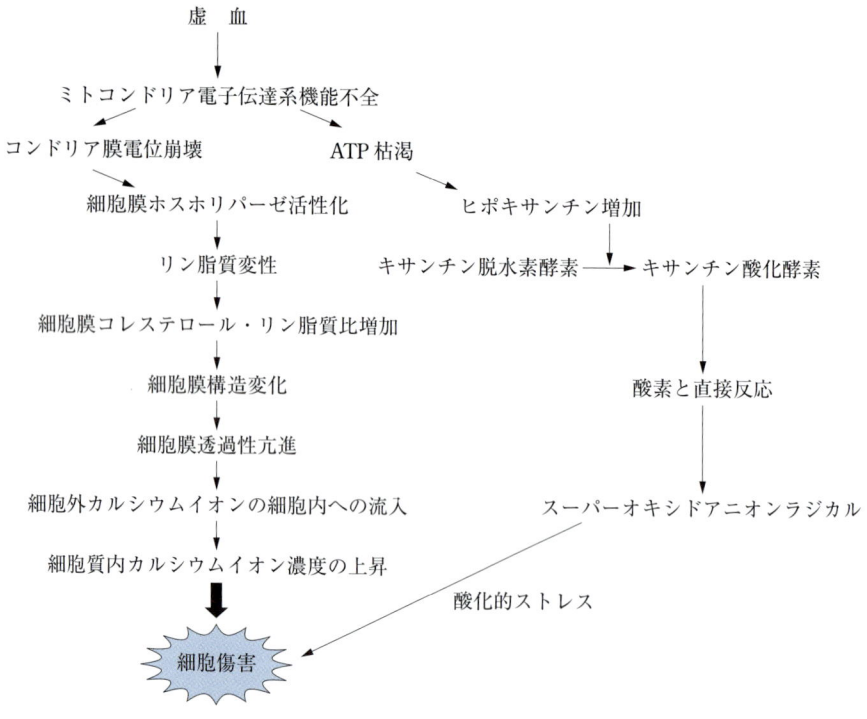

図1.5 虚血の細胞傷害メカニズム

a. 細胞形態学的反応

変性，萎縮，肥大，化生，過形成などが含まれる．肥大は毒性物質によって頻繁に引き起こされる代表的な適応反応である．細胞機能の多くは細胞内小器官の活性に依存しており，細胞機能活性を高める要求があれば，その要求を満たすために小器官が増加し，光顕的に細胞は肥大する．電顕的には，SER（滑面小胞体），ペルオキシソーム，ミトコンドリア，ライソソーム，中間径フィラメントの増加などが挙げられる．これらの小器官の変化とその光顕像およびその誘発因子を表1.3に示した．とくに，SERの増加は化学物質が作用した場合に肝臓によく見られる反応であり，外来異物を代謝する解毒酵素を誘導することから，毒性病理学的に見逃してはいけない変化である．

b. 可逆的細胞傷害

細胞を壊死させないような比較的軽い傷害に関連する形態学的変化であり，古くから"変性"とよばれる病変である．

（ⅰ）**水腫変性 hydropic degeneration** 可逆的傷害に際して見られる最も特徴的な変化で，細胞内の水分量の増加による細胞腫張である．電顕的には，サイトゾルから小胞体槽へのイオンと水の移動による小胞体槽の拡張であり，その容積の増加は細胞膜での細胞容積制御の阻害（膜自体の透過性の亢進，Na^+-K^+ポンプの障害，ATP産生の阻害など）に起因する．この阻害により，Naは傷害細胞内に蓄積し，それにより水分が浸透圧の等張性を保持するために流入し，細胞腫大が引き起こされる．

（ⅱ）**脂肪変性 fatty degeneration** 普遍的な変化ではなく，肝細胞や筋肉細胞などの脂肪代謝と関連する細胞において認められる．脂肪化は細胞質内に膜をもたない脂肪滴として観察され，傷害細胞における脂肪の代謝あるいは利用の不均衡を反映するものである．

c. 非可逆的細胞傷害

細胞死の一般的原因として，外来物質（化学物質，生物製剤），虚血，放射線，物理的傷害（外傷，火

表1.3 細胞内小器官の増加と光顕像およびその誘発因子

増加する小器官	誘発因子・物質	細胞質の光顕像
小胞体	フェノバルビタール，有機塩素系化合物	均一好酸性，淡明
ペルオキシソーム	高脂血症治療剤(クロフィブレート)，可塑剤(フタル酸エステル)	微細顆粒状，好酸性
ミトコンドリア	抗ヒスタミン剤(メタピリレン)，ピピリジリウム系除草剤	粗大顆粒状，好酸性
ライソソーム		
ヘモジデリン	溶血誘発剤(アニリン)	黄褐色色素沈着(鉄陽性)
リポフスチン	脂質過酸化物質	黄褐色色素沈着(シュモール陽性)
ビリルビン	溶血因子，胆道閉塞，重篤な肝細胞傷害因子	黄褐色色素沈着(グメリン陽性)
ミエリン小体	カチオン界面活性剤	リン脂質沈着，泡沫状
硝子滴	無鉛ガソリン，ペンタクロロエタン	好酸性顆粒状物質
中間径フィラメント		
プレケラチン	アルコール	好酸性封入体(マロリー小体)

傷)および感染性因子などがある．光顕的に認識できる細胞死の共通した病変パターンは，致死的な傷害を受けた細胞での酵素の分解作用によって引き起こされる壊死であり，融解壊死と凝固壊死に分けられる．生理的に見られるアポトーシスとは異なる．

(i) 融解壊死 liquefaction necrosis 壊死過程には，細胞の酵素消化とタンパク質の変性という二つの変化が同時に発現する．異化酵素は死滅細胞自身に由来するもので，このような場合の酵素消化は自己融解 autolysis とよばれ，遊走白血球のライソソームに由来するものは他家融解 heterolysis とよばれる．これらの酵素消化やタンパク質変性の程度の違いによって，細胞死のパターンは異なり，タンパク質変性が優勢の場合には凝固壊死に，細胞構築の他家融解が進展した場合は融解壊死に陥る．

(ii) 凝固壊死 coagulative necrosis 酸素欠乏によって引き起こされ，電顕的にはミトコンドリアの著しい腫張・崩壊，小胞体の融解，ライソソームの融解，核崩壊，細胞膜の離断などが観察される．光顕的には，典型的な凝固壊死に陥った細胞では HE 染色で細胞質の好酸性が増す．この変化は細胞質の好塩基性が消失することによるものであり，グリコーゲン顆粒の消失を伴い，細胞質が均一に染色される．末期には，小器官は水解酵素により消化され，細胞は空胞化する．核は強い好酸性を呈し，核質は溶解する．続いて，クロマチンの著明な凝集に伴う核濃縮が生じ，濃縮核はより小さい残屑に断裂し核崩壊に進展する(図1.6)．

(iii) 壊死の処理 壊死組織は，壊死がきわめて広範でない限り，通常は炎症細胞により除去される．炎症細胞は低酸素状態の壊死部には浸潤できず，残骸を除去できないので，大きな虚血部位は壊死組織の残骸として取り残される．壊死細胞が除去されると，その空隙は周囲細胞の再生能に依存して瘢痕あるいは機能的実質により置換される．

(iv) アポトーシス apoptosis 生物学的には胎児の発生過程に見られるが，化学物質による毒性発現としても認められる．単細胞死滅のパターンで，プログラムされた細胞死ともよばれている(図1.6)．アポトーシスの形態学的特徴は，核クロマチン凝縮，細胞容積の減少，ブレブ bleb の突出および細胞膜の正常構造の保持である．時間の経過とともに，細胞膜に囲まれた濃縮核物質を伴った残屑(アポトーシス小体)に分解される．アポトーシスのメカニズムの詳細は完全には解明されていないが，壊死とはまったく異なった多様なメカニズムによるとされる．

d. 電顕的初期変化

急性傷害初期に見られる細胞内小器官の多くの

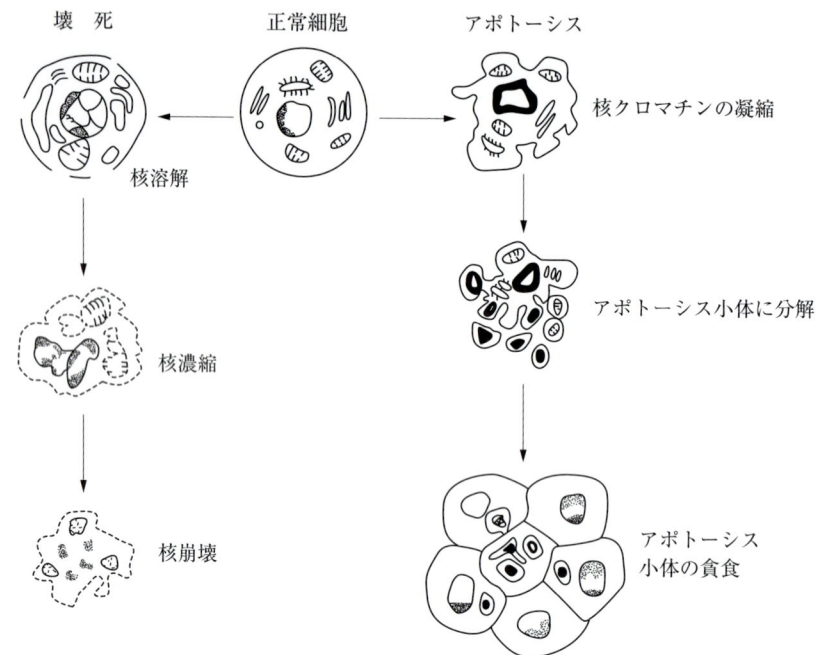

図1.6 細胞の壊死とアポトーシスの相違

変化は可逆的傷害である（図 **1.7**）．

（i）**リボソーム** 細胞膜と結合するリボソームは，粗面小胞体表面から離脱することがある．

（ii）**ミトコンドリア** 基質の拡張による腫大やクリスタの著明な凝縮を示す．この種の変化は，ミトコンドリアでの容積制御の阻害により生じると考えられている．しかし，このような変化をこうむっても，ミトコンドリアはその呼吸能を保持しており，機能障害は発現しないと考えられる．

（iii）**細胞膜** 細胞膜のブレブはしばしば細胞傷害の修復期に認められる．これは細胞質成分を含む細胞膜の膨張性突出であり，この細胞質成分は細胞活性を伴っている．このような変化は，正常な細胞構築を維持している細胞膜下の細胞骨格（微小管 microtubule やマイクロフィラメント microfilament）の変化，すなわちサイトゾル内のカルシウムイオン濃度の変化に関連するものと考えられている．

（iv）**核** 核内のヘテロクロマチンが限局性に凝集する変化が見られることがあり，多くの場合，一過性の変化である．

（v）**小胞体** 小胞体の拡張が見られることがある．

1.3.4 毒性発現への影響要因

毒性に影響を及ぼす要因には，生体内要因である動物側の条件と生体外要因の動物飼育条件がある（表 **1.4**）．

a. 生体内要因

（i）**個体レベル** 化学物質の作用発現が種，系統，性および年齢により異なることは多くの臓器で認められている．たとえば，BBN（N-ブチル-(4-ヒドロキシブチル)ニトロサミン）による膀胱発癌に対する感受性は，ラットやマウスのほうがハムスターやモルモットよりも高く，同じ系統のラットでも雄のほうが雌よりもやや高く，さらに老齢ラットは若齢ラットよりも感受性が高い．2-AAF（2-acetylaminofluorene）による肝発癌は，ラットで最も感受性が高く，次いでマウス，ハムスターであり，モルモットでは発癌しない．系統が異なると，毒性発現が異なることは，肝臓，腺胃，乳腺，甲状腺，膀胱，その他，種々の臓器で認められている．雄ラットにおける L-アスコルビン酸ナトリウムの膀胱発癌プロモーション作用発現に関与する遺伝形質は優性遺伝し，F344 や

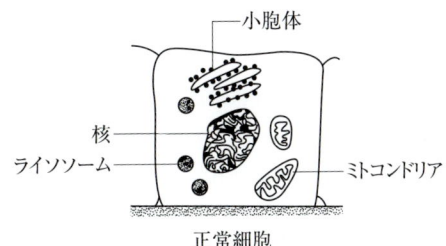
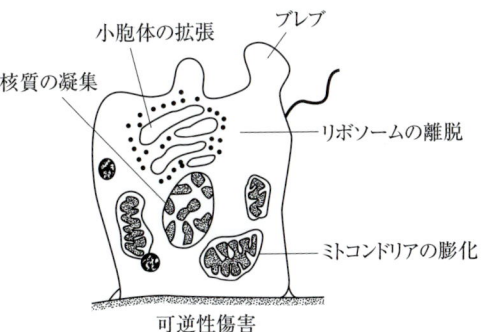
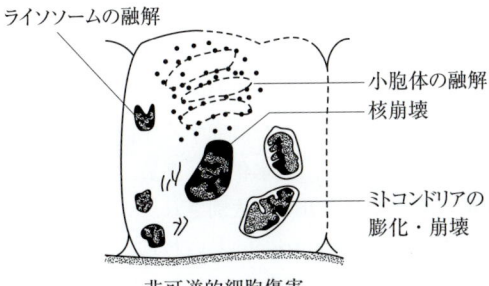

図 1.7 可逆的および非可逆的細胞傷害の超微形態学的特徴

Lewis系ラットにあり，ODSやWS系ラットにはない．多くの化学物質に対する薬理学的，毒性学的反応がラット雌雄において著しく異なることが知られている．このような性差は，肝臓およびその他の臓器での化学物質の代謝能が雌ラットで低いことに起因している．たとえば，ヘキソバルビタール，パラチオンなどでは，雌ラットに毒性が強く現れる．一方，代謝物あるいは活性中間体が生物学的活性を示す場合には，一般に雄ラットに強い毒性を認める（四塩化炭素，ハロタンなど）．さらに，薬物代謝酵素であるチトクロム P450 の活性化には男性および女性ホルモンが深く関与し，また雌雄それぞれに特異的なチトクロム P450 分子種の存在も知られている．

(ii) 臓器レベル

(1) 薬物結合タンパク質：薬物結合タンパク質は毒性発現の臓器特異性に関与している．たとえば，甲状腺ホルモン結合タンパク質と甲状腺癌の発生，α_{2u} グロブリンとトリメチルペンタンによる腎細胞癌の発生などがある．

(2) 成長因子およびホルモン：肝臓部分切除により肝門脈中の肝細胞成長因子濃度が上昇し，肝細胞の増殖が促進される．このことは，肝臓の変異細胞巣の早期発生を誘発するためのラット中期肝発癌性試験に応用されている．さらに，乳癌の発生がプロラクチン濃度に依存し，一方，前立腺癌の発生はアンドロゲンの濃度に影響される．

(3) 臓器内での毒性物質の停滞：毒性物質の

表 1.4 毒性に影響する生体内外の要因

生体内要因	生体外要因
1．個体レベル 　種，系統，性および年齢 2．臓器レベル 　薬物結合タンパク質（α_{2u}-グロブリン，アルブミン） 　成長因子およびホルモン 　臓器内での毒性物質の停滞 3．細胞レベル 　酵素（薬物代謝酵素活性） 　フリーラジカルおよびラジカル基の発生	1．動物飼育環境条件： 　照明時間および光量 　ケージ内の動物収容数 2．飼料： 　制限給餌，絶食 　特定の栄養素の過食 　飼料成分の違い 3．投与方法： 　投与経路（混餌，強制経口投与，皮下投与，静脈内投与，腹腔内投与） 　投与溶媒，粒子形 　投与期間，投与速度（静脈内投与） 4．実験者の技術熟練度

停滞は毒性標的臓器を変更させる．たとえば，BBN は通常のラットでは膀胱癌のみを誘発し，一方，水腎症や水尿管症のラットでは腎盂および尿管の癌が発生する．

(iii) **細胞レベル** 薬物代謝酵素活性が異なると毒性の発現が異なることがある．四塩化炭素は肝細胞内の薬物代謝酵素によりラジカルを発生させ，肝細胞の変性および壊死を発生させる．その障害の程度は，中間葉および右葉で強く，左葉で弱い．これは肝細胞の薬物代謝酵素活性が肝葉間で差があることと関連する．また，ペルオキシソーム増生剤をマウスおよびラットに長期間投与すると，肝腫瘍が誘発される．これらの動物の肝細胞では異常にペルオキシソームが増生し，その結果として多量のフリーラジカルの発生が関与していると考えられる．

b. **生体外要因**

(i) **動物飼育環境条件** ケージ内の動物収容数はマウスやラットの中枢神経活動に影響を与え，とくに，マウスやラットをケージ内に1匹ずつ収容すると攻撃的な性格に変わりやすい．さらに，成熟した雄マウスでは，お互いに縄張り争いで傷つけあい，それによりストレスが動物に強く発現することがある．照明時間および光量は，動物の概日リズム，とくにホルモンの分泌時間や生体の基礎代謝に関連し，毒性の発現に影響する．また，室内灯の光に長時間曝露されたラットでは，網膜の桿状視細胞の変性・消失が促進される[4]．

(ii) **飼料** 動物は発育期に制限給餌されると成長と性成熟が遅れる．一方，性成熟以降では自然発生病変や腫瘍の発生が減少し寿命が延びる．一次的な絶食あるいは特定の栄養素の過多は，肝臓の薬物代謝酵素の活性を変化させるため，毒性の発現に影響を与える．タンパク質の含有量あるいは総カロリー数が高い飼料を長期間与えると，ラットでは慢性腎症や乳癌の発生が促進されるし，マウスでは肝癌や乳癌の発生が促進される．

(iii) **投与方法** 被験化合物の投与方法を変えると，検体血中濃度の最高値や半減期が変わり，毒性発現時間に影響する．投与経路，投与溶媒，被験化合物の粒子の大きさ，1日のうちの投与時間，

および静脈内投与時の投与速度などによっても毒性発現が異なる．

(iv) **実験者の技術熟練度** 前記の要因のほかに，実験者の技術熟練度が動物の生理状態や行動を制約するため，毒性化学物質の吸収排泄に影響する．

［小川久美子，西川秋佳］

文献（1.3節）

1) Hansen JC, et al. : *Greenland Pharmacol. Toxicol.* **77**(3):189-195(1995).
2) Gonzalez FJ: *Mutat. Res.* **569**(1-2):101-110(2005).
3) Hirai K, et al. : *J. Mol. Cell Cardiol.* **30**(9):1803-1815(1998).
4) Ando H, et al. : *Jpn J. Physiol.* **43**(3):311-322(1993).

1.4 実験動物の栄養

栄養学 nutrition science とは，食品中の成分である栄養素 nutrient が生物の中でどのように利用され，影響しているかを研究する学問である．栄養素はタンパク質，炭水化物，脂質，無機質ミネラル，ビタミンの五つに大別され，これらは五大栄養素 five major nutrients といわれる．体内で合成できず（まったくできないかあるいは十分な量を合成できない），食事から摂る必要がある栄養素は必須栄養素 essential nutrient とされる．必須栄養素には，ビタミン，ミネラル，アミノ酸および脂肪酸の一部がある．食事からも得られるが体内で他の化合物から合成できる栄養素は，非必須栄養素とされる．

1.4.1 タンパク質

タンパク質 protein は，生命の維持に不可欠な物質であり，組織を構築するとともに，さまざまな機能を果たしている．すなわち，細胞膜をつくり，細胞骨格を形成し，体の骨格，筋肉，皮膚を構成し，酵素やホルモンとして代謝を調節する．たとえば，ヘモグロビン，アルブミン，トランスフェリン，アポリポタンパク質 apolipoprotein などは物質輸送に関与し，γ-グロブリンは抗体と

して生体防御にはたらく．タンパク質を構成しているアミノ酸は，タンパク質合成の素材であるだけでなく，神経伝達物質やビタミン，その他の重要な生理活性物質の前駆体となり，さらに，酸化されてエネルギー源としても利用される(4 kcal/g)．

生体は外界より酸素，水，栄養素を摂取し，体外に二酸化炭素，水，代謝産物を排泄することにより動的平衡状態を保っている．体タンパク質も合成と分解を繰り返しており，種類によりその代謝回転速度は異なるが，いずれも分解されてアミノ酸となり，その一部は尿素などに合成されて体外に排泄される．成人においてもタンパク質を食事から補給する必要があるが，成長期には，それに加えて組織構築に必要なタンパク質を摂取しなければならない．

タンパク質は20種類のアミノ酸から構成されるが，一部は体内で合成されず，食事から摂る必要があり，EAA(必須アミノ酸 essential amino acid)とよばれる．ヒトの成人は8種類のEAAが必要であり，乳児の場合はこれらに加えてヒスチジンも必要となる(表1.5)．

体重あたりの食事性タンパク質の必要量は，成長速度と相関し，月齢3ヵ月の乳児における2.2 g/kg から，5歳児における 1.2 g/kg および成人における 0.8 g/kg へと減少していく．タンパク質の必要量は EAA の必要量を反映している(表1.5)．

タンパク質のアミノ酸組成は非常に幅広く，多岐にわたる．BV(生物価 biological value)は，タンパク質のアミノ酸組成と動物組織のアミノ酸組成との類似度を示すもので，卵のタンパク質は完全に一致しており，BV値は100を示す．牛乳と食肉の動物性タンパク質のBV値が高値(〜90)であり，穀類および野菜のタンパク質のBV値は低く(〜40)，一部のタンパク質(例：ゼラチン)はまったく一致せず0となる．複数の食事性タンパク質が，不足している各アミノ酸をどの程度相互に補い合うか(相補性)によって，その食事の総合的なBV値が決定する．タンパク質の1日あたりのRDA(推奨必要量 recommended dietary allowance)では，平均的な混合食のBV値を70と仮定している．

1.4.2 炭水化物

栄養学的に炭水化物 carbohydrate の最も重要な役割は，エネルギー源となることである．一方，食物繊維 dietary fiber は，炭水化物の一部であるものの，エネルギー源としてではなく，それ以外の生理的機能との関連が注目されている．食物繊維という名称は生理的な特性を重視した分類法によるものであるが，食物繊維の定義は国内外諸機関で少しずつ異なる．共通した特徴は，小腸で消化できないことである．すなわち，生理学的分類によれば，炭水化物は消化できてエネルギーを産生するものとそうでないものに分けることができ，前者は消化性炭水化物(いわゆる糖質 saccharide)とよばれて約 4 kcal/g のエネルギーを産生する．後者は難消化性炭水化物 non-digestive carbohy-

表1.5 必須アミノ酸必要量(mg/kg 体重)

必須アミノ酸	乳児(4〜6ヵ月)	小児(10〜12歳)	成人
ヒスチジン	29	—	—
イソロイシン	88	28	10
ロイシン	150	44	14
リジン	99	49	12
メチオニンおよびシスチン	72	24	13
フェニルアラニンおよびチロシン	120	24	14
トレオニン	74	30	7
トリプトファン	19	4	3
バリン	93	28	13
総必須アミノ酸量(ヒスチジンを除く)	715	231	86

[福島雅典総監修：メルクマニュアル 第18版 日本語版，日経BP社(2006)]

drateとよばれ，腸内細菌による醗酵分解によってエネルギーを産生するが，その値は一定でなく，有効エネルギーは0～2 kcal/gと考えられている．

食事由来の炭水化物は，グルコースをはじめとする単糖に分解され，血糖値を上昇させ，エネルギーを供給する．食事性炭水化物には単純炭水化物 simple carbohydrate と複合炭水化物 complex carbohydrate があり，単純炭水化物は一般に単糖類 monosaccharide または二糖類の小分子からなり，体内に急速に吸収される．複合炭水化物は，大型分子からなり，単糖類に分解される．単純炭水化物に比べ，複合炭水化物は，血糖値 blood sugar level を緩やかではあるが，長時間にわたって上昇させる．グルコースやショ糖は単純炭水化物，デンプンおよび食物繊維は複合炭水化物である．

GI（グリセミック指数 glycemic index）とは，血糖上昇という消化性炭水化物の生理機能の違いに着目して，消化・吸収される炭水化物の質的評価を行うための指標で，炭水化物が血糖値を上昇させる速度を示すものである．数値の範囲は血糖値の上昇が最も遅い「1」から上昇が最も速い「100」（純粋なグルコースの値に相当）まである．しかしながら，実際の上昇速度は炭水化物と併せて摂取した食物にも左右される．

GIの高い炭水化物は，血糖値を急速に上昇させる．その結果，インスリン値が上昇し，低血糖や空腹感が引き起こされ，カロリーの過剰摂取および体重増加などメタボリックシンドロームをまねく傾向があり，糖尿病や心筋梗塞の発症率のリスクを増加させる可能性が指摘されている．GIの低い炭水化物は血糖値の上昇が緩やかであることから，食後インスリン値が低く空腹感が少ないため，カロリーの過剰摂取をきたしにくい．この作用は体内脂質を好ましい状態へと導き，肥満および糖尿病のリスクのほか，糖尿病がある場合は合併症のリスクを低下させる．

1.4.3 脂　質

脂質 lipid は細胞膜の主要な構成成分であり，エネルギー産生の主要な基質である．また，炭水化物あるいはタンパク質よりも1 gあたり2倍以上のエネルギー価（9 kcal/g）をもつことから，ヒトはエネルギー蓄積物質として優先的に脂質を蓄積すると考えられる．脂質は，脂溶性ビタミン（A，D，E，K）やカロテノイドの吸収を助ける．コレステロールは細胞膜の構成成分であり，肝臓において胆汁酸に変換され，性ホルモン，副腎皮質ホルモンなどのステロイドホルモン，ビタミンDの前駆体となる．

脂肪は脂肪酸とグリセロールに分解される．生体組織の成長やホルモン産生には脂肪が必要である．動物性脂肪によく見られる飽和脂肪酸 saturated fatty acid は，室温で固形のことが多い．パーム油およびココナッツ油を除き，植物由来の脂肪は，室温で液状になりやすく，一価不飽和脂肪酸 monounsaturated fatty acid または多価不飽和脂肪酸 polyunsaturated fatty acid を多く含有している．不飽和脂肪酸 unsaturated fatty acid の部分水素化は，トランス型脂肪酸 trans-unsaturated fatty acid を産生する．米国では，トランス型脂肪酸のおもな食物源は半硬化植物油である．トランス型脂肪酸は，LDLコレステロールを上昇させ，HDLコレステロールを減少させる．また，単独で冠動脈疾患の発生率を増大させる．

n-6系脂肪酸とn-3系脂肪酸の一部は体内で合成できず，欠乏すると皮膚炎などが発症するので，経口摂取が必要である必須脂肪酸 essential fatty acid である．それらの必須脂肪酸は，ω-6（n-6）脂肪酸であるリノール酸とω-3（n-3）脂肪酸であるリノレン酸である．他のω-6脂肪酸（例：アラキドン酸）および他のω-3脂肪酸（例：EPA（エイコサペンタエン酸 eicosapentaenoic acid），DHA（ドコサヘキサエン酸 docosahexaenoic acid））も体に必要であるが，必須脂肪酸から合成できる．必須脂肪酸は，プロスタグランジン，トロンボキサン，プロスタサイクリン，ロイコトリエンなど多様なエイコサノイドの生成に必要とされる．ω-3脂肪酸は冠動脈疾患のリスクを減少させると考えられている．必須脂肪酸の必要量は年齢によって異なる．成人は総エネルギー所要量の少なくとも2％に相当するリノール酸を必要とし，リノレン酸は少なくとも0.5％相当が必要である．リノー

ル酸およびリノレン酸は植物油で得られる．紅花，ヒマワリ，コーン，大豆，サクラソウ，カボチャおよび小麦胚芽を原料とする油脂からは，多量のリノール酸が得られる．海水魚の油脂および亜麻仁，カボチャ，大豆，菜種を原料とする油脂からは，多量のリノレン酸が得られる．海水魚の油脂からは他のω-3脂肪酸も多量に得られる．

1.4.4 無機質（ミネラル）

ミネラル mineral は生体を構成する酸素 O, 炭素 C, 水素 H, 窒素 N の4元素以外の元素の総称である．ヒトの体に必要とされるミネラルは16種類とされ，これらが必須ミネラル essential minerals である．体の機能維持や調整に重要な役割を担っているミネラルは，1日あたりの必要量によって多量ミネラルの7種類と，微量ミネラルの9種類に分けられる．

多量ミネラル macro-minerals は，カルシウム，リン，カリウム，硫黄，塩素，ナトリウム，マグネシウムで，骨や歯の形成のほか，神経細胞や筋肉細胞に電気的な興奮を伝えることで情報伝達や筋肉運動を行う機能に深く関与しているため，電解質ミネラルともよばれている（表 1.6）．

微量ミネラル trace-minerals は，鉄，亜鉛，銅，マンガン，クロム，ヨウ素，セレン，モリブデン，コバルトを指し，コラーゲンの合成・炭水化物の代謝，体内の酸素の運搬などに関係している．ミネラルの欠乏症として知られる代表的なものは，鉄，銅の欠乏による貧血，カルシウム欠乏のくる病（幼児のみ）や骨軟化症，ヨウ素欠乏による甲状腺腫やクレチン病などである．ミネラルは摂取量が不足しているときのみならず，過剰摂取によってもさまざまな過剰症や中毒を起こすものがある．

すべての微量ミネラルがヒトにとって必須であるかどうかは確認されていず，たとえばフッ化物は，必須でないともいわれるが，カルシウムと化合物（CaF_2）を生成することによって歯の腐食を防ぎ，歯のミネラル基質を安定させる重要な作用をもつ．いずれの微量ミネラルも高濃度では毒性があり，一部（ヒ素，ニッケル，クロム）は癌の原因になると考えられている．

1.4.5 ビタミン

ビタミン vitamin は脂溶性ビタミン fat soluble vitamins と水溶性ビタミン water soluble vitamins に分類される．脂溶性ビタミンは，ビタミン A, D, E, K の4種類で，油脂類と同時摂取することで体内吸収率を高めることができる．過剰に摂取すると体内に蓄積され，頭痛，吐き気など体に変調をきたすことがある．一方，水溶性ビタミンはビタミン B_1, B_2, B_6, B_{12}, パントテン酸，葉酸，ナイアシン，ビオチン，ビタミンCの9種類で，大量に摂取した場合でも不要分が体外に排出され，過剰摂取による副作用がほとんど見られない．ま

表 1.6 多量ミネラルのおもな摂取源とはたらき

栄養素	おもな摂取源	はたらき
カルシウム	牛乳および乳製品，肉，魚，卵，シリアル，豆，果実，野菜	骨と歯の形成，血液凝固，神経筋の易興奮性，筋収縮性，心筋伝導
塩素	多くの食品，動物性食品を中心とするが一部の野菜．	酸塩基平衡，浸透圧，血液 pH，腎機能
カリウム	全乳および脱脂乳，バナナ，プルーン，干しブドウ，肉など多くの食品	筋活動，神経伝達，細胞内の酸塩基平衡，水分貯留
マグネシウム	葉物類，ナッツ，シリアル，穀類，魚介類	骨と歯の形成，神経伝導，筋収縮，酵素の活性化
ナトリウム	牛肉，豚肉，イワシ，チーズ，グリーンオリーブ，トウモロコシパン，ポテトチップス，塩漬け発酵キャベツなど多くの食品	酸塩基平衡，浸透圧，血液 pH，筋収縮性，神経伝達，細胞膜における濃度勾配の維持
リン	牛乳，チーズ，肉，鶏肉，魚，シリアル，ナッツ，豆	骨と歯の形成，酸塩基平衡，エネルギー産生

［福島雅典監修：メルクマニュアル 第18版 日本語版，日経BP社(2006)］

た，水溶性ビタミンについては，長時間の水洗いでビタミンが流出してしまうことや，加熱によって破壊されてしまう特徴があるため，調理方法に注意する必要がある．ビタミンは，タンパク質，炭水化物，脂質がエネルギーに変換される際の代謝サイクルに必要不可欠な栄養素であるとともに，それぞれのビタミンが異なる身体機能維持に作用して体を健康な状態に保っている．そのため，十分に摂取できない状況が続くと，欠乏症とよばれる健康障害を引き起こすことになる．代表的なものは，ビタミンA欠乏症である夜盲症，D欠乏症のくる病（幼児のみ），B_1欠乏症の反射神経異常（脚気として知られている）などが挙げられる．

1.4.6 その他の食事性物質

日常のヒトの食事には，10万種もの化学物質（たとえばコーヒーだけでも1000種）が含まれている．このうち栄養素はわずか300種で，必須の栄養素はその中のごく一部である．しかしながら，食物中の非栄養素 non-nutrient には有用なものも多い．たとえば，食品添加物（例：防腐剤，乳化剤，酸化防止剤，安定剤）は，食品の保存性および安定性を改善する．微量成分（例：香辛料，調味料，香料，着色剤，植物性化学物質，その他多くの天然物）は，食品の外観および味を改善する．

[安原加壽雄]

文献（1.4節）

1) 福島雅典総監修：メルクマニュアル 第18版 日本語版，日経BP社（2006）．
2) 厚生労働省「日本人の食事摂取基準」策定検討会報告書 日本人の食事摂取基準2010年版，第一出版（2009）．

1.5 実験動物に対する影響要因

1.5.1 動物飼育環境

実験動物の飼育および動物実験室の基準は，倫理および労働安全衛生・公衆衛生上の観点から第三者の評価を得た適切な飼育環境を備えること，および再現性のある安定した動物実験の成績を得ることが必要となる．日本では動物の愛護および管理に係る法令，基準，基本方針，およびガイドライン（表1.7）が2006年に出揃い，実験動物の取扱いの基本的考え方である「3Rの原則」① 代替法の活用 Replacement, ② 使用数の削減 Reduction, ③ 苦痛の軽減 Refinement を踏まえた適切な措置を講じることなどが記され規制されている．動物愛護の法令などに適合する動物飼育環境の要因として物理学的要因と微生物学的要因がある．

物理学的要因として，室温，湿度，照明，換気，臭気，騒音，塵埃の除去や原則一方向の作業動線で運用する動物室配置などがある（表1.8）．たとえば，異質な音は動物にストレスを負荷し，痙攣／発作や内分泌の分泌周期の乱れを誘発することがある．低温や多湿は母動物の哺乳放棄をきたす．ケージ棚の高さにより，光度が異なり，白色ラットは光誘発網膜症に感受性が高く長期飼育により影響を受ける．

5週齢以上の雄マウスを群飼いすると，ファイティングによる咬傷が原因で感染症を引き起こし死亡することがある．慢性影響では外傷部から肉腫発生に至ることもある．攻撃癖の雄は隔離飼育する必要がある．雌マウスではファイティングは少ない．

動物種や系統により，におい，発声および行動に違いがあり，それらの影響は他の個体のホルモン分泌量に影響する．ホルモン濃度と細胞の変化を検討する際には，体内時計リズムに影響を与えないように動物飼育環境や動物の取扱いに注意し，検査成績の再現性を確保すべきである．

微生物学的要因には飼育室を含めた施設内への感染病原体の搬入，導入および伝搬がある．感染病原体の種類（表1.9）には，潜伏期間が短く急性に発病させる病原体（肺炎，肝炎，下痢，脳炎を発病させる細菌，マイコプラズマ，ウイルス，原虫，ミクロフィラリア，線虫など），および潜伏期間が長い遅発性病原体（癌ウイルス，白血病ウイルス，プリオンなど）がある．病原体の媒体となるのは，飼育担当者，実験者，資材運搬担当者などの人的媒体のほか，ヒト以外の媒体（外部か

表 1.7　動物の愛護および管理に係る法令，基準，基本方針，およびガイドライン

(a)	動物の愛護及び管理に関する法律，昭和 48 年 10 月 1 日法律第 105 号，最終改正　平成 18 年 6 月 2 日法律第 50 号，環境省，http://law.e-gov.go.jp/htmldata/S48/S48HO105.html
(b)	実験動物の飼養及び保管並びに苦痛の軽減に関する基準，環境省告示第 88 号　平成 18 年 4 月 28 日，http://www.env.go.jp/nature/dobutsu/aigo/2_data/nt_h180428_88.html
(c)	厚生労働省の所管する実施機関における動物実験等の実施に関する基本指針，厚生労働省通知　平成 18 年 6 月 1 日，http://www.mhlw.go.jp/general/seido/kousei/i-kenkyu/doubutsu/0606sisin.html
(d)	農林水産省の所管する研究機関等における動物実験等の実施に関する基本指針，厚生労働省通知　平成 18 年 6 月 1 日，http://www.maff.go.jp/j/press/2006/pdf/20060601press_2b.pdf
(e)	動物実験の適正な実施に向けたガイドライン，日本学術会議　平成 18 年 6 月 1 日，http://www.scj.go.jp/ja/info/kohyo/pdf/kohyo-20-k16-2.pdf
(f)	実験動物飼育スペース，「動物実験指針・第 7 版，1996 年，米国 National Research Council」日本語訳のメートル法による換算値の一覧，東北大学，2011 年 4 月，http://www.clar.med.tohoku.ac.jp/kitei/hoi3.pdf
(g)	Guide for the Care and Use of Laboratory Animals　Eighth Edition，米国の動物実験指針（第 8 版，2010 年），(PREPUBLICATION COPY 版，ドラフト公表サイト http://grants.nih.gov/grants/olaw/Guide-for-the-Care-and-Use-of-Laboratory-Animals_Prepub.pdf). AAALAC International の認証 ILAR の Guide は，第三者認証組織である AAALAC International が動物実験施設を認証する際の判断基準の拠り所にしている．
(h)	Terrestrial Animal Health Code，http://www.oie.int/index.php?id=169&L=0&htmfile=chapitre_1.7.8.htm　OIE（世界動物保健機構：国際獣疫事務局）が先頃決定した陸生動物コードに実験動物福祉条項，2010 年 5 月

表 1.8　動物飼育環境の動物室の物理・化学的要因

室　温	げっ歯類は，20〜26℃，ウサギは 18〜24℃，ネコ，イヌ，サル類は 18〜28℃
湿　度	50%，範囲：40〜60%
照　明	150〜300 lx（床上 85 cm），時間帯　8：00〜20：00（夜行性動物のラット，マウスの行動，日内リズムに影響する）
換　気	換気回数は従来の乱流方式では 10〜15 回 / 時，一方向気流方式では 8〜15 回 / 時・気流速度・気圧とし，十分な酸素濃度を確保すること，気流の方向（施設における気圧コントロールは飼育室，前室，廊下などに差圧を設けて微生物学的バリアをつくり，病原微生物などが外部から清浄域に侵入することを阻止するためのものであること
臭　気	アンモニア濃度で 20ppm を超えない．動物施設でとくに問題となる悪臭はアンモニアであり，尿素分解細菌の作用により糞尿中の尿素が分解されて発生する
騒　音	60 dB 以下（空室時），とくに，高音 / 重低音のノイズがないこと
塵埃の除去	動物の被毛，フケ，飼料屑，床敷屑，排泄物
動物室の配置	汚染ゲージの運搬，標本採取，給水，および給餌の作業動線が，微生物学清潔と汚染が混在しない一方向であること．動物飼育設は動物にとって居住性がよく，環境要因コントロールおよび取扱いが容易で，経済性に優れていること．停電などによる急激な環境変化や長時間の基準値逸脱は繁殖成績や動物実験データにも影響するため，自家発電装置など非常時の対策を講じておく必要がある．物理学的要因の基準値を満たしていることが原則であり，これを確認するために環境モニタリングおよび微生物モニタリングは不可欠である

らの野ネズミ，ヘビ，クモ，蚊，ゴキブリ，ハエ，コオロギ，糞尿の飛沫など）がある．それらの侵入を防御するためには，施設の構造以外に利用する関係者への教育が重要である．とくに，飼育期間が長い場合には，動物に直接触れる試験従事者は，ケージ交換時の動物の取扱い，動物の保定，給水・給餌，被験物質の投与，採血，生体標本の採取における熟練度を高め，病原体関連知識のほかに，異常行動あるいは異常症状の初期症状の知識を熟知すべきである．動物施設管理者は，定期的に病原体の侵入のないことを保証するため，落下細菌（空中細菌）の測定，換気下流に配置したモニター動物および安楽死措置の動物より血液，糞尿，皮膚などの生体標本を入手し，病原体の検疫をする．検査する病原体の種類，検査方法，実施時期の年間計画は，関係者に事前に公表する．

表 1.9 モニタリング対象微生物

	微生物名	検査法	頻度
細　菌	腸粘膜肥厚症菌 *Citrobacter rodentium*	培養	年 4 回
	ネズミコリネ菌 *Corynebacterium kutscheri*	培養	年 4 回
	肺パスツレラ菌 *Pasteurella pneumotropica*	培養	年 4 回
	サルモネラ菌 *Salmonella* spp.	培養	年 4 回
	ティザー菌 *Clostridium piliforme*	血清反応	年 4 回
	ヘリコバクター・ヘパティカス *Helicobacter hepaticus*	PCR	随時
マイコプラズマ	肺マイコプラズマ *Mycoplasma pulmonis*	血清反応	年 4 回
	肺マイコプラズマ *Mycoplasma* spp.	培養	年 4 回
ウイルス	センダイウイルス Sendai virus	血清反応	年 4 回
	マウス肝炎ウイルス Mouse hepatitis virus	血清反応	年 4 回
	エクトロメリアウイルス Ectromelia virus	血清反応	年 4 回
	リンパ球脈絡髄膜炎ウイルス LCM virus	血清反応	年 4 回
寄生虫類	外部寄生虫 Ectoparasites	鏡検	年 4 回
	消化管内原虫 Intestinal protozoa	鏡検	年 4 回
	蟯虫 Pinworm	鏡検	年 4 回

注：検査動物の抜き取り方法などを明記した手順書を作成し，定期的に微生物モニタリングを実施する．バリアの維持状態を把握するために室内の清浄度をモニタリングする．空中細菌検査，落下菌検査，拭き取り検査，給水の微生物検査なども実施する．その頻度，方法を手順書に明記し，測定時の室内ケージ数，ケージ内収容状況などを記載し，結果の判定の参考とする．

遅発性病原体による初期病変の検出は毒性病理学的検査が最適で安価な検査方法である．その際，病原体の初期病変発現に影響を与えるような免疫抑制的な状況（被験物質の投与，手術，ストレス状態など）が飼育歴にあるかどうかを調査する．さらに疑わしい病原体についても，組織標本のDNA，RNA 分析など遺伝子，抗原 / 抗体の免疫染色などにて検査する．

1.5.2 飼料の影響

使用する飼料成分の違いにより，繁殖成績，性周期，ホルモン分泌リズム，腸内細菌叢，薬物代謝酵素活性，自然発生する疾患 / 病変の発生時期と重症度，および発癌プロモーターへの感受性が影響されることはよく知られている．なかでも使用する動物系統と種々の飼料の組合せにより生体反応に違いが出る．

a. 飼料組成

長期飼育用飼料に比して繁殖用飼料は，高カロリー・高タンパク質・高脂質の組成で，妊娠動物，新生仔および幼若動物を用いる試験に適している．とくに，成熟個体を用い，内分泌ホルモン，性周期，生殖器の発育に影響を与える試験，催奇形性試験，繁殖試験，および内分泌撹乱物質を検出する試験では繁殖用飼料が用いられる．高カロリー・高タンパク質・高脂質の組成は，半年以上の長期飼育の試験では糖尿病，高血圧症，慢性腎症および腫瘍を含めた自然発生疾患の増悪，ならびに細胞内酸化ストレス増加の原因となる．試料の繁殖用と長期飼育用の違いは，肝変異細胞の発生や膀胱発癌プロモーション作用発現に影響を与える．たとえば，10％ショ糖の給餌はハムスターの膵癌の発生を促進しコリン欠乏およびコリン添加アミノ酸食の長期給餌はラット肝発癌を促進する．

大豆，小麦，オート麦，コーン，アルファルファなどに含まれている植物由来女性ホルモン作用物質 phytoestrogen は生殖器の発育，骨，中枢神経系，および心臓血管系に影響する．飼料に含まれる（残留 / 汚染した）女性ホルモン様作用をもつ化学物質が内分泌撹乱物質の検出試験に影響したことが示されている．マウス子宮重量の増加を指標とした女性ホルモン力価試験では，DES (diethylstilbestrol）の女性ホルモン作用力価を100000として飼料に含まれる物質の相対力価を比較すると，マイコトキシンのゼアラレノン zearalenone および植物エストロゲンのゲニスタイン genistein は，それぞれ100および1であった（表1.10）．このことから飼料原料に含まれる女性ホルモン様作用物質についても注目すべきである．

b．給餌方法

自由摂取と制限給餌を比較すると，制限給餌では自然発生病変を軽減し，平均寿命が延び，発生する腫瘍の種類も変化する．たとえば，前立腺癌，前立腺炎および乳房の線維腫の発生を低下させる．しかし，亜急性毒性試験での30～40％摂餌量の低減は骨髄での造血に影響するので，動物に苦痛を与える状態と見なされ動物愛護の倫理規制に違反するおそれがある．

1.5.3 動物飼育管理

a．動物への苦痛や恐怖の軽減

管理基準としては，動物にストレスを与えないこと，繁殖が可能な環境を維持すること，ならびに，死亡につながるおそれがある病原体感染による疾病，自然発生疾患および人為的障害による高度な苦痛や恐怖の軽減，飼育担当者および実験者における労働安全確保が必要である．実験動物に対する倫理規定により，動物に苦痛や恐怖を感じさせないこと，およびそれらの軽減処置については，SCAW（Scientists Center for Animal Welfare）により提案されたカテゴリーAからカテゴリーEまでの分類が有用である（表1.11）．

人道的指標 humane endpoint(s)とは，実験動物を激しい苦痛から解放するため安楽死処置を施す時期のことである．動物実験などの最終段階において，あるいは鎮痛剤，鎮静剤などでは軽減できないような疼痛や苦痛から実験動物を解放する手段として安楽死処置を行うことが求められる．人道的指標の目安として，摂餌・摂水困難，苦悶の症状（自傷行動，異常な姿勢，呼吸障害，鳴き声など），回復の兆しが見られない長期の外見異常（下痢，出血，外陰部の汚れなど），数日間で20％以上の急激な体重減少，体重の10％以上を占める腫瘍の著しい増大などがある．

実験動物の安楽死処置は SOP（標準操作手順書）に従い，計画的試験終了時および試験途中の人道的指標を適用する際に安楽死処置が実施される．AVMA Guidelines on Euthanasia (Formerly Report of the AVMA Panel on Euthanasia) June 2007. http://www.avma.org/issues/animal_welfare/euthanasia.pdf の考え方が普及している．① 急速に意識を消失させる標準的な安楽死法として，麻酔薬の過剰投与，軽麻酔下あるいは鎮静下での頸椎脱臼や断首や② 深麻酔下での放血や KCl の投与のほか，③ 熟練者が行う場合は，げっ歯類の無麻酔下の頸椎脱臼が認められる．

b．標本採取前の注意

毒性病理学的検査において組織標本を採取する際には安楽死処置の影響を考慮すべきである．たとえば，甲状腺の病理組織標本作成とその関連ホルモン濃度測定を実施する場合は，断頭法あるいは頸椎脱臼法を行うが，肺の組織標本作成において断首法は気管から肺への血液の吸入が生じるおそれがあり不適切である．

採血，屠殺の方法により循環器や呼吸器に影響

表1.10 飼料中化合物における diethylstilbestrol と比較した女性ホルモン作用相対力価

化合物	マウス子宮重量の増加作用量（μg）	相対力価
diethylstilbestrol	0.083	100000
estrone [1]	1.20	6900
zearalenone [2]	83	100
coumestrol [1]	240	35
genistein [1]	8000	1.00
daidzein [1]	11000	0.75
biochanin [1,2]	18000	0.46
formononetin [2]	32000	0.26
bisphenol [1,3]	－90000	－0.09
dichlorodiphenyl-trichloroethane [3]	－90000	－0.09

1　Bickoff EM, et al.：J. Agric. Food Chem. **10**:410–412（1962）．
2　Underhill KL, et al.：Environ. Contam. Toxicol. **54**:128–134（1995）．
3　Shelby MD, et al.：Environ. Health Perspect. **104**:1296–1300（1996）．

表 1.11 実験における苦痛度分類（SCAW のカテゴリー）

程度	概要	例	対処法
A	生物個体を用いない実験あるいは植物，細菌，原虫，または無脊椎動物を用いた実験	生化学的，微生物学的研究．無脊椎動物を用いた研究．組織培養．剖検により得られた組織．屠場からの組織．発育鶏卵	無脊椎動物も神経系をもっており，刺激に反応する．したがって無脊椎動物も人道的に扱われなければならない
B	脊椎動物を用いた研究で，動物に対してほとんど，あるいはまったく不快感を与えないと思われる実験操作	動物保定（拘束）．麻酔薬，鎮痛剤，精神安定薬の投与．急性毒性を示さない用量の物質の注射．経口投与．流動食治療 採血（心採血や眼窩静脈採血は含まない）適正な麻酔下での操作（外科手術や臓器灌流等）で，実験終了時点に意識を回復させずに安楽死させる操作．短時間（2〜3時間）の絶食絶水	標準的な安楽死法で瞬間的に殺処分できる場合，たとえば，軽く麻酔をかけ鎮静状態に陥った動物を断首することや小動物の頸椎脱臼法．大量の麻酔薬の投与による安楽死法
C	脊椎動物を用いた実験で，動物に対して軽微なストレスあるいは痛み（短時間持続する痛み）を伴う実験	麻酔下での外科的処置：覚醒後に多少の不快感を伴うもの．血管カテーテルの長時間挿入．行動学的実験において，意識ある動物に対して短時間ストレスを伴う保定（拘束）．フロイントのアジュバントを用いた免疫接種．苦痛を伴うが，それから逃れられる刺激．母親を処分して代理の親を与えること	十分な麻酔薬や鎮痛剤，精神安定薬を用いて，その苦痛や痛みを除去ないしは緩和する
D	脊椎動物を用いた実験で，避けることのできない重度のストレスや痛みを伴う実験	動物が激しい苦悶の表情を示す実験．行動学的実験時に故意にストレスを加えること．麻酔下の外科的処置後に著しい不快感を伴うもの．苦痛を伴う解剖学的あるいは生理学的処置．苦痛刺激を生じるとき動物がその刺激から逃れられない場合．火傷．長期の絶食絶水．ストレスやショックの研究．寒冷曝露．動物の保定（拘束）が数時間以上．攻撃的行動が自分自身あるいは同種他個体を損傷させること．毒性試薬や生物毒素の投与により致死させること．LD$_{50}$ の決定．薬物習慣性中毒．体重の10%以上の腫瘍増殖（ハイブリドーマを含む増殖）	ここに属する研究は，なぜ麻酔薬や鎮痛剤，精神安定薬の使用が不適なのかの十分な考察が必要である．またこれらの実験では，研究者は人道的に安楽死させる最も早い時期を明確にすることが重要である
E	麻酔していない意識のある動物を用いて，動物が耐えることのできる最大の痛み，あるいはそれ以上の痛みを与えるような処置	無麻酔動物に，保定（拘束）のため筋弛緩薬あるいは麻痺性薬（サクシニルコリンあるいはその他のクラーレ様作用剤）使用下での外科的処置，あるいは重度の火傷や外傷．精神上の病的行動を起こさせる実験．ストリキニーネによる殺処分．避けることのできない重度のストレスを与えること．ストレスを与えて殺すこと	ここに属する実験は，それによって得られる結果が重要なものであっても，決して行ってはならない

［Scientists Center for Animal Welfare (SCAW) Consensus Recommendations on Effective Institutional Animal Care and Use Committees. Categories of Biomedical Experiments Based on Increasing Ethical Concerns for Non-human Species. Laboratory Animal Science. Special Issue : 11-13 (1987)］

参考資料：
1) 国立大学動物実験施設協議会サイト：動物実験処置の苦痛分類に関する解説．平成16年6月4日　http://www.kokudoukyou.org/siryou/index.html
2) Guide for the Care and Use of Laboratory Animals, 8 eds, PREPUBLICATION DRAFT, by Committee for the Update of the Guide for the Care and Use of Laboratory Animals, Institute for Laboratory Animal Research Division on Earth and Life Studies, http://grants.nih.gov/grants/olaw/Guide-for-the-Care-and-Use-of-Laboratory-Animals_Prepub.pdf

を与える．検査対象の器官や細胞に対しどの程度の形態学的影響があるかを考慮し組織の固定方法を選択する．多くの場合，全身麻酔下放血致死法が用いられる．CO_2吸入致死法では肺出血が起こりやすい．また，断頭法は，ACTH（副腎皮質刺激ホルモン adenocorticotropic hormone）のように脳下垂体から分泌され短時間に全身または細胞レベルに影響を与える場合には有用である．

c. 動物への感謝

実験動物を活用した研究者を含め関係者は，定期的に動物への感謝 remembering の心を表し，慰霊祭などを行うことによって，動物に対する感謝の念を表明することも倫理上のみならず教育上，大切なことである．

d. 動物との接し方

動物を取り扱う際には，動物に不安感や恐怖感，痛みなどを与えないために，動物に接する担当者の熟練が必要である．担当者の熟練度が高いことが，多数の動物に対する一般状態の観察と記録を適切なものとすることができるほか，未知な疾患，腫瘍発生，あるいは麻薬関連の神経毒性発症の徴候などが検出できる．たとえば，覚醒剤アンフェタミン様作用はラットに試験物質の投与直後から小さな音で短時間歯をカチカチ鳴らす行動として検出できる．また，ケージ交換時には動物行動・状態が観察できる．一般行動，被毛の状態，体重，摂餌（水）量，便（色・形状・量），および尿（量・色・臭い）の定期的観察記録は，内臓疾患の異常を知る有用な情報となる．死期に近い異常な行動，感染症状態のほか，各開孔部 orifices からの出血，発情徴候などを記録する．

1.5.4 動物種，系統の選択

実験計画を立てる場合には，何を検出するのかを明確にし，短期に経済的に実施できる実験系を選択する．ヒトの生理機能，組織学的特徴，および薬物に対する生体反応が相似している実験動物（種，系統，性別，年齢）を調査する．また，動物の入手の容易さ，再現性，検出感度の高い実験系を選択することは，毒性の強さの比較，および毒性発生機序の解明につながる．たとえば，毒性標的臓器試験法ないしは発癌動物モデルの使用も有用である．

a. 動物種の特性

DNA 配列や遺伝子型の解明はマウスにおいて近交系も豊富で最も進んでおり，情報量も多く，次いでラットである．しかし，マウス，ハムスター，モルモット，ウサギ，イヌ，およびサルには胆嚢があるがラットにはない．ラットあるいはそれより大きい動物では，薬物代謝酵素活性，薬物による肝障害程度には，肝葉間の差異があり門脈血管内血流の偏りが肝葉間に影響していると考えられている．嘔吐をしやすいイヌや，サルでは経口投与が制限される．被験物質の曝露量は，動物の体重（体表面積）に比例し，曝露量の変動幅を5％未満にすることは容易ではない．化学物質の毒作用発現における種差は知られている．

ウサギやモルモットは腸内細菌により大腸でセルロースを分解し，糖質を吸収する．スナネズミは有色で体型は F344 ラットとマウスの中間位であるが，前胃があり，尿量が少なく，性格温和である．SPF の非近交系が市販されており，脳底動脈の虚血モデルや，ヘリコバクター・ピロリ菌に関連する胃癌モデルに用いられている．

非遺伝毒性物質のサッカリン Na や BHA（ヒドロキシブチルアニソール butylated hydroxyanisol）の発癌性では F344 ラットが高感受性であるが，サルやイヌでは発生を認めない．2-AAF（2-acetyl-aminofluorene）肝発癌に対する感受性はラットが最も高く，次いでマウス，ハムスターの順で，モルモットでは発癌しない．これら動物種の特性を理解し毒性を病理学的に研究する必要がある．

b. 系統差

（ⅰ）**ラットの系統** F344 系は被毛や皮膚がアルビノ（白色）で，近交系で市販され入手が容易である．雄では精巣間細胞性腫瘍の発生率がきわめて高い．体型は比較的小型で，性格は温和（ヒトへの慣れやすさ，高い学習能）で，長期の発癌性試験に多用され背景データも多い．産児数がや

や少ないことから性ホルモン関係の実験は少ない.

SD(Sprague-Dawley)系もアルビノでメラニン色素を欠き非近交系が市販され入手が容易である.体型は大型で採血量が多く,一腹子数 litter size も多産で催奇形性/繁殖性試験や薬物動態試験に頻用され背景データも多い.雌の乳腺腫瘍の発生率が高い.

Wistar 系もアルビノで非近交系が市販され入手が容易である.体型は F344 と SD の中間であるがどちらかといえば F344 に近い.欧州では比較的長く用いられてきた経緯があるが,近年,米国 NTP が長期発癌試験に推奨したことから Wistar-Hannover の使用が増えつつある.

BN(Brown Norway)系は有色(メラニン色素)の近交系で,性格や体型は F344 と似ているが,時に(10%位),水腎症の個体が出現しその程度は安定していない.他の系統に比して遺伝的に離れており,その DNA 配列の 90% が解読された.

ACI 系は有色で近交系であり,性格や体型は F344 と類似するが,約 10〜20% の ACI ラットで片側性の腎無形成,形成不全もしくは嚢胞性水腎症が出現する.発症個体は雌では同側の子宮角の欠損,雄では精巣の欠損または形成不全を伴う(http://www.anim.med.kyoto-u.ac.jp/nbr/strains/Strains_d_jp.aspx?StrainID=6).

系統差は乳腺,甲状腺,肝臓,腺胃および膀胱などの発癌で見られる.たとえば,L-アスコルビン酸ナトリウムの雄ラット膀胱発癌プロモーション作用は優性に遺伝し,F344 や Lewis 系には見られるが ODS/Shi や WS/Shi 系にはない.

(ii) **マウスの系統**　マウスの系では,B57BL 系は有色でやや小型でリンパ腫の発生率が高い.

C3H 系は野生色で体型は中位,雄ではファイティングが多い.雄では肝癌が多発し,雌では乳腺腫瘍が多い.B6C3F1 系マウスは C57BL と C3H 系の F1 であり,発癌性試験に多用されている.

NOD 系はアルビノで 1 型糖尿病を発症する.

肺および肝臓における自然発生腫瘍の系統差と,ホルモンや薬物代謝酵素活性,あるいは発癌遺伝子との関連性は解明されつつあるが,自然発生腫瘍の種類と免疫状態との関連についてはまだ,明らかにされていない.

c. **特殊毒性試験における動物種の選択**

(i) **聴覚毒性試験**　モルモットでは,内耳蝸牛が骨包内腔に突き出ていることから標本採取,リンパ液採取,および電極セットを容易に短時間で行える.蝸牛の組織標本を正確に作製でき,また,蝸牛らせん回転数が多く周波数別聴覚と内有毛細胞障害との関連性を把握しやすい.

(ii) **中期発癌性試験**　ラットでは,肝部分切除により肝細胞成長因子濃度が上昇し肝細胞の増殖が促進される.これは肝臓の変異巣の早期発生を誘発し,ラット肝中期発癌性試験(伊東モデル)に応用されている.他に,ラット多臓器中期発癌性試験,ラット 2 段階膀胱発癌試験,ハムスター膵発癌モデル,ラット前立腺発癌モデル,ラット・マウス胃発癌モデルなどがある.

(iii) **腎盂・尿管の毒性**　毒性物質活性体の臓器内濃度の差が毒性標的臓器を変化させる.水腎症や水尿管症の SD/c 系ラットは SD 系由来の近交系で,軽度の水尿腎症が 100% 発生し腎盂・尿管への毒性検出に適している.たとえば,フェナセチンの発癌性は通常のラットでは膀胱癌のみが誘発されるが,水腎症や水尿管症の SD/c 系ラットではヒトと同様に腎盂や尿管の癌が多発する.

(iv) **SHR(高血圧自然発症ラット spontaneously hypertensive rat**　Wistar 由来の遺伝子を有しアルビノで,近交系が市販され入手も容易である.高血圧を発病すると飼育管理が難しくなる.

(v) **ビタミン C 合成能欠損と遺伝子**　ODS ラットは Wistar 由来の近交系で,ヒトやモルモットと同様に L-アスコルビン酸の合成能がない.ビタミン C は抗酸化作用が高いので,その欠乏状態における毒性発現の解明に適している.

(vi) **ヒト H-ras 遺伝子導入ラット**　多くの発癌物質に対し高い感受性をもつ.薬物間の毒性作用の強さが,短期間,1 群あたりの動物数を少なくでき,多数の薬物を少量で比較できる利点がある.

自然発生疾患モデルとなる病態ラットまたはマ

ウスには，糖尿病，老化，関節炎，腎症，水腎症などがあり対象疾患治療薬の研究に用いられる．非げっ歯類では，WHHLウサギの動脈硬化症，ミニブタや無毛マウスにおける皮膚毒性試験がある．

ヒトと同様の毒性反応を示す動物の毒性試験には生理・解剖学的特性に依存するカニクイザル，アカゲザルにおける流産誘発試験や神経系毒性試験，ウサギの角膜刺激性試験，モルモットによる感作試験，ビーグル犬における循環器／神経系毒性試験がある．

1.5.5 年齢差と性差

マウス肺においては，新生児期に肺胞が急速に発育することを利用するマウス新生児肺発癌性試験法があり，遺伝毒性物質で微量しか入手できない場合には有用である．また，マウスやラットの肝臓では細胞分裂率が高い離乳期から被験物質を曝露させると，肝発癌の感受性が他の時期よりも高いとされる．一方，BBN(N-butyl-N-(4-hydroxybutyl)nitrosamine)による膀胱発癌では老齢ラットが若齢ラットよりも感受性が高い．

化学物質に対する毒性反応が雌雄で著しく異なることがある．性ホルモンの影響を受けやすい薬物代謝酵素(チトクロムP450分子種など)の活性が，肝臓や他の器官で雄ラットよりも雌ラットのほうが低いことに起因する．たとえば，代謝物あるいは活性中間体が毒性を発生させる四塩化炭素では雄ラットに強い毒性を認める．その反対に，ヘキソバルビタールでは雌ラットに毒性が強く現れる．乳癌の増殖はプロラクチン濃度に依存するし，前立腺癌のそれはアンドロゲンの濃度に影響される．　　　　　　　　　　　［森　聖］

1.6 遺伝子改変動物

1.6.1 はじめに

長期がん原性試験の実施には，膨大な費用，時間と労力が必要で，その削減には代替試験法の開発が期待されている．日米欧によるICH(医薬品規制調和国際会議 International Conference on Harmonization of Technical Requirement for Registration of Pharmaceuticals for Human Use)では，2種のげっ歯類(ラットとマウス)での2年間のがん原性試験の代替法として1種のげっ歯類(通常ラット)の長期試験に加えて遺伝子改変動物を用いた試験モデル，2段階発癌モデルや新生児動物モデルなど短～中期発癌性試験を実施して発癌性を評価することを提唱した．HESI(Health and Environmental Sciences Institute)では，6ヵ月の統一評価試験を実施し，その結果は *Toxicologic Pathology*(**29**, Suppl (2001))に公表されている．

1.6.2 発癌物質の検出モデル

HESIにより国際的に評価された長期発癌試験の代替中期発癌試験モデルとして，遺伝子改変動物では，①癌抑制遺伝子 *p53* の片側アレルを欠損させたノックアウトマウス($p53^{+/-}$モデル)，②色素性乾皮症修復遺伝子欠損マウス($XPA^{-/-}$モデル)，および $p53^{+/-}$ と交配した($p53^{+/-}\cdot XPA^{-/-}$モデル)，③ v-Ha-*ras* 遺伝子導入マウス(Tg.ACモデル)，および④ ヒトプロト型 c-Ha-*ras* 遺伝子導入マウス(rasH2モデル)が選ばれた．ラットでは国際的な評価が済んでいないが，rasH2と同じ導入遺伝子をもつ⑤ ヒトプロト型 c-Ha-*ras* 遺伝子導入ラット(Hras128)がある．遺伝子改変モデル動物を利用する場合には，それらの特徴を把握したうえで試験法の選択を行う必要がある(表1.12)．

a. p53ヘテロノックアウトマウス

p53 遺伝子のExon5が欠損した $p53^{+/-}$ C57BL6マウスが中期発癌性試験に用いられる．野生型マウスに比べ化学発癌物質に対する感受性が高い．ホモ個体($p53^{-/-}$)は悪性リンパ腫により6ヵ月齢までに死亡するものが多いため，発癌性評価には9ヵ月齢まで自然発生腫瘍の少ないヘテロ個体($p53^{+/-}$)が用いられる．雌C57BL/6Ntacと雄 $p53^{-/-}$ N4マウスを交配させたB6.129N5-Trp53がタコニック社より市販されている．自然発生腫

表1.12 遺伝子改変動物を用いた発癌物質の検出

種	モデル	検出できる物質 遺伝毒性発癌物質	検出できる物質 非遺伝毒性発癌物質	試験期間	評価
マウス	p53$^{+/-}$	＋＋＋	±	26週	遺伝毒性物質の検出に有用
	XPA$^{-/-}$	＋	－	39週	検証物質数が少なく最終評価は困難
	Tg.Ac	＋＋	＋	26週	補助試験として有用
	rasH2	＋＋＋	＋	26週	比較的信頼性の高いモデル
ラット	Hras128	＋＋	＋	12週（雌） 20週（雄）	背景データ不足のために国際的な評価はされていない

＋＋＋：高い，＋＋：中程度，＋：やや低い，±：低いかなし，－：なし．

瘍の少ない6ヵ月間が適切な試験期間である．これまで実施された遺伝毒性や非遺伝毒性の化学物質を用いた試験では，p53$^{+/-}$マウスが遺伝毒性発癌物質に対して感受性が高いことが示され，p53$^{+/-}$モデルは遺伝毒性発癌物質の検出において信頼性の高いモデルとされている．

b. XPAノックアウトマウス

XPA（色素性乾皮症 A 群タンパク質 xeroderma pigmentosum group A protein）のヌクレオチド除去修復に関与するXPAをノックアウトさせたマウス（XPA$^{-/-}$）は皮膚に紫外線（UV-B）を照射するとヒトと同様に皮膚扁平上皮癌が高頻度に発生する．遺伝毒性発癌物質であるDMBA(dimethylbenz[a]anthracene)の皮膚頻回塗布で皮膚乳頭腫が生じる．XPA$^{-/-}$およびXPA$^{-/-}$/p53$^{+/-}$マウスモデルのいずれも背景データが少なく，また試験期間が39週間必要とされ，他の26週間のモデルに比べて長期間を必要とする．リンパ腫が多く問題もあるとされる．

c. Tg.ACマウス

ζ(zeta)-グロビンのプロモーター下で発現制御されるv-Ha-ras遺伝子を導入したトランスジェニックマウスである．FVB/Nマウスに戻し交配されたものがタコニック社で維持されている．導入遺伝子の持続的な発現は骨髄のみであるが，化学物質の皮膚曝露によって導入遺伝子の活性化が見られる．発癌プロモーターのTPAのみを塗布しても腫瘍が発生する．発癌プロモーターも検索できるとされるが，機械的刺激や溶媒の刺激物質に反応することがある．腫瘍発生を屠殺することなく長期に観察できる利点がある．皮膚以外の臓器の腫瘍発生では既知の結果と十分な整合性が得られていない．試験結果が経口と経皮で異なる点や，発癌メカニズムが明確でないので，ヒト発癌リスクの補助的試験法として用いられる．

d. rasH2マウス

ヒト由来のプロト型c-Ha-ras遺伝子を導入した遺伝子改変マウスである．導入遺伝子をヘテロにもつC57BL/6JJcl系雄マウスと既知の非導入近交系BALB/cByJ系雌マウスとの交雑F1(CB6F1-Tg rasH2)が日本クレアで生産されている．発癌物質の投与および自然発生において皮膚腫瘍，前胃腫瘍，リンパ腫，血管肉腫などが野生型より短期間に発生する．自然発生腫瘍は6ヵ月までの発生は少ない．発生した腫瘍では導入した遺伝子に点変異が高い頻度に見られるが内在ras遺伝子の変異はほとんどない．この短期試験代替法26週投与の試験において，多くの遺伝毒性発癌物質（変異原物質），非遺伝毒性発癌物質（非変異原物質）ともに陽性結果が得られることから遺伝毒性発癌物質，非遺伝毒性発癌物質の両方の検出に有用とされる．

e. ヒトプロト型c-Ha-rasトランスジェニックラット（Hras128）

rasH2マウスと同じ遺伝子を導入したラットである．乳腺発癌物質および乳腺を標的としていない発癌物質でも10週程度で乳腺癌が発生する．したがって，環境中発癌物質および発癌修飾因子

の検出モデルへ応用できると考えられるが，背景データが少ないために今後の検証データの集積が課題である[1]．

1.6.3 遺伝毒性物質の検出モデル

化学物質による遺伝子変異を検出できるレポーター遺伝子を導入して体細胞すべてにレポーター遺伝子をもっている遺伝子改変動物を用いて，in vivo 変異原性の検出や毒性評価の短期化や標的臓器の特定が試みられている．Muta マウス（Lamda gt10 LacZ 遺伝子導入マウス），Big Blue マウス/ラット（lambda lac I 遺伝子導入マウス/ラット），gpt Δ 遺伝子改変マウス/ラット（Lamda EG10 遺伝子導入マウス/ラット）が知られている．in vivo 変異原性検出モデルは標的臓器が特定できるという特性があって有用性はきわめて高いが，検出作業がやや煩雑であるために広くは普及していない．

1.6.4 まとめ

遺伝子改変動物の短期に発癌する形質を利用して，代替法への応用が進められてきた．国際的な評価により，p53$^{+/-}$ と rasH2 マウスを用いた試験系の信頼性が比較の高い．p53$^{+/-}$ マウスでは rasH2 と比較して非遺伝毒性発癌物質に対する感受性が低いため，とくに rasH2 が一般的な発癌性試験に受け入れられている（表 1.12）．遺伝子改変動物を用いた代替法の使用にあたっては，評価の高い rasH2 マウスでも非遺伝毒性発癌物質に対する感受性は十分ではないため，その評価には特性を理解したうえでの判断が必要である．

［深町勝巳，津田洋幸］

文献（1.6 節）

1) Ohnishi T, *et al.* : *Toxicol. Pathol.* **35**: 436-443 (2007).

1.7 化 学 発 癌

1.7.1 化学発癌とは

癌は主たる死因の一つであり，日本においても年間数十万人が癌で死亡している．癌の発生要因はさまざまであるが，推定疫学データでは 70〜80％程度が，喫煙や食事，さらに職業癌などで明らかなように，発癌性の化学物質曝露による環境要因と考えられている．ヒトにおける癌発生と化学物質との関係を最初に明らかにしたのは英国の Parcival Pott とされ，1775 年に煙突清掃夫と陰嚢癌の関係を報告したことに始まる．その後さまざまな職業癌について報告され（表 1.13），実験的に初めて化学物質による癌誘発に成功したのが 1915 年に報告された山極，市川による，ウサギの耳に塗布したコールタールによる皮膚癌であった．現在，ヒトの疫学データや動物を用いた発癌性試験の結果から，ヒトに発癌性のある化学物質が数多く認められている．一方，ヒトは化学物質の恩恵にあずかり，化学物質にますます依存する社会になっている．これらの観点から，ヒトが曝露される可能性のある化学物質の発癌性の評価は毒性病理学上，きわめて重要である．

表 1.13　おもな職業癌

原因物質	腫瘍
アスベスト	胸膜中皮腫，肺癌
ベンゼン	白血病
ベンチジン，β-ナフチルアミン	膀胱癌
ヒ素	皮膚癌，肺癌
コールタール	皮膚癌
クロム	肺癌
塩化ビニル	肝血管肉腫
ベリリウム	肺癌

1.7.2 化学発癌のメカニズム

癌化は単一要因のみで生じるものではなく，正常組織から癌組織に至るまでに複数の段階を経る必要があると考えられている（多段階発癌）．基本

的にはイニシエーションとプロモーションの2段階で説明されていたもので，現在ではさらにイニシエーション，プロモーション，プログレッションの3段階に分けられる．この考え方は癌に関与する遺伝子の変異など，遺伝子異常の観点からも支持されている．

a. 多段階発癌 multi-stage carcinogenesis

(i) イニシエーション initiation　イニシエーションは癌の発生過程における最初のステップである．このステップは，癌化に関連する遺伝子に，その機能異常をもたらすような変異が固定化される段階である．化学的あるいは放射線など物理的な作用により誘発された遺伝子への傷害や変異は，通常では自己修復機構や細胞死により除去される．しかしながら，不完全な修復などにより，生じた遺伝子変異が残されたまま固定化され，娘細胞に引き継がれる場合がある．イニシエーション作用は不可逆的な反応であるが，形態学的や生化学的に変化が認められず，イニシエーションそのものだけでは発癌まで至らないと考えられている．このイニシエーションを誘発する化合物をイニシエーターという．イニシエーションされた細胞は続くプロモーションの作用により初めて癌化していく．

(ii) プロモーション promotion　プロモーションは，内因的あるいは外因的に細胞を刺激することにより，イニシエートされた細胞を単クローン性に増殖させ，前癌病変を形成させるステップである．このプロモーションを誘発する化学物質をプロモーターという．プロモーターは遺伝子変異を介さず，細胞増殖を促進，あるいはアポトーシスを抑制することでプロモーション作用を示す．プロモーターそのものには発癌性はない．このプロモーターの作用は可逆的で，プロモーターの除去により誘発された病変は消失，除去されることがある．また，プロモーターは一般的に臓器特異性を示し，化学発癌の臓器特異性はこのプロモーターの臓器特異性に依存すると考えられている．

(iii) プログレッション progression　プログレッションは癌の発生過程における最後のステップであり，可逆性のある前癌病変から，不可逆性の変化である腫瘍への転換の段階である．また，この段階には良性腫瘍から悪性腫瘍への変化，高分化型から低分化型への転化，あるいは浸潤，転移能を獲得すること，さらに悪性度を増すことが含まれる．前癌病変を形成する細胞にさらに遺伝子，染色体の異常が加わることにより，腫瘍性病変へと変換すると考えられている．プログレッションを誘発する化合物をプログレッサーという．しかしながら，プロモーターとプログレッサーの区別は困難である．なお，実験的には一般的にプロモーションとプログレッションを一括し，プロモーションとして研究が進められている．発癌物質をイニシエーションとプロモーションの観点から分類すると，後述する遺伝毒性発癌物質はイニシエーションとプロモーションの両作用を有し，非遺伝毒性発癌物質はイニシエーションの作用はなく，プロモーション作用のみを有すると理解されている．

b. 癌遺伝子，癌抑制遺伝子

癌は遺伝子の機能や調節の異常によってもたらされるものであり，癌の発生に重要な役割を果たす遺伝子は大きく癌遺伝子と癌抑制遺伝子に分けられる．これらの遺伝子は細胞の周期に関わり，遺伝子の機能異常によって細胞の異常な増殖，分化異常，細胞死への抵抗性が生じることにより発癌するものと考えられている．

(i) 癌遺伝子 oncogene　癌遺伝子は癌誘発能を有するタンパク質をコードする遺伝子である．大部分の癌遺伝子は正常細胞では前癌遺伝子 proto-oncogene として存在しており，細胞の維持や増殖などに関わる細胞内情報伝達カスケードを司っている．これらの前癌遺伝子が突然変異などにより機能や調整が効かなくなると，癌遺伝子として正常な細胞周期の維持が不可能となり，その結果異常増殖が起こる．現在では100を超える癌遺伝子が報告されている．その一例を表1.14に示す．

(ii) 癌抑制遺伝子 tumor suppressor gene
癌抑制遺伝子は細胞増殖や細胞周期，アポトーシスを調節することにより癌化を抑制するタンパク質をコードする遺伝子である．*Rb* はヒトの遺

表 1.14　おもな癌遺伝子

	癌遺伝子	腫瘍
核タンパク質	c-myc	リンパ腫
	v-fos	骨肉腫
Gタンパク質	H-ras	大腸癌, 肺癌
	K-ras	メラノーマ
受容体チロシンキナーゼ	egfr	扁平上皮癌
	HER2/neu	乳癌
細胞質チロシンキナーゼ	src	大腸癌
セリンスレオニンキナーゼ	raf	肉腫

伝性網膜芽細胞腫から単離された癌抑制遺伝子である．また tumor protein p53 (*TP53* または *p53*) は多くの癌において変異が確認される癌抑制遺伝子であり, 損傷を受けた DNA の修復タンパク質の活性化や細胞周期の制御, 修復不能な DNA 損傷を受けた細胞にアポトーシスを誘導するなどの機能をもつ．その他 *WT-1, p21, p16, BRCA1* などさまざまな癌抑制遺伝子が存在する．

　(iii)　**機能性 RNA**　タンパク質をコードせず, 他の遺伝子の発現を調節する機能をもつ 1 本鎖 RNA を機能性 RNA という．機能性 RNA のうち, 長さ 20〜25 塩基ほどのマイクロ RNA の中に, 癌発生に重要な役割を果たすと考えられるマイクロ RNA が存在し, oncogenic miRNA もしくは Oncomir とよばれている．また, 癌を抑制するマイクロ RNA もあり, tumor suppresser miRNA とよばれ, 現在多くのマイクロ RNA が報告されている．

　(iv)　**エピジェネティックな遺伝子修飾**
DNA の一次配列の変化による変異ではなく, DNA 塩基のメチル化, あるいはヒストンの化学修飾(ヒストンのメチル化, アセチル化, リン酸化など)による遺伝子発現の変化といった後天的 DNA 修飾による遺伝子発現制御をエピジェネティックな遺伝子修飾とよぶ．遺伝子のプロモーター領域の塩基配列に点在する CpG アイランドのシトシンをメチル化したり, 脱メチル化したりすることにより遺伝子の発現が調節されている．癌抑制遺伝子のプロモーター領域のメチル化異常がさまざまな癌で報告されている．

c. DNA 損傷 DNA damage

　生物は生体機能の維持, あるいは次世代への遺伝子を伝えるために, 厳密な遺伝子の複製機構とともに, 遺伝子のエラーの除去, 修復機能を有している．DNA の損傷には化学物質そのものによる付加体形成や, 活性酸素などによる塩基の酸化修飾, 塩基の脱落や変異, あるいは DNA の切断など, さまざまな種類がある．これらの傷害に対し, 細胞は単一の塩基対に対する塩基除去修復, 大きな損傷に対するヌクレオチド除去修復, あるいは複製のエラーを修復するミスマッチ修復などの機構により, DNA 損傷を修復させ, 修復できない損傷が生じた場合はアポトーシスにより細胞そのものを取り除くことにより, 生体を保持している．しかしながら, 致死的ではない遺伝子変異は, この修復機能をくぐり抜け細胞に残される場合がある．こういった遺伝子の変異が癌関連遺伝子に生じた場合, 細胞は癌化し得る．細胞の癌化につながる遺伝子の変異は, 細胞を増殖させる前癌遺伝子, 増殖を抑制する癌抑制遺伝子, あるいは細胞死(アポトーシス)を誘導する遺伝子の変異である．さらに, これらの変異の発生を促進する DNA 修復遺伝子の変異も細胞の癌化に重要な役割を果たしている．

d. 細胞増殖 cell proliferation

　癌は制御の効かない異常な細胞増殖の亢進が生じている状態である．その原因は細胞増殖因子や細胞増殖抑制因子にジェネティックあるいはエピジェネティックな異常が生じ, バランスが崩れたために起こっている．プロモーター作用を有する化学物質は細胞増殖を亢進させる作用を有している．ただし, 肝臓の発癌プロモーターであるフェノバルビタール phenobarbital など, プロモーターによる細胞増殖は, 正常細胞に対しては, 標的臓器であってもその細胞増殖亢進作用は一過性のものであるが, イニシエートされた細胞では細胞増殖亢進作用は持続すると考えられる．細胞増殖活性は, チミジンの誘導体である BrdU (bromodeoxyuridine) の DNA への取込み, PCNA (proliferating cell nuclear antigen) や Ki-67 (proliferation-associated nuclear antigen) を免疫組織学的に検出するこ

e. アポトーシス apoptosis

アポトーシスは生理的あるいは病的にアポトーシスカスケードとよばれる一連の反応を経て，最終的にエンドヌクレアーゼが活性化され，DNAが断片化され細胞が死に至る現象である．アポトーシスは生命の発生と維持における不要な細胞の除去には不可欠な現象である．一方，癌細胞ではアポトーシスを抑制することにより，細胞死から逃れ自律的な増殖を繰り返すと考えられている．癌抑制遺伝子である*p53*はアポトーシスや細胞周期の停止を誘発することで，遺伝子変異などを起こした異常な細胞を除去するはたらきをもっているが，多くの癌組織では*p53*の変異が認められ，その抗腫瘍作用が失われていることが知られている．また，発癌プロモーターとして作用する化学物質は，細胞増殖を亢進させるとともに，アポトーシスを抑制することで，細胞増殖のバランスを崩し，プロモーション作用を示すと考えられている．アポトーシスの組織化学的証明は，TUNEL (terminal deoxynucleotidyl transferase dUTP nick end labeling)法，ISNT (*in situ* nick translation)法や，単鎖DNA single-stranded DNA，あるいは切断・活性化されたcaspase 3 (cleaved caspage 3)などの免疫組織化学法により検出することが可能である．しかし，固定の影響のほか，切片に対する前処理の影響を含めたさまざまな技術的な影響により左右され，方法論・マーカー相互の間での染色結果の不一致もしばしば認められることが知られている．

f. テロメア telomere とテロメラーゼ telomerase

1965年にヘイフリック Hayflikが，体細胞の培養実験から，継代を繰り返すとそれ以上増殖を停止し死滅する，ヘイフリックの限界を報告した．この細胞がもつ分裂寿命の原因として，染色体の末端にあるテロメアが挙げられる．テロメアは染色体末端に存在するTTAGGの繰返し配列をもつDNAとさまざまなタンパク質からなる構造である．テロメアの繰返し配列はヒトでは約1万塩基対存在し，細胞分裂のたびに50〜200塩基対が短縮するといわれている．テロメアがある一定の長さよりも短くなった場合，それ以上の細胞増殖はできなくなる．幹細胞や生殖細胞など増殖が継続される細胞では，このテロメアを伸長するテロメラーゼという酵素が存在する．通常の体細胞ではテロメラーゼはほとんど発現していないが，多くの癌細胞ではテロメラーゼ活性が上昇しており，このことが細胞の不死化，無限の増殖能獲得の要因となっていると考えられている．

g. 細胞間コミュニケーション

細胞間はギャップジャンクション gap junctionなどの機構を通じて，お互いに有機的な連絡を取り合うことで，正常な細胞増殖や細胞死，分化，ホメオスタシスの維持を保っている．ギャップジャンクションはコネキシンといわれるタンパク質により構成されており，コネキシンによって形成されるチャネルにより低分子の物質のやりとりを行う．皮膚発癌プロモーターであるTPA(12-*O*-tetradecanoylphorbol-13-acetate)やフェノバルビタールなど非遺伝毒性発癌物質の多くはこの細胞間コミュニケーションを抑制することが知られている．細胞間コミュニケーションが抑制されると，周囲の正常な細胞による腫瘍化した細胞の制御が解除され，腫瘍細胞の自律的増殖につながると考えられている．

1.7.3 化学発癌物質分類

化学発癌物質は，遺伝子DNAに対する相互作用をもとに，大別して二つのグループに分類される．一つはDNAに対する反応性をもつ遺伝毒性発癌物質であり，もう一つは遺伝子に直接的に作用しない非遺伝毒性発癌物質である．

a. 遺伝毒性発癌物質 genotoxic carcinogen

細胞のDNAに作用し，DNAの傷害を起こすことによって遺伝子の突然変異をもたらし，それが固定化され，すなわちイニシエートされることによって癌を発生させる化学物質のことである．遺伝毒性発癌物質の中に，化学物質そのものがDNAへの相互作用を有する直接発癌物質と，生

体内で代謝され，その代謝物質が究極的に作用を示す間接発癌物質がある．直接発癌物質としてはマスタードガス，エポキシド，イミン類，アルキルエステル類，スルホン酸エステル類などがある．おもな直接発癌物質（表1.15），間接発癌物質（表1.16）を示す．発癌物質の大多数は間接発癌物質である．遺伝毒性発癌物質は親化合物あるいは代謝産物が親電子物質であり，最終的にDNAへの付加体を形成し，DNAの傷害を引き起こし，突然変異を誘発することでその作用を発現すると考えられている．また，種々の染色体異常を起こし，それが原因となり癌を誘発する物質もある．

b. 非遺伝毒性発癌物質 nongenotoxic carcinogen

化学物質のうち，物質そのもの，あるいはその代謝物に遺伝子への相互作用を有しないにもかかわらず実験動物の発癌性試験において腫瘍を誘発する物質が多く存在する．このような化学物質を非遺伝毒性発癌物質とよぶ．非遺伝毒性発癌物質によるさまざまな催腫瘍性メカニズムが知られているが，共通するメカニズムとして標的臓器に細胞増殖を誘発することが特徴である．この細胞増殖の亢進により自然発生の遺伝子変異頻度が高まり，また結果として自然に発生したイニシエートされた細胞が増殖することを促進すると考えられている．以下に代表的なメカニズムを示す．

（ⅰ）**受容体を介する物質** 細胞に存在する

表1.15 直接発癌物質

種類	例	部位
マスタード類	ナイトロジェンマスタード	血液，肺
アルキルイミン類	エチレンイミン	血液，肝臓，肺
ラクトン類	β-プロピオラクトン	皮膚，鼻腔（局所）
N-ニトロソウレア系化合物	MNU（N-メチル-N-ニトロソウレア）	神経，血液，皮膚（局所）
金属類	クロム	肺
	カドミウム	肺
放射性化合物類	ラジウム	肺，骨
	ポロニウム	肺
	ウラン	肺，骨，血液
	ヨウ素	甲状腺

表1.16 間接発癌物質

種類	例	部位
芳香族炭化水素	ベンゾピレン	皮膚
	ジメチルベンズアントラセン	皮膚，血液
芳香族アミン	2-ナフチルアミン	膀胱
	ベンジジン	膀胱，肝臓
	2-アセチルアミノフルオレン	肝臓，膀胱
アゾ化合物	o-アミノアゾトルエン	肝臓
	4-ジメチルアミノアゾベンゼン	肝臓，膀胱
N-ニトロソアミン系化合物	DEN（N-ジエチルニトロサミン）	肝臓
	N-ニトロソジメチルアミン	肝臓
	BBN（N-ブチル-N-(4-ヒドロキシブチル)ニトロサミン）	膀胱
ヘテロサイクリックアミン	IQ	肝臓，前胃，肺
	MeIQx	肝臓
	PhIP	大腸，乳腺，前立腺

IQ：2-amino-3-methylimidazo[4,5,-f] quinoline，MeIQx：2-amino-3,8-dimethylimidazo[4,5-f] quinoxaline，PhIP：2-amino-1-methyl-6-phenylimidazo[4,5-b] pyridine.

受容体を活性化することにより，細胞増殖が亢進され，標的臓器に腫瘍を誘発するさまざまな化学物質が知られている．以下，代表的な受容体介在性非遺伝毒性発癌物質について記す．

(1) **ホルモンを介する物質**：ホルモンバランスの乱れを誘発することにより，腫瘍が引き起こされることがよく知られている．ホルモン受容体を直接刺激する化合物は腫瘍を引き起こす．エストロゲンそのものやエストロゲン受容体を活性化する物質，たとえば diethylstilbesterol はラットやマウスの乳腺や雌性生殖器に腫瘍を誘発する．diethylstilbesterol を服用した妊婦から生まれた思春期女性における腟癌の発生は有名である．一方，受容体の活性化ではなく，生体内のホルモンバランスを乱すことにより，腫瘍が誘発される場合がある．たとえば，抗アンドロゲン作用を有する flutamide，テストステロン合成阻害作用を有する lansoprazole，あるいはドパミン作動薬である mesulergine など，多くの化学物質が雄のラットのアンドロゲンバランスを乱し，結果的に LH (luteinizing hormone) の上昇を誘発し，精巣において間細胞を持続的に刺激することで間細胞腫瘍を誘発することが知られている．また，ラットではフェノバルビタールなど肝臓の UDP-GT (ウリジン二リン酸グルクロニルトランスフェラーゼ) を誘導する化合物により，甲状腺ホルモンの代謝が促進され血中甲状腺ホルモン濃度が低下した結果，視床下部-下垂体-甲状腺系のバランスが乱れ，TSH (甲状腺刺激ホルモン) の上昇を介して甲状腺腫瘍が誘発されることが知られている．

(2) **薬物代謝酵素誘導物質**：フェノバルビタールはげっ歯類の非遺伝毒性肝発癌性物質として最も代表的なものである．フェノバルビタールは核内受容体である CAR (constitutive androstane receptor) を介し，CYP2B を誘導する．フェノバルビタールの発癌機序には，CYP2B 誘導により発生する酸化ストレスや，CAR 依存性の細胞増殖の亢進，アポトーシスの抑制，ギャップジャンクションの抑制，遺伝子のメチル化状態の変化などが考えられている．この CAR 依存性のげっ歯類の肝発癌性はヒトへの外挿性がきわめて低いと考えられている．その他，エタノールによる CYP2E1 の誘導は肝発癌に関連があると考えられている．

(3) **ペルオキシソーム増殖因子活性化受容体を介する物質**：抗高脂血症薬のフィブレイト系など，核内受容体である PPARα (peroxisome proliferator activated receptor α) に作用する化学物質は，げっ歯類に肝発癌性がある．また，精巣の間細胞，膵臓の外分泌腺に腫瘍を誘発する．肝臓において PPARα に作用する化合物は脂質代謝に影響を及ぼすが，同時に肝細胞の増殖を誘発し，これが肝発癌のメカニズムの一つと考えられている．

(4) **AhR (ダイオキシン受容体) を介する物質**：TCDD (2,3,7,8-テトラクロロジベンゾ-1,4-ジオキシン) や PCB (ポチ塩化ビフェニル) などの芳香族炭化水素は，核内受容体である芳香族炭化水素受容体 AhR (aryl hydrocarbon receptor) に結合し，CYP1A を誘導する．これらの化学物質ではとくに肝臓での発癌性が知られており，AhR に作用することにより発現すると考えられている．

(ii) **細胞傷害性物質** 細胞が傷害され壊死に陥るとその修復のために細胞の増殖，再生が誘発される．細胞傷害を誘発する化学物質を長期間投与すると，持続的な細胞の傷害，再生が引き起こされ，その結果自然発生の遺伝子変異が誘発され，過形成の誘発，腫瘍化につながると考えられている．代表的な細胞傷害性の非遺伝毒性発癌物質としてクロロホルムが知られている．クロロホルムは代謝の過程で，肝細胞の壊死を誘発し，その結果肝細胞癌が誘発されると考えられている．また，雄ラットの肝臓で合成されるタンパク質である $α_{2u}$ グロブリンに結合する化合物は，同様に雄ラットに腫瘍を誘発することが知られている．化合物が結合した $α_{2u}$ グロブリンタンパク質は，糸球体にて濾過され，近位尿細管において再吸収されるものの，近位尿細管上皮におけるライソソームによる $α_{2u}$-グロブリンの分解が阻害され，ライソソーム内に蓄積する．過剰に蓄積された $α_{2u}$ グロブリンは近位尿細管上皮の壊死を誘発し，その結果尿細管上皮の再生が繰り返され，尿細管の腫瘍が誘発されると考えられている．代表的な $α_{2u}$ グロブリン結合物質として d-limonene などが知られている．

酸化防止剤である BHA(butylated hydroxyanisole)は高濃度で長期投与すると，ラットなどげっ歯類の前胃において発癌を誘発・促進する．BHA には遺伝子傷害性がなく，げっ歯類の前胃発癌性については完全にメカニズムが明らかにされたわけではないが，投与初期には前胃の上皮にびらんや炎症などの細胞傷害が見られることが知られている．BHA 投与によって非常に初期の段階から c-myc や c-fos の誘導が見られ細胞増殖が亢進することから，初期には BHA 自体に細胞増殖亢進作用に加え，炎症などの細胞傷害による修復過程が加わることで前胃に腫瘍を誘発すると考えられている．

(iii) **酸化的ストレス誘発物質** 酸化ストレスとは生体内で活性酸素種の生成と消去システムのバランスが乱れ，活性酸素種が過剰になる状態を示す．過剰な酸化ストレスは生体を構成する核酸，タンパク質，脂質などを酸化させ，生体に傷害を及ぼす．活性酸素は酸化的リン酸化，薬物代謝酵素による代謝，ペルオキシソームあるいは炎症など内因的要因や，放射線などの外因的要因により誘導される．発癌過程においても，発生した活性酸素が DNA に付加体を形成し，DNA の突然変異を誘発するなど，酸化ストレスが重要な役割を担っていることが示されている．活性酸素の DNA 付加体マーカーとして 8-OHdG(8-ヒドロキシデオキシグアノシン)などを測定することにより，酸化的ストレスの状況を測定できる．非遺伝毒性発癌物質にも活性酸素を誘導する化合物があることを考えると，今後，化学物質やその代謝物による遺伝子への傷害性をもとにした遺伝毒性，非遺伝毒性発癌物質という分類を再考する必要があるかもしれない．

c. **発癌プロモーター tumor promoter**
　非遺伝毒性発癌物質は発癌プロモーション作用を示す．フェノバルビタールはげっ歯類の発癌性試験においても発癌性陽性を示すものの，発癌プロモーターともいわれている．一般にげっ歯類の発癌性試験で陰性を示すが，発癌プロモーション作用を示す化学物質を，発癌プロモーターとして非遺伝毒性発癌物質と区別している．以下に代表例を示す．

　(i) **アスコルビン酸(ビタミン C) Na 塩，または K 塩**　アスコルビン酸塩はげっ歯類の発癌性試験では陰性であるが，発癌物質である BBN によりイニシエートしたラットにアスコルビン酸ナトリウム(sodium L-ascorbate)を投与すると，膀胱癌の形成が促進される．これは尿中の pH やイオン濃度を変化させることにより，その作用を示すと考えられている．サッカリン Na 塩，クエン酸 Na 塩なども同様である．

　(ii) **エタノール**　ヒトの疫学調査ではエタノールは明らかな発癌性(IARC Group1)であるが，米国 NTP で実施された発癌性試験では陰性である．しかしながらエタノールには胃，食道，肝臓，大腸に発癌プロモーション作用があることが報告されている．

　(iii) **その他**　二次胆汁酸による大腸発癌促進作用，ホルボールエステルによる皮膚癌促進作用や，オカダ酸による皮膚発癌促進作用などが発癌プロモーターとして有名である．ホルボールエステルの発癌促進作用にはプロテインキナーゼ C の活性化が，オカダ酸による皮膚発癌促進作用にはプロテインホスファターゼの阻害が関与していると考えられている．

1.7.4　発癌性物質の検出方法

a. **発 癌 性 試 験**
　発癌性試験は対象化学物質にヒトでの催腫瘍性があるかを検討するために行われる．
　(i) **げっ歯類がん原性試験(ラット，マウス)**　実験動物を用いた長期試験は，ラットおよびマウスを用いて実施される．50 匹/群以上を使用し，ラットでは 2 年間，マウスでは 1 年半にわたって投与し，一生涯化学物質に曝露された場合での発癌性の有無を検討する．投与量は投与可能最大量，MTD(最大耐量)あるいは薬物動態学的指標を基本に最高用量が決められ，投与群は 3〜4 群を設ける．発癌性試験においては自然発生する腫瘍が加齢により認められるため，発癌性の有無の判定には単なる対照群との比較だけではなく，用いた動物の種，系統，性別における背景データを理解

したうえで判定する必要がある．また後述するように，化合物の発癌性については，実験動物での結果が必ずしもヒトへ外挿できるわけではない．ヒトへの発癌リスクについてはメカニズムに基づく十分な考察が必要である(1.7.6項で後述)．

(ii) **発癌性試験代替法**　発癌性試験は長時間，高コストおよび多量の被験物質が必要である．これらの欠点の見直しを求めて，ICH(日米欧医薬品規制調和国際会議)において，発癌性試験の代替法について議論され，一つのげっ歯類発癌性試験に加えて，イニシエーション-プロモーションモデル，遺伝子改変動物や新生児期曝露法の中から一つ選んで実施できるというガイドラインが制定された．以下，現在発癌性代替法の概要について示す．

(1) **イニシエーション-プロモーションに基づく中期発癌性試験法**：化学発癌過程がイニシエーションとプロモーションの二つの過程を経て発癌に至ることに着目したモデルである．

ラット肝中期発癌性試験法(伊東法)　伊東らが開発した試験法で，ラットの肝前癌病変マーカーであるGST-P(グルタチオンS-トランスフェラーゼ)陽性細胞巣をマーカーとして，肝発癌性を判定する．発癌性が知られている化合物の半数以上は肝臓を標的にすることが知られている．DEN(ジエチルニトロソアミン)によってイニシエーションを行った後，部分肝切除を実施することで技術的な困難は伴うものの，8週間の短期間での発癌性を予測でき，陽性率が高く偽陰性がないという利点を有する[1]．

ラット多臓器中期発癌性試験法　5種類の発癌性物質 DEN(N,N-ジエチルニトロサミン：肝臓)，MNU(N-メチル-N-ニトロソウレア：甲状腺，前胃，食道)，DMH(1,2-ジメチルヒドラジン：大腸)，BBN(N-ブチル-N-(4-ヒドロキシブチル)ニトロサミン：膀胱)，DHPN(N-ビス(2-ヒドロキシプロピル)ニトロサミン：肺，甲状腺，腎臓)によって，多くの全身臓器をイニシエートすることで，主要臓器の発癌性を一括して検出する方法がラット多臓器中期発癌性試験法である．同方法では30週間の飼育が必要なため，肝中期発癌性試験法よりも長期間を有する欠点はあるが，種々の臓器における発癌性を1個体で総合的に検出できる有用な方法である[2]．この試験法では種々の臓器の前癌病変，または腫瘍の発生を指標にして発癌性を判定する．

臓器特異的発癌性試験法　特定の臓器に対する高感受性動物を用いたモデル(A系マウスを用いた肺発癌など)や，イニシエーター，プロモーターを利用することで，特定の臓器の発癌性を検出する方法である．皮膚や肺，膀胱，胃(前胃，腺胃)などのモデルが知られている．

(2) **遺伝子改変動物**：癌遺伝子を導入，あるいは癌抑制遺伝子を欠損させることにより発癌性に対する感受性を上げた遺伝子改変動物を用いる方法である．たとえば癌抑制遺伝子である$p53$の片側を欠損させたモデル($p53^{+/-}$モデル)，ras癌遺伝子を導入した遺伝子導入マウス(Tg.ACモデル)，ヒトプロト型c-Ha-ras遺伝子を導入した遺伝子改変マウスモデル(rasH2モデル)などがある．これら遺伝子改変動物を用いた方法はデータの蓄積が進んでおり，遺伝毒性物質には有用との報告がなされているが，完全に代替できるかについてはこれらのモデルの利点，欠点などよりデータの蓄積が待たれる．

(3) **新生児げっ歯類試験**：新生児動物は発癌性物質，とくに遺伝子を傷害する化合物に対して感受性が高いことを利用したモデルである．

1.7.5　増殖性変化

a. 非腫瘍性変化 nonneoplastic changes

正常な細胞からは形態学的に細胞の数や大きさが増加している状態であるが，可逆的な変化である．

(i) **肥大 hypertrophy**　細胞が刺激されることにより酵素活性が高まり細胞が活動的になった結果の体積が増加した状態である．生理的な肥大には組織に機能的負担が増大することで起きる労働性肥大と，両側臓器の片側が欠損した場合などに起こる代償性肥大がある．これらの生理的な肥大は，生理的な要求がなくなると元に戻る．

(ii) **化生 metaplasia**　傷害を受けた組織が修復する際に，発生的に類似した異なる組織へ分

化することである．化生は上皮組織によく見られる．たとえば呼吸器系では，刺激により傷害を受けた腺上皮の修復時に扁平上皮への化生が見られることがある．

(iii) **過形成 hyperplasia，異形成 dysplasia**
細胞が刺激されることにより，細胞数の増加が生じる状況で，可逆的なものを過形成という．過形成は反応性に生じるもので，増殖刺激がなくなれば消失する．過形成は一般的に肥大を伴うことが多い．過形成は生理的なものと病的なものに分けられる．生理的な過形成には甲状腺刺激ホルモン増加による甲状腺濾胞細胞の過形成などがある．一方，子宮内膜増殖症など，過剰なホルモン刺激による過形成を病的過形成という．また結石による持続的刺激による膀胱移行上皮の過形成や四塩化炭素投与時の肝臓の再生性過形成など，傷害による過形成もある．

異形成は細胞が形態的，機能的に変異した状態であり，異型細胞が出現する．分裂像が見られることもあるが，分化傾向が残っており，通常可逆的変化と考えられている．高度の異形成は腫瘍性変化の前段階と考えられる．

過形成，異形成とも可逆的変化であるが，肝臓の変異細胞巣や膀胱の限局性粘膜過形成などは，前癌病変マーカーとして考えられている．

b. 腫瘍性変化
(i) **腫瘍性増殖とは** 腫瘍性増殖とは，過形成とは異なり，正常の増殖制御が失われ，生体の調節機構に従わず，細胞が自立的に増殖を繰り返している状態であり，不可逆的な変化と考えられている．腫瘍性増殖と非腫瘍性増殖の区別は，一般的には増殖細胞の細胞質や核などの細胞形態の異型性，構造的な異型性，酵素の異常など生化学的な変化をもって区別するが，腫瘍性増殖と非腫瘍性増殖の形態学的な区別は困難なことがある．

(ii) **形態学的特徴** 腫瘍細胞の形態学的特徴は，全体としては形態の異常や多様性などがある．核の変化として，核の異型，核/細胞質比の増加，多核化，核分裂像の増加，核小体の大型化/増加などがある．

(iii) **腫瘍性増殖の分類**
(1) **生物学的分類（良性，悪性）**：腫瘍であっても宿主に対して悪影響の少ない良性の腫瘍と，宿主に対して悪影響を及ぼす悪性の腫瘍がある．形態学的には良性腫瘍は発生母組織との類似性をもつ局所的なものであり，悪性腫瘍は周囲組織への浸潤や転移などの特徴を示す．良性腫瘍と悪性腫瘍の特徴を表 1.17 に示す．これらの区別は，腫瘍の構成細胞の形態や，腫瘍細胞構築像，浸潤性などをもって区別する．

(2) **発生母組織による分類**：腫瘍性病変は発生母組織から上皮性の腫瘍と非上皮性の腫瘍とに分類される．一般に，良性の腫瘍は上皮性・非上皮性腫瘍とも「……腫」とよばれる．上皮性の悪性腫瘍は「……癌(腫)」とよばれ，非上皮性のものは「……肉腫」とよばれる．表 1.18 に代表的な上皮性，非上皮性腫瘍を示す．

1.7.6 化学発癌のヒトへの外挿

1.7.4項で述べたように，げっ歯類発癌性試験の結果が陽性を示したすべての化学物質がヒトに対して発癌性を有するものではない．実際にヒトの発癌リスクアセスメントを行うためには，実験結果やその化学物質の特性，ヒトへの曝露状況，発癌メカニズムなどを十分に踏まえて評価する必

表 1.17 良性腫瘍と悪性腫瘍との比較

	良性腫瘍	悪性腫瘍
境界	明瞭	不明瞭
成長様式	圧排性	浸潤性
組織構築	正常組織と類似	不明瞭，欠如
細胞形態	ほぼ均一	大小不同，多型
細胞極性	保持	悪性度が高まるにつれ消失
核/細胞質比	正常とほぼ同じ	大
核の形態	一定	多型，異型
クロマチン量	ほぼ均一	増加
核小体	正常とほぼ同じ	大型化，増加
細胞分裂	少ない	多い
分化度	高分化	高分化から低分化
異型性	乏しい	悪性度が高まるにつれ著しい

表 1.18 代表的な腫瘍の種類

発生母地		良性腫瘍	悪性腫瘍
上皮系			
被蓋上皮	扁平上皮	乳頭腫	扁平上皮癌
		基底細胞腫	基底細胞癌
	移行上皮	乳頭腫	移行上皮癌
	円柱上皮	腺腫	腺癌
腺組織	腺上皮	腺腫	腺癌
非上皮系			
結合組織	線維組織	線維腫	線維肉腫
	脂肪組織	脂肪腫	脂肪肉腫
	骨	骨腫	骨肉腫
	軟骨	軟骨腫	軟骨肉腫
	組織球	組織球腫	組織球肉腫
		線維組織球腫	線維組織球肉腫
筋肉	平滑筋	平滑筋腫	平滑筋肉腫
	横紋筋	横紋筋腫	横紋筋肉腫
脈管系	血管	血管腫	血管肉腫
	リンパ管	リンパ管腫	リンパ管肉腫
造血系	骨髄系		骨髄性白血病
	リンパ性		リンパ性白血病
			悪性リンパ腫
末梢神経	神経鞘	神経鞘腫	神経鞘肉腫
		神経線維腫	神経線維肉腫

表 1.19 IARC 発癌分類

	分 類	原因物質数
1	ヒトへの発癌性がある化合物	107
2A	ヒトにおそらく発癌性のある化合物	58
2B	ヒトに対して発癌性の可能性がある化合物	249
3	ヒトへの発癌性が区別できない化合物	512
4	ヒトに対しておそらく発癌性がない化合物	1

IARC の HP より，2011 年 1 月現在．

質が同定されてきた．しかし，実験動物を用いて行われる発癌性試験は，発癌性物質のポテンシャルを検出することが目的であることから，実際にヒトが曝露され得る量よりはるかに大量の量を一生涯曝露させることで実施される．一方，動物実験結果によって発癌性物質と認められた化学物質であってもヒトの実生活において曝露を避けることができない化合物もあり，実際にヒトが曝露されている状況下での発癌リスクアセスメントが必須である．実際には遺伝毒性発癌物質と非遺伝毒性発癌物質によって，リスクアセスメントは異なる手法が用いられている．

（i）遺伝毒性物質 genotoxic carcinogens と閾値　遺伝毒性発癌物質は，その性質からほんの少量の曝露でも化学物質が DNA と結合し遺伝子への傷害が蓄積されるという前提で評価される．すなわち，どんな微量であっても遺伝毒性発癌物質はヒトに対して影響を与えるとして，閾値のない用量反応を示すとして評価されている．しかし遺伝毒性発癌物質は自然界に広く存在し，食生活など摂取をゼロにすることは実質不可能であり，癌予防対策としては不十分である．したがって，遺伝毒性発癌物質についての低用量域での発癌リスクの評価は，ヒトの発癌リスクアセスメント上不可欠である．ラットを用いた中期肝発癌モデルや大腸癌発癌モデルを用い，生体内で代謝され産生される DEN（ジエチルニトロソアミン）や，肉や魚の焼け焦げに含まれるヘテロサイクリックアミンの一つである MeIQx や PhIP は，低用量域では遺伝子への付加体は形成される用量であっても実際に腫瘍が生じない実質的な無作用量があり，これらの遺伝毒性発癌物質には実際的な閾値があ

要がある．

a．IARC モノグラフによる分類

　WHO（世界保健機関）の下部組織である IARC（国際癌研究機関 International Agency for Research on Cancer）では，ヒトの疫学データや動物実験などの結果を踏まえ，化学物質のヒトに対する発癌性を分類している（表 1.19）．同様の分類は欧米，日本でも行われており，最新の研究成果に基づき分類されている．

b．用 量 反 応 性

　化学物質のヒトへの発癌性の判定には疫学調査が重要な情報を提供するが，無数の化学物質が複雑に存在し日々新しい化学物質が生み出されている現状では，ヒトに対する発癌性判定を疫学調査のみで行うのは事実上不可能である．そのため，実験動物による発癌性試験によって多くの発癌物

ることが証明されている[3]．これらの事実を積み重ねることにより，実際にヒトで曝露されている状況下でのリスクアセスメントの精緻化が今後ますます重要になる．

(ii) **非遺伝毒性物質 non-genotoxic carcinogens とホルミシス効果** 非遺伝毒性発癌物質はその用量反応性には実質的な閾値が存在すると考えられ，実験動物の発癌性試験の無毒性量をもとに，ヒトへのリスクアセスメントが行われている．しかしながら理論的には閾値の存在はいわれているものの，実際にそのことを証明したデータは乏しく，低用量域での本当の用量反応性については不明な点が多い．実際，げっ歯類の非遺伝毒性肝発癌物質として知られているフェノバルビタールや，有機塩素系化合物であるDDTやα-BHCの低用量域での肝発癌性が調べられている．驚くべきことにこれらの化合物の肝発癌性の用量反応曲線は，単純なS字曲線を示すのではなく，無毒性量よりも低い用量では，曝露されていない対照群よりもむしろ発癌性を抑制するJ字カーブを示す[4]．このような現象をホルミシス効果という．こういったホルミシス効果が見られることは，これらの化合物には確実に閾値が存在することの証明となり，ヒトの安全用量を裏づける重要な役割を果たすと考えられる（1.11節参照）．

c. げっ歯類特有の腫瘍

非遺伝毒性発癌物質においてその発現メカニズムを考慮すると，げっ歯類のデータがヒトへ外挿できないケースが認められる．ペルオキシゾーム増生作用とラットの肝発癌，薬物代謝酵素誘導とラットの甲状腺発癌，H_2阻害剤やプロトンポンプ阻害剤による高ガストリン分泌を介したラット腺胃カルチノイド，プロラクチンと乳腺腫瘍など，メカニズムとしてげっ歯類に特異的なものが知られている．またフェノバルビタールのようにCARを介して薬物代謝酵素を誘導することによりげっ歯類に誘発される肝発癌についても，ヒトの疫学データから，その肝発癌性はヒトへの外挿性が低いと考えられている[5]．

$α_{2u}$グロブリン結合物質と雄ラットの腎発癌に関しては，d-limoneneなど$α_{2u}$グロブリンに結合する化合物が雄ラットの腎発癌性を有し，$α_{2u}$グロブリンは雄性ホルモン依存性にラットの肝臓で産生されるタンパク質を介して発現する．雌には腎発癌性を示さない．ヒトにおいては$α_{2u}$グロブリンやそれに相当するタンパク質は産生されないことからヒトでの発癌リスクはないと考えられている．

フェノバルビタールなど薬物代謝酵素を誘導する化合物は，UDP-GTの誘導を介し，ラットの血中甲状腺ホルモン濃度を減少させ，フィードバック機構として下垂体から持続的なTSH（甲状腺刺激ホルモン）の放出により，濾胞細胞の増殖，腫瘍化を誘発する．しかしラットは甲状腺ホルモンが結合するTBG（サイロキシン結合グロブリン）を欠くため，血中半減期が99％以上の甲状腺ホルモンがTBGに結合しているヒト（5〜9日）と比べ非常に短く（12時間）変動の影響を受けやすいことが知られており，ヒトに比べ血中甲状腺ホルモン濃度は容易に減少する．また通常時の血中TSHレベルは，ラットはヒトの約25倍あることからも，ヒトは甲状腺ホルモン変動によるTSHの濃度の変化は受けにくい．これらのことから，薬物代謝酵素誘導剤による甲状腺腫瘍はヒトへの外挿性は低いと考えられている[5]．

d. 発癌のMOA（作用様式 mode of action）

前述のように，動物に認められた発癌性が必ずしもヒトにおいても認められるわけではなく，動物に認められたMOAを明らかにし，そのMOAがヒトに当てはめられるかを示すことは，ヒトの発癌リスクマネジメントにおいて重要である．最近，ILSI/RSI（International Life Sciences Institure's Risk Sciences Institute）やIPCS（International Programme on Chemi-cal Safety）によって，げっ歯類における発癌性のMOAがヒトにも当てはまるかを評価するフレームワークが開発された[6]（図**1.8**）．このフレームワークは以下三つの問いに答える形で動物の発癌MOAがヒトに外挿できるかを判断する．第一は動物のMOAに関する情報を"weight of evidence"として積み重ね，十分にMOAとして説明可能であるか，第二，第三はそのMOAがヒトに対して，質的，量的に当ては

まるのかという問いである．

第一の問いについて，IPCS の MOA フレームワークは，Bradford Hill Criteria に沿って描かれており，そのクライテリアを以下に示す．

（i） **想定される作用様式（postulated mode(s) of action）** ここでは想定される被験物質の MOA を説明するための，癌へ至った一連の現象について簡潔に記載する．

（ii） **主要事象 key events; associated critical parameters** ここでは，仮定される MOA と矛盾しない毒性誘導に重要な測定可能な各種事象について記載する．とくに腫瘍を引き起こす明瞭かつ再現可能な関連事項を論理的に記載する．たとえば肝細胞の腫瘍であれば，癌が発生した同じ細胞である肝細胞に生じている事象，細胞増殖の亢進や臓器重量の変化，生化学データ，ホルモンの変化，細胞内情報伝達系や受容体とリガンドの関係，DNA への影響などを具体的に記載していく．

（iii） **毒性のエンドポイントの用量反応と主要事象の用量反応の一致（dose-response relationships）** ここでは，腫瘍の発生と key event となる事象の用量反応性について記載する．とくに各エンドポイントとの因果関係を明確にするために，頻度や程度も加味し互いの相関性についても記載する．また各エンドポイントの頻度の用量反応性について表形式にまとめることにより，よりわかりやすくなる．key event と腫瘍との用量反応曲線に違いが認められた場合には，フレームワークによる解析が必要となる．

（iv） **時間的関連性（temporal association）** 被験物質曝露後，腫瘍の発生に至る過程で，各 key event の発現について時間的な関係について記載していく．これらの key event は，腫瘍が発生する前に生じている必要がある．腫瘍の発生と同時に起こる事象についてはここで記載する必要はなく，次のパートで記載する．ただし，必ずしもすべての key event について時間的な関連性が記述できるわけではない．

（v） **主要事象と癌との関連性の強さ，一貫性，特異性（strength, consistency and specificity of association of key events and tumor response）** ここでは，各 key event と，前段階の変化，腫瘍の発生についての関連性をリンクさせ，"weight of evidence" について記載していく．回復性について調べた試験，あるいは一つの key event を抑制/消失させた場合に，腫瘍の発生や関連変化が減少/消失するかを調べる試験はとくに重要である．また多段階の試験や回復性試験等の結果から，strength（各 key event と腫瘍発生と

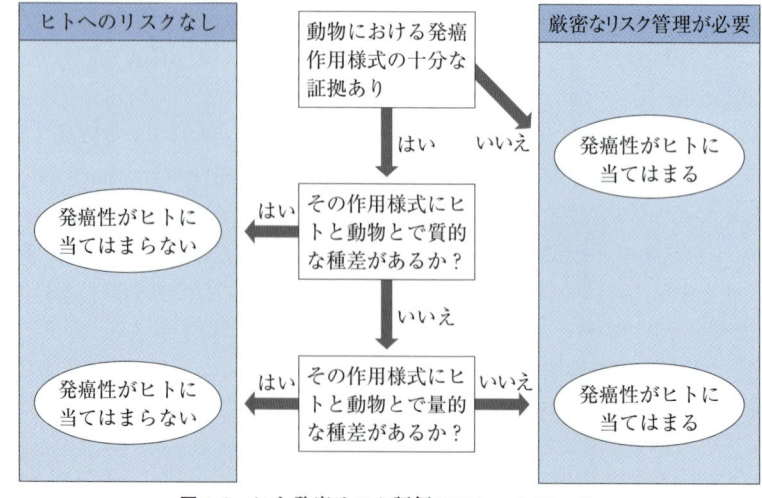

図1.8 ヒト発癌リスク評価のフレームワーク
（国際化学物質安全性計画（IPCS））
［Boobis AR, et al. : Crit. Rev. Toxicol. 36：781-792（2006）より改変］

の関連性の強さ），consistency（関連の一貫性：異なる実験系，異なる環境で想定されるMOAが再現されるか），specificity（関連の特異性：その因子がないとイベントが発生しないのか，癌が発生した同じ細胞において対応があるのか）についても記載する．

（vi）**生物学的妥当性と整合性（biological plausibility and coherence）** 生物学，毒性学，遺伝毒性学や発癌性に関して現時点で一般的に理解されていることと，今回想定しているMOAとの妥当性や整合性について記載する．もちろん，現在われわれが理解できている事象が限られたものであり，時代とともに変化するものであるため，完全に一致させることは必ずしも容易ではない．整合性については，幅広いデータベースを利用し各エンドポイントの他の試験での再現性などについて記載する．また生物学的，科学的妥当性については，他の化合物との構造活性相関や他の化合物での種差，系統差，性差などの情報について記載することが有益な場合もある．加えて，たとえばホルモンを介する発癌MOAが想定される被験物質では生殖毒性試験の結果を加えるなど，想定されるMOAのkey eventがもたらす癌に関連しない毒性についても記載することは，MOAの理解を助けるうえで重要である．

（vii）**他の作用様式（other modes of action）** 主要となるMOA以外で考えられるMOAの可能性について記載する．他のMOAについてもフレームワークを利用して解析する．第二，第三のMOAがある場合には，それらについても記載することで，第一のMOAの解析についてもより理解できるようになる．

（viii）**不確実性，矛盾またはデータギャップ（uncertainties, inconsistencies and data gaps）** 被験物質について知られているデータと，生物学的な癌発生の情報との間の，データギャップや矛盾について記載する．また，想定MOAを否定または肯定する研究についても記載し，データギャップや矛盾が，想定しているMOAを解析するうえで，致命的であるかについて明記する．

（ix）**想定される作用様式の評価（conclusion about the MOA）** 今までの議論を踏まえたう

表1.20 EPA（Guidelines for Carcinogen Risk Assessment）

Mode of action criteria
Summary description of the hypothesized mode of action（想定されるMOAの要約）
Identification of key events（重要事象の同定）
Strength, consistency, specificity of association（その関連における長所，一貫性，特異性）
Dose-response concordance（用量反応の一致性）
Temporal relationship（経時的時間との関連）
Biological plausibility and coherence（生物学的な説得性と一致性）
Consideration of the possibility of other MOA（他のMOAの可能性についての考察）
Is the mode of action sufficiently supported in the test animals?（想定されるMOAは対象となる動物において十分な裏づけとなるか）
Is the mode of action relevant to humans?（想定されるMOAはヒトに当てはまるか）
Which populations or life stages can be particularly susceptible to the mode of action?（どういった個体集団や世代が想定されるMOAにとくに影響を受け得るか）

えで，想定されるMOAについて，たとえばhigh, modereate, lowなどの指標を加えるなど明確に結論を記載する．とくに新規のMOAであった場合には，明確にする必要がある．もし想定されるMOAが他の化合物で知られているものと同じであれば，各key eventが一致するかはっきりと記載し，その違いについても議論する必要がある．

まず第一の問いについて記述し対象となる発癌性MOAを明確にすることで，次のステップ，すなわち想定されるMOAのヒトにおける質的，量的な評価につなげる．この第一のステップが不十分であれば，ヒトへの関連性については進めることができない．同様のフレームワークは米国EPAでも示されている（表1.20）．

第二は動物のMOAが質的にヒトに当てはまる可能性，第三にはkineticおよびdynamic factorsが果たしてヒトに当てはめられるのかというものであり，これらを踏まえ最終的に発癌のMOAがヒトへの関連性があるのかを判断する（図1.8）．発癌性試験の結果をヒトに外挿する際には，発癌

メカニズムの詳細な解明とともに，これらのフレームワークをもとに，量的，質的に検討することが今後ますます重要になると考えられる．

[串田昌彦，福島昭治]

文献（1.7節）

1) Ito N, *et al.*：*Cancer Sci.* **94**：3-8(2003).
2) Ito N, *et al.*：*Exp. Toxicol. Pathol.* **48**：113-119(1996).
3) Fukushima S, *et al.*：*Genes and Environment.* **31**：33-36(2009).
4) Fukushima S, *et al.*：*Carcinogenesis* **26**：1835-1845 (2005).
5) Cohen SM, *et al.*：*Crit. Rev. Toxicol.* **33**：581-589(2003).
6) Boobis AR, *et al.*：*Crit. Rev. Toxicol.* **36**：781-792(2006).

1.8 ラットおよびマウスの自然発生腫瘍

1.8.1 長期がん原性試験の動物と背景データ

　長期がん原性試験に供されるラットおよびマウスは，日本および北米ではSD(Sprague-Dawley)系，F344(Fischer)系ラットおよびB6C3F1系マウスが，欧州ではSD系，Wistar系ラットおよびCD-1系マウスがよく使われる傾向にあった．近年SD系ラットおよびF344系ラットの背景病変において腫瘍や慢性腎症など致命的な疾患が試験に影響を与えることが問題となり，Wistar系ラットの使用が米国において見直されたことから，わが国においても関心が高まっている．

　がん原性試験において，自然発生する腫瘍性病変を把握することはきわめて重要である．自然発生腫瘍は動物種や系統により異なり，さらに生産所，餌の種類，給餌量，水質，媒体，投与経路，試験期間，飼育形態などさまざまな因子がその発生に影響を及ぼす可能性がある．したがって，背景データとしては各研究所での個々のデータ情報が必要となる．

1.8.2 自然発生腫瘍の系統差

　ラットおよびマウスの自然発生性の好発腫瘍(5％以上)を表1.21に示す．ラットでは，内分泌系組織やホルモン依存度の高い組織での腫瘍発生が多い．また，発生率がとくに高い腫瘍(20％以上)としては，SDラットの下垂体前葉細胞腫瘍(雄：60％，雌：80％)，乳腺腫瘍(雌：60％)および膵島細胞腫瘍(雄：30％)，F344ラットの精巣間細胞腫(90％)，下垂体前葉細胞腫瘍(雄：30％，雌：40％)，LGL白血病(雌：20％)，子宮ポリープ(30％)，甲状腺C細胞腫瘍(雄：20％)および膵島細胞腫瘍(雄：20％)，Wistar Hannover(Wistar Han)ラットの下垂体前葉細胞腫瘍(雄：40％，雌：60％)および乳腺腫瘍(雌：30％)が挙げられる．また，SDラットの雌の下垂体前葉細胞腫瘍および乳腺腫瘍，F344ラットの精巣間細胞腫および雌のLGL白血病が他の系統に比べ高率に発生する．同様に，低頻度ながらWistar Hanラットの雌雄の胸腺腫(雄：2％以下，雌：5％)や腸間膜リンパ節に主として発生する血管腫瘍(雄：10％，雌：2％)も他の系統に比べると発生率が高く，本系統の特徴の一つに挙げられる．

　一方，マウスにおいて発生率がとくに高い腫瘍(20％以上)として，B6C3F1マウスの肝細胞腫瘍(雄：50％，雌：20％)および肺腫瘍(雄：20％)が挙げられる．CD-1マウスにおいても同様に，肝細胞腫瘍(雄：20％)，肺腫瘍(雄：20％)が高頻度に発生するが，本系統ではアミロイドーシスや尿路系疾患などによって，早期に死亡する動物が多く見られる点を考慮に入れる必要がある．

1.8.3 腫瘍による致死

　悪性腫瘍は，その生物学的特性から遠隔転移や周囲への浸潤増殖などにより，高い致死性を示すが，良性腫瘍においても高い致死性を示す場合がある．ラットに好発する下垂体腫瘍はその代表である．この腫瘍の多くは良性であるが，発生部位の解剖学的位置の関係から容易に脳底部を圧排するため，その成長に伴って致死率が上昇する．また，乳腺の良性腫瘍はしばしば大きく成長し，床

表 1.21 ラットおよびマウスの系統別好発腫瘍(概ね5%以上)

動物種	系統	好発腫瘍 雄	好発腫瘍 雌
ラット	SD	下垂体前葉細胞腫瘍 膵島細胞腫瘍 副腎髄質腫瘍 甲状腺C細胞腫瘍	下垂体前葉細胞腫瘍 乳腺腫瘍 子宮ポリープ 膵島細胞腫瘍 甲状腺C細胞腫瘍
ラット	F344	精巣間細胞腫 下垂体前葉細胞腫瘍 甲状腺C細胞腫瘍 膵島細胞腫瘍 LGL白血病 副腎髄質腫瘍 皮膚線維腫 肝細胞腫瘍	下垂体前葉細胞腫瘍 子宮ポリープ LGL白血病 乳腺腫瘍 甲状腺C細胞腫瘍
ラット	Wistar Han	下垂体前葉細胞腫瘍 甲状腺C細胞腫瘍 血管腫瘍 膵島細胞腫瘍	下垂体前葉細胞腫瘍 乳腺腫瘍 甲状腺C細胞腫瘍 子宮ポリープ 胸腺腫
マウス	B6C3F1	肝細胞腫瘍 肺腫瘍 悪性リンパ腫 ハーダー腺腫瘍	悪性リンパ腫 肝細胞腫瘍 ハーダー腺腫瘍 下垂体前葉細胞腫瘍 肺腫瘍
マウス	CD-1	肺腫瘍 肝細胞腫瘍 ハーダー腺腫瘍 悪性リンパ腫	肺腫瘍 悪性リンパ腫 子宮ポリープ

注:発生率の高い順.

擦れや血行不良により表層自壊や局所的壊死を起こし,出血や炎症などを随伴し死に至ることがある.なお,長期がん原性試験では,致死率の高い腫瘍が好発する系統において,それらの腫瘍が予想を超えて早期あるいは高頻度に発生することにより,試験期間の短縮を余儀なくされることも起こり得る.

1.8.4 腫瘍発生に影響を及ぼす因子

自然発生腫瘍の発生は,上述のように,さまざまな要因により影響を受けるが,給餌制限による体重増加抑制に伴い腫瘍の発生が抑制されること,体重と乳腺腫瘍や下垂体腫瘍の発生が相関すること,ラットの慢性腎症の程度と副腎髄質腫瘍や精巣間細胞腫の発生が相関すること,マウスの肝細胞腫瘍の発生が52週時の体重と相関することが報告されている.さらに,媒体として利用されるコーン油は,雄ラットの膵臓の腺房細胞腫瘍を増加させる一方,LGL白血病を抑制すると報告されている.体重と乳腺や下垂体腫瘍の関連性に関しては,体重の増減に伴い変動する脂肪組織量からのエストロゲンが関与することが示唆されている.また,個別飼育されたF344ラットでは下垂体と精巣の間細胞腫が増加すると報告され,その原因としてストレスに伴うホルモンバランスの乱れによる可能性が推測されている.

1.8.5 背景データの活用

背景データは，試験系に問題がなかったことを確認するうえで重要であるが，その収集期間は，遺伝的変動を考慮に入れ，最近時に実施した試験のデータ（2～7年間，一般的には5年間）に限定することが望ましいとされている．

長期がん原性試験における腫瘍発生の評価は，対照群と被験物質群の比較に基づいて行われるが，被験物質群に対照群にない稀な腫瘍が発生した場合や，対照群での発生率が偶然に高い／低いことにより被験物質群との間に統計学的有意差が生じた場合，さらに統計学的有意差がついたものの，対照群との差がわずかであり，真に被験物質投与の影響であるか疑問が生じた場合などにおいては，背景データを参考として解釈する必要が生じる．

腫瘍の統計学的解析は，生存調整を行ったPetoらの方法（3.9.3項参照）による用量反応関係（傾向）および対照群と各投与群の間の対比較の検定が一般的である．この検定では，死亡／瀕死期殺動物の腫瘍について死亡／瀕死の原因と推定される腫瘍（致死性腫瘍 fatal tumor）と，それに無関係な腫瘍（非致死性腫瘍 non-fatal tumor）のいずれかに分類することに加えて，すべての腫瘍について背景データでの発生率が1%未満の腫瘍（稀な腫瘍 rare tumor）と1%以上の腫瘍（一般的腫瘍 common tumor）に分類する必要がある．なお，試験実施施設に十分な背景データが揃っていない場合は，文献値などを参考にできる Poly-3（Poly-k）検定が適切である．

EPAもCochran-Armitage testによる傾向検定とFisher exact testによる対比較を紹介し，その有意水準を5%とした．しかし，多重検定に関して考慮する必要性から一般的腫瘍を1%，稀な腫瘍を5%として検定する Haseman（1983）の方法を紹介した．この方法で有意差が出る一つの腫瘍の増加は，多重比較により全体としては7～8%の有意水準に相当するとされ，したがって一般的な腫瘍において1%の有意差がないものであっても，その評価は慎重に行う必要があると指摘している．

[田村一利]

1.9 細胞増殖

単純な言い方をすれば，1個の細胞が2個に，2個の細胞が4個というように2^n乗に細胞が分裂して増えることが細胞増殖である．正常状態ではこれは無限に起こるのではなく規律と制御を受ける．細胞増殖は，細胞周期の進行とその制御により行われる．

個体発生の後，新陳代謝により老いた細胞は死滅し，新しい細胞に置き換わる．この細胞死と増殖の速度はほぼ等しく，細胞数が恒常的に保たれる．組織が障害を受けた場合，細胞増殖は亢進し組織の修復・再生が行われ，細胞数が元に戻った時点で細胞の増殖は正常化あるいは停止する．

このように正常細胞による細胞増殖は，組織修復や再生の際に生理的増殖性変化としてとらえられる．また，毒性物質や化学物質に曝露された際にも細胞増殖が亢進し，顕微鏡学的には増殖性変化として観察されることが多い．発癌物質では腫瘍に至る前の前腫瘍性変化として，標的臓器に細胞増殖が引き起こされることから，増殖性病変をとらえ，細胞増殖の活性を検討することは発癌性評価にきわめて重要である．また，細胞増殖を抑制させる物質の場合には，抗腫瘍作用のあることが推測される．

1.9.1 正常細胞の増殖機構[1]

細胞はG_1期→S期→G_2期→M期という順序で細胞周期の各時期を通過し，M期の後，再びG_1期→S期→G_2期→M期を通過し，この細胞周期を規則正しく繰り返すことにより，細胞は増殖する．しかし，細胞周期はつねに回転しているわけではなく，G_1期からS期へ移行しなかった場合には，細胞周期から外れ増殖しない休止期（G_0期）に入る．S期はDNA合成（複製）が行われる時期で，M期は細胞分裂の起こる時期である．S期とM期，M期とS期の間に，それぞれG_1期あるいはG_2期がある．G_1期は増殖シグナルを受けDNA複製の準備をし，G_2期は細胞分裂の準備をする時期である．細胞周期の各期でそれぞれ特異

的な CDK(サイクリン依存性キナーゼ)とサイクリンが結合することで,細胞周期が進行する.また,CDK の活性は CDK インヒビターとよばれる一連の阻害因子によって負に制御されている.これらのタンパク質を検出することで細胞増殖活性を知ることができる(1.9.2 項 f."サイクリン"にて後述).

1.9.2 細胞増殖マーカー

発癌物質や発癌プロモーター(それ自身には発癌性はないが,発癌を促進する物質)は標的臓器に対して細胞増殖をもたらすため増殖活性の測定はそれら化学物質のもつ発癌作用やプロモーター作用を類推するのに役立つ.また,化学物質に細胞増殖を抑制させる活性がある場合には,抗腫瘍作用があることも推測される.

a. BrdU (bromodeoxyuridine)

1970 年頃は放射性物質である ^{3}H(トリチウム)で標識したチミジンの取込みを指標として細胞増殖活性をみる方法が一般的であった.1980 年代になると,チミジンのアナログである BrdU を用い S 期(DNA 合成期)に取り込まれた BrdU を,抗 BrdU 抗体を用いて免疫組織学的に染色し,S 期にある細胞の割合を算定できるようになった.放射性物質を用いず,操作も簡便なうえ,精度も高いことから,急速に普及し,汎用されている.染色過程で 2 本鎖 DNA を 1 本鎖にするために強酸やアルカリ処理を行う.

BrdU 標識は動物の屠殺前(1 時間前が多い)に 1 回,腹腔内に投与する.また,増殖活性の低い標的細胞であれば,浸透圧ポンプを用いて連続標識を行う.ホルマリンやアルコール固定でよく染まる.培養細胞では培養液中に一定時間,BrdU を添加することで,標識可能であり,それを ELISA で測定することも可能である.フローサイトメトリーでは蛍光標識した抗 BrdU 抗体により,細胞増殖活性を測定することができる.

b. PCNA (増殖細胞核抗原 proliferating cell nuclear antigen)

SLE(全身性エリテマトーデス)の患者血清中に増殖細胞の核のみに特異的に反応する自己抗体を見出し,その抗体の対応抗原が PCNA と名づけられた.その後 PCNA は分子量が 36kDa の非ヒストン性の核タンパク質で,DNA 複製の際に DNA polymerase δ がリーディング鎖を合成するのを補助する作用があることが明らかにされた.

PCNA は,細胞周期の G_1 後期,S 期,G_2 前期に増加し,とくに S 期で著しく増加する.抗 PCNA 抗体により,免疫組織学的に染色し,核に発現している細胞数を算定する.細胞増殖のマーカーであり,腫瘍の悪性度とも相関することが報告されている.ホルマリン固定の場合,ホルムアルデヒドと標的タンパク質の架橋,カルシウムイオンの共有結合などでエピトープのマスキングが生じており,抗原の賦活化が必要である.抗原の賦活化はマイクロウェーブ,オートクレーブ,電気ポットなどでスライドに貼付した薄切切片を加熱する.PC-10 クローンの抗 PCNA 抗体を用いる場合では,抗原賦活化溶液は 1 mM クエン酸緩衝液(pH 6.0)が推奨される.タンパク質とカルシウムイオンの共有結合を解離させるのが目的である.PCNA の免疫染色では Proteinase K などのタンパク質分解酵素を用いた抗原賦活法は抗原性を著しく低下させるので不向きである[2].

c. Ki-67(Ki-67 抗原)

ホジキンリンパ腫の細胞株の核分画を抗原として作製されたモノクローナル抗体の名称が Ki-67 であった."Ki" は作製されたドイツの Kiel という都市名の最初の 2 文字に由来し,"67" は 96 穴プレート上の 67 番の位置よりこの抗体が生まれたことに起因し,Ki-67 と名づけられた.

Ki-67 抗原は細胞増殖に必須な核タンパク質で,リボゾーム RNA の転写にも関与している.Ki-67 抗原は,細胞周期の G_1 期後期より発現量が変化し,S 期で発現量が増加し,M 期で最大となる.休止期(G_0 期)の細胞ではまったく発現しない.抗 Ki-67 抗体を用いて,免疫組織学的染色を施し,核に発現している細胞数を算定する.Ki-67 は,

免疫組織学的染色標本ではPCNAよりも陽性核の判別が容易であるといわれている．また，Ki-67の発現量と腫瘍の悪性度の間には正の相関が見られる．

Ki-67をMIB-1と称することがあるが，MIB-1はKi-67抗体のクローン名でヒトにのみ交差性を示す抗体であるので注意が必要である．現在ではマウス，ラットに交差性を示すポリクローナル抗体が市販されている．また，MIB-5というクローンはラットに交差性を示す抗体である．ホルマリン固定の場合，PCNAと同じように抗原の賦活化が必要である．抗原の賦活化はマイクロウェーブ，オートクレーブ，電気ポットなどでスライドに貼付した薄切切片を加熱する．抗Ki-67抗体ではモノクローナル抗体もポリクローナル抗体も，抗原賦活化溶液は1 mMクエン酸緩衝液(pH 6.0)が推奨される[2]．

d. 核分裂指数 mitotic index

細胞増殖を評価する最も簡便な手法はmitotic indexで，H&E染色標本において，核分裂像を呈している細胞(M期)をカウントして，出現率を算出する．さまざまな細胞増殖マーカーの免疫組織学的染色標本においても，併用してmitotic indexを求めることができる利点がある．

e. AgNOR（銀好性核小体形成部位関連タンパク質 argyrophil nucleolar organizer region asso-ciated protein）

NOR(核小体形成部位 nucleolar organizer region)は，核小体に存在するRNAの一部で銀染色でNORに関連する好銀性のタンパク質を染色したことから，これをAgNORとして報告された．

NOR関連タンパク質にはRNA polymerase Iが含まれ，AgNORが細胞の増殖活性を示すタンパク質合成能を反映したものであるとされている．事実，PCNAやKi-67を用いた細胞増殖の評価と相関する．しかし，染色に硝酸銀を用いるため，廃液などの環境面を考慮して，最近ではあまり用いられなくなった．

f. サイクリン cyclins[1]

細胞増殖は，細胞周期とその制御により起きる．細胞周期はG_1期→S期→G_2期→M期を繰り返しており，その制御はCDK，サイクリン，CDKインヒビターにより行われている．CDKがエンジン，サイクリンがアクセル，CDKインヒビターはブレーキにたとえられる．G_1期の通過にはサイクリンD-CDK4の複合体，S期の開始にはサイクリンE-CDK2複合体，S期の通過にはサイクリンA-CDK2複合体，G_2期の通過にはサイクリンA-CDK1複合体，M期の開始にはサイクリンB-CDK1複合体が必要である．p21やp27はCDKインヒビターで，細胞周期の回転を止めG_1期で停止させる．

サイクリンD，サイクリンEやサイクリンAは増殖マーカーとしてさまざまな腫瘍においてその発現上昇が観察されている．p21やp27はCDKインヒビターであるが，これらの発現上昇で増殖は負に制御されるが，発現低下では正に制御される．p21はPCNAに結合領域をもち，増殖活性を低下させる．これらはいずれも核タンパク質で，免疫組織化学染色で解析が可能である．ホルマリン固定の場合，抗原の賦活化が必要である．抗原の賦活化はマイクロウェーブ，オートクレーブ，電気ポットなどでスライドに貼付した薄切切片を加熱する．抗原賦活化溶液は1 mMクエン酸緩衝液(pH 7.0)が推奨される[2]．抗体のクローンにより良好な染色結果が得られなければ，1 mMクエン酸緩衝液(pH 6.0)や1 mM EDTA溶液(pH 8.0)などの抗原賦活化溶液も試みる必要がある．

［柴田雅朗］

文献(1.9節)

1) ローレン・ペコリーノ(著)，日吉　弘，木南　凌(編)：ペコリーノがんの分子生物学，メディカル・サイエンス・インターナショナル(2010)．
2) 鴨志田伸吾：免疫染色 至適条件決定法，学際企画(2009)．

1.10 アポトーシス

1.10.1 アポトーシスの定義と特徴

アポトーシス apoptosis は細胞死の一種であり，電子顕微鏡による観察をもとにして形態学的に定義されている．アポトーシス細胞の形態学的特徴は，核および細胞質の凝縮，核の断片化などである．時間の経過とともに膜結合性断片(アポトーシス小体)へと分解され，最後には食細胞によって貪食除去される(図1.9)．また，アポトーシスは壊死とは異なり，生理的な条件下でも起こる能動的な細胞死であり，生体においては有害な細胞の除去にはたらくほか，発生過程においては，さまざまな臓器器官の形態形成やサイズの調整に関与することから，プログラムされた細胞死 programed cell death ともよばれている．多くの化学物質をはじめとする毒性物質は，アポトーシスと壊死の両方を引き起こす．一般的にアポトーシスは，高濃度の曝露直後，もしくは長期間の低濃度曝露の際に誘発される傾向がある．一方，壊死は高濃度の曝露後のみに生ずる．

1.10.2 アポトーシスの分子メカニズム

アポトーシスはさまざまな経路を通じて誘導されるが，ほとんどの経路にカスパーゼの活性化が関与している．代表的なアポトーシス誘導の原因としてミトコンドリアの傷害，核DNAの傷害，およびデスレセプター death receptor(Fas または TNF レセプター1)の刺激などが挙げられる．

a. アポトーシスへのカスパーゼの関与

カスパーゼ caspase はシステインプロテアーゼであり，アポトーシスの誘導に関わるイニシエーターカスパーゼ(カスパーゼ2,8および9など)と，アポトーシスを実行するエフェクターカスパーゼ(カスパーゼ3,6および7など)に大別される．これらのカスパーゼで触媒される特異的タンパク質の加水分解は，アポトーシス細胞における形態学的および生化学的な変化を直接的あるいは間接的に説明している．たとえば，DNA断片化因子が加水分解的に活性化されることにより核DNAの断片化が誘発される，構造タンパク質(α-フォドリン，アクチン，ラミン)の切断により細胞を崩壊へと導く，限局性接着型キナーゼを不活性化することにより細胞を細胞外マトリックスから分離すること，などが挙げられる．

b. アポトーシスへのミトコンドリア膜透過性変化の関与

カスパーゼの活性化においては，ミトコンドリア膜透過性変化およびCyt c(チトクロム c cytochrome c)の放出が決定的に重要な事象である．Cyt c は小さなヘムタンパク質であり通常はミトコンドリアの膜間の空間において内膜表面に付着して存在する．細胞がアポトーシス誘導刺激を受けると，ミトコンドリア外膜の透過性が亢進し，Cyt c が細胞質に漏出する．漏出した Cyt c はカスパーゼ-9を活性化することによりカスパーゼカスケードを活性化し，アポトーシスが誘導される．

c. Bcl-2ファミリータンパク質によるアポトーシスの制御

Bcl-2ファミリータンパク質はミトコンドリア外膜の透過性を調節することによりアポトーシスを制御する．Bcl-2ファミリーには，アポトーシスを促進するタンパク質(Bax, Bad, Bid など)

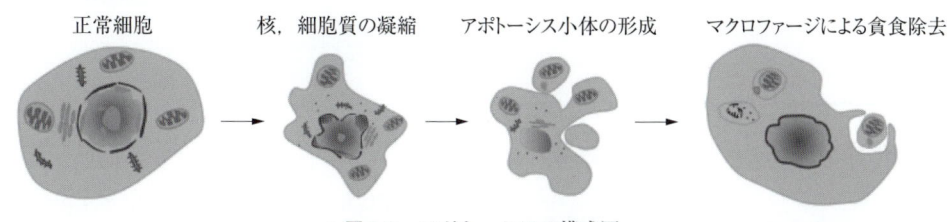

正常細胞　　核,細胞質の凝縮　　アポトーシス小体の形成　　マクロファージによる貪食除去

図1.9　アポトーシスの模式図

と抑制するタンパク質(Bcl-2, Bcl-xLなど)がある．前者は，おそらくミトコンドリアの外膜に直接的に作用し，ミトコンドリア膜の透過性の増大および Cyt c の放出の促進を引き起こす．一方，後者は，おもにアポトーシスの作動薬と二量体を形成してそれらを中和することにより作用すると考えられている．こうして，これらの拮抗薬性タンパク質の相対的量は，細胞の生死を調節するスイッチとして機能する．

d. p53 によるアポトーシスの制御

電離放射線や UV 照射，アルキル化剤およびトポイソメラーゼⅡ阻害薬によって引き起こされた DNA 傷害により，p53 タンパク質の安定化および活性化が誘導され，Bax タンパク質の発現が増加し，アポトーシスが引き起こされる．DNA 傷害は潜在的に変異原性および発癌性と関連しており，DNA 傷害を伴う細胞のアポトーシスは，発癌に対する生体の重要な自己防衛といえる．また，核 DNA を標的とする抗腫瘍薬の効果は腫瘍細胞に対する毒性作用によって発揮される．これはおもに p53 依存性アポトーシスによるものである．

1.10.3 アポトーシス検出法

アポトーシス時に起こる DNA 断片化を検出するには，DNA ラダー法や TUNEL (TdT-mediated dUTP nick end labeling) 法がある．細胞膜構造の変化の検出には Annexin V 染色法が用いられている．ミトコンドリア膜透過性の変化の検出には，ミトコンドリア染色蛍光色素を用いて蛍光強度や蛍光色の違いを観察する方法が有用である．また，カスパーゼ活性の測定法として，細胞抽出液中にカスパーゼ特異的基質を加え，その切断活性を測定する方法が一般的である． ［魏　民］

1.11 化学物質のホルミシス効果

ホルミシス hormesis 効果とは「大量では有害な作用を示すものが，わずかな量だと逆に有益な作用をもたらす現象」とされている(**図 1.10**)．ホルミシス効果は四半世紀以上前から研究されており，多くの毒物がごく低用量では害ではなく有益性をもたらす場合があることが示されていた．歴史的にはホメオパチーといわれる自然治癒力を引き出す治療方法を説明する考え方として注目された経緯もある[1]．ホルミシス効果は放射線の影響の研究から始まり，たとえば，少量の放射線照射により生体内でイオン化などが起こり，かえって生体の防御機能を活性化するのではないか，という考え方が示されている．また，放射線発癌において低用量では腫瘍発生を減少させる，いわゆる J 字型の用量相関を示すという報告もある．そのほかに，毒性学(発生毒性，神経毒性など)，微生物学(抗生物質，抗ウイルス作用など)，薬理学(抗けいれん薬，抗認知症薬など)の分野についてもホルミシス効果が指摘されている．

化学発癌においても，非遺伝毒性発癌物質である PB (フェノバルビタール phenobarbital) が，用量反応，とくに低用量域において，中期肝発癌性試験法(伊東法)を用いて検討されており，発癌作用を示さない用量よりもさらに少ない量では，逆に病変を抑制するホルミシス現象が明らかにされている[2]．同様の現象は DDT (dichlorodiphenyltrichloroethane) や α-BHC (α-benzene hexachloride) においても認められている．

どのようにしてホルミシス効果が誘導されるかについてはいくつかの知見が得られつつある．お

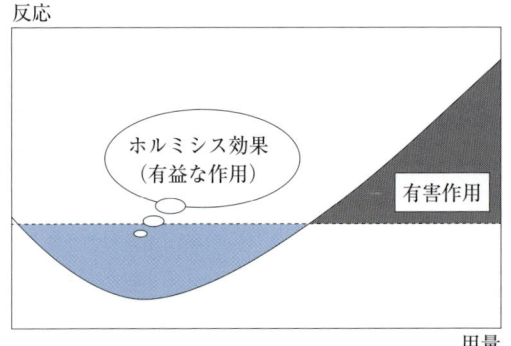

図 1.10　ホルミシス効果
大量では有害な作用を示すものが，わずかな量だと逆に有益な作用をもたらす現象．

もに，生体が有するホメオスタシスに基づく適応反応 adaptive response が関連していると考えられている．たとえば，非遺伝毒性発癌物質に生体が曝露されると，ホメオスタシスを維持するために解毒や排泄などの機構にスイッチが入る．その化合物がごく少量の場合には，酸化ストレスに対して誘導される DNA 修復機構の亢進，さらには解毒作用のために活性化されるチトクロム P450 などの関与に加え，アポトーシスの誘導，細胞内シグナル伝達，細胞間情報伝達などの関与が示唆されている．

ある化学物質においてホルミシス効果が明確になれば，ヒトでの安全用量を裏づける補足的な証拠として重要な考え方を提供でき，ゼロリスクを求める消費者に「安全・安心」できる情報を提供できるのではないかと考えられる． ［北野光昭］

文献（1.11 節）

1) Calabrese EJ: *Mutat. Res.* **511**：181（2002）.
2) Kitano M, *et al.*: *Carcinogenesis* **19**：1475（1998）.

2 規制と評価

2.1 行政・規制

2.1.1 GLP 安全性に関する非臨床試験の実施に関する基準

GLP(good laboratory practice)は，当初，医薬品などの安全性に関する非臨床試験におけるデータの質と信頼性を確保するために，ソフトおよびハード面についての遵守事項を定めたものである[1]．病理学検査もその対象となる．GLP 試験を実施するためには，施設・設備・機器の整備はもちろん，十分に訓練され，経験のある十分な数の職員が必要である．日本では，医薬品のほか，農薬，化学物質(化学物質の審査及び製造等の規制に関する法律(化審法))，動物用医薬品等，飼料添加物，新規化学物質(労働安全衛生法(安衛法または労安衛法))のそれぞれについての GLP がある．諸外国および日本国内の各 GLP 間には本質的な違いはないはずであるが，使用されている様式のほか，用語や運用面などで違いがあり統一されていない．まず基本的な GLP として OECD(経済開発協力機構 Organization for Economic Co-operation and Development)の GLP 原則がある．OECD では GLP 原則の運用や解釈のためにさまざまなガイダンス，指針，合意文書，助言文書などが作成されている．「複数場所試験」の考え方も OECD の合意文書で示されており，日本の農薬および化学物質の GLP は OECD の GLP を基盤としているため，この考えが早くから取り入れられている．また，医薬品および医療機器の GLP についても 2008 年の省令改正により「複数場所試験」の考え方が明記された．安全性試験を実施するにあたって用いられるおもな用語を簡単に解説する．

a. 運営管理者 facility management

試験施設の運営および管理全般に責任を有する者をいい，試験が適正に実施されていることの確認，職員の教育や確保，SD(試験責任者 study director) と QAM(信頼性保証部門責任者 quality assurance management)の指名などを行う．複数場所試験の場合，試験場所管理責任者 test site management は試験主任者 principal investigator を指名する．

b. 試験責任者 study director

運営管理者により試験ごとに指名される．当該試験の計画から実施，記録，評価，最終報告書の作成および諸資料の保存まで試験の実施全般に対して責任をもつ．複数場所試験の場合は，試験場所で実施される部分の作業計画書の承認や当該部分の実施にも関与する．

c. QAU(信頼性保証部門 quality assurance unit)

試験が GLP に準拠して行われていること，試験データの信頼性が確保されていることを適切な時期に調査する組織である．その責任者が QAM で，運営管理者により指名される．QA 担当者は，その試験の試験操作に従事することはできない．複数場所で試験が実施されている場合，試験施設に所属する主 QAU 責任者(lead QAM)と，試験場所での QAU 責任者(test site QAM)をおくことができる．

d. 試験計画書，プロトコール protocol

試験目的を達成するのに必要な測定・検査およびその方法と頻度，データの解析方法などを具体的に記載した文書で，SD によって試験ごとに作

成される．運営管理者による承認が必要である(受託試験の場合は委託者の承認も必要)．SDの署名または記名・捺印日が試験開始日となる．試験計画書の変更が必要な場合にはその日付，変更か所および理由を記載した変更書をSDが作成する．複数場所試験の場合は，その作業計画書(およびその変更書)も試験計画書に添付する．

e. SOP(標準操作手順書 standard operating procedure)

データの信頼性を保証するのに十分かつ適切な試験操作の実施手順を具体的に記載した文書である．病理検査に必要なSOPとして，たとえば以下のものがある．
① 動物の剖検または死後解剖検査
② 標本の採取，固定および識別方法
③ 病理組織学的検査，すなわち切り出しから包埋，薄切，染色，封入および鏡検までの全過程の操作手順および標本類の識別方法
④ 標本，データの取扱いとその保存および検索
⑤ その他

f. 標本 specimen

検査，分析または保存のため試験系から採取された材料を指し，血液，血清，血漿，糞，尿，組織分画，塗抹標本，臓器，病理組織標本などが含まれる．

g. 生データ raw data

試験において得られた観察の結果およびその記録を指し，最終報告書の再構成と評価に必要なものをいう．最初に文字化あるいは記号化されたものが生データとなるが，病理所見データについては，鏡検者 study pathologist が最終化したものを生データと見なすのが一般的である．また，最終報告書の再構成と評価に必要なものとの観点から，病理組織標本も生データの一部と見なす考え方もある．病理組織検査では，さらに，データの精度と信頼性を上げるため，中立的な病理学者によるピアレビュー peer review が実施されることがあり，病理検査データの信頼性を確保し，毒性評価の質を向上させるための手段である[2]．

h. 最終報告書 final report

試験の標題，目的，方法，結果，考察など所定の項目が記載され，最終的にまとめられた文書を指す．試験ごとにSDによって作成され，QAMが作成した信頼性保証に関する文書(陳述書)を含む．SDの署名または記名・捺印日が試験終了日となる．最終報告書の訂正が必要な場合には訂正か所，理由および訂正日を記載した訂正書をSDが作成する．また，複数場所試験の場合は，当該部分の作業報告書を入手し，その内容を盛り込んで最終報告書を作成する(通常，作業報告書も最終報告書に添付する)．

i. GLP 適合性の確認 inspection

試験施設のGLP適合状況は，医薬品の場合，医薬品医療機器総合機構(総合機構)による調査結果に基づいて判定される．評価は総合機構内のGLP評価委員会により行われ，結果はA(GLPに適合)，B(GLPには適合で，改善すべき事項は信頼性への影響が許容し得る範囲内)およびC(適合しない)の3段階で通知される．次の適合性確認までの有効期間は評価Aでは3年，評価Bでは2年である．農薬の場合，適合性確認は(独)農林水産消費安全技術センターによって行われ，適合性が確認された場合，調査が行われた日から3年前までのものが適合していたものと見なされる．

日本には多くのGLPがあり，それぞれ適合性確認が行われるが，医薬品あるいは安衛法のGLP調査において適合性が確認されていれば，該当分野での化学物質のGLP適合性も有効と見なされ，化学物質のGLP調査は省略される．

2.1.2 動物実験の規制と第三者による認証制度

実験動物の飼育施設，設備，動物の管理と使用に際しては，動物福祉への配慮に対する必要性と要求ならびに責任が年々高まってきている．実験動物に限らず動物の飼育や使用に関しては各国で法的に規制されているが，動物の管理が適切に行われているかどうかを実地で調査し，適切と判断

されればその認証を与える第三者機関が組織されている．

国際的な認証機関である AAALAC（国際実験動物管理公認協会 Association for Assessment and Accreditation of Laboratory Animal Care International）は，自主的な審査と認証プログラムを通して，動物の倫理的な管理を促進する民間非政府組織である．現在，世界中では 700 以上の施設（日本では 10 施設以下）が認証を受けている．基本となる実験動物の管理基準は，国際的に受け入れられている「実験動物の管理と使用に関する指針 Guide for the Care and Use of Laboratory Animals[3]」である．AAALAC の認証取得後，毎年活動状況を報告する義務があり，3 年ごとに再審査を受ける．再審査で不適格と判断されれば認証は取り消される．また，日本独自の認証機関として，厚生労働省の所管である HS 財団（財団法人ヒューマンサイエンス振興財団）内に「動物実験実施施設認証センター」が組織され，2008 年に業務を開始した．調査方法は AAALAC の場合とほぼ同様であり，3 年ごとの再審査も必要である．現在，国内の 10 施設が HS 財団の認証を得ている．

今後はとくにイヌ，サルの実験にはこれらの機関の認証を受けることが望ましく，国外雑誌などへ投稿する場合には必要となる場合もある．

［星谷　達，中村　厚］

文献（2.1 節）

1) 医薬品・医療機器，改正 GLP 解説，薬事日報社（2008）．
2) Morton D, et al.：*Toxicol. Pathol.* **38**：1118-1121（2010）．
3) National Research Council. 8th Edition. Guide for the Care and Use of Laboratory Animals of the National Academies Press, Washington, DC（2010）．

2.2　化学物質の規制

化学物質に関しては，世界的規模での安全性の管理が必要となっている．有害性管理に際し，① 化学物質の有害性を特定する（ハザードの特定），② 有害性を分類しその程度を評価する（ハザードアセスメント）とともに ③ 曝露程度を明らかにする（曝露アセスメント）．④ それらを総合してリスクの程度を評価するリスク評価（リスクアセスメント）が行われている．そのリスク評価のハザードアセスメントについては，動物実験のデータが基本となる．

化学物質による病理学的変化は多種多様にわたることから，毒性病理学の役割がきわめて重要である．化学物質の規制として，わが国における化審法（化学物質の審査及び製造等の規制に関する法律），ヨーロッパにおける REACH，米国における TSCA，また化学物質の国際的な分類・表示である GHS などがある．

2.2.1　化　審　法

化審法は 1973 年に制定され，その後改正を重ね，最近では 2010 年に改正がなされた．2010 年の改正の大きな目的は，第一種，第二種特定化学物質などを除いた多数の一般化学物質に対しリスク評価を行うことである[1]．リスク評価の方法としては，業者から年間の製造/輸入量に基づく環境曝露量と有害性情報を活用し，「リスク＝有害性×環境排出量」の法則により行う．改正前のヒト健康影響評価に資する資料については，遺伝毒性試験と 28 日間毒性試験が中心であったが，今後の新規化学物質に対しても同様の試験が要求されよう．一方，既存物質に対しては，その数も多く，そのため排出量の高い物質から順位づけを行った後に有害性を評価していくと考えられるが，具体的にどのような試験が要求されるのかはいまだ決定されていない．いずれにしても，化審法による規制において，毒性病理学の重要性が今まで以上に増すことは明らかである．

2.2.2　REACH

ヨーロッパでは既存物質の安全性が十分でなかったことから，2007 年から REACH（Registration, Evaluation, Authorisation, and Restriction of Chemicals）が施行された．本規制では，ヨーロッパで化学物質（調剤中の物質も該当）を年間 1 t 以

上製造または輸入する事業者に対し，既存および新規化学物質の区別なく，化学品の有害性，安全性情報を欧州化学品庁 European Chemicals Agency へ申請・登録することを義務づけている[2]．同庁が審査し，安全性が明らかにされない限りヨーロッパにおいて上市できない．一方，製品中の化学物質についても一定の条件でリスク評価を義務づけており，安全・安心の面からは画期的なものであるものの，企業への負担増はきわめて大きいことが予想される．

多くの化学物質のリスク評価に対し毒性病理学者の理解と積極的な関与が必要となる．しかし，REACHの問題点は，化学物質の毒性をラベル化することであるとされ，本来，化学物質の作用は用量に依存することが明らかであるのにもかかわらず，それを無視し，物質名に，たとえば「生殖毒性物質」というようなラベルを貼ることで，米国など他国のレギュレーションとは相容れないことから，問題が多い規制であるともいわれている．なお，ヒト健康への有害性として，年間10 t 以上の製造／輸入量があった場合，皮膚刺激・眼刺激・皮膚感作性試験，変異原性試験，急性毒性試験，反復投与毒性試験，生殖発生毒性試験，トキシコキネティクス試験が必要で，1000 t 以上では，発癌性試験も要求されることがある[2]．

2.2.3 TSCA

米国での化学物質は TSCA（Toxic Substances Control Act）によって規制されている．同法の目的は"ヒトの健康および環境を損なう不当なリスクをもたらす化学物質および混合物を規制することにより，影響を防止する"ことであり，化学物質のリスク評価視点として労働安全衛生を含んだ幅広いものである．米国では国内で製造，もしくは国内に輸入される化学物質がすべて「TSCA インベントリー」とよばれるリストで管理され，8万物質以上が収載されている．TSCA インベントリーに収載されていない新規の化学物質を製造，輸入する場合は，製造開始前までに生産量や曝露・排出量の推計，ヒトの健康や環境への影響に関するデータなどを米国 EPA に対して届出を行い，TSCA インベントリーに追加されることが必要となる．

2.2.4 GHS

GHS（Globally Harmonized System of Classification and Labeling of Chemicals）は各国で異なる化学物質の危険有害性の分類基準，表示方法などを統一することを目的としたもので，国連主導により勧告されている[3]．しかし，法的拘束力はなく，実際の分類，表示については各国の法令に従って行われている．わが国では，GHS に従い化学物質を分類，表示し規制している．一方，ヨーロッパでの化学物質の分類・表示は CLP（Regulation on Classification, Labeling and Packaging of Substances and Mixtures）で規制されている．CLP は，国連 GHS を取り入れた独自なものであり，化学物質を欧州内に上市する場合には，この規制への対応が必要となる．

2.2.5 その他の国の規制

カナダでは「環境保護法」，オーストラリアでは「工業化学品法」，韓国では「有害化学物質管理法」，中国では「新化学物質環境管理弁法」，台湾では「労工安全衛生法」により規制されている．

［山﨑寛治］

文献（2.2 節）

1) 伊藤 功：「化審法」改正のポイントと企業の実務対応，化学工業日報社（2010）．
2) 化学物質評価研究機構 編：REACH がわかる本，工業調査会（2007）．
3) 化学物質評価研究機構 編：MSDS と GHS がわかる本，丸善（2011）．

2.3 化学物質のリスクアセスメント

リスクアセスメント risk assessment とは，化学物質の曝露によってもたらされるヒトへの有害影響を定性的および定量的観点から統合的に評価

し，リスクの判定を行うことである．

有害性の評価については，ヒトが曝露した際の有害性や許容量などは，医薬品などのようにヒトでの臨床試験を除けば，通常，直接ヒトに曝露させて確認することができないことから，動物を用いた毒性試験や毒性発現機構に関する研究などに頼る場面が多い．曝露評価においても，すべての曝露経路において対象となる化学物質に対し，ヒトが現実としてどの程度曝露されているかについて正確に見積もることは困難なことが多く，食品や環境モニタリングなどの情報やシミュレーションモデルを用いた推定に依存している．化学物質のリスクアセスメントには，こうした2種類の推定に基づく不確実性があることを認識し，健康影響を科学的に判定することが求められている．

リスクマネジメント risk management においては，このリスクアセスメントの結果に基づき，法令，産業，経済，社会，政治要因などとのバランスも考慮してリスクの監視，およびリスク低減・回避のための対策を講じることになる．適切なリスクマネジメントの実施には，リスク評価者の判定結果だけではなく，アセスメントの科学的根拠と不確実性情報をリスク管理者に明確に伝える必要がある．

リスクアセスメントを行う前には，まず解決すべき課題や問題点を定義するとともに，リスクを解析したり特徴づけたりするための計画を立案するステップとして問題の定式化 problem formulation が行われる[1]．問題の定式化においては，① そのリスクアセスメントが必要であるか，② 誰がリスクアセスメントとリスクマネジメントに関与するか，③ 評価結果をどのように施策の決定に必要な情報として伝えるか，④ リスクを把握するために利用可能なデータがあるか，⑤ どんなレベルの情報源が利用可能か，⑥ アセスメントを完了するためのタイムライン，について明確にしておく必要がある．これらを受けて，リスクアセスメントは，図2.1 に示すように四つの基本的な評価手順に従って行われる[2]．まず，有害性の確認 hazard identification と次いで用量反応評価 dose-response assessment が行われ，通常は独立した評価として曝露評価 exposure assessment も行われる．最終的なリスク判定 risk characterization は，有害性評価と曝露評価の内容を比較・統合化して行われることとなる．リスクアセスメントの評価結果の特徴は，問題の定式化に大きく依存するとともに，評価結果は次のステップのリスクアセスメントに対する課題を明らかにすることにもなる．

以下に，リスクアセスメントの各手順について

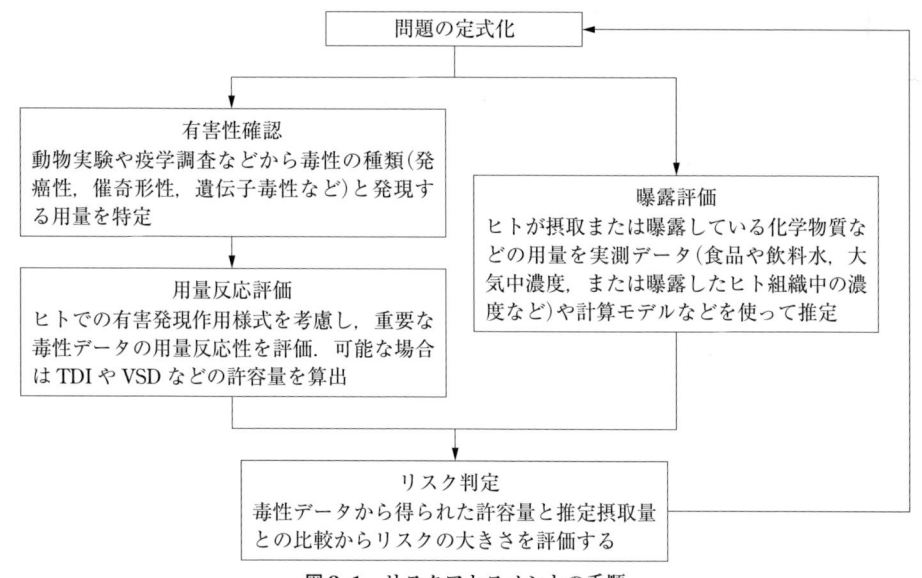

図2.1 リスクアセスメントの手順

の解説を示す．リスクアセスメントの各実施段階の途中過程においても，リスクアセスメントの依頼者側であるリスク管理者などの利害関係者 stakeholder との双方向的な情報交換を継続しつつ，リスクアセスメントの目的と必要とする結果のレベルをつねに念頭においておくことは重要である．

2.3.1 有害性の確認

各種の毒性試験や疫学研究の結果，学術論文などの情報をもとに対象化学物質の有害性，毒性の種類，質を明らかにする定性的な毒性評価で，実際には一般毒性，生殖・発生毒性，発癌性の試験から毒性の種類や程度，NOAEL（無毒性量 no observed adverse effect level）および LOAEL（最小毒性量 lowest observed adverse effect level），有害性の発現機序に関して確認を行いヒトへの外挿性について検討する．

a. 情報の収集

有害性情報収集の効率的実施には，まず対象とする有害作用の起因性について公的機関などで取りまとめられた情報を検索する．表 2.1 には，化学物質の有害性情報に関して，国際機関や米国，日本において入手しやすく信頼性の高い評価文書を例示した．これらの文書は，系統的に整理されており，毒性の全体像を把握することが容易となる．これらの評価文書で取り扱われていない物質や，あるいはすでに評価されているとしても最新の情報に関しては，TOXNET（Toxicological Data Network）や MEDLINE，CAS など，学術誌や有害性データを取り扱うデータベースや，これらを系統的に検索できるツールを備えた商用データベースなどを用いて広範に収集する必要がある．得られた有害性情報については，この後の評価作業やアセスメントレポート作成の効率化のためにも，有害性の種類ごとに整理するとともに情報の信頼性も同時に評価しておく必要がある．

b. 構造活性相関 structure activity relationship

対象化学物質の構造の中に，ある種の毒性発現に共通した特異的構造を有する場合，その毒性発現が疑われる．たとえば，N-ニトロソ基，芳香族アミン，アゾ色素化合物などによる発癌性または変異原性，芳香族アミン化合物による溶血作用が知られており，上記の情報の収集段階や最終的

表 2.1　化学物質の毒性に関する評価文書

評価文書名など（略称）	発行機関など
IARC（International Agency for Research on Cancer）Monographs	WHO
EHC（Environmental Health Criteria）	IPCS
CICAD（Concise International Chemical Assessment Document）	IPCS
JECFA（Joint Expert Committee on Food Additives）Monographs and Evaluations	IPCS
JMPR（Joint Meeting on Pesticide Residues）Monographs and Evaluations	IPCS
CoCAM（Cooperative Chemicals Assessment Meeting）（SIAP, SIAR, Dossier）（2011 までは SIAM（SIDS Initial Assessment Meeting））	OECD
IRIS（Integrated Risk Information System）	EPA, USA
ACGIH（American Conference of Governmental Industrial Hygienists）	USA
Toxicological Profile	ATSDR, USA
NTP（National Toxicology Program）Report	NIEHS, USA
RTECS（Registry of Toxic Effects of Chemical Substances）	NIOSH, USA
食品安全委員会評価書	食品安全委員会

WHO：World Health Organization, IPCS: International Program on Chemical Safety, SIDS: Screening Information Data Set, SIAP: SIDS Initial Assessment Profile, SIAR: SIDS Initial Assessment Report, OECD: Organization for Economic Cooperation and Development, EPA: Environmental Protection Agency, ATSDR: Agency for Toxic Substances and Disease Registry, NIEHS: National Institute of Environmental Health Sciences, NIOSH; National Institute for Occupational Safety and Health.

な評価には十分考慮する必要がある．また，構造活性相関手法は，ダイオキシン類に含まれる個々の化合物のTEF(毒性等価係数 toxicity equivalency factors)の設定など，同族体化合物の混合物の評価にも活用されている．一方，コンピュータを用いた構造活性相関ソフトウェアの活用も有用であるとされるが，予測精度は最終的な判定ツールとして実用化に耐えるほどではない．しかし，数万ともいわれる未評価の物質を効率的に評価する場合の優先順位づけや，初期評価などの目的には期待されている．

c. 疫学研究 epidemiological study

疫学研究はヒトへの影響を評価するうえで重要な情報源であるが，ヒトで明確な影響が現れるような事象は，実際には職業曝露，工場での事故など高濃度に曝露された事例であることが多い．さらに，正確な因果関係の判定のためには，飲酒や喫煙などの生活習慣の違いや（遺伝的な）感受性の違いなどの交絡因子 confounding factor を考慮しなければならない．疫学研究の種類としては，比較的大きな集団で行われる横断研究 crosssectional study やコホート研究 cohort study，特定の疾病に対する罹患者を対象とした患者・対照研究 case-control study などが知られている．定性的な因果関係が証明されても，この後の用量反応評価で行う定量的リスク評価に適用するには，曝露量を明らかにできる大規模なコホート研究が必要となる．しかしそのような報告例は限られ，その代わりに複数の疫学研究を横断的に解析するメタアナリシスの手法が必要とされるが，異なる研究間の質や評価基準を調整したり，ポジティブな結果だけが公表されることによるバイアスを排除する必要もある．

d. 各種の毒性試験の実施

得られた情報だけでは，リスクアセスメントを行うことができないと判断された場合や，規制当局へ申請データとして必須項目となる毒性情報が欠けていた場合には，新たな毒性試験が必要となる．たとえば，医薬品申請のための非臨床安全性試験として要求される ICH(International Conference on Harmonization)ガイドラインの中で非臨床試験項目として合意されている試験には，薬理試験（安全性薬理試験および薬力学的試験），トキシコキネティクスおよび薬物動態試験，急性毒性試験，反復投与毒性試験，局所刺激性試験，遺伝毒性試験，がん原性試験，生殖発生毒性試験，免疫毒性試験，光安全性試験，薬物乱用に関する非臨床試験などがある．これらの試験の多くは，食品添加物や農薬，動物薬，化粧品などの申請や登録においても必要とされ，多くの試験方法はガイドラインとして標準化されている．一方，工業化学物質の申請では，生産量や使用量に応じて試験の種類は（遺伝毒性試験や短期反復投与試験など）限定されるが，近年では，環境経由による曝露影響を評価するための内分泌撹乱作用を評価する試験（子宮肥大試験やHershberger試験など）が新たにOECDガイドライン化されている．

e. 毒性データの整理

収集した情報は総合的に検証し，発現した毒性の種類，発癌性の有無，生殖・発生毒性の有無，遺伝毒性の有無を判定する．さらにそれぞれの主要な毒性エンドポイントについて，表2.2に示すような毒性指標を算定するとともに，その設定の根拠を整理する．

通常，NOEL / LOEL の判断は統計学的有意差判定を基準に設定され，統計学的アプローチに大きな違いがなければ，評価者や評価機関による値の違いは生じにくいが，NOAEL / LOAEL の判断は専門家による判断基準に負う部分が大きく，値が評価者の専門性に依存する．これは，専門家による主観的なものであるという意味ではなく，有害性の定義がどのくらい普遍的なものであるか，あるいはいくつかの仮説が併存しているかという学問レベルに依存している．つまり学問の進歩により判断が変わる可能性がある．さらに，有害性の定義はリスクアセスメントの目的にも依存する．最も顕著な例としては，同じ物質の毒性試験が医薬品の安全性評価と環境化学物質としての安全性評価の両方で使用された場合には，時として有害性の定義が異なるということがある．通常，医薬品での有害性の定義とは，薬効としては意図しな

表2.2　各種毒性試験における毒性指標値

NOEL (no observed effect level)	無作用量または無影響量．生物学的なすべての影響が対照群と比べて統計学的に有意な変化を示さない最高投与量
NOAEL (no observed adverse effect level)	無毒性量．毒性学的な有害影響が認められない最高投与量(有害影響であるかどうかの判断は毒性専門家による)
LOEL (lowest observed effect level)	最小作用量または最小影響量．何らかの生物学的な影響が対照群に比べて統計学的に有意な変化を示す最小投与量
LOAEL (lowest observed adverse effect level)	最小毒性量．毒性学的な有害影響の認められる最小投与量
BMDL (benchmark dose lower confidence limit)	有意な有害影響が検出できる反応率BMRに対するフィッティング数理モデルの95%信頼限界用量下限値(2.3.2項a.(iii)参照)

急性毒性のLD_{50}(50% lethal dose)やLC_{50}(50% lethal concentration)は，近年は動物愛護の観点から算出する必要がなくなっている．

い副作用のことである．この薬効とは，特定の疾患をもつ患者集団の症状を改善する有益な作用のことである．しかしながら，環境化学物質に対する評価の基本となる公衆衛生的な観点からは，この薬効が逆に有害反応として作用することもあり，この場合は実験で求められた薬効用量域は，有害反応として定義される．このことは，同じ物質の毒性試験の計画に際し，医薬品申請を目的とした場合と環境影響評価を目的とした場合とでは用量設定や評価指標の設定などが異なる可能性もある．つまり，毒性試験の報告書として記述されるNOAELであっても生物学的な有害性だけでなく，その試験の目的やそれが適用される評価目的に依存して定義される．したがってNOAELを記す場合は，設定の根拠となった生物学的な有害性に対する解説も明らかにする必要がある．

f. ヒトにおける発癌性の評価

発癌性は重大な有害性の一つとされており，主要な発現メカニズムとしての遺伝子に対する変異原性は，有害反応が固定化した不可逆的な影響として重篤度の高いものとして位置づけられる．ヒトに対する発癌性に関しては，WHOの下部組織であるIARCにおいて発癌性の可能性のあるさまざまな化学物質等を評価し，1，2A，2B，3，および4の5段階に分類している(表1.19参照)．この評価結果は実際にリスクマネジメントを行う際にも重要な評価として扱われており，EUおよび米国EPAなどでも類似した評価を行っている．しかし，これらの発癌性評価結果は定性的なものであり，発癌性の定量的な用量相関評価を行うために，さらに発癌メカニズムの解析が必要となる．

作用メカニズムとして遺伝子を傷害し誘発される発癌性には，発癌性物質の分子一つがDNAを傷害するかもしれないという理論的な懸念から，とくに行政機関によるリスクアセスメントでは，曝露量が0にならない限りその誘発率は0にならないとして安全性の閾値がないと評価されてきた．そのため発癌性の定量的評価にあたっては，遺伝毒性影響の有無が重要な判断根拠として取り入れられてきた．

遺伝子傷害性は，単に遺伝毒性試験が陽性であることに依存するのではなく，発現メカニズムや動物種による代謝の違い，発癌性試験で認められた発癌率の用量依存性，投与経路による発癌感受性の違いなどの毒性情報を総合的に評価する必要がある．

一方，非遺伝子傷害性発癌物質とよばれる物質は，DNAを直接傷害するのではなく他のメカニズムにより発癌に至る．発癌までには，少なくとも2段階以上の過程があり，DNAに傷をつける段階をイニシエーション，細胞が増殖してDNAの傷が刻み込まれる段階をプロモーションとよんでいる．それらを区別することによって，評価方法が異なる．明らかなプロモーション作用のほか，高用量曝露での細胞・組織傷害の修復に際し細胞増殖活性が高められプロモーターとして作用することもある．引き起こされる発癌性は，その引き金となる最初の生物反応に閾値があることから，発癌性にも無毒性量を設定できると考え

られる．

また，遺伝毒性が陽性の物質であっても，たとえば，大量投与時の生理的でない(ヒトでは起こり得ない)異常反応を介して遺伝子を傷害する場合もある(低用量では起こり得ない)．また，活性酸素の生成や染色体の構造異常を一次反応として誘発される発癌性も，閾値のある初発反応に基づく遺伝子傷害性を介した間接的な反応であるとして閾値が設定できると考えるようになってきている．

その他に非遺伝毒性発癌物質と考えられる事例として，自然発生腫瘍の増加，ホルモンのフィードバック機構を介する二次的影響，げっ歯類特有の変化に起因するものなどがある．

g. 証拠の重みづけ weight of evidence と作用様式 mode of action

有害性確認において，毒性試験や疫学調査などで得られた影響の毒性学的な意義や動物実験などで認められた影響のヒトへの外挿性について証拠の重みづけを精査することは，有害影響を引き起こす作用様式を同定あるいは推定するためには必要なステップである．その作用様式がヒトでも蓋然性があるかどうかについては，その後の用量反応性評価の手法選定根拠やリスク判定の際の不確実性の説明として重要であり，さらには化学物質の適切な管理施策の策定に重要な判断情報をリスク管理者に提供する．米国 EPA の最新の発癌性評価ガイドラインでも，作用様式を推定するための評価フレームがヒト発癌の蓋然性と感受性を判定するために重要な位置を占めている．

げっ歯類を用いる試験において，発現した毒性にはその発現機構からげっ歯類に特異的であることが証明されている場合があり，これらはヒトに外挿することは不適切であると考えられている．例としては，① TSH(甲状腺刺激ホルモン)刺激による甲状腺濾胞上皮のびまん性過形成／腫瘍，② α_{2u} グロブリン腎症／腫瘍，③ ペルオキシソーム増生作用による肝細胞肥大／腫瘍，④ Fischer ラットの LGL(大型顆粒リンパ球)白血病，⑤ 種特異的な代謝産物による影響，⑥ げっ歯類に固有の臓器(Zymbal 腺や前胃など)への影響などがある．

2.3.2 用量反応評価

ヒトが摂取したときに有害影響が生じないと推定される量を各種動物実験から得られた NOAEL から求める定量的な毒性評価である．閾値があると考えられる毒性(遺伝毒性物質による発癌以外の毒性)については，ADI(許容1日摂取量 acceptable daily intake)または TDI(耐容1日摂取量 tolerable daily intake)が求められる．ADI は残留農薬および食品添加物に用いられる用語で，食品が市場に出るまでの過程で意図的に使用される物質に対して使用され，許容できる acceptable 摂取量として表現されている．TDI は環境汚染物質に対して用いられる用語で，ヒトが曝露されることを許容しているわけではないので，耐容できる tolerable 摂取量として表現される．ADI および TDI の意味は，ともにヒトが生涯連続的に曝露されても健康に影響を与えないと推定摂取量として設定される．一方，閾値がないと考えられる毒性(遺伝毒性物質による発癌性)の場合は，数理モデルなど用いたリスクレベルの計算に基づいて，VSD(実質安全量 virtually safe dose)などが求められる．

a. 閾値があると考えられる場合の評価 assessment for threshold effect

（ⅰ） **ADI または TDI の設定**　閾値がある毒性に関しては，動物実験または疫学研究から得られた NOAEL に，動物とヒトとの感受性の違いやヒトの個人差などを考慮した SF(安全係数 safety factor)を適用し，すべてのヒトに対して有害影響を示さない摂取量として ADI を算定するのが通常である．非意図的曝露に対する TDI の場合は NOAEL を UF(不確実係数 uncertainty factor)で除することによって求めるが，SF は ADI の，UF は TDI の算出に用いることが通例行われているだけで，SF と UF の有害性評価上の意義はほぼ同等と考えてよい．なお，慢性毒性試験も含めたほとんどの毒性試験データが揃っている場合は，動物実験の NOAEL に対して，種差と個体差の要素のみを考慮した SF：100 が適用されることが多い．しかし，通常の食品関連製品の申請目的とはならない環境汚染物質や，短期試験などの初期

評価的な情報しか得られない工業化学物質などについては，限定された毒性情報しか得られないことが多く，種差と個体差に追加するUFが必要となることが多い．このように，TDIを設定する場合にさまざまなUFを適用するケースが多いので，以下の説明ではおのおのの因子の係数をUFとして説明する．なお，ADI／TDIやSF／UFに関しては，評価機関や適用場面で異なった用語が使われることもある．たとえば，米国EPAでは，経口摂取によるTDI相当値はRfD（reference doses，吸入曝露の場合はRfC（reference concentra-tion））と定義され，ICHにおける医薬品の残留溶媒基準値を求める際に使用されるTDI相当値としては，PDE（permitted daily exposure）が使用される．一方，職業曝露では，基準環境濃度としてTLV（threshold limit value）が使用され，曝露頻度を8h／dayまたは40h／weekとした場合の安全濃度として，TWA（time-weight average）が設定されている．不確実係数についても米国EPAでは，種差・個体差以外に追加される係数には，MF（modifying factor）という用語が使用される．

(ii) UF（不確実係数）/SF（安全係数）の適用
おもな不確実性因子に対応するUFの概念を以下に示すがそれぞれのUFの適用幅は，おのおのの因子について通常1から10の値が採用される．最終的なUFは，各因子の内容をそれぞれ吟味して設定したUFすべてを掛け合わせた値を，総合UFとしてTDIを算出する．なお，UFが10000を超える場合は不確実性が大きすぎることから，通常TDIを算出しない．またWHOの飲料水水質ガイドラインなどでは，1000を超えるUFを適用したTDIは，暫定TDIと称している．

① 種差 for interspecies differences：実験動物でのNOAELをヒトの一般集団のNOAELに外挿するための係数．
② 個体差 for individual differences：一般のヒト集団のNOAELから高感受性集団，たとえば新生児や高齢者などのNOAELへの変換係数．
③ 投与期間 for use of short-term NOAEL：生涯曝露を評価するための実験としては，曝露期間が不十分な場合に適用する短期曝露NOAELから長期曝露NOAELへの外挿係数．
④ LOAELの使用 for use of LOAEL：LOAELしか得られなかった場合に，NOAELの代用としてLOAELを使用する際の外挿係数．
⑤ 毒性の重篤性 for the potential of severe toxicity：発現した毒性影響に回復性がなく重大な有害影響であることなどにより，追加の係数の適用を考慮すべき場合がある．

種差に関する外挿係数としては，上記とは別に体表面積修正法やカロリー需要 caloric demandに基づいた尺度補正法が用いられることがある．体表面積修正法による動物種による感受性の違いは，外挿係数を体重の2／3乗の比として求め，caloric demand法では体重の3／4乗の比として補正する．

一方，近年では種差や個体差に適用されるUFは，PK（動力学的）およびPD（動態学的）パラメータに分割して，PBPK（生理学的薬物動態）モデルやヒトの細胞等を用いた実験で得られた情報をもとに設定したCSAF（化学物質特異的補正係数 chemical specific adjustment factor）で置き換える手法（図2.2）などが用いられるようになってきた．

毒性の重篤性に関するUFは，NOAELの根拠となった毒性影響が重大な影響であり，かつ一度罹患すると回復性がないような影響である場合には，実験手法に依存した検出感度に伴う不確実性や統計学的分散性をより確実に保証するために適用する．適用事例としては，NOAELの根拠となった毒性影響が，発癌性（遺伝毒性でない場合）や，器質的変化を伴う神経毒性，母毒性の現れない用量での催奇形性などの影響である場合に，そのNOAELに対して最大10の追加のUFの適用を検討する．たとえば，多臓器における発癌性やNOAELの根拠として重篤な前癌病変を採用した場合，ヒトへの外挿時の安全性などを総合的に評価すると，追加のUFを検討する必要性が支持されるかもしれない．

(iii) BMD（ベンチマークドース benchmark dose）法[3] 実験データを統計学的に最もフィッティングさせた数理モデルにおいて，通常の動物実験で有意な影響を検出できる反応レベルBMR（Benchmark Response）の用量に対する95％信頼限界の用量下限値をBMDLとして算出する手法

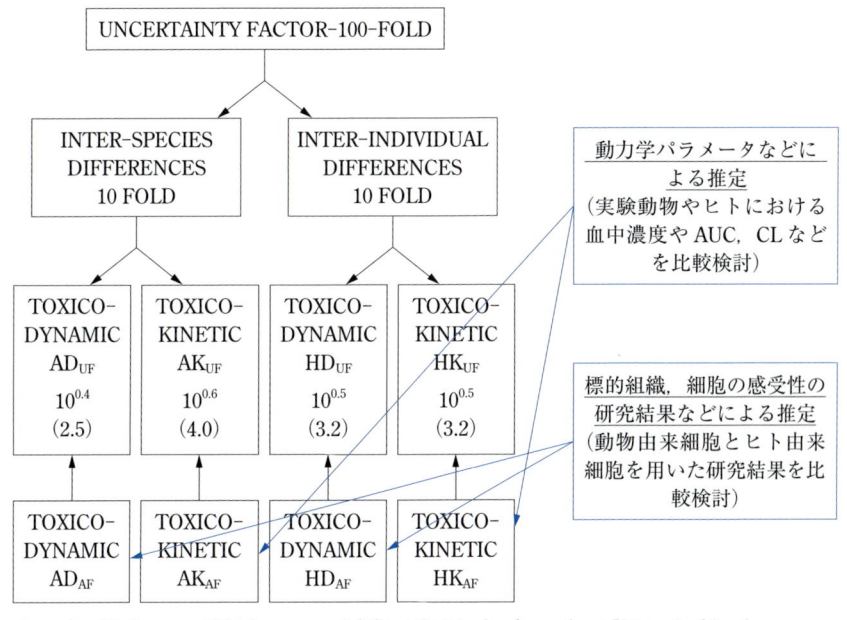

2.3 化学物質のリスクアセスメント

```
            UNCERTAINTY FACTOR-100-FOLD
           ┌─────────────┴─────────────┐
   INTER-SPECIES              INTER-INDIVIDUAL
   DIFFERENCES                  DIFFERENCES
    10 FOLD                       10 FOLD
   ┌────┴────┐                  ┌────┴────┐
 TOXICO-  TOXICO-             TOXICO-   TOXICO-
 DYNAMIC  KINETIC             DYNAMIC   KINETIC
  AD_UF    AK_UF               HD_UF     HK_UF
  10^0.4   10^0.6              10^0.5    10^0.5
  (2.5)    (4.0)               (3.2)     (3.2)
    ↑        ↑                   ↑         ↑
 TOXICO-  TOXICO-             TOXICO-   TOXICO-
 DYNAMIC  KINETIC             DYNAMIC   KINETIC
  AD_AF    AK_AF               HD_AF     HK_AF
```

動力学パラメータなどによる推定（実験動物やヒトにおける血中濃度やAUC，CLなどを比較検討）

標的組織，細胞の感受性の研究結果などによる推定（動物由来細胞とヒト由来細胞を用いた研究結果を比較検討）

A：animal to human；H：human variability；D：toxicodynamics；K：toxicokinetics
AF：adjustment factor calculated from chemical-specific data

図2.2 UFの分割と補正係数による置き換え

である（**図2.3**）．通常は，BMRは発生毒性で5%，一般毒性で10%の反応率が用いられている．BMDLは経験的にNOAEL値に相当する投与量に近いと考えられており，NOAELが得られなかった場合にTDIなどを設定する際の代替値として用いることが可能である．また，実際にNOAELが得られている場合でも，その値自身は実験の設定用量値から不連続的に選択されるので，そのNOAEL値が連続的な用量反応性に基づく適切な有害反応の閾値を反映していない可能性がある．そのため，BMDLのほうがNOAELより適切な反応閾値を代表する場合もあり，同じNOAELを示す毒性の強度を比較する場合にも有用である．

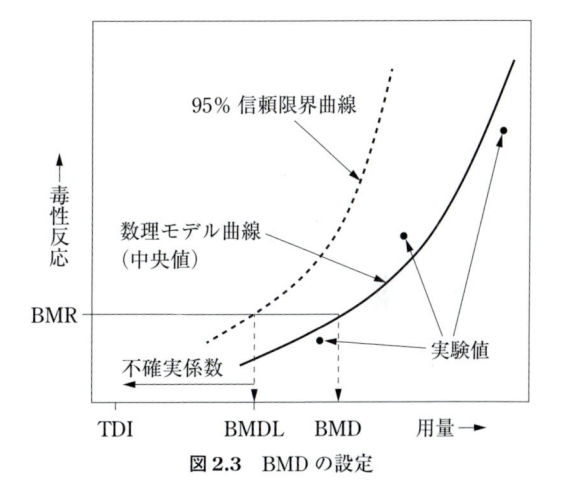

さらに，適用したときの利点としては，信頼下限界を用いているので，データの質および統計学的考え方が含まれる（動物数が少ない場合や，データのばらつきが大きい場合には信頼限界の幅が広くなり，BMDLはより低い値となる）．一方，病理所見データには発症率に加えてグレードに関しても変数として扱う必要があることや，病理学的変化が進行したとき所見名が変わることもあり，そのままのデータの形では通常BMD法は適用できない．

近年では，BMD法は動物実験における閾値の

図2.3 BMDの設定

ある毒性評価におけるNOAELの代用だけでなく，疫学データや後述する遺伝毒性発癌物質の閾値のない毒性評価法としてのVSDやMOE(margin of exposure)を求めるためのPOD(出発点 point of departure)の設定手段としても使用されるようになってきている．BMDの計算に使用するために一般に公開されているツールとしては，米国EPAで開発されているBMDS, RIVM(オランダの公衆衛生・環境保護研究所 National Institute for Public Health and the Environment in the Netherlands)で開発されている PROAST というソフトウェアがよく知られている．

b. 閾値がないと考えられる場合の評価 assessment for non-threshold effect

発癌物質の評価は，歴史的には1960年代の米国によるデラニー条項に始まる歴史的な経緯として，「いかなる量であっても発癌物質を含む物質を食品に使用してはならない」として，定量的な評価が行われずに規制されていた．また，JECFA（FAO／WHO 食品添加物合同専門家会議）においても，遺伝毒性発癌物質について閾値の存在の証拠がないときには，その摂取量は合理的に到達可能で最も低くなければならないという ALARA（as low as reasonably achievable）の原則に従った勧告を続けてきていた．しかし，このような規制や勧告そのものには，リスク管理上の規制値や指針値などの実質的な政策に反映させることができない一方で，近年の分析技術の進展に伴い増加している遺伝毒性発癌物質の検出事例に対応できない状況にもなってきている．他方，閾値のない発癌性に対しても，生涯の発癌リスクが通常の生活で遭遇する稀なリスクと同程度の非常に低い確率となるような曝露量レベルは，VSD として，実際は無視できるという考え方が，米国を中心として国際的にも受け入れられるようになってきた．その結果，遺伝毒性による発癌物質については，数理モデルなどを用いた定量的な評価が行われるようになり，得られた計算結果（10^{-6}〜10^{-5}の確率で発癌を誘発する用量）は大気汚染濃度や飲料水の水質基準などの策定に使用されている．

（ⅰ）**数理モデルによる低用量への外挿：VSD（実質安全量 virtual safe dose）の推定** VSD の推定に使用されるモデルとしては，統計確率に基づくプロビット，ロジック，ワイブルなどのモデルや発癌メカニズムに基づくワンヒット，マルチヒット，マルチステージなどの数理モデルが知られているほか，以前は多くの場合に，米国 EPA を中心として開発された LMS モデル（線形マルチステージモデル linearized multi-stage model）が用いられてきた．しかし，このようなモデルを使用した低用量外挿による VSD の算定結果は，実験用量域でのモデルのフィッティングが適正である場合でも，採用するモデルの違いによる変動が大きいことや，フィッティングの適合度以外に低用量外挿を説明する生物学的理由が存在しないことが，この手法の問題点として議論されてきた．この問題に対して，2005年に改正された米国 EPA の発癌性評価ガイドラインでは，生物学的に適正なモデルが得られない場合のデフォルトの手法として，$BMDL_{10}$と同義である LED_{10}（10％過剰発癌リスクの95％信頼下限値 lower confidence limit on the effective dose 10）を POD として，原点まで直線外挿して VSD を算出する方法が提案された．多くの場合，10％という過剰発癌リスクを示す曝露用量は実験用量域内であり，$BMDL_{10}$ の値は数理モデルによる変動をほとんど受けず，信頼性も高いうえに，直線外挿が最も保守的なリスク算定を行うことができると考えられている．この $BMDL_{10}$ の算定自体は，上述した BMD 法と同様であるので，BMDS あるいは PROAST を用いることによって算出することが可能である．BMD 法による Slope factor は，$BMDL_{10}$ の（単位を mg／kg／day とする）のリスクを 10^{-1} として仮定して算定するので，$(10／LED_{10})(mg／kg／day)^{-1}$ となる（たとえば 10^{-5} リスクでの VSD は，LED_{10} を 10^4 で除することで算出される）．

（ⅱ）**発癌率指標に基づく評価（リスク判定，リスクマネジメントを含む方法）** リスク管理のための優先順位づけや発癌物質に関するラベリングのために特定の発癌レベルに対応する用量を指標として用いることがある．TD_{05} はカナダで採用されている指標で，発癌率5％の摂取量を用量相関曲線から BMD 法と同様の手法で算出している．TD_{25}（T25）は，発癌性試験などで得られた統計学的に有意な最低発癌用量から25％発癌増加率を単純比例計算することにより求められ，EU における職業曝露による基準作成に使用されている．ヨーロッパでは T25 が MOE の算定に際して $BMDL_{10}$ が計算できない場合の代替指標としての使用も提案されている．

また，50％発癌増加率を指標とした TD_{50} も化合物間の発癌性の強さを比較するのに有用であるとされており，Gold らによってデータベース化さ

れた CPDB(carcinogenic potency database)で採用されている．このデータベースを用いた解析結果は，食品包装用の閾値規制の基本概念となった TTC(毒性学的懸念の閾値 threshold of toxicological concern)の設定などに利用された．

2.3.3 曝露評価

曝露評価の主目的は，対象とする化学物質の発生源やそれに伴う曝露経路や曝露形態，曝露量と曝露期間を決定または推定することである．そのためには，直接環境や食品・飲料水中の濃度測定を行ったり，物性，生産量や使用形態から数理モデルを用いて PEC(推定環境濃度 predicted environmental concentration)を算出したりして，ヒトの推定曝露・摂取量を求めることによって行われる．曝露量の算出にあたっては，過去に曝露された濃度，頻度，期間を推測したり，現在の状況を測定して評価したりする以外に，必要に応じて今後起こり得る曝露状況の予測も行う．曝露される集団の特性や規模の分析や，測定法について検出感度や測定値の変動幅等の吟味を行うことも重要である．すべての経路からの総曝露量としての1日摂取量 daily intake を求めるためには，曝露指標の中央値など特定の値を用いて代表的な曝露量を示す LADD(生涯平均1日摂取量 lifetime average daily dose)を計算する手法と，測定値の分布などを考慮し，モンテカルロ法などの統計学的解析手法により HEEE(曝露量分布の95％タイル値に相当する摂取量 high-end exposure estimate)を推定する手法が用いられる．また，必要に応じて理論的最大曝露量である TUBE(theoretical upper-bound estimate)が用いられることもある．

またさまざまな測定値から曝露量を算出するためには，大きく分けて以下の三つの手法がとられている．

a. 実地測定法

実際に曝露が起きている場所において，曝露量(濃度)と曝露時間を測定し，その量を統合して算出する．この手法は，直接の測定値を使用するので正確な曝露量を把握できることが利点ではある

が，経費がかかることやすべての化学物質に適用できないという欠点がある．また，限られた測定値に対しては，測定条件(場所や時間など)が評価する曝露環境を代表しているという仮定が要求される．

b. シナリオ評価法

曝露が想定される場所や媒体の化学物質濃度を測定したり，発生量から環境動態モデルなどを用いたりして曝露濃度を推定する作業と，対象となる曝露集団の媒体摂取量，曝露頻度や期間などを同定する作業を統合して，全体としての曝露量の推定を行う．前者の作業には，環境経由の曝露評価として，Fugacity モデル(Mackey レベルIII)を用いた計算や EUSES(EU の曝露評価システム)が知られているほか，食品経由の曝露評価ではトータルダイエットスタディや陰膳法などが使用される．後者の作業には，平均体重，呼吸量，飲水量，総食事摂取量や食品ごとの摂取量などについて，生物学的な平均データや曝露シナリオに見合った曝露行動に関するパラメータ(摂取頻度や滞在時間)などが媒体の摂取量の算定に使用される．この手法は，経済的で情報の少ない化学物質にも適用できるが，評価結果の信頼性はモデルの現実性に大きく依存している．モンテカルロ手法などの統計解析法は，実際の曝露濃度や摂取量等の測定値がもつ分散性を説明するのに有用である．

c. バイオマーカーや生体試料測定による評価

総曝露量が不明の場合でも，血液や尿中の化学物質濃度や，曝露の結果として検出されるバイオマーカーなどを測定することにより，曝露量を逆算することが可能な場合がある．この手法の場合，各測定値と，有害影響との間に定量的な因果関係や相関性が証明されていることが前提で，評価の信頼性は高いが，適用できる化学物質は限られている．また，測定できる試料も倫理的な制限などのため，血液，尿，毛髪などに限定される．

2.3.4 リスク判定

リスク判定 risk characterization では，用量反

応評価と曝露評価の結果に基づいて，化学物質がヒトの健康に影響を及ぼしているかどうかを総合的かつ定量的に解析する．多くの場合，健康リスク評価のためのデータや情報が完備しているわけではないので，データの不十分なことによる不確実性の程度についても吟味し，評価結果の信頼性の程度も併せて検討する必要がある．

a. TDI，ADI あるいは VSD と 1 日摂取量の直接的比較

通常は食品，飲料水あるいは空気中の基準値は，TDI などの健康影響評価値に基づいて設定されているので，食品，飲料水あるいは空気中の実測分析値と評価値を直接比較し，基準値以下であれば安全性は確保されていると判断されている．しかし，基準が設定されていない化学物質の場合や，設定された基準値の枠を超える広範な汚染が懸念される場合は，1 日総摂取量の推定値と TDI などを直接比較して安全性を評価する必要が出てくる．1 日総摂取量が TDI などを十分に下回っている場合は問題とならないが，特定の曝露媒体を経由する推定曝露量が高い場合や，一過性に TDI を超える摂取量が推定された場合などにおいては，曝露の頻度や体内での蓄積性を考慮して評価することが求められる．さらに，TDI が設定された根拠となった毒性の種類や重篤性なども考慮し，有害影響誘発の可能性について十分なマージンがあるかどうかについて総合的な判断を行うことも重要である．

b. MOE (margin of exposure) の算出

ADI / TDI などが設定されていないとき，あるいは数多くの化学物質のリスクの大きさを比較するような場合に，リスクの概略を評価するために採用されるようになった方法で，毒性試験などで得られた NOEL / NOAEL を実際のヒトの曝露量（摂取量）あるいは推定摂取量で割った値として求められる．MOS (margin of safety) として使用されることもある．リスク管理など対策の基準として，一般毒性に関する懸念を判断するための MOE は通常 100 が基準とされている．通常，最初に選択される政策的行動としては曝露量の再調査や実態調査が行われることが多く，リスク軽減に直結した対策につながる．

一方，近年 (2005 年より) JECFA や EFSA (European Food Safety Authority) 科学委員会では，遺伝毒性発癌物質に対する定量的なリスク評価の手法の一つとして，$BMDL_{10}$（または LED_{10}）とヒト曝露量との比として MOE を算出する評価法を汚染物質に限定して採用し始めた．両評価機関では，それまで遺伝毒性発癌物質については ALARA の原則に従った定性的な評価以外に VSD 設定などの定量的評価を行っていなかった．しかし，近年の分析技術の発展に伴う検出力の増強によって検出される遺伝毒性発癌物質に関して，規制当局に適切なリスク評価結果を提示するため MOE 法を採用した．EFSA 科学委員会や JECFA での評価結果より，健康影響が懸念されるか否かの MOE の基準としては 10 000 が妥当であると考えられている．

c. TTC (毒性学的懸念の閾値 threshold of toxicological concern)[4]

TTC は，あらゆる化学物質についてそれ以下の曝露量では明らかな有害影響が現れないとするヒト曝露の閾値として設定される．多くの化学物質を含むグループあるいは毒性がわかっていない個々の化学物質の安全性評価を包括的に行う方法を開発するため，過去の毒性試験データの統計学的解析により発展してきたものである．この手法は，香料や食品包装材料物質のような物質で毒性学的情報はきわめて限られているが，曝露量が通常きわめて低く，多くの機能的に同類の物質を含む化学物質群を包括的に評価するのに有用であると考えられている．規制当局による最初の適用としては，米国 FDA の食品包装材料物質に対する閾値規制が知られている．このとき設定された閾値としては，最も感受性の高い毒性エンドポイントである発癌性物質に関するデータベース CPDB (carcinogenic potency database) の TD_{50} 値を直線外挿により VSD 変換した値の度数分布を統計学的に解析することで，食品への溶出濃度閾値：0.5 ppb（摂取量として 1.5 μg / human / day）が設定された．さらに，この TTC の概念は，Munro らによる 600 以上の化合物についての NOAEL 値

のデータベースを用いた解析により，非発がん性エンドポイントに対する包括的な閾値設定手法として拡張された．この概念は，JECFAの香料物質の安全性評価や医薬品の遺伝毒性不純物の評価ガイダンスにおいて採用されている．

2.3.5 リスクマネージメント

リスクアセスメントの結果としてヒトに有害影響が及んでいる，あるいはその可能性があると判断された場合に，その対策の立案のために技術的な可能性，また費用と効果，利害関係者間のコンセンサスなどを検討，考慮して，政策的な判断を行い，意思決定し，対策を実施することをいう．

a. 基準値の設定

食品添加物の使用基準や水道の水質基準などの規制値は，通常その化学物質のADIまたはTDIをもとに摂取状況を考慮して算定する[5]．曝露評価で対象とする化学物質の，曝露されるすべての経路とその曝露量について調査あるいは推定することにより，規制すべき曝露媒体に依存して曝露される割合を寄与率として算定する．この寄与率をADIに適用することによって，対象とする曝露媒体の基準値は次式で求められる．

$$\text{基準値(mg/kg)} = \frac{[\text{ADI(mg/kg)} \times \text{寄与率} \times \text{体重(kg)}]}{[\text{曝露媒体の1日総摂取量(kg)}]}$$

しかし，水道水質基準や環境基準の対象物質中の遺伝毒性発癌物質の場合は，ADIの代わりにVSDが使用されているが，VSD算定に伴う低用量外挿の不確実性が大きいことを理由に，寄与率は適用されていない．

b. 国際機関による評価・管理

医薬品の安全性評価や申請承認などの行政活動に関しては，日本・米国・EUそれぞれの医薬品規制当局と産業界代表で構成される，ICH（日米欧医薬品規制調和国際会議）において，1990年より国際的な基準の統一化が図られ，各国のガイドラインや法体系に反映させる枠組みが整えられている．食品に関する安全性に関しては，FAOとWHOが共同で設置したコーデックス委員会（1962年）により，国際規格が作成されており，基準策定のもととなるADIやTDIの設定などの安全性評価は，コーデックス委員会とは独立したFAOとWHOのおのおのの専門家で構成される専門化会合（JECFAやJMPRなど）で行われることになっている．

一方，一般の化学物質に関しては，1972年にWHO，ILO（国際労働機関）とUNEP（国連環境計画）の共同事業としてIPCS（国際化学物質安全性計画）が発足し，環境化学物質の評価や，評価手法の国際的な調和作業を中心に行ってきているが，膨大な数の工業用既存化学物質は依然安全性の確認のないまま使用され続けている．この状況に対して，1991年にOECDの環境保健安全プログラムのもとで，約5000物質（当初は約1500物質）の高生産量既存化学物質（1か国で1000t以上）について，加盟各国が分担してSIAM（初期リスク評価）を進めていくことが合意された．2011年現在では約1100物質の評価が終了している．OECDの環境保健安全プログラムでは，このような化学物質評価プログラムのほかに，試験法ガイドライン，GLP，GHS，各国の化学物質や農薬の申請に関しての国際的な調和作業のプログラムが行われている．

［広瀬明彦］

文献（2.3節）

1) Renwick AG, et al.: *Food Chem. Toxicol.* **41**: 1211-1271(2003).
2) World Health Organization, Principles for the assessment of risks to human health from exposure to chemicals. *Environmental Health Criteria* **210**, pp.1-110, World Health Organization, Geneva(1999).
3) World Health Organization, Principles for modeling dose-response for the risk assessment of chemicals. *Environmental Health Criteria* **239**, pp.1-137, World Health Organization, Geneva(2009).
4) Barlow S, et al.: *Food Chem. Toxicol.* **44**: 1636-1650 (2006).
5) World Health Organization, Guidelines for drinking-water quality, 4th ed. Chapter 8 - Chemical aspects, pp.155-201, World Health Organization, Geneva (2011).

3 毒性試験

3.1 一般毒性試験

3.1.1 必要な非臨床試験

医薬品を開発する手順として，候補化合物を決定後，必ず動物を用いた毒性試験を実施することが求められる．毒性試験の種類や実施時期については国際的なガイドラインがある．科学技術の進歩や社会情勢により追加や改定が行われるので最新の情報を入手することが必要である．ICH (International Conference on Harmonisation of Technical Requirements for Registration of Pharmaceuticals for Human Use)で1990年から現在まで50以上のガイドラインが合意されている (http://www.ich.org/)．国内では一般毒性について平成元年「医薬品毒性試験法ガイドライン」として通知されている．

3.1.2 一般毒性試験

単回投与毒性試験と反復投与毒性試験を一般毒性試験，その他の毒性試験を特殊毒性試験とよぶ．

a. 単回投与毒性試験

動物に単回投与し，急性毒性を質的・量的に解明することを目的とし，急性毒性試験ともよんでいた．しかし，24時間以内に分割投与する場合も，動物では単回投与にあたり，通常，単回投与毒性試験の観察期間は2週間程度である．げっ歯類などに投与する場合，用量や濃度に物理的限界があるが，より過酷な条件で毒性所見を引き起こすため1日での最大量を投与する．通常，ウサギ以外の非げっ歯類とげっ歯類の2種の動物を用いる．

経口投与では絶食後に投与する．消化管内を空にして容量を確保し，食物との反応を防ぎ体内動態を同一にするためである．投与量は体重100gあたり水溶液の経口投与で2.0 mL，それ以外の投与で1.0 mLが上限とされる．非げっ歯類の場合，カプセルなどは動物の年齢や大きさにより適宜選択する．投与経路は基本的には臨床投与経路に準ずる．異なる場合は代謝物や血中濃度を考慮する．最高用量は曝露飽和量，MFD(投与可能最大量)，MTD(最大耐量)あるいは予想臨床血中濃度の50倍，経口や経皮投与では，条件により1000 mg/kg，吸入投与では5 mg/m^{3}のいずれかを上限とする．単回投与毒性試験は必ずしもLD$_{50}$値や概略の致死量など致死性を評価として求めるものではない．観察期間は2週間とし，急性所見と経時的な変化を観察する．反復投与毒性試験の予備的な用量設定試験などから単回投与毒性試験での情報が得られれば，単回投与毒性試験を単独で実施する必要はない．第III相臨床試験開始前までに終了する．ただし，抗神経薬や在宅で治験を実施する場合は早期に情報を入手する．

b. 反復投与毒性試験

動物に繰り返し曝露したときの変化を用量と時間の関連で把握する．用量は毒性変化が認められる毒性量，毒性変化が認められない無毒性量を含んだ用量段階を設定する．使用する動物種の選択理由が必要で，主薬効が認められる2種が選ばれる．1種はげっ歯類，もう1種はウサギ以外の非げっ歯類とされる．通常は雌雄を用いる．適応疾患によっては片性でも許容されるが，2種のうち1種の反復投与毒性試験は雌雄で行う．使用する動物数は，げっ歯類では雌雄各群10匹以上，非げっ歯類では3匹以上必要である．投与経路は臨

床投与経路とする．臨床投与経路で長期に薬物を投与することが困難な場合は代替の投与経路を考慮するが，その場合，代謝物や臨床との相違点について説明が必要である．用量反応性が明らかになる用量段階の設定が望ましく，投与量よりも曝露量（血漿中濃度）で反応を説明する．溶媒群や陽性対照群を考慮する場合もある．反復投与毒性試験の投与期間は，臨床試験に必要な期間と製造販売承認に必要な期間が異なるので，注意が必要である（表3.1）．

試験期間中は毎日動物を観察し，些細な異常も見逃さないようにする．瀕死あるいは死亡した動物は速やかに剖検し，死因の解明に努める．体重の変動は鋭敏に健康状態を反映する．体重測定時に触診することにより，体温変化，被毛状態，腫瘍の有無，反射性や運動量など一般症状を観察する．体重と摂餌量から飼料効率や飼料要求率を求めることも所見の解析に役立つ．摂水量は摂餌量に影響し，尿の性状は泌尿器系変化の解析に役立つ．血液検査は可能な限り行う．現れた毒性の解析を正確に，あるいは詳細に解明するためにはより多くの情報が必要である．死亡動物，瀕死動物，最終屠殺動物を比べることが重要である．加齢性病変は動物種や系統によって異なるので使用した動物と実施時期，実施施設の情報を考慮する必要がある．　　　　　　　　　　　　　　［小野寺博志］

表 3.1　反復投与毒性試験期間
(a)　臨床試験に必要な反復投与毒性試験の期間

臨床試験での最長期間	げっ歯類	非げっ歯類
2週間まで	2週間	2週間
2週間～6ヵ月	臨床試験と同期間	臨床試験と同期間
6ヵ月以上	6ヵ月	9ヵ月

(b)　製造販売承認に必要な反復投与毒性試験の期間

臨床適応使用期間	げっ歯類	非げっ歯類
2週間まで	1ヵ月	1ヵ月
2週間～1ヵ月まで	3ヵ月	3ヵ月
1～3ヵ月	6ヵ月	6ヵ月
3ヵ月以上	6ヵ月	9ヵ月

3.2　発癌性試験

3.2.1　長期がん原性試験

がん原性試験は特殊毒性試験の一つで，生殖発生毒性試験とともにヒトで検証や安全性の確認が不可能な試験である．がん原性試験はすべての医薬品に必要ではない．基本的に6ヵ月以上継続して服用する場合，遺伝毒性試験でがん原性が懸念される場合に実施が求められる．しかし遺伝毒性が完全に陽性の場合は，種を越えて発癌作用を有するとして，動物での試験は求めない．また，通常の臨床曝露量で癌が引き起こされる懸念がある場合，構造相関，代謝物などから懸念がある場合，反復投与毒性試験で前癌病変や増殖性病変が見られた場合，未変化体あるいは代謝物が特定の臓器に滞留・蓄積し，組織障害などが認められた場合に，がん原性試験を実施する．類薬やクラスエフェクトで発癌性が認められる場合でも，発生時期・頻度・組織型に違いを比較することも必要である．試験の実施時期は申請までに終了するのが望ましいが，申請時にがん原性試験の途中経過や，対象患者にがん原性の懸念がない場合，最終報告書は申請後でも許容される．稀少疾病薬や難治性疾病に適応する場合，がん原性評価は市販後でも許容される．長期の延命が望めない患者が対象の抗癌剤も，申請にあたってはがん原性試験は必要ない．しかし，補助療法や術後の予防が目的の場合は，光がん原性試験が必要となる．光がん原性は現在，適切な動物モデルがないため，リスクが懸念される場合はヒトでの適切な管理を実施する．

がん原性試験は長期間と大量の動物を使うため，非常に経費が高い．試験の失敗，やり直しは許されない．動物種の選択にも十分な根拠と説明が必要である．通常は2種の動物種を用い，ラットとマウスが一般的である．ラットでは24ヵ月，マウスでは18ヵ月以上の投与期間を要する．投与用量は対照群を除く3用量以上で，雌雄各群50匹以上を必要とする．ラットは通常用いられる動物種である．異なる系統のラットで短期投与では

同じ反応を示す場合でも，長期に飼育することにより各系統で自然発生性の腫瘍発現に差がある場合があり，十分に背景値を把握することが正しい評価につながる．マウスでは非特異的な肝臓腫瘍が多発し，がん原性評価に苦慮する場合がある．

医薬品の開発にあたり，2種のがん原性試験の代替法として，マウスの代わりに，遺伝子改変動物，2段階発癌モデル，新生児マウスモデルの使用が認められている．遺伝子改変動物としてrasH2，p53ノックアウトマウスがおもに使われている．発癌物質検出には有用であるが，発癌メカニズムの証明には限界がある．2段階発癌モデルを用いた試験，とくにラット肝中期発癌性試験（伊東法）は，早期における発癌性と発癌プロモーション作用のポテンシャルの予測，スクリーニング目的に汎用されている．

新生児マウスモデルは，検体量が微量であることや，投与回数が限られている利点はあるが，手技が確立されていない，微量投与ゆえに誤差が大きく，生後間もない時期に投与するため，個体差が大きいなど問題が多く，開発にあたって実施された試験は実際にはない．

がん原性試験の評価で問題となるのは，陽性の場合，発生原因が遺伝毒性に起因するか否かの判定である．現在の *in vitro* および *in vivo* 遺伝毒性試験結果と，がん原性試験結果とは必ずしも一致しないことが多い．レポーター遺伝子導入動物などを用いた *in vivo* 遺伝毒性・発癌性試験などで標的臓器での遺伝毒性評価と種々傷害性マーカーの検索などで多方面からの解析が有用な場合もある．

3.2.2 発癌性のスクリーニング

長期がん原性試験を実施するためには，多大な労力と莫大な経費および長い期間が必要である．そこで化学物質の発癌性を早期に把握するために，肝中期発癌性試験を含めた，中期発癌性試験や中期多臓器発癌性試験が開発された．

a. 中期2段階発癌性試験

イニシエーションとプロモーションからなる発癌2段階説に基づき開発され，化学物質のプロモーション活性を判定できる試験法である．動物はラットを使用し，イニシエーターとして遺伝毒性発癌物質を投与，その後のプロモーション期に被験物質を20～30週間程度投与する．前腫瘍病変や腫瘍の発生頻度，あるいは発生個数の増加により発癌性を判定する．表3.2に示すように肝臓などの単一臓器を標的とした試験法（肝中期発癌性試験）や他に胃，大腸，腎臓，膀胱，皮膚などを標的とする発癌性検索法が開発されており，それぞれの標的臓器における発癌性を証明するのに適している．なお，皮膚の発癌性検索法にはマウスが用いられている．実験の期間を可能な限り短縮するため，腫瘍性病変のみならず，それ以前に出現する前腫瘍性病変を含めて判定する．

表3.2 プロモーション作用検索による諸臓器中期発癌性試験

標的臓器	イニシエーター	被験物質の投与期間	指標とするマーカー
肝 臓	DEN	8週間 3週後に2/3肝部分切除	GST-P陽性細胞巣
食 道	NMBA	6ヵ月	腫瘍
胃	MNNG	32週間	前腫瘍病変，腫瘍
大 腸	AOM, DMH	12～32週間	ACF，腫瘍
肺	DHPN	30週間	腫瘍
甲状腺	DHPN, MNU	20週間	腫瘍
腎 臓	EHEN	20～30週間	前腫瘍病変
膀 胱	BBN	20～32週間	前腫瘍病変，腫瘍
皮 膚	DMBA	19週間	腫瘍
多臓器	DMBDD	24～28週間	前腫瘍病変

b. 肝中期発癌性試験(伊東法)[1,2] (図 3.1)

肝に対する発癌性のスクリーニングとして有用な試験法である．イニシエーターとして DEN (diethylnitrosamine) を単回腹腔内投与し，その3週間後に 2/3 肝部分切除を行い，肝細胞の増殖を促進させる．被験物質は DEN 投与 2 週間後より 6 週間まで投与し，8 週間後に終了する．肝臓の酵素変異巣である GST-P (glutathione S-transferase placental form) 陽性細胞巣を判定マーカーとして用いる．本試験法はラットがん原性試験の代替法の一つとしてガイドラインにも挙げられている．

c. 多臓器中期発癌性試験 (図 3.2)

発癌性の臓器標的性が未知の化学物質の発癌性を，一つの実験系で総合的に検出できる試験法である．複数の発癌物質を組み合わせて投与し，多臓器にイニシエーション処理をする．イニシエーションとして，4週間に3種類［DMD；DEN (diethylnitrosamine)，MNU (N-methyl-N-nitrosourea)，DMH (1,2-dimethylhydrazine)］あるいは5種類［DMBDD；DEN，MNU，BBN (N-butyl-N-(4-hydroxybutyl)nitrosamine)，DMH，DHPN (N-bis(2-hydroxypropyl)nitrosamine)］の発癌物質を処置し，プロモーション期間に被験物質を 24～28 週間投与する．肝臓は GST-P 陽性細胞巣を，大腸は ACF (aberrant crypt foci) を指標とし，その他の臓器は前腫瘍性，腫瘍性病変の発生頻度を指標として評価をする．DMBDD モデルはヒトへの外挿にあたって重要である主要な臓器を検索できる[1]． ［土井悠子，小野寺博志］

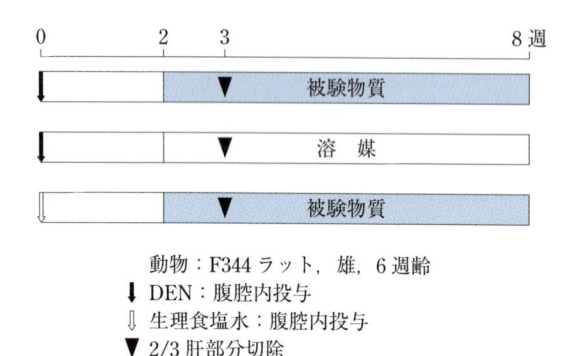

文献 (3.2 節)

1) Shirai T, *et al.* : *IARC Sci. Publ.* (146) : 251-272 (1999).
2) Ito N, *et al.* : *Cancer Sci.* **94**(1) : 3-8 (2003).

3.3 神経毒性試験

各種の物質による脳神経系の障害は毒性学的に重篤な影響を及ぼす可能性があることから，リスク評価において神経毒性試験 neurotoxicity test の重要性はきわめて高い．米国は神経毒性評価に必要な科学的根拠の提示や考え方の統一を目的とし，1998 年に米国 EPA 神経毒性試験リスク評価ガイドライン (Federal Register 63(93) : 26926) を公表した．この中で，神経毒性を「化学的，物理学的あるいは生物学的影響因子により惹起された中枢ないし末梢神経の形態的もしくは機能的な有害作用」としている．また，神経毒性のうち毒性学的重要度が高いものとして，非可逆性のもの，回復性が遅いもの，職業上および環境曝露濃度で起こるものを挙げ，他方，回復性，とくに短期(分～日の単位)で回復するもの，化合物の代謝，排泄に伴って影響が消えるものについての重要度は低いとしている．

神経毒性に関する各種検査項目を含む神経毒性試験ガイドライン neurotoxicity test guidelines が日米欧で発表されている．

3.3.1 神経毒性試験の各種ガイドライン

神経毒性試験の各種ガイドラインを，各国，各

図 3.1 肝中期発癌性試験

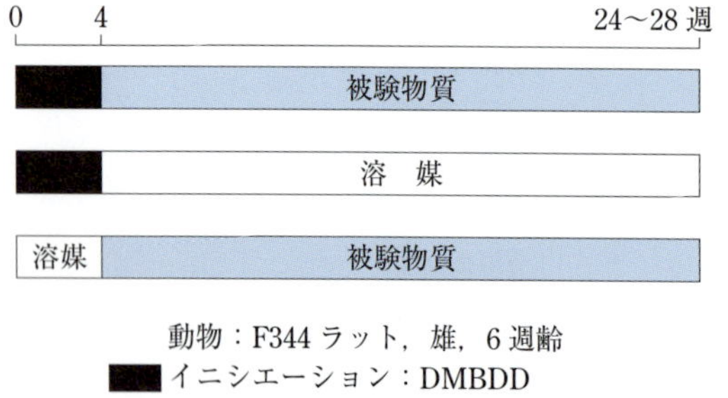

動物：F344 ラット，雄，6 週齢
↓ DEN：腹腔内投与
⇩ 生理食塩水：腹腔内投与
▼ 2/3 肝部分切除

図 3.2 多臓器中期発癌性試験

動物：F344 ラット，雄，6 週齢
■ イニシエーション：DMBDD

機関別に表 3.3 に示す.

米国 EPA は 1985 年,1991 年に続き,1998 年に現在の規制に用いられている一連のガイドラインを発表した.

有機リン化合物の急性および 28 日間遅発性神経毒性試験 acute and 28-day delayed neurotoxicity of organophosphorus substances は投与後遅発性に生じる神経毒性を調べる.神経毒性スクリーニングバッテリー neurotoxicity screening battery は急性神経毒性および亜慢性神経毒性の組合せである.発達神経毒性試験 developmental neurotoxicity study は妊娠期から新生児期まで投与して神経発達への影響を調べる.その他,高次の検査と考えられている 3 種の試験,スケジュール制御オペラント行動検査 schedule-controlled operant behavior,末梢神経機能検査 peripheral nerve function,神経生理学 neurophysiology：感覚誘発電位検査 sensory evoked potentials で構成されている.

一方,OECD,EU および日本では,1995〜2000 年に急性および 28 日間遅発性神経毒性試験ガイドラインを発表した.OECD(1997 年),EU(2004 年)ではげっ歯類における神経毒性試験 neurotoxicity study in rodents を発表した.日本では 2000 年に急性および反復投与(亜慢性)神経毒性試験を発表した.OECD は 2007 年に発達神経毒性試験ガイドラインを発表した.

3.3.2 神経毒性スクリーニングバッテリー

米国 EPA の推奨するラットを用いた神経毒性スクリーニングバッテリーを中心に,以下に試験の概略を述べる.単回,連続(反復)投与によって

表 3.3 各国,各機関の神経毒性試験のガイドライン

	公表年：ガイドライン

米国(EPA)	1985：TSCA Section 4 Test Rules, 40 CFR Part 798-Health Effects Testing Guidelines, Subpart G-Neurotoxicity
	 1991：Pesticide Assessment Guidelines – Subdivision F Hazard Evaluation: Human and Domestic Animals Addendum 10 Neurotoxicity Series 81, 82 and 83
	 1998：OPPTS Harmonized Test Guidelines, Group E-Neurotoxicity Test Guidelines
	  870.6100 Acute and 28-day delayed neurotoxicity of organophosphorus substances
	  870.6200 Neurotoxicity screening battery
	  870.6300 Developmental neurotoxicity study
	  870.6500 Schedule-controlled operant behavior
	  870.6850 Peripheral nerve function
	  870.6855 Neurophysiology sensory evoked potentials

OECD	(OECD Guidelines for the Testing of Chemicals Section 4：Health Effects) 1995：Test No. 418 Delayed neurotoxicity of organophosphorus substances following acute exposure 1995：Test No. 419 Delayed neurotoxicity of organophosphorus substances: 28-day repeated dose study 1997：Test No. 424 Neurotoxicity study in rodents 2007：Test No. 426 Developmental neurotoxicity study
EU(EC)	1996：B.37. Delayed neurotoxicity of organophosphorus substances following acute exposure（Dir 96/54/EC） 1996：B.38. Delayed neurotoxicity of organophosphorus substances 28 day repeated dose study（Dir 96/54/EC） 2004：B.43. Neurotoxicity study in rodents（Dir 2004/73/EC）

日本(農水省)	2000：12 農産第 8147 号 「農薬の登録申請に係る試験成績について」
	  急性神経毒性試験(2-1-7)
	  急性遅発性神経毒性試験(2-1-8)
	  反復経口投与神経毒性試験(2-1-12)
	  28 日間反復投与遅発性神経毒性試験(2-1-13)

神経毒性の有無を調べる試験で，投与経路はヒトの予測曝露経路を選択する．

a. 急性神経毒性試験 acute neurotoxicity study

実施に際し，あらかじめ，用量設定および投与直後の観察時間を決めるための予備試験が必要である．投与量は，致死を認めない最大耐量を最高用量として3用量が設定される．また，最高用量は 2 g / kg を超えない用量とされている．各種検査・観察は，投与前，投与当日の投与後8時間以内で，最も強い症状が発現すると予想される時間 peak effect time，投与後7日目，および14日目に実施する．また，観察項目としてはFOB(機能観察バッテリー検査)，自発運動量検査，神経病理学的検査を実施する．

b. 亜慢性神経毒性試験 subchronic neurotoxicity study

通常13週の試験が行われる．投与量は，神経毒性あるいはその他の明確な毒性を示すが致死には至らない用量を最高用量として3用量が設定される．なお，最高用量は 1 g / kg / day を超えない．各種検査・観察は，投与開始前，4週，8週，および13週に実施する．観察項目は急性神経毒性試験と同様である．

c. 各種検査・観察

(ⅰ) FOB（機能観察バッテリー検査 functional observational battery） 自律神経，感覚神経，運動神経の正常な機能を迅速に評価するための観察および検査である．表 3.4 に一連の観察の項目を示す．FOB の実施にあたっては，客観的で正確なデータ取得に留意する．観察動物につ

表 3.4 FOB(機能観察バッテリー検査)

観察・検査項目	測定内容
1. 自律神経機能	
流涙と流涎	程　度
立毛と眼球突出	所見の記載
排糞と排尿(オープンフィールド検査)	程度，回数
瞳　孔	光反応性，瞳孔径
眼瞼閉鎖	程　度
2. 痙攣，振顫，異常行動(ケージ内観察，オープンフィールド検査)	所見の記載，頻度，程度
3. 刺激に対する反応性(ケージからの取出し時ほかのハンドリング時)	程　度
4. 覚醒度または警戒性(オープンフィールド検査)	程　度
5. 姿勢と異常歩行(ケージ内観察，オープンフィールド検査)	所見の記載，頻度
6. 異常歩行	程　度
7. 前・後肢の握力	握力計による測定
8. 着地開脚幅	定規による測定
9. 感覚障害	程　度
尻尾への殴打などによる痛覚	
スナップ音などによる聴覚	
10. 体重	体重計による測定
11. 異常行動，常同行動など	所見の記載，頻度
12. その他	
立ち上がり行動(オープンフィールド検査)	回　数
正向反射	程　度
体　温	体温計による測定
異常発声	所見の記載
呼吸異常	所見の記載
視覚や固有受容性感覚による感覚運動反射	所見の記載

いて投与処置の有無を知らされない観察者による検査，同一観察者による検査，標準操作手順へのスコア基準の客観的記載，環境（照明，におい，音，温度，湿度）や検査時刻の制御などが要求される．また，動物に対しては刺激の弱い検査から，強い検査の順に実施する．

　（ii）**自発運動量検査 motor activity**　通常，自動測定装置を用いて行う．測定は個体別に実施する．運動量の増加，減少ともに測定できるシステムを用いる必要がある．すなわち，ベースライン運動量が高すぎることも低すぎることもない方法を用いる．無処置対照群のほとんどの動物について，運動量が定常的になるまで（通常は1時間程度）測定を続ける．すべての動物について測定時間は同一とする．使用する機器に群間のばらつきが出ないように留意する．また，環境（照明，におい，音，温度，湿度，使用ケージ）についても一定になるように注意する．

　（iii）**神経病理学的検査 neuropathology**
剖検および神経組織の病理組織学的検査である．神経組織に適した標本作製に留意して検査を実施する．剖検後，適切なアルデヒド固定液による全身灌流固定を実施する．中枢神経組織はパラフィン包埋切片のヘマトキシリン・エオジン染色標本，末梢神経組織はプラスチック包埋切片のトルイジンブルー染色標本を作成して観察する．また，最小毒性量を決定するため，鍍銀染色，GFAP（神経膠線維酸性タンパク質 glial fibrillary acidic protein）の免疫染色，GFAP の免疫測定法による定量なども推奨される．標本の観察は訓練された観察者によって実施され，アーティファクトとの鑑別に留意して実施する．観察順はランダム化するなど客観的な所見取得に留意する．検査部位は神経系全体に（表3.5）および各神経組織の諸要素を詳細に観察する．

d．陽性対照データ positive control data
　試験の質を検証するため，定期的に陽性対照化合物を投与し，検査・観察を実施する．また，陽性対照化合物としては，末梢神経に神経病理学的異常を発現する物質（アクリルアミドなど）および，中枢神経に神経病理学的異常を発現する物質（ト

表 3.5　急性・亜急性神経毒性試験における神経病理学的検査部位

	検査部位
（中枢神経）	
前　脳	A
大脳中央部	B
中　脳	C
小　脳	E
橋	D
延　髄	E, F
脊髄（頸部）	G
（腰部）	H
（末梢神経）	
脊髄神経腹根（頸部，腰部）	I
脊髄神経背根（頸部，腰部）	J
背根神経節（頸部，腰部）	K
坐骨神経（近位）	L
腓腹（脛骨）神経（膝部）	M, N
（筋分岐部）	
三叉神経節	
眼球（網膜・視神経）	
腓腹筋	O

脊髄および末梢神経は横断面と縦断面の両方を検査．

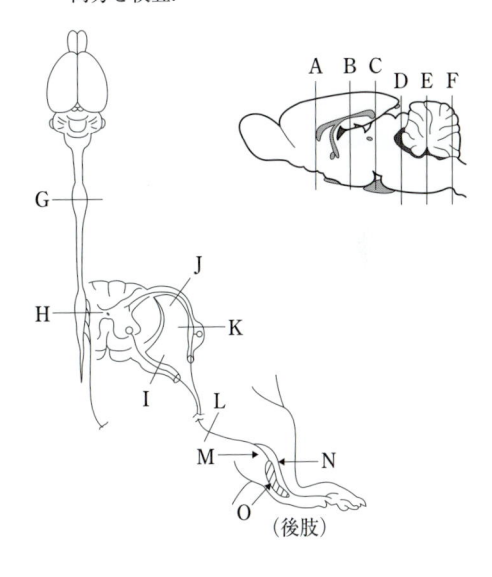

リメチルスズなど）の両者が用いられる．陽性データの取得は被験物質で認められた陽性・陰性データの信頼性の検証に重要である．

3.3.3 発達神経毒性試験

EPA および OECD が発達神経毒性試験のガイドラインを発表している．ここでは，米国 EPA のガイドラインに従って試験法を述べる．1 群あたり少なくとも 20 匹の妊娠・出産雌ラットに対し妊娠 6 日から出産後 10 日目まで化合物を経口投与する．通常，新生児死亡などを引き起こさない最大耐量を含む 3 用量で試験が実施される．生まれた F_1 世代の同腹児から 1 腹について雌雄各 1 匹を無作為に選び，合計 1 群 20 匹(雄 10 匹，雌 10 匹)について，各種検査・観察を実施する．検査項目としては，FOB，腟開口など発達の指標の観察，自発運動量検査，驚愕反射，脳重量測定，記憶・学習検査，神経病理学的検査などを実施する．神経病理学的検査は F_1 の 11 日齢および 9〜10 週齢時に実施する．通常，11 日齢に関しては脳の各部位(嗅球，大脳皮質，海馬，大脳基底核，視床，視床下部，中脳蓋，被蓋，大脳脚，小脳，橋，延髄)の組織標本を作製し観察する．一方，9〜10 週齢に関しては脳のほか，急性・亜慢性神経毒性試験と同様に，脊髄や末梢神経についても組織標本を作製し，検査を実施する．また，いずれの検査時期においても，脳の発達の指標として，大脳，小脳の各部位の長さを測定し，発達の遅延などを調べる．米国毒性病理学会は発達神経毒性試験の病理検査についてのポジションペーパーを作成し，形態計測部位に関して例示を行っている(図 3.3，3.4)．

なお，OECD の発達神経毒性ガイドラインにおいては，投与期間は妊娠 6 日から離乳時(出産後 21 日目)までとなっている．また，乳汁移行性を認めない化合物などについては，出生児への直接投与の検討が必要とされている．

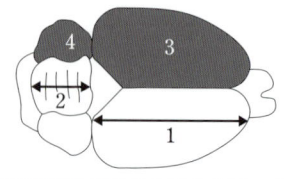

図 3.3 発達神経毒性試験における大脳・小脳肉眼背側観の代表的な形態計測部位
吻側端-尾側端距離：大脳(1)，小脳(2)，
背側観面積：大脳半球(3)，新小脳(4)．
〔Bolon B, *et al.*：*Toxicol. Pathol.* **34**：296-313(2006)〕

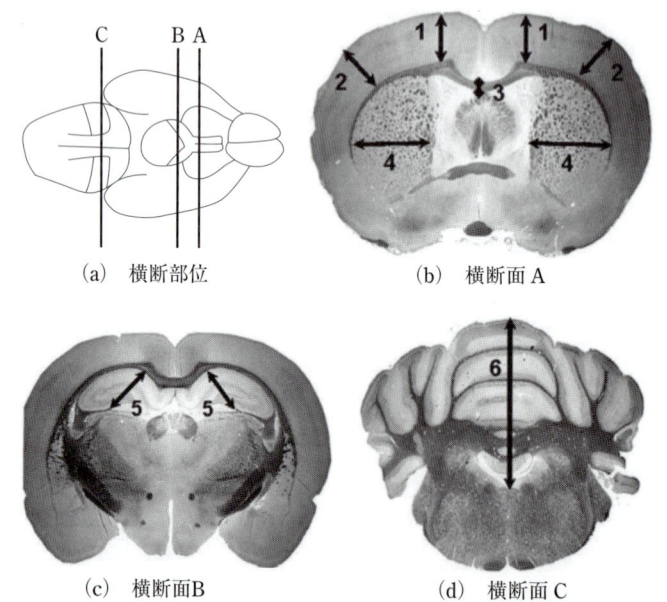

(a) 横断部位
(b) 横断面 A
(c) 横断面 B
(d) 横断面 C

図 3.4 発達神経毒性試験における大脳・小脳横断面の代表的な形態計測部位
(a)横断部位尾側面の切片にて測定，(b)大脳皮質厚み(1：前頭葉，2：頭頂葉)，脳梁厚み(3)，線条体水平幅(4)，(c)海馬厚み(5)，(d)小脳垂直丈(6)．
〔Bolon B, *et al.*：*Toxicol. Pathol.* **34**：296-313(2006)〕

3.3.4 高次試験

米国 EPA は神経毒性が認められた化合物について，神経毒性のメカニズム解明などを目的として，各種の高次試験 higher tier studies の実施を推奨している．

a. スケジュール制御オペラント行動検査

学習と記憶に対する神経毒性作用の評価のための検査であり，ラットやマウスを使用する．動物が能動的に行動を起こしたとき（たとえばレバー押し）に，動物にとって好ましい結果（たとえば，給餌）をもたらせば，動物がその行動を反復するようになる．すなわち，自分に有利な事態を獲得する，あるいは逆に不利な事態を避けるために形成された学習行動を繰り返す．このような行動をオペラント行動とよぶ．このような行動を利用し，化合物の投与後，あらかじめ決められたスケジュールあるいはパターンの能動的行動によって成果が得られるように，動物を訓練し，その学習能への影響を調べる．

b. 末梢神経機能検査

末梢神経障害が疑われる場合に行う検査である．末梢神経を体表から電気刺激し，筋肉や神経上に誘発された活動電位を記録することにより，伝導速度を測定する．すなわち，離れた2点を別々に刺激し，記録・導出部位での活動電位を記録する．運動神経伝達速度に関しては筋活動電位，また知覚神経伝達速度に関しては誘発神経電位を測定し，それぞれ反応の時差と誘発部位の距離によって神経伝達速度を算出する．また，これらの活動電位の振幅についても測定し影響を調べる．

c. 感覚誘発電位検査

感覚神経の異常が疑われる場合に行う検査で，視覚誘発電位，聴覚誘発電位，体性感覚誘発電位を測定し，神経生理学的な各種パラメーターへの影響を調べる．

3.3.5 遅発性神経毒性試験

遅発性神経毒性試験 delayed neurotoxicity study は日米欧ともにほぼ同じ方法が推奨されており，日本の 2000 年に発表された農薬の神経毒性ガイドラインである急性遅発性神経毒性試験 acute delayed neurotoxicity study，28 日間反復投与遅発性神経毒性試験 28-day repeated dose delayed neurotoxicity study（12 農産第 8147 号）を中心に述べる．

a. 急性遅発性神経毒性試験

雌成鶏に死亡が認められない程度で可能な限り高い用量（最大非致死量）を求め，強制的に単回経口投与する．ただし，同用量は 2 g/kg を超えない．鶏は 3 週間観察し，あらゆる毒性徴候について観察する．運動失調は 4 段階以上からなる判定基準に基づき評価する．生化学検査として神経変性症標的エステラーゼ neuropathy target esterase 活性を，脳，腰髄について測定する．また，屠殺剖検後，灌流固定した小脳，延髄，脊髄（上頸部，中胸部，腰仙部），脛骨神経（近位部，遠位部，分岐部），坐骨神経の神経病理学的検査を実施する．

b. 28 日間反復投与遅発性神経毒性試験

雌成鶏に毒性作用を示すが，死亡が認められない用量を最高用量として 3 用量群を設定する．ただし，最高用量は 1 g/kg/day を超えない．投与は強制的に 28 日間連続して経口投与する．投与終了後 14 日間観察する．検査項目は，急性遅発性神経毒性試験と同様である．

3.3.6 神経毒性評価のための in vitro 試験

神経系は複雑な構造，機能をもっており，実験動物を用いた in vivo 神経毒性試験においては，結果の評価が困難となることがある．一方，in vitro 試験系はより単純な系であり，適切な研究を実施することにより，当該神経毒性の機序を解明できる可能性がある[1]．また，動物試験代替のための in vitro 試験法の開発は毒性学における喫緊の課題である．これらの in vitro 試験では，器

官培養，移植・スライス培養（脳スライスなど），初代培養，継代培養（神経芽細胞腫／神経膠腫由来細胞株など）などの手法が用いられる．エンドポイントとしては，受容体結合，酵素活性，神経伝達物質，遺伝子転写レベルなどが対象となっている．最近では，胚性幹細胞を用いて，発達神経毒性のスクリーニングのための in vitro 試験系の開発研究も行われている．　　　［奥野泰由］

文献（3.3節）

1) Dorman DC, et al.：Nervous System. In：Handbook of Toxicologic Pathology, 2nd Ed., Vol.2, pp.509-537, Academic Press, San Diego（2002）.

3.4 免疫毒性試験

医薬品による免疫系を介する副作用発現は，過去20年余りにわたり注目されてきた領域で，活発な研究努力にもかかわらず，医薬候補品の免疫毒性ポテンシャルの検出に関し，統一的な試験法はない．この困難さの背景には，リンパ球やその他の免疫担当細胞およびそれらの機能の多様性，細胞間相互作用，サイトカインなどによる緻密なネットワークなど，免疫機構の複雑さがある．

免疫毒性は ① 抗原（医薬品）非特異的な免疫毒性（いわゆる免疫毒性）および ② 抗原特異的な免疫毒性に大別され，前者には免疫抑制，免疫過剰亢進（抗原非特異的な自己免疫誘起を含む）が，後者には過敏症反応および抗原特異的な自己免疫反応がそれぞれ含まれる．過敏症（アレルギー）を誘起する性質はアレルゲン性とよばれる．以上のような免疫毒性が，免疫抑制として発現した場合，易感染性や腫瘍発現のリスクにつながる．抗原特異的なアレルギーでは，接触過敏症，蕁麻疹，アナフィラキシーなどの症状を呈する（注：医薬品による自己免疫には，抗原（医薬品）特異的なものと，非特異的なものがあり，複雑である）．

いわゆる免疫毒性（以下，「免疫毒性」）は，骨髄抑制作用をもつ増殖活性抑制剤（抗癌剤など）の場合を除き，比較的発生頻度は低い．しかし，たとえ弱い作用であっても，対象患者集団の免疫機構が脆弱である場合（慢性的な免疫不全症，免疫抑制剤を投薬している患者，栄養不良，免疫機能の発達途上にある小児など），重篤な副作用として発現する可能性も考えられることから，厳密な評価がすべての新薬開発において求められる．免疫毒性試験としては，複数の免疫機能検査を一般毒性試験（免疫系検査項目を含む）に段階的に組み合わせて実施することが各国のガイドラインで推奨されていた．

2005年に，ICH S8 ガイドライン（Immunotoxicity Studies for Human Pharmaceuticals）が日米欧でまとまり，わが国では，その和訳版である「医薬品の免疫毒性試験に関するガイドライン」が2006年に発出されている．以下，このガイドラインを中心に記載する．一部2002年の米国FDAガイドライン（Immunotoxicology evaluation of investigational new drugs; CDER, 2002）と対比した．

3.4.1 ICH S8 ガイドラインの概要

a. 対　象

（ⅰ）**ガイドラインの適用対象**　新規医療用医薬候補化合物の開発，既存薬の効能追加および免疫毒性に関わるラベル改定，臨床試験あるいはその後の臨床使用で免疫毒性が明らかになった場合．

（ⅱ）**適用除外**　ICH S6 生物ガイドラインが適用される医薬品には，当該ガイドラインは適用されない．

（ⅲ）**免疫毒性の当該ガイドラインでの取扱い**　当該ガイドラインで対象となる免疫毒性とは，非意図的な免疫抑制あるいは免疫亢進を指し，薬剤起因性の過敏症や自己免疫は除外する（米国FDAガイドラインでは，免疫抑制，免疫原性，過敏反応，自己免疫反応に区分し言及している）．

b. 免疫毒性の推奨評価フロー

① 一般毒性試験の成績，② 候補品の薬理作用，③ 適応疾患，④ 免疫系に影響を及ぼすことが知られる化合物との構造的類似性，⑤ 候補品の分布，および ⑥ 臨床情報に基づき weight-of-evidence review を実施し，免疫毒性が疑われた場合，追加の免疫毒性評価を行う(米国 FDA ガイドラインにおいても，同様の記載が見られるが，とくに抗 HIV 薬に関しては，一般毒性試験における免疫抑制作用の有無にかかわらず，免疫機能検査の実施を要求している)．

c. 一般毒性試験における免疫毒性評価の検査項目

表 3.6 に免疫毒性評価のための検査項目を挙げた．対象の候補化合物の免疫毒性を評価する場合，白血球，リンパ球，顆粒球などの減少・増加(血液検査)，リンパ系臓器の器官重量変動および病理組織学的変化(病理検査)，血中グロブリン量の変動(血液化学検査)，感染症発生頻度の増加，腫瘍発生頻度の増加を考察する必要がある．

なお一般毒性試験における免疫毒性評価時，以下の点に留意する必要がある．① 統計的，生物学的有意性，② 変化の重篤度，③ 投与量あるいは曝露量との関係，④ 予想有効量に対する安全係数，⑤ 投与期間，⑥ 影響を受けた動物種および検査項目の数，⑦ 他の変化に伴う二次的な影響の可能性，⑧ 想定される標的細胞および作用機序，⑨ 他の毒性変化の見られる投与量と免疫毒性の認められる投与量の関係，⑩ 回復性．

また，一般毒性試験の最大耐量付近の投与量では，毒性反応に伴うストレスにより免疫系の変動が生じることが知られており，認められた変化を評価する場合，ストレスの影響を加味する必要がある．

d. 追加免疫毒性試験

免疫毒性が懸念される要因が特定された場合，免疫毒性ポテンシャルの確認のために，追加の免疫毒性試験の実施が必要となる．これらの試験は，影響を受けた細胞のタイプ，回復性および毒性発現機序を明らかにすることに役立つ．また，臨床試験でのバイオマーカーの選択につながる可能性もある．

追加検査は，医薬候補化合物の特性あるいは一般毒性試験で認められた異常の性質に合わせて適切に選択される必要があるが，一般に TDAR(T 細胞依存性抗体産生反応 T-cell dependent antigen response)検査などの免疫機能検査の実施が推奨される．一般毒性試験で特異的な細胞群にのみ免疫毒性が見られ，これが TDAR に関与しない場合は，その細胞群について機能検査を実施し得る．免疫毒性の標的細胞種が特定できていない場合は TDAR の実施が推奨される．

加えて，リンパ球サブセットの検討は，機能検査ではないが，特異的に傷害される細胞種やバイオマーカーの特定につながる可能性があり，この意味で有用である(FDA ガイドラインにおいても，TDAR を最も生物反応をよく反映する検査として取り上げている．一方リンパ球サブセットについては，他検査と同時に実施することで有用である

表 3.6 一般毒性試験で検査されるべき免疫毒性項目

検査	検査項目
血液検査	総白血球数と白血球型別絶対数
血液化学検査	グロブリン濃度[*1]，A/G 比
病理解剖	リンパ系組織/器官
器官重量	胸腺，脾臓(場合によってはリンパ節)
病理組織学的検査	胸腺，脾臓，所属リンパ節， その他リンパ節(最低一つ)，骨髄[*2]，パイエル板[*3]，BALT[*4]，NALT[*4]

*1：解釈不能なグロブリン濃度の変化が見られた際，免疫グロブリン濃度の測定が必要な場合がある．
*2：末梢血球分画あるいは病理組織検査で解釈不能な変化が見られた際，骨髄の細胞学的評価が適切な場合がある．
*3：経口投与の場合．
*4：吸入あるいは経鼻投与の場合．BALT(気管支関連リンパ組織 bronchus-associated lymphoid tissue)，NALT(鼻咽頭関連リンパ組織 nasopharyngeal-associated lymphoid tissue)．

e. 免疫毒性評価と臨床試験の実施タイミング

weight-of-evidence review の結果，追加の免疫毒性試験の実施が必要と判断された場合には，大規模臨床試験（通常第 III 相試験）の投与前に追加検査が終了している必要がある．それにより，必要に応じて，免疫系パラメーターのモニタリングを臨床試験に組み込むことが可能となる．適応症が免疫不全を伴う疾患である場合，開発のより早期から免疫毒性に関する検討を開始することも考えられる（FDA ガイドラインは，申請前に終了すべきとしている）．

3.4.2　免疫毒性検査法

a. TDAR 検査

TDAR 検査（T 細胞依存性抗体産生 T-cell dependent antibody response）は，適用範囲が広いので各国のガイドラインで推奨されている検査法で，T 細胞依存的に抗体産生を引き起こすことが知られている抗原（例：SRBC（ヒツジ赤血球　sheep red blood cell）あるいは KLH（keyhole limpet hemocyanin））により動物を免疫し（被験薬剤の投与期間の後期に），その抗体産生能への被験薬剤の影響を評価する．検出は，脾臓細胞などを使用したプラークアッセイや血中抗体価の ELISA 法による測定などによる．

TDAR 検査法は，使用する動物によりその成績が大きく変動するので実施にあたっては注意を要する．

b. NK 細胞活性検査

NK（natural killer）細胞活性検査は，リンパ球サブセット検査（後述）などにより，同細胞数の減少が認められたとき，一般毒性試験でウイルス感染が高率に発生したときなどに有用である．

通常，NK 細胞活性検査は，*ex vivo* 検査であり，被験物質を投与した動物の脾臓細胞や末梢血から NK 細胞を調製する．この NK 細胞と ^{51}Cr 標識した標的細胞を混合し，その細胞障害能を評価する．

NK 細胞活性検査は，一般毒性試験の 1 項目としても実施することが可能である．

c. 宿主抵抗性試験

宿主抵抗性試験では，動物に被験薬剤の各種用量の投与と，各種濃度の病原体（細菌，真菌，ウイルス，寄生虫）の接種や腫瘍細胞移植を行い，これら感染病原体あるいは移植腫瘍への宿主の抵抗性を対照群との差として検出する．使用病原体には，*Listeria monocytogenes*, *Streptococcus pneumoniae*, *Candida albicans*, influenza virus, cytomegalovirus, *Plasmodium yoelii*, *Trichinella spiralis* などが用いられる．また，代表的な移植腫瘍として B16F10 melanoma や，PYB6 sarcoma などの株化細胞が用いられる．

宿主抵抗性試験では，特定の感染症や移植腫瘍に対する感受性情報が得られるため，リスクマネージメントプランに反映させることができる．また，この検査は，被験薬剤の影響を受けた細胞タイプの同定や確認にも重要である．宿主抵抗性試験においては，病原体あるいは移植腫瘍細胞の増殖能に対する被験薬剤の作用（非免疫的な機構による）が問題となるので，必要に応じてこれらの有無を検討する必要がある．

d. マクロファージ，好中球機能検査

この検査では，*in vitro* 条件で被験薬剤を添加し，対象の細胞の貪食能，活性酸素生成，走化性，細胞溶解能などを指標として，その機能を検査する．被験薬剤を投与した動物から調製した同細胞の機能を見る *ex vivo* 検査系も知られている．

e. リンパ球サブセット検査（イムノフェノタイピング）

リンパ球サブセット検査では，末梢血や脾臓などの免疫系組織を用いて，B リンパ球，T リンパ球，T リンパ球サブセット，NK 細胞などをおのおのの細胞表面マーカーに対する抗体で標識し評価する．検出は，フローサイトメーターあるいは免疫組織化学染色を使用できる．

とくにフローサイトメーターを用い，末梢血を評価した場合，臨床試験において同様の検査を行い，これらの成績を比較することも可能である．

一方，免疫組織化学染色の利点は，免疫毒性が被験薬剤で疑われた後に，回顧的に実施できる点にある．一般に免疫染色時の染色強度の計数化は困難とされている．

リンパ球サブセット検査は，一般毒性試験の検査項目に比較的容易に組み込め，これにより経時的な変動や回復性を検討することも可能となる．

f. その他の検査

他に，細胞障害性 T 細胞活性などの細胞性免疫機能の検査が挙げられている．ガイドラインでは言及されていないが，その他の検査として，マイトゲン刺激などによるリンパ球増殖反応，血清補体反応，サイトカイン産生などの各種検査が知られている．

最新の免疫毒性ガイダンスとしては，2012 年に WHO（World Health Organization）/IPCS（International Programme on Chemical Safety）より，Guidance for immunotoxicity risk assessment for chemicals. IPCS harmonization project document；no.10. が発出され，段階的な weight-of-evidence approaches の重要性が記載されている．このガイダンスでは，各免疫毒性タイプ（免疫抑制，免疫過剰亢進，過敏症反応，自己免疫反応）ごとに，詳細な評価法が記載されている． ［佐藤元信］

文献（3.4 節）

1) 医薬品非臨床試験毒性ガイドライン研究会 編：医薬品非臨床試験毒性ガイドライン解説 2010，薬事日報社（2010）．
2) Snodin DJ: *Regul. Toxicol. Pharmacol.* **40**: 336 (2004).
3) EMEA: Note for guidance on immunotoxicity studies for human pharmaceuticals. CHMP/167235/2004 (2004).
4) CDER: Immunotoxicology evaluation of investigational new drugs. US Department of Health and Human Services, Food and Drug Administration. (2002).

3.5　生殖発生毒性試験

生殖発生毒性 reproductive and developmental toxicity とは，化学物質などの環境要因が生殖発生の過程に有害な反応を引き起こす能力のことで，親の世代から見た場合を生殖毒性 reproductive toxicity，次世代から見た場合を発生毒性 developmental toxicity という．

3.5.1　生殖毒性

生殖毒性は親世代への障害であり，受精能，受胎能から親の関与が及ぶ次世代の離乳に至る過程への影響である．ホルモンを介する場合が多いので，内分泌系への影響を含めて総合的に検討する必要がある．

a. 雄に対する生殖毒性

（i）**精子の形成**　精巣の精細管 seminiferous tubule では，精祖細胞が有糸分裂して一次精母細胞になり，減数分裂により二次精母細胞，精子細胞を経て精子 sperm となる．精子は精巣上体内で成熟する．精子形成 spermatogenesis には，精巣間細胞に作用してテストステロンなどの男性ホルモンの合成・分泌を促す LH（黄体化ホルモン luteinizing hormone）とセルトリ細胞に作用し男性ホルモンからエストラジオールへの代謝を促す FSH（卵胞刺激ホルモン follicle stimulating hormone）が関わっている．

（ii）**精子の輸送**　精子は精巣から輸出管 efferent duct を通り精巣上体 epididymis に移動する．精巣上体はコイル状に折り畳まれた 1 本の長い管であり，頭部 caput，体部 corpus および尾部 cauda からなる．精子は頭部から体部を通過する間に成熟し尾部で貯蔵される．

（iii）**毒性発現メカニズム**　精巣への障害が多く知られており，精細管における精子形成過程の阻害，ホルモンを介する間接的な作用，精巣の循環障害や栄養障害がある．その他に精巣上体での精子の成熟阻害や成熟した精子の運動性や先体に影響する場合などがある．

b. 雌に対する生殖毒性

（i）**卵子の形成**　卵巣 ovary では胎児期に卵祖細胞が分化，減数分裂し原始卵胞が形成される（卵子形成 oogenesis）．原始卵胞は卵巣内で分

化を休止する．出生後性成熟に至ると，性周期ごとに原始卵胞が成熟し，排卵が起こる．これらは下垂体の性腺刺激ホルモンによって調節されている．

(ii) 毒性発現メカニズム　多くはホルモンによる調節機構の障害による卵子 egg の分化，成熟，排卵過程，妊娠維持や分娩への二次的作用である．また，受精や着床に作用する化学物質も知られている．

3.5.2 発生毒性

発生毒性は生殖細胞の形成から次世代の成長・成熟までの過程に発現する障害を指す．とくに，次世代に対して形態的・機能的な発生障害をきたす作用を催奇形性 teratogenicity という．個体発生は，受精 fertilization から器官形成 organogenesis が終了するまでの胚期（着床前期および器官形成期）とその後出生するまでの胎児発育期に分けられる．これらの個体発生の段階と毒性発現には密接な関係がある．

a. 個体発生と毒性発現

（i）着床前期　卵管内で受精した卵子は子宮へ移動する過程で分裂を繰り返し，2細胞期から4細胞期，桑実胚，胞胚を経て胚盤胞となり，外層の栄養膜細胞により子宮内膜に着床する．この時期においては，作用が強ければ胚は死亡吸収され，作用が弱ければその後の発生は正常に進行し，通常，奇形は成立しない．

（ii）器官形成期　着床した胚盤胞の内細胞塊は2層に分化し，外胚葉と内胚葉が形成される．さらに，外胚葉の原始線条から細胞が増殖し中胚

表3.7　胚葉の分化

胚葉	発生する器官・組織
外胚葉	表皮，水晶体，内耳，中枢神経，頭部骨格・筋など
中胚葉	真皮，体幹・四肢の骨格・筋，腎臓，子宮，内臓の筋，心内膜，血管内皮など
内胚葉	甲状腺，気管，消化管，膵臓，前立腺，膀胱などの上皮

葉となる．それぞれの胚葉は各器官に分化する（表3.7）．器官形成期は催奇形性物質に対する感受性が最も高い．奇形成立の感受期 sensitive period であり，通常は器官原基の形態発生の直前から発生初期に当たる．ラットでは妊娠8～14日，マウスでは妊娠7～13日，ウサギでは妊娠8～15日，ヒトでは2.5～20週に当たる（表3.8）[1]．

（iii）胎児発育期　形態的基礎のでき上がった器官内で，組織分化と発育が進行する出生までの期間で，個体レベルの障害感受性は低下し，脳と生殖器官を除いて，重篤な奇形は成立しない．この時期の侵襲により，全身発育遅延，生後の機能障害が発現することがある．経胎盤発癌もこの時期の曝露で見られる．

（iv）実験動物とヒトとの比較　初期の胚発生は，ヒトとラットやマウスなどのげっ歯類とでは大きく異なる．ヒトでは外胚葉が背側，内胚葉が腹側に位置し，二つのボールを合わせたようなところから胚が発生するが，げっ歯類では臓側内胚葉が外側，外胚葉が内側に発生し，体節が発生する頃には胚が回転し，内胚葉が逆転する．内反した卵黄囊は胚を包み，この時期の物質交換に重要な機能を果たす．ヒトでは妊娠期間が長く，胎児発育期が長期間を占めているが，げっ歯類では妊娠期間が短く，着床前期，期間形成期，胎児発

表3.8　実験動物とヒトの発生比較（日）

動物種	着床	原始線条	10体節	下肢芽	前肢指放線	口蓋突起癒合	妊娠期間
ラット	6	9	10.5	12	14	17	22
マウス	5	8	8.5	10.3	12.3	15	19
ウサギ	7.5	7.25	8.5	11	14.5	19.5	32
アカゲサル	9	17	23	28	35	46	167
ヒト	7.5	17	25	32	37	57	267

[Hoar RM, *et al*.：Comparative development of specific organ systems. Developmental toxicoligy, Kimmel CA, Buelke-Sam J (eds.), pp.13-33 Raven Press, New York(1981).]

育期がほぼ3等分されている．出生時の発生段階は動物種によって異なっており，げっ歯類の出生期はヒトの胎生後期に当たる．

b. 発生毒性に関与する要因

発生毒性発現には母体のさまざまな要因が関わっている(表3.9)．先天異常の成因には ① 母体の遺伝的要因が決定的に関わっている場合，② 環境要因が決定的に関わっている場合，③ 遺伝と環境とが複雑に関わっている場合，がある．発生毒性の原則としては，① 因子特異性，② 時期特異性，③ 要因の強さ，④ 親と胚/胎児の遺伝的要因，⑤ 母体の生理的/病理的要因，があり，これらが複雑に関わり合って発生毒性を発現させる．化学物質の発生毒性発現機序として，作用部位が胚(胎盤通過による胚への直接作用)，胎盤障害(げっ歯類の発生初期の卵黄嚢への蓄積による胚への栄養障害，胎盤の血行障害)，母体の障害(栄養/ガス交換/ストレス/内臓機能障害)などが考えられる．化学物質それ自身または代謝物による作用か，化学物質の胎盤移行(胚/胎児への移行)，乳汁移行および生殖器への移行に関する知見は，発生毒性の評価に有用である．

c. 催奇形性

(ⅰ) 形態異常の分類 形態異常には生後の生命維持や機能障害に重篤な影響を及ぼす奇形 malformation，生存や機能に悪影響を及ぼさない変異 variation および発育遅延 retardation まで含まれる．このため，奇形，変異および発育遅延の分類基準を明確にする必要性が指摘されており，これらの分類基準，用語の統一の試みがなされている[2]．たとえば，過剰な肋骨(腰肋)のうち長いものの発現は催奇形性を示唆させるが，瘢痕様のものの発現は通常比較的高頻度で見られ，催奇形性を示唆しないと考えられている．

(ⅱ) 形態異常の発現メカニズム 器官形成期における器官原基の形成には細胞の分化増殖と生理的細胞死(アポトーシス apoptosis)が重要である．形態異常は DNA 傷害物質などに起因する細胞死により器官原基の形態形成に必要な細胞数が不足した場合，あるいは生理的細胞死による形態形成が正常に起こらない場合に発現する．さらに，器官原基への分化や形態形成には細胞間の相互作用，細胞の運動や移動も深く関わっており，細胞外マトリックス，細胞接着因子，微小管，微細線維に影響するさまざまな分子の生化学レベルの変化なども形態異常の成因となっている．

細胞レベルの変化により発生組織からの分化誘導の障害，あるいは発生組織の欠損や退化が生じると原基は発生しない(無発生 agenesis)．一方，発生分化の過程が障害されると小頭 microcephalus などの低形成 hypoplasia，上顎突起と前頭突起の融合不全による口蓋裂 cleft palate などの癒合不全，動脈幹遺残 persistent truncus arteriosus，心室中隔欠損 ventricular septal defect，神経管の閉鎖障害による二分脊椎 schistorrhachis，眼杯裂の閉鎖障害による虹彩コロボーマ iris coloboma，停留精巣 cryptorchism および鎖肛 aproctia などが発現する．また，隣り合う原基の癒合，原基発生の重複や発生過程での生理的細胞死の阻害は器官の過剰発生(融合腎 fused kidney，多指 polydactylism，巨指 dactylomegaly など)を引き起こす．分化の異常としては，先天腫瘍，組織の迷入 aberrant や化生 metaplasia，生殖器の分化異常である仮性半陰陽 pseudohermaphroditism などがある．

表3.9 発生毒性の発現に関わる要因と作用機序

母体に関する要因	原因物質の全身曝露量，年齢，遺伝背景，病歴，経産回数，ストレス，栄養状態，薬剤などの複合曝露
原因物質の胚子・胎児への直接作用	胎盤通過による胚子・胎児への直接曝露 胎盤への作用(未発達，血流低下，機能低下)
原因物質の母体を介した胚子・胎児への間接作用	貧血，妊娠高血圧症候群，栄養欠乏，ホルモン平衡異常，電解質平衡異常，酸塩基平衡異常，子宮血流低下，母乳の分泌量低下・質異常

3.5.3 生殖発生毒性試験法

a. 医薬品に関する試験法

ICH（日米欧医薬品規制調和国際会議）において生殖発生毒性試験ガイドラインが承認（1993年6月）され，その後2回改訂された（1995年11月，2000年11月）．これらは厚生労働省ガイドラインに取り入れられている．ガイドラインでは，生殖発生過程を交尾～受精～着床～硬口蓋閉鎖～分娩／出生～離乳～性成熟の6段階に区分し，各段階への被験物質の影響を3種の試験計画で評価することを基本としている（表3.10）．通常，動物にごく軽度な毒性が発現する用量を高用量とするが，技術的に投与可能な量または1000 mg／kg bw／day を上限量とすることも許容される．

（ⅰ）受胎能および着床までの初期胚発生に関する試験　げっ歯類（通常ラット）を用い交配前から交尾，着床に至る過程に及ぼす影響を評価する．雌雄とも性成熟に達している動物に2週間以上反復投与し交配させる．被験物質の投与は交配期間中，さらに雄では試験終了まで，雌では少なくとも着床までの期間継続する．受胎能への影響の原因を明確化させるため，雄（雌）のみに投与し無処置の雌（雄）と交配させる試験の2試験に分けることもある．

おもな観察項目は生死，一般状態，体重および摂餌量，交配成績などである．交尾が成立した雌については妊娠中期以降に剖検し，黄体数，着床数，胚死亡の有無などを検索する．また，雄の受胎能については生殖器官の重量測定や病理組織学的検査，さらに精子形成に及ぼす影響（精子数，精子運動性，精子形態観察）を検討する．

（ⅱ）出生前および出生後の発生ならびに母体の機能に関する試験　げっ歯類（通常ラット）を用い母動物，受胎産物および出生児の発生に及ぼす影響を評価する．母動物に対して着床から離乳までの期間にわたり被験物質を投与する．母動物の観察項目は生死，一般状態，体重および摂餌量，交配成績などである．母動物はすべて自然分娩させ，新生児については児数，生死，性別および外表異常の有無などを検査する．その後，母動物については哺育に関する異常の有無を，出生児については成長，発達および一般状態を観察する．出生児の成長はおもに体重推移で評価するが，耳介展開，毛生，切歯萌出などの発達指標も重要である．また，性成熟の指標としては雌では腟開口，雄では陰茎亀頭包皮分泌腺開裂が推奨される．さらに，出生児は性成熟後，生殖能を評価するために交配させる．また，次世代児には神経・筋機能，運動能力，感覚機能および学習・記憶に関する検査も求められている．

（ⅲ）胚・胎児発生への影響に関する試験　被験物質を母動物に投与し，胚・胎児の発生に及ぼす影響を評価する．げっ歯類（通常ラット）と非げっ歯類（ウサギ）の2種を用い，着床から硬口蓋の閉鎖までの期間にわたり投与する．分娩予定の約1日前に母動物を屠殺・剖検し，黄体数，着床数，胎児の死亡の有無などを検索する．生存胎児については重量測定，性別判定および外表異常の有無などを観察後，内臓と骨格について検査する．

b. 医薬品以外の化学物質に関する試験法

農薬，食品添加物，飼料添加物および一般化学物質はヒトに対して長期間に多世代にわたり曝露

表3.10　ICHにおける生殖発生毒性試験法ガイドライン

試験の種類*	対応する生殖発生過程	使用動物
Ⅰ．受精能および初期胚発生から着床までに関する試験	交配前～受精，受精～着床	げっ歯類（通常ラット）
Ⅱ．出生前および出生後の発達ならびに母動物の機能に関する試験	硬口蓋閉鎖～妊娠満期，出生～離乳，離乳～性成熟	げっ歯類（通常ラット）
Ⅲ．胚・胎児期の発生への影響に関する試験	着床～硬口蓋閉鎖	げっ歯類（通常ラット）およびウサギ

＊げっ歯類を用いた試験については，Ⅰ，Ⅱ，Ⅲ各試験の投与期間を単一あるいは2種の試験に統合する試験デザインも許容される．

される可能性があることから，2世代繁殖毒性試験が要求されている．さらに，げっ歯類(通常ラット)と非げっ歯類(通常ウサギ)を用いた出生前発生毒性試験も求められている．

　(ⅰ) **2世代繁殖毒性試験**　親世代(PおよびF_1)に対し交配前10週以上にわたり被験物質を投与する．さらに交配，妊娠，分娩を経て次世代(F_2)の離乳まで投与を継続し，各世代の雌雄に対する性周期，交尾，受胎，分娩，哺育などの生殖機能および出生児の成長と発達に及ぼす被験物質の影響を評価する．

　(ⅱ) **催奇形性試験**　基本的な試験計画や検討項目は医薬品の場合と同様であるが，被験物質の投与期間は少なくとも着床から剖検の前日までの期間とする点が異なる．

c. 生殖発生毒性の検討に関わる各種検査

　(ⅰ) **精巣・精巣上体の病理組織検査**　精子形成に及ぼす影響の検討には，精巣と精巣上体の詳細な病理組織検査が精子検査や受胎率に基づく評価と同等以上の検出能力を有することが検証されている[3]．この詳細な病理組織検査では，固定にブアン液を用いるなどして良好な標本を得ることが重要である．ラットの場合，精子形成のサイクルは14ステージに区分されている．病理組織検査ではステージを考慮しながら観察する必要がある．

　(ⅱ) **胎児の検査**　催奇形性の検討では胎児について外表検査を実施した後に，内臓および骨格の検査を行う．通常，げっ歯類では同腹胎児を内臓検査と骨格検査に均等に振り分けるが，ウサギではすべての胎児について内臓および骨格の検査を行う．

　外表検査では頭部，顔面，口腔，胸部，腹部，四肢などについて観察する．頭臀長，尾長，肛門・生殖突起間距離などについても必要に応じて計測する．内臓検査では実体顕微鏡を用い胎児を顕微解剖法あるいは粗大切片法により観察する．げっ歯類では固定した標本を用いることが多いが，ウサギでは剖検が容易であるため新鮮標本を用いて検査する方法が推奨される．骨格検査ではエタノールなどで固定後にアリザリンレッドSで硬骨を染色，骨以外をグリセリンで脱色してから，肉眼および実体顕微鏡にて観察する．近年は硬骨染色に加え，アルシアンブルーで軟骨を染める二重染色法が用いられることもある．　　　　［務台　衛］

文献(3.5節)

1) Hoar RM, *et al*.：Comparative development of specific organ systems. Developmental toxicology, Kimmel CA, Buelke-Sam J(eds.) Raven Press, New York, pp.13-33(1981).
2) Makris S, *et al*.：*Cong. Anom.*(*Kyoto*) **49**：123-246 (2009).
3) Sakai T, *et al*.：*J. Toxolol, Sci*., **25**(Special issue)：1-21(2000).

3.6　局所刺激性試験

　皮膚あるいは口腔，眼，泌尿生殖器，直腸などの粘膜に化学物質が接触した場合，化学物質のもつ物理化学的な性質によって，さまざまな組織反応を生じる．その程度は，化学物質のもつ特性ばかりでなく，接触する時間や量に左右される．生体側の要因として，組織の構造，粘膜における化学物質に対する抵抗性や障害時の修復能などによっても影響される．

3.6.1　皮　膚

a. 局所障害 focal damage

　化学物質が皮膚に単回あるいは持続的に接触することにより生じる局所障害は，化学物質の直接的な作用による刺激性皮膚炎免疫作用を介して生じるアレルギー性皮膚炎および化学物質が光エネルギーと反応して生じる光毒性や光アレルギーによる皮膚炎に大別される．

　(ⅰ) **刺激性皮膚炎 irritant dermatitis**　有機溶媒や酸，アルカリなどの化学物質に接触すると，皮膚は紅斑や腫脹を呈し，皮膚の海綿状変化 spongiosis，血管拡張によるうっ血，血管透過性の亢進による血清タンパク質や浸出液の漏出，炎症性細胞の浸潤や膿瘍形成が見られる．さらに，刺激が持続すると角化亢進や表皮の肥厚をきたす．

腐食性の強い溶剤や強酸性，強アルカリ性の化学物質では皮膚の凝固壊死を生じ，潰瘍が発生する．

(ii) **アレルギー性皮膚炎 allergic dermatitis**
皮膚におけるアレルギー反応としては，Ⅰ型アレルギーによる蕁麻疹 urticaria や，アトピー性皮膚炎 atopic dermatitis，Ⅲ型アレルギーによる皮膚アレルギー性血管炎 allergic cutaneous vasculitis，Ⅳ型アレルギーによる接触皮膚炎 contact dermatitis などがある．

化学物質との接触によって誘発されるアレルギー反応は，おもに遅延型 delayed type のⅣ型アレルギーによるものである．アレルギー性皮膚炎はリンパ系組織を含む全身性の反応であり，経皮吸収され，代謝された化学物質が生体内においてタンパク質と反応して感作原（ハプテン haptene）となり，抗原を認識したランゲルハンス細胞 Langerhans cells（抗原提示細胞 antigen presenting cells）が近傍のリンパ節に遊走し，リンパ球に情報を伝達する．この過程を経て化学物質を認識したリンパ球（感作T細胞）は分化・増殖して全身に分布することにより感作状態となる．その後，その化学物質に再度曝露されると抗原抗体反応 antigen-antibody reaction が起こり，感作T細胞より放出される各種のリンホカイン lymphokine により炎症性反応が生じる．その場合，障害局所には紅斑 erythema や腫脹が見られ，表皮の海綿状変化 spongiosis，真皮上層の浮腫，血管周囲のリンパ球，好酸球，形質細胞などの細胞浸潤が認められる．通常，びらん，潰瘍は見られない．

(iii) **光毒性 phototoxicity ならびに光アレルギー性皮膚炎 photoallergic dermatitis** これらの皮膚炎は，化学物質が光エネルギー（主としてUV）と反応して反応性の高い有害物質に変化し活性酸素 active oxygen を産生することによって生じる．

b. 各種試験法

(i) **皮膚刺激性試験 dermal irritation test**
皮膚刺激性試験には，化学物質を単回接触させる一次刺激性試験と，繰り返し皮膚に接触させる累積刺激性試験 cumulative irritation test がある．主として，ウサギが使用される．ウサギは実験動物として扱いやすいばかりでなく，ヒトと比較して表皮が薄く，体毛や汗腺の違いから化学物質の経皮吸収性 percutaneous absorption がよく，化学物質の刺激に対して感受性が高いため，化学物質のヒトに対する刺激性を予測するのに適している．

皮膚刺激性試験は，弱い刺激性を有する化学物質を検出することを目的としており，強酸性（pH 2.0以下）や強アルカリ性（pH 11.5以上）の化学物質では，その腐食性が予測されるため，動物愛護の観点から，試験を実施してはならない．またOECDガイドラインでは，物質が腐食性を有すると疑われる場合には，まず1匹の動物を用いて実施することが推奨されている．試験法の概略を表3.11に示す．

近年，代替試験法 alternative test として，単層培養細胞を用いる方法，三次元ヒト皮膚モデルを用いる方法および器官培養法が実施されている．また，2007年にはECVAM（欧州代替法バリデーションセンター European Centre for the Validation of Alternative Methods）により，培養表皮モデルであるEPISKINを用いた皮膚刺激性評価法が代替法として認証されている．

(ii) **皮膚感作性 skin sensitization（接触アレルギー原性 contact allergen）試験法** 各種の動物が用いられるが，モルモットは感受性が高く，ヒトの皮膚反応と類似することから，最もよく利

表3.11 皮膚一次刺激性試験（Draize法）

動 物	白色ウサギ
適 用	背部の毛を刈り，アイランドスキンなど皮膚に異常の見られない部位を適用部位とする．被験物質が液体の場合は0.5 mLを，また固体の場合は0.5 gを適当な溶媒で湿らせたリント布などに伸展して4時間閉塞貼付する
観 察	閉塞貼付後1，24，48および72時間後に皮膚の局所反応について観察する．なお，72時間後の観察時に局所反応が消失していなければ，消失するまで（最長14日）観察を継続する
評 価	Draizeらの方法に従って紅斑と浮腫について観察し，得られた評点から一次刺激評点（PII）を算出し，刺激性なし（PII＝0），軽度（0＜PII≦2），中等度（2＜PII≦5）および強度（5＜PII）に分類して刺激性を評価する

用されている．

試験法には，免疫増強剤 immunopotentiating agent である FCA(フロインド・アジュバント Freund's complete adjuvant)を加えて，低感受性物質の検出感度を高めた Maximization 法(表 3.12)，Adjuvant and patch 法と，FCA を用いない Buehler 法(表 3.13)などがある．Maximization 法は最も検出感度がよいが偽陽性もあり，過大評価される可能性がある．Buehler 法はアジュバントを用いないため，適用条件に近い方法であり検出感度は劣るが実際的である．

近年では，米国の代替法評価機関である ICCVAM(Interagency Coordinating Committee on the Validation of Alternative Methods)での評価を経て，2002 年にマウスを用い，アジュバントを用いず皮膚炎症反応も引き起こさない LLNA (local lymph node assay)法が OECD ガイドライン(429)に収載された．この方法はマウスの耳介に被験物質を塗布し，耳介リンパ節におけるリンパ球の増殖反応を調べる方法であるが，その予測率は Maximization 法に劣らないとされ，Maximization 法の代替法として認知されるに至っている．しかしながらこの方法は RI の取込みを指標としており，放射性廃棄物を生じるので，現在では RI を使用しない方法として LLNA-DA 法や LLNA-BrdU 法が用いられている．

3.6.2 眼

a. 局所障害

眼球では，他の組織では問題にならないようなわずかな病変でも障害となる．たとえば，わずかな瘢痕化や血管新生でも，角膜に生じた場合には機能障害を引き起こす．角膜では炎症，浮腫，壊死，潰瘍が起こるが，とくに強酸は角膜上皮に著しい壊死を起こす．強アルカリもまた，内部に速

表 3.12　皮膚感作性試験(Maximization 法)

動　物	モルモット
一次感作	背部の毛を刈り，皮膚に異常の見られない部位を適用部位とする．3 種類の試料(乳化 FCA，被験物質，被験物質と乳化 FCA)を皮内投与する
二次感作	一次感作の 1 週間後に，被験物質を背部に 48 時間閉塞貼付する．被験物質が無刺激性の場合には，10%ラウリル硫酸ナトリウムのワセリン軟膏を塗布後，被験物質を適用する
誘　発	二次感作の 2 週間後に，被験物質を 24 時間閉塞貼付する
観　察	誘発の 24 および 48 時間後に局所の紅斑と浮腫を観察する
評　価	Magnusson & Kligman らの方法に従って，平均評価点および陽性率を算出し，感作性の程度を評価する

表 3.13　皮膚感作性試験(Buehler 法)

動　物	モルモット
感　作	腹側部の毛を刈り，皮膚に異常の見られない部位を適用部位とする．被験物質をリント布などに伸展して 6 時間貼付する操作を 1 週間間隔で 3 回繰り返す
誘　発	最終感作の 2 週間後，感作部位と別の場所の毛を刈り，被験物質をリント布などに伸展して 6 時間貼付する
観　察	誘発の 24 および 48 時間後に局所の紅斑と浮腫を観察する
評　価	Magnusson & Kligman らの方法に従って平均評価点および陽性率を算出し，感作性の程度を評価する

表 3.14　眼粘膜刺激性試験(Draize 法)

動　物	白色ウサギ
適　用	片眼に液体の場合は 0.1 mL，固体の場合は 0.1 mL 容量あるいは 0.1 g 以下の被験物質を適用し，他眼は対照とする．また，適用後，眼を生理食塩液あるいは水で洗浄し，刺激性が軽減するか否かについても検討する
観　察	適用の 1，24，48 および 72 時間後に眼の局所反応を観察する．なお，72 時間後の観察時に局所反応が消失していなければ，消失するまで(最長 21 日)観察を継続する
評　価	角膜，虹彩，結膜について判定，評価する

やかに侵入するため，角膜の障害ばかりでなく，虹彩，毛様体，網膜にも炎症や壊死を起こすことがある．また，有機溶媒や界面活性剤によっても角膜の混濁，角膜上皮の剥離，角膜固有層の浮腫，角膜内皮の変性，結膜の浮腫や点状出血が生じる．

b．各種試験法

眼粘膜刺激性試験（表3.14）には，通常，ウサギが用いられる．ウサギはヒトと比較して，角膜上皮や固有層が薄く，障害時の再生が遅いため，刺激性物質に対して感受性が高く，試験に際して観察が容易である．

しかし，眼粘膜刺激性試験においては，動物愛護に関してとくに注意が必要で，明らかに腐食性や刺激性のあることが予想される場合には適用すべきでない．最近は in vitro 試験への代替が進められており，バリデーションが行われている．スクリーニングや，生じる刺激の程度の予測が可能な試験法として，受精鶏卵，培養細胞，赤血球，三次元モデルあるいは無生物を用いた方法などが実施される．

3.6.3 筋　肉

注射剤による大腿四頭筋拘縮症 quadriceps contracture が報告され，1979年に当時の厚生省より「注射剤の局所刺激性に関する試験法」の改正案が公表された．この試験法は，被験物質を対照の生理食塩液や酢酸と比較することにより筋肉障害性を判定する試験法である．試験法を表3.15に示す．

3.6.4 そ の 他

化学物質を口腔粘膜，鼻粘膜，腟粘膜，血管，陰茎，あるいは直腸粘膜などに直接適用する場合や，直接用いなくとも接触が避けられない場合には，上記の各組織に対する局所刺激性試験を実施することがある．動物としては，ラット（鼻粘膜），モルモット（口腔粘膜）およびウサギ（その他）が使用される．最近では，ブタも使用される．

［河部真弓］

3.7　吸入毒性試験

吸入毒性試験 inhalation toxicity study は被験物質を空気中に混入し，これを一定の時間，動物に吸入させ発現する毒性を評価する試験である．毒性の評価に関する検査項目については，吸入毒性試験と他の一般毒性試験では基本的に同じであるが，吸入毒性試験はその特殊な曝露形態，あるいは複雑な曝露装置を必要とするところに特徴がある．本節では，吸入毒性試験において，被験物質を曝露（投与）する際の曝露操作に関連するさまざまなファクターについて述べる．さらに，毒性評価ガイドラインおよび代替曝露法の一例を示す．

3.7.1　曝露形態

吸入毒性試験において曝露する被験物質の形態としてはガス（気体）およびエアロゾル aerosols（粒子状物質）に大別される（表3.16）．

表3.15　筋肉障害性試験

動　物	白色ウサギ
適　用	外側広筋または仙棘筋に被験注射剤ならびに対照液として生理食塩液，0.75%酢酸と6%酢酸を注射する
観　察	適用後，2および7日目に筋肉を摘出し，注射部位の局所障害性について，肉眼的には，充血，出血，腫脹，白色化，褐色化の程度を観察し，病巣の大きさを計測する．病理組織学的に変性，壊死，再生，充血，出血，組織球の浸潤，偽好酸球の浸潤，浮腫，結合組織の増生，石灰沈着について観察する
評　価	被験物質による筋肉障害性を対照液である生理食塩液や酢酸と比較して評価する．生理食塩液では2日目には赤色点が見られ，筋線維の壊死が散見される．7日目には病変は消失している（グレード1）．一方，酢酸の0.75%液では，2日目には白色あるいは褐色化した病巣が広範囲に生じ，組織学的には広範囲に筋線維の変性，壊死および筋線維間の浮腫が見られ，7日目でも，組織学的に壊死巣周囲の組織球浸潤や石灰沈着が見られる（グレード3）．酢酸の6%液では，さらに広範囲に変化が認められる（グレード4）

表 3.16 吸入毒性試験における被験物質の形態

形　態		被験物質	吸入時の状態
ガス	ガス	気体	気体
	ベーパー	固体・液体	気体
エアロゾル	ダスト	固体	固体粒子
	ミスト	液体	液体粒子
	ヒューム	固体	固体粒子

a. ガス gases（気体）

ガスを用いた吸入毒性試験では，一般にボンベなどに封入された圧縮・液化ガスを空気で希釈して曝露する．他に，固体や液体からのベーパー vapors（蒸気）を空気と混合して曝露する方法がある．ベーパーは，室温（実験環境温度）下において固体または液体である物質の気相部分を指し，吸入曝露においてはガスと同義に扱う．ただし，ベーパーでの吸入毒性試験を行う場合，発生したベーパー中にミストなどのエアロゾルが混在する可能性があることも考慮する必要がある．

b. エアロゾル aerosols（粒子状物質）

吸入毒性試験で取り扱うエアロゾルは，空気を媒体として粒子状の固体または液体が浮遊している状態の総称である．エアロゾルには，ダスト dusts，ミスト mists，ヒューム fumes があり，吸入毒性試験で用いる曝露形態は，ほとんどの場合ダストおよびミストである．ダストは空気中に微細な固体粒子が浮遊している状態，ミストは空気中に液体の微細粒子（通常，10 μm 以下）が浮遊している状態である．ヒュームは一般的にある環境下で気化した物質が凝結し，微細な固体粒子として空気中に浮遊している状態である．また，煙（スモッグ smog）も吸入毒性試験においてエアロゾルの一種として分類される．

3.7.2 曝露方法

吸入毒性試験における代表的な曝露方法 mode of exposure として，全身曝露 whole-body exposure および鼻部曝露 nose-only exposure がある．

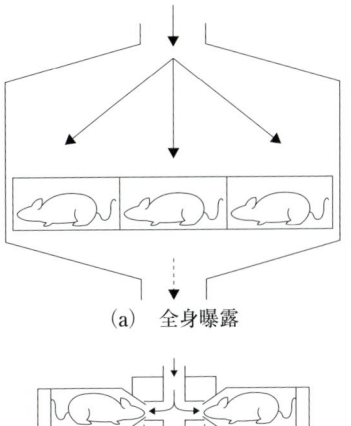

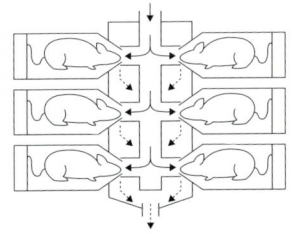

(a) 全身曝露

(b) 鼻部曝露

図 3.5 吸入曝露法

表 3.17 全身曝露と鼻部曝露の比較

項　目	全身曝露	鼻部曝露
実験施設	大規模	小規模
気　積	大	小
被験物質必要量	多	少
動物への拘束ストレス	無	有
曝露中の給餌・給水	易	難
長期間曝露	易	難
他の投与経路の影響	有（経口，経皮などによる被験物質の摂取）	無

全身曝露は，ケージ内に動物を入れ，それを換気量が管理された密閉空間におくことで被験物質を全身的に曝露する方法である（図 3.5(a)）．鼻部曝露は，密閉空間に動物の鼻部だけを晒して被験物質を曝露する方法で，マウスやラットなどの小動物の場合，鼻先部分に穴の空いた専用の固定器（ホルダー）で動物を拘束して曝露を行う（図 3.5(b)）．全身曝露と鼻部曝露の比較を表 3.17 に示す．吸入毒性試験では，被験物質の特性，試験目的，被験物質の用途などを考慮し適切な曝露方法を選択する．全身曝露は動物への拘束ストレスがないため長期間の曝露が可能で発癌性試験に用いられる．被験物質が被毛へ付着し，吸入曝露濃度

と設定曝露濃度が一致しない場合があることが欠点である．一方，鼻部曝露はこの欠点がないものの拘束ストレスの影響で長期間曝露が不可能である．

3.7.3 曝露環境

吸入毒性試験を実施する際，被験物質の濃度および粒子径，酸素濃度，温度・湿度などの曝露環境を把握することが必要である．

a. 被験物質濃度管理

被験物質曝露中，動物の呼吸域付近の空気を採取(サンプリング)し，被験物質濃度(曝露濃度 exposure concentration，実測濃度 actual concentration)を測定する．サンプリングは，濾紙，各種溶媒，カートリッジなどを用いて捕集し，重量測定や HPLC(高速液体クロマトグラフィー high performance liquid chromatography)，GC(ガスクロマトグラフィー gas chromatography)などによる機器分析により被験物質濃度を測定する．その他，ガス状物質であればオンラインによる機器分析で，エアロゾルであれば粉塵計などの使用により，連続的にモニターすることも可能である．被験物質濃度は一定容積の空気中に存在する被験物質の質量濃度(mg/L，mg/m^3 など)，容積濃度(ppm)，個数濃度(個/L，個/m^3 など)などで表し，mg/m^3 と ppm の間に以下の換算式が成り立つ．

$$A(\text{ppm}) = B(\text{mg/m}^3) \times \frac{22.4}{M} \times \frac{273+t}{273}$$

M：分子量，t：温度(℃)

b. 粒子径分布 particle-size distribution

被験物質がエアロゾルの場合，その毒性は粒子の呼吸器系に対する沈着部位と沈着量に依存することから，粒子径を把握しておくことが非常に重要である．空間に存在するエアロゾルの粒子径範囲はおよそ $0.1\,\text{nm} \sim 100\,\mu\text{m}$ であり，とくに呼吸による生体への障害を考慮したときに問題となるのは $10\,\mu\text{m}$ 以下の粒子である．吸入毒性試験においては，粒子の粒度分布を MMAD(空気力学的質量中位径 mass median aerodynamic diameter)とその σg(幾何標準偏差 geometric standard deviation)で表す．MMAD は粒子径全体の大きさを示す代表的な指標であり，σg は粒子の大きさのばらつきを示す指標である．被験物質の吸入毒性を評価する場合，粒子が鼻腔，喉頭，気管，気管支および肺からなる呼吸器系全体に分布することが望ましく，MMAD が $1 \sim 4\,\mu\text{m}$，σg が $1.5 \sim 3.0$ の範囲の粒子を用いた試験が推奨されている[1]．また，近年ではナノ粒子の経気道的摂取による毒性が着目されており，これらの粒度分布については CMAD(空気力学的個数中位径 count median aerodynamic diameter)も考慮する必要がある．

c. その他

曝露中，環境要因として酸素濃度，温度・湿度は連続的あるいは定期的に測定する．これらの環境要因が動物に多大の負荷を与えないよう，細心の注意の下に実験を行う．とくにガス状物質の吸入曝露を行う場合は，酸素濃度が十分に確保されている必要がある．

3.7.4 曝露評価

吸入毒性試験による被験物質の毒性評価はほとんど他の一般毒性試験と同じである．ただし，経気道的な曝露を行うため，とくに呼吸器系への影響については注意が必要である．また，被験物質の体内動態を他の投与経路と比較する場合，被験物質の体内への吸収過程，分布過程などが異なるため，一般的に被験物質(ないしは代謝物)の TK (血中濃度測定 toxicokinetics)を行う．その他，以下のような式を用いて，生体への負荷量(Y：$mg/kg/day$)を求めることもある．

$$Y = \frac{X}{1000} \times R \times T \times \frac{a}{100} \times \frac{1}{W}$$

X：吸入曝露濃度(mg/m^3)，R：動物の呼吸量(L/min)，T：1日あたりの曝露時間(min/day)，a：肺から体内への吸収(移行)率(%)，W：動物の体重(kg)

3.7.5　毒性試験ガイドライン

OECD（経済協力開発機構）は化学物質の安全性確保のため毒性試験のテストガイドライン OECD guidelines for the testing of chemicals を公表している．吸入毒性に関しては，TG403（急性吸入毒性試験），TG412（反復投与吸入毒性 28 日または 14 日試験），および TG413（亜慢性吸入毒性：90 日試験）が設定されている．これらは 2009 年に改定され，急性吸入毒性試験では，新たに TG436（急性吸入毒性試験 – 急性毒性等級法 Acute toxic class method）が設定された[2]．

3.7.6　吸入曝露代替法

経気道的に化学物質を投与する方法には吸入曝露試験法のほかに，気管内投与 intratracheal administration 試験法がある．吸入曝露試験には，大規模な曝露装置，換気・排気装置，曝露管理装置などが必要であるが，代替法である気管内投与試験法は，シリンジに接続した噴霧器 atomizer を用いて強制的に化学物質をそのまま，あるいは液体を媒体として動物の気管内に投与することができる．簡便であるため大規模な設備は不要で，投与量が明確であり汚染リスクを最小に抑えられるので，多くの研究施設で実施可能である．しかし，留意する事項として，毒性評価する場合，気管内投与は，高濃度の投与物質が気道に入ることや，気道内での分布も異なるため，吸入曝露の場合と影響が異なることがある．

気管内投与試験法は，呼吸器にターゲットを絞った曝露試験や少ない被験物質量の試験が可能なため，現在，ナノ粒子の経気道曝露による影響評価研究にも用いられている．

また，その他の代替法として，*in vitro* の吸入曝露法も研究されており[3]，実践的な取組みも ECVAM（欧州代替法評価センター European Centre for the Validation of Alternative Methods）によって提案されている．

［一瀬文雄，辻村和也］

文献（3.7 節）

1) SOT. *Fundam. Appl. Toxicol.* **18**：321-327（1992）.
2) OECD. Guidance Document on Acute Inhalation Toxicity Testing. Environmental Health and Safety Monograph Series on Testing and Assessment No. 39, OECD, Paris. 2009. Available at：[http://www.oecd.org/env/testguidelines].
3) Hayes A, *et al.*：*Experientia Suppl.* **100**：461-488（2010）.

3.8　遺伝毒性試験

遺伝毒性を一言で表すならば「遺伝子の本体である DNA に影響をもたらす性質の総称」といえる．DNA の傷害には，DNA の 1 本鎖あるいは 2 本鎖切断 DNA break，ピリミジン二量体 pyrimidine dimmer，架橋 crosslink による DNA 鎖塩基間での共有結合の形成，挿入 intercalation による隣接 DNA 鎖塩基対間への結合，アルキル化などによる付加体 adduct の形成など，DNA に対する種々の修飾が含まれる．その傷害の結果，遺伝子突然変異 gene mutation あるいは染色体異常 chromosomal aberration を伴う変異細胞が生じる．この原因物質を総称して遺伝毒性物質 genotoxic substance という．

なお，これまでわが国で広く用いられてきた「変異原性試験 mutagenicity test」は突然変異 mutation に由来する言葉で，突然変異を検出する試験としては復帰突然変異試験（エームス試験）が有名である．上述のように DNA の傷害は多様であり，突然変異ばかりでなく，これらの種々の試験を総称しやすいように，近年では「遺伝毒性試験 genotoxicity test」と呼称され，国際的にも OECD ガイドラインやわが国の医薬品ガイドラインでも同様の呼称が用いられている[1]．

3.8.1　遺伝毒性試験

遺伝毒性試験 genotoxieity test として現在までに確立されている手法は多く，その手法は遺伝的指標 genetic endpoint により遺伝子突然変異，染

色体異常，DNA 損傷 DNA damage などに大別される．

いずれの試験も手法によって *in vitro* 法と *in vivo* 法とに分かれるが，それぞれが独立した試験であり，得られた結果から，遺伝毒性をおもに定性的に評価できる．しかしながら，これらの試験は異なった原理あるいは遺伝的指標に基づいているので，一つの試験のみではなく，いくつかの試験を実施し，評価あるいは機構解明を行う必要がある（表 3.18）．

3.8.2　遺伝毒性試験の概要

標準的な試験の組合せとして，細菌を用いる復帰突然変異試験（エームス試験），哺乳類の培養細胞を用いる染色体異常試験および，小核試験 micronudeus test，遺伝子突然変異（TK）試験（マウスリンフォーマ試験），げっ歯類を用いる小核試験が頻用されている[2]．

これらに加えて，DNA 損傷を検出する UDS 試験（不定期 DNA 合成試験 unscheduled DNA syn-

表 3.18　遺伝毒性試験

1　DNA 損傷あるいは DNA 修復を指標とする試験
　　1）　^{32}P ポストラベリング試験
　　2）　酸化的 DNA 損傷を検出する試験
　　3）　枯草菌を用いる DNA 修復試験
　　4）　ネズミチフス菌を用いる *umu* 試験
　　5）　大腸菌を用いる SOS 試験
　　6）　哺乳類培養細胞，げっ歯類などを用いる不定期 DNA 合成試験（UDS）
　　7）　哺乳類培養細胞，げっ歯類などを用いる姉妹染色分体交換試験（SCE）
　　8）　哺乳類培養細胞，げっ歯類などを用いる DNA 鎖切断試験（コメットアッセイ）

2　遺伝子突然変異を指標とする試験
　A. *in vitro* 試験系
　　1）　ネズミチフス菌（エームス試験），大腸菌などを用いる復帰突然変異試験
　　2）　哺乳類の培養細胞（マウスリンパ腫 L5178Y，ヒトリンパ球 TK6 など）を用いる遺伝子突然変異試験
　B. *in vivo* 試験系
　　1）　ショウジョウバエを用いる伴性劣性致死試験，翅毛スポット試験
　　2）　トランスジェニック動物を用いる試験
　　3）　マウスを用いる特定座位試験，毛色スポット試験
　　4）　哺乳類の内在性遺伝子（*hprt* など）を用いた突然変異試験

3　染色体異常を指標とする試験
　A. *in vitro* 試験系
　　1）　酵母を用いる異数性を含む染色体異常試験
　　2）　ヒト培養リンパ球を用いる染色体異常試験
　　3）　チャイニーズハムスターの培養細胞（CHL / IU, CHO, V79 など）を用いる染色体異常試験
　　4）　哺乳類の培養細胞（ヒトリンパ球 TK6 など）を用いる小核試験
　B. *in vivo* 試験系
　　1）　げっ歯類を用いる小核試験
　　2）　げっ歯類骨髄細胞を用いる染色体異常試験
　　3）　優性致死試験
　　4）　相互転座試験

4　その他の試験
　A. *in vitro* 試験系
　　1）　酵母を用いる体細胞組換え試験
　　2）　酵母を用いる遺伝子転換試験
　　3）　哺乳類培養細胞を用いる形質転換試験
　B. *in vivo* 試験系
　　1）　げっ歯類を用いる精子形態異常試験

thesis test），DNA鎖切断を検出するコメットアッセイやDNA付加体を検出する^{32}Pポストラベリング試験などが利用されている．さらに，トランスジェニックマウス・ラットを用いる遺伝子突然変異検出系の利用も進められている．

また近年ではフローサイトメーターや画像解析などのさまざまな分析技術の高度化と普及に伴ってスクリーニング試験に求められるハイスループット化も進められており，in vitroではGADD45aプロモーター遺伝子とGFP遺伝子を組み込んだヒト由来細胞を用いた試験やDNA修復遺伝子p53R2の発現を利用した試験，in vivoでは造血幹細胞のpig-A（phosphatidylinositol glycan-A）遺伝子を利用した突然変異試験も開発されている．

a. 復帰突然変異試験 reverse mutation test, エームス試験 Ames test

遺伝子突然変異を検索する代表的な系であり，カリフォルニア大学B. N. Amesが開発したことからエームス試験とよばれる．微生物の成育に必要なアミノ酸合成系を支配している特定の遺伝子座に突然変異が生じてアミノ酸を合成できなくなっている，すなわちヒスチジンの非存在下では増殖できないようにした（His⁻）ネズミチフス菌 *Salmonella typhimurium*（サルモネラ菌）を用いる．これらの菌が分裂する過程で，化学物質などの処理によって再度の突然変異（復帰突然変異）が生じるとヒスチジン非要求性（His⁺）になり，ヒスチジンを自己生産し増殖を続けるためコロニーを形成する．このコロニー数を計測することにより，容易に被験物質が突然変異を起こすか否かを知ることができる．

試験菌株として，塩基対置換型の突然変異 base pair substitution（塩基配列において一つ以上の塩基が本来のものとは異なる別の塩基対に置き換わるタイプ）を検出できるTA1535，TA100，フレームシフト型の突然変異 flameshift mutation（塩基配列において1〜数個の塩基が挿入あるいは欠失するタイプ）を検出できるTA1537，TA98，架橋型（DNAの2あるいは1本鎖内で結合が生じるタイプ）や酸化型（酸化作用によって生じるタイプ）の突然変異を検出できるTA102などが開発されており，とくにTA98，TA100，TA102は薬剤耐性因子のプラスミドが組み込まれ突然変異に対する感受性が高められている．また構造遺伝子において，G-C（guanine-cytosine）塩基対での突然変異を検出するTA1535，TA100，TA1537，TA98などのサルモネラ菌株に対して，A-T（adenine-thymine）塩基対での突然変異を検出するTA102およびトリプトファン要求性の大腸菌（*Escherichia coli* WP2*uvrA*/pKM101など）も用いられる．これらの特性の異なる菌株の組合せにより，変異原性物質 mutagenic substance（mutagen）の検出スペクトルを広げて感受性を高めている．

がん原性物質の多くは哺乳類の体内で代謝されてDNAに作用する．一般的に微生物は哺乳類と同様の代謝酵素をもたないため，この試験では，薬物代謝系の誘導処理を行った哺乳類（おもにラット）の肝臓のミクロゾームを含む画分（S9）に補酵素を加えたS9 mixを試験系に加えることにより，アルキル化剤のようにそれ自体がDNAに作用して変異原性を示す化学物質に加えて，代謝活性化を必要とする変異原性物質の検出を可能としている．

この試験は，比較的操作が簡便であり再現性が高いこと，また突然変異の機構をある程度推定できることなどから，化学物質によって誘発される遺伝子突然変異を検出する系として頻用されている．

b. 染色体異常試験 chromosomal aberration test

本試験は哺乳類の培養細胞を用いて染色体損傷を細胞遺伝学的に評価する in vitro 試験の一つであり，形態の変化（構造異常 structural aberration）と染色体数の異常（数的異常 numerical aberration）に大別される染色体異常を検索する．

構造異常は，通常，放射線や遺伝毒性物質 clastogen（構造異常誘発物質）に曝露された細胞のDNA鎖切断に起因すると考えられる．これらの切断の多くは，修復機構によって元の状態に戻るが，一部は修復されず染色体の切断として観察される（切断型異常）．さらに切断部位の異なったもの同士で結合して，元の染色体とまったく異なる形状（交換型異常）を示すことがある．

数的異常は，数的異常誘発物質 anugen により主として分裂装置への作用の結果生じる染色体の不分離や分裂の停止に起因するとされ，染色体数の増減が見られ（異数性 aneuploidy），2倍，3倍と増える（倍数性 polyploidy）なども観察される．

これらの構造異常，数的異常が誘発された細胞の多くは生存できず死滅するが，生存した場合には正常と異なる染色体構成（染色体変異）に移行する可能性がある．

この試験には，ハムスター由来の株化細胞（無限に増殖可能な細胞）やヒトの末梢血リンパ球などが用いられる．まず3～6時間の短時間処理において化学物質を直接作用させる方法と S9 mix などを用いる代謝活性化法の両方を行い，その結果が陰性であれば24時間あるいは48時間の連続処理を実施し，染色体異常誘発性を判断する．

c. 遺伝子突然変異試験 *in vitro* mammalian cell gene mutation test

この試験系の中でも選択例の多いマウスリンフォーマ細胞を用いる遺伝子突然変異（TK）試験 mouse lymphoma assay：MLA は，thymidine kinase（*tk*）遺伝子をヘテロ（$tk^{+/-}$）にもつマウスリンパ腫細胞 L5178Y $tk^{+/-}$ を用い，$tk^{-/-}$ への突然変異を検出する．この試験は，他の遺伝子突然変異検出系試験に比べて高感度の遺伝子突然変異検出系であることが証明されており，高感受性試験として各種のガイドラインに導入されている．また，増殖速度が異なる2種類の変異体が出現し，理論的には，遺伝子突然変異や比較的小さな欠失は生育の早い大きなコロニーとして，染色体異常につながるような大きな欠失は生育の遅い小さなコロニーとして，変異の特徴を推定することができる特徴をもつ．近年ではこの細胞に換えて，同様の機作によるヒト由来細胞（TK6, WTK-1 など）を用いる遺伝子突然変異試験も利用され始めている．

その他の哺乳類の細胞を用いる遺伝子突然変異試験としては，X 染色体上の *hprt*（hypoxanthine phosphoribosil transferase）遺伝子を指標とする試験がある．ただし，*hprt* を指標とする試験系では，染色体異常につながるような大きな欠失は細胞死を招き検出できないといわれている．

d. 小核試験 micronucleus test

動物個体を用いて染色体損傷を検出する *in vivo* 試験としては，通常，げっ歯類の骨髄細胞を用いる染色体異常試験と造血系細胞を用いる小核試験が使用される．染色体異常試験はさまざまな染色体の変化が観察できるが観察作業には習熟を要し作業も煩雑である．これに対して小核試験は，染色体異常誘発物質を検出する簡便な試験法として広く用いられており，染色体の構造異常に伴う断片，または分裂装置の損傷により染色体が細胞質中に取り残された場合に形成される小核を指標とする．

通常げっ歯類（マウス）が用いられ，（大腿骨）骨髄中の赤血球系細胞における脱核直後の幼弱な赤血球 PCE（多染性赤血球 polychromatic erythrocyte）を観察し，小核を有する多染性赤血球 MNPCE の出現頻度を求めて染色体異常誘発性を推定する．また，小核をもつ赤血球が脾臓で除去されないことが示されていることを前提に，末梢血を用いた小核試験が骨髄と同様に用いられている．造血細胞以外の臓器では肝臓，精巣，腸管，皮膚などを用いる小核試験も検討され，それらの有用性が示されている．

近年では *in vitro* 系においても，培養細胞による小核試験は有用視されており，顕微鏡下で複雑な中期分裂像を観察しなくてはならない染色体異常試験はコンピュータによる画像解析が困難であったが，間期細胞像を対象とする *in vitro* 小核試験は，比較的染色体本数の多いヒト細胞などであっても自動化が可能となった．これにより客観的でありかつ短時間にて多細胞の分析が可能となる利点は大きく，すでに OECD テストガイドライン（OECD TG487，2010年）が発効され染色体異常試験の代替法あるいは簡便法としても使用が開始されている．

e. UDS 試験（不定期 DNA 合成試験 unscheduled DNA synthesis test）

UDS 試験は，DNA 損傷に対する除去修復などを検索する方法であり，DNA 損傷性物質を検出

するために広く実施されている．傷害を受けたDNAは切り出されて除去されるが，その部分を修復するため，残った側鎖を鋳型としてDNAの修復合成が行われる．これをS期の定期的な複製DNA合成と区別して，UDS(不定期DNA合成)とよぶ．

化学物質で処理した後のラットの肝細胞を培養系に移し，定期DNA合成を抑制した条件下において ^{3}H-チミジンを培地に添加する．このとき核内に取り込まれた ^{3}H-チミジンが放射するベータ線により写真乳剤を感光させ(オートラジオグラフィー)，標本の核内に観察される不完全な銀粒子(グレイン)をもつ細胞(UDS細胞)数を数え，その不定期DNA合成を調べる．

そのデータベースは，in vivo の肝細胞を用いるUDS試験が骨髄細胞を用いる細胞遺伝学的試験に次いで大きなものであり，骨髄小核試験との組合せにより大部分の遺伝毒性発癌物質を検出できるとの報告がある．おもに in vitro の試験で陽性が確認された物質の in vivo における遺伝毒性の確認のために実施されることが多いが，in vitro においてもヒト正常細胞ではMRC-9細胞などの線維芽細胞やラット肝臓細胞などの他の培養細胞を用いることが可能である．しかしながら，この試験系はアイソトープを使用する不便性や比較的感度が低いなどの点から，近年有力視されているコメットアッセイが優先的な実施試験として取り上げられつつある．

f. コメットアッセイ comet assay

遺伝毒性試験の中でもDNA損傷性を指標とする試験法であり，すでにOECDテストガイドラインの発効準備も進められている．単一の細胞として分散した培養細胞や動物組織をアガロースゲルと混合した後に展開してアルカリ電気泳動SCG(single cell gel) electrophoresis し，個々の細胞の泳動像の形状を顕微鏡下で観察する．傷害を受け断片化した細胞核中のDNAは流れ出して尾を引き，彗星(comet)のような像をとることからコメットアッセイとよばれる．損傷の程度が大きければ尾は長くなり，近年ではこれを定量的に解析するための画像解析装置が市販されている．

この試験は，DNA初期損傷を検出する系としては非常に高感度であり，現存する遺伝毒性試験に比べると，非分裂細胞に対する遺伝毒性の評価が可能，感受性の異なる細胞が混在する細胞集団でも細胞レベルで評価が可能，試験の実施や標本の作製に熟練を要さず少ない労力で短時間に実施が可能などの利点がある．

近年では化学物質を投与した動物個体の臓器から核を単離してコメットアッセイに供する方法が開発され，これまで in vivo 小核試験や不定期DNA合成試験では評価が難しかった標的臓器における試験が可能になり，とくに in vivo での遺伝毒性試験として注目されている．

3.8.3 遺伝毒性試験の役割と問題点

遺伝毒性試験は，経済的・時間的理由により多くの化学物質を試験することが可能という利点があることから，発癌性を検索するスクリーニング法として急速に普及した．これまでにも遺伝毒性試験の結果から，アミノ酸加熱分解産物，ニトロピレン，過酸化水素水，臭素酸カリウムなどの発癌性が明らかにされた．しかし遺伝毒性試験にはその特異性・感受性などの点からまだ多くの問題が残されている．

近年，癌遺伝子が見出され，その活性化に遺伝子突然変異が関与していることが明らかとなった．これを検出する代表的な試験が細菌を用いる復帰突然変異試験であり，当初発癌物質の大部分がこの試験で陽性となり，その有用性が認められた．しかし，さまざまな発癌物質を調べることによりその検出感度は下がってきた．一方，癌細胞に見られる特定の染色体異常が，癌遺伝子の近傍で生じているものがあり，特定の染色体異常と発癌との関連が論議されている．このように遺伝毒性試験の指標として用いられている事象は発癌機構と関連しており，復帰突然変異試験を補うための試験として培養細胞を用いる染色体異常試験などとの組合せにより発癌物質の検出感度を上げることが望まれている．

また，発癌性を示す物質でありながら遺伝毒性を示さないもの(非遺伝毒性の発癌物質)には，

DNAに直接作用しない化合物，プロモーター，ホルモン剤などが知られている．これらは種々の遺伝毒性試験を組み合わせても，現状では検出が困難である．逆に，遺伝毒性物質でも必ずしも発癌性を示さない物質（遺伝毒性の非発癌物質）もある．その理由としては，*in vitro* の試験系であれば，試験管内では生体で毒性が発現する用量をはるかに超えた濃度で実験を行うことなど，結果のヒトへの外挿がより適していると考えられる *in vivo* の試験系であっても，標的臓器への到達・吸収・代謝・排泄等を含めた生体での反応を必ずしも反映していないことなども関係があると考えられる．遺伝毒性の評価に際しては，遺伝毒性非発癌物質の存在，逆に非遺伝毒性発癌物質あるいはプロモーターの存在のほか，使用する系による不一致性，発癌強度や発癌標的性の予想が困難であることなどの問題点が挙げられる．

さらには，遺伝毒性を引き起こす化学物質を同定するための SAR（構造活性相関 structure activity relationship）の開発も進められている．この試みは発癌性の予測にも有益であり，多くの化学物質に対して実施されている復帰突然変異試験では，膨大なデータベースと SAR モデルの組合せをもとに良好な予測能が認められている．

以上のようにいずれの試験系も万能なものではなく，各試験系の限界を把握したうえでいかに活用するかが求められる．現在の医薬品のガイドラインにおける遺伝毒性試験では ① 細菌を用いる復帰突然変異試験，② 哺乳類培養細胞を用いる染色体異常試験・小核試験・マウスリンフォーマ（TK）試験のいずれか，③ げっ歯類造血細胞を用いる染色体異常試験あるいは小核試験，の3種類が標準的な組合せとして推奨されており，これらの実施により発癌性との相関がよくなることが知られている．また近年開発されている新たな試験種は，これらの標準的な組合せを補い，換え得る期待ももたれている[3]．

さらには，これまでの遺伝毒性に閾値はないとの共通認識についても，近年では活発な議論がなされている．DNAを直接の標的とする物質には理論的に閾値がないと主張する意見は広く浸透しているが，その一方では，① DNAを直接標的としない物質（DNA以外の酵素やタンパク質などへの影響によって認められる遺伝毒性）の閾値は存在するのではないか，② DNAと直接作用する場があるものの最終的な影響の発現として有効とはならない（たとえばDNAが受けた損傷の大部分は修復される）ような生物学的な閾値が存在するのではないか，との提案もある．

遺伝毒性試験は毒性影響全般にわたる最も基本的な位置にある試験とも考えられ，生体への傷害，とくに遺伝的な傷害というきわめて重要な指標を捉えている．これらは，発癌，催奇形性，遺伝毒性，加齢あるいは疾病などと関連性があると考えられるが，すべてが明確に証明されたわけではなく，今後の研究の進展が期待される．　　　［尾崎正康］

文献（3.8節）

1) 祖父尼俊雄：塩ビ食品衛生協議会 会報 No.143（2003）．
2) 日本製薬工業協会 編：医薬品のための遺伝毒性試験 Q&A，サイエンティスト社（2000）．
3) 石館 基 編：毒性試験講座 変異原性，遺伝毒性，地人書館（1991）．

3.9　毒性試験における統計解析

3.9.1　毒性試験における統計解析 [1~4]

毒性試験で使用する統計解析法については，数多くの参考書や文献がある[1~4]．ここでは，毒性病理学で統計解析が必要となった背景，統計解析についての基本的説明および毒性病理学で用いる検定法について解説する．

a. 統計解析をするための基礎知識

毒性試験の方法は，対象生物（試験系）を被験物質で処理し，試験系で生じた反応（データ）を得ることであり，毒性試験の目的は得られたデータを解析し，被験物質の試験系への影響の有無を判断することである．被験物質処理に対する試験系の反応には段階的と悉無的という2種類があり，それぞれに応じたデータ解析を行う．段階的反応では被験物質処理群での反応の程度が個体のばらつ

きの範囲内であるか否かを推定することにより被験物質の影響の有無を判断する．悉無的反応の場合(例：生・死，有・無，＋・－，など)は，被験物質処理群での反応を示した個体の出現頻度が偶然の範囲内か否かを推定することで被験物質の影響の有無を判断する．また，複数の処理濃度(投与用量)を用い，反応の程度が投与用量に対応しているか解析すれば，被験物質の影響の有無はより明確となる．

（ⅰ）データの種類　統計解析にあたっては，データ(反応：観察値)がどのような種類かを分類しなければならない．データ分類として，個数のような"離散的データ"と体重などのような"連続的データ"という2分類もあるが，本書では直観的かつ明示的なことから，段階的反応の観察値を量的データ(計量値データ)，悉無的反応の観察値を質的データ(計数値データ)として分類する．なお，悉無的反応の一部には中間段階も存在する場合があり，類別・順序・間隔・比率の分類尺度を用い，類別(性別，血液型など)・順序(尿定性検査，病理組織検査所見など)の観察値は質的データ，間隔(温度，比重など真の"0"が存在しない相対値など)・比率(体重，血液生化学検査値など)の観察値は量的データに分類する．なお，量的データでも，"程度"や"大小"に応じ，数値を順位に変換した際，変換後の順位は質的データの順序に該当する．

（ⅱ）検定の原理　量的データの群間差を直観的に判断するため，散布図や箱ひげ図などを用いるが，毒性試験の統計解析の目的は客観的に被験物質の影響の有無を判断することであり，対照群(無被験物質)と被験物質処理群の平均値の比較を主とした統計学的検定を用いる(**図3.6**：t検定，ダネット検定など)．データのばらつきは偏差(平均値からの偏り)を基本に，群ごとあるいは全データの偏差平方和(偏差の二乗)，分散(不偏分散*：偏差平方和÷(データ数－1))，および標準偏差(分散の平方根)などで示される．データのばらつき

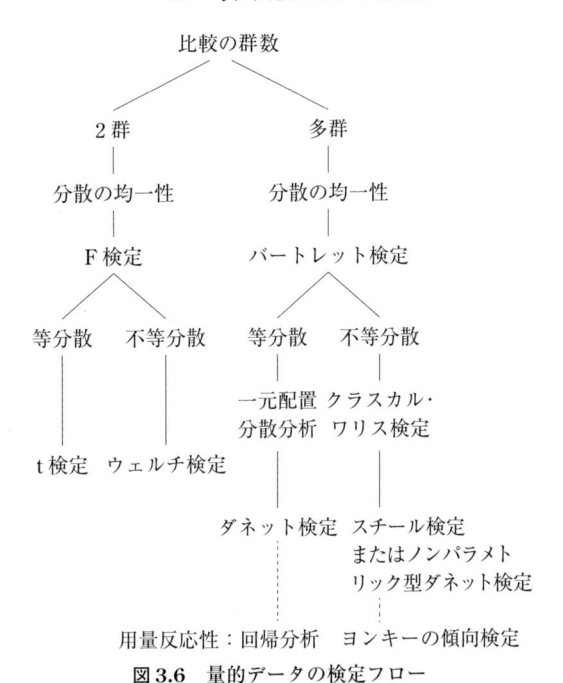

---

*：検定ではデータが所属している集団(母集団)についての統計値の確率分布を用いるため，検定の際の分散は母集団の推定分散である不偏分散を指し，標本分散(偏差平方和÷データ数)とは異なる．

図3.6　量的データの検定フロー

を数学的に算出し，実際に得られた"群間の差"がばらつきの範囲内か否かを判定するための統計値(例：z値，t値など)を求め，統計値の確率分布に基づき，得られた統計値が生じる確率を求め群間差の有意性を判定する．

質的データでは各個体の処理に対する反応のばらつきは，反応して対応する性質を発現するか，無反応で何も発現しないか，時には中間の反応を発現することで示され，各群のばらつきはその群での発現個体数で示される．実際に得られた"発現個体数の群間差"の有意性を判定する方法には次の3種があり，そのいずれかの確率に基づき，群間差の有意性を判定する(**図3.7**：Fisher検定，カイ2乗[χ^2]検定など)．① 被験物質処理群と非処理群間で反応を示した個体数が観察されたように出現する確率を算出する．② 被験物質処理群と非処理群間のそれぞれにおいて，処理による影響はないとの仮説に基づき，反応を示すと予測される個体数(期待値)を算出し，"観察値と期待値との差"が偶然の範囲内か否かを判定するための統計値(χ^2値，z値など)を求め，この統計値が生ずる確率を求める．③ 反応の種類を数値化(スコア化)して，反応を示した個体は各スコアデータの該当例として扱うと同時に各個体のスコアを

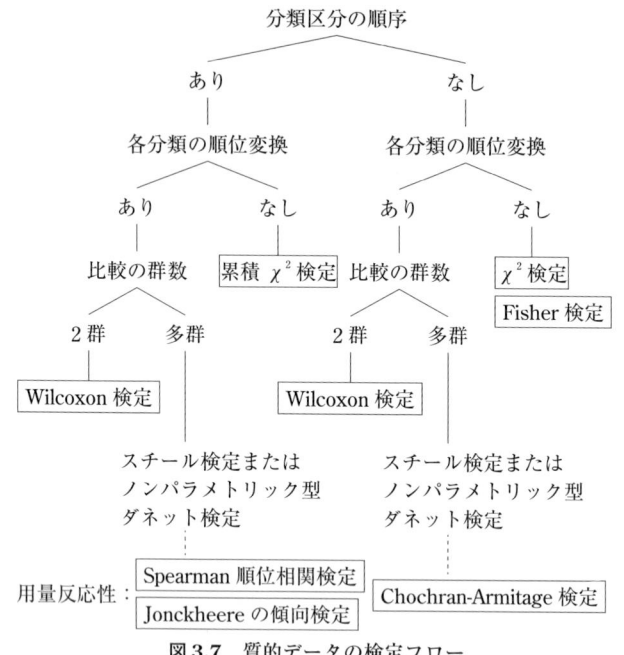

```
                        分類区分の順序
                    ／           ＼
                  あり            なし
                   ｜              ｜
              各分類の順位変換   各分類の順位変換
              ／     ＼         ／     ＼
            あり     なし     あり     なし
             ｜    ┌─────┐    ｜    ┌─────┐
          比較の群数│累積 χ²検定│比較の群数│ χ²検定 │
                   └─────┘         ├─────┤
                                    │Fisher検定│
                                    └─────┘
          ／    ＼            ／    ＼
        2群    多群          2群    多群
      ┌──────┐          ┌──────┐
      │Wilcoxon検定│          │Wilcoxon検定│
      └──────┘          └──────┘
              ｜                    ｜
         スチール検定または      スチール検定または
         ノンパラメトリック型    ノンパラメトリック型
         ダネット検定            ダネット検定

用量反応性：┌───────────┐
            │Spearman 順位相関検定│ ┌──────────┐
            ├───────────┤ │Chochran-Armitage検定│
            │Jonckheere の傾向検定│ └──────────┘
            └───────────┘
```

図3.7 質的データの検定フロー

順位に変換する．変換した順位データを用い，特定の統計値を算出し，統計値の確率分布を参考に，データから得られた統計値（V値, t値など）が生じる確率を求める．なお，がん原性試験で多用される Peto 検定は②の"観察値と期待値との差"に，生存率，腫瘍の性質および用量反応性を加味した z 値を算出し，その確率により有意性を判定する．

用量反応性についても前述の考え方が適用される．"用量に伴う増加（減少）はない"という仮説（用量反応直線の傾き：$\beta = 0$）と，用量に伴う増加（減少）を想定したうえでの"観察値の用量反応直線（回帰直線）からの乖離はない"という仮説に基づき，実際に得られた傾きや乖離が偶然のばらつきの範囲内にあるか否かを判定するための統計値（F値, χ^2値など）を求め，確率分布を参考に算出した統計値が生ずる確率を求め，その確率から観察値が直線的に増加（減少）しているかを判定する．

(iii) 帰無仮説と有意水準 被験物質の影響を判定するために特定の統計値を算出し，その統計値の出現する確率を求めることを述べたが，その確率算出の前提は"被験物質によって生じる差はない"という仮説とデータは所属している集団（母集団）の統計値の分布に従っているという想定である．現実のデータから算出された統計値の確率が非常に低い場合は，確率が低い事象が目の前に起きているので，①前提の仮説"被験物質によって生じる差はない"は破棄する，②今回は偶然に確率が低い事象が起きたことを受け入れる，のいずれかの対応をとるが，統計学的検定では①の対応を選択し，仮説を破棄して，消極的に"被験物質により差が生じる"との判定をする．このように検定当初の仮説で，検定後の確率によって破棄される可能性のある仮説が帰無仮説であり，仮説を破棄する基準となる確率が有意水準である．有意水準は②の偶然の事象が真実であった場合，正しい仮説を破棄する危険性を示しているために，"危険率"ともいわれ，仮説を破棄するという間違いが"第1種の過誤"に相当する．有意水準（p）として，$p = 0.05$ もしくは $p = 0.01$ とすることが客観的判断のために妥当とされており，検定結果で，これらの水準より低い確率が得られた場合，"有意差あり"と判定をする．

なお，「データが所属している母集団の確率分布を参考に，得られた統計値が生じる確率を求め，群間差の有無を判定する．」という手順を記したが，母集団の確率分布（正規分布, t分布, F分布など）を使用して検定する方法をパラメトリック

検定といい，母集団の確率分布によらない方法をノンパラメトリック検定という．ノンパラメトリック検定は少数データを対象として，独自の検定表で有意差の有無を判定するが，近似法に基づき，パラメトリック検定と同様に母集団の確率分布を利用して判定することも許される．

b. 統計学的検定法の選択

毒性試験で用いる検定法については，反復検定での有意水準の問題（検定の多重性）や検定フロー見直し（検定法の標準化）の議論から，妥当とされる方法はある程度限定された．

正規性の検討手法（バートレット検定），分散分析（一元配置分散分析，クラスカル・ワリス検定）での検定打ち切り，などの問題点はあるが，図3.6，3.7の検定フローが多くの毒性試験で実際に使用されている検定法である．毒性病理学で多用する質的データの検定法（図3.7の□枠内の検定法）については，次項 b. の"病理学的検査での統計解析の実例"で詳述する．

なお，がん原性試験では各群の生存率に差異が認められた場合の検定法として Peto 検定が多用されている．

3.9.2　毒性病理学での統計解析

a. 統計解析の必要性

グローバル化と情報公開の流れに従い，毒性病理学においても客観的評価が要求されるようになった．病理所見は主観的判断ではあるが，客観的評価という観点から得られた病理所見についてのデータ解析や検定の実施が不可避となった．動物試験において最低投与量でも影響があり NOAEL（無毒性量）が得られない場合，臨床試験開始の目安として BMD（ベンチマーク用量 benchmark dose）を用いることや，用量反応関係に基づき発癌性の VSD（実質安全量 virtually safe dose），ADI（1日摂取許容量 acceptable daily intake）などのリスクアセスメントが行われており，量的評価という観点から毒性試験の評価に最も影響のある病理所見についても，その発現用量を客観的かつ的確に把握するための統計学的な解析が必要とされているが，その方法は確立されていない．

b. 病理学的検査での統計解析の実例

（i）χ^2 検定と Fisher 検定　ともに，異常所見を有する個体の出現頻度に群間で差があるか否かを検定する場合に使用する．χ^2 検定は "群間で出現頻度に差はない" という帰無仮説に基づき，カイ二乗値（χ^2_{cal}）:[各観察度数についての（期待値と観察値との差）^{2}/期待値]の総和を算出し，χ^2 分布表の上側部分の棄却値（χ^2[自由度, 0.05]）との比較により，有意性を判定する．Fisher 検定は現実に観察された各分類枠内の度数が出現する確率と枠内度数の最小の数値が 0 となるまでの確率の累積確率を算出し，その累積確率と出現確率の和が有意水準（$p=0.05$）より，小さい場合は有意差があると判定する．χ^2_{cal} の算出では出現度数の連続性の観点より，イェーツ補正を加える場合があり，上記のように差の有無が微妙なデータの場合や出現個体数が少ない場合は，イェーツ補正の有無で結論が異なる χ^2 検定より，Fisher 検定がより適切である（**表3.19**）．

[検定結果]
- χ^2 検定
  【イェーツ補正あり】$\chi^2_{cal}=3.516 < \chi^2(1, 0.05)=3.841$，有意差なし
  【イェーツ補正なし】$\chi^2_{cal}=5.495 > \chi^2(1, 0.05)=3.841$，5％で有意差あり
- Fisher 検定（Fisher の直接確率検定）
  $p=0.0286$（片側性）< 0.05，5％で有意差あり（処理により，出現頻度の増加がある）
  $p=0.0573$（両側性）> 0.05，有意差なし（群間で出現頻度の差はない）

（ii）累積 χ^2 検定と Wilcoxon 検定　病理所見には分類に順序（グレード）がある場合が多く，被験物質処理により所見が重篤化するが，安全

表3.19　薬剤 A 投与後のラットの尿タンパク

群／分類（異常所見）	−例	＋例	合計例数
対照群	6	4	10
処理群	1	9	10
計	7	13	20

［吉村　功ほか編著：毒性試験データの統計解析，p.40，地人書館（1992）を加工］

性評価上の重要なポイントである．順序データの検定は，検出力がよいということと計算結果の確認が容易である点より，まずは2群間で行うのが一般的である．2群間比較の検定方法としては，出現個体数をそのまま使用する累積χ^2検定および分類順序をスコア化し，各個体のスコアデータを使用するWilcoxon検定がある．複数処理群の場合は，2群間の比較を繰り返し，被験物質の処理による所見の重篤化を判断する（表3.20）．

（1）累積χ^2検定：上記の4分類表を（−）から（＋＋＋）方向へ累積して次の3個の2×2分割にまとめる（表3.21）．

各分割表について，χ^2値（χ_1^2, χ_2^2, χ_3^2）を算出し，その総和（χ_0^2）を求める．同一データを繰り返して用いていることより，通常のχ^2分布表の棄却値を使用せず，補正自由度（df）と枠内度数の重み補正（d）をした棄却限界近似χ^2値（χ_c^2[0.05]）を算出し，算出したχ_c^2[0.05]と分割表から算出したχ_0^2と比較して有意性を判定する．

［検定結果］
$\chi_0^2 = 12.16 > \chi_c^2[0.05] = 8.84$，5%で有意差あり（処理により，"＋"が増加する）

（2）Wilcoxon検定：（−），（＋），（＋＋），（＋＋＋）の各分類をそれぞれ，0，1，2，3のスコアに割りつける．対照群のデータは，0：40個，1：24個，2：10個，3：6個，処理群のデータは，0：24個，1：29個，2：16個，3：11個，の数値データに変換される．各数値データを全群内での順位に変換する．同一順位には同一順位グループについての平均順位を割りつける．その結果，対照群の順位の合計（順位和）は5701（T_1），処理群の順位の合計（順位和）は7179（T_2）となる．各群の順位和（T_i）から算出されるU値の分布は正規分布に近似するとして，その正規分布の平均値からのU値の隔たりが有意水準内か否かを検定する．仮説検定にU値を使用することより，Wilcoxon検定はMan-WhitneyのU検定ともよばれる．

［検定結果］
$Z_{\mathrm{cal}}: 8.126 > Z(上側，0.01) = 2.326$，1%で有意差あり（処理により，"＋"が増加する）

（iii）Spearman順位相関検定およびJonckheereの傾向検定 Spearman順位相関検定やJonckheereの傾向検定はスコアデータの用量反応性についての有意性を判定する．Spearman順位相関係数はn組のxとyの両順位データについての相関係数であり，単純にパラメトリックの相関係数の手法を順位データに適用したノンパラメトリック検定である．Jonckheereの傾向検定は順位データが群の変化に伴って，増加もしくは減少しているかのみを検定するノンパラメトリック検定であり，用量と順位データの増加（減少）の関係式までは検定しない（表3.22）．

（1）Spearman順位相関検定：パラメトリックの相関係数（r_s）の算出式においてxとyの両順位データの個数が同一であるため，xの平均値＝$(\Sigma x_i)/n$，とyの平均値＝$(\Sigma y_i)/n$が同一となり，

表3.20　薬剤A投与後のラットの尿タンパク量

群／分類（異常所見）	−例	＋例	＋＋例	＋＋＋例	合計例数
対照群	40	24	10	6	80
処理群	24	29	16	11	80
計	64	53	26	17	160

［吉村　功　編著：毒性・薬効データの統計解析，p.140，サイエンティスト社（1987）を加工］

表3.21　累積χ^2統計量算出のための補助表

群／分類（異常所見）	累積I −	累積I ＋〜＋＋＋	累積II −〜＋	累積II ＋＋〜＋＋＋	累積III −〜＋＋	累積III ＋＋＋	計
対照群	40	40	64	16	74	6	80
処理群	24	56	53	27	69	11	80
計	64	96	117	43	143	17	160

下式が導かれる．x と y のいずれかにおいて同一順位がある場合，同一順位補正式を使用する．

$$r_s = 1 - \frac{6\Sigma(x_i - y_i)^2}{n^3 - n}$$

［検定結果］

相関係数検定：$t_{cal} = r_s \sqrt{\dfrac{n-2}{1-r_s^2}} = 1.813$

$t(58, 0.01) = 2.39 > t_{cal} = 1.813 > t(58, 0.05) = 1.67$
5％で有意差あり（用量の増加でスコアが大きくなるという相関がある）

（2） **Jonckheere の傾向検定**：Wilcoxon 検定の多群拡張型であり，生データを順位データに変換し，各群の順位データから算出される J 値の分布は正規分布に近似するとして，その正規分布の平均値からの J 値の隔たりが，有意水準内か否かで検定する．

［検定結果］

Z_{cal}：$1.78 < Z$（上側，0.05）$= 1.96$ で有意差なし（薬物によりスコアが増加することはない）

（iv） **Chochran-Armitage 検定**：生・死，+・− などの2項分布（ある事象の出現確率：p，出現しない確率：q，$p + q = 1$）が予測される質的データについて，その出現頻度が用量に対応して直線的に増加（減少）しているかを検定する．検定結果は次の二つの内容に分かれる．まずは用量に対応して頻度が変化しているかを確認し，次に直線的に変化しているかを検定する．すなわち枠内比率の一様性の検定を目的とする χ^2_H 統計量を直線式で説明できる部分（χ^2_T）と直線式からの乖離の部分（χ^2_Q）に分割し，χ^2_T と χ^2_Q のそれぞれについて有意性を検定する（$\chi^2_H = \chi^2_T + \chi^2_Q$）．検定に際しては，用量と出現頻度に直線関係があるとの仮定による直線の傾きの検定，次に各群の出現頻度の直線からの乖離の程度を検定する（表 3.23）．

［検定結果］

χ^2_T に有意差があり，傾きは"0"ではなく，死亡率：D は用量：x に対応して増加すると判定し，さらに χ^2_Q に有意差がないことより，死亡率：D は直線からの隔たりはないと判定し，両判定をまとめ，用量に対応した直線的な死亡動物数の増加があると判定する（表 3.24）． ［近藤専治］

文献（3.9.1～2 項）

1) 吉村 功ほか 編著：毒性試験データの統計解析，地人書館（1992）.
2) 吉村 功 編著：毒性・薬効データの統計解析，サイエンティスト社（1987）.
3) 小林克己：毒性試験に用いる統計解析法の動向 2010, 薬事日報社（2010）.
4) Gad S, *et al.*：Statistics and Experimental Design for Toxicologists, Telford Press, New Jersey（1986）.

表 3.22 薬剤 A 投与後のラット尿タンパク量

群／分類（異常所見）	− 例	＋ 例	＋＋ 例	＋＋＋ 例	合計例数
0 mg/kg	10	6	3	1	20
5 mg/kg	7	7	4	2	20
10 mg/kg	5	7	5	3	20

［吉村 功 編著：毒性・薬効データの統計解析，p.140, サイエンティスト社（1987）を加工］

表 3.23 薬剤 A 投与後のラット死亡数

群	用量	死亡動物数	一群動物数	死亡率（D）	変換用量＊（x）
対照群	0 mg/kg	3 例	10	0.3	0.398
B1 群	5 mg/kg	4 例	10	0.4	0.699
B2 群	10 mg/kg	7 例	10	0.7	1.000
B3 群	20 mg/kg	8 例	10	0.8	1.301

＊通常，用量は公比であるため，直線性に適合しやすいよう対数変換を行う．対照群の 0 は便宜的に最小用量から公比で減じた値にして変換する（log 2.5 = 0.398）．

［吉村 功 編著：毒性・薬効データの統計解析，p.68, サイエンティスト社（1987）を加工］

表 3.24 検定結果のまとめ

要因	算出 χ^2 値	自由度	5%(1%) χ^2 値	有意差
傾き(χ^2_T)	6.545	1	3.841 (6.635)	$p < 0.05$
直線からの乖離(χ^2_Q)	0.323	2	5.991 (9.210)	無
合計(非一様性)(χ^2_H)	6.868	3	7.815 (11.345)	無

3.9.3 Peto 検定

病理診断の統計で病理担当者の気持ちを可能な限りくんだ手法が，Peto 検定[1]で，IARC のモノグラフのサプルメントとして 1980 年に発表されたもので，統計の専門家でない病理担当者にわかるように，懇切ていねいに書かれているところも大きな特徴である．

a. Peto 検定の特徴

① 時間の進行とともに腫瘍性病変が発生して進展する(体積を増し，個体を死に追いやる)過程を統計に反映させていること

② 病理担当者が日々行う動物観察，それに伴う切迫屠殺，計画屠殺による解剖，死亡動物の解剖，および最終解剖のそれぞれのもつ病理学的意味を統計に反映させていること

③ 現実に遭遇する境界病変の扱いを可能な限り統計に取り入れていること

である．

Peto 検定は，統計処理であるので，当然，ある特定の割り切りが存在する．Peto 検定の特徴は，それらの割り切りの部分に，後から改良を加えられる余地と，どのように改良したらよさそうかということが病理担当者にわかりやすいようになっている．

b. Peto 検定の概要

（i）用語

① 対照群も処置群の一つと見なす．

② 中間死は，着目する特定の腫瘍によって死んだものを除く，それ以外の原因で死んだものすべてを指す．

（ii）着目する特定の腫瘍(組織型) 複数の腫瘍型(組織型)が誘発されたとき，まず，おのおのの組織型について独立に統計処理をするのが筋である．その後にそれらを統合して統計処理をすることが可能である(ただし，自然発生腫瘍の発生率があまり高くない場合)．しかし，このような全体としての統計処理が優先することがあってはならない．

（iii）一臓器内多発腫瘍について 腫瘍数(あるいは 1 匹あたりの腫瘍数)を分析するより担癌動物数を分析するほうが正確である．

（iv）生存期間による偏倚 多くの場合，齢をとってから腫瘍が発生するため生存期間が実験各群で揃っていないと正しい評価はできない．言い換えると，他の原因で早死にした動物には腫瘍が少ない．たとえば，あるラットの肝癌の発生率は，2.5 年生存したほうが 1.5 年生存したものに比べて 10 倍高い．いま，A という処置では全動物が 1.5 年で死亡するが，B という処置では 2.5 年生存するという実験を考えてみるとこの影響がよくわかる．A も B も発癌性がないとすると，おそらく B には A の 10 倍の腫瘍をみることになる．したがって，腫瘍発生率が，B の処置で 50/100，A の処置で 5/100 とすると，これは A と B とが発癌性において同等であるという証拠になる．腫瘍発生率が，A による処置で 16/100，B による処置で 50/100 の場合には，事実上 A のほうが B より発癌性が強いということになる．もっとも，単に担癌動物数の情報しかなく，A と B とが発癌性が等しいとした場合に期待される数字の情報がない場合，このような結論を引き出すことは不可能である．A と B とが発癌性が等しいとした場合に，最初の例では，担癌動物数は 55 で，A で 5.0，B で 50.0 が期待された．次の例では，担癌動物数は 66 で，A で 6.0，B で 60.0 が期待された．これに対し観察値が A で 16，B で 50 であったことは，A が B より発癌性が強いということになる．

(v) 観察項目の決定の重要性
① 死亡率法 death rate method　　致命的腫瘍 fatal tumors の検定に向いている．
② 発生率法 onset rate method　　致命的でない腫瘍 mortality indepemdent tumors の検定に向いている．
③ 普及率法 prevalence method　　偶然発見腫瘍 incidental tumors（解剖時に見つかった）の検定に向いている．

〈例〉自然発生偶然発見腫瘍 spontaneous incidental tumor があり，それが対照群では，15ヵ月で30％に18ヵ月で80％に生じるものと仮定する．いま，処置群に死亡時期のみを早める薬を投与したと仮定すると，

	処置群	対照群
15ヵ月	18T/60D(30%)	6T/20D(30%)
18ヵ月	32T/40D(80%)	64T/80D(80%)
	50T/100D	70T/100D

・腫瘍の総出現頻度から見ると，"処置によって70/100 から 50/100 に腫瘍が減少した"，と結論される．
・死亡率から見ると，"処置により15ヵ月目ですでに18/100に腫瘍が見られ，対照群の6/100に比べて腫瘍発生が促進されたので，処置は癌を誘発した"，と結論される．
・しかし，注意すべきは，実際にはこの処置が発癌性については何の影響も与えていないことである．

死んだときにたまたま見つかったのか，その腫瘍のために死んだのかで，統計処理が異なるので，致死的腫瘍と偶然発見腫瘍とを区別して記録しなければならない．しかし，致死的腫瘍か偶然発見腫瘍かを実際に決めるのは難しい．そこで，以下の類 CONTEXT に分けて死後発見された腫瘍をランクづけすることが実際的である．
・CONTEXT 0（第0類）= 計画屠殺 scheduled sacrifice context：計画屠殺 scheduled sacrifice のときに偶然 incidental 見つかったもの．ただし，衰弱屠殺 moribund sacrifice のときに見つかったものは除く．
・CONTEXT 1（第1類）= その他の偶然発見腫瘍 other incidental context：衰弱屠殺または死亡例（DEAD）で見つかったもので，かつ，直接死因に関係しないもの．たとえ悪性腫瘍でもほかに直接死因があれば第1類となる．
・CONTEXT 2（第2類）= たぶん偶然発見腫瘍 probabry incidental context：たぶん第1類だと思うが，確かでないもの．
・CONTEXT 3（第3類）= たぶん致命的腫瘍 probabry fatal context：たぶん第4類だと思うが，確かでないもの．
・CONTEXT 4（第4類）= 致命的腫瘍 fatal context：衰弱屠殺か，死亡例で見つかった腫瘍で直接死因に関わっていたもの．悪性でも良性でもよい．腫瘍塊が原因で窒息死，肺炎死，燕下困難による餓死などを起こした場合もその腫瘍は第4類に入れる．
・CONTEXT 5（第5類）= 表在性腫瘍 mortality-independent context：たとえば皮膚発癌実験のあるものでは宿主の死を指標としないで，皮膚腫瘍の直径を計測するなど，別の判定基準を設定 criterion attainment したほうがよい．そのような腫瘍を第5類に入れる．
（注：probably を「たぶん」と訳したが，正しくは「十中八九」である）

(vi) 補足
① 1種類の腫瘍が一臓器に多発したとき：
A：たとえば，解剖したらラット No.1 に大小の肝癌が多発していて，そのうちのどれか一つが原因で死んだらこのラットの肝癌は第4類のものを1個と数える．
B：たとえば，解剖したらラット No.2 に小さな肝癌が多発して，どれもが小さくて死因でないときはこのラットの肝癌は第0類か第1類か第2類のものを1個と数える．
C：たとえば，解剖したらラット No.3 に小さな肝癌が多発して，1個1個は小さいが肝癌全体として死因となっていたときはこのラットの肝癌は第4類．
② 第3類か第4類に属する腫瘍は1匹について1個が原則．
A：二つが本当に死因だと自信があるときのみ複数とすること．
B：普通はなんとか一方を第1類か第2類に

③ 第3類や第4類に属する腫瘍が見当たらないのに死んだ場合，無理をせず，第3類や第4類は"なし"のままにする．
④ 第5類を除くと，良性腫瘍でも生命の維持に必要な器官を傷害するなど，致死的であれば第3類や第4類とする．逆に，悪性でも第1〜4類のいずれかになり得る．とにかく，ありのままに，良性であろうと死因なら第4類，悪性であろうと偶然発見なら第0類とする．
⑤ 腫瘍の組織型を考慮して判定してよいのは，第2類と第3類との間で迷ったときのみ．
　A：その腫瘍は宿主の死因ではないが近い将来に死因となるだろうとき→第3類．
　B：腫瘍は宿主の死因でないがこれからも死因になることはないだろう→第2類．
⑥ 第0類＝計画屠殺時の偶然発見腫瘍のみ．
⑦ 第5類，すなわち表在性腫瘍とするのは，はっきりとそうであるとわかるものに限る（皮膚癌のようなもの）．内臓にできた腫瘍，たとえば肝癌や，乳癌のようなものの有無を触診で判定するのは精度が悪いのでよくない．

c. まとめ

Peto検定には病理学的に気になる点がないわけではない．たとえば，元気な個体に生じた肝細胞癌と，他の疾患が先行して疲弊している個体に生じた肝細胞癌とでは，成長速度に差があるのではないか？　また，関連する問題として，試験期間の長さから見ると瞬時の出来事としても了解可能な白血病のような進展の速い致死的腫瘍（rapidly fatal）と，肝細胞癌のような比較的緩徐な進展を示す致死的腫瘍（not rapidly fatal）が，同じCONTEXTの中では区別されないことなどである．

緩徐に進行する腫瘍については，致死的腫瘍としてと偶然発見腫瘍としての2通りの発見のされ方をするので，発見のされ方に依存して異なった統計処理，すなわち，死亡率法と発生率法を適用し，最後に総合的に有意差の判定を行うことで，この問題を考慮した形になっている．しかし，緩徐に進行する腫瘍の進行度で処置を特段に早めたり遅めたりした際の影響は考慮されていない．これを正確に判定に反映させるのは実際には難しいことから，この問題についてのコンセンサスは得られていない[2]．

［菅野　純］

文献（3.9.3項）

1) Peto R, *et al*.: Guidelines for simple, sensitive significance tests for carcinogenic effects in long-term animal experiments. In: IARC Monographs on the Evaluation of the Carcinogenic Risk of Chemicals to Humans, Suppl. 2, Long-term and Short-term Screening Assays for Carcinogens: A Critical Appraisal, pp. 311-426, IARC, Lyon (1980).
2) PETO Analysis Working Group of STP. *Toxicol. Pathol.* **29** (2): 265-268 (2001).

4 検索方法

4.1 臨床病理検査

臨床病理検査 clinical pathology には，血液学的検査，血液化学的検査，尿検査および骨髄検査がある．臨床病理検査の測定値は検体試料の取扱い（検体採取，運搬，保存および分析），自動化機器，試薬・標準物質の精度管理によって変動する．各測定値の評価に際し，背景データ，生理的変動範囲に加えて，器官重量や病理組織学的検査など関連する検査項目の所見が考慮される．実験動物を用いる臨床病理検査の国際ハーモナイゼーション委員会は，検体採取のタイミングと頻度について以下のように提言している[1]．

- げっ歯類および非げっ歯類（イヌ，サル）の臨床病理検査は，被験物質の投与期間終了時に行い，試験計画に回復（休薬）期間が設けられている場合，その回復（休薬）期間の終了時に検査する．
- ラットでは長期試験と同等以上の用量群の短期試験データがすでにあれば，長期試験で途中採血は不要である．一般にラットは遺伝的に均質であり，1群あたりの動物数が多いことから，投与開始前期間の採血は推奨されない．
- 非げっ歯類には個体差があり，かつ1群あたりの動物数が少ないことから，投与開始前期間，および投与期間中に1回以上の途中採血が推奨される．投与期間が6週間未満の試験では，投与開始7日以内に途中採血する．

4.1.1 血液学的検査

非臨床試験において血液学的検査 hematology は日常検査として行われる．検査項目は，① 血液中，単位容積あたりの細胞数の計測，② 細胞の形態観察と分類，③ 凝固能に関する検査に分けられる（表4.1）．ルーチン検査はおもに自動化機器で測定される．用手法による検査は基準範囲からの逸脱値が見られた場合の確認と毒性評価に役立つ．

被験物質による造血器系障害には，末梢血に対する作用によって血球が破壊される場合，および骨髄の造血抑制作用があり，多くの場合，血球数の減少がその指標となる．赤血球の形態観察は貧血の分類に役立つ．小球性貧血はヘムまたはグロビン合成の異常を示し，正色素性正球性貧血は骨髄の造血抑制を示唆する．溶血による貧血では脾臓，肝臓や骨髄などにヘモジデリン沈着の増加が見られ，障害を受けてからの時間の経過とともに網状赤血球数と骨髄細胞数の増加および髄外造血の亢進など二次的な変化が観察される．多染性赤血球と網状赤血球数の増加は，貧血に対する骨髄の応答を示しており，このような反応性の細胞数増加は赤血球系，白血球系および血小板のいずれにも起こる．

4.1.2 血液化学的検査

血液化学的検査 clinical chemistry は，血液中のタンパク質，非タンパク質窒素，糖質，脂質，酵素，電解質（表4.2）の増減から被験物質による器官・組織の障害や代謝異常の指標となる．肝臓は生体の恒常性維持にとくに重要な器官なので，重点をおいて検査される．米国獣医臨床病理学会は，実験動物とヒトに共通した肝障害の指標として，ALT（アラニンアミノトランスフェラーゼ alanine aminotransferase），AST（アスパラギン酸アミノトランスフェラーゼ aspartate aminotransferase），ALP（アルカリ性ホスファターゼ alkaline

表 4.1　血液学的検査項目

- **RBC**（赤血球数 red blood cell count）
- **HCT**（ヘマトクリット hematocrit）または PCV（packed cell volume）
- **HGB**（血色素量 hemoglobin concentration）
- **MCV**（平均赤血球容積 mean corpuscular volume）
- **MCH**（平均赤血球血色素量 mean corpuscular hemoglobin）
- **MCHC**（平均赤血球血色素濃度 mean corpuscular hemoglobin concentration）
- **RDW**（赤血球粒度分布幅 red cell distribution width）
- **RET**（網状赤血球数 reticulocyte count）
- **nRBC**（有核赤血球 nucleated red blood cells）
- 赤血球の形態観察 red blood cell morphology
- **WBC**（白血球数 total white blood cell count）
- 白血球百分比 differential white blood cell count
    - 杆状核好中球 band neutrophils
    - 分葉核好中球 segmented neutrophils
    - リンパ球 lymphocytes
    - 単球 monocytes
    - 好酸球 eosinophils
    - 好塩基球 basophils
- 白血球の形態観察 white blood cell morphology
- **PLT**（血小板数 platelet count）
- **MPV**（平均血小板容積 mean platelet volume）
    - **PT**（プロトロンビン時間 prothrombin time）
    - **APTT**（活性化部分トロンボプラスチン時間 activated partial thromboplastin time）

表 4.2　血液化学的検査項目

- **TP**（総タンパク質 total protein）
- **Alb**（アルブミン albumin）
- **A/G 比**（albumin-globulin ratio）
- **GLu**（グルコース glucose）
- **T-cho**（総コレステロール total cholesterol）
- **HDL-cho**（HDL コレステロール HDL cholesterol）
- **NEFA**（遊離脂肪酸 non-esterified free fatty acid）
- **ChE**（[偽性]コリンエステラーゼ [pseudo]cholinesterase）
- **TG**（トリグリセリド triglycerides）
- **PL**（リン脂質 phospholipids）
- **BUN**（尿素窒素 blood urea nitrogen）
- **Cre**（クレアチニン creatinine）
- **T-Bil**（総ビリルビン total bilirubin）
- 直接ビリルビン direct bilirubin
- **ALT**（アラニンアミノトランスフェラーゼ alanine aminotransferase）
- **AST**（アスパラギン酸アミノトランスフェラーゼ aspartate aminotransferase）
- **ALP**（アルカリ性ホスファターゼ alkaline phosphatase）
- **GGT**（γ-グルタミルトランスフェラーゼ gamma-glutamyl transferase）
- **SDH**（ソルビトールデヒドロゲナーゼ sorbitol dehydrogenase）
- **CK**（クレアチンキナーゼ creatine kinase）
- **LAP**（ロイシンアミノペプチダーゼ leucine aminopeptidase）
- **AMY**（アミラーゼ amylase）
- リパーゼ lipase
- **Ca**（カルシウム calcium）
- **IP**（無機リン inorganic phosphorus）
- **Na**（ナトリウム sodium）
- **K**（カリウム potassium）
- **Cl**（塩素 chlorine）

phosphatase），T-Bil（総ビリルビン），D-Bil（直接ビリルビン），TP（総タンパク質），およびアルブミンの測定を推奨している[2]．

　ALT と AST は，ラット，イヌおよびサルの肝細胞障害の指標である．ALT の高値は AST の高値の有無にかかわらず肝細胞の変性，壊死や再生と関連する．ALT は AST に比べて半減期が長く，AST はミトコンドリアに結合しやすいことから，肝細胞障害の指標として，ALT は AST より優れている．ラットやイヌで，CYP（肝チトクロム P450 酵素）誘導を伴う ALT の高値が見られる場合，肝重量の高値と病理組織学的な変化が見られなければ肝毒性と判断されない．ALT は筋肉の障害によっても影響を受け，この場合，AST が ALT よりも高値を示す．マウスや非げっ歯類では，採血時の保定や拘束が AST の高値を誘発することが

ある．

　ALP と総ビリルビンは，ラット，イヌおよびサルの胆道系障害の指標である．ラットとイヌでは CYP 誘導を伴う肝性 ALP の高値，ラットでは CYP 誘導を伴う肝性 ALP の低値，イヌでは内因性・外因性糖質コルチコイドによる肝性 ALP の高値が報告されている．骨性 ALP の高値は骨の成長や疾患でも見られるが，胆道系に障害がある場合は総ビリルビンの高値を伴う．ラットでは摂

餌後に一過性の小腸ALPの高値が見られる．

なお，ALPアイソザイム，5′-NT(5′-nucleotidase)，α-GST(Glutathione S-transferase, LDH(乳酸脱水素酵素)，あるいはTBA(総胆汁酸)の血液化学的検査値は，肝障害マーカーとして有用性が低い．

4.1.3 尿検査

尿検査 urinalysis は，新鮮尿または蓄尿から調製した検査試料を用いて腎臓，尿路系，肝臓などにおける障害の有無を調べる．毒性試験ガイドラインでは，尿量，比重，浸透圧およびpHの定量検査に加え，肉眼検査，尿試験紙あるいは自動化機器による定性検査，フローサイトメトリーや光学顕微鏡を用いて有形成分を分類する尿沈渣検査が推奨されている(表4.3)．一方，米国NTP(National Toxicology Program)試験では尿検査が必要な場合，タンパク質，グルコースおよび酵素バッテリー(ALP，NAG(N-アセチル β-D-グルコサミニダーゼ)，β-Gal(β-ガラクトシダーゼ)，LDH, GGT(γ-グルタミルトランスフェラーゼ)など)の定量検査が実施される．各測定値は単位クレアチニン量あたりに補正される．

一般に尿の採取と取扱い方法は，動物種によって異なり，飼料，被毛，糞などによる汚染を避けるため細心の注意が求められる．尿の性状は，被験物質や代謝物のみならず飲水量の増減によっても変化するので，尿量は飲水量とセットで評価する．未変化体や代謝物に起因することが明らかな着色尿は，他の検査において関連器官に変化がなければ，通常，毒性評価では生体への有害影響ではないと判断される．

4.1.4 骨髄検査

血液学的検査において造血器系に障害が示唆される場合は，骨髄検査 bone marrow examination が実施される．げっ歯類では大腿骨，非げっ歯類では胸骨から検査材料を調製する．自動化機器または塗抹標本を用いて，① 有核細胞数の計測，② 細胞の形態観察と分類を行い，骨髄における造血能の抑制，亢進あるいは異常細胞の出現の有無を確認する[3]． ［林　新茂］

文献(4.1節)

1) Weingand K, et al.：Fundam. Appl. Toxicol. **29**: 198-201(1996).
2) Boone L, et al.：Vet. Clin. Pathol. **34**: 182-188(2005).
3) Reagan WJ, et al.：Toxicol. Pathol. **39**:435-448(2011).

4.2　病理組織染色法と染色結果

染色法には一般染色(普通染色)と特殊染色がある．一般染色とはHE(ヘマトキシリン・エオジン)染色であり，細胞質と核を染め分け細胞や組織構築など，全体像が把握できる．特殊染色は組織・構成成分や細胞内外の物質を選択的に染めることができる．特殊染色には表4.4のように粘液多糖類，結合組織，アミロイド，脂肪，生体内無機物，生体内色素，内分泌顆粒，病原体，神経組織を選択的に染めることができる[1]．　［古川文夫］

文献(4.2節)

1) 新染色法のすべて，月刊 Medical Technology　別冊，医歯薬出版(1999).

表4.3　尿検査項目

尿量 urine volume
比重 specific gravity
浸透圧 osmolality
pH
外観(色調・混濁) appearance (color & cloud)
タンパク質 protein
グルコース glucose
ケトン体 ketone body
ビリルビン bilirubin
ウロビリノーゲン urobilinogen
潜血 occult blood
Na(ナトリウム sodium)
K(カリウム potassium)
沈渣 sediment

表4.4 各種染色法における染色性

目　的	染　色	染　色　結　果
核・細胞質（一般染色）	HE（ヘマトキシリン・エオジン hematoxylin eosin）染色	核，軟骨，細菌，未脱灰石灰化部（青）　細胞質，結合組織，筋組織，赤血球（ピンク）
粘液多糖類	PAS（periodic acid Schiff）染色	グリコーゲン，糖タンパク質，糖脂質などのPAS陽性物質（赤紫）　真菌，基底膜（赤紫）　核（青）
	アミラーゼ消化試験 amylase digestion test	グリコーゲンは消失（赤紫に染まらない）
	PAS アルシアンブルー PAS-alcian blue 染色	PAS陽性（赤紫）　酸性粘液（青）　核（青）
	ムチカルミン mucicarmine 染色	粘液（赤）　核（紫）
	コロイド鉄 colloidal iron 染色	酸性粘液多糖類（青）　核（褐）
	トルイジンブルー toluidine blue 染色（pH2.5・pH4.1・pH7.0）	酸性粘液多糖類，核（青）　メタクロマジーで赤紫
結合組織	アザン azan 染色	膠原線維，細網線維，腎糸球体基底膜（青）　粘液，硝子様物質（青）　核，細胞質，筋線維，線維素，赤血球（赤）
	マッソントリクローム Masson's trichrome 染色	膠原線維，細網線維，腎糸球体基底膜（青）　核（紫黒）　細胞質（淡赤）　赤血球（橙黄）
	エラスチカワンギーソン elastica van Gieson 染色	膠原線維（赤）　弾性線維（黒）　筋線維，細胞質，赤血球（黄）　核（黒）
	ワンギーソン van Gieson 染色	膠原線維（赤）　筋線維，細胞質（黄）　核（紫黒）
	鍍銀 silver impregnation 染色	細網線維（黒）　膠原線維（赤紫）
	PAM（periodic acid methenamine silver）染色	腎糸球体基底膜，細網線維（暗褐）　膠原線維（褐）　細胞質（赤）
	PTAH（phosphotungstic acid hematoxylin）染色	横紋筋の横紋，神経膠線維，線維素，核，平滑筋（青藍）　結合組織，神経細胞（茶褐）
アミロイド	コンゴーレッド congo red 染色	アミロイド（赤橙）　黄色偏光 核（紫）
	DFS（ダイレクト・ファースト・スカーレット direct fast scarlet）染色	アミロイド（赤橙）　核（紫）
	過マンガン酸カリ酸化 potassium permanganate 法	AA アミロイド（続発性）の染色性の消失
脂　肪	ズダン sudan III 染色	中性脂肪（橙）　核（青）
	ズダン黒 sudan black B 染色	中性脂肪，糖脂質，脂肪酸，リン脂質（黒）　コレステリン（暗青）　核（赤）
	ナイルブルー nile blue 染色	中性脂肪（赤）　コレステリンエステル（淡赤）酸性脂質〈リン脂質・脂肪酸〉（青）　核（青）
	オイルレッド oil red O 染色	脂肪（赤）　ズダン III より小さい脂肪滴も染色される　核（青）
生体内無機物	ベルリンブルー Berlin blue 染色	ヘモジデリン（青・顆粒状）　核（赤）
	コッサ van Kossa's 染色	カルシウム（黒）　核（赤）
生体内色素	フォンタナ・マッソン（メラニン色素）Fontana-Masson method for melanins 染色	消化管銀還元細胞・腸クロム親和性細胞など，メラニン，リポフスチン，胆汁色素，セロイド（黒）　核（赤）
	フォンタナ・マッソン漂白法 bleaching method for melanins	メラニン顆粒は消滅する
	シュモール Schmorl 染色（消耗性色素：リポフスチン）	リポフスチン，メラニン，腸クロム親和性物質，胆汁色素（暗青）
内分泌顆粒	グリメリウス Grimelius' 染色	カルチノイド，セロトニン，膵 A 細胞・グルカゴン〈好銀性顆粒陽性細胞が染まる〉（黒褐）　核（赤）

表 4.4 （つづき）

目 的	染 色	染 色 結 果
病原体	グロコット methenamine silver-nitrate-Grocott's variation 染色	真菌の細胞壁，放線菌（黒）　背景（緑）
	チールネルゼン Ziehl-Neelsen 染色	抗酸菌〈結核菌〉（濃赤）　リポフスチンセロイド（赤）　背景（青）
	ギムザ Giemsa 染色	ピロリ菌（淡青）
	ワルチンスターリー銀 Warthin-Starry silver 染色	ピロリ菌（黒）　背景（黄）
	グラム Gram's 染色	陽性菌（濃青）　陰性菌（赤）　背景（黄）
神経組織	クリューバー・バレラ Klüver-Barrera's 染色	髄鞘（青）　ニッスル小体，核（赤紫）
	ニッスル Nissl 染色	ニッスル小体（赤紫）
	ボディアン Bodian's 染色	神経原線維，軸索，樹状突起，神経終末（黒）
	ホルツァー Holzer 染色	神経膠線維（青紫）
	ナウタ Nauta's 染色	変性した軸索線維（褐色）

4.3 電子顕微鏡学的検索

4.3.1 電子顕微鏡の種類と利用法

電子顕微鏡 electron microscope は，大きく分けて透過型電子顕微鏡と走査型電子顕微鏡がある．可視光を用いる光学顕微鏡に比べて，波長の短い電子線を用いる電子顕微鏡では高い分解能が得られ超微細形態の観察を可能にしている．

透過型電子顕微鏡 transmission electron microscope は，細胞内小器官や蓄積物などの微細形態学的な検索に優れ，走査型電子顕微鏡は試料の形状や表面などの三次元構造の観察に優れている．ただし，透過型電子顕微鏡では透過能が弱い電子線を用いるため数十 nm の非常に薄い切片を作製する必要がある．一方，走査型電子顕微鏡 scanning electron microscope では二次電子や反射電子を捉えて観察するため，試料表面に導電性をもたせる金や白金などのコーティングが必要である．

また，エネルギー分散型測定装置 energy dispersive spectroscopy と組み合わせることにより，試料中の元素分析が可能である．さらに，電子顕微鏡を用いた免疫組織化学は，標的の局在を探索するうえで有力な手法であり，凍結切片を用いて抗体反応を行う pre-embedding 法と，超薄切片上で反応を行う post-embedding 法がある．

4.3.2 細胞内小器官とそのはたらき

電子顕微鏡は，細胞内に分布する細胞内小器官とよばれる膜系や非膜系の構造体，ならびにそれらの複合体，さらに細胞内外の構造物や貯蔵・蓄積物質を画像として観察できる．細胞内小器官，とくに膜系小器官は，生理機能や病的状態を反映して，しばしばその形状および数量が変化し，さらにミトコンドリアなどではマトリックスの電子密度にも変化が生じる．表 4.5 に代表的な細胞内小器官の形態的特徴とその機能を示した．

4.3.3 安全性試験に見られる微細形態的変化

安全性試験では，全身のさまざまな組織・細胞が標的となり得るが，その中にあって肝臓は生体外異物の代謝・排泄に深く関わることが多く，さまざまな退行性変化や適応性変化を含めた生理的反応がしばしば見られる（図 4.1）．以下に薬物投与によって肝細胞に引き起こされる微細形態学的変化の一部を示す．

a. 滑面小胞体の増生

薬物代謝酵素が豊富に存在する肝細胞の変化として，比較的しばしば遭遇する変化である．図

表 4.5 代表的な細胞小器官の形態学的特徴と一般的な機能

細胞小器官	形態的特徴	一般的な機能
ミトコンドリア	・二重膜で囲まれる ・小顆粒状や糸状の小体 ・内膜の陥入によるクリスタ ・クリスタ表面に内膜粒子が分布	・酸化的リン酸化反応 ・ATP の合成 ・細胞内有機呼吸 ・ミトコンドリア DNA を有し，自己増殖する
リボソーム	・直径 15～20 nm の高電子密度の粒子 ・細胞質中に散在する遊離リボソームと小胞体や核膜に付着する付着リボソームがある	・タンパク質合成の場
滑面小胞体	・一重膜で囲まれる ・リボソームが結合していない ・小胞状や細管状で網目構造を示す	・リン脂質やコレステロールなどの合成 ・糖質代謝 ・Ca 結合タンパク質により Ca 貯留 ・チトクロム P450 による外来物質の代謝
粗面小胞体	・一重膜で囲まれる ・膜表面にリボソームが結合している ・細管状や平板状で層板状構造を示す	・分泌タンパク質の合成 ・細胞膜タンパク質，ゴルジ体タンパク質，ライソソームタンパク質などを合成
ゴルジ装置	・扁平な袋状膜構造の層板状に集積 ・小胞体に近接する側（シス面）は凸面，反対側（トランス面）は凹面 ・ゴルジ小胞の形成	・タンパク質の糖鎖修飾，プロセシング ・ライソソームタンパク質糖鎖のマンノース残基のリン酸化 ・分泌顆粒，分泌小胞，ライソソーム小胞の形成
ペルオキシソーム	・一重膜で囲まれた球形や楕円形の小体 ・ラットでは電子密度の高い芯 nucleoid を有するものもある	・カタラーゼおよび一群の酸化酵素を含み，各種の酸化やその過程で生成した過酸化水素の分解
ライソソーム	・一重膜で囲まれる ・消化物を含まない一次ライソソームと消化物を処理している二次ライソソームに分けられる ・二次ライソソームはしばしばさまざまな電子密度の物質を含む ・二次ライソソームは，食作用由来のヘテロライソソームと自食作用由来のオートライソソームがある	・多種類の加水分解酵素（グリコシダーゼ，ヌクレアーゼ，プロテアーゼ，リパーゼ，スルファターゼ，ホスファターゼなど）を含み，不要物質の加水分解
ファゴソーム	・一重膜で囲まれた異物貪食作用によるヘテロファゴソームと，二重膜で囲まれた自家貪食作用によるオートファゴソームがある ・形成初期のオートファゴソームでは隔壁膜の形成過程をみる ・ライソソームと融合し，一重膜のファゴライソソームとなる	・異物や不要膜成分などの取込み・処理

4.2 にフェノバルビタール phenobarbital 投与により肥大した肝細胞を示す．細胞質に概ねびまん性に滑面小胞体が増生して見られる．薬物以外ではウイルス性肝炎や胆汁うっ滞のような病的状態でも見られる．増生した滑面小胞体は，光学顕微鏡では弱好酸性を呈するスリガラス様変化として観察される．

b. ミトコンドリアの増生

digoxin や cortisone などにより引き起こされる．自己分裂能を有するミトコンドリアは，機能状態に応じて増数し，さらにマトリックスの電子密度の上昇やクリステの増加を伴うことがある．このようなミトコンドリアは，光学顕微鏡で観察される細胞質内の弱好酸性の円形ないし楕円形顆粒に一致する．

4.4 免疫組織化学的検索法

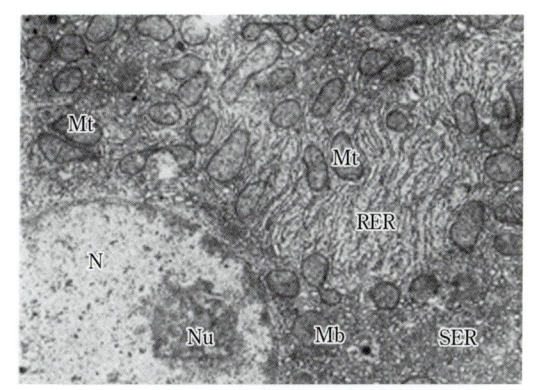

図 4.1 正常ラットにおける肝細胞の微細形態
肝臓の小葉中心帯の肝細胞．
N：核，Nu：核小体，Mt：ミトコンドリア，RER：粗面小胞体，SER：滑面小胞体，Mb：マイクロボディ．

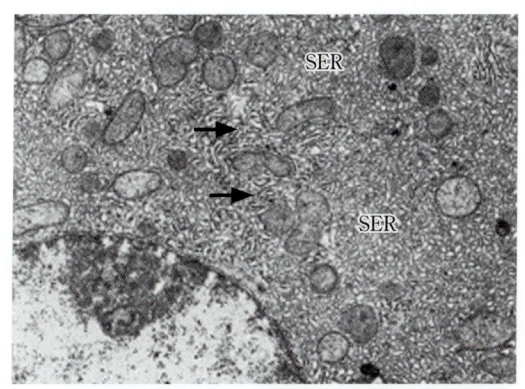

図 4.2 肝細胞における phenobarbital 投与による滑面小胞体の増生
7日間 phenobarbital 経口投与後の小葉中心帯肝細胞．他の細胞内小器官の間隙に SER(滑面小胞体)の増生が見られる．粗面小胞体の層状配列に乱れが見られる(矢印)．ミトコンドリア，マイクロボディには著変は見られない．

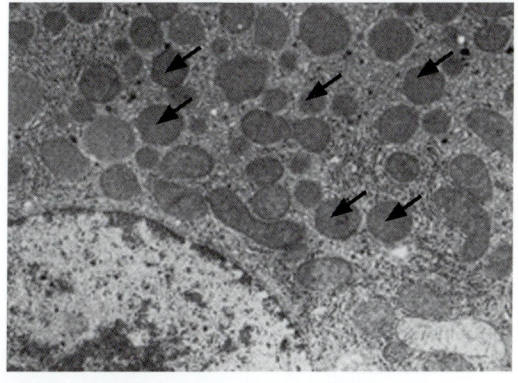

図 4.3 肝細胞における clofibrate 投与によるペルオキシソームの増生
7日間 clofibrate 投与後の小葉中心帯肝細胞．多数のマイクロボディが見られる(矢印)．マイクロボディ自体の電子密度や構造には著変は見られない．

c. ペルオキシソームの増生

クロフィブレート clofibrate などの薬物で引き起こされるが，レチノイン酸 X 受容体とヘテロ二量体を形成しペルオキシソーム増殖剤応答配列 peroxisome proliferator-activated receptor に結合することにより，ペルオキシソームが増生する．ペルオキシソームが増加することにより，光学顕微鏡では肝細胞は肥大し，その細胞質は好酸性を増すとともに，微細顆粒状を呈して見られる(図 4.3)．薬物以外ではアルコール性肝炎やビタミン E 欠乏でも報告がある．

d. 特殊な形態のライソソームの蓄積

アミオダロン amiodarone などの陽イオン性両親媒性薬物により，リン脂質の代謝阻害やリン脂質と薬剤の複合体形成により，ライソソーム内にミエリノソームとよばれる層板状膜構造を特徴とするリン脂質が蓄積する．蓄積したリン脂質は，光学顕微鏡では細胞質内の微小空胞として観察できるが，中性脂肪などとの鑑別に微細形態の観察が有効である．

e. 小胞体の特殊な蓄積

粗面小胞体や滑面小胞体が渦巻き状や瘤状など特殊な構成を形成する．フェノバルビタールなどの薬物で引き起こされることが多いが，ウイルス感染や腫瘍性変化でも見られることがある．

［安藤利恵］

4.4 免疫組織化学的検索法

免疫組織化学 immunohistochemistry 染色は，特定の分子を抗原抗体反応を利用して組織標本上で可視化し，その局在を示す方法である．

4.4.1 検出する対象

細胞内・細胞外に存在するすべての物質が検出対象となる可能性がある．しかし一般的には，構造タンパク質，膜表面分子，酵素やシグナル伝達

物質などの内因性物質に加えて，外から投与されて運ばれた物質や細胞構成成分と結合した物質，たとえば，DNA を構成する塩基の一つ，チミンの類似物質である BrdU (bromodeoxyuridine)[1]あるいは発癌物質の DNA 付加体[2]などが対象となる．これらの高分子の一部分が抗原として特異的に認識されれば，抗体と結合する．この抗原決定基である抗体結合部分はエピトープ epitope とよばれ，通常一つの分子は複数か所がエピトープとなり得る．

4.4.2 原 理

抗体は抗原に特異的に結合する性質をもった分子であり，生体内においては形質細胞内で産生され，哺乳類の多くでは，重鎖の相違によって IgG, IgM, IgA, IgD, IgE の 5 種類に分けられる．免疫組織化学染色に用いる抗体は，大部分が IgG 型の免疫グロブリン immunoglobulin であり，κ あるいは λ 型の軽鎖(L 鎖)と γ 型の重鎖(H 鎖)のそれぞれ 2 対が Y 字形に S-S 結合で結合した構造をとっている(図 4.4)．IgG は，2 か所の抗原結合部位をもち，特異的な分子構造を認識して抗原と結合する．一方，抗体自体もグロブリンタンパク質分子であり，抗原となり得る．免疫組織化学染色では，この抗体とスライドガラス上にあるホルマリン固定組織，凍結組織あるいは培養細胞内の標的分子との結合を眼に見える形，すなわち可視化するためにさまざまな方法が考えられている．

a. 直接法 direct method

目的の分子(抗原)を認識する抗体に，酵素や蛍光物質などの標識分子を結合しておき，結合させた抗体を直接検出する．この方法は，十分量の目的分子が存在すれば有効であるが，微量のものは検出しにくい．また，目的分子に対する抗体ごとに標識分子を結合させる必要があり，標識抗体の作製が煩雑である．

b. 間接法 indirect method[3]

目的の分子に対する抗体(一次抗体 primary antibody)を抗原として認識する第二の抗体(二次抗体 secondary antibody)に，酵素や蛍光物質などの標識分子を結合しておき，目的分子を間接的に検出する．たとえば，一次抗体にマウスの免疫グロブリン(マウス抗目的分子抗体)を用いた場合は，二次抗体として，ウサギやヤギなどで作成し標識分子を結合させた抗マウス免疫グロブリン抗体を用いる．この方法では，複数の二次抗体分子が一次抗体分子に結合するため，可視化反応が増幅されて，より微量のものも検出できる．また，二次抗体は一次抗体の動物種のみに規定されるため，動物種が同一の一次抗体間で共用することができ，必要となる標識抗体の種類が限定されるので経済的にも優れている．

c. 標 識 の 種 類

抗体の標識および検出法にもさまざまな方法があり，改良が加えられている．感度 sensitivity がよく，発色も安定しているため汎用されているのは，ABC(アビジン-ビオチン-ペルオキシダーゼ複合体 avidin-biotion peroxidase complex)法とよばれる方法である(図 4.5)．この方法では，ビオチン分子を標識したビオチン化二次抗体を用い，

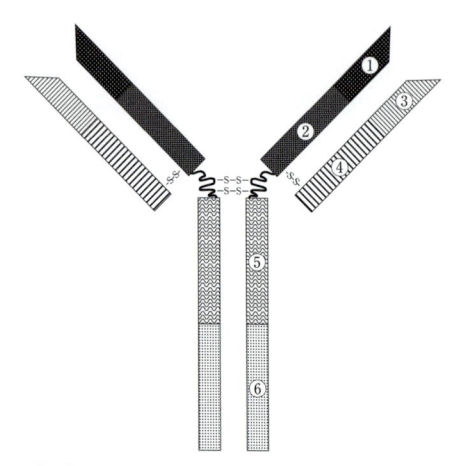

①-②重鎖
③-④軽鎖
①②③④ Fab (fragment, antigen binding) 領域
⑤⑥ Fc (fragment, crystallizable) 領域
①③抗体結合部位, 可変領域 (V領域)
②④⑤⑥ 定常領域 (C領域)
-s-s- ジスルフィド結合

図 4.4 抗体の基本構造

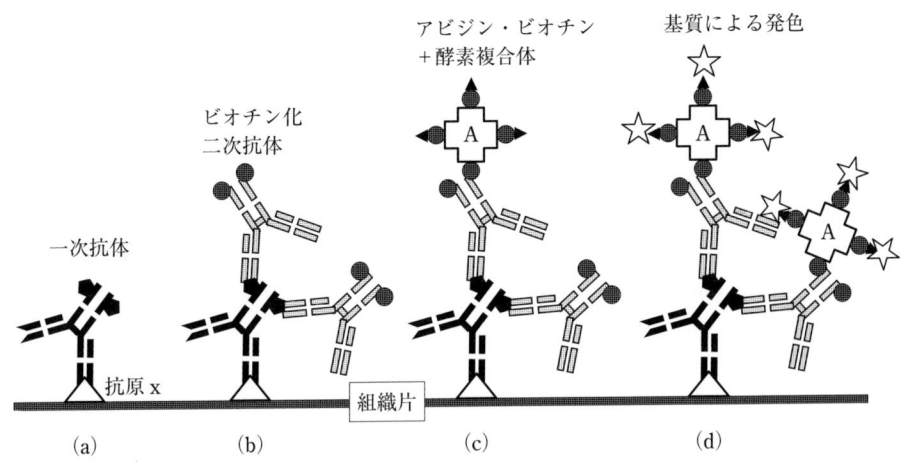

図4.5 ABC法による免疫組織化学染色の染色過程
(a)検出目標となる組織片上の抗原xに対する一次抗体(ex.ウサギ抗x抗体)を結合させる．(b)一次抗体を認識する二次抗体(ex.ヤギ抗ウサギ抗体)を反応させる．この二次抗体にはビオチンが結合している．(c)互いの親和性を利用して形成させたアビジン・ビオチンとペルオキシダーゼなどの酵素が結合した複合体を，二次抗体のビオチンと反応させる．(d)基質を加え，酵素反応により発色させ可視化する．

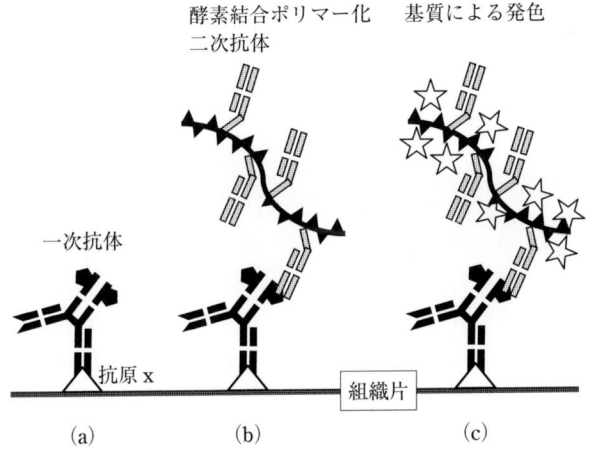

図4.6 ポリマー法による免疫組織化学染色の染色過程
(a)検出目標となる組織片上の抗原xに対する一次抗体(ex.マウス抗x抗体)を結合させる．(b)一次抗体を認識する二次抗体(ex.ウサギ抗マウス抗体)を反応させる．この二次抗体はFab化してあり，ペルオキシダーゼなどの酵素とともに，デキストランやアミノ酸ポリマーに複数結合している．(c)基質を加え，酵素反応により発色させ可視化する．

まず目的とする抗原に複数のビオチンを標識した形にする．この抗原-抗体-ビオチン結合体を可視化するために，ビオチンに高度の親和性affinityがあり，複数か所で結合するアビジン(あるいはアビジンよりも水溶性が低いストレプトアビジンstreptavidin)を介在物質として用いる．すなわち，あらかじめ酵素であるペルオキシダーゼperoxidaseのついたビオチン分子をアビジンに複数結合させた複合体を形成後，反応させることによって，より多分子のペルオキシダーゼを含む複合体complexがビオチン化二次抗体に結合することになる．最後に，ペルオキシダーゼの基質と

なる DAB（ジアミノベンチジン 3,3′-diaminobenzidine）溶液を過酸化水素の存在下で重合させると褐色を呈し，可視化が完成する．DAB は退色が少なく，光顕で容易に認識できるため，多用されているが，この他，酵素にアルカリホスファターゼを用いてファーストレッド Fast red，ニューフクシン new fucshin，NBT（nitro-blue tetrazolium chloride）/BCIP（5-bromo-4-chloro-3′-indolylphosphatase p-toluidine salt）などの基質で発色させる方法も用いられる．近年は，ポリマー法（図 4.6）として，デキストランやアミノ酸の高分子ポリマー鎖に Fab 領域とよばれる抗原結合部位のみの形に酵素消化された二次抗体とペルオキシダーゼを複数結合させた複合体により，ビオチン・アビジンを介さず，DAB などの基質を直接反応させる簡便で高感度な方法も汎用されている．また，さらに感度が求められる場合は FITC（fluorescein isothiocyanate）などの蛍光色素を結合させた一次抗体や二次抗体を用いて蛍光顕微鏡下で観察する方法も用いられている．

4.4.3 抗体の種類と選択

染色の可否を最も左右するのは，一次抗体の精度である．合成法によって，抗体は大きく 2 種類に分けられる．一つは，1 種類のエピトープを認識するモノクローナル抗体 monoclonal antibody であり，抗原で感作された単一の抗体を産生するリンパ球 B 細胞を増殖のさかんな同種の動物由来の骨髄腫細胞株と融合させたハイブリドーマ hybridoma を用い，培地の中で産生させる．もう一つはポリクローナル抗体 polyclonal antibody であり，検出したい抗原を動物（ウサギ，ヤギなど）に接種し，免疫したその動物の血清から抗体をアフィニティー精製する．この抗体は複数のエピトープに対する抗体の混合物であることから，ポリクローナルとよばれる．感受性と特異性の面から，両者には一長一短がある．また，非特異反応のない明瞭な染色結果を得るには，一次および二次抗体の反応濃度を最適化することが重要であり，十分に検討する必要がある．

また，電気泳動法により分子量で分離したタンパク質をメンブレン上に転写して抗原タンパク質を認識させるウエスタンブロット法 western blotting では有効な抗体であっても，必ずしも免疫組織化学染色では有効でない場合もあるので，注意が必要である．

一方，凍結標本ではタンパク質の変性は少ないが，ホルマリン固定後のパラフィン包埋組織標本ではタンパク質の立体構造が変化しているため抗原を認識できない場合がある．これを解決するためには，緩衝液内での加熱処理あるいはタンパク質消化酵素（トリプシンなど）処理などの抗原賦活化法 antigen retrieval method を行うとエピトープが露出して，抗原性が回復することがある．具体的には，抗原に応じて pH を調節したクエン酸や EDTA などに由来する緩衝液にスライドガラスを入れてオートクレーブやマイクロウェーブ処理を行うか，圧力釜で加熱する方法がある．

標識方法の異なる二次抗体の使用や，発色方法を変えることによって，同一組織標本上で複数の抗原をそれぞれ可視化することも可能であり，分子間の相互作用や詳細な局在の解析などにも応用できる．近年は抗原となる分子を精製しなくても，DNA 配列から推定したアミノ酸配列のデータを用い，特異性が高い領域を選んで合成したペプチド鎖を抗原とした抗体作製もさかんに行われており，免疫組織化学的検索法の有用性はさらに広がるものと期待される．

4.4.4 意　義

免疫組織化学染色を行う目的は多岐にわたる．細胞の形質や組織発生を示唆する分子の検討は腫瘍の診断に有用な情報となり得る．さらに，細胞増殖に関連した分子，たとえば Ki-67 や PCNA などの内因性物質の発現率や BrdU などの外因性物質の取込み率などから，病変の増殖能を検討することができる．臨床の場においては，分子標的治療薬の適応の判定にも広く用いられている．また，実験病理学的には，GST-P（胎盤型グルタチオン S-トランスフェラーゼ glutathione S-transferase placental form）が，ラット肝臓の前癌病変から肝細胞癌までの肝細胞の腫瘍性病変で発現が

上昇する酵素として知られている．したがって，この酵素に対する免疫組織化学染色により当該病変を明瞭に染め出すことができ，ラット肝中期発癌性試験法（伊東法）liver medium-term carcinogenesis bioassay などにおける肝発癌性の指標として広く応用されている[4]．一方，各種のオミックス解析など分子生物学の進歩によって，組織全体での mRNA さらにタンパク質レベルの発現変化は広く網羅的に解析されるようになってきたが，その細胞レベルでの発現を，しかも局在を含めて検出するためには，免疫組織化学染色が最も有効な手段である．たとえば，核内タンパク質，膜タンパク質あるいは分泌タンパク質としての機能が想定されているシグナル伝達物質について，当該分子がどの部位に観察されるかを特定することは，その分子が活性状態か否かの判断に応用することができる．

4.4.5 定量的解析への応用

画像のデジタル化が容易となり，免疫組織化学染色標本の評価においても，染色された部分の面積比あるいは染色の強度を，OD（吸光度 optical density）などを指標に用いて分析し，タンパク質発現の変化をより詳細に定量解析することが可能となっている．前述の GST-P 陽性細胞巣については，定量解析によって発癌性の増減の客観的指標として利用されている．

4.4.6 問題点と発展性

以上のように，免疫組織化学染色法は診断上のみならず，さまざまな機能解析のうえでさらに応用可能な方法であるが，同時にその限界と問題点も把握しておく必要がある．非特異的反応 non-specific reaction による偽陽性 false positive や，固定条件などに起因した抗原性の減弱による偽陰性 false negative の可能性はつねに考慮する必要がある．特異性の高い抗体を選択することが重要であり，これにはウエスタンブロット法により目的タンパク質の分子量を確認することが一助となる．すでに発現が知られている検体を陽性コントロールとして用い，細胞内局在が合致しているかを検討したり，精製した標的タンパク質であらかじめ抗原性を吸収した抗体では，反応が陰性化することを確認することも有効である．また，抗原となるべきタンパク質が可溶性の場合には，細胞内に留まらず標本作製過程で拡散し，局在の情報が不正確になる場合や，検出できない場合もある．さらに，リン酸化タンパク質と非リン酸化タンパク質を区別して認識する抗体も合成されており，リン酸化を介したタンパク質活性化の有無や局在を免疫染色で検出することも可能となってきた．多重染色や，さらには生体内での発光による検出など，標本上での染色を越えた発展性が期待される．

［小川久美子］

文献（4.4 節）

1) Sugiura S, et al.: *Carcinogenesis* **24**(3): 547-553(2003).
2) Shirai T, et al.: *Toxicol. Lett.* **102-103**: 441-446(1998).
3) 川井健司ほか：病理と臨床（臨時増刊号）**18**: 4-7(2000).
4) Ito N, et al.: *Cancer Sci* **94**(1): 3-8(2003).

4.5 毒性病理学における実践免疫染色法

4.5.1 組織標本処理

固定標本を扱う免疫組織化学染色では，各種一次抗体によって認識される細胞・組織内の抗原（タンパク質・ペプチド）の変性や流失を最小限に抑えて，可視化した陽性所見の特異性ならびに局在性が形態学的に観察できる固定法の選択，適切な標本作製，ならびに前処理法（抗原賦活法）の選択が必要である．

a. 固定 fixation

一般病理学のみならず毒性病理学においても免疫組織化学染色手法は重要なタンパク質発現解析ツールであり，さらに最近では遺伝子解析のための FISH（fluorescent *in situ* hybridization）法や CISH（chromogenic *in situ* hybridization）法も利用されるようになった．組織中のタンパク質・核酸の解析

のために，従来のホルマリン固定法の抗原性の減弱や抗原エピトープ epitope のマスキングの短所を改善する固定液の開発・検討が行われているが，結果を考慮するとホルマリンが優れている[1]．一般に免疫組織化学染色法に適した固定法として推奨されている方法は 10％中性緩衝ホルマリンで 24〜48 時間である．固定時間の延長とともに免疫染色性は低下するが，実践的には約 1 週間以内であれば大半の免疫染色は可能と報告されている[2]．

b. 標本作製と保存

FFPE（ホルマリン固定パラフィン包埋）標本から薄切した切片は，後述する抗原賦活処理の際に皺や剥離が生じないように，疎水性や親水性アミノシラン aminosilane をコーティングしたスライドガラスに切片を貼りつける必要がある．pH の高いアルカリ側の溶液を使用する加熱抗原賦活処理には，親水性のコーティングスライドが優れている．40℃以上から 60℃ 前後で薄切標本を乾燥させる場合，1 時間以上の乾燥は，細胞膜や核内受容体の免疫染色の低下や偽陰性を生じるため，注意が必要である．また，薄切標本は酸化や吸湿によっても，免疫染色の低下が生じるため，すぐに使用しない場合は，薄切標本を食品保存用プラスチック袋に入れて脱気をして冷蔵庫で保存するなどの工夫が推奨される．

c. 前処理；抗原賦活法

ホルマリン固定液は，おもに組織内のアミノ基と反応しメチレン結合とよばれる架橋構造を形成して組織を固定する．この固定の際に組織中にある抗体が認識する抗原のエピトープが架橋構造に取り込まれた抗原マスキング masking というかたちで固定が進行して，メチレン結合以外にマンニッヒ反応も生じて抗原エピトープに構造変化が生じる[3]．また，これらの化学反応に Ca^{2+} イオンも関与すると考えられており，Ca キレーターであるクエン酸緩衝液(pH 6.0)や EDTA 溶液(pH 8.0〜9.0)が加熱による抗原賦活法に広く利用されている．抗原賦活処理液として使用するクエン酸緩衝液(pH 6.0)や Tris-EDTA 溶液(pH 9.0)を比較すると，Ca^{2+} とのキレート効果の高い Tris-EDTA 溶液のほうが抗原賦活効果に優れ，その効果は Ca^{2+} とのキレート効果が高まるアルカリ側の pH 域で最大となる．組織中の抗原のエピトープの細胞内局在ならびにその立体構造によって抗原のマスキング状態は相違するもので，総論的に EDTA を含むアルカリ溶液が"万能抗原賦活液"だという容易な結論を引き出すことはできないが，経験上，いろいろな一次抗体に対して約 80％の確率で EDTA を含むアルカリ溶液が有効である[4]．しかしながら，一部の細胞膜受容体や細胞外マトリックスタンパク質の検出には，タンパク質分解酵素（トリプシン，プロテアーゼ K）処理が優れている場合がある．また，マウスのマクロファージ抗原 F4/80 のように同じ抗原名であっても，モノクローナル抗体のクローンが相違する場合は，認識するエピトープが相違するため，熱による抗原賦活処理が有効なクローンとタンパク質分解処理が有効なクローンが存在するので，注意が必要である．

4.5.2 検体の免疫組織化学的検討

a. 内因性酵素処理　endogenous enzyme quenching

免疫組織化学的に各種抗体の陽性反応を観察する方法は，蛍光抗体法と酵素抗体法に大別される．同一標本上で複数のタンパク質を検出するには前者が便利であるが，細胞形態の変化・異常とタンパク質発現を同時に観察するためには，後者が優れている．後者の酵素抗体法では，酵素標識をした抗体・試薬を使用するため，標識酵素に応じて検体側に存在する内因性酵素を染色前に不活性化しておかなければならない．標識酵素としては，おもに HRP（西洋ワサビ由来のペルオキシダーゼ horseradish peroxidase）と ALP（子ウシ小腸由来のアルカリホスファターゼ alkalinephospatase solution, from calf intestine）が使用されており，内因性ペルオキシダーゼ処理には 3％過酸化水素水や 0.3％過酸化水素加メタノールが使用されている．一方，内因性アルカリホスファターゼ処理用にレバミゾール試薬 levamisole solution が市販されているが，0.2 M 塩酸（室温，30 分間）で簡便に処理

することが可能である．

b．特異反応と非特異反応

　目的とするタンパク質の特異的な染色性を得るためには，まず特異的な一次抗体を選択することが重要である．そして，特異反応性を再現性よく示すためには，その抗体と反応させた場合，必ず陽性反応を示す組織標本(陽性コントロール)と必ず陰性を示す組織標本(陰性コントロール)の準備が必要である．さらに，染色結果を定性的に分析するのではなく，定量的に分析する際には，使用する検出系キットの感度の範囲内で，弱陽性(あるいは低陽性率)を示すコントロールと，強陽性(あるいは強陽性率)を示すコントロールを使用することが勧められる[5]．一般的には，目的とする分子の発現がわかっている培養細胞株や病理学的に病変のない正常に近い組織や細胞などが利用される．

　上述したように，固定条件(とくに固定時間)は染色強度に影響を与えるため，固定条件の相違する標本では，染色結果の解釈が困難になる場合がある．長い時間固定された標本を検討する場合や固定時間が不明な標本を検討する場合は，検討する標本内の正常細胞に共通してユビキタスに発現する特定の分子(たとえば間葉系細胞に発現するビメンチン vimentin など)を事前に免疫組織学的に検索して，標本として取り扱うべきかどうかを検討する必要がある．また，その染色結果を考慮して，実際に目的とする分子の染色結果に補正をかけて陽性反応の"normalization"を行う場合がある．

　また，固定時間の長い標本を扱う場合は，過固定による組織標本側の非特異反応を軽減するような工夫が必要である．ホルマリンは組織中のおもにアミノ基と反応して架橋構造を形成し，概ね陽性に荷電しているアミノ基($-NH_3^+$)は陽性部分を失い，標本全体は陰性側の荷電が優位になり，抗体などのタンパク質とのイオン結合反応をしやすくなる．さらに，ホルマリン固定の進行とともに，標本組織内のタンパク質立体構造は崩れて，タンパク質の内側に折りたたまれている疎水性部分が外側に露出したような状態になるため，抗体などのタンパク質の疎水性部分と疎水結合を増強する状態に陥る．イオン結合反応，疎水性反応を軽減するには 150 mM 以上の NaCl と 0.05～0.1％濃度の非イオン界面活性剤を添加した緩衝液を抗体希釈液，洗浄液に使用することが勧められる．

c．一次抗体の準備・反応

　最近ではマウスのみならず，ラット，ハムスター，ウサギ由来のモノクローナル抗体の作製が可能となり，実験動物に合わせてモノクローナル抗体を選択することが可能となった．各一次抗体の希釈は，キャリアタンパク質 carrier proteins ならびに非イオン界面活性剤を含有するトリス緩衝液がよく利用される(希釈溶液例：50 mM Tris-HCl buffer, pH 7.6, 0.025％カゼイン，0.1％Tween-20, 0.15 M NaCl)．キャリアタンパク質が含有されているため，いったん希釈した一次抗体は，冷蔵庫で保存することができる(一般にポリクローナル抗体の場合は3～4ヵ月間，モノクローナル抗体の場合は1～2ヵ月間)．

　希釈一次抗体は通常室温で30～60分間反応させる．力価が低い抗体は冷蔵庫あるいは室温で一晩放置する場合があるが，ポリクローナル抗体を一晩放置する場合は，非特異的な反応が引き起こされやすいため，可能な限り希釈して冷蔵庫内で反応させる．

d．一次抗体と反応する検出系キット

　1980年以降アビジン-ビオチン系を利用したABC法あるいはLSAB法が検出系の主流であったが，近年ヒト病理診断用に紹介されたデキストランやアミノ酸の高分子ポリマーをバックボーンにし二次抗体と発色のための酵素を結合させる検出系が研究分野でも汎用されてきている．また，効果的な抗原賦活処理が実施されるようになった結果，組織中に内在するビオチンの反応性も増強し，ABC法やLSAB法に使用されるアビジン関連試薬と直接反応し，これが細胞内のバックグラウンド染色を生じる原因となっている．内在性ビオチンは細胞質に存在するもの以外に，核内に存在するビオチン様物質も報告されている．内在性ビオチンをブロッキングする市販の試薬があるが，

2種類のブロッキング試薬を反応させる必要があるため，染色プロトコールに余分な2ステップが加わり煩雑なものになる．また，完全にブロッキングできない場合も多く，細胞質内や核内に発現する分子を検討する際には，染色結果判定の障害になり得る．

4.5.3　免疫組織化学染色の結果・評価

細胞膜，細胞質内，あるいは細胞核に認められる陽性染色は単に陽性と判定する場合と，半定量的に陽性染色強度（0，1＋，2＋，3＋のような4段階など）ならびに陽性細胞率（10％以下，25％，50％，75％，90％以上の5段階など）をスコア化して，あるいは陽性細胞率のみをスコア化して解析する場合がある．

解析結果の精度・客観性を向上させるために，複数の観察者によるスコアの結果を平均する，あるいは画像解析ソフトを利用したデジタル解析をするなどの工夫が行われている．解析をする部位は，任意に選択するという前提で測定するケースが多いが，観察者によっては，よく染色されている視野を選択する傾向が現れるため，最初から陽性を示す目立つ視野を選択する Hot Spot 法という方法が利用されている．この方法は，対物レンズ×20倍より低倍率の4倍あるいは×10倍で，まず Hot Spot 部位を選択して，その部位内の視野を×20倍で観察して陽性強度・陽性率を算出する方法である．

さらにデータとしては，形態学的に病的・異常組織の内部，正常組織境界部，病的・異常組織から離れた周辺正常組織部の観察・評価をして比較することも推奨される．最近は画像解析ソフトや画像解析装置を利用した測定が可能になり，免疫組織化学染色の煩雑な染色結果の解析が実施されている．　　　　　　　　　　　　　［谷　洋一］

文献（4.5節）

1) Paavilainen L, *et al.*：*J. Histochem. Cytochem.* **58**(3)：237-246(2010).
2) Webster J D, *et al.*：*J. Histochem. Cytochem.* **57**(8)：753-761(2009).
3) Shi SR, *et al.*：*J. Histochem. Cytochem.* **39**(6), 741-748 (1991).
4) D'Amico F, *et al.*：*J. Immunol. Methods* **341**：1-18(2009).
5) Ramos-Vara A, *et al.*：*J. Vet. Diagn. Invest.* **20**：393-413(2008).

4.6　分子病理学的検索法

毒性病理学領域では環境化学物質，薬物などに対する生体反応として細胞レベルでの遺伝子発現変動を評価する機会が多々存在する．抗体を用いた免疫組織染色は優れた評価法の一つであるが，微量な発現変動をとらえるには定量性にやや欠ける面があり，抗体が入手できない遺伝子，microRNA，non-coding RNA などタンパク質翻訳のない遺伝子については免疫染色による評価はできない．本節ではこれらの難点を解決する評価法について紹介する．

4.6.1　*in situ* ハイブリダイゼーション：ISH法

ISH法（*in situ* ハイブリダイゼーション）とは，組織内における特定のDNAあるいはRNAに対して，それと相補的な塩基配列をもつプローブを組織上でアニーリングさせることにより，その局在，発現を検出する方法である．ウイルスなどの病原体を検出する DNA ISH や組織・細胞で発現している mRNA あるいは microRNA を可視化する RNA ISH がある．細胞レベルでの発現局在とその発現量をある程度定量化することができ，抗体による免疫組織学的評価が困難な遺伝子についての情報を得るのに非常に有用である．

プローブとしてオリゴヌクレオチドDNA，RNAなどが用いられ，標識法として前者では3′末端標識，3′テーリング，後者では *in vitro* トランスクリプション法が知られている．オリゴヌクレオチドDNAプローブは準備が容易である一方でバックグラウンドが高くなる場合があるのに対し，RNAプローブはバックグラウンドを低く

抑えることが可能であるがプローブ作製が煩雑である．RNAプローブの長さは100～200 bpがよいとされている．プローブ標識は放射性アイソトープ（^{3}H, ^{35}S）あるいは非放射性物質（ジゴキシゲニン，ビオチン）で標識することが多く，とくに感度，組織の保持，検鏡の容易さ，安全面から最近では非放射性物質による標識プローブを用いたISHが汎用されている．

発現が低いと予想される遺伝子についてはチラマイドなどを用いたシグナル増感法を組み合わせることも可能である．発現局在を検討するには組織形態が保持されるホルマリンあるいはパラホルムアルデヒド固定パラフィン包埋切片がよいが，RNA分解は少なからず生じるため，発現量に主眼をおく場合には凍結切片による検討が推奨される．microRNA検出を目的にする場合にはホルマリン固定よりも1-ethyl-3-(3-dimethylaminopropyl) carbodiimideによる固定が良好であると報告されている[1]．

毒性病理学領域では病原体検出より遺伝子発現を検討する機会に用いることが多いことから，ここではRNAプローブを用いたmRNA ISH法について詳しく述べる．

〈1日目〉
1. 脱パラ
2. PBSで洗浄
3. 3 μg / mL proteinase K / TE バッファー液，20分，37℃
4. 4%パラホルムアルデヒド，10分，室温
5. PBSで洗浄
6. 0.2 M HCl，10分，室温
7. PBSで洗浄
8. 脱水の後，室温乾燥
9. ハイブリダイゼーション，42℃，12～16時間

〈2日目〉
10. 2×SSC/50%ホルムアミド，30分，42℃
11. TNEバッファー液[*1]で洗浄，10分，37℃
12. 10 g / mL RNase A / TNE バッファー液[*1]，30分，37℃
13. TNEバッファー液[*1]で洗浄，10分，37℃
14. 2×SSCで洗浄，15分，42℃
15. 1×SSCで洗浄，15分，42℃
16. バッファー液A[*2]で洗浄，5分，室温
17. バッファー液C[*4] / 0.2% Tween 20，30分，室温
18. 抗digoxigenin-alkaline phosphatase抗体(Roche)，30分，室温
19. バッファー液A[*2] / 0.2% Tween 20，20分，室温
20. バッファー液B[*3]，5分，室温
21. NBT / BCIP (Roche)による発色，1～2時間，37℃（遮光した状態で行う）
22. 4%パラホルムアルデヒドで固定
23. 核染，脱水，封入

[*1] TNEバッファー液：10 mM Tris-HCl (pH 8.0), 500 mM NaCl, 1 mM EDTA
[*2] バッファー液A：100 mM maleic acid, 150 mM NaCl (pH 7.5)
[*3] バッファー液B：100 mM Tris-HCl (pH 9.5), 100 mM NaCl, 50 mM MgCl$_2$
[*4] バッファー液C：バッファー液Aに溶解した1%ブロッキング試薬（Roche）

4.6.2 レーザーマイクロダイセクション法

ISH法は発現遺伝子の細胞局在を確認するには有用であるが，遺伝子発現量を定量化するにはやや不向きである．その弱点を補う方法としてLMD（レーザーマイクロダイセクション laser microdissection）法が開発されている．この方法は必要とする組織・細胞を顕微鏡下でレーザーを用いて切出し，採取する手法である[2]．

主として2種類の方法があり，スライドガラス上に存在する細胞塊をレーザー照射によってフィルム上に転写する方法と，あらかじめフィルム上に組織切片を載せてレーザー光によって目的の細胞を切り取る方法がある．その後，採取した組織片からRNAあるいはタンパク質を抽出して定量的RT-PCR，DNAマイクロアレイや逆相タンパク質アレイreverse-phase protein array，2D-DIGE（蛍光標識二次元ディファレンスゲル電気泳動 2 dimensional fluorescence gel electrophoresis）法などによって遺伝子発現，遺伝子産物の定量化が可能である[3-5]．凍結切片，ホルマリン固定パラフ

ィン包埋切片のいずれでも解析は可能である．

[髙橋　智]

文献（4.6節）

1) Pena JT, *et al*.：*Nat. Methods* **6**：139-141（2009）．
2) Espina V, *et al*.：*Nat. Protocol* **1**：586-603（2006）．
3) George MD, *et al*.：*BMC Genomics* **9**:209（2008）．
4) Espina V, *et al*.：*Clin. Lab. Med.* **29**:1-13（2009）．
5) Skvortsov S, *et al*.：*J. Proteome Res.* **10**:259-268（2011）．

4.7　バイオマーカー

4.7.1　バイオマーカー

　バイオマーカー biomarker とは「生理的な生物学的プロセス，病的プロセス，治療を目的とした介入に対する薬理学的反応などを指標として，客観的に測定され，また，評価される特性」と定義される[1]．

　生命科学は，そもそも生命現象の実相を解き明かすことを目的とする学問で，そのためのツールとして，そうした生命現象の一部を客観的に反映するさまざまな指標が求められ用いられてきた．それらは正にバイオマーカーそのものであり，当該用語が成立する以前から，生命科学にとって重要で不可欠のものであった．たとえば，医学や獣医学は，その黎明期から，ヒトを含む動物の生理的または病的状態を，症状の観察（ヒトの場合，聞き取り）とならんで，体重・体温・脈拍・血圧などの"客観的指標"を測定することにより評価してきた．これらの"客観的指標"はまさしくバイオマーカーにほかならない．この分野では，時代の経過につれ，X線写真に始まる一連の画像診断や，血清／尿生化学的検査などが導入され，用語の成立とともにバイオマーカーという概念が定着するようになってきた．さらに科学技術の発展は，新たにバイオマーカーとなり得る"客観的指標"や，それらの測定・評価手法を次々にもたらしている．

4.7.2　バイオマーカーの概要

a．イメージングバイオマーカー imaging biomarker

　バイオマーカーは，イメージングバイオマーカーと，それ以外に大別することができる．イメージングバイオマーカーとは，イメージング技術により得られ，生命現象の一部を画像として客観的に指し示す指標のことである．イメージングバイオマーカーは，単純撮影によるX線写真として誕生し，その後の技術発展によりCT（コンピュータ断層撮影法 computed tomography）やMRI（核磁気共鳴画像法 magnetic resonance imaging）など，さまざまな画像解析法が開発され，新たなものが提供されつつある．

　イメージングバイオマーカーの長所は，手法の生体への侵襲性が一般的に低いことと，画像として得られるので情報量が多いことである．また，基本的に与えられた画像のパターン認識により評価されるため，もともと評価者の技量と経験に依存する部分が大きく，評価から主観的要因を排除することが困難であること，また，同じ理由で定量的解析が困難なことなどが欠点と考えられてきた．評価の属人性については，とくにコンピュータ支援を受けない手法を中心に，完全に克服することができないものの，永年の情報集積と教育による，可能な限りの標準化が図られている．客観性・定量性については，イメージング技術へのコンピュータ支援の導入以後，画像から得られる情報の数値化が可能となり，少なくともコンピュータ支援を受ける手法において，ほぼ担保されるようになった．

　近年のイメージング技術の進歩は，分子プロセスの可視化を可能とし，生命科学の各分野に対して，分子イメージング molecular imaging と総称される手法が導入されつつある．個体レベルで用いる分子イメージング手法には，PET（ポジトロン断層法 positron emission tomography）・SPECT（単一光子放射断層撮影 single photon emission computed tomography）・NIRS（近赤外線分光法 near-infrared spectrocopy）・OCT（光コヒーレンス断層画像化法 optical coherence tomography）など

がある．一方，組織・細胞レベルでは，GFP（緑色蛍光タンパク質 green fluorescent protein）をはじめとする蛍光試薬の普及による分子イメージングが広く行われつつある．さらに近年では，STED microscopy（誘導放出抑制顕微鏡法 stimulated emisison depletion microscopy）・TIRF microscopy（全反射照明蛍光顕微鏡法 total internal reflection fluorescence microscopy）・AFM（原子間力顕微鏡法 atomic force microscopy）などを用いた1分子イメージングも可能となりつつある．

分子イメージング手法は，個体から細胞，さらに細胞内の1分子に至るさまざまなレベルで生命現象を画像化することを目的に開発されたものである．その最大の利点は，測定元となる個体・組織・細胞の生存を維持できる限り，生きた状態での経時的変化を測定することができるところにある．たとえば，PETでは，細胞へのグルコースの取込みを観測することにより，炎症や腫瘍の検出のみならず，それらの経過を追跡することが可能である．生命科学におけるイメージングバイオマーカーの意義は，一般的なバイオマーカーと併用することにより，今後ますます高まるものと考えられる．

b. 一般的なバイオマーカー

イメージングバイオマーカー以外の一般的なバイオマーカーには，きわめて広範囲のものが含まれる．それらは，歴史的に，体重・体温・脈拍・血圧など個体外表において比較的単純な計測機器で測定できるものに始まり，諸体液・組織／器官・細胞を試料として生化学的・免疫学的・病理学的手法により測定される指標が加わり，さらに分子生物学的手法による分子レベルの指標が得られるに至っている．

分子レベルの指標は，とくに分子バイオマーカー molecular biomarker とよばれる．ある生命現象の分子バイオマーカーとなるのは，当該生命現象の発生・進展機構と一定の関係性があり，その現象の消長と相関が見られることを科学的に証明できる特定の核酸関連物質・ペプチド／タンパク質・脂質・糖質などの低分子化合物群である．言い換えれば，ある低分子化合物群の出現・消失を含む質的・量的変化によって特定の生命現象の一部を客観的に反映することが可能であると証明された場合に，それら低分子化合物群は，当該生命現象の分子バイオマーカーとして用いることができる．分子バイオマーカーという概念は分子生物学的手法の一般化により確立したものであるが，それ以前に生化学的・免疫学的・病理学的手法により検出・測定技術が確立し，バイオマーカーとして用いられてきたものであっても，上記の条件に合致するものは分子バイオマーカーと認識して差し支えない．

分子バイオマーカーの測定・評価は，個々の低分子化合物について行うほか，多くの低分子化合物群を対象に一括して行う場合がある．後者は，遺伝子翻訳産物（mRNA）に対してトランスクリプトミクス transcriptomics，タンパク質に対してプロテオミクス proteomics，代謝物に対してメタボロミクス metabolomics，脂質に対してリピドミクス lipidomics，糖鎖に対してグライコミクス glycomics など，いわゆるオミクス技術 omics technology に基づいたハイスループット測定手法を用い，該当する低分子化合物群の発現を網羅的に測定するものである．ただし，留意すべきは，これらのハイスループット測定手法により得られる結果が，あくまで発現プロファイルの変化であって，個々の低分子化合物の消長を厳密かつ正確に表しているとは限らないことである．発現プロファイルの変化は，対象となる生命現象における該当する低分子化合物群の変化の総括的傾向をとらえ，当該生命現象にとって重要なシグナル伝達系を選択し，さらに当該伝達系のどの因子（群）に着目するのが効果的であるかを示す．ここで示された因子（群）は，分子バイオマーカーの候補となり得る．しかし，それらが真に有効な分子バイオマーカーたり得るかの判定や，有効と判定された場合の個々の因子（群）の消長に関する測定・評価は，適当な個別手法を用いて行われなければならない．

4.7.3　毒性病理学におけるバイオマーカー

バイオマーカーは生命科学の各分野で用いられ

ており，具体的な位置づけはそれぞれの分野で異なっている．毒性病理学分野において，バイオマーカーは，主として，化学物質などによる生体反応の発生・進展・転帰のプロファイルと，それらに対する別の物質などによる影響のプロファイルを客観的に反映する指標と位置づけられる．なお，化学物質などの'など'には，病原微生物や遺伝的素因・先天異常などが含まれる．また，毒性病理学が扱う化学物質には，医薬品や農薬などのように有益性のある効果を発揮することが期待されるものと，環境汚染物質などのように基本的に有害と見なされるものが含まれる．したがって，毒性病理学においては，毒性変化の解析に基づく安全性の評価と合わせ，薬効変化の解析に基づく有効性の評価を行うことが求められる場合があり，必要に応じて安全性と有効性それぞれに対応するバイオマーカーを利用することも考慮すべきである．

化学物質が生体反応を発生させるためには，その物質が生体に曝露され，全身または一部局所に作用して影響を与えることが必要である．また，特定の化学物質が同一の条件で曝露しても，当該化学物質が生体に与える影響の質と量は，生体側の感受性により異なる．したがって，毒性病理学においては，化学物質による生体反応について，曝露・作用/影響・感受性の各要因に関する情報を取得して総括的に評価する必要があり，各要因それぞれに対応するバイオマーカーを利用する．

a. 曝露要因に関するバイオマーカー

生体反応は化学物質に曝露されなければ発生せず，また，曝露の規模と生体反応の規模は原則として相関する．曝露要因に関するバイオマーカーは，生物個体が受けた化学物質による負荷量を予測して，生体反応との相関について評価する目的で利用される．この範疇に属するバイオマーカーの特徴は，化学物質の作用/影響がいまだ発現しない段階で変化することであり，初期高感度バイオマーカーともよばれる．曝露は，生体が原因となる化学物質に接触してから，生体反応が発生するまでの相と考えることができ，化学物質のADME（吸収 absorption・体内分布 distribution・代謝 metabolism・排泄 excretion）と，生体反応の発生メカニズムに依存する．

曝露要因に関するバイオマーカーとして最も一義的なものは，化学物質またはその代謝物の量であり，血液・尿・糞便・呼気・乳汁などを試料として全身ベースで把握する場合と，特定の組織・臓器あるいは細胞を試料として局所ベースで把握する場合がある．前者は，化学物質の投与後経時的に測定することにより，当該化学物質のPK/TK（薬/毒物動態学的 pharmaco/ toxicokinetics）プロファイルを把握して，そのADMEを評価するためのバイオマーカーとして用いる．後者は，体内分布を明確にすることができる反面，喀痰内の細胞や消化管の組織など，採取が体外から比較的簡単にできる特定の場合を除き，生存する同一個体において経時的に測定することができない．

化学物質またはその代謝物の生体高分子への付加体 adduct 形成レベルは，曝露要因に関するバイオマーカーとして重要なものである．多くの化学物質は，時にそれ自体，通常活性代謝物として，求電子性 electrophilicity を発揮し，求核性 nucleophilicity をもつDNAやタンパク質などの生体高分子に共有結合する．付加体形成は，生体高分子を構造的・機能的に変化させ，それによって種々の生体反応を発生させる．細胞膜を構成するタンパク質群の構造的・機能的変化は，細胞死の発生メカニズムの一つとされている．また，各種の酵素の構造的・機能的変化は，細胞から個体に至るさまざまなレベルで，種々の機能異常・形態異常をきたし，場合によってそれらの死をも招来する[2,3]．DNA付加体が発癌メカニズムに重要な役割を果たすことは，古くから知られている[4,5]．ある種の発癌物質は，それぞれDNAの特異的な部位（多くの場合，特定の塩基）に付加体を生成し，この付加体の構造特性に由来して特異的な変化（たとえば特定の点突然変異）を誘導し，発癌性を発揮する．発癌物質によるDNA付加体形成は当該物質のADMEに基づく体内分布を示すが，この分布は必ずしも発癌性の臓器特異性と一致しない．すなわち，DNA付加体形成は発癌メカニズムにおいて曝露に伴う初期変化としての意義をもつが，実際の発癌性が発揮されるためにはさらな

るイベントが必要である．しかし，DNA付加体が発癌標的臓器以外にも形成されることは，たとえば血球（主としてリンパ球）を試料として測定することを可能とするので，ある発癌物質に特異的な DNA 付加体をバイオマーカーとして，当該物質への曝露の事実や程度，また，それらによる発癌高リスク群などを検出することができる．

曝露要因のバイオマーカーについては，メタボロミクス手法の適用など技術面での進歩が進んでいるが，そもそも ADME に依存するところが大きいので，種／系統特異性に留意する必要がある．また，技術面での新たな方法論としては，生体高分子付加体検出にオミクス技術の考え方を導入したアダクトミクス adductomics が提唱されている[6]．

b．作用／影響要因に関するバイオマーカー

化学物質の作用／影響は，当該物質により誘導される生体反応そのものである．作用／影響要因に関するバイオマーカーは，化学物質の PD/TD（薬／毒物力学的 pharmaco/toxicodynamics）プロファイルを背景に，起こり得る生体反応の質的・量的な特徴を把握・解析し，その推移を予測する目的で利用される．前述のとおり，化学物質の作用／影響には個体にとって有益なものと有害なものがあり，毒性病理学はそれらの両者をそれぞれ有効性と安全性の観点から取り扱う．したがって，作用／影響要因に関するバイオマーカーは，有効性のバイオマーカーと安全性のバイオマーカーに分けて論じられることも少なくない．

化学物質の作用／影響要因に関するバイオマーカーは，多岐にわたり，かつ，個々の状況に依存するので，詳細を各論にゆだねるが，総体的に述べれば，① 作用／影響の発生に関わるもの，② 作用／影響のメカニズムに関わるもの，③ 作用／影響の結果に関わるもの，に大別される．

（i）作用／影響の発生に関わるバイオマーカー
化学物質による作用／影響の誘導は生体が当該物質に曝露することが前提になるので，4.7.3 項 a に述べた曝露要因に関するバイオマーカーはこの観点のバイオマーカーとしても準用できる場合がある．さらに，化学物質の作用／影響は，当該物質のバイオアベイラビリティ bioavailability に依存し，また，多くの場合に代謝活性化を必要とするので，ADME に関わる諸指標の変化がバイオマーカーとなり得る．なかでも，CYP（チトクロム P450 cytochrome P450）をはじめとする代謝酵素の全身または臓器・組織別の量・活性・アイソザイム isozyme パターンなどの変化は，重要視され，汎用される．ただし，化学物質の側から見れば反応する酵素は特異的であるが，酵素の側から見れば基質となる化学物質は特異的でないので，酵素に関するバイオマーカーの特異性が比較的低いことは認識しておく必要がある．

（ii）作用／影響のメカニズムに関わるバイオマーカー 化学物質の作用／影響は，いうまでもなく，特定のメカニズムに基づいて発現する．したがって，当該メカニズムに関わる諸指標の変化は，バイオマーカーになり得る．たとえば，発癌物質の発癌性については，当該物質に特異的な発癌メカニズムに関わる，特定の癌遺伝子・癌抑制遺伝子（群）の発現レベルや，それらの産物であるタンパク質群の状態と発現レベルなどが，重要なバイオマーカーとなる．こうしたバイオマーカーの一部については，エンドポイントである癌との相関性を証明したうえで，組織／臓器レベルでの発現を（免疫）組織化学的に描出した前癌病変として，イメージングバイオマーカー的に解析することができる．さらに，癌に限らず多くの生命現象が特定のシグナル伝達経路が関与するメカニズムで発生・進展するので，それらの経路に属する諸因子の動態は，当該生命現象のバイオマーカーとして有力である．また，この範疇に属するバイオマーカーについては，化学物質やその作用／影響に対する特異性が比較的高いと考えてよい場合が少なくない．

（iii）作用／影響の結果に関わるバイオマーカー
化学物質の作用／影響は，その直接的または間接的な反映として生体に変化をもたらす．端的な例として，多くの化学物質は，一定量を超える高い用量で曝露すると，細胞・組織／臓器・個体に死をもたらす．このうち，個体の死はエンドポイントであるのでバイオマーカーといえないが，細胞や組織／臓器の死は当該化学物質の作用／影響の結果であるので，その質的・量的状況はバイオ

マーカーとして有用である．

c. 感受性要因に関するバイオマーカー

遺伝的に均質でないヒトを含む通常の生物には，化学物質などに対する感受性について，個体差が存在する．この個体差は，時に，生物学的に感受性が明らかに異なる複数の群を構成するに足る十分な規模を示すことがあり，特定の有害な化学物質などに対する高リスク群と低リスク群が存在する所以となる．感受性の個体差をもたらす原因には，先天的な遺伝素因が関与する割合が大きいが，もちろん後天的な環境因子が影響することも稀でない．具体的には，代謝酵素など化学物質の作用/影響の発生メカニズムに関わる各種要素のプロファイルの違いや，特定の遺伝子のポリモルフィズム polymorphism などが挙げられ，これらをバイオマーカーとして，感受性を予測することができる．

毒性病理学の分野で用いられる実験動物は，遺伝的に均質であるので，本来，感受性に関わる個体差が十分小さいと考えられる．それゆえ，毒性病理学において感受性に関する評価を行うためには，通常，異なる種・系統間の比較や，交雑種 hybrid・コンジェニック congenic 系統・遺伝子改変動物などを用いた解析を行う必要がある．

d. バイオマーカーの意義と限界，利用に関する留意点

バイオマーカーは，その定義に示されているように，ある生命現象の一部を客観的に反映する指標である．生命現象は，必ずしもつねに客観的に把握することができると限らず，把握するために長期間を要することがあり，さらに，たとえば個体の死や重篤な疾患など，把握してもすでに対応できないことがある．バイオマーカーは，比較的簡便な方法で客観的な評価を行うことができ，個体の死や重篤な疾患などを対象とする場合でも，それらがまだコントロールできる早期段階で把握することができる．また，ある種のバイオマーカーは，経時的にモニターすることにより，生命現象の発生時期や規模を制御するための適切な措置を行い，かつ，その効果を判定することができる．バイオマーカーを用いる意義は，正にこれらの点にあり，近年の技術的進歩により，ますます精緻で実際的な利用が可能となりつつある．

バイオマーカーを用いた評価においては，それがあくまでも化学物質などに引き起こされる生命現象の一部を反映しているのであって，当該生命現象そのものを見ているのでなく，それゆえ，バイオマーカーによりもたらされる情報に一定の限界があることを，つねに念頭におく必要がある．このことを最も端的に示すのは，さまざまなバイオマーカーの経時的挙動と対象となる生命現象のそれが必ずしも一致しない，というより一致しないことが多いという点である．たとえば，発癌物質や生殖発生毒性物質の場合，問題となる生命現象（癌や生殖発生毒性）は，曝露後長時間を経て出現する不可逆的な変化である．一方，それらの生命現象は，多くの遺伝子やシグナル因子が個々に異なるタイミングで，連動的または非連動的に変化することに基づくメカニズムで発生するので，それらの諸因子の変化をバイオマーカーとして利用することが可能である．しかし，それらのバイオマーカーの多くは，癌や生殖発生毒性の出現に先立ち，それに至る期間のいずれかの時期において，可逆的変化として推移する．典型的な例は，発癌メカニズムにおける早期反応遺伝子 early response genes の発現パターンに見ることができる．したがって，バイオマーカーを用いた評価にあたっては，用いるバイオマーカーの性格・特徴や，対象となる生命現象との関係性について，十分に理解しておく必要がある．

バイオマーカーと対象となる生命現象の関連については，相互に特異的であることが理想であるが，代謝酵素のように，必ずしもそのことが担保されない場合がある．また，バイオマーカーは，標的生命現象にとって原因的 causal な関係性をもつことが望ましいが，対象となる生命現象にとって結果的 consequential な関係性をもつものや付帯徴候 epiphenomenon であるもの，さらに極端な場合，直接的な関係性が証明されていないものですら，その推移と当該生命現象の推移の連動性が確実に証明されていれば，そうした問題点の存在と，有用性がそれを凌駕することを明示したうえで，バイオマーカーとして用いて差し支えない．

毒性病理学は，化学物質などによるヒトへの影響を，主として動物実験により明らかにしようとする．それゆえ，実験結果の解釈においては，つねに種特異性を念頭においたヒトへの外挿性が問題となる．このことは，上記の曝露・作用／影響・感受性のすべての要因に関するバイオマーカーを用いた評価においても同様である．

4.7.4 まとめ

バイオマーカーは，化学物質などによりもたらされる生体反応を把握し，それに基づく生命現象を評価するうえで，きわめて有用である．特定の化学物質などによる特定の生命現象を評価するために用いるバイオマーカーとしては，多種多様なものがあり，それらを適切に利用することにより，当該生命現象を正しく理解し，当該化学物質に関するベネフィット／リスクバランスを制御することができる．さらに，近年は，オミクス技術などの導入により，バイオマーカーを用いた評価が，より精緻で合理的なものになりつつある．しかしながら，バイオマーカーを利用するにあたっては，その変化が当該生命現象の一部を表しているにすぎないことをつねに念頭におき，バイオマーカーの限界について十分に理解しておかねばならない．

[中江　大]

文献（4.7 節）

1) Atkinson AJ, et al.: *Clin. Pharmacol. Ther.* **69**: 89-95 (2001).
2) Liebler DC.: *Chem. Res. Toxicol.* **21**: 117-128 (2008).
3) Jacobs AT, et al.: *Acc. Chem. Res.* **43**: 673-683 (2010).
4) Shrivastac N, et al.: *Carcinogenesis* **31**: 59-70 (2010).
5) Irigaray P, et al.: *Carcinogenesis* **31**: 135-148, (2010).
6) Merrick BA: *Brief Funct. Genomic Proteomic* **7**: 35-49 (2008).

4.8　マイクロアレイ技術を利用したトキシコゲノミクス

マイクロアレイ microarray とは調べたいと思っている対象を多数（〜数万個）固定したもの（たとえばガラス基盤の上）を利用して，一度に検査を行い，網羅的にデータを解析することのできる技術を指す．解析の対象として最も多いものはDNAマイクロアレイとよばれるもので，DNAチップともよばれるが，多数のDNAを基盤に固定して，それらに相同性のあるDNAやRNAを検出し，定量化する技術である．その他多種のタンパク質を固定したタンパク質マイクロアレイ，多数の細胞を基盤上に培養したものである細胞マイクロアレイ，微小な組織標本をスライドガラス上に多数貼りつけた組織マイクロアレイなどがある[1]．生物学，医学，薬学のフィールドでは核酸を対象としてDNAマイクロアレイの技術が急速に近年発達した．

トキシコゲノミクス toxicogenomics（毒性ゲノム学）は，毒性学 toxicology とゲノム学 genomics の合成語で，化学物質などに曝露された動物や細胞における遺伝子発現の変化を網羅的に解析し，遺伝子レベルで毒性発現メカニズムの解明や毒性予測を行う比較的新しい学問領域である．その際に必要なものが上述のDNAマイクロアレイである．

DNAマイクロアレイはガラスやシリコン性の小基盤上にDNA分子を高密度に配置したもので，その作製原理は二つに大別される．一つはスタンフォード方式とよばれるもので，あらかじめ調整されたDNA断片をスライドガラス上に高密度にスポットしたもので，これにはプリンターに使われている印字の技術が応用されている．もう一つはAffymetrix社方式で，基盤上でオリゴDNA（20〜25 mer）を合成するものである．それぞれ長所，短所がある．

具体的には実験群（何らかの処置を受けた群）の細胞あるいは組織からRNAを抽出し，もう一方では対照となる細胞あるいは組織からのRNAを抽出し，それぞれDNAマイクロアレイに掛けて解析し，対照の遺伝子発現に比べて実験群の遺伝子発現がどのように変化したかを定性的に，定量的に解析し，ある処置によって細胞や組織での遺伝子レベルでの変化を追究することができ，その中から研究者独自の考えなどで，選択した遺伝子についてさらなる解析を行い，ある処置に特異的

な遺伝子の変化とそれに伴う関連遺伝子の動きなどメカニズムの面から解析が行われる．

DNAマイクロアレイの調整方法には1色法と2色法が存在する．1色法は試験サンプルと対照サンプルから別々にシグナルを計測し解析するもので，2色法は1枚のスライドガラス上でCyanin3やCyanin5などの蛍光色素を使用し，競合ハイブリダイゼーションにより試験サンプルと対照サンプルからのシグナルを比較解析するものである．どちらの方法を利用するかは研究者の好みや，利用できる機器による．現在は多くのマイクロアレイとその解析システムが市販されている．サンプルの調整方法，機器の使用方法，解析方法などは使用する機器により異なり，使用説明書に従って解析する必要がある．

毒性病理学分野でのマイクロアレイの利用法の一つは，ある病態に対しての未知の遺伝子変化の同定や，多くの既知遺伝子を一度に解析するなどの応用が可能である．たとえば，癌組織とそれに対応する正常組織の遺伝子発現を比較解析すると，細胞増殖，細胞死，浸潤，細胞接着，血管増生などに関するさまざまな遺伝子発現の変化に関する情報が一度に得られる．それらの情報には多くの癌との関係が報告されている遺伝子変化が含まれており，検索した癌組織の性質を遺伝子レベルで解析できる．また，癌に関係があるとされる情報のない遺伝子が見つかれば，新たな癌関連遺伝子の同定につながるデータとなる．

毒性という観点からマイクロアレイの利用法について考えると，遺伝子発現の網羅的解析を行うことで，化学物質や薬物の毒性や特異性を多くの遺伝子発現変動を介して知ることができ，結果として毒性メカニズムや毒性の予測を行うことができる．こういった解析を元に発生・発現したのがトキシコゲノミクスという学問領域である．これは文字どおり遺伝子発現変化により検索物質の毒性を評価しようとするものである．たとえば，毒性の種類ごとに特有の遺伝子発現変化が生じるという仮説に基づいて，肝毒性物質，腎毒性物質あるいは発癌性物質などによるそれぞれ特有の遺伝子発現パターンをデータベース化しておけば，遺伝子発癌パターンから毒性を予測できることが可能となる．すでに大規模な研究がわが国で行われた．経済産業省のプロジェクトで高精度・簡易有害性（ハザード）評価システム開発では発癌予測のための簡便かつ短期間な試験法の開発をトキシコゲノミクスの手法によって行って有益な予測システムを構築している．肝臓を標的としているが，発癌物質の90％以上の予測率を得ている．これには各種の発癌物質を動物に一定期間投与して，肝臓からRNAを抽出し，物質ごとに遺伝子発現を取得し，また厚生労働省のプロジェクトで，各種の一般毒性の予測を可能にする成果も得られている．マスターとなるデータベースを構築するためにはできるだけ多くの参考物質によるデータの集積が必要であり，そのデータベースを活用し，コンピュータ解析を行って予測式を構築する必要がある[2]．毒性（発癌性）の予測率は，そのデータベースの質の状態に大きく依存することになる．発癌物質といっても遺伝子傷害性と非遺伝子傷害性があり，また発癌標的性の問題も含んでいる．それらの特徴を十分に認識した参考物質の選択と解析が重要である．

このトキシコゲノミクスの手法は細胞培養系でも利用可能で，さらに短期間に効率的に解析可能である．癌細胞培養液中に明らかな毒性が現れない用量の被験物質を添加し，3日後に細胞からRNAを抽出しマイクロアレイ解析，統計解析をすると発癌性の予測が可能であると報告されている．マイクロアレイのデータは非常に多く，ポイントを絞った解析が望まれるが，非特異的なハイブリダイゼーションは避けて通れず，得られたデータの信憑性については研究者自らが検証していく必要があり，また個別の遺伝子についてはRT-PCRなどの手法で確認することが必須である．

網羅的解析の手法はタンパク質レベルの解析にも応用可能であり，質量分析解析などによるタンパク質の網羅的発現解析，抗体マイクロアレイによるタンパク質発現解析がトキシコプロテオミクスとして利用可能である．近年は，さまざまな解析技術の進歩により網羅的解析を'ｏｍｉｃｓオミックス'と称している．上述した遺伝子を対象としたゲノミクスgenomics，タンパク質を対象にしたプロテオミクスproteomicsに加え，代謝を対

象としたメタボロミクス metabolomics などによりさまざまな細胞，組織の生命現象の分子メカニズムを網羅的に解析していく試みが行われている．

かつては何も機能していないと考えられていたタンパク質をコードしない小さな RNA が近年 miRNA（microRNA）とし タンパク質合成を抑制することが明らかとなった．miRNA は発生，形態形成，アポトーシス，細胞増殖，癌化などの生物学的な機能異常に関わっていることが明らかとなりつつある．毒性病理学の分野においても miRNA の解析は重要なデータを提供すると考えられる．miRNA の定量法には TaqMan MicroRNA Assays（アプライドバイオシステム社）を用いた解析と miScript System（キアゲン社）を用いた解析が可能である[3]．また miRNA のマイクロアレイも利用可能である（アジレント社）．細胞や組織中での網羅的な miRNA の解析には必須であろう．

miRNA 発現は癌の予後に関するバイオマーカーとしても研究されており，また，癌治療物質に対する抵抗性にも関与している．将来，実験動物においては発癌性を含めた毒性試験には組織中，血清中の miRNA のデータが利用されることが想定される．初期ラット肝発癌過程において血清中の miRNA の発現変化が発癌の指標になると報告されている[4]．

タバコの煙の曝露で低下した miRNA の発現が化学予防物質の投与により回復することをラットの肺で示した[5]．miRNA の発現変化の検索は化学物質の癌予防効果と安全を検討するために重要な情報を与えることを主張した論文が発表されている． ［朝元誠人］

文献（4.8 節）

1) 野島 博 編：ラボマニュアル DNA チップとリアルタイム PCR，講談社（2006）．
2) Steen Knundsen 著：DNA マイクロアレイデータ解析入門，羊土社（2002）．
3) Shao-Yan Yian 編：microRNA 実験プロトコール，羊土社（2008）．
4) Sukata T, *et al.*：*Toxicol. Lett.* **200**(1-2):46-52(2011)．
5) Izzotti A, *et al.*：*Cancer Prev. Res.（Phila）* **3**(1):62-72(2010)．

5 化学物質の毒性

5.1 医薬品

5.1.1 医薬品

医薬品はヒトの病気の治療，予防，診断を目的として使用される．しかし，そのおもな作用以外にさまざまな副作用の報告があり，重篤な例は薬害とよばれる．国内での代表的な薬害はペニシリン過敏症によるショック，サリドマイドによる先天性異常，キノホルムによるSMON病（亜急性脊髄視神経症 subacute myelo-opticoneuropathy），ストレプトマイシンによる聴力障害，クロロキンによる網膜症，クロラムフェニコールによる再生不良性貧血，ソリブジンと5-FU（5-フルオロウラシル）系抗悪性腫瘍薬との相互作用による骨髄機能抑制，血液凝固因子製剤など生物製剤による薬害エイズやC型肝炎，また，小柴胡湯による間質性肺炎などさまざまな疾患が知られている[1～3]．

a. 循環器系

心機能障害として，不整脈は，抗ヒスタミン薬，三環系抗うつ薬，抗精神病薬，セロトニン受容体遮断薬，抗悪性腫瘍薬，リチウム製剤などで起き，心不全は，抗悪性腫瘍薬，抗真菌薬，骨格筋弛緩薬，交感神経刺激薬，抗不整脈薬，NSAIDs（非ステロイド性抗炎症薬）などで，狭心症・心筋梗塞は，鎮痛薬，抗片頭痛薬（セロトニン阻害薬），副腎皮質ステロイド薬，抗悪性腫瘍薬などで起こる．血管系障害のうち，高血圧は，抗うつ薬，ヒドロキシドパミン，ケタミン，エルゴタミン，エルゴメトリン，副腎皮質ステロイド薬，経口避妊薬，ダナゾール，NSAIDs，抗利尿薬などで起こり，起立性低血圧および低血圧は，抗精神病薬，抗うつ薬，パーキンソン病治療薬，抗不整脈薬，モルヒネ，ペニシリン，ハロタンなどで見られる．また，アナフィラキシーショックが抗菌薬，NSAIDs，副腎皮質ステロイド薬，生物学的製剤，ダナゾール，リドカイン，メグルミンなどで報告されている．

b. 呼吸器系

呼吸器疾患として間質性肺炎は，抗悪性腫瘍薬，チロシンキナーゼ阻害薬，抗不整脈薬，抗菌薬，解熱鎮痛薬，NSAIDs，小柴胡湯，インターフェロン，免疫抑制薬，抗リウマチ薬などでの報告があり，非心原性肺水腫は，血漿増量薬，副腎皮質ステロイド薬，サルチル酸系抗炎症薬，コルヒチン，麻薬，β_2受容体刺激薬などで，さらに，気管支痙攣が，β遮断薬，抗アレルギー薬，コリン作動薬，アセトアミノフェンなどで認められ，PIE症候群（好酸球性肺炎 pulmonary infiltration with eosinophilia syndrome）は，クロモグリク酸ナトリウム，カルバマゼピン，セフェム系抗菌薬などで起こる．

c. 消化器系

口内炎が，バルビツレート，抗悪性腫瘍薬，ニューキノロン系抗菌薬，βラクタム系抗菌薬，マクロライド系抗菌薬などで報告されている．

食道障害は，食道炎や食道潰瘍が，抗菌薬，抗炎症薬，塩化カリウム，ジギタリス製剤，5-FU，鉄剤などで起こる．摂食・嚥下障害は，抗精神病薬，抗不安薬，抗痙攣薬，抗コリン薬などで起こる．

胃腸障害として急性胃炎は，アルコールの過剰摂取，NSAIDs，降圧薬，抗菌薬など，消化性潰瘍はNSAIDsや抗悪性腫瘍薬などにおいて，悪心・嘔吐はアスピリン，モルヒネ，エルゴタミン製剤，

抗悪性腫瘍薬，ジギタリス製剤などで起こる．

腸障害として薬物性大腸炎はペニシリン系，セフェム系，カルバペネム系，マクロライド系などの抗菌薬，NSAIDs，抗悪性腫瘍薬で起き，薬物性便秘はパーキンソン病治療薬，フェノチアジン系抗精神病薬，三環系抗うつ薬やモルヒネに注意が必要である．麻痺性イレウスは，頻尿・尿失禁治療薬，抗精神病薬，鎮痙薬，麻薬性鎮痛薬，抗悪性腫瘍薬などで起こる．薬物性下痢は抗悪性腫瘍薬，セフェム系・マクロライド系抗菌薬，経口避妊薬，輸液，抗ヒト胸腺細胞ウマ免疫グロブリンなどで起こる．

肝臓は薬物の曝露を受けやすく，薬物あるいは代謝物の毒性により障害が起こる．中毒性肝障害には肝細胞膜障害，胆汁分泌障害，細胞内代謝障害，肝腫瘍がある．肝細胞膜障害はアセトアミノフェン，フェナセチン，フロセミドなどにおいて，胆汁分泌障害はメチルテストステロン，男性ホルモン，女性ホルモンなどで，細胞内代謝障害はシクロホスファミドなどで起こる．肝腫瘍が，経口避妊薬，メチルテストステロン，テストステロンなどで起こることがある．特異体質性肝障害のアレルギー性肝障害は，アセトアミノフェン，インドメタシン，フェニトイン，エリスロマイシン，アジマリン，メトトレキサートなどで起こる．また，特異体質性肝障害の代謝酵素異常性はフルタミドなどで報告されている．

d. 泌尿器系

腎臓障害は腎尿細管に多く，その他に腎血管，糸球体，間質に発生する．障害は薬物または代謝産物による中毒性腎障害（急性腎不全），薬物アレルギーによる腎障害，尿細管閉塞により引き起こされる腎機能障害，糸球体障害がある．中毒性腎障害を起こす薬物は，抗菌薬，抗悪性腫瘍薬，免疫抑制薬，NSAIDs，抗リウマチ薬，造影剤などがある．また，薬物アレルギーによる腎障害（薬物性間質性腎炎）は，抗菌薬，NSAIDs，解熱鎮痛薬などで起こる．腎機能障害（腎後性障害）は，メトトレキサート，スルホンアミド系抗菌剤などで起こる．糸球体障害は，ペニシラミン，金チオリンゴ酸，カプトプリルなどで起こる．

e. 生殖器系

男性生殖機能の障害は，おもに精子形成数の低下，アンドロゲン産生の低下により生じる．障害を起こす薬物は，アルコール，プロプラノロール，ジゴキシン，ケトコナゾール，スピロノラクトン，メチルキサンチン系薬，シクロホスファミド，シクロスポリン，エストロゲン製剤，アンドロゲン製剤，抗アンドロゲン製剤などである．女性生殖機能の障害には，非妊娠あるいは母体と胎児への影響がある．アルコール，シクロホスファミド，エストロゲン製剤，抗エストロゲン製剤，アンドロゲン製剤，ケトコナゾールなどで起こる．

f. 血液・造血器系

溶血性貧血は，解熱鎮痛薬，抗菌薬，抗マラリア薬，NSAIDs，抗結核薬などで起こる．メトヘモグロビン血症は，解熱鎮痛薬，抗菌薬，抗マラリア薬，局所麻酔薬，狭心症治療薬などで生じ，再生不良性貧血は，抗悪性腫瘍薬のほかに解熱鎮痛薬，抗菌薬，NSAIDs，抗てんかん薬，抗リウマチ薬などで，巨赤芽球性貧血は，抗悪性腫瘍薬，抗菌薬，抗ウイルス薬，抗真菌薬などで起こり，顆粒球減少症は，解熱鎮痛薬，NSAIDs，抗悪性腫瘍薬，抗菌薬，抗ウイルス薬，抗真菌薬などで，血小板減少症は，解熱鎮痛薬，抗菌薬，NSAIDs，降圧薬などで起こる．

g. 内分泌系

脳下垂体障害の原因には，肥大，腺腫および腫瘍の発生，プロラクチン分泌異常，萎縮による機能抑制，脳下垂体卒中，抗利尿ホルモン不適合分泌症候群などがある．

副腎皮質機能障害は，生体異物の代謝活性化や活性酸素の生成により起こる．副腎皮質の脂質異常蓄積は，アミノグルチミドやアニリンなどで発生し，糖質コルチコイドの慢性的な過剰分泌によりクッシング症候群が，アルドステロンの過剰分泌でアルドステロン症が，甘草あるいはその主成分グリチルリチンで，偽アルドステロン症が起こる．また，副腎皮質ステロイド薬の大量投与および長期の投与により，副腎皮質機能不全（副腎の萎縮）が認められる．副腎髄質では，ピロカルピン，

レセルピンおよび活性型ビタミン D_3 製剤は，ラットに長期間投与するとクロム親和性細胞の増殖活性が上昇し褐色細胞腫が発生する．

甲状腺の機能異常はインターフェロン，抗ウイルス薬，下垂体ホルモン，副腎皮質ホルモン，ドパミン，抗結核薬，抗悪性腫瘍薬，含ヨード製剤，アミオダロン（含ヨード抗不整脈薬），炭酸リチウム，フェノバルビタール，リファンビシン，コレスチラミン，水酸化アルミニウムゲル，沈降炭酸カルシウム，グルコン酸カルシウム，鉄剤などで起こる．

h. 皮膚・粘膜系

皮膚障害として刺激性皮膚炎は，フルオロウラシル誘導体，ブレオマイシンなどにより，アレルギー性接触皮膚炎は，ペニシリン系・セフェム系抗菌薬，スルホンアミド系抗菌薬，フェノバルビタールなどにより，播種性紅斑丘疹（薬疹）は，ペニシリン系・セフェム系抗菌薬，フェノバルビタール，ヒダントイン，NSAIDsなどで生じ，蕁麻疹はペニシリン系・セフェム系抗菌薬，酵素製剤，血清，NSAIDsなどにより，紅皮症は，ペニシリン系・セフェム系抗菌薬，スルホンアミド系抗菌薬，バルビツレートなどにより，固定疹はペニシリン，テトラサイクリン，バルビツレート，スルホンアミド系抗菌薬などで生じる．中毒性表皮壊死症は，スルホンアミド系抗菌薬，ペニシリン系・マクロライド系抗菌薬，フェニトインなどにより，粘膜皮膚眼症候群（スティーブンス・ジョンソン症候群）は，バルビツレート，ヒダントイン，スルホンアミド系・マクロライド系抗菌薬，NSAIDsなどで，光過敏症は，スルホンアミド系抗菌薬，クロルプロマジン，テトラサイクリン，ソラレン，ニューキノロン系抗菌薬，ピロキシカム，グリセオフルビンなどにより，過剰色素沈着はメラニン沈着あるいは消失が，アミオダロン，ブレオマイシンで起こる．

i. 運動器系

骨粗鬆症は，副腎皮質ホルモン，ワルファリン，ヘパリン，メトトレキサートなどにより，骨軟化症は，抗てんかん薬，制酸薬などで，骨・歯牙形成不全は，テトラサイクリンなどで，骨壊死は，副腎皮質ステロイド薬などにより生じ，筋障害（ミオパシーmyopathy）は，副腎皮質ステロイド薬，甘草，アムホテリシンBなどにより，横紋筋融解症は，HMG-CoA還元酵素阻害薬，抗ウイルス薬，免疫抑制薬，抗菌薬などで，アキレス腱炎・断裂は，副腎皮質ステロイド薬，ニューキノロン系薬などで起こる．

j. 感覚器系

（i）**視覚器障害** 角膜障害は，フェノチアジン誘導体，ピレノキシン，副腎皮質ステロイド薬，インドメタシンなどにより，水晶体障害は，フェノチアジン誘導体，副腎皮質ステロイド薬などにより生じ，網膜障害は，フェノチアジン誘導体により，視神経障害は，副腎皮質ステロイド薬，イブプロフェン，ジギタリス製剤，ペニシラミン，タモキシフェンなどにより，眼圧上昇は，アトロピン，副腎皮質ステロイド薬などで起こる．

（ii）**聴覚器障害** 平衡感覚障害はアミノ配糖体系抗菌薬，クロルヘキシジン，キニーネ，サリチル酸誘導体，イブプロフェン，ループ利尿薬，抗悪性腫瘍薬などで，また，聴覚障害はアミノ配糖体系抗菌薬，エリスロマイシン，金属解毒薬で起こる．

（iii）**味覚障害** おもに亜鉛欠乏により生じ，抗リウマチ薬，甲状腺疾患治療薬，肝機能改善薬，解熱鎮痛薬，NSAIDs，抗菌薬などでも起こる．

（iv）**嗅覚器障害** 鼻腔の物理的な閉塞，鼻腔粘膜上皮の機能障害，嗅球の機能障害，あるいはこれらの複合障害が，抗悪性腫瘍薬で知られるほか，鼻粘膜の局所適用による血管収縮薬により起こる．

k. 神経系

（i）**中枢神経障害** 脳神経症状としては，悪心・嘔吐がシスプラチンなどで，頭痛は血管拡張作用があるニトログリセリンなどの亜硝酸製剤，カルシウム拮抗薬，抗てんかん薬などで，意識障害が，バルビツール酸系，ベンゾジアゼピン系などの中枢神経系抑制薬の離脱において，睡眠障害は多くが不眠であるが，カフェイン，アドレナリ

ン作動性薬，甲状腺製剤などの中枢神経系興奮薬とテオフィリン薬，免疫抑制薬，覚せい剤，塩酸コカインなどで，痙攣は，ペニシリン系・セフェム系抗菌薬，ニューキノロン系抗菌薬，ベンゾジアゼピン系薬の中断・退薬による症状，テオフィリン，統合失調症治療薬などで，錐体外路系障害は代表的な症状としてパーキンソン症候群があり，抗ドパミン作用を有するフェノチアジン系およびブチルフェノン系薬やベンズアミド系薬，レセルピンなどで，小脳性運動失調は，抗てんかん薬のフェニトインやカルバマゼピンなどで，脳症は，アスピリン，NSAIDs などで，脳血管障害は，抗凝血薬，血小板凝集阻害薬，血栓溶解薬などで，悪性症候群が，抗うつ薬，炭酸リチウムと統合失調症治療薬の併用，スルピリド，ベンズアミド系薬などで認められる．

　(ⅱ)　**末梢神経障害(ニューロパシー neuropathy)**　神経細胞のチュブリンと結合して神経軸索微小管の形成を阻害して軸索流を阻害するビンカアルカロイド系抗悪性腫瘍薬やコルヒチンなどで，その他にインターフェロン製剤，HIV 感染症治療薬のザルシタビンやサニルブジンで起こる．末梢神経炎が，ビタミン B_6 欠乏，ビタミン B_6 の類似構造のイソニアジドや塩酸ヒドララジンで認められる．

　(ⅲ)　**自律神経障害**　起立性低血圧はビンクレスチン，シスプラチン，タキセル系薬などで，排尿障害が，抗コリン薬，フェノチアジン系，ブチロフェノン系の統合失調症治療薬，抗ヒスタミン薬などで，インポテンツが，抗コリン薬，中枢性 α_2 受容体刺激薬，α_1 受容体遮断薬，脂溶性の β 遮断薬，ベンズアミド系薬，塩酸クロルプロマジン，ハロペリドールで起こる．

5.1.2　医薬品による実験動物に特有な発癌[4]

a. トリプシンインヒビターと膵臓の腺房細胞腫瘍

　トリプシンインヒビターをラットに経口投与すると膵臓の腺房細胞由来の腫瘍が発生する．CCK(コレシストキニン cholecystokinin)を介したネガティブフィードバック機構により腺房細胞が刺激を受ける．刺激が持続すると腺房細胞の過形成が発生し，腺腫へと進展する．これはラット特有の現象でマウス，ハムスターでは見られずヒトへの外挿はできない．

b. 高カルシウム血症と副腎の髄質腫瘍

　ラットの副腎髄質腫瘍は自然発生腫瘍として時に認められるが，その他にソルビトール，マンニトール，キシリトール，ラクチトールなどのポリオールや乳糖，ビタミン D_3 の大量投与によっても副腎髄質の増殖性病変が発生する．これらの化合物は腸管におけるカルシウムの吸収を亢進させる．高カルシウム血症により，副腎髄質のクロム親和性細胞におけるカテコールアミンの産生が亢進することから，クロム親和性細胞の増殖活性が亢進し，高カルシウム血症(連続的な刺激)が持続すれば，過形成，褐色細胞腫へと進展する．同様のメカニズムは酢酸レチニールのがん原性試験においても報告されている．酢酸レチニールの高用量では，比較的短期の試験でビタミン A 過剰症 hypervitaminosis A となり骨折を引き起こす．骨組織からのカルシウムの遊離により骨の菲薄化をきたす．1,25-ジヒドロキシビタミン D_3 の研究によれば，副腎髄質細胞には 1,25-ジヒドロキシビタミン D_3 の受容体があり，これらの内分泌細胞に直接的に影響を与えることも考えられる．さらに，1,25-ジヒドロキシビタミン D_3 もまた，著しい高カルシウム血症を引き起こすことが報告されている．

c. 膀胱結石およびアルカリ尿による膀胱腫瘍

　ラットにウラシル，マウスに 4-エチルスルファニルフタレン-1-スルファンアミド(ENS: 炭酸脱水素酵素)を投与すると，結石が形成され膀胱上皮の増殖性病変が発生する．また，サッカリンナトリウム，クエン酸ナトリウム，アスコルビン酸ナトリウム，重炭酸ナトリウムなどのナトリウム塩投与によるアルカリ尿の持続により増殖性病変を発生させる．膀胱腫瘍を見つけたときには，pH のほか，結石や結晶尿の有無を確認する必要がある．

d. 避妊薬，とくにエストロゲンと下垂体腫瘍

エチニルエストラジオールは下垂体において腫瘍誘発性を示す．エチニルエストラジオールはラットやマウスの中枢神経におけるドパミン神経細胞に対して抑制的に作用し，下垂体前葉のプロラクチン産生細胞を刺激してプロラクチン分泌を増加させプロラクチン産生細胞を腫瘍化させる．

e. ドパミン阻害剤と乳腺腫瘍

げっ歯類においては血清中のプロラクチンが増加すると，乳腺腫瘍の発生が起こる．げっ歯類にプロラクチンを連続投与するか，向精神薬のようなドパミン（プロラクチンの分泌を抑制）阻害剤を投与し，高プロラクチン血症を長期間持続させると，ラットに乳腺腫瘍が高頻度に発生する．

f. 抗甲状腺剤と甲状腺腫瘍

チオウラシルやメチマゾールのような甲状腺機能抑制剤は，甲状腺ホルモンの産生および分泌を抑制する．甲状腺ホルモンの低下状態はネガティブフィードバック機構を介して下垂体前葉を刺激し，その結果，過剰のTSH（甲状腺刺激ホルモン）が産生され，長期間のTSHの刺激が続くと甲状腺腫瘍が発生する．また，ヨード過剰状態も甲状腺の腫瘍発生にプロモーターとして作用することがあり，このようなメカニズムについても考慮する必要がある．同様のメカニズムで，薬物代謝酵素の誘導される化学物質では，肝臓での代謝亢進により血中 T_3, T_4 が減少し，TSHを誘導することもある．

g. 胃酸分泌抑制剤とカルチノイド腫瘍

抗潰瘍剤として持続性胃酸分泌抑制作用をもつロキサチジン（ヒスタミン H_2 受容体拮抗剤）やオメプラゾール（プロトンポンプ阻害剤）をラットに長期間投与すると，ECL細胞 enterochromaffin-like cell の腫瘍（カルチノイド腫瘍 carcinoid tumor）が発生する．これら薬物の作用には種差および性差が見られるが，胃酸分泌の抑制，高ガストリン血症，長期間投与したときに現れる胃底腺領域のカルチノイド腫瘍が共通している．胃酸の分泌が停止すると，幽門腺粘膜にあるG細胞がそれを感知し，血中にガストリンを放出し酸分泌を促す．しかし薬剤の作用により胃酸分泌は改善されないことから，血中ガストリン値は上昇し高ガストリン血症となる．その結果，ECL細胞の増生を促進し，過形成，さらには腫瘍へと進展する．

h. ペルオキシソーム増生剤と肝腫瘍

クロフィブラートなどの抗高脂血症薬のような非遺伝子傷害性物質を経口的に長期間投与すると，ラット，マウスに肝腫瘍を発生させる．フィブラート系製剤にはクロフィブラート以外にクリノフィブラート，フェノフィブラート，ベザフィブラートがある．これらの薬剤は肝腫大，ペルオキシソーム数の増加，滑面小胞体の増加などを起こし腫瘍化する．げっ歯類では抗高脂血症薬の長期投与により，肝ペルオキシソームでの脂質の β 酸化が亢進し，過酸化水素の産生が増加する．これに対してカタラーゼの活性が相対的に不足し，有害な過酸化水素の解毒処理が十分でなくなることが示されており，DNAの酸化的修飾が起こるとされる．このような PPARα (peroxisome proliferator activated recepter α) 作動薬はげっ歯類の肝臓に発癌性を示すが，サルやヒトには発癌性は低い．

i. 薬物代謝酵素誘導剤とマウス肝腫瘍

B6C3F1マウスでは，薬物代謝酵素を誘導する薬剤の長期投与で，肝腫瘍の発生が有意に増加する．ラットに比べマウスでは，フェノバルビタールなどの肝ミクロソーム酵素を誘導する化合物により，ミクロソームタンパク質やP450を増加させるとともに，肝腫瘍の発生を促進する．とくに，B6C3F1マウスの場合は肝癌好発系のC3Hを親としているため遺伝的にイニシエートされた状態の動物と見なすことができ，生後プロモーター作用のあるこれら薬物が投与されると発癌に至ると考えられている． ［古川文夫，岡宮英明］

文献（5.1.1, 2項）

1) 土井邦雄ほか：臓器毒性，医薬品の安全性，pp.139-241，南山堂（2004）．

2) 赤木宏行ほか：器官毒性, 医薬品トキシコロジー（改訂第4版）pp.147-262, 南江堂（2010）.
3) 市川　勤ほか：器官毒性, 医薬品の安全性学, pp.145-214, 廣川書店（2007）.
4) 高橋道人：発がん性の外挿, 毒性試験講座1　安全性評価の基礎と実際, pp.247-258, 地人書館（1990）.

5.1.3　薬物誘発性リン脂質症

　臨床において, 種々の器官・組織の細胞内に脂質, ムコ多糖類, グリコーゲン, 糖タンパク質などが異常蓄積し数々の症状を呈するライソソーム病については詳しく調べられており, おもに常染色体性劣性遺伝疾患としてライソソームの機能が損なわれることにより生じる. それとよく似た病態として, ある種の薬物が細胞膜成分であるリン脂質とともにライソソーム内に異常に蓄積することで組織内に長期間留まり障害を与えることがある. これを DPLS（薬物誘発性リン脂質症 drug induced phospholipidosis）という.

　かつてコラルジルという DH 剤（冠動脈拡張剤：4,4′-diethylaminoethoxyhexestrol）を長期間処方された患者に肝脾腫, 脂肪肝, 肝硬変や高脂血症, 末梢血中の泡沫細胞出現など, さまざまな有害事象が報告され, 服用中止後においても年単位の長期間, 薬物やその代謝物が生体に残留し, 有害作用が持続した. この研究により薬害としての DPLS の概念が確立された[1]. 1963 年に市販された DH 剤は 70 年に販売中止／回収された. 同様の薬害訴訟に発展したストレプトマイシンによる聴覚障害, クロロキンによる網膜症もリン脂質蓄積による聴覚神経あるいは網膜色素上皮細胞の損傷が主因であった.

　通常の毒性試験での病理学的検査では, 肺胞内に泡沫状を呈したマクロファージの増加, 肝臓の肝細胞・クッパー細胞・胆管上皮細胞や腎臓の尿細管上皮細胞・メサンギウム細胞, およびリンパ網内皮系細胞などにおける空胞形成あるいは泡沫化として観察されることが多い. 塗抹標本にてリンパ球中に空胞形成として認められることもある. DPLS は全身のありとあらゆる細胞に生じることがある. 光学顕微鏡下では細胞質内に境界が比較的曖昧な大小の空胞形成あるいは泡沫状細胞の出現として認められる. 透過型電子顕微鏡下では, 大型化したライソソームに大小さまざまな同心円状に層板構造を呈した膜様構造物（ミエリン様構造物）が認められる（図 **5.1**）.

　DPLS を確定するには, 光学顕微鏡下で認められる細胞質内の空胞が中性脂肪の脂肪変性や小胞体などの細胞内小器官が拡張した水腫ではなく, ミエリン様構造物を入れたライソソームであることを確認する必要がある. 新鮮な組織であれば酵素組織化学染色によるライソソームの酸性ホスファターゼ活性の証明が可能であり, 固定後の組織であればライソソーム膜の主要な糖タンパク質の CD107b（LAMP-2）の免疫組織化学染色が可能である. 凍結切片の脂肪染色にてナイルブルーやズダンブラックなどのリン脂質の蓄積を確認する方法もある. これらの方法はいずれも電子顕微鏡に比べて広範囲の組織を簡便に検査することができるが, 最終確定には電子顕微鏡観察に優るものはない.

　DPLS は, 本来ライソソーム内で分解代謝されるべき細胞膜成分のリン脂質（多くの場合, 薬物‐リン脂質複合体）が, 薬物によりその処理が直接あるいは間接的に阻害され, ライソソーム内に過剰蓄積し, 細胞機能を障害し, 細胞死や炎症をも

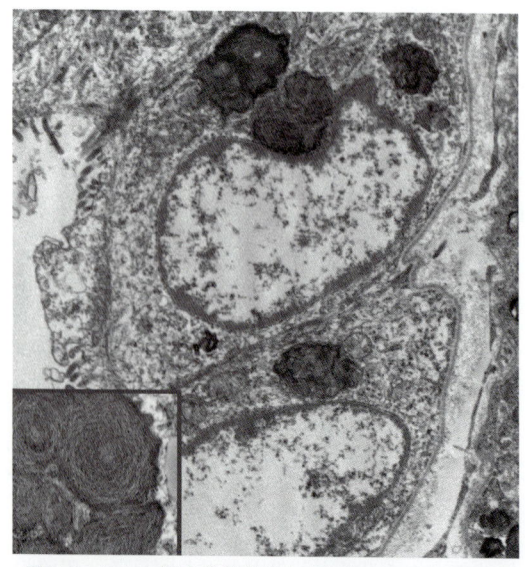

図 **5.1**　ラット肝小葉間胆管上皮細胞の DPLS 電顕像
左下はライソソーム内のミエリン様構造物の拡大像.

たらすことで生体に毒性が生じる．具体的なメカニズムとしては，① 薬物がライソソーム内に取り込まれライソソーム内のpHを変動させる，② ライソソーム内分解酵素のはたらきを阻害する，③ ライソソーム内での分解酵素に対する基質としてのリン脂質の性格を変化させる，④ リン脂質分解物の細胞内輸送を阻害する，⑤ 細胞膜に影響して細胞膜のライソソーム内での生理的な分解処理能力以上に取込みを促進する，などが考えられている[2]．

現在までに判明しているDPLS誘発薬物は非常に多く，現行の医薬品として用いられているものも多い．DPLS誘発薬物の大部分は，その物理化学的構造として疎水性の芳香環やシクロアルカンとアミンなどの陽性電荷した親水性側鎖を有するCAD(陽イオン両親媒性剤 cationic amphiphilic drug)である．CADは細胞膜同様の両親媒性により細胞膜と結合しやすく，また，ライソソーム内に取り込まれやすい．これらの要因から，薬物-リン脂質結合能や分配係数 $\log P$，酸解離定数 K_a や pK_a といった物性を測定することで，DPLSの誘発性を予測する試みがなされている．また，DNAマイクロアレイを用いての予測や種々の細胞を用いた in vitro でのスクリーニングなども実施されている．さらに，尿や血液から検知できるバイオマーカーの探索も行われている[3]．

DPLSは深刻な薬害としての経緯があるが，ライソソーム内のミエリン様構造物の蓄積が引き続き細胞死などを引き起こさなければ，蓄積そのものは，一義的な毒性発現というよりも異物処理過程あるいはその適応反応と考える意見が多い．蓄積そのものは，生体に対する負の影響としては乏しく，中枢神経をはじめとして顕著なDPLSを生じても組織学的あるいは機能的に障害が見られない薬物の報告もある[4]．DPLSに基づく細胞機能の低下，細胞死，それらに引き続き生じる炎症反応などが組織や器官そのものやその機能を障害することで毒性が発現する．また，最近の米国FDAの調査では，DPLSが直接に関連しているかどうか不明ながら，毒性試験でDPLSを誘発する薬剤の多くにQT延長が見られ，臨床にてQT延長が見られる薬剤の半数が毒性試験でDPLSを誘発するとされており，それ以外にも，ミオパシー，神経毒性，肝毒性との関連性も議論されている[3]．DPLSは薬物が組織中のライソソーム内に高濃度に移行することで薬物分布容積が大きく，きわめて長い薬物の生体内半減期を示す．したがって，薬物が有害作用を引き起こした場合，長期間にわたり有害作用にさらされる危険性がある．一方DPLSには，この長い半減期をドラッグデリバリーとして利用して，1回服用で10日間にわたり有効な組織内濃度を保つ利便性の高い抗生剤が開発され，市販処方されているという側面もある．

［大石裕司］

文献(5.1.3項)

1) 林　裕造ほか：トキシコロジーフォーラム　**8**(4)：468-479(1985)．
2) Nonoyama T, et al.：J. Toxicol. Pathol. **21**：9-24(2008)．
3) Chatman LA, et al.：Toxicol. Pathol. **37**：997-1005 (2009)．
4) Cartwright ME, et al.：Toxicol. Pathol. **37**：902-910 (2009)．

5.2　食品添加物および食品中の汚染物質

5.2.1　食品添加物の法規制

食品添加物 food additives は，食品衛生法において，「食品の製造の過程において又は食品の加工もしくは保存の目的で，食品に添加，混和，浸潤その他の方法によって使用する物」(4条2)と定義され，安全性と有用性が認められた物質のみ使用，製造，販売および輸入が認められるポジティブリスト制度 positive list system が導入されている．

わが国では，1947年に食品衛生法が制定されてから化学的合成品に指定制度が導入され，その後の改正において食品添加物公定書が刊行された．1995年に安全性の確保ならびに添加物規制の国際的整合性の観点から食品衛生法が改正され，法規制の範囲は化学的合成品以外の添加物(天然)を含め原則として添加物全体に拡大された．これに

より食品添加物は法規制上「指定添加物 designated food additives, 既存添加物 existing food additives, 天然香料 natural flavoring agents および一般飲食物添加物 both generally provided for eating or drinking as foods and used as food additives」の4種類に区分された.

現在では，化学的合成品のほか天然物を含むすべての添加物が指定対象となっており，2012年12月現在430品目が添加物として指定されている．例外的に，天然香料および一般飲食物添加物が指定制度の対象外とされている．天然香料は動植物から得られる天然の物質で食品に香りづけの目的で使用される．一般飲食物添加物は一般に食品として飲食に供されているもののうちで添加物として使用されるものと定められている．

また，1995年時点で，国内において広く使用され，長い食経験のある天然添加物については法改正以降もその使用，販売などが認められ，例外的に食品衛生法第10条の規定を適用しないこととなり，既存添加物として一括して既存添加物名簿 list of existing food additives に収載され管理されている．しかし，2003年の食品衛生法改正により，ヒトの健康を損なうおそれがあると認められるとき，および流通実態がないと認められるときには既存添加物名簿から削除が可能となった．2004年にヒトの健康を損なうおそれがあるとして1品目が削除され，これまでに添加物としての販売などの流通実態調査が適宜行われており，現在，既存添加物は365品目となっている．

上記の食品添加物は指定や既存などの区別なく，使用した添加物は原則すべての物質名を表示することが義務づけられている．また，甘味料 sweetener，着色料 food coloring，保存料 preservative，増粘剤 thickening agent，安定剤 stabilizer，ゲル化剤 gelling agent，糊料 thickener，酸化防止剤 antioxidant，発色剤 color fixative，漂白剤 bleaching agent および防かび剤 antimold agent としての用途で使用する添加物については用途名も併記することが義務づけられている．一方，香料 flavoring agent，乳化剤 emulsifier，豆腐用凝固剤 coagulant for tofu ならびに調味料 seasoning など14種類の用途で使用される添加物については一括名による表示が認められている．

同様に諸外国においても使用した添加物は表示することが共通の理念となっている．米国保健福祉省 Department of Health and Human Services において，食品関係はFDAが担当し，FDA関連の規則は「連邦食品医薬品化粧品法 Federal Food Drug and Cosmetic Act」に収載され，米国では食品添加物は GRAS（一般に安全と認められる generally recognized as safe）物質，食品添加物（直接／間接）および色素添加物，既認可物質に分類される．

GRAS物質は，米国において1958年の食品添加物規制の改訂の際に設けられた制度で，このとき食品添加物にポジティブリスト制度が導入され，法的に指定されていない添加物は使用禁止となった．慣習的に使用されていた食品添加物をどのように取り扱うかが問題となり，食品添加物の食経験や科学的な知見をもとに専門家が判断し，一般的な使用法においてリスクがないものと見なされた物質をGRAS物質として使用できるようにした．経緯としてはわが国の既存添加物制度の導入と似ている．

添加物そのものに有害な不純物が含まれていると，健康危害を引き起こす原因となるリスクがあることから，食品添加物の指定にあたっては，製造する際に生じる副産物や有害なヒ素および重金属など個別に成分規格／製造基準が定められている．また，添加物の指定にあたっては，安全性試験および有効性評価の結果に基づき，使用対象食品や最大使用量など必要に応じて使用基準が定められる．

5.2.2　食品添加物の安全性評価

食品添加物は，長期にわたり非意図的にヒトが摂取することから，多くの国で原則として安全性が確認された物質のみが利用可能として指定されている．

国際機関としてはFAO（国連食料農業機関 Food and Agriculture Organization of the United Nations）／WHO（世界保健機関 World Health Organization）の合同食品規格委員会＝CAC（コーデックス委員会 Codex Alimentarius Commission）の

CCFA(添加物部会 Codex Committee of Food Additives)において規格・基準が検討され，JECFA(FAO / WHO 合同食品添加物専門家会議 Joint FAO / WHO Expert Committee on Food Additives)で各種試験データに基づき安全性評価が行われ，各国での種々の規制の参考となるように評価資料が公表されている．

わが国では，2003 年に食品安全委員会が設置され，リスク評価を一元的に行うようになり，2010 年に「添加物に関する食品健康影響評価指針」が作成され，リスク評価に表 5.1 に示す毒性試験成績の添付が必要となった．食品安全委員会の添加物専門調査会において食品健康影響評価が行われ，毒性学的なすべての有害影響が観察されなかった最大投与量として NOAEL(無毒性量 no observed adverse effect level)が求められる．さらに，実験動物とヒトとの種の違い(種差：10 倍)ならびにヒトにおける個人的な感受性の差(個体差：10 倍)を考慮して 100 倍の安全率を見込んで，無毒性量からヒトが一生涯にわたり食品中に含まれる食品添加物を摂取した場合においても健康への有害な影響が発現しないと推定される 1 日あたりの摂取量として ADI(1 日摂取許容量 acceptable daily intake)が設定される．毒性が低く ADI の必要がないものもある．

5.2.3 食品添加物の毒性

食品添加物として使用が認められている物質においては，その規定使用量の範囲における安全性は確保されているが，高濃度あるいは大量の曝露による毒性影響が報告されている．

たとえば，皮膚あるいは粘膜に対して強い刺激性を有する物質として酸味料の氷酢酸あるいは製造用剤のアンモニアがある．その他にも，香料として使用されるアセトアルデヒドやアルデヒド化合物をラットやマウスに高濃度で経口投与した場合，前胃にびらん erosion や扁平上皮の過形成 hyperplasia が観察される．

また，小腸の酵素で分解されにくい難消化性の糖アルコール sugar alcohol や加工デンプン modified starch をラットが大量に長期間経口摂取することにより腎盂に石灰沈着 calcification が増加することが報告されている．これらの糖アルコールや加工デンプンは大腸に到達すると腸内細菌の作用により分解を受け短鎖脂肪酸やその他の有機酸が産生され，結果として大腸内腔の pH が低下する．pH の低下に伴い，不溶性のカルシウム塩が溶解し，より吸収されやすいカルシウムイオンが形成されることが明らかとなっており，大腸でのカルシウム吸収亢進が腎盂への石灰沈着の原因の一つと考えられている．さらに，ラットに糖アルコールを長期間大量に摂取させた場合，副腎髄質の過形成や褐色細胞腫 pheochromocytoma が誘発される(表 5.2)が，マウスやイヌに長期間摂取させても発生は見られない．

合成甘味料として使用されているサッカリンナトリウム sodium saccharin をラットに 2 世代に

表 5.1　食品添加物の安全性を評価するためのおもな毒性試験

体内動態に関する試験	体内での吸収，解毒，活性化，排泄の過程などを調べる
亜急性毒性試験および慢性毒性試験	実験動物に被験物質を，亜急性毒性試験については 28 日間あるいは 90 日間，慢性毒性試験については 12 ヵ月以上反復投与したときに生じる一般的な毒性を調べる
発癌性試験	実験動物に被験物質を一生涯にわたって投与して発癌性の有無を調べる
生殖毒性試験	実験動物に被験物質を 2 世代にわたって投与して親動物の生殖機能や新生児の成育に及ぼす影響を調べる
出生前発生毒性試験	実験動物の妊娠中の母体に被験物質を投与して胎児の発生や発育に対する影響を調べる
遺伝毒性試験	微生物あるいは細胞の遺伝子や染色体への影響を調べる
アレルゲン性試験	実験動物を用いてアレルギーの有無を調べる

[添加物に関する食品健康影響評価指針，2010 年 5 月より抜粋]

表5.2 糖アルコールのラット長期試験におけるおもな影響

物　質	副腎髄質の過形成/腫瘍	盲腸肥大	腎盂石灰沈着	高カルシウム尿	体重増加抑制
マンニトール	＋	＋	＋	＋	＋
ソルビトール	＋	＋	＋	＋	＋
キシリトール	＋	＋	＋	＋	＋
イソマルト	－	＋	＋	ND	＋
ラクチトール	＋	＋	＋	＋	＋
マルチトール	＋	？	－	＋	＋

＋：影響あり，－：影響なし，？：不明，ND：データなし．
〔JECFA TRS 868（1997）より抜粋〕

わたり5～7％と高濃度を摂取させた場合，雄ラットにのみ膀胱に移行上皮過形成 transitional cell hyperplasia, 乳頭腫 papilloma ならびに癌 carcinoma が誘発されることが報告された．そのメカニズムとしては，高用量のサッカリンナトリウムを長期間摂取することにより雄ラットの膀胱粘膜で観察される上皮細胞の増殖性変化あるいは発癌促進作用は尿中のナトリウムイオン濃度の増加およびpHの上昇（アルカリ尿）によりリン酸カルシウムを含む尿結晶が析出したことに起因する物理的作用であることが明らかにされている．一連の反応は雄ラットに特異的で，ヒトには外挿できないとしてIARC（国際癌研究機関 International Agency for Research on Cancer）はサッカリンおよびその塩を発癌性評価グループ2Bから3（ヒトに対する発癌性については分類できない）と変更した（1999年）．なお，雄ラットの膀胱粘膜で観察された上皮細胞の増殖性病変は，他の有機陰イオンのナトリウム塩においても誘発される．

5.2.4 食品中の汚染物質

汚染物質としては化学物質，重金属あるいはカビ毒（マイコトキシン mycotoxin）などが挙げられ，食品への汚染は偶発的あるいは過失により混入する場合，環境汚染物質として食品に混入した場合などが考えられる．

わが国で発生した食品汚染事件としては，製造工程で粉ミルクにヒ素が混入したヒ素ミルク事件や米ぬか油に PCB（ポリ塩化ビフェニル polychlorinated biphenyl）が混入したカネミ油症，また，環境汚染物質としてはカドミウムが蓄積した米が原因となったイタイイタイ病 Itai-itai disease や，メチル水銀が蓄積した魚介類の摂取による水俣病 Minamata disease などが挙げられる．

ヒ素ミルク事件は，1955年に岡山県を中心に西日本において粉ミルクを飲んだ乳児が発熱，下痢，腹部膨満，皮疹，貧血などの症状を訴えたほか，死亡例も見られた大規模集団食中毒事件で，原乳の安定剤として工業用の第二リン酸ソーダ（ヒ素が混入）を誤って使用したことが原因であった．

カネミ油症は，1968年，北九州を中心に西日本一帯でカネミ倉庫（北九州市）が製造した食用油「カネミライスオイル」を摂取した多くの人に，視力の衰え，ニキビ様皮疹（塩素痤瘡 chloracne），中性脂肪の増加，神経症状，肝腫大などが発症した食中毒事件で，米ぬかからライスオイルを抽出する際に脱臭工程で熱媒体として使用されたPCBが配管の不都合で製品中に混入したことが原因であった．なお，油症の原因物質はPCBに含まれていたダイオキシンの一種であるPCDF（ポリ塩化ジベンゾフラビン polychlorinated dibenzofuran）と考えられている．

イタイイタイ病は，神通川上流の鉱業所が亜鉛を製錬した後に出るカドミウムを含む排水を神通川に流したことから，川の水を灌漑用水として使っていた下流域の富山県では，汚染された土壌で栽培された米や野菜，さらに，井戸水を長期にわたり摂取した住民にカドミウムの慢性中毒（腎臓の尿細管障害）が起こり，リンの再吸収が低下し，尿中カルシウム排泄量が増加するために骨軟化症をきたしたことが原因であった．イタイイタイ病に

見られる骨軟化症は，カドミウムによる尿細管機能障害性骨軟化症 cadmium-induced renal tubular osteomalacia と考えられている．

水俣病は，工場のアセトアルデヒド酢酸設備内で生成されたメチル水銀化合物が工場廃水により排出され，水俣湾内の魚介類を汚染し，食物連鎖により濃縮されたメチル水銀化合物を保有する魚介類を地域住民が長期かつ大量に摂取したことにより発症した中毒性中枢神経系疾患である．典型的な中毒症状として，求心性視野狭窄，聴覚障害，構語障害および運動失調が見られる．

コーデックス委員会は，食品中の汚染物質に関する一般原則を定めており，汚染物質に関してはコーデックス委員会の中に設置された CCCF(汚染物質部会 Codex Committee on Contaminants in Foods)で検討が進められている．この中では，食品中の汚染物質を摂取することによって健康への悪影響がある可能性があれば，科学的なデータを用いてリスク評価を行うとともに，リスク評価結果に基づくリスク管理法の検討を行い，必要に応じて，基準値の設定，またはその他のリスク管理を行う．CCCF による汚染物質の最大基準値の設定には ALARA(合理的に到達可能な範囲で低くする as low as reasonably achievable)の原則が基本である．

最近の CCCF では，乾燥イチジク中の総アフラトキシン，加工食品中のデオキシニバレノール，ココア中のオクラトキシン A などのカビ毒のほか，米に含まれるヒ素およびカドミウム，食品中のフランおよびアクリルアミド，食品中および飼料中のピロリジンアルカロイド，ナチュラルミネラルウォーターの改定規格，食品中のメラミンが検討された．

米に含まれるカドミウムについてはコーデックス委員会で 0.4 mg / kg が国際基準値として最終採択されたことに伴いわが国の基準も改定された．また，コーデックス委員会においてアーモンド，ヘーゼルナッツおよびピスタチオの直接消費用としての総アフラトキシンの最大基準値が 10 μg / kg と設定されたことから，わが国においても検討がなされ，アフラトキシンの規制値はコーデックス規格と同様，総アフラトキシンとして 10 μg /kg とされた． ［安原加壽雄］

文献(5.2 節)

1) 日本食品添加物協会 編：新食品添加物マニュアル 第 3 版，日本食品添加物協会(2010).
2) 日本トキシコロジー学会教育委員会 編：新版トキシコロジー，pp.118-126，朝倉書店(2009).

5.3 農　　薬

農薬 pesticide は使用目的に応じて殺虫剤，除草剤，殺菌剤，殺鼠剤などに分類される．日本を含む多くの国では農薬の登録制度を取り入れ，動物への影響，有用生物や水，土など環境への影響について調べられ厳しい審査が行われる．日本では「農薬取締法」に基づき登録を受けなければならない．登録申請にあたっては，効力・安全性などさまざまな試験成績を農林水産省に提出し，ヒトの安全性については内閣府に設置された「食品安全委員会」により審査され ADI(1 日摂取許容量 acceptable daily intake)が設定される．その後，厚生労働省において食品ごとに残留農薬基準値(残留してもよい数値)が設定され，同時に環境省では環境影響についても審査される．毒性評価に際し日本では表 5.3 に示す試験が要求される．

5.3.1 殺　虫　剤

殺虫剤 insecticide は，神経系に作用するもの(有機リン系，カーバメイト系，有機塩素系，ピレスロイド系，ネオニコチノイド系化合物など)，エネルギー代謝に関与するもの(ジニトロフェノール系化合物など)，生長制御に関与するもの(ベンゾイルウレア系化合物など)に大別される．

a. 有機リン系化合物 organic phosphorus compounds

有機リン酸エステル化合物で，コリン作動性神経終末において AChE(アセチルコリンエステラーゼ)のリン酸化により活性を阻害し，アセチ

ルコリンの蓄積により過度の刺激状態となり毒性を発現する．副交感神経支配器官ではムスカリン様作用，運動神経-骨格筋接合部や自律神経節ではニコチン様作用が見られ，中枢神経系にも作用する．ムスカリン様の副交感神経症状として縮瞳，胃・小腸の運動亢進，膀胱括約筋の弛緩など，ニコチン様の筋攣縮，痙攣，筋麻痺，交感神経症状（血圧上昇，頻脈）などを示し，また中枢神経症状（運動低下，呼吸低下など）が発現して呼吸中枢麻痺を生じる．

b．カーバメート系化合物 carbamate compounds

カルバミン酸エステル系化合物で，神経終末における AChE のカルバミル化により活性を阻害し，有機リン系化合物と同様にアセチルコリンが蓄積し神経症状を発現する．AChE のカルバミル化は不安定なため，その作用の回復は比較的速やかである．

c．有機塩素系化合物 organochlorine compounds

抑制性に作用する神経伝達物質である GABA（γ-アミノ酪酸 γ-aminobutyric acid）受容体において Cl^- イオンの細胞内への取込みを阻害する．また，後述のピレスロイド系化合物と同様に神経細胞膜の Na^+ イオンチャネルに作用する化合物も知られている．中枢神経系に作用し振戦，間代性痙攣，強直性痙攣を発現する．肝臓において薬物代謝酵素を誘導し，滑面小胞体の増生，肝細胞肥大を起こす．

d．ピレスロイド系化合物 pyrethroid compounds

除虫菊の殺虫性エステル化合物に由来し，種々のピレスロイド系化合物が合成されている．神経細胞膜の Na^+ イオンチャネルに作用してその閉鎖を遅らせ，Na^+ が膜内に持続的に流入することにより正常な神経伝達を阻害する．化学構造により神経作用が分けられ，シアノ基を含むピレスロイド系化合物では振戦，痙攣，流涎，舞踏病様症状など，シアノ基を含まないピレスロイド系化合物では攻撃的行動，驚愕反射亢進，振戦などが認められる．哺乳動物では肝臓においてエステラーゼにより速やかに加水分解され，蓄積性がなく比較的安全な殺虫剤とされる．

5.3.2 除草剤

除草剤 herbicide は作用機構から，光合成系に作用するもの（ジピリジル系，トリアジン系，トリアゾール系化合物など），エネルギー代謝に関与するもの（ベンゾニトリル系化合物など），生体成分の生合成に関与するもの（スルホニルウレア系，アニリン系化合物など），タンパク質・核酸の合成過程や細胞分裂に作用するもの（ジニトロアニリン系化合物など），生長過程に関与するもの（クロロフェノキシ系化合物，植物生長調節剤など）をもつものが知られている．

ある種のジピリジル系化合物は生体内でフリーラジカルを発生し，毒性はこのフリーラジカルに起因するとされる．主要な標的臓器である肺ではⅠ型，Ⅱ型肺胞上皮細胞が傷害され，急性期には肺水腫を発生し，その後線維化に進展する．腎臓の近位尿細管上皮細胞や肝臓では小葉中心性肝細胞にも壊死を生じる．一方，フリーラジカルを生成し，腎臓，肝臓に傷害を及ぼす．肺への親和性が低く肺障害性の少ない化合物も知られている．

5.3.3 殺菌剤

殺菌剤 fungicide はその作用機構から，エネルギー代謝に関与するもの（ペンタクロロフェノール系化合物など），生体成分の生合成に関与するもの（フェニルアミド系，アゾール系化合物など），細胞分裂に関与するもの（ベンズイミダゾール系化合物など），-SH 基，$-NH_2$ 基に作用するもの（有機塩素系化合物など），金属とキレート形成するもの（ジチオカーバメイト系化合物など）に大別される．

ジチオカーバメイト系化合物は抗甲状腺作用による甲状腺濾胞細胞の肥大や過形成を誘発する．生体内で生成される ETU（エチレンチオウレア ethylenethiourea）によると考えられる．

5.3.4 殺鼠剤

殺鼠剤 rodenticide は，ワルファリンなどのビタミン K 拮抗作用を示す抗血液凝固剤は全身に出血性変化を引き起こす．フルオロ酢酸ナトリウムはクエン酸回路阻害により細胞の呼吸，エネルギー代謝を阻害し，心臓，神経系に影響する．脳室の拡張を伴う小脳の変性，萎縮をきたす．αナフチルチオウレア alpha-naphthylthiourea では胸水，肺水腫が知られている．

5.3.5 農薬の安全性評価

ヒトへの安全性については，農薬を扱う作業者，農薬を施用された農作物などの食品を介した消費者の安全性が評価される．

作業者の安全性は，表 5.3 に示す各種毒性試験成績に基づき，製品のラベルに安全使用上の注意表示が記載される．製剤によっては防除衣・マスクなどの保護具により，農薬曝露を最小限に抑えるよう注意を徹底する．作業者の曝露量を推定し各種毒性試験で得られた無毒性量と比較して，十分な安全域 MOS（margin of safety）が確保されていることが確認される．

消費者への食品を介した安全性は，各種毒性試験成績から設定される ADI と，作物，乳製品，飲料水などに定められた残留農薬基準値から推定される推定摂取量の比較により評価される．ADI は各種毒性試験から得られた最大無毒性量に動物のデータをヒトに外挿するための不確実係数（安全係数）を乗じて求められる．不確実係数は 100 が目安となる．

野生生物など環境影響についても，ヒトに対する安全性評価とほぼ同様に農薬の毒性と曝露の程度を考慮して評価される．［尾崎圭介，宇和川賢］

文献（5.3 節）

1) 農林水産省 消費・安全局 農産安全管理課 監修：農薬中毒の症状と治療法 第 14 版, 農薬工業会 (2012).

表 5.3 毒性に関する試験項目

急性毒性試験	急性経口毒性試験，急性経皮毒性試験，急性吸入毒性試験
刺激・感作性試験	皮膚刺激性試験，眼刺激性試験，皮膚感作性試験
神経毒性試験	急性神経毒性試験，反復経口投与神経毒性試験，急性遅発性神経毒性試験，21 日間反復投与遅発性神経毒性試験
亜急性毒性試験	90 日間反復経口投与毒性試験，21 日間反復経皮投与毒性試験，90 日間反復吸入毒性試験
慢性・発癌性試験	1 年間反復経口投与毒性試験，発癌性試験
繁殖性試験，催奇形性試験	
変異原性試験	復帰変異原性試験，染色体異常試験，小核試験
生体機能影響試験	
動物体内運命に関する試験	
植物体内運命に関する試験	
土壌中運命に関する試験	好気的湛水土壌中運命試験，好気的土壌中運命試験，嫌気的土壌中運命試験
水中運命に関する試験	加水分解運命試験，水中光分解運命試験
水産動植物への影響に関する試験	魚類急性毒性試験，ミジンコ類急性遊泳阻害試験，ミジンコ類繁殖試験，藻類生長阻害試験
水産動植物以外の有用生物への影響に関する試験	ミツバチ影響試験，蚕影響試験，天敵昆虫等影響試験，鳥類影響試験
有効成分の性状，安定性，分解性等に関する試験	
水質汚濁性に関する試験	水質汚濁性試験

2) Klaassen CD：キャサレット＆ドール　トキシコロジー，サイエンティスト社(2004)．
3) Costa G：*Basic Toxicology Pesticide* **12**(2), April-June (1997)．

5.4　工業化学物質

5.4.1　工業化学物質の管理

工業化学物質 industrial chemicals の管理は，有害性 hazard と環境排出量を考慮して行うことが世界的な動きである．わが国では「化学物質の審査及び製造等の規制に関する法律」(化審法)，「化学物質管理促進法」，「毒物及び劇物取締法」，「GHS(globally-harmonized system)」などの規制がある．また，化学物質（またはそれを含有する製品）を事業者間で取引する際には，必要情報を記載した「安全性データシート SDS(safety data sheet)」の提出が義務づけられている（詳細な規制事項については「2.2節　化学物質の規制」を参照）．

5.4.2　ヒトにおける産業中毒

ヒトにおける産業中毒 industrial poisoning では，事故などによって化学物質に曝露することで起こる急性中毒と，長期にわたる日常作業が原因で起こる慢性中毒とがある[1〜3]．曝露経路として経気道または経皮的な吸収によることが多い．また，低濃度の化学物質の慢性的な影響では，明確な機能障害は現れないことが多く，この場合は尿や血液など生体試料中の化学物質の検査（生物学的モニタリング）が有用となる．また，危険性ガス状物質は急性作用が問題であり，厳重な管理がなされている．

5.4.3　有機溶剤

有機溶剤 organic solvents は脂溶性 liposoluble で揮発性 volatile のある有機化合物 organic compound の液体を示し，日本での使用量は石油化学工業の発展や需要の増加で1960年代から急増し，約500種近くが使用されている．しかし，新しい溶剤も開発されており，さらに溶剤を混合して使用する場合など，毒性情報が不足しているケースが多い．なお，2010年に公表された2008年度の日本で排出量が多かった有機溶剤はトルエン toluene，キシレン xylene，エチルベンゼン ethyl benzene の3化合物であった．

一般的に有機溶剤の毒性としては以下のように要約される[1〜3]．

① 体内に取り込まれた有機溶剤は脂質の多い器官に取り込まれやすい．また，高濃度の場合，多くの有機溶剤は脳神経に取り込まれ，麻酔作用を示す．

② 体内に吸収された有機溶剤は代謝を受け，水溶化され，排泄・解毒される．一方，代謝活性化されてタンパク質，酵素，核酸など高分子に結合した結果その機能分子を障害し，障害が継続した場合に慢性中毒症状を引き起こす可能性がある．一般的に有機溶剤の非特異的毒性としては急性的な麻酔作用あるいは皮膚刺激が知られており，個々の溶剤ごとの特異的毒性発現には，代謝活性化が関与する．ヘキサン hexane の代謝物である2,5-ヘキサンジオン 2,5-hexanedione による末梢神経障害，ベンゼン代謝物による白血病 leukemia を含む発癌 carcinogenesis，再生不良性貧血 hypoplastic anemia，またジメチルホルムアミド dimethylformamide の代謝物による肝障害などがその例として挙げられる．

また，有機溶剤の分類にはいくつかの方法があるが，化学構造により分類した場合は，表5.4のように分けられる．代表的な有機溶剤の症状については表5.5に記載する．

5.4.4　危険性ガス状物質

危険性ガス状物質 hazardous gaseous substances としては，ホスゲン phosgene，一酸化炭素 carbon monoxide，硫化水素 hydrogen sulfide などが知られている[1〜3]．ホスゲンは，実験動物において急性毒性として，肺胞中隔の水腫，終末細気管支上

表5.4 有機溶剤の分類

化学構造による分類	おもな化学物質
aromatic hydrocarbons	toluene, xylene, styrene, benzene, ethyl benzene
chlorinated aromatic hydrocarbons	chlorobenzene, *o*-dichlorobenzene
chlorinated aliphatic hydrocarbons	dichloromethane, chloroform, carbon tetrachloride, 1,2-dichloroethane, 1,1,1-trichloroethane, 1,1,2,2-tetrachloroethane, 1,2-dichloroethylene, trichloroethylene, tetrachloroethylene, bromopropane
alcohols	isopropyl alcohol, methanol, 1-butanol, 2-butanol, isobutyl alcohol, isopentyl alcohol
esters	ethyl acetate, methyl acetate, propyl acetate, isopropyl acetate, butyl acetate, isobutyl acetate, pentyl acetate, isopentyl acetate
ethers	1,4-dioxane, ethyl ether, tetrahydrofuran
ketones	acetone, methyl ethyl ketone, methyl butyl ketone, methyl isobutyl ketone
glycol ether	cellosolves（ethylene glycol monomethyl ether, ethylene glycol monobutyl ether, ethylene glycol monoethyl ether, ethylene glycol monoethyl ether acetate）
alicyclic hydrocarbons	cyclohexanone, methylcyclohexanone, cyclohexanol, methylcyclohexanol
aliphatic carbons	*n*-hexane
amalgam of aliphatic or aromatic hydrocarbon	gasoline, coal-tar naphtha, petroleum ether, petroleum naphtha, petroleum benzin, turpentine oil, mineral spirits
others	carbon disulfide, cresol, *N,N*-dimethylformamide

表5.5 有機溶剤によるおもな変化

有機溶剤	実験動物	ヒト
toluene	中枢神経変性，骨髄細胞減少，肝障害，腎障害，肺障害	急性影響として呼吸器刺激，中枢神経抑制作用，慢性影響として中枢神経障害，脳萎縮，腎障害
xylene	慢性腎症	急性影響として眼，皮膚，呼吸器刺激，中枢神経抑制作用，肝障害，腎障害，慢性影響として皮膚炎，中枢神経障害，肝障害，腎障害，肺障害
styrene	精細管障害，肺変性，腎変性，肝細胞変性/壊死，細気管支/肺胞上皮腺腫・癌，肝細胞腺腫	急性影響として眼，皮膚，呼吸器刺激，中枢神経抑制作用，慢性影響として中枢神経障害，末梢神経障害
benzene	骨髄細胞減少，ジンバル腺腫・癌，悪性リンパ腫，扁平上皮癌，肝細胞癌	急性影響として中枢神経抑制作用，慢性影響として骨髄機能低下，再生不良性貧血，骨髄性白血病，多発性骨髄腫，悪性リンパ腫
ethyl benzene	肝細胞および尿細管上皮腫大，精細管上皮変性	眼，鼻粘膜，呼吸器系へ高度の刺激性，慢性影響として赤血球，ヘモグロビン値の減少
chlorobenzene	肝細胞変性/壊死，腎尿細管変性/壊死，脾臓・胸腺リンパ球減少，骨髄細胞減少	急性影響として眼，皮膚，呼吸器刺激，中枢神経抑制作用，慢性影響として中枢神経障害，皮膚炎，皮膚色素沈着
dichloromethane	肝細胞変性/壊死，肺腺腫・癌，肝細胞腺腫・癌	急性，慢性影響として中枢神経抑制作用
chloroform	肝細胞変性/壊死，腎尿細管上皮細胞変性/壊死，間質性腎炎，鼻腔上皮変性，間質性肺炎，肝細胞癌，腎尿細管腺腫・癌	急性，慢性影響として中枢神経抑制作用，心臓障害，肝障害，腎障害
carbon tetrachloride	肝細胞変性/壊死，肝硬変，腎尿細管上皮細胞変性，坐骨神経/視神経変性，肝細胞癌	急性影響として中枢神経障害，肝障害，腎障害，視力障害

表 5.5 （つづき）

有機溶剤	実験動物	ヒト
1,2-dichloroethane	小脳壊死, 胃の炎症, 粘膜過形成, 肝細胞変性／壊死, 腎尿細管上皮細胞変性／壊死, 胸腺壊死, 肝細胞腺腫, 前胃扁平上皮癌, 乳癌, 脾臓, 肝臓, 膵臓, 副腎の血管肉腫, 気管支・肺胞腺腫・癌	急性影響として眼, 皮膚刺激, 慢性影響として中枢神経障害, 肝障害, 甲状腺障害
bromopropane	卵胞減少, 閉鎖卵胞増加, 黄体減少	慢性影響として卵巣線維化, 卵胞萎縮, 精子低形成
isopropyl alcohol	慢性腎症, 気管支炎, 肺炎, 肝細胞変性, 大脳皮質運動野変性	急性影響として皮膚刺激, 消化器粘膜刺激, 中枢神経抑制作用, 腎障害
ethyl acetate	皮膚炎	急性影響として眼, 呼吸器刺激, 中枢神経抑制作用
1,4-dioxane	肝細胞変性／壊死, 腎尿細管上皮細胞変性／壊死, 肝細胞腺腫・癌, 鼻腔扁平上皮癌, 腹膜中皮腫	急性影響として眼, 呼吸器刺激, 中枢神経抑制作用
acetone	皮膚炎	急性影響として眼刺激, 中枢神経抑制作用
ethylene glycol monomethyl ether	精細管変性, 胸腺萎縮, 脾臓萎縮, 骨髄細胞減少	急性影響として中枢神経抑制, 慢性影響として中枢神経抑制作用, 造血器障害, 免疫障害, 精巣毒性
ethylene glycol monobutyl ether	肝細胞変性, 腎尿細管上皮細胞変性, 骨髄細胞増加, 前胃角化亢進／棘細胞増生, 前胃乳頭腫・扁平上皮癌	急性影響として眼, 皮膚刺激, 中枢神経抑制作用, 腎障害, 血液障害
cyclohexanone	肝細胞壊死	急性影響として眼, 皮膚, 呼吸器刺激, 中枢神経抑制作用, 肝障害, 腎障害, 慢性影響として肝障害
n-hexane	多発性神経炎	多発性神経炎, 筋萎縮
carbon disulfide	脊髄神経線維変性, 網膜神経線維変性, 大脳神経細胞変性, 末梢神経線維変性, 心筋水腫／出血, 肝細胞変性／壊死, 腎症	急性影響として皮膚刺激, 中枢神経抑制, 慢性影響として中枢神経抑制作用, 末梢神経障害, 腎障害, 心臓・血管障害, 免疫障害, 生殖器障害
N,N-dimethyl-formamide	肝細胞変性／壊死, 腎尿細管上皮細胞／糸球体変性	眼, 粘膜刺激, 心臓障害, 消化管障害, 精巣腫瘍

皮細胞の変性や壊死が, 慢性影響として, 慢性気管支炎, 肺気腫が観察されている. 一方, ヒトではホスゲンへの急性曝露による鼻, 眼への刺激性, 呼吸障害などの症状が報告されている. 一酸化炭素は赤血球のヘモグロビンと結合しカルボキシルヘモグロビンを生成し, 組織を酸素不足にする. 硫化炭素は刺激性が強く, 血液中でミトコンドリアのチトクロム c オキシダーゼと結合し, 組織の酸素不足をきたす. 一酸化炭素や硫化水素のような水に溶けにくい気体は, 経気道曝露により肺胞壁から血液に取り込まれ全身に分布する.

［山﨑寛治］

文献（5.4 節）

1) 化学物質評価研究機構 編：化学物質ハザード・データ集, 第一法規出版(2006).
2) 製品評価技術基盤機構：初期リスク評価書(2009) http://www.nite.go.jp/.
3) 和田 攻編：産業化学物質, 環境化学物質, 地人書館(1991).

5.5 金　　属

　ある種の金属は, 重篤な毒性を示すことが知られており, ヒ素, カドミウム, 水銀, 鉛などは, とくに強い毒性を示す. 有害金属の曝露の指標は, モニタリング上重要である. 血液, 尿, 毛髪は曝

露量や投与量を測定するのに最も入手しやすいサンプルである．血中，尿中濃度は，最近の曝露を反映しており，急性影響と最もよく相関する．しかし，例外として尿中カドミウムは腎臓への蓄積による腎臓障害を反映している．一方，毛髪は長期間にわたる金属曝露の変動を調べるのに有用である．

有害金属の毒性効果は，その用量や曝露量と関係があり，それぞれの金属の臓器における生物学的半減期も重要である．一方，金属の毒性に対する保護的な役割を行うタンパク質によりその毒性は軽減される．とくに，チオール基をもつメタロチオネインの防御的役割はよく知られている．

金属の毒性に影響する因子はさまざまにある．たとえば，鉛やカドミウムの毒性は食餌中のタンパク質含有量との間に負の相関がある．また，ビタミンCは，第一鉄イオン（Fe^{2+}）の吸収を増加させることにより鉛やカドミウムの吸収を減少させる．一方，幼児や老人は，金属曝露に対し，成人より感受性が高いと見なされている．

金属の毒性発現として，タンパク質とくに酵素が標的となってその活性の阻害が考えられている．一方で，金属毒性の治療法としての金属キレート製剤の使用が試みられてきている．理想的なキレート製剤は，水に溶け，体内変換を起こしにくく，金属が蓄積した部分に到達することができ，有害金属と無毒の複合体を形成して体外に排泄されるものである．BAL（British anti-Lewisite）はびらん性のヒ素系毒ガスに対する特異的拮抗薬として開発された．BALはジチオール化合物であり，ヒ素の毒性作用の原因となる結合位置と競合する．キレート製剤には，その他銅の除去に用いられるペニシラミンやフリーラジカルのスカベンジャーであり，グルタチオンの前駆体であるN-アセチルシステインなども広く用いられている．

5.5.1 ヒ 素

As（ヒ素 arsenic）はおもに3価と5価の無機化合物として，天然に広く分布している．また，Asは生物学的にメチル化を受け，有機体としても存在している．このように，複雑な形態をとっているため，単純に化合物としてのAsの毒性を述べることは困難であるが，一般的に無機Asは毒性が強く，有機化されると毒性が弱くなる．また，3価状態の有機Asは毒性が強く，不安定な状態ですぐに5価の状態に変化するとされている．

飲料水中濃度は，日本を含め多くの国で5 μg/L以下に規制されている．しかし，世界的には，バングラデシュ，チリ，中国，インドなどに高濃度のAsを含む井戸水で生活している地域があり，慢性As中毒の危険にさらされている．また，海産物は他の食品に比べ，数倍量のAsを含んでいるにもかかわらず，90％以上は吸収されない有機As化合物であるが，ヒジキには無機As化合物が比較的多く含まれ，英国では危険と見なされている．

Asの多量（70～180 mg）摂取は致死的である．急性症状は，発熱，食欲不振，肝腫大，死に至る不整脈である．他の症状として，上部気道，末梢神経，消化管，心血管，造血器への影響が見られる．慢性症状としては，皮膚の脱色・色素沈着，角化が見られる．また，末梢および中枢神経障害が見られる．末梢血管の動脈硬化が進行し，閉塞性動脈内膜炎や下肢の壊死に進行する．最近，Asの慢性的摂取と糖尿病リスクの増加が結びつけて考えられている．

Asの発癌性については，疫学的に無機As曝露と皮膚癌，肺癌，膀胱癌との因果関係が明らかにされており，IARCではグループ1に分類している．また，動物実験においても，無機Asの代謝物である有機As化合物のDMA（ジメチルアルシン酸 dimethylarsinic acid）のラット膀胱発癌性が明らかにされている．

5.5.2 カドミウム

Cd（カドミウム cadmium）は非腐食性の性質のため，現在多方面で応用されており，おもに金属めっきやCd電池の正極として用いられている．また，Cdは亜鉛や鉛の採掘や精錬時の副産物であり，これが職業曝露や環境汚染の重要な問題となっている．一般人はおもに食物を介して曝露されてい

る．植物は，汚染された土壌から容易に Cd を吸収する．貝類は Cd 結合ペプチドの形で水中の Cd を蓄積する．

　Cd を高濃度に含む蒸気を吸入すると，喘息，呼吸困難などの呼吸器症状を呈する急性肺障害や肺水腫が起こり致死的である．一般に，急性毒性は汚染された飲料や食物などから高濃度の Cd を経口摂取したときに見られ，悪心，嘔吐，腹痛，発熱などの症状を呈する．低用量を慢性的に曝露された場合には，慢性閉塞性肺疾患と腎障害が引き起こされる．腎障害は金属輸送タンパク質，メタロチオネイン metallothionein に結合した Cd が主部尿細管に取り込まれたことによる．ラットでは尿細管壊死や慢性進行性腎症 chronic progressive nephropathy の増強をもたらす．さらに，腎障害によるカルシウムやリンの代謝異常が関与し，偽骨折，骨軟化症，骨粗しょう症などの骨障害を引き起こす．Cd の環境汚染は，公害病で有名なイタイイタイ病の原因で，骨障害による骨の痛みが病名に反映されている．また，Cd は肺癌，前立腺癌との関連が指摘されているが，IARC では肺癌との関連でヒトに対する発癌性が明らかであるとしてグループ 1 に分類している．

5.5.3 水　銀

　Hg（水銀 mercury）は室温で液体状態を示す唯一の金属である．液体の金属 Hg は経口摂取しても毒性は少ない．気体状態の Hg は Hg 蒸気とよばれ，液体よりはるかに有害である．Hg 蒸気の高濃度の吸入は，気管支肺炎や間質性肺炎を引き起こし，死に至らない場合は中枢神経系に影響が出る．症状としては神経衰弱と振戦，痙攣などである．また，タンパク質尿やネフローゼ症候群の腎障害が職業上の慢性の Hg 蒸気曝露で見られる．主部尿細管に取り込まれ腎障害を起こす．

　無機 Hg では，塩化第二水銀（昇汞 $HgCl_2$）が 2 価の Hg 塩でその毒性についてよく知られている．自殺目的や事故などで塩化第二水銀を経口摂取すると，消化管の腐食性潰瘍，出血を起こし死に至る．生存した場合は 24 時間以内に近位尿細管上皮の壊死による腎障害で尿毒症に陥る．また，低用量の慢性曝露は免疫複合体による糸球体腎炎や間質性腎炎が引き起こされる．一方，1 価の無機 Hg 塩は低溶解性ゆえに腐食性も少なく，毒性も弱い．

　有機 Hg では，環境汚染で問題となっているメチル水銀がある．水俣病の原因であり，最近では魚類による生物学的濃縮で大型の魚類での蓄積が問題となっている．慢性曝露による症状としては，神経細胞障害による知覚障害，運動失調，歩行障害，言語障害，視野狭窄，難聴などである．また，メチル水銀は胎盤を通過し，胎児性水俣病が発生しており，知能障害を主体とした症状が見られている．神経病理所見としては，大脳，小脳の神経細胞の巣状壊死，とくに，小脳の顆粒細胞やプルキンエ細胞の脱落とグリア細胞増生が特徴である．

5.5.4 鉛

　環境からの Pb（鉛 lead）の曝露源としては，飲料水，塗料，電池，缶詰，ガソリン，工場からの排煙などである．毒性の感受性リスクは，乳幼児，新生児，胎児で高い．Pb は胎盤を通過し，胎児にも影響する．中毒症状は，造血器障害，中枢および末梢神経障害，慢性腎障害などである．造血器障害では，赤血球膜の脆弱性の増加による貧血，中枢神経障害では小児鉛脳症が有名で，症状としては，嗜眠性，運動失調，昏睡，病理所見としては著明な脳浮腫と神経細胞消失とグリア細胞増生である．最近では，低濃度慢性 Pb 曝露による知能低下や神経行動学的障害が指摘されている．また，末梢神経障害としては垂足や垂手などの運動神経障害で，病理的には Schwann 細胞変性に続き，分節性脱髄や時に軸索変性が生じる．一方，知覚神経障害は軽度である．腎障害は鉛腎症として有名で，尿細管細胞内の封入体は，Pb–タンパク質複合体である．また間質の線維化を起こし，慢性間質性腎症を引き起こす．ラットでは慢性腎症を増強させる．

［鰐渕英機］

5.6 生体材料および医療機器

5.6.1 生体材料や医療機器の開発

生体材料(バイオマテリアル biomaterials)とは医療においておもに生体(バイオ)に移植することを目的とした材料(マテリアル)のことで,具体的には人工関節,人工歯根,人工骨,人工血管など,皮膚以外の生体組織と接触して使用される材料の総称である.そのため,生体材料にとって重要なのは,生体適合性が高いこと,つまり,移植の際に生体にとって適合性がよく,できるだけ生体に影響を与えず,また生体からもできるだけ影響を受けず,生体によくなじむ性質をもつことである.

医療機器は,医療用の機器,器材や器具など多種多様にわたる.これらの医療機器は生体組織の適合性を考慮して製造され,それぞれの使用材料について生物学的安全性評価のための試験実施が規定されている.

1993年に日,欧,米,加,豪5国/領域によって発足したGHTF(医療機器規制国際整合化会議 Global Harmonization Task Force)の定義では「医療機器は,あらゆる計器・機械類,体外診断薬,物質,ソフトウェア,材料やそれに類するもので,人体への使用を意図し,その使用目的が,疾病や負傷の診断,予防,監視,治療,緩和等,解剖学または生物学的な検査等,生命の維持や支援,医療機器の殺菌,受胎の調整等に用いられるもの」とされている.GHTFによる医療機器の定義は,医療機器の規制目的の品質マネジメントシステム規格であるISO(国際標準化機構 International Organization for Standardization)13485の第3項においても,医療機器の定義として位置づけられている.

医療機器産業の成長による,医療機器開発の発展および新しい生体材料やテクノロジーの出現に際し,安全性(生体適合性)および有効性(使用条件)の評価における毒性病理学の役割は重要となっている.生体材料および医療機器の前臨床評価においては,生体材料と生体における細胞および細胞外液との間の複雑な界面反応のほか,血管や組織の反応のメカニズム解釈を明確にするための材料科学およびバイオ技術の基本的理解が必要となっている.

5.6.2 医療機器の生物学的安全性評価の国際基準

生体材料や医療機器の生物学的評価を理解するためには,規制環境を認識することが基本となる.医療機器は多種多様で,医用製品に属し,化学的作用あるいは代謝を必要としないことが特徴である.ISOは,国際的に通用する規格や標準を制定するための国際機関で,この機構が医療機器の生物学的評価として定めた規格としてISO 10993シリーズが知られている.この規格は,2003年に一般的原則となるISO 10993-1(評価及び試験)が規定された後,現在までに19の個別規格(1~20)(8は取り下げ)が規定され公表されている(表5.6).これらは,一部を除き各国で無条件に容認され,規制指針あるいは法令として用いられている.

5.6.3 医療機器の生物学的安全性評価のための試験法について

医療機器の生物学的安全性評価は,国際基準であるISO 10993「医療機器の生物学的評価」シリーズに準拠し,「医療機器の生物学的安全性評価の基本的考え方」(平成24年3月1日 医薬食品局審査管理課医療機器審査管理室長通知)の表1(表5.7)に従った試験を実施し,既知または予見できる有害性(ハザード),すなわち遺伝毒性,感作性,慢性毒性などのヒトの健康に不利益な影響を及ぼす原因となり得る要素を特定して,各ハザードのリスクを推定することである.試験法は,試験の原理,感度,選択性,定量性,再現性,試験試料の適用方法とその制限などを勘案して決定する.試験に用いる動物は,科学的な正当性およびISO 10993-2の動物福祉に関する要求事項などに従い,動物実験の代替法の3Rの原則にのっとり,動物の福祉に努めつつ適正に選択する.実際にヒトに対する使用状態での安全性を評価する場合には,マウスやラットより大きな動物(モルモット,ウサギ,イヌ,ヒツジ,ヤギ,ウシまたは標準サ

表 5.6　医療機器の生物学的評価を規制する ISO 10993 規格の現状

Part	タイトル	発行年
1	リスクマネジメントプロセスにおける評価および試験 Evaluation and testing within a risk management system	2003（改定中）
2	動物の保護の要求事項 Animal welfare requirements	2006
3	遺伝子毒性，発がん（癌）性および生殖毒性の試験 Tests for genotoxicity, carcinogenicity, and reproductive toxicity	2003（改定予定）
4	血液との相互作用の試験の選択 Selection of tests for interactions with blood 修正票 1 Amendment 1	2002 2006
5	インビトロ細胞毒性試験 Tests for *in vitro* cytotoxicity	1999（改定中）
6	埋込後の局所的影響の試験 Tests for local effects after implantation	2007
7	酸化エチレン滅菌処理残留物 Ethylene oxide sterilization residuals	1995（改定中）
8	規格取り下げ Withdrawn standard	—
9	潜在的な分解生成物の同定および定量化の枠組み Framework for identification and quantification of potential degradation products	1999（改定中）
10	刺激および遅効性過敏症のための試験と修正票 1 Tests for irritation and delayed-type hypersensitivity and Amendment 1	2002/2006（改定予定）
11	全身毒性の試験 Tests for systemic toxicity	2006
12	試料調製および標準物質 Sample preparation and reference materials	2002（改定中）
13	高分子医療機器からの劣化生成物の同定および定量化 Identification and quantification of degradation products from polymeric medical devices	1998（改定中）
14	セラミックスからの分解生成物の同定および定量化 Identification and quantification of degradation products from ceramics	2001
15	金属および合金からの分解生成物の固定および定量化 Identification and quantification of degradation products from metals and alloys	2000
16	分解生成物および浸出物の毒性動態の試験計画 Toxicokinetic study design for degradation products and leachables	1997（改定予定）
17	溶出物質の許容限度値の設定 Establishment of allowable limits for leachable substances	2002
18	材料の化学キャラクタリゼーション Chemical characterization of materials	2005
19	材料の物理化学的，形態学的および形状の特性付け Physicochemical, morphological, and topographical characterization of materials	2006
20	医療機器の免疫毒性試験のための原理および方法 Principles and methods for immunotoxicology testing of medical devices	2006

イズのブタ）を用いる試験の実施がしばしば要求される．これらの試験法のうち，生体内適合性を評価する埋植試験では，組織や体液との接触における局所的な影響，すなわち，炎症反応および免疫反応について半定量的または形態計測データおよび生物学的反応または生体適合性を考慮して，病理組織学的に評価することが重要である．

5.6.4　異物に対する生体の反応

埋植試験は，組織や体液との接触における埋植物質 implant の局所的な影響を評価する．埋植物質と組織との接触面で起こる反応は，埋植される組織の違い，生体の状態（健康状態，年齢，血液供給，運動量），埋植物の表面構造などのさまざまな要因により影響される．一般的な組織反応は，① 埋植物質の周囲の組織に対する局所障害性，または埋植物より溶出する化学物質による全身性障害，② 埋植物質周囲の線維性被膜の形成，③ 埋植物質が吸収可能な場合に起こる埋植物質の消失と，これに伴う組織置換，④ 生体活性物質を素材とする埋植物に対する生体組織の一体化反応，に

表 5.7　考慮すべき評価項目

医療機器の分類		接触期間（累積）		生物学的安全性評価項目								
接触部位		A：一時的接触（24時間以内） B：短・中期的接触（24時間を超え30日以内） C：長期的接触（30日を超える）		細胞毒性	感作性	刺激性／皮内反応	急性全身毒性	亜急性全身毒性	遺伝毒性	発熱性	埋植	血液適合性
非接触機器												
表面接触機器	皮　膚	A B C		○ ○ ○	○ ○ ○	○ ○ ○						
	粘　膜	A B C		○ ○ ○	○ ○ ○	○ ○ ○			○	○		
	損傷表面	A B C		○ ○ ○	○ ○ ○	○ ○ ○		○	○			
体内と体外とを連結する機器	血液流路間接的	A B C		○ ○ ○	○ ○ ○	○ ○ ○	○ ○ ○		○ ○ ○	○ ○		○ ○ ○
	組織／骨／歯質	A B C		○ ○ ○	○ ○ ○	○ ○		○ ○	○ ○		○ ○	
	循環血液	A B C		○ ○ ○	○ ○ ○	○ ○ ○	○ ○ ○	○ ○	○ ○ ○	○ ○ ○	○ ○	○ ○ ○
体内植込み機器	組織／骨	A B C		○ ○ ○	○ ○ ○	○ ○		○ ○	○ ○		○ ○	
	血　液	A B C		○ ○ ○	○ ○ ○	○ ○ ○	○ ○ ○	○ ○ ○	○ ○ ○	○ ○ ○	○ ○	○ ○ ○

大別される．

　異物が生体内に入ると防御機構として炎症反応が誘発され，免疫系が活性化し，生体に不利益となる刺激などの有害性の軽減化が引き起こされる．しかし，これが困難な場合は，肉芽腫性反応により異物を取り囲んで刺激性を抑制する．炎症による異物の分解および除去，肉芽腫性反応による異物の被包化は，生体の免疫反応と異物の性質などに複雑に関係する．また，これらの過程における炎症または免疫反応の推移によっては，変性あるいは壊死が誘発される可能性もある．

　ISO 10993-6 においては，埋植試験の病理組織学検査の評価方法として，炎症細胞（多形核白血球，リンパ球，形質細胞，マクロファージ，巨細胞）浸潤，壊死，修復に関連した組織反応（新生血管，線維化，脂肪浸潤）の程度をスコア化し，対照物質の病変との差により評価することと記述されている．この場合，埋植操作に伴う出血や水腫などの障害については，評価に含めないように注意することが必要である．また，組織サンプルから埋植材料を除去して病理標本を作製する場合には，埋植材料周囲の組織の消失または挫滅するおそれがあることに対する注意が必要である．筋肉内埋植試験では，ウサギの脊柱傍筋肉を用いて評価することが推奨される．ラットでは，長期埋植により線維化細胞の異常分化に関係すると推察される

骨形成あるいは腫瘍形成などの異常反応の発現が知られている．これは，この動物種特有の敏感な組織反応によるものである．

5.6.5 生物学的試験に用いる検体

試験検体としては，最終製品，最終製品の一部および原材料がある．医療機器は複数の材料を組み合わせて製造されることが多く，その製造過程（滅菌操作も含まれる）において材料が化学的に変化することがある．製造過程において材料が変化する場合には最終製品から切り出した試験検体あるいは同じ条件で製造した模擬試験検体を用い，製造過程において材料が変化しない場合には原材料を試験検体とする．これらの試験検体に関しては，抽出液および抽出物を試験検体とする場合を除き，原則として試験の開始前に同一性，含量，純度，組成などの特性および安定性を測定する必要がある．　　　　　　　　　　　　　　　［池崎信一郎］

5.7　内分泌撹乱物質

5.7.1　内分泌撹乱物質とは

内分泌撹乱物質 endocrine disruptor とは，生体の内分泌系の機能に影響を与え生体に有害影響を引き起こす物質のことであり，"正常な生物，その子孫の内分泌系に作用し，生物の健康あるいは子孫に影響を与える外因性物質"と定義されている．

今までに数多くの化学物質が内分泌撹乱物質の候補として挙げられ，in vitro, in vivo 試験が実施され，その結果，「内分泌撹乱作用がヒトに与える影響について，医薬品として使われた DES（ジエチルスチルベストロール diethylstilbestrol）を除き，精子数の減少，不妊症，乳癌，自己免疫疾患など当初懸念されたような有害影響は認められなかった」とされている．

5.7.2　作用メカニズム

作用メカニズムとしては以下の可能性が考えられている[1,2]．しかし，いまだ多くの内分泌撹乱物質の作用機序は完全に明らかでなく，実験動物で現れる変化の解釈は困難な場合が多い．作用メカニズムに基づいた試験として，ホルモン受容体結合性試験，受容体転写活性試験，レポーター遺伝子アッセイ，アロマターゼアッセイなどが開発されてきた．

- 各種受容体介在シグナル伝達 receptor mediated signaling pathways の変化
- ホルモン合成 hormone biosynthesis の変化
- ホルモン貯蔵または放出 hormone storage / release の変化
- ホルモン輸送 hormone transport の変化
- ホルモン代謝 hormone metabolism の変化
- 受容体活性化 receptor activation の変化
- エピジェネティック epigenetics
- その他

5.7.3　動物に対する影響

a. 生殖，発生に対する影響

成熟動物においてすでに組み込まれているフィードバックを介するホルモン恒常性に関連して発現する変化は一過性の場合が多い．雄では生殖・副生殖器官の重量減少，萎縮，精子数減少，精子形態変化，雌では性周期の変化，子宮，卵巣の形態異常などが見られる．長期に投与が及ぶ場合，作用器官には，直接作用のみでなく，下垂体→性腺系を介した障害も発現する．変化を引き起こす物質にはエストロゲン作用物質が多いが，抗アンドロゲン作用物質，アロマターゼ拮抗剤，テストステロン生合成阻害剤などでも報告されている[1,2]．

一方，ホルモン恒常性の発育段階では，一過性の変化であっても不可逆的な影響が発現する場合がある．妊娠期，あるいは出生直後に内分泌撹乱物質に曝露された場合，肛門性器間距離 anogenital distance の変化，性成熟の異常 abnormal sex maturation, 乳頭・乳輪の残遺 nipple / areola remnants, 生殖器官の奇形 malformation of sex organs, 尿道

下裂 hypospadias，生殖・副生殖器官の重量変化 weight changes of sex and / or accessory sex organs，精子数の変動 change of sperm counts，性周期の異常 abnormal estrous cycle，血中ホルモン値の変動 change of blood hormone levels，生殖・副生殖器官の形態異常 morphological abnormalities of sex and/or accessory sex organs，生殖行動の異常 abnormal mating などが報告されている[1, 2]．なお，胎児期に内分泌攪乱物質に曝露した出生児に，ある一定の時期を経過後，性周期の異常，生殖器官の形態異常などが発現すると報告されている[1, 2]．

表5.8に妊娠期 / 妊娠期〜授乳期投与で生殖・発生に影響を引き起こしたおもな化学物質を記載する．

b. 免疫系に対する影響

内分泌攪乱物質は免疫系へ影響する[1, 2]．エストラジオール投与により胸腺が萎縮する．テストステロンは免疫応答性を制限する可能性があり，性ステロイドは核内受容体を介する影響のみでなく，直接免疫系に作用する可能性もある．また，プロラクチンは胸腺に作用し，直接リンパ球に作用することが報告されている．

c. 神経系に対する影響

脳内には多くのステロイドホルモン受容体が存在するため，内分泌攪乱物質による受容体を介した影響が考えられる[1, 2]．また，甲状腺ホルモンも発育中の脳に対し影響を与え，それによる生殖行動の異常が報告されている[1, 2]．エストロゲン作用物質(エストラジオール，DES)は，胎児に対し性的二型核を肥大することが知られている．エストラジオール，ビスフェノールAの妊娠期投与において，出生児の行動異常が報告されている．

d. 発癌リスク

内分泌攪乱物質により乳腺，子宮，前立腺，精巣，卵巣，甲状腺などで発癌性の懸念があるが，実験的には，ヒトで見られた胎児期のDES曝露

表5.8 生殖・発生異常が見られる物質

25 mg / kg / day 未満の用量で変化が見られた化学物質	
diethylstilbestrol	妊娠期〜授乳期，0.01μg / kg
ethinyl estradiol	妊娠期〜授乳期，50 μg / kg
17β-estradiol	1世代生殖試験，2.5 ppm
methoxychlor	妊娠期〜授乳期 / 成長期，5 mg / kg
testosterone propionate	妊娠期，5 mg /L
vinclozolin	2世代生殖試験，40 ppm
flutamide	妊娠期，6.25 mg / kg
TCDD	妊娠期，0.05 μg / kg
25 mg / kg / day 以上の用量で変化が見られた化学物質	
nonylphenol	3世代生殖試験，30〜100 mg / kg
procymidone	妊娠期〜授乳期，25 mg / kg
linuron	妊娠期，100 mg / kg
p,p'-DDE	妊娠期〜授乳期，100 mg / kg
2, 4-dichlorophenol	2世代生殖試験，2000 ppm
dicyclohexyl phthalate	2世代生殖試験，1200 ppm
diethyl phthalate	2世代生殖試験，3000 ppm
di-n-buthyl phthalate	妊娠期〜授乳期，100 mg / kg
butylbenzyl phthalate	2世代生殖試験，500 mg / kg
finasteride	妊娠期，25 mg / kg
ketoconazol	妊娠期，75 mg / kg

により思春期に認められた発癌(腟腺癌)に関連した報告が多い[1, 2]．

e. 問 題 点

内分泌攪乱物質は微量でも変化を発現するという報告や，一次的な用量相関性に変化が発現するのではなく，逆U字形あるいはL字形で影響が発現するという報告がある．しかし，これらの現象を否定する論文も多く，納得のいく再現性が示されていないことから結論は得られていない．

5.7.4 ヒトに対する影響

動物実験ではさまざまな影響が報告されているが，影響が発現する投与量は，ヒトの摂取量と比較し大量である．また，医療過誤以外にヒトに対し有害性作用を示すという決定的な証拠は見られていない．

さまざまな議論がなされてきたビスフェノールA bisphenol A について，動物試験の結果から，ヒトに対する耐容許容摂取量は 0.05 mg/kg/day とされている．近年，ビスフェノールAの低用量問題が議論されているが，結論は出ていない．なお，ヒトにおける明らかな影響の報告はない．

5.7.5 内分泌攪乱物質検出試験法の開発

内分泌攪乱物質の *in vivo* 検出試験法としてOECD，USEPAを中心に開発が検討されてきた．OECDでは，子宮増殖試験，ハーシュバーガー試験，改良OECDテストガイドライン407試験 enhanced がスクリーニング試験としてガイドライン化されている．確定試験の開発は確立されていない．現在，研究の方向性は環境系への影響，とくに水生動物，鳥類などへの影響に向いている．

a. 子宮増殖試験 uterotrophic assay

子宮増殖試験はエストロゲン作用，抗エストロゲン作用を検出するスクリーニング試験法である．試験方法としては，卵巣摘出ラット(あるいは幼若ラット)に被験物質を3日間以上強制経口あるいは皮下投与する．抗エストロゲン検出系においては被験物質とエチニルエストラジオールを同時投与する．エストロゲン作用検出系では子宮重量が増加した場合にエストロゲン作用があると判断し，抗エストロゲン作用検出系では子宮の重量が減少した場合に抗エストロゲン作用があると判断する．

b. ハーシュバーガー試験 Hershberger assay

この試験はアンドロゲン作用，抗アンドロゲン作用を検出するスクリーニング試験法である．試験方法としては，去勢ラットに被験物質を10日間強制経口する．抗アンドロゲン作用検出系においては被験物質とテストステロンプロピオネートを同時投与する．アンドロゲン作用検出系では副生殖器官(精嚢，腹葉前立腺，肛門挙筋＋球海綿体筋，陰茎亀頭，尿道球腺)の重量が増加した場合にアンドロゲン作用があると判断し，抗アンドロゲン作用検出系ではそれらの重量が減少した場合に抗アンドロゲン作用があると判断する．

c. 改良OECDテストガイドライン407試験 OECD test guideline 407

本試験では現行のOECDテストガイドライン407試験に加え，内分泌攪乱物質作用を検出する血中T4，TSHの測定，性周期検査，生殖・副生殖器官，副腎の重量測定と下垂体，乳腺を加えた病理組織学的検査を行う． ［山﨑寛治］

文献(5.7節)

1) Klaassen CD : Casarett & Doull's Toxicology, 7th ed, McGraw-Hill, New York (2008).
2) Miyamoto J, *et al*. : *Pure Appl. Chem.* **75** : 1617-2615 (2003).

5.8 環境汚染物質

化学物質は，その発生源，環境への排出先や排出量，環境中での運命などによって，大気，水質，土壌などの汚染を生じる．

これまでわが国では，化学物質の生産，使用，

廃棄・排出に関して個々の化学物質について規制がなされてきた．しかし，環境経由によってヒトの健康や生態系に有害影響を及ぼす可能性（環境リスク）を低減するためには，その発生源，環境への排出量などの情報の把握が必要であることから，「特定化学物質の環境への排出量の把握等及び管理の改善の促進に関する法律（化管法）」において新しい化学物質の管理手法であるPRTR（環境汚染物質排出移動登録 pollutant release and transfer register）が制度化された[1~3]．PRTRの対象となる化学物質は，ヒトあるいは生態系に有害影響を及ぼし（オゾン層を破壊する物質も含む），さらに相当広範な地域の環境において継続して存在するものであり，有害性と曝露の両面から，462物質が指定されている．おもな環境汚染物質 environmental pollutant の毒性影響を表 5.9 に示した．

5.8.1 大気汚染

大気汚染 air pollution については大気汚染防止法が制定されている．原因物質の発生形態としては自然発生（森林火災，火山噴火など）や人為的発生（工場などの固定発生源，自動車などの移動発生源など）があり，それらの物質は物理的性状によってガス，エアロゾル，粒子に分けられる．同法で定められている大気汚染物質の分類を表 5.10 に示した．近年，都市部においては，ディーゼルエンジンなどから排出される NO_x（窒素酸化物）やPM（粒子状物質 particulate matter）による大気汚染が問題となっており，大気汚染防止法の特別処置法として，自動車 NO_x・PM 法が制定された．

5.8.2 水質汚染

水質汚染 water pollution については水質汚濁防止法が制定されている．水質汚濁に係る環境基準には，全公共用水域について一律に適用される人の健康の保護に関するものと，利水目的別に異なる生活環境の保全に関するものがある．前者においては27項目（表 5.11）についての排出基準が，後者では生活環境項目（河川）として水素イオン濃度（pH），BOD（生物化学的酸素要求量 biochemical oxygen demand），COD（化学的酸素要求量 chemical oxygen demand），SS（浮遊物質量 suspended solids），大腸菌群数 total coliform などが定められている．

5.8.3 土壌汚染

土壌汚染 soil pollution については土壌汚染対策法が制定されている．同法は，土壌汚染による直接摂取や地下水汚染を経由して生じる環境リスクの防止を目的としており，水質汚濁防止法と同様な項目（表 5.11）が特定有害物質として指定され，汚染原因者による汚染除去などの処置方法が定められている．

5.8.4 ダイオキシン汚染

ダイオキシン類（PCDF（ポリ塩化ジベンゾフラン polychlorinated dibenzofuran），PCDD（ポリ塩化ジベンゾジオキシン polychlorinated dibenzo-p-dioxin），Co-PCB（コプラナーポリ塩化ビフェニル coplaner polychlorinated biphenyl））についてはダイオキシン類対策特別措置法が制定されている．同法では，TDI（耐容1日摂取量）や環境基準，またダイオキシン類を排出する可能性がある特定施設における大気および水質への排出基準が定められている．ダイオキシン類はPCBを除いて意図して製造・使用されるものではなく，他の化学物質の製造や燃焼などに伴って生成される非意図的生成物である．ゴミ焼却炉の焼却灰からダイオキシン類が検出され社会問題化したが，最近の研究では，土壌中のダイオキシン類の由来は焼却炉からの排出よりも，以前に使用されていた農薬に不純物として含まれていたものの寄与が多いとされる．ダイオキシン類は，ホルモン受容体やホルモンの合成／代謝系に干渉することによって生体系に影響を及ぼす内分泌撹乱物質の一つとされる．

［篠田和俊］

表5.9 おもな環境汚染物質の毒性影響(排出量順)

物質名	環境への排出量[1] (概算：t)	おもな環境中排出先	おもな毒性影響	IARC分類[2]
トルエン	120000	大気	中枢神経障害, 腎障害, 肝障害(ヒト) 神経細胞の変性(吸入・経口/ラット)	3
キシレン	80000	大気	中枢神経障害, 腎障害, 肝障害(ヒト)	3
エチルベンゼン	26000	大気	肝細胞・尿細管上皮の混濁腫脹(経口/ラット) 肺腺腫, 肝細胞腺腫(吸入/マウス) 尿細管腺腫(吸入/ラット)	2B
フロン類	21000	大気	オゾン層の破壊による紫外線照射の増大を介した皮膚癌や白内障の増加が懸念(ヒト)	-
塩化メチレン (ジクロロメタン)	15000	大気	中枢神経障害, 一酸化炭素ヘモグロビン生成(ヒト) 肝細胞癌, 肺腺癌(吸入/マウス) 乳腺腺腫(吸入/ラット)	2B
1,4-ジクロロベンゼン	12000	大気	肝細胞癌(吸入・経口/マウス) 肺腺癌(吸入/マウス) 尿細管腺癌(経口/ラット)	2B
ベンゼン	11000	大気	白血病(ヒト) ジンバル腺癌(経口/マウス・ラット) 悪性リンパ腫, 肺腺癌, ハーダー腺腫, 包皮腺扁平上皮癌, 顆粒膜細胞腫, 乳腺癌(経口/マウス) 骨髄性白血病(吸入/マウス・ラット)	1
1,3-ジクロロプロペン	9600	土壌	前胃扁平上皮癌(経口/ラット・マウス) 肺腺腫, 膀胱移行上皮癌(経口・マウス) 肝細胞腺腫(経口/ラット)	2B
ホルムアルデヒド	9100	大気	鼻咽頭癌(ヒト) 鼻腔扁平上皮癌(吸入/マウス・ラット)	1
トリクロロエチレン	3900	大気	中枢神経障害(ヒト) 肝細胞癌(吸入・経口/マウス) 肺腺癌(吸入/マウス) 尿細管腺癌, 精巣間細胞腫瘍(吸入・経口/ラット)	2A
スチレン	3800	大気	中枢・末梢神経障害(ヒト) 肺腺癌(経口/マウス) 乳腺腫(吸入/ラット)	2B
鉛およびその化合物	3700	埋立	貧血, 腎障害, 中枢・末梢神経障害(ヒト) 尿細管腺癌(経口・皮下/ラット)	2A〜3
アセトアルデヒド	3700	大気	鼻腔内腺癌, 扁平上皮癌(吸入/ラット)	2B
ふっ化水素およびその水溶性塩	3100	水域	斑状歯, 骨折リスクの増加(ヒト) 肝細胞・尿細管上皮の変性壊死(吸入・皮下/ラット) 歯牙組織の変性(皮下/ラット)	-
1,3-ブタジエン	2900	大気	白血病(ヒト) 多臓器での発癌(吸入/マウス) 膵外分泌腺癌, 甲状腺濾胞腺癌(吸入/ラット)	1
テトラクロロエチレン	1500	大気	中枢神経障害(ヒト) 肝細胞癌(吸入・経口/マウス) 単核球性白血病, 尿細管腺癌(吸入/ラット)	2A
マンゼブ	2200	土壌	甲状腺濾胞上皮細胞過形成(経口/マウス・ラット)	-
クロロメタン	1700	大気	中枢神経障害(ヒト) 軸索変性(吸入/マウス) 小脳顆粒層変性(吸入/マウス・ラット) 尿細管腺癌(吸入/マウス)	3

表5.9 (つづき)

物質名	環境への排出量*1 (概算：t)	おもな環境中排出先	おもな毒性影響	IARC分類*2
ブロモメタン	1100	大気 土壌	中枢・末梢神経障害(ヒト) 前胃角化亢進(経口/ラット) 鼻腔嗅上皮の変性(吸入/ラット)	3
酢酸ビニル	790	大気	口腔・食道の扁平上皮癌(経口/マウス・ラット) 喉頭・前胃の扁平上皮癌(経口/マウス) 鼻腔・喉頭の扁平上皮癌(吸入/ラット)	2B
イソプレン	640	大気	肝細胞癌，肺腺癌，前胃扁平上皮癌(吸入/マウス) 乳腺線維腺腫，尿細管腺腫(吸入/ラット)	2B
ベンズアルデヒド	610	大気	前胃扁平上皮乳頭腫(経口/マウス)	－
ニッケルおよびニッケル化合物	600	水域 埋立	感作性，肺・鼻腺癌(ヒト) 肺腺癌・扁平上皮癌(吸入・気管内/ラット) 投与局所の肉腫(皮下・筋肉内・胸腔内・腹腔内/ラット)	1～2B
クロロホルム	560	大気 水域	肝障害，中枢神経障害(ヒト) 肝細胞癌(経口・吸入/マウス) 尿細管腺癌(経口/マウス・ラット，吸入/マウス) 鼻腔嗅上皮の萎縮(吸入/マウス・ラット)	2B
アクロレイン	430	大気	前胃扁平上皮化生(経口/マウス) 鼻腔扁平上皮化生(吸入/ラット)	3
エチレンオキシド	400	大気 水域	感作性，末梢神経障害，白血病，胃癌(ヒト) 前胃扁平上皮癌(経口/ラット) 肺腺癌，悪性リンパ腫(経口/マウス) 脳腫瘍，単核球性白血病，中皮腫(吸入/ラット)	1
アンチモンおよびその化合物	340	埋立	肺腺癌，肺扁平上皮癌(吸入/ラット)	2B
エチレングリコールモノエチルエーテル	280	大気	腎臓・肝臓・中枢神経系・造血系への影響，精子数の減少(ヒト) 精細管変性(経口/マウス・ラット)	－
塩化ビニル (クロロエチレン)	250	大気	肝血管肉腫(ヒト) 肝血管肉腫(吸入/ラット・マウス，経口/ラット) 肝細胞癌(経口・吸入/ラット) 肺腺癌，乳腺癌(吸入/マウス) ジンバル腺癌，腎芽腫，神経芽細胞腫(吸入/ラット)	1
ジクロルボス	240	土壌 水域	コリンエステラーゼ阻害による神経障害(ヒト) 前胃乳頭腫(経口/マウス) 単核球性白血病，膵臓房細胞腺腫(経口/ラット)	2B
六価クロム化合物	26	水域 土壌	肺癌(ヒト) 肺腺癌，鼻腔乳頭腫(吸入/マウス) 肺扁平上皮癌(気管内/ラット)	1
o-トルイジン	3.4	水域 大気	多臓器での血管肉腫(経口/マウス・ラット) 肝細胞癌(経口/マウス) 多臓器での肉腫，膀胱移行上皮癌，中皮腫(経口/ラット)	1
石綿 (アスベスト)	0.095	大気	石綿肺，肺癌，悪性中皮腫(ヒト)	1

注 *1：2009年度 PRTR データ．
    *2：IARC(国際癌研究機関)による分類(判定基準については IARC ホームページを参照)[4].
        1：ヒトに対して発癌性がある carcinogenic to humans.
        2A：ヒトに対しておそらく発癌性がある probably carcinogenic to humans.
        2B：ヒトに対して発癌性があるかもしれない possibly carcinogenic to humans.
        3：ヒトに対する発癌性が分類できない not classifiable as to its carcinogenicity to humans.
        4：ヒトに対しておそらく発癌性がない probably not carcinogenic to humans.

表5.10 大気汚染防止法に係る大気汚染物質

分類	規制物質	
ばい煙	SO_x（硫黄酸化物）	
	ばいじん	ススなど
	有害物質	NO_x（窒素酸化物） カドミウムおよびその化合物，塩素および塩化水素 フッ素・フッ化水素およびフッ化ケイ素 鉛およびその化合物
粉じん	一般粉じん	セメント粉，石炭粉，鉄粉など
	特定粉じん	石綿（アスベスト）
自動車排ガス	CO（一酸化炭素） HC（炭化水素） 鉛化合物 NO_x（窒素酸化物） PM（粒子状物質）	
特定物質	化学合成・分解その他の化学的処理に伴い発生する物質のうち，ヒトの健康または生活環境に被害を生じるおそれのある物質：28種類（フェノール，ピリジンなど）	
有害大気汚染物質	有害大気汚染物質に該当する可能性のある物質：234種類	金属および半金属鉱物線維 無機物の気体 非ハロゲン化有機化合物 ハロゲン有機化合物	うち優先取組み物質：22種類 うち指定物質：3種類 （ベンゼン，トリクロロエチレン，テトラクロロエチレン）

表5.11 水質汚濁防止法および土壌汚染防止法に係る化学物質

カドミウムおよびその化合物，シアン化合物，有機リン化合物，鉛およびその化合物，六価クロム化合物，ヒ素およびその化合物，水銀およびアルキル水銀その他の水銀化合物，アルキル水銀化合物，ポリ塩化ビフェニル，トリクロロエチレン，テトラクロロエチレン，ジクロロメタン，四塩化炭素，1,2-ジクロロエタン，1,1-ジクロロエチレン，シス-1,2-ジクロロエチレン，1,1,1-トリクロロエタン，1,1,2-トリクロロエタン，1,3-ジクロロプロペン，チウラム，シマジン，チオベンカルブ，ベンゼン，セレンおよびその化合物，ホウ素およびその化合物，フッ素およびその化合物，アンモニア・アンモニウム化合物・亜硝酸化合物および硝酸化合物（水質汚濁防止法のみ）

文献（5.8節）

1) 環境省：化学物質ファクトシート（2011年版）．
2) 環境省ホームページ：http://www.env.go.jp/．
3) 経済産業省ホームページ：http://www.meti.go.jp/．
4) IARCホームページ：http://www.iarc.fr/．

5.9 カビ毒

5.9.1 カビ毒（マイコトキシン）とは

カビ fungus（真菌）が産生する二次代謝産物の中で，ヒトまたは家畜などに対して急性もしくは慢性の健康影響を及ぼす有害物質をカビ毒（マイコトキシン mycotoxin）という．細菌の毒素はタンパク質で概して分子量が大きい化合物であるのに対し，カビ毒は分子量が何百の単位の小さな化合物である．mycotoxinという単語は，「カビの」という意味の"myco-"と，「毒」という意味の"toxin"からなる．現在では300種類以上のマイコトキシンが報告されているが，これらはおもにアスペルギルス *Aspergillus* 属，ペニシリウム *Penicillium* 属，フザリウム *Fusarium* 属という3属のカビから産生される．マイコトキシンのほとんどは熱に耐性があり，環境の変化や加熱などによりカビが死滅した後も食品中に残存し，除去することは困難である．食品衛生上問題となる代表的なマイコトキシンとしては，アフラトキシン，デオキシニバレノール，パツリン，オクラトキシン，フモニシンなどが挙げられる．

5.9.2 アフラトキシン

アフラトキシン aflatoxin は，1960 年に英国で起こった 10 万羽以上の七面鳥の中毒事件を発端として発見されたマイコトキシンで，強い毒性と発癌性を有している物質である．アフラトキシンが注目されたのは，天然物質の中で最も発癌性が強いことと，世界的に見て農産物への汚染が広く発生していることである．

アフラトキシンはアスペルギルス・フラバ（ブ）ス *Aspergillus flavus* というカビが産生する毒性物質（ア・フラ・トキシンの由来でもある）で，強力な肝臓毒であるとともに天然物の中で発癌性が最も強いとされる．アフラトキシン類は，穀類，ピーナッツ，トウモロコシなどに寄生する一部のカビが産生するカビ毒で，ナッツ類，トウモロコシなどから 6 種類（B1，B2，G1，G2，M1，M2）が検出されている．一方，日本では，同じアスペルギルス属でも異なった種類のカビを用いて，日本酒用のコウジカビ *Aspergillus oryzae*，醤油用のコウジカビ *Aspergillus sojae* のほか，焼酎や泡盛にはクロコウジカビ *Aspergillus niger* のカビ産生物が利用されるが，アフラトキシンは比較的少ない．

食品衛生法では，アフラトキシン B1 が全食品から検出されてはならないとしている（厚生労働省の通知法における検出限界は 10 ppb（10 μg / kg に相当）である）．コーデックス委員会では，落花生（加工原料用），加工用木の実（アーモンド，ヘーゼルナッツ，ピスタチオ）に対し 15 μg / kg（総アフラトキシン（B1 + B2 + G1 + G2）として），直接消費用木の実（アーモンド，ヘーゼルナッツ，ピスタチオ）に対し 10 μg / kg（総アフラトキシンとして），牛乳に対し 0.5 μg / kg（M1 として）の基準値が設定されている．

5.9.3 デオキシニバレノール

デオキシニバレノール deoxynivalenel：DON は，フザリウム *Fusarium* 属の一種である麦類赤カビ病菌が産生し，穀類汚染の主体となっている．汚染された穀物を摂取することにより，ATA（食中毒性無白血球症）といわれる中毒症状（悪心，嘔吐，腹痛，下痢，造血機能障害，免疫不全など）を起こす．トリコテセン系マイコトキシンで，キノコのカエンタケも同じ毒を生成する．同様な毒に，ニバレノール，T-2 トキシンがある．

マウスに 0.1 mg / kg 体重 / day で長期間投与しても影響が見られなかったが，0.5 mg / kg 体重 / day では，摂餌量および体重増加の低下，免疫力の低下が見られたことから，JECFA では，NOAEL を 0.1 mg / kg 体重 / day とし DON の ADI を 1 μg / kg 体重 / day と評価した．なお，著しく汚染された穀物を一度に摂取すると，嘔吐など急性中毒の症状が生じると報告されている．発癌性についての報告はない．

JECFA のリスク評価は，PTDI（暫定耐容 1 日摂取量）= 1 μg / kg 体重 / day（2001）とされ，厚生労働省は 2002 年 5 月に市場に流通する小麦の安全性を確保するための行政上の指針として，小麦の暫定的な基準値として 1.1 ppm（1.1 mg/kg に相当）を定めた．現在，農業団体などによる自主検査により暫定的な基準値を超える DON が検出された場合は，販売の自主規制などが行われている．

5.9.4 パツリン

パツリン patulin は，1942 年に発見され当初は抗生物質として注目されていたが，ヒトに対する毒性が強いことがわかり，その利用は断念された．パツリンはペニシリウム属（アオカビ類），アスペルギルス属（コウジカビ類）によって生成される．現在では，リンゴ果汁を汚染するカビ毒として国際的にも規制の対象とされている．リンゴの腐敗菌であるアオカビ類のペニシリウム属 *Penicillium expansum* により産生され，腐敗リンゴやリンゴジュースに汚染が認められた．汚染されると除去をすることが難しいが，カビに汚染されていないリンゴを使えば，パツリン汚染が軽減されることが知られている．腐ったリンゴ，モモ，ブドウなど果実の表面につき，果汁などを汚染する．動物試験では，短期毒性として消化管の充血，出血，潰瘍などの症状が見られ，長期毒性では体重増加

抑制が認められ発癌性を疑われている．

　地上にリンゴが落果して傷がつき，土壌中にいるペニシリウム属またはアスペルギルス属のカビが，損傷部から侵入し果実の中で増殖してパツリンを産生する．欧米では，リンゴジュースの摂取量が多い子供の健康保護の観点から重要視されている．

　コーデックス委員会では，リンゴ果汁に50 µg/kgの基準値を設定(2003)した．JECFAでは，PTDI＝0.4 µg/kg体重/day(1995)とした．こうした国際的な動きを踏まえて，わが国でも，2003年に食品衛生法に基づく清涼飲料水の成分規格として，リンゴジュースおよび原料用リンゴ果汁について，パツリンの基準値として0.050 ppm(50 µgに相当)が定められた．

5.9.5　オクラトキシン

　オクラトキシン ochratoxin：OTAは，1960年代に南アフリカで穀類から分離され，その後の動物試験などで，肝臓や腎臓への毒性が確認された．産生菌としては *Aspergillus ochraceus* が知られ，オクラトキシンの名前はこの菌に由来する．オクラトキシン A，B，Cの三つが知られ，オクラトキシンAはCに比べて毒性が強い．オクラトキシンBは，アヒル雛に対しては毒性を示さなかった．障害は主として肝臓と腎臓に現れる．オクラトキシンAのアヒル雛に対する毒性は，アフラトキシンB1の1/10の強さを示した．

　アスペルギルス *Aspergillus* 属およびペニシリウム *Penicillium* 属（アオカビ）の一部のカビから産生され，*A. ochraceus* と *P. viridicatum* である．自然汚染を起こすおもな菌は分布域が広く，米，麦，トウモロコシ，豆類，乾燥果実，飲料などいろいろな食品から検出される．各種の動物実験で，オクラトキシンAの肝臓および腎臓への毒性が確認され，北欧でのブタの腎障害やバルカン諸国におけるヒトの腎炎（バルカン腎炎）との関係が疑われたが，近年オクラトキシンが原因ではなくアリストロキア酸を含むハーブによるものと結論づけられた．オクラトキシンが産生すると，その除去は難しいので，産生しないように穀物など農産物を収穫すると速やかに乾燥させ，カビが生育しないようにすることが肝要である．

　JECFAはPTWI＝100 ng/kg体重/週(2001)，コーデックス委員会では，小麦，大麦およびライ麦に5 µg/kg以下を設定している．

5.9.6　フモニシン

　フモニシン fumonisinは，1988年に南アフリカでウマの白質脳症の原因物質として発見された比較的新しいマイコトキシンである．フザリウム菌 *Fusarium moniliforme* (＝ *F. verticillioides*)の培養物から癌のプロモーターとしてフモニシンB1，B2が発見され，構造が決定された．現在までにフモニシンC群およびP群まで構造決定されているが，食品に高頻度の汚染をもたらしているのはフモニシンB-1(FB1)，フモニシンB-2(FB2)，フモニシンB-3(FB3)の3種類であり，最も毒性が強いのはFB1である．最近報告されたフモニシンの新しい毒性には神経管閉鎖障害がある．米国では妊婦の摂取していたトウモロコシ製品中のフモニシン濃度が高い場合には出生児に神経管閉鎖障害が起こる確率が高くなると報告された．

　フモニシンは，世界中のトウモロコシから高頻度に検出され，きわめて高い濃度のFB1が検出されることがある．汚染の報告はFB1およびFB2に関するものがほとんどで，検出率は100％近いものが多い．最近，小麦への汚染拡大が危惧されている．

　Gibberella fujikuroi 種複合体の *Fusarium* 属菌15種と種複合体以外の12種の *Fusarium* 属菌のフモニシン生合成遺伝子の分布およびフモニシン産生能を調べ，*F. verticillioides* (交配群A)，*F. proliferatum* (交配群D)以外に *F. fujikuroi* (交配群C)，*F. nygamai* (交配群G)，*F. globosum* (交配群不明)の3種がフモニシン産生能を有するとされる．これらの調査対象菌種のうち，*F. globosum* の1株(NRRL 25190＝MAFF 237513)は日本産菌株である．また，*G. fujikuroi* 種複合体には属さないが，*F. oxysporum* の1菌株もフモニシン生合成遺伝子を有しフモニシンを産生することからフモニシン生合成遺伝子の分布は遺伝学的に不連続

表 5.12　おもなマイコトキシン，産生菌，汚染食品および毒性

マイコトキシン	産生菌	おもな汚染食品	毒　性
アフラトキシン （B1, B2, G1, G2）	*A. flavus* *A. parasiticus* *A. nomius*	ナッツ類，トウモロコシ，米，ムギ類，ハト麦，綿実，香辛料	肝臓癌，肝障害，免疫毒性
オクラトキシン A	*A. ochraceus* *A. carbonarius* *P. verrucosum*	トウモロコシ，麦類，ナッツ類，豆類，コーヒー豆，レーズン，ワイン，ビール，豚肉製品	腎癌，腎障害，催奇形性
トリコテセン類 DON, NIV, T-2, HT-2	*F. graminearum* *F. culmorum* *F. sporotrichioides*	麦類，米，トウモロコシ	消化器系障害（嘔吐，下痢），出血，免疫毒性
ゼアラレノン	*F. graminearum* *F. culmorum*	麦類，ハト麦，トウモロコシ	エストロゲン作用
フモニシン （FB1, FB2, FB3）	*F. verticillioides* *F. proliferatum*	トウモロコシ	ウマ白質脳炎，ブタ肺水腫，肝臓癌
パツリン	*P. expansum*	リンゴ，リンゴ果汁	浮腫（脳，肺），毛細血管障害

DON：デオキシニバレノール，NIV：ニバレノール，T-2：T-2トキシン，HT-2：HT-2トキシン，
A.：*Aspergillus*, *P.*：*Penicillium*, *F.*：*Fusarium*.

であるとされた．*F. fujikuroi* はイネばか苗病菌であり，わが国では重要な常在菌の一つであることから，イネにフモニシン汚染が起こる懸念がある．

フモニシン汚染を想定し，米に含まれるフモニシン検出技術の開発がなされている．

スイスではトウモロコシに対して FB1 および FB2 の合計量で 1000 ng/g のガイドラインが設定されている（WHO, 1997）．また米国では 2000 年に FDA から食品（トウモロコシ）については 2～4 mg/kg，ウマ，ブタ，ウサギなどの飼料に対しては 5～100 mg/kg の勧告値 recommended level が出された．わが国ではフモニシンの規制値はまだない．

5.9.7　ゼアラレノン

ゼアラレノン zearalenone：ZEA, ZON, ZEN は，フザリウムトキシンの中で最も広く分布し，トリコテセン骨格をもたない．内分泌撹乱物質（環境ホルモン）の一つで強いエストロゲン活性を有する．子宮の細胞内エストロゲン受容器との結合親和性は 17-β-エストラジオールの 1～10％である．投与飼料によるブタの外陰部肥大などの家畜に対する女性ホルモン作用が特徴的である．家畜に対するこれら健康被害で経済的損失につながる．

ゼアラレノンは，*F. graminearum* などおもに穀類を侵す数種によって産生される．ゼアラレノンの食品自然汚染は世界中に広がっており，トウモロコシ，麦類などから検出される．わが国でも麦類などの市販食品からゼアラレノンが検出されている．アフラトキシンとの同時汚染も報告されている．日本では食品に対する規制値はまだないが，フランス，ロシアなどで 30～1000 μg/kg の規制値またはガイドラインが穀類に対し設けられている（FAO, 1997）．

表 5.12 に，現在，世界的に問題となっている主要なマイコトキシンを示す．　　　　［高橋道人］

5.10　ナノマテリアル

5.10.1　ナノマテリアルとは

「ナノマテリアル」とは，物質をナノメートル（10^{-9}m）の領域，すなわち原子や分子のスケールで制御する技術である「ナノテクノロジー」により製造された物質であり，物質を構成する三次元の長さのうち，少なくとも一次元の長さが 100 nm 以下のものを指す[1]．市販されているナノマテリアルには，フラーレン，単層カーボンナノチューブ，多層カー

ボンナノチューブ，銀ナノ粒子，鉄ナノ粒子，カーボンブラック，二酸化チタン，酸化アルミニウム，酸化セリウム，酸化亜鉛，二酸化ケイ素，ポリスチレン，デンドリマー，ナノクレイがある．金属や金属酸化物などの粒子状ナノマテリアル（ナノ粒子）では，三次元の長さがいずれもナノスケールであるが，カーボンナノチューブなどの繊維状ナノマテリアルでは，直径はナノスケールであるものの，長さはミクロンスケールであり，一概にナノマテリアルといっても，さまざまな種類や形状の物質が含まれている．

5.10.2　ナノマテリアルの安全性評価

近年の科学技術の進歩により，ナノマテリアルをさまざまな工業用品，消費者製品，医療機器，あるいは医薬品などに応用する研究が進められており，そのマーケットシェアも次第に拡大しつつあることから，安全性に関するデータの集積と評価が求められている．

通常の化学物質においては，いくつかの例外を除いて，その化学組成に基づいて規制と管理が行われているが，ナノマテリアルにおいては，化学組成よりもむしろ，そのサイズや形状などの物理的特性と，生体影響との関係に着目した評価が行われている点が特徴的である．たとえば，in vivo および in vitro 実験において，低溶解性−低毒性粒子がナノスケールになると生体影響がより大きくなるという報告が多く存在する．この理由として，粒子サイズが小さくなると，粒子重量あたりの表面積が大きくなるため，曝露部位において，生体組織が粒子の活性表面に接触する面積が大きくなるためであるとする説が有力である．

また，ナノマテリアルの安全性評価においては，被験物質の調製と計測に注意を払う必要がある．ナノマテリアルは分子間力や静電気力によって非常に凝集しやすい性質をもつことから，原体としてのサイズ（一次粒子径）がナノスケールであっても，毒性試験において実際に曝露するサイズ（二次粒子径）がミクロンスケールの凝集体になっていることが多い．毒性はナノマテリアルの凝集状態にも依存すると考えられていることから，ナノマテリアルの安全性評価においては，被験物質をナノスケールに分散させた状態を可能な限り安定的に保つための試料調製と，その分散状態および物理化学的特性を評価するための計測技術が必要となる．

5.10.3　ナノマテリアルの曝露と体内動態

現状においては，ナノマテリアルの一般環境中への排出量はまだそれほど多くないことから，当面のナノマテリアルのヒトへの曝露は，ナノマテリアルを取り扱う研究者や工場の労働者と，ナノ粒子を含んだ化粧品などの消費者製品の使用者に限定されると考えられる．

研究者・労働者におけるナノマテリアルの主たる曝露経路は吸入と経皮である．また，製品の使用者におけるおもな曝露経路は経皮である．吸入曝露によって肺に沈着したナノマテリアルの体内動態についてはまだ不明な点が多い．たとえば，ラットを用いた気管内投与試験では，肺に沈着したカーボンナノチューブは，肺胞マクロファージに貪食されて肺胞内で凝集するか，肺周辺のリンパ節へと移行する[2]が，その後，他の臓器に移行するのか，あるいは体外に排泄されるのかについては明らかになっていない．

一方，経皮曝露に関しては，ナノマテリアルが表皮を通過して体内に侵入する可能性は低いという報告が支配的である．たとえば，無毛ラットを用いた反復塗布試験において，二酸化チタンナノ粒子は正常な皮膚に対しては表皮より深部には侵入しないことが報告されている[3]．

5.10.4　ナノマテリアルの毒性と病理組織学的変化

ナノマテリアルの吸入曝露による肺の病理組織学変化としては，肺胞マクロファージの浸潤，一過性あるいは持続性の好中球性炎症，肉芽腫，線維化，肺胞上皮肥大，肺胞上皮過形成，肺腫瘍などの所見が報告されている．これらの反応は用量依存的であり，ナノマテリアルの種類や形状によって反応は質的・量的に大きく異なる[4]．

一般に低毒性とされている二酸化チタンなどのナノ粒子の吸入曝露試験において，良性扁平上皮腫瘍，扁平上皮癌，腺腫，腺癌などの発生が報告されている[5]．しかし，これらの肺腫瘍は，粒子の肺オーバーロード（肺のクリアランス能力を超えた粒子の過剰負荷）による，ラット特有の（種特異的な）病変であるとする説もあり，ヒトのリスク評価における意義についてはいまだ論争がなされている．

また，カーボンナノチューブなどの繊維状ナノマテリアルは，アスベストに類似した毒性をもつことが懸念されている．マウスおよびラットを用いた腹腔内投与試験において，中皮腫を誘発するとの報告があるが，否定的な報告もあり，結論が得られていない．カーボンナノチューブにもさまざまな種類，サイズ，および形状のものが存在することから，その物理化学的特性と毒性との関連性を明らかにしたうえでリスク評価を行う必要がある．

［小林憲弘］

文献（5.10 節）

1) ISO：Nanotechnologies — Terminology and Definitions for Nano- Objects — Nanoparticle, Nanofibre and Nanoplate, ISO/TS 27687, p. 7. The International Organization for Standardization, Geneva, Switzerland（2008）.
2) Kobayashi N, *et al*.：*Toxicology* **276**：143-153（2010）.
3) Adachi K, *et al*.：O *Nanotoxicology* **4**：296- 306（2010）.
4) Hubbs AF, *et al*.：*Toxicol. Pathol.* **39**：301-324（2011）.
5) Heinrich U, *et al*.：*Inhal. Toxicol.* **7**：533-556（1995）.

6 標的器官の毒性病理

6.1 鼻　腔

6.1.1 構造，生理，機能

a．構　造

　げっ歯類における鼻腔 nasal cavity の縦断面および標準的な切り出し位置で横断した組織標本に観察される鼻腔の構造と粘膜の分布を図6.1 に示した．

　（ⅰ）**甲介と鼻腔壁**　鼻腔は鼻中隔 nasal septum により左右に分けられている．鼻腔を縦断し鼻中隔を除くと，ひだ状の甲介が観察される（図6.1 縦断面）．鼻腔の前端は鼻前庭 nasal vestibule とよばれ，背側と腹側から小さな前庭ひだが突出する．その後方では背側に鼻甲介 nasoturbinate，腹側に上顎甲介 maxilloturbinate が各1対見られる（鼻甲介・上顎甲介部）．さらに後方には多数の篩骨甲介 ethmoturbinate が突出している（篩骨甲介部）．篩骨甲介はラット6対，マウス5対である．背方，側方，腹方の鼻腔壁をそれぞれ背側壁，側壁，腹側壁とよぶ．鼻腔は鼻甲介・上顎甲介部の腹側で鼻口蓋管 nasopalatine duct（切歯管 incisive duct）により口腔と連続している．また，鼻甲介・上顎甲介部の後方の腹側で鼻咽頭管 nasopharyngeal duct に連続し，咽頭 pharynx に至る．

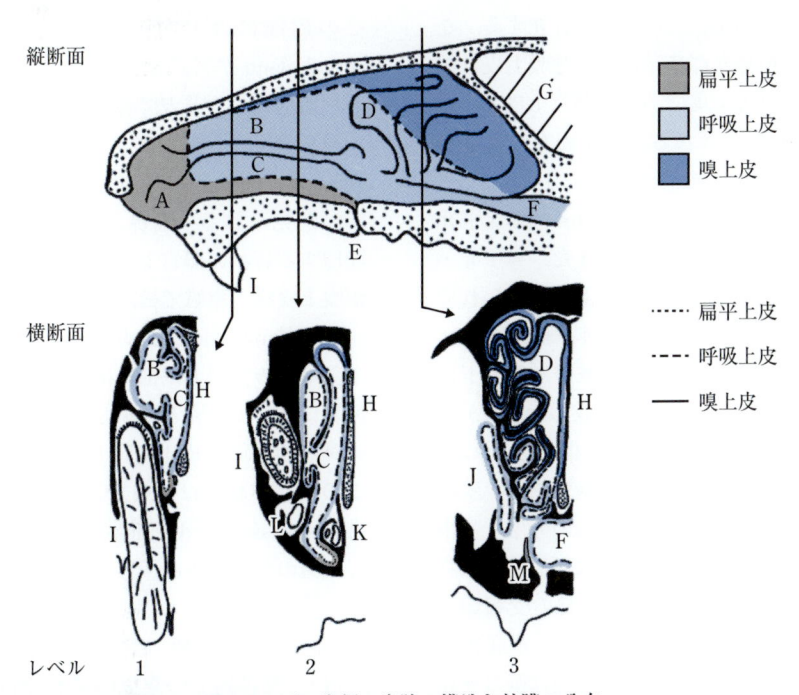

図6.1　げっ歯類の鼻腔の構造と粘膜の分布
A：前庭ひだ，B：鼻甲介，C：上顎甲介，D：篩骨甲介，E：鼻口蓋管，F：鼻咽頭管，G：嗅球，H：鼻中隔，I：切歯，J：上顎洞，K：鋤鼻器，L：鼻涙管，M：鼻腔粘膜関連リンパ組織

表 6.1　動物種による鼻腔の解剖学的特徴

	ラット(SD系)	モルモット	イヌ(ビーグル)	アカゲザル	ヒ　ト
長さ(cm)	2.3	3.4	10	5.3	7〜8
表面積(cm^2)	10.4	27.4	220.7	61.6	181
容積(cm^3)	0.4	0.9	20	8	16〜19*
甲介の構造	複　雑	複　雑	きわめて複雑	単　純	単　純
	渦巻き状	渦巻き状	膜　状	渦巻き状	渦巻き状

＊副鼻腔を除いた容積．
[Schreider JP：Nasal airway anatomy and inhalation deposition in experimental animals and people, In: Nasal Tumors in Animals and Man, vol. III, Experimental Nasal Carcinogenesis, CRC Press(1983)より抜粋]

　動物種による鼻腔の解剖学的特徴を表 6.1 に示した．
　(ⅱ)　粘膜の種類　　鼻腔の表面を覆う粘膜の種類は，扁平上皮，呼吸上皮，および嗅上皮に分けられる．
　(1)　扁平上皮 squamous epithelium：鼻前庭から鼻甲介・上顎甲介部の腹側に沿って鼻口蓋管の開口部まで分布する．
　(2)　呼吸上皮 respiratory epithelium：鼻甲介・上顎甲介部の多くの部分と篩骨甲介部の前方の側壁や篩骨甲介の基部に分布している．杯細胞 goblet cell を含む単層または多列線毛上皮である．杯細胞は鼻腔の前方および腹側に多く存在する．なお，扁平上皮との境界部に存在する呼吸上皮は線毛の見られない立方上皮であり，移行上皮 transitional epithelium とよばれる．粘膜固有層には鼻腺 nasal gland と多くの血管が存在する．
　(3)　嗅上皮 olfactory epithelium：篩骨甲介部の多くの部分に分布している．また，鼻甲介・上顎甲介部も，後半の背側壁は嗅上皮に覆われている．嗅上皮は，表層側に1列の支持細胞 supporting cell(sustentacullar cell)の核が並び，その下に多数の嗅細胞 olfactory cell の核が並んでいる．また，底部に少数の基底細胞 basal cell が見られる．支持細胞は嗅上皮の表面を覆う細胞であり，嗅細胞の保護，嗅上皮の表面を覆う粘液の分泌，嗅細胞の再生に関与している．嗅細胞は双極神経細胞 bipolar neuron であり，表層側に嗅覚の受容器である嗅小胞 olfactory vesicle を形成し，基底側に神経突起を出している．この神経突起は脳の嗅球 olfactory bulb まで達している．嗅細胞は神経細胞であるにもかかわらず再生能力をもっており，

マウスでは通常の飼育状態で約5〜6週間のライフサイクルで再生を繰り返している．基底細胞は嗅細胞の幹細胞である．粘膜固有層には，嗅腺 olfactory gland(ボーマン腺 Bowman's gland)と嗅細胞の神経突起が集まった神経線維束 nerve bundle が存在する．嗅腺(ボーマン腺)で産生された粘液は導管を通って鼻腔の表面に出る．嗅腺の導管の上皮は支持細胞に連続している．
　(ⅲ)　その他　　ラット，マウス，ハムスターでは鼻腔の側方に副鼻腔である1対の上顎洞 maxillary sinus が存在する．上顎洞の表面は単層線毛上皮で覆われ，杯細胞はほとんど見られない．その周囲には上顎洞腺 maxillary gland と側腺 lateral gland が密に存在する．上顎洞は鼻咽頭管の起始部のやや前方で鼻道に開口する．
　鼻甲介・上顎甲介部の鼻中隔の基部に鋤鼻器 vomeronasal organ(ヤコブソン器官 Jacobson's organ)が見られる．鋤鼻器は，一端が鼻口蓋管に開口する管状の器官で，背側が呼吸上皮様，腹側が嗅上皮様の組織で構成されている．
　鼻涙管 nasolacrimal duct が鼻腔の側方を通り，上顎甲介の前端の基部に開口している．鼻腔は鼻涙管によって涙嚢と連続している．
　鼻咽頭管の上皮下にはリンパ組織が存在する．このリンパ組織は NALT(鼻腔粘膜関連リンパ組織 nasal associated lymphoid tissue)とよばれ，上部気道の免疫反応に関与している．

b.　生　理，機　能
　(ⅰ)　鼻腔内での空気の流れ(図 6.2)　　鼻腔内での空気の流れ方は，呼吸の状態(仕方)，鼻腔の解剖学的構造，鼻腔の血流の状態などによって

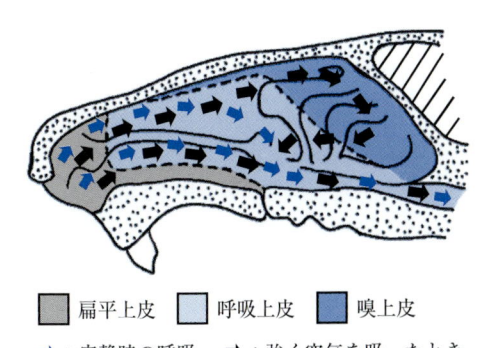

図6.2 吸気時における鼻腔内の空気の流れ

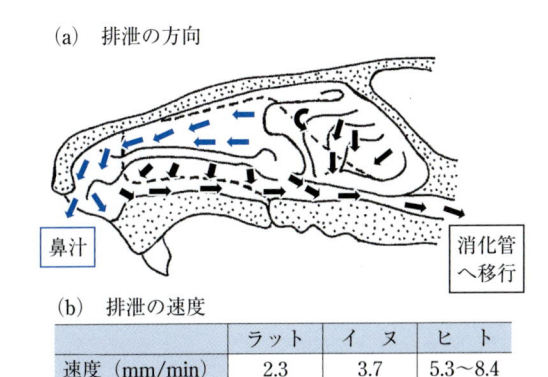

図6.3 鼻腔に沈着した異物の粘液線毛運動による排泄の方向と速度

(a) 排泄の方向

(b) 排泄の速度

速度（mm/min）	ラット	イヌ	ヒト
	2.3	3.7	5.3〜8.4

変化する．安静時の呼吸では，鼻孔から入った空気は鼻前庭，鼻甲介・上顎甲介部を通り，鼻甲介・上顎甲介部の後端で直接に鼻咽頭管に流れ，喉頭，気管，肺に達する．これに対し，空気を強く吸うと，嗅上皮に覆われた篩骨甲介部まで空気が流れ込むため，においを感じやすくなる．鼻道内の気流は直線的ではなく，甲介の存在によって空気が渦巻き状に流れるため，吸い込んだ空気は鼻粘膜との衝突を繰り返しながら鼻腔を通過する．この衝突の繰返しによって空気に含まれる異物が鼻粘膜に吸着される．粘膜固有層に存在する血管も空気の流れに影響を与える．げっ歯類，ウサギ，イヌの鼻中隔の腹側に存在する血管（鼻海綿状静脈叢）は swell body とよばれ，これが収縮すると吸気が上顎甲介に沿って流れ，拡張すると上顎甲介より上方を流れるようになる．swell body の収縮と拡張は空気の炭酸ガス濃度，温度，湿度に反応して起こり，これらの動物種での鼻腔の気流の調整に関与している．また，炎症などにより呼吸上皮の粘膜固有層の血管が拡張すると，鼻道が狭くなるため，空気の流れが悪くなる．

(ii) **気道としての機能** 鼻孔から吸入した空気は鼻腔内を流れながら温度と湿度が調整され，外気の環境変化から下部気道を守っている．また，吸気中に存在する異物を鼻腔内で吸着し排除する機能がある．温度と湿度の調整には，粘膜固有層内に豊富に存在する血管と鼻腔表面の粘液が関与している．異物の排除はおもに吸気と鼻腔粘膜の衝突による．すなわち，吸入した外気は鼻腔粘膜に衝突し，吸気中の粉塵，ミスト，ガスなどの異物が鼻腺や杯細胞から分泌された粘液に沈着あるいは溶解し，粘液とともに線毛の運動（粘液線毛運動 mucociliary function）やくしゃみによって排除される．鼻腔の前半部に沈着した異物は前方に移動し鼻汁とともに鼻孔から排出される．鼻腔の後半部から鼻咽頭管に沈着した異物は後方に移動し，咽頭部を通り唾液とともに消化管に移行する（図6.3）．粘液線毛運動による移動速度はラットでは 2.3 mm/min と報告されており，鼻腔粘膜に付着した異物は 10 分以内に鼻腔から排出されると考えられる．甲介は鼻腔の表面積を増加させ，吸入した外気と鼻腔粘膜との接触の機会を増やしている．マウスやラットの甲介はヒトに比較してよく発達しており，呼吸量に対する鼻腔の表面積の比率が大きい．このため，吸気が鼻腔表面と接触しやすく，外気の変化から下部気道を守る機能がヒトに比べて高い．

(iii) **感覚器としての機能** 嗅上皮は嗅覚をつかさどる化学受容器である．嗅上皮の表面は嗅腺や支持細胞から分泌される粘液に覆われ，においのもととなる化学物質はこの粘液に溶け，嗅上皮の表面に突出した嗅細胞の樹状突起のふくらみである嗅小胞と接触する．その刺激は嗅細胞の神経突起である嗅神経を通って嗅脳に伝えられる．

鋤鼻器はフェロモンの受容器であり，性行動，母性行動などに関与していると考えられている．

6.1.2 毒性メカニズム

鼻腔は吸気中に含まれる粉塵，ミスト，ガスなどの異物を吸着し，粘液線毛運動によって排除することにより，肺に至る下部気道を守る役割を担っている．したがって，鼻腔自身は気道の中で最も大気中の化学物質を含む外来因子の影響を受けやすい．一方，吸入以外の経路から摂取した化学物質でも血液を介して鼻腔に障害を与える例がある．フェナセチン phenacetin やニトロソ化合物は経口投与や注射による投与で鼻腔に障害を発生させる．鼻腔障害の原因となることが報告されている化学物質と傷害を受ける粘膜の種類を表 6.2 に示す．ただし，曝露濃度や曝露期間によって，同一の化学物質でも障害される粘膜の種類が異なることがある．たとえば，刺激性のある化学物質の吸入曝露では，低濃度の曝露では前方に分布する呼吸上皮にのみ障害が見られるが，高濃度では後方に分布する嗅上皮まで障害が広がることが多い．

障害が発生する組織の種類や分布は化学物質の種類，投与方法，動物の種類や系統などによって異なる．こうした差を説明する因子として，鼻腔の気流，鼻腔壁への吸着と吸収，組織の感受性，代謝，ホルモン，粘液線毛運動による排除機能が重要である．

a. 鼻腔内の気流

吸入した空気が流れる部位の粘膜は吸入した化学物質の影響を受ける．鼻腔内における気流は，ラットでは左右の壁側に沿った空気の流れが最も強い．ホルムアルデヒドの吸入曝露による障害部位はこれらの動物の気流の接触部位に一致する．

b. 鼻腔粘膜への吸着と吸収

粉塵やミストなど，粒子状物質は鼻腔壁との慣性衝突によって鼻腔粘膜に沈着する．沈着率や沈着部位は粒子の大きさや形状に依存する．粒子の径が大きいほど沈着率が高く，かつ前方に沈着する．ヒトでは 10 μm 以上，ラットでは 5 μm 以上，マウスでは 2.5 μm 以上の粒子の大部分が鼻腔に沈着する．ただし，アスベストのような繊維状の粉塵は繊維の太さに依存し，数十 μm の長さの繊維でも肺に到達する．沈着した粒子は粘液線毛運動によって鼻腔から排除されるが，粘液に溶解する粉塵は粘膜から吸収され血液に移行する．

粒子の径が 100 nm 以下のナノ粒子の沈着は，通常の粒子と異なることがわかってきた．すなわち，100 nm 以下の粒子では径が小さくなるほど鼻腔での沈着率が増加する．吸入した粒子の鼻咽頭部での沈着率は，20 nm の粒子が 15％，5 nm の粒子が 30％，1 nm の粒子が 90％とされている．

ガスや蒸気の鼻腔粘膜への吸着には，吸入した

表 6.2 鼻腔障害の原因となる化学物質と傷害を受ける粘膜の種類

呼吸上皮	呼吸上皮と嗅上皮	嗅上皮
アクロレイン	アリルグリシジルエーテル	アクリル酸
アセトアルデヒド	イソシアン酸メチル	アクリル酸エチル
ジエチルアミン	オゾン	アセトアミノフェン
タバコ煙	2,6-キシリジン	ジクロロフェニルメチルサルホン
二臭化エチレン	1,4-ジオキサン	2,6-ジクロロベンゾニトリル
ブテノリド	ジメチルアミン	臭化メチル
ホルムアルデヒド	ジメチルエタノールアミン	3-トリフルオロメチルピリジン
	ジメチル塩化ビニル	フェナセチン
	二酸化硫黄	フルフラール
	1,2-二臭化エタン	メチマゾール
	1,2-二臭化-3-クロロプロパン	3-メチルフラン
	ブチレンオキシド	メチルメタクリレート
	プロピレンオキシド	
	モルホリン	
	硫化水素	

物質の粘液への溶解性や反応性が関与する．吸気中の化学物質の鼻腔での沈着率は，ホルムアルデヒド93%，オゾン40～70%，一酸化炭素1%であり，一般的に水溶性の化学物質ほど鼻腔での吸着率が高い．ホルムアルデヒドの吸入曝露では多くが鼻腔で吸着されるため，障害は鼻腔に限局し肺障害が起きにくい．

c. 組織の感受性

扁平上皮に比較して，呼吸上皮や嗅上皮は化学物質の刺激性による障害を受けやすい．しかし，組織の感受性の差による障害組織の特異性は一定したものではなく，刺激性の化学物質の場合は，気中濃度が高くなるに従ってより広汎な組織が障害を受ける．また，各組織の感受性もつねに同じではない．たとえば，ホルムアルデヒドの連続吸入(6 ppm)によるF344ラットの鼻腔の障害は，最初の2週間は呼吸上皮に変性と炎症が観察され，この部位は6週間目には広汎な扁平上皮化生に移行するが，連続的に吸入を続けているにもかかわらず，3ヵ月目では元の呼吸上皮に戻る．これは，再生した呼吸上皮は形態的に元の呼吸上皮と同じでも，元の上皮に比べホルムアルデヒドに対して抵抗性ができたためである．

d. 代　謝

血中に移行した化学物質は肝臓などで代謝されるが，鼻腔粘膜にもチトクロムP450などの薬物代謝酵素が存在するため，鼻腔から直接，あるいは血液を介して鼻腔粘膜に達した化学物質は鼻腔組織自体でも代謝を受ける．薬物代謝酵素はおもに呼吸上皮，嗅上皮，鼻腺，嗅腺に含まれており，その活性は組織の種類によって差異がある．臭化メチルmethyl bromideや3-メチルフラン3-methylfuranの吸入，フェナセチンやアセトアミノフェンacetaminophen(paracetamol)の経口投与によって嗅上皮に傷害が発生する．これは，嗅粘膜はチトクロムP450の活性が高く，これらの物質はチトクロムP450によって代謝活性化されるため，嗅上皮に傷害が起きると理解されている．たとえば，フェナセチンは血液を介して鼻腔の粘膜に達し，チトクロムP450によってアセトアミノフェンやアセトアルデヒドacetaldehydeに代謝され，嗅上皮の変性や嗅腺の壊死を発生させる．また，ジクロロフェニルメチルスルホンdichlorophenyl-methylsulfoneやメチマゾールmethimazoleはラットに腹腔内投与すると特異的に嗅腺と嗅上皮に壊死が発生する．前者は嗅腺のCYP2Aにより，後者は嗅粘膜のフラビン含有モノオキシゲナーゼにより活性化するため，この特異性が生じる．なお，アルデヒド脱水素酵素の活性は呼吸上皮で高い．

化学物質の投与で鼻腔の薬物代謝酵素の誘導が起こる．たとえば，Aroclor1254の投与によって嗅上皮と嗅腺のチトクロムP450の活性が増加する．

e. ホルモン

化学物質の投与による鼻腔障害の発生に性差の見られる例があり，性ホルモンも毒性の発現に関与している．1,2-ジブロモ-3-クロロプロパン1,2-dibromo-3-chloropropaneや1,4-ジオキサン1,4-dioxaneの投与による扁平上皮癌の発生には性差があり，雄：雌の発生率は2：1である．これに対し，ホルムアルデヒドによる扁平上皮癌の発生には性差がない．また，雄ラットでのBOP(*N*-nitrosobis(2-oxopropyl)amine)投与によるポリープ様腫瘍の発生はアンドロゲンが影響を与えており，去勢によって腫瘍の発生率が減少する．

f. 粘液線毛運動

鼻腔に沈着した物質はおもに粘液線毛運動によって鼻腔から取り除かれる．この排除機能が低下すると，吸入した物質の気道での滞留時間が延長し，鼻腔障害が促進される．粘液線毛運動による排除機能は，運動によって亢進するが，加齢，感染，喫煙，二酸化硫黄の吸入などによって低下する．

6.1.3 障害反応

鼻腔の障害反応は一次性変化，修復性・適応性変化，増殖性変化に分類される．化学物質の吸入毒性試験では，呼吸上皮，嗅上皮，粘膜下の腺組織にこれらの障害反応が観察されることが多い．これらの障害反応は，障害の程度や時期によりさまざまな病変が観察される．したがって，同一の

化学物質でも，曝露期間や曝露濃度により鼻腔に発生する障害反応の種類が異なる．また，鼻腔の局所における曝露の程度や感受性の差によって，同一個体に複数のタイプやステージの病変が観察されることがある．実際に観察される病像は，複数の障害反応が組み合わさった組織像を示すことが多い．

a. 呼吸上皮（図6.4）

（i） 一次性変化 primary changes　呼吸上皮の最も軽度な変化は線毛細胞の表面に存在する線毛の消失 deciliation である．この段階ではその下の細胞にはほとんど変化が認められず，可逆的である．より強い刺激を受けると呼吸上皮に変性 degeneration や壊死 necrosis が起こり，内腔に剥離 desquamation し，上皮が消失する（びらん erosion）．さらに高度な傷害では，上皮下の粘膜固有層の壊死（潰瘍 ulceration），骨や軟骨の変化，穿孔 septal perforation が観察される．これらの変性や壊死に伴って，病変部やその周囲の粘膜内や粘膜下組織への細胞浸潤，鼻腔内腔への炎症性細胞を含む滲出液の出現などの炎症像が見られることが多い（鼻炎 rhinitis）．なお，炎症は時期や組織像によって急性炎症 acute inflammation，慢性炎症 chronic inflammation，慢性活動性炎症 chronic active inflammation，肉芽性炎症 granulomatous in-

図6.4　化学物質の投与による呼吸上皮の一般的な障害反応

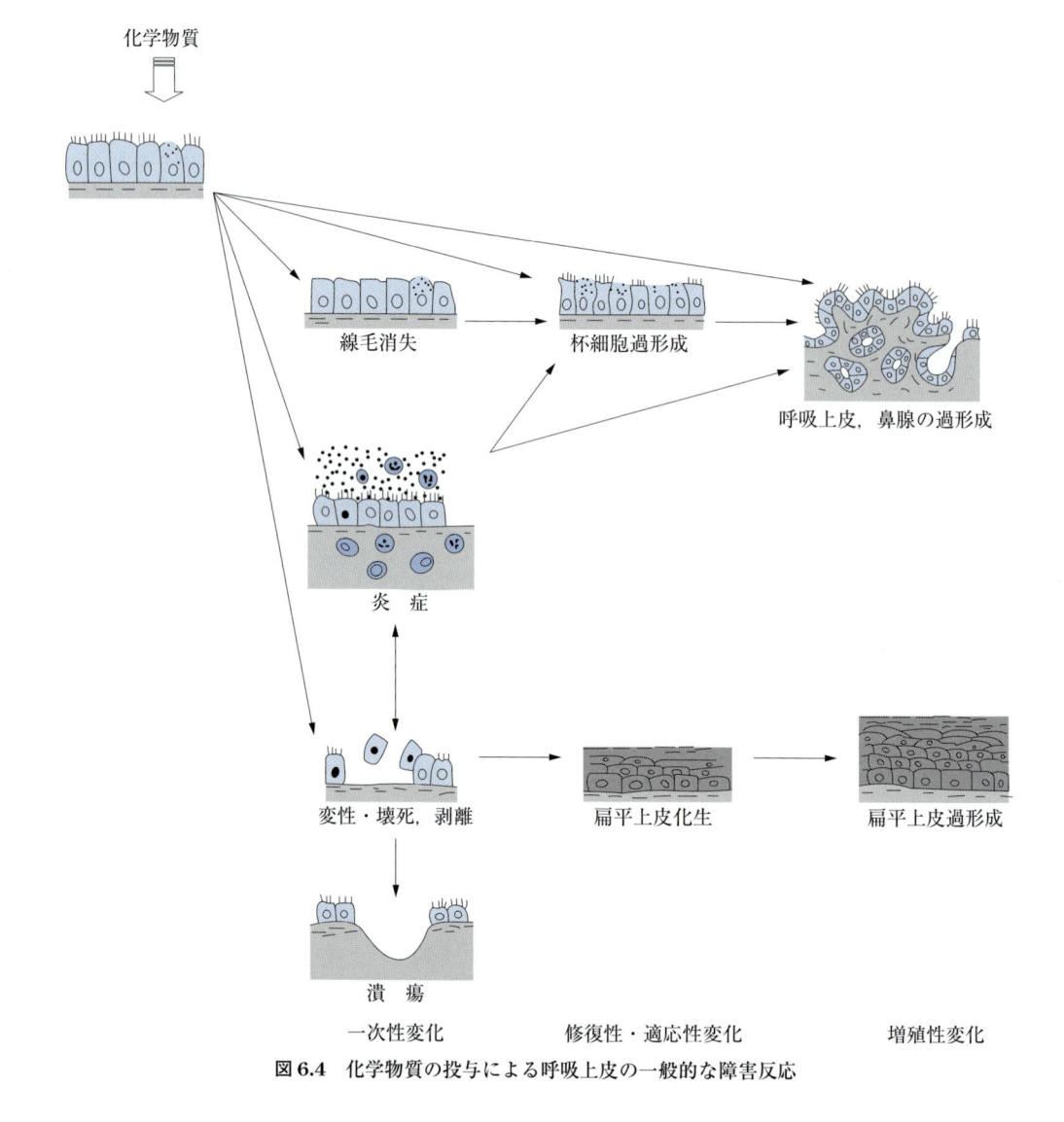

flammation に分けることがある．強い炎症が長期間続くと，甲介が鼻中隔，側壁，他の甲介に癒着 adhesion する．

(ii) **修復性・適応性変化 regenerative / adaptive changes** 呼吸上皮の壊死部は，障害の程度が軽い場合には呼吸上皮の再生によって修復される．障害の程度が強い場合や低濃度の刺激性物質の連続曝露では，刺激に対する適応性反応として，杯細胞の数の増加(杯細胞過形成 goblet cell hyperplasia, 粘液細胞過形成 mucous cell hyperplasia)，呼吸上皮の細胞数の増加による厚さの増加(呼吸上皮過形成 hyperplasia, respiratory epithelium)，扁平上皮への置換(扁平上皮化生 squamous cell metaplasia)が起きる．扁平上皮に化生した部位は曝露を中断すると元に戻ると考えられている．

(iii) **増殖性変化 proliferative changes** 修復反応が過剰に起きると，増殖性変化である呼吸上皮や鼻腺の過形成，扁平上皮過形成 squamous cell hyperplasia に至る．扁平上皮過形成は表層の角質の顕著な増加(過角化症，角化亢進 hyperkeratosis)を伴うことが多い．

b. **嗅上皮(図 6.5)**

(i) **一次性変化** 嗅上皮の最も軽度な変化は，嗅細胞の嗅小胞の表面に存在する線毛の消失 deciliation である．より強い刺激を受けると変性や壊死が起こる．障害の初期には，嗅細胞に空胞化，核の濃染や核崩壊が見られる．時間の経過とともに，嗅細胞の数の減少によって嗅上皮の高さが低くなる(萎縮)．萎縮した嗅上皮の粘膜固有層では神経線維束や嗅腺の消失が見られる．高濃度急性曝露による強い障害では，嗅上皮全体が基底膜から剥離する．変性や壊死に伴って，病変部やその周囲に粘膜内や粘膜下組織への細胞浸潤，鼻腔内腔への炎症性細胞を含む滲出液の出現などの炎症性変化が観察されることが多い．また，強い炎症が長期間続くと，障害部に癒着が発生することがある．強い癒着では，障害を受けた甲介が鼻中隔，側壁，他の甲介と複雑に癒着し，鼻腔構造は正常と異なる像を呈する．

(ii) **修復性・適応性変化** 萎縮した嗅上皮は，嗅細胞の幹細胞である基底細胞が残存していれば基底細胞の増殖が起こり，再生 regeneration する．しかし，再生した嗅上皮にはしばしば配列不整 disarrangement や高さの低下が認められる．傷害の程度が強い場合や刺激が持続する場合には，傷害部が呼吸上皮(呼吸上皮化生 respiratory metaplasia)や扁平上皮(扁平上皮化生)に置き換わる．

6.1.4 腫瘍性病変および加齢性変化

a. **腫瘍性病変**

鼻腔の自然発生腫瘍の発生率は低い．F344 ラットでは，扁平上皮乳頭腫，扁平上皮癌，軟骨腫，軟骨肉腫，線維肉腫，骨腫の自然発生の報告があり，発生率は扁平上皮癌が雄 0.4％，雌 0.2％，その他の腫瘍は 0.1％未満である．また，B6C3F1 マウスでは，腺腫，血管腫の自然発生があり，発生率はいずれも 0.1％未満である．一方，化学物質の投与による鼻腔腫瘍の誘発については多くの報告がある(表 6.3)．

(i) **扁平上皮乳頭腫 squamous cell papilloma, 扁平上皮癌 squamous cell carcinoma**
扁平上皮あるいは扁平上皮化生した呼吸上皮，嗅上皮，鼻腺などから発生する．発生部位は鼻腔の前半であることが多い．扁平上皮乳頭腫は，扁平上皮からなる組織が結合組織と血管からなる少量の間質を伴って内腔へ乳頭状に隆起する．時に，粘膜の下方への増殖が主体となる例があり inverted endophytic papilloma とよばれる．また，扁平上皮内に粘液細胞が目立つ例は muco-epidermoid type とよばれる．扁平上皮癌は，扁平上皮よりなる組織が内腔または粘膜下に増殖し，粘膜下への浸潤性増殖，甲介や周囲の骨組織の破壊，扁平上皮の細胞異型や層状分化の極性の乱れが見られる．角質の多い例は well-keratinized type とよばれる．扁平上皮乳頭腫や扁平上皮癌はホルムアルデヒドの吸入などによって誘発される．

(ii) **腺腫 adenoma, 腺癌 adenocarcinoma**
呼吸上皮，鼻腺，嗅腺，呼吸上皮化生した嗅上皮などから発生する．発生する部位は，呼吸上皮由来のものでは鼻腔の前半からの発生が多い．腺腫は，

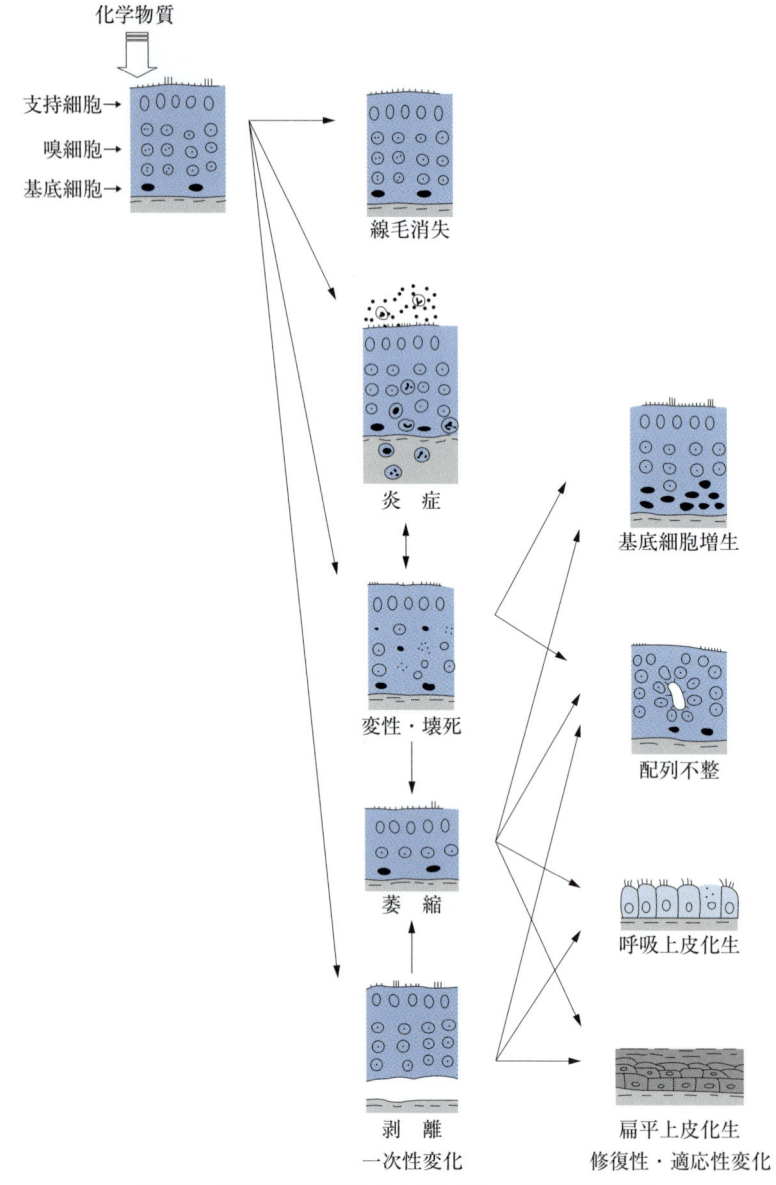

図 6.5 化学物質の投与による嗅上皮の一般的な障害反応

呼吸上皮や腺組織に類似した立方状から円柱状の線毛あるいは無線毛細胞からなる腺様や管状の組織が，内腔に突出性にあるいは粘膜下に圧排性に増生する．腺癌 adenocarcinoma は，異型性や多形性に富む立方状や円柱状の細胞が腺様や管状に増殖し，粘膜下への浸潤性増殖も見られる．1, 2-ジブロモ-3-クロロプロパン 1, 2-dibromo-3-chloro-propane の吸入や p-クレシジン p-cresidine の経口投与によって誘発される．腺腫や腺癌を誘発する化学物質は，同時に扁平上皮乳頭腫や扁平上皮癌も誘発する例が多い．なお，一つの腫瘍内に扁平上皮と腺組織の両者の腫瘍性増殖が認められるものは腺扁平上皮癌 adenosquamous carcinoma とよばれる．

　(iii)　**鼻腔神経芽細胞腫 esthesioneuroblas-toma/olfactory neuroblastoma/neuroepitheli-al carcinoma**　嗅上皮から発生する．発生部位は鼻腔の後半である．核が円形ないし長円形で，胞体が乏しい比較的均一な細胞が小葉状あるいは薄い間質に沿ってシート状に配列することが多い．

表 6.3 鼻腔腫瘍を誘発する化学物質とその鼻腔腫瘍の種類

投与経路	化学物質	動物種	腫瘍のタイプ
吸入	アセトアルデヒド	ラット	扁平上皮癌
	アリルグリシジルエーテル	ラット	乳頭状腺腫，扁平上皮癌，鼻腔神経芽細胞腫
		マウス	乳頭状腺腫，血管腫
	エピクロロヒドリン	ラット	扁平上皮癌
	塩化ビニルモノマー	ラット	鼻腔神経芽細胞腫
	1,2-エポキシブタン	ラット	乳頭状腺腫，扁平上皮乳頭腫
	1,2-ジブロモエタン	マウス	腺腫，扁平上皮乳頭腫，腺癌，扁平上皮癌，肉腫
	1,2-ジブロモ-3-クロロプロパン	ラット，マウス	腺腫様ポリープ，腺腫，扁平上皮乳頭腫，腺癌，扁平上皮癌
	ナフタレン	ラット	腺腫，鼻腔神経芽細胞腫
	ビスクロロメチルエーテル	ラット	鼻腔神経芽細胞腫
	フェニルグリシジルエーテル	ラット	扁平上皮癌
	プロピレンオキシド	ラット	腺腫
		マウス	血管腫，乳頭腫，血管肉腫，扁平上皮癌，腺癌
	ヘキサメチルホスホラミド	ラット	乳頭腫，扁平上皮癌
	ベンゾピレン	ハムスター	鼻腔腫瘍
	ホルムアルデヒド	ラット，マウス	扁平上皮乳頭腫，扁平上皮癌
経口投与	2,6-キシリジン	ラット	腺腫，腺癌，癌，肉腫，横紋筋肉腫
	p-クレシジン	ラット	腺腫，腺癌，扁平上皮癌
	2-クロロ-2',6-ジエチル-N-(メトキシメチル)-アセトアニリド	ラット	腺腫
	1,4-ジオキサン	ラット	扁平上皮癌，腺癌，横紋筋肉腫
	1,4-ジニトロピペラジン	ラット	乳頭腫，腺癌，扁平上皮癌
	ジメチル塩化ビニル	ラット	腺腫，扁平上皮乳頭腫，腺癌，扁平上皮癌，癌肉腫，横紋筋肉腫
	フェナセチン	ラット	腺癌，扁平上皮癌
皮下注射	N-ニトロソノルニコチン	ラット	乳頭腫，ポリープ，鼻腔神経芽細胞腫，横紋筋肉腫
	N-ニトロソヘキサメチレンイミン	ハムスター	腺癌

一部に腺様構造が見られる症例や特徴的なロゼットまたは偽ロゼットを形成する症例もある．塩化ビニルモノマーやビスクロロメチルエーテルの吸入によって誘発される．

（iv）その他の腫瘍　プロピレンオキシド propylene oxide の吸入で血管腫瘍 vascular tumors の発生が，N-ニトロソノルニコチン N-nitrosonornicotine の皮下投与で横紋筋肉腫 rhabdomyosarcoma の発生が，1,2-ジブロモエタン 1,2-dibromoethane の吸入によって肉腫 sarcoma の発生が誘発される．

b．前腫瘍性変化

扁平上皮癌の発生に先立ち扁平上皮過形成 squamous cell hyperplasia が観察される．扁平上皮過形成は扁平上皮または扁平上皮化生した上皮の厚さの顕著な増加であり，発癌性物質の投与では細胞異型や層状分化の極性の乱れが観察される．また，呼吸上皮の移行上皮部から発生する腺腫に先立ち移行上皮過形成 hyperplasia, transitional epithelium が観察される．鼻腔神経芽細胞腫では，発生に先立って嗅上皮の基底細胞過形成 basal cell hyperplasia や嗅上皮過形成 hyperplasia, olfactory epithelium が前腫瘍性病変として見られることがある．過形成に加えて基底細胞の増生や未分化な細胞の出現が認められるものを異型過形成 atypical hyperplasia/hyperplasia with atypia とよび，腫瘍に移行する可能性が高い所見と考えられている．過形成は増殖形態から単純過形成 simple hyperplasia，乳頭状過形成 papillary hyperplasia，

結節性過形成 nodular hyperplasia に分類される.

c. 加齢性変化

（ｉ）**細胞質内好酸性小体 intracytoplasmic eosinophilic body（エオジン好性変化 eosinophilic inclusions, eosinophilic globules（droplets）, hyaline degeneration）** 呼吸上皮，嗅上皮（支持細胞）または鼻腺の細胞質内にエオジン好染物質が出現する所見で，ラット，マウスの老齢動物で高頻度に観察される．ラットでは嗅上皮，マウスでは呼吸上皮と鼻腺に見られることが多い．この変化は化学物質投与によって発生することがある．たとえば，ナフタレン naphthalene をラットに2年間吸入曝露すると，呼吸上皮と嗅上皮に増加することが報告されている．

（ⅱ）**呼吸上皮化生 respiratory metaplasia** マウスでは加齢に伴い嗅上皮や鼻腺の一部が呼吸上皮に化生する例が多い．老齢ラットでも，マウスより低頻度ではあるが，背側壁の嗅上皮に呼吸上皮化生が観察されることがある．

（ⅲ）**異物性鼻炎 foreign body inflammation** 老齢ラットには皮毛や飼料の沈着を伴う炎症像が見られることがあり，異物の鼻腔内沈着に起因する炎症（異物性炎症）と考えられている．

d. そ の 他

ラットでは，単核細胞性白血病などによる死亡・瀕死例で鼻腔前方の粘膜固有層の静脈叢に血栓 thrombosis が形成されることがある．また，嗅上皮の粘膜固有層に石灰沈着様 mineralization, あるいは類デンプン様の好塩基性物質の沈着 corpora amylacea がしばしば観察される．マウスでは，鼻中隔の鼻腺周囲の間質にエオジンに好染するアミロイド様物質の沈着が見られ，加齢に伴って程度が増強する．エオジン好染物質は複合糖質とコラーゲンからなり，鼻腺上皮細胞から産生され間質に移行したものとされている．

6.1.5　障害が及ぼす影響

a. 下部気道への影響

鼻腔は外気の変化から肺などの下部気道を保護する機能を果たしているため，鼻腔障害に伴って下部気道は外部環境による影響を受けやすくなる．たとえば，鼻腔障害に伴って杯細胞や腺組織からの粘液分泌の変化（粘液の分泌量と粘稠度）および線毛運動の抑制や線毛消失のため，粘液線毛運動が低下する．鼻腔の粘液線毛運動の低下は吸気中の異物の排除機能を抑制するため，外因物質や感染に対する下部気道の抵抗性を低下させる．

b. 嗅覚への影響

硫化水素の吸入曝露，メチマゾールの腹腔投与や経口投与はげっ歯類の嗅上皮を障害する．これらの化学物質はヒトの嗅覚を消失させることが知られている．硫化水素による嗅覚消失は可逆的な変化である．

c. 消化管への影響

鼻腔や鼻咽頭管を含む上部気道の狭窄によって気道の気流抵抗が増加する．狭窄の原因としては，① 刺激性炎症に伴う粘膜の浮腫や充血による鼻腔壁の腫脹や滲出液の貯留，② 扁平上皮化生における過角化による狭窄，③ 腫瘍による狭窄，などがある．ヒトは鼻呼吸と口呼吸の両者で呼吸することが可能であるが，げっ歯類の呼吸は鼻呼吸に依存している．このため，強度の鼻腔狭窄の結果として口呼吸を行うと，胃や腸管が空気で膨満し動物は死亡する．剖検時に消化管の膨満が観察された場合は，上部気道の病理検査をすることが有用である．

d. 鼻腔周囲の組織への影響

鼻腔の強度な炎症に伴って鼻腔周囲の組織にも膿瘍が形成される．また，鼻腔神経芽細胞腫は篩骨を通り脳の嗅球に浸潤することが多く，扁平上皮癌は鼻骨を破壊して顔面に突出することがある．

6.1.6　毒 性 の 評 価

投与された化学物質の種類によって障害を受ける鼻腔の組織の種類（とくに粘膜の種類）や部位が異なる．一方，鼻腔は標本を作製する際の切り出し部位によって組織標本で観察される組織の種類が変わる．したがって，鼻腔の障害を把握するた

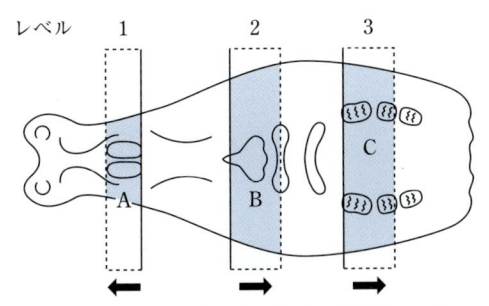

図6.6 鼻腔の標準的な切り出し位置(ラット)
A：切歯，B：切歯乳頭，C：門歯．
→：薄切方向

めには，鼻腔の解剖学的構造や粘膜の分布を考慮した数か所の横断面について切り出しを行い，観察する必要がある．実際的には，上顎口蓋の歯やひだを目安にして3～4か所から切り出しを行い，病理標本を作製する(図6.6)．また，鼻腔は骨に包まれているため，病理標本の作製にあたって適切な脱灰操作が必要である．標本の観察に際しては，病変の種類とともに，その病変が見られる組織の種類(扁平上皮，呼吸上皮，嗅上皮，鼻腺など)および分布(前方，後方，背側壁，側壁，腹側壁，甲介，鼻中隔など)についても記録すべきである．

［長野嘉介］

文献(6.1節)

1) Haschek WM, *et al.* : Respiratory system, eds. by Haschek WM, *et al.*, Handbook of toxicologic pathology, pp.761-827, Academic Press(1991).
2) Renne R, *et al.* : *Toxicol. Pathol.* **37**: 5S-73S (2009).

6.2 肺

6.2.1 構造，生理，機能

a. 構造(図6.7，6.8)

呼吸器系は① 気道部位(鼻腔，咽頭，副鼻腔，喉頭，気管・気管支系)，② 呼吸部位(肺胞上皮細胞など)，③ 換気補助機能部位(胸郭，肋間筋，横隔膜，肺組織中の弾性線維など)から構成されている．

(i) 喉頭 larynx 喉頭は軟骨を中心に筋層および上皮細胞からなり，上皮細胞はその部位により，扁平上皮，円柱上皮，線毛上皮などがあり，呼吸上皮で覆われた部位もある．

(ii) 気管 trachea, 気管支 bronchus, 細気管支 bronchiole 気管および気管支の構造は気管軟骨によって支えられている．軟骨は下方ほど少なくなり細気管支にはない．気管および気管支の粘膜は立方上皮細胞からなり，線毛上皮細胞と非線毛上皮細胞(クララ細胞)が見られる．線毛上皮細胞と非線毛上皮細胞の割合はラットではほぼ同数であるが，マウスでは後者の割合が高いなど種差がある．末梢細気管支上皮ではこれらのほか神経内分泌細胞などがある．末梢細気管支は気道の最終部位にあたり上皮は立方状となり肺胞管へとつながる．

(1) 線毛上皮細胞 ciliated epithelium：線毛上皮細胞は末梢細気管支中に最も多数存在する．

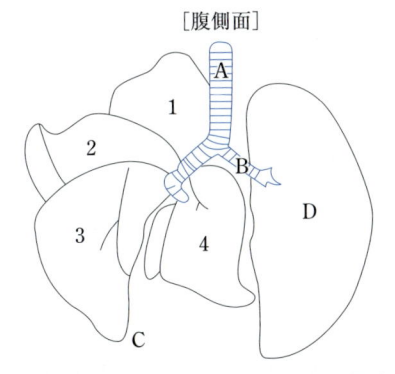

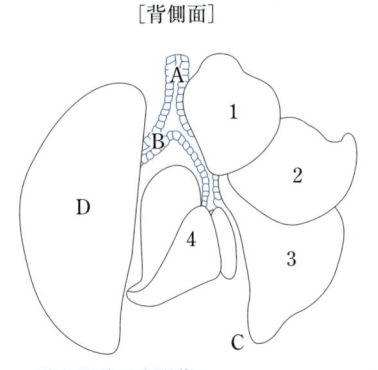

図6.7 ラットおよびマウスの呼吸器系の肉眼像
A：気管，B：気管支，C：右葉，D：左葉，1：前葉，2：中葉，3：後葉，4：副葉．

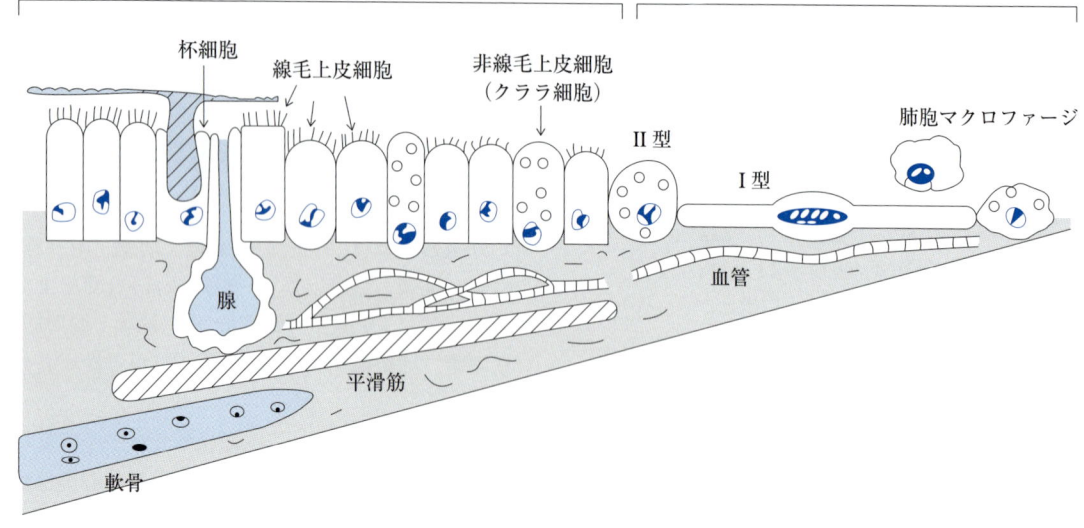

図 6.8 呼吸器系の基本構造

内腔に向かって線毛があり，空気とともに吸入された微細な粒子を粘液とともに排出するように協調的にはたらく．細胞内にはミトコンドリアが豊富に認められる．

（2） **非線毛上皮細胞 non-ciliated epithelium（クララ細胞 Clara cell）**：非線毛上皮細胞は丈が高く，その細胞質がドーム状に内腔に突出した細胞で，哺乳動物の細気管支に多く存在するが，鳥類には少ない．気管，気管支上皮にも認められる動物種もある．クララ細胞に特異的なタンパク質 CCSP（Clara cell secretory protein）が細胞質内に同定される．

（3） **神経内分泌細胞 neuroendocrine cell**：他の上皮細胞の間に孤立性に見られる細胞で神経細胞と連絡する．光顕的にこの細胞を同定するには好銀染色，免疫染色などの特殊染色が必要である．超微形態学的には細胞内に電子密度の高い小顆粒が認められ，カルシトニン，神経特異的エノラーゼなどのペプチドが含まれている．

(iii) **肺胞 alveolus**　　肺胞を構成するおもな細胞には，I 型肺胞上皮細胞，II 型肺胞上皮細胞，肺胞マクロファージなどがあり，これらの占める割合には動物種差がある．

（1） **I 型肺胞上皮細胞 type I alveolar cell**：肺胞を構成する細胞の中で最も多く，肺胞表面の多くの部位を占め最も分化した細胞と考えられている．CO_2 と O_2 のガス交換に重要な細胞とされる．

（2） **II 型肺胞上皮細胞 type II alveolar cell**：界面活性物質 surfactant を分泌する細胞で，免疫染色で SP-C（surfactant protein-C）を細胞質内に証明できる．光顕的には I 型肺胞上皮細胞に類似しているが，電顕的には特徴的な層板状構造 lamellar body が多く認められ分泌顆粒も見られる．

（3） **その他の肺胞上皮細胞**：I 型，II 型以外に III 型肺胞上皮細胞がある．表面は短い微絨毛で覆われているが，その機能は不明である．

（4） **肺胞マクロファージ alveolar macrophage**：大きな単一の核を有する貪食細胞で，その細胞質内には多くのライソソームとよく発達した小胞体が認められる．

最近，終末細気管支と肺胞の移行部にクララ細胞と II 型肺胞上皮細胞の両方の特異的タンパク質が証明される細胞が特定され，肺組織固有の幹細胞である気管支肺胞上皮幹細胞 bronchioalveolar stem cell として注目されている．

b．生　理，機　能

気道部位の機能は，吸入した空気の加温，加湿，濾過作用を行うことで，呼吸部位では，ガス交換を行う．さらに換気補助機能部位の構成要素が協

調的にはたらいて空気の吸入，排出を円滑に行う．

このうち最も重要な機能は，肺胞腔内と毛細血管内の血液とのガス交換である．正常なガス交換が行われるためには，① 気道系を含めた空気の交換が順調であること，② 肺胞壁でのガスの運搬が円滑であること，が必要である．生体細胞にとって必須な O_2 を取り込むとともに，血液中では CO_2 が重炭酸塩（HCO_3^-）の形で存在するため CO_2 の排出は生体の酸・塩基バランスを保つ点からみても重要である．

その他の機構としてレニン・アンギオテンシン系の活性化やホルモンおよび各種メディエーター mediator の産生さらに薬物代謝があり，これら物質の産生と代謝は毒性学的に重要な要素である．

（i）非線毛上皮細胞（クララ細胞）の機能
非線毛上皮細胞の役割は ① 分泌タンパク質の合成，貯蔵，分泌，② 肺における薬物代謝である．吸入された薬物はおもにここで代謝され，解毒されるものもあるが，逆に代謝活性化され肺に対して発癌性や毒性を示すようになるものもある．肺の毒性を考えるうえでは II 型肺胞上皮細胞とともに重要な細胞である．

（ii）I 型肺胞上皮細胞の機能　ガス交換において血液，血漿，タンパク質などが肺胞腔へ流出するのを防いでおり，血液成分と空気とのバリアとしての機能を有する．

（iii）II 型肺胞上皮細胞の機能　肺胞界面活性物質の合成，貯蔵および分泌を行う．その他肺胞障害の修復や，脂質を介した物質の移動に関与する．また，アラキドン酸代謝や，血小板活性物質の合成亢進，そして薬物代謝などの機能を有する．

（iv）肺胞マクロファージの機能　肺胞マクロファージは，肺における防御機構，炎症および免疫機構に関与し，肺胞にまで吸入された粒子に対しての最初の防御機構としてはたらく．各種の酵素，酸素ラジカル，サイトカイン，活性リン脂質を分泌し，外来性粒子の不活性化および排除に貢献する．また，これらの分泌物はその量が過剰の場合，肺の炎症，線維化などにも関与する．

（v）神経内分泌細胞の機能　この細胞の機能に関しては不明な点が多く，空気の流れや物質分泌の調整に何らかの形で関与すると考えられている．低酸素状態ではこの細胞の顆粒分泌が亢進し，この状態が慢性化すると，この細胞数が増加することが知られている．

6.2.2 毒性メカニズム

a. 急性肺障害

急性炎症時には血管の透過性が亢進し，炎症性細胞が浸潤する．炎症性細胞としては，肺胞マクロファージ，肥満細胞，好中球，好酸球，そしてリンパ球などが見られる．さらに化学的メディエーターとしてプロスタグランジンなどのエイコサノイド，各種キニンやサイトカイン，ヒスタミン，プロテアーゼ，血小板活性化因子などが種々の細胞から放出される．これらの分泌の結果として血管の透過性が亢進すると，肺水腫が起こる．

b. 慢性肺障害

急性の肺障害が慢性化する結果として慢性肺障害が起こる．その要因として，その原因となる毒性因子の濃度が高いことや，低濃度でもその反応が繰り返し長期的に作用した場合に起こる．

c. フリーラジカルの関与

肺はその構造および機能上，他の臓器と比べてつねに酸素の豊富な環境下にある．しかも，呼吸によりフリーラジカルの産生を引き起こす物質に曝露される機会が多い．ブレオマイシン，パラコート，モノクロタリンなどの血行性に肺障害を引き起こす化学物質においてもフリーラジカルの関与が考えられている．

d. 代謝活性化系の関与

クララ細胞や II 型肺胞上皮細胞など呼吸器系にも肝臓などと同様に種々の薬物代謝酵素活性を有する細胞がある．CYP（チトクロム P450）は非線毛上皮細胞に高度に分布する．有機リン化合物，ナフタレン，フェナセチンなどによる肺障害は非線毛上皮細胞での CYP による活性化物に起因する．また，モノクロタリンのように肝臓の CYP により代謝活性化されたものが肺に対して障害性にはたらくものもある．

e. 免疫系の関与

抗原となる物質を反復吸入することにより引き起こされるIV型アレルギー反応により，過敏性肺炎が引き起こされる．抗原となる物質としては有機性粉塵やイソシアネートなどの化学物質，金製剤，銅や水銀などの金属がある．これらの反応にはマクロファージやT細胞などが関与する．

f. 発 癌

吸入曝露により直接肺に作用し，腫瘍を誘発する化学物質を表6.4～6.6に，皮下投与，腹腔内投与，飲料水中や混餌投与により肺腫瘍を誘発するものを表6.7に示す．なお，動物における肺発癌に関しては後述する．

g. 種々の毒性変化の発生メカニズム

(i) 慢性気管支炎 chronic bronchitis 刺激性ガスの慢性的な吸入や細菌感染などによる．慢性炎症が広範に波及し粘液分泌の亢進を引き起こす．

慢性気管支炎の際に起こる増殖性病変として① 扁平上皮化生 squamous cell metaplasia，② 扁平上皮過形成 squamous cell hyperplasia などがある．

(ii) 間質性肺炎 interstitial pneumonitis（図6.9）　間質性肺炎は炎症の主座が肺胞ではなく，その間質である肺胞壁にある．このため肺胞壁が線維性に肥厚し，好中球，リンパ球，マクロファージなどの炎症性細胞の浸潤が見られる．パラコート，ブレオマイシン，ブスルファンなどの投与や

表6.4　吸入曝露により発癌性を示すおもな有機化合物

化合物	動物	曝露濃度	曝露期間	発生腫瘍
B[a]P(benzo[a]pyrene)+SO₂(二酸化硫黄)	シリアンゴールデンハムスター	18 mg/m³ B[a]P, 6 ppm SO₂	生 涯	扁平上皮癌
BCME(bis(chlorometyl)ether)	A/H マウス	1 ppm	21 週	腺腫
	SD ラット	0.1 ppm	20 週	扁平上皮癌
DBCP(1,2-dibromo-3-chloropropane)	F344 ラット	3 ppm	24 ヵ月	扁平上皮癌
DMCC(dimethylcarbamoyl chloride)	シリアンゴールデンハムスター	1 ppm	生 涯	扁平上皮癌
エピクロロヒドリン	SD ラット	30 ppm	生 涯	扁平上皮癌
ホルムアルデヒド	SD ラット	14.7 ppm	生 涯	扁平上皮癌
ポリウレタン塵	シリアンゴールデンハムスター	20 mg/m³	40～43 日	扁平上皮癌
ウレタン	A/H マウス	138 ppm	6.5 ヵ月	腺 腫
VC(塩化ビニルモノマー)	Ar/IRE ラット	30 000 ppm	12 ヵ月	腺 癌

表6.5　吸入曝露によりラットに発癌性を示すおもな金属

化合物	曝露濃度	曝露期間	発生腫瘍
硫酸ベリリウム	0.035 mg/m³	6 ヵ月	腺 癌
リン酸ベリリウム	26 mg/m³	6 ヵ月	腺 癌
ニッケル粉末	15 mg/m³	21 ヵ月	腺 腫
カルボニルニッケル	60 mg/m³	12 ヵ月	腺 癌

表6.6　吸入曝露により発癌性を示すおもな無機化合物

化合物	動物種・系	曝露濃度	曝露期間	発生腫瘍
アスベスト	A/CF₁ マウス	5～10 billion particle/m³	生 涯	乳頭腺腫
	ラット	42～146 mg/m³	14 ヵ月	腺癌, 扁平上皮癌
フリーラジカル SO₄	LX マウス	190 mg/m³	生 涯	腺 腫

表 6.7　肺発癌物質（皮下，腹腔内，飲料水，混餌）

- 3-MC（3-methylcholanthrene）
- B[a]P（benzo[a]pyrene）
- DEN（diethylnitrosamine）
- MNU（1-methyl-1-nitrosourethane）
- DHPN（N-bis(2-hydroxy-N-propyl)nitrosamine）
- 4-NQO（4-nitroquinoline 1-oxide）
- urethane（ethyl carbamate）
- NNK, 4-(methylnitrosamine)-1-(3-pyridyl)-1-butanone

血管内皮細胞および肺胞上皮細胞の障害
（肺胞内にフィブリンを伴う滲出液）
↓
硝子膜の形成
↓
間質および肺胞腔への白血球の浸潤
↓
炎症性病変の進展
↓
マクロファージの浸潤
↓
II 型肺胞上皮細胞の増加
↓
肺胞間質の線維性肥厚
（リンパ球，線維芽細胞の増加）
↓
線維化の進展
↓
蜂窩肺へ

図 6.9　間質性肺炎の進展過程

血液動態や浸透圧の変化
↓
血管内から周囲間質への血漿成分の流出
↓
液性成分のリンパ管内への流入
↓
リンパ管の拡張およびリンパ液量の増加
（肺水腫の初期の変化）
↓
間質での水腫
↓
肺水腫

図 6.10　肺水腫に至る過程

放射線照射により誘発される．

(iii) **肺水腫 pulmonary edema**（図 6.10）

肺水腫を引き起こすものとしては ① 血液動態の異常によるもの，② 肺胞上皮細胞の障害による血漿成分の漏出によるものが考えられる．そのうち①に属するものは心不全など心血管系の異常による場合，急性の神経異常に伴う神経性肺水腫，血漿タンパク質の低下など血液浸透圧の低下による場合などがある．②の機序としては内皮細胞の直接的障害により肺胞上皮細胞の透過性の亢進が起こり，肥満細胞からは各種メディエーター（ヒスタミンなど）が放出され，プロテアーゼ，リガーゼ，酸素ラジカルの放出なども引き起こされる．肺水腫は軽度であれば修復され正常な肺の構造に戻るが，障害の程度が重ければ肺炎の像を経て肺線維症へと発展し得る．実験的には α-ナフトールチオウレア，パラコート，4-イポメノール，マイトマイシン，バクテリア毒素などによって引き起こされる．

(iv) **肺線維症 pulmonary fibrosis**　肺における線維化は，形態学的には光顕的に結合組織の増加した状態であるが，生化学的にはコラーゲン線維の増加した状態，すなわちヒドロキシプロリンの増加である．

線維化は局所的にも，びまん性に全体的にも起こり得る．肺のコンプライアンスの減少と吸入する空気の拡散が障害される．肺線維症はヒトではケイ酸，アスベスト，ベリリウム，パラコート，ブレオマイシンなどで発生する．通常，肺の間質に障害を受けた場合はそれを修復するための機構として正常に戻す作用がはたらくが，その修復機構が障害されると線維化が増強される．

(v) **肺気腫 pulmonary emphysema**　肺気腫は肺胞壁が破壊され肺胞構造が異常に拡張した状態をいう．気腫状となった肺は解剖時にも拡張しており，その程度が重度の場合はスポンジ状となり胸腔を開けても虚脱しない．肺気腫は慢性気管支炎を伴うことが多い．実験的にはエラスターゼを経気道投与して作製することができることから，肺気腫の発生機序としてマクロファージや好中球などから分泌されるエラスターゼによる肺胞壁の破壊が考えられている．その他 BHT（butylated hydroxytoluene）投与と O_2 投与を組み合わせた方法や，パパイン，β-アミノプロピオニトリルなどでも肺気腫が発生する．

（vi）リン脂質症 phospholipidosis　肺における界面活性物質の蓄積により生じ，界面活性物質産生の過剰やその分解の減少が原因である．界面活性物質の分解にはマクロファージが関与しており，リン脂質分解酵素（ホスホリパーゼ）を介すると考えられている．リン脂質症はクロルフェンテルミン，クロルサイクリジン，アミトリプチリン，クロロキンなどの両親媒性薬物の投与によっても誘導される．

6.2.3　障害反応

A. 喉頭，気管

喉頭は吸入試験で最も障害を受けやすい部位であるが，気管粘膜は鼻腔や喉頭粘膜よりも障害を受けにくい．

a. 上皮過形成 epithelial hyperplasia

喉頭の障害反応は線毛上皮の再生性変化を伴うことが多く，その結果として，上皮過形成となる．

b. 壊死 necrosis，びらん erosion，潰瘍 ulceration

障害の程度が強いと上皮の壊死を引き起こし，炎症性の細胞浸潤を伴い，上皮のびらんあるいは潰瘍を引き起こす．

c. 粘膜下腺の変性 submucosal gland degeneration

上皮のびらんあるいは潰瘍に引き続き，粘膜下腺の扁平上皮化生が見られ，粘液による腺の囊胞状拡張や萎縮が見られる．

d. 粘液細胞過形成 mucous cell hyperplasia

上皮細胞のうち粘液を分泌する細胞がとくに増殖した状態．刺激性の化合物の吸入や炎症性変化の結果，粘液産生の亢進した場合に見られる．

e. 扁平上皮過形成 squamous cell hyperplasia

扁平上皮細胞が局所的に増殖した状態である．自然発生病変は少なく，発癌物質の投与により誘導されることが多い．前癌状態と考えられる．

f. 扁平上皮化生 squamous cell metaplasia

呼吸上皮細胞が扁平上皮に化生するもので，刺激性の化合物の吸入試験や喫煙の吸入曝露を行った動物，炎症性変化の後にも認められる．

B. 肺

a. 肺うっ血 pulmonary congestion

心不全など全身性の変化に引き続き出現する肺静脈のうっ滞で，肺水腫，出血，ヘモジデリンの沈着を引き起こすことがある．

b. 肺出血 pulmonary hemorrhage

吸入試験で重篤な状態になった動物に見られることが多い．肺胞腔あるいは間質への出血である．

c. びまん性肺胞障害 diffuse alveolar damage

肺胞上皮細胞の傷害を伴い，うっ血，水腫，出血後の修復性変化で，血管内皮細胞の障害を伴うことが多い．オゾン，NO_2，ブレオマイシン bleomycin などで誘発される．

d. 肺胞タンパク症 alveolar proteinosis

無構造な好酸性タンパク様物質が肺胞中に充満する状態をいう．肺胞マクロファージは多く見られるが，炎症は必ずしも伴わない．II 型肺胞上皮細胞からのサーファクタント過剰分泌でも引き起こされる．

e. 間質性肺炎 interstitial pneumonitis

（i）急性反応　血管内皮細胞が障害され，フィブリンを含む滲出液を肺胞内に認め硝子膜 hyaline membrane が肺胞壁に沿って好酸性物質として認められる．炎症性細胞の浸潤は肺胞腔内だけでなく肺胞壁などにも認められる．

（ii）慢性反応　単核細胞の肺胞への蓄積が見られ，線維芽細胞の増殖とコラーゲンの沈着などにより肺胞壁は肥厚し線維化へと進展する．

f. 肺水腫 pulmonary edema

血管内皮細胞の障害により血管の透過性が亢進し，間質および肺胞にフィブリンを含んだ滲出液を認める．一般に肺胞は拡張する．このような肺

は腫大し硬度を増し，割を入れるとその割面から液が漏出する．胸膜や葉間肋膜は肥厚し胸水を伴うこともある．このような変化は大動物ほど観察しやすい．

g. 肺線維症 pulmonary fibrosis

おもに，先行する炎症の慢性化により肺胞壁を中心に線維化が起こり最終的には肺胞構造が破壊される．線維化初期のコラーゲン観察には特殊染色が有用である．また，生化学的にはヒドロキシプロリン量の増加が指標となる．病理組織学的な変化としては硝子膜の形成，II型肺胞上皮細胞の腫大・増殖，肺胞壁への炎症細胞浸潤，線維化，肉芽組織の形成などが見られる．

h. 肺気腫 pulmonary emphysema

肺胞腔が異常に拡張し肺胞壁が破壊された状態である．経気道的にホルマリンを注入した際には人為的な肺胞腔の拡張との鑑別を要する．

i. リン脂質症 lipidosis

II型肺胞上皮，クララ細胞や血管内皮細胞の胞体の空胞化あるいは泡沫状変化を認める．電顕的に細胞質内に層板状構造の増加が認められる．

j. 細気管支肺胞上皮過形成 bronchioloalveolar hyperplasia

肺胞上皮細胞の細胞密度が単発性あるいは多発性に巣状に増加した状態で，個々の細胞は低円柱状あるいは立方状を呈する．細胞異型はごくわずかで細胞分裂像はあっても少ない．

6.2.4 腫瘍性病変および加齢性変化

A. 喉頭，気管

a. 腫瘍性病変

（i）扁平上皮乳頭腫 squamous cell papilloma，扁平上皮癌 squamous cell carcinoma　ともに自然発生腫瘍として見られることはきわめて少ない．

（ii）悪性神経内分泌腫瘍 malignant neuroendocrine tumor　ヒトのカルチノイドに相当すると考えられている腫瘍で，腫瘍細胞はカルシトニン，ヒスタミン，ソマトスタチンなどを分泌する．

b. 加齢性変化

加齢性病変として，線毛上皮細胞の線毛の消失，扁平上皮化生など化生病変のほか，基底膜，神経などの間質を含む変性病変が認められる．

B. 肺

a. 腫瘍性病変

（i）細気管支肺胞腺腫／癌 bronchioloalveolar adenoma / carcinoma　ラット，マウスに自然発生する肺腫瘍の中で，最も高い頻度の腫瘍である．肉眼的には肺の表面に白色の結節として認められる．病理組織学的には充実性 solid，管状 tubular，肺胞状 alveolar，あるいは乳頭状 papillary などの増殖パターンを示す．腫瘍周囲の組織には線維化や化生を伴うことがある．マウスでは発生頻度に系統差が大きい（好発系：A系，Swiss-Webster，嫌発系：B6C3F$_1$）．したがって，肺に標的性を示す物質の毒性，とくにその発癌性を評価するに際して，マウスを用いる場合はその系統の選択に注意する必要がある．

（ii）扁平上皮癌 squamous cell carcinoma
扁平上皮化生した上皮から発生すると考えられている．しばしば角化物が腫瘍組織中に観察され，癌真珠 cancer pearl を認めることがある．扁平上皮の特徴である細胞間橋を認めることが多い．

（iii）腺扁平上皮癌 adenosquamous carcinoma　腺癌と扁平上皮癌とがともに認められる腫瘍である．しかし，腺癌の腫瘍組織中には扁平上皮化生を示すものがあり，鑑別を要する．

（iv）悪性中皮腫 malignant mesothelioma
悪性中皮腫は胸腔，腹腔に発生するもので，胸腔にアスベストなどを注入することにより誘発される．

（v）過誤腫 hamartoma　境界の明瞭な腫瘤形成病変で，軟骨，線維組織，平滑筋，脂肪組織などが主体である．

b. 加齢性変化

肺の加齢性病変としては血管周囲のリンパ球の集簇がある．これは多発性あるいは単発性に起こり，稀に気管支や細気管支周囲に見られることもある．また，肺胞腔内への肺胞マクロファージの出現も加齢性病変として見られることがある．

その他，うっ血，巣状の出血，ヘモジデリンを貪食したマクロファージの出現，水腫も老齢ラットの肺に見られることがある．また，稀に気管上皮の扁平上皮化生を見ることがある．

c. 動物における肺発癌

A/J系マウスなど肺腫瘍を比較的高頻度に発生する系統が存在するが，動物における自然発生肺癌は一般的に稀である．表6.8に最も多く研究されているラット，マウスおよびハムスターの呼吸気道で認められる腫瘍型の報告を示した．

げっ歯類は鼻呼吸しか行えない動物であることから，ホルムアルデヒドの吸入曝露ではラット，マウスおよびハムスターの鼻腔には腫瘍が発生する．喉頭における腺腫および腺癌はラットおよびマウスでは稀であるが，タバコ煙を吸入曝露させたハムスターで観察される．芳香族多環炭化水素などの発癌物質を局所的に挿入して誘発させる以外，気管や気管支における腫瘍は比較的稀である．一般に，げっ歯類の肺腫瘍は末梢に観察される．ヒト肺癌とげっ歯類の肺腫瘍との相違点としては転移能がある．ヒト肺癌では肝臓や骨や脳などへしばしば転移をするが，げっ歯類の肺癌における遠隔転移はそれほど高頻度ではない．たとえリンパ管や血管など，さらに周囲組織への浸潤性を示す場合においても低頻度である．

（i）**マウスの肺腫瘍** マウスによく見られる肺腫瘍は，肺野の末梢に発生するII型肺胞上皮細胞あるいは気管支クララ細胞由来である．A/J系マウスあるいはSwiss-Webster系マウスでは高頻度に肺腫瘍が自然発生する．また，発癌物質に曝露すると発生頻度が高まるとともに動物1匹あたりの担腫瘍数が著しく増加する．一方，C57BLなどのマウスでは，自然発生として肺腫瘍に進展することは稀である．最初に確認できる病変は，肺胞上皮過形成である．これらの過形成病変は腺腫へと進展する．そして腫瘍細胞の中から核異型（クロマチンが豊富で核の多形性が顕著）や細胞密度の増加などの悪性像を示し癌へと進展する．

最近の分子生物学的研究により，マウスの肺腫瘍では，ヒトの肺腫瘍，とくに喫煙が原因と考えられている肺癌組織中で認められる ras 遺伝子変異の頻度が高く，この点ではヒト肺癌モデルとして有用である．しかし，最近ヒトの肺癌で問題となっているEGFR（epidermal growth factor receptor）の遺伝子変異に関しては動物肺モデルで検出されることはほとんどなく，今後の検討が必要である．

（ii）**高濃度の粒子状物質を曝露したラット肺における腫瘍** ラットに高濃度のディーゼル燃焼排出ガス，シェール（油頁岩）ダスト，滑石などを曝露すると，肺末梢野に腺腫，腺癌，扁平上皮癌あるいは腺扁平上皮癌が誘発される．その他に，ケラチンシスト keratinizing cyst とよばれる変化

表6.8 げっ歯類における呼吸気道腫瘍の発生分布

		ラット	マウス	ハムスター
良性腫瘍	腺腫	鼻腔，気管・気管支，肺	鼻腔，肺	気管・気管支，肺
	乳頭腫	鼻腔，気管・気管支	鼻腔	喉頭
	角化囊胞性上皮腫	肺	（なし）	（なし）
悪性腫瘍	腺癌	鼻腔，肺	鼻腔，肺	鼻腔，気管・気管支，肺
	扁平上皮癌	鼻腔,喉頭,気管・気管支,肺	鼻腔，気管・気管支，肺	鼻腔，喉頭，気管・気管支，肺
	腺扁平上皮癌	肺	（なし）	（なし）
	嗅神経神経芽細胞腫	鼻腔	鼻腔	（なし）
	神経内分泌癌	（なし）	（なし）	喉頭，気管・気管支
	肉腫	鼻腔	鼻腔，肺	鼻腔，肺

［Data from Hahn (1997)］

があり，囊胞性角化上皮腫 cystic keratinizing epithelioma あるいは良性扁平上皮腫瘍などの良性腫瘍に進展することもある．これらの良性腫瘍病変は肺胞領域における扁平上皮化生巣から発生する．病巣はしばしば球状，多結節性，境界明瞭で周辺肺実質組織を圧迫する．それらは高分化な重層扁平上皮細胞により取り囲まれた渦状の角質塊（癌真珠）で構成されている．これらの病変は，しばしば線維化巣や病巣へ通じている上皮細胞の過形成を伴った大型の気管支に隣接して発生する．

(iii) **イヌにおける肺腫瘍** イヌは，その大きさ，扱いやすさ，ヒトの気管支構築や吸入曝露したエアロゾルの肺沈着の類似性などの理由から吸入曝露試験に使用される．

細気管支・肺胞上皮癌はイヌにおける肺腫瘍の中で最も高頻度に発生する腫瘍である．ヒトとは異なり，気管支由来の癌，未分化小細胞癌および大細胞癌は稀である．K-*ras* 遺伝子の突然変異（コドン 12 での GGT → GGA）が，イヌの自然発生肺腫瘍および二酸化プルトニウム（$^{239}PuO_2$）誘発の悪性肺腫瘍で検出されている．

6.2.5 障害が及ぼす影響

a. 換気不全による影響

ガス交換が十分に行われない状態が長く続き，低酸素状態が持続すると骨髄の造血能，とくに赤芽球系造血の亢進を見ることがある．

b. 循環器系に及ぼす影響

慢性的な肺障害は肺循環の障害をきたし，とくに心臓の右室系の壁の肥厚をもたらす（肺性心 cor pulmonale）．

c. その他

肺はホルモンや生体内活性物質などの代謝活性の場としても重要である．したがって，肺を含む呼吸器系の障害はそのような活性物質の代謝を抑制する．このことは肺局所で最も影響を受けることであるが，全身への影響も無視できない．

6.2.6 毒性の評価

呼吸器の毒性を検索する実験方法には表 **6.9** に示す方法があり，また，毒性の評価に用いられる指標には表 **6.10** に示すものがある．また，呼吸器の毒性を評価するには次のようなものがある．

a. 肺機能の評価

これは呼吸器系の生理学的な評価を行うために，実験動物の換気能力やガス交換率を測定するものであるが，ヒトと異なり，その呼吸の早さや動物の固定などのため困難を伴うことが多い．

b. 気道系分泌物の評価

気道系の分泌物は肺の障害を生化学的に測定し評価するために重要である．分泌液中に含まれる細胞成分，タンパク質，酵素，さらに脂質の分析は肺の毒性の評価に重要な情報を与えてくれる．たとえば，乳酸デヒドロゲナーゼ，アルカリホスファターゼ，アンギオテンシン変換酵素などの上昇は肺障害の指標となるし，アルブミンの増加は肺水腫の指標でもある．さらにある種の酵素や炎症性細胞の存在は肺炎の慢性化を示す場合がある．しかも，多くの場合，これらの変化は病理組織学的な変化を反映していることが多い．

表 6.9 呼吸器の毒性を検索する実験方法

1. 動物全体に曝露する方法 　吸入実験 　　鼻部曝露 　　全身曝露
2. *in vitro* の実験 　灌流肺を用いる方法 　肺スライスを用いる方法 　器官培養を用いる方法 　単離細胞を用いる方法
3. 実験的肺癌モデルを応用する方法 　urethane (ethyl carbamate) 　NNK, 4-(methylnitrosamino)-1-(3-pyridyl)-1-butanone 　4-NQO (4-nitroquinoline 1-oxide) 　B[*a*]P (benzo[*a*]pyrene) 　DHPN (*N*-bis(2-hydroxy-*N*-propyl)nitrosamine) など

表6.10 肺毒性の評価に用いられる指標

材料	指標	病変
BALF（気管支肺胞洗浄液）	各種酵素の増加 血漿タンパク質の増加 ライソソーム酵素の増加 グルタミルトランスペプチダーゼ活性の上昇 アルカリホスファターゼ活性の上昇	細胞毒性 肺胞血液バリアの障害 マクロファージの増加 クララ細胞の障害 II型肺胞上皮細胞の障害
尿	変異原性物質の出現 デスモシン，イソデスモシンの上昇	変異原物質への曝露 肺気腫
血液	ライソソーム活性の上昇	慢性気管支炎
肺組織	TNF（腫瘍壊死因子）のmRNAの増加	線維化
DNA	K-ras癌遺伝子の活性化 p53の突然変異	肺腫瘍 肺腫瘍

c. 肺毒性に関する生化学的な評価

肺の毒性を評価するのに，肺の炎症の程度を血中のサイトカイン量を測定することによって評価するなど，種々の生化学的データが用いられる．その際，それらの値は肺1個あたり，あるいは肺葉一つあたりで示すことが望ましい．肺の重量は水腫，炎症，線維化，腫瘍発生で容易に上昇するため，重量あたりで評価すると，適切な評価ができないことがあるからである．

血中のデータだけでなくBALF（気管支肺胞洗浄液 bronchoalveolar lavage fluid）を用いることも行われる．

d. 形態学的な評価

肉眼的に病変が見られる場合は，その部位を同定し，葉ごとに評価する．また，胸腔内の異常，すなわち，胸水の有無，腫瘍性病変の有無も観察する．肺は固定法により肺胞構造が大きく異なるので，組織学的な評価をするためには固定の段階から注意する必要がある．固定は通常ホルマリン固定液に浸すか，経気道的にホルマリンを注入する．必要に応じて電顕用にグルタルアルデヒドによる固定やパラホルムアルデヒド蒸気固定ないし灌流固定を行うこともある．II型肺胞上皮などの細胞を同定するのに，電子顕微鏡はきわめて有用な手段となる．また，弾性線維，結合組織，多糖類および基底膜の観察には特殊染色が有用である．

e. 肺毒性に関する量的評価法

形態学的な変化は，必要に応じて二次元のデータを三次元の計算式によって計算することができる．肺胞の表面積，肺胞腔と肺組織の比率，また，肺胞腔の数などは肺気腫の程度を量的に評価する場合に用いられる．細胞の増殖を評価するために，免疫染色によるPCNA（増殖細胞核抗原）やKi-67の染色が用いられる．さらに，酵素などの同定のために酵素組織化学，免疫染色のほか *in situ* ハイブリダイゼーション法などの染色も応用される．

［今井田克己，林　修次］

文献（6.2節）

1) Maronpot RR, ed. : Pathology of the Mouse, Cache River Press, USA（1999）.

6.3 歯　牙

6.3.1 構造，生理，機能

歯牙を構成する組織には，エナメル質・セメント質・象牙質からなる硬組織，歯髄とよばれる神経・血管が豊富な結合組織，ならびに哺乳類の歯牙においては歯牙と顎骨間に介在する歯根膜（シャーピー線維）といわれる膠原線維がある．これら歯牙の構成成分のうち，エナメル質は外胚葉性上皮より，またセメント質・象牙質・歯髄および歯根

膜は外胚葉性間葉組織から発生する.

a. 発　生

歯牙の発生は，組織形態学的特徴から蕾状期・帽状期・鐘状期の三つのステージに大別される．胎生期において，原始口腔上皮は間葉系組織内に下方陥入しながら歯堤を形成し，その先端部が球状に増殖してエナメル器が形成される（蕾状期）．エナメル器はさらに帽状に増殖し，その外側に外エナメル上皮，内側に内エナメル上皮が配列するとともに間葉系組織が集族し歯乳頭へと分化する（帽状期）．その後もエナメル器の辺縁部は増殖を続け，陥入部が深く釣鐘状となる（鐘状期）．エナメル器に近接する歯乳頭表面の細胞は象牙芽細胞へと分化し，象牙質が形成される．この象牙質が石灰化するとともに内エナメル上皮はエナメル芽細胞へと分化し，歯冠部のエナメル質が象牙質の表層に形成される．歯冠部エナメル質を形成し終えたエナメル器は，歯根部象牙質を形成しながら根尖方向に増殖する（Hertwigの上皮鞘）．さらにシャーピー線維が上皮鞘を貫通・断裂して歯根部象牙質表層にセメント質が形成される．断裂した上皮鞘の遺残はマラッセ Malassez 上皮遺残とよばれ，歯根表面周囲部に存続する．このように，上皮系組織と間葉系組織の複雑な相互作用により歯牙の組織は誘導形成される．

b. 構造（図 6.11）

（i）**エナメル質 enamel**　歯冠表面を覆う生体内で最も硬い組織である．約96%は無機質からなり，わずかな有機成分と水が含まれる．エナメル質は，六角形または円柱状のヒドロキシアパタイト hydroxyapatite（$Ca_{10}(PO_4)_6(OH)_2$）の結晶からなるエナメル小柱と無数の小柱間質によって構成される．エナメル小柱の横断面は，動物の種類により輪郭，大きさ，配列状態，小柱間質の広さが異なる．

（ii）**象牙質 dentin**　歯牙の組織の主体性をなす硬組織で，一般に歯冠部ではエナメル質，歯根部ではセメント質により覆われる．象牙質は重量比で，無機質70%，有機質18%，水分12%で構成される．象牙質の最も歯髄側には，間葉系由

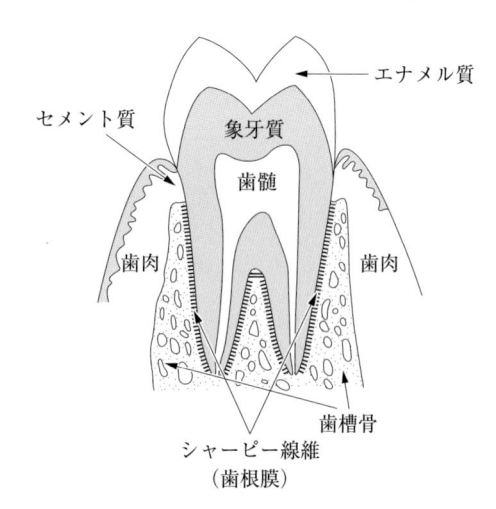

図 6.11　ヒトの歯牙の基本構造

来の象牙芽細胞 odontoblast が配列する．また，象牙質内には，歯髄からエナメル質方向へ向かって無数の細管（象牙細管）が存在し，象牙芽細胞の突起がエナメル質・象牙質境界まで伸びる．

（iii）**セメント質 cementium**　セメント質は歯根の表面を覆う硬組織で，無細胞セメント質と細胞成分を有する細胞セメント質が存在する．セメント質は，無機質含有量が少なく，重量比で無機質65%，有機質23%，水分12%となる．

（iv）**歯髄 pulp**　歯髄は，歯牙の中心部に位置し，細胞成分（線維芽細胞，象牙芽細胞，未分化間葉系細胞など），コラーゲン線維を主体とする線維成分，基質（酸性ムコ多糖類，糖タンパク質）から構成され，歯根部根尖孔を除き周囲を象牙質に囲まれた未分化な組織である．歯髄には，三叉神経節由来の知覚神経が分布し，機械的・化学的・温熱的刺激に対してすべて痛みとして感じる特殊性を有する．

c. 生　理

歯冠部エナメル質は，う蝕 dental caries・咬耗・摩耗によってその厚みが減じても再生することはない．一方，象牙質は咬耗などの変化，または象牙芽細胞の突起の露出・切断に際して，象牙芽細胞が象牙質の歯髄側内に新しい象牙質（第二象牙質 secondary dentin）を添加する．これらの現象は，歯髄腔と歯の表面との距離を一定に保ち，刺激源から歯髄を保護する目的があると考えられている．

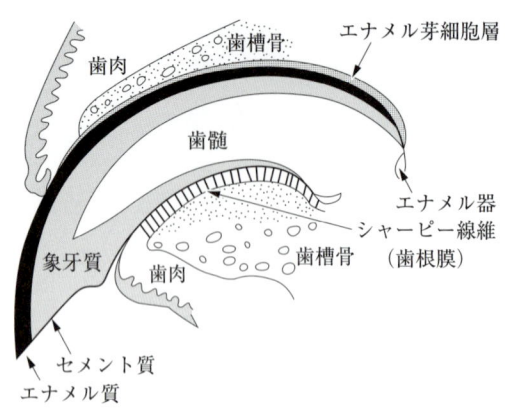

図 6.12 げっ歯類の切歯の構造

また，げっ歯類の切歯表層は，唇側がエナメル質，舌側がセメント質で覆われ，絶えず成長を続ける（図 6.12）．

d. 機　能

食物の摂取において歯牙は必要不可欠な器官である．その機能は，動物種・形態・植立位置などにより異なる．哺乳類の場合，前歯部では食物の捕獲・咬断，臼歯部では粉砕・臼摩が主たる役割である．さらに，ヒトでは審美的要素も大きいのみならず，D, F, T, Th, V などの発音にも重要である．

6.3.2　毒性メカニズム

胎生期の早期の段階で歯牙の原基は形成され，出生後の長い時間を経て完成する．したがって，細胞増殖・代謝活性のさかんな歯牙の発生過程に障害となる種々の因子が作用すると歯牙の形成不全が生じることになる．一方，歯牙の完成後は，塩酸などによる酸蝕症や銀製剤による歯牙の理化学的変化である変色は見られるものの，化学物質による影響は少ない．げっ歯類の切歯は，生涯にわたって成長を続けることから，種々の化学物質の標的となる可能性がある．

歯牙の形成不全は，歯牙の発生過程における栄養障害・内分泌障害など全身的な原因のみならず種々の化学物質による影響も知られている．化学物質が歯牙に及ぼす毒性変化は，その作用する時期が歯牙の初期の発生過程であると数・形態異常，石灰化段階であると石灰化異常を呈する可能性がある．

a. テトラサイクリン tetracycline による毒性

歯牙の形成不全をきたす化学物質としてテトラサイクリンはよく知られている．長期間投与により，エナメル質および象牙質の黄色〜灰褐色調化やエナメル質形成不全がさまざまな程度で生じる．組織学的には，研磨標本を蛍光顕微鏡下で観察すると，テトラサイクリンの沈着がエナメル質および象牙質の成長線に一致して線状の蛍光部が見られる．動物実験で，テトラサイクリンが石灰化進行中の歯質部位に沈着すると，胎盤を通過したテトラサイクリンが胎児の歯胚に作用し，出生後に歯牙の着色を生じることが証明されている．

b. フッ素 fluorine による毒性

フッ素により歯牙の石灰化不全が生じ，歯牙の表面は種々の程度の白濁・着色・実質欠損を呈することがある（斑状歯 mottled teeth）．フッ素は，石灰化進行中のエナメル芽細胞に対し血行性に作用し，同細胞の異形成または低形成をきたし，エナメル質の石灰化不全に関わるとされている．

c. 抗癌剤による毒性

抗癌剤として用いられるシクロホスファミド cyclophosphamide による歯牙への毒性変化は，ラットを用いた実験で報告され，本剤の投与により歯牙の数・大きさ・形態異常が認められている．シクロホスファミドの核酸代謝阻害作用により，歯牙の発生過程にある細胞の突然変異や細胞死の誘発が毒性変化の原因と考えられている．

d. その他の化学物質による毒性

TCDD（2,3,7,8-tetrachlorodibenzo-p-dioxin）の経胎盤的曝露により，歯牙の萌出時期の異常や未萌出，歯牙の大きさ・数の異常，石灰化不全などの障害が，ラットやアカゲザルで見られている．これらの毒性変化は，PCB（polychlorinated biphenyl）や HCB（hexachlorobenzene）においても同様に報告されている．また，TCDD は，げっ歯類のエナメル芽細胞に作用し過剰なアポトーシスを誘発するこ

e. 発癌物質による腫瘍の発生

一般に動物において歯原性腫瘍の自然発症はきわめて稀である．一方，発癌物質を用いた実験において歯原性腫瘍の発生はいくつか報告されている．ラット・ハムスターなどにおいて MNU（*N*-methylnitrosourea），ENU（*N*-ethylnitrosourea），BNU（*N*-butylnitrosourea）の顎骨内直接投与や経口・腹腔・静脈内投与により種々の歯原性腫瘍の発生が見られている．

6.3.3 障害反応

a. 数・大きさ・形態の異常

正常の歯牙数よりも歯牙の数が多い場合を，過剰歯 supernumerary teeth，少ない場合を欠如歯 missing teeth という．大きさの異常には，正常より異常に大きい巨大歯 macrodont，小さい矮小歯 microdont がある．形態異常としては，石灰化が終了する段階で複数の歯胚が結合した融合歯 fused teeth がある．

b. エナメル質・象牙質の異常

エナメル質形成不全 enamel hypoplasia には，歯冠形態は正常で白斑・小陥凹などの軽度の色調変化のみのものから，エナメル質の大部分が形成されない重度なものまである．象牙質形成不全 dentin hypoplasia は，色調の変化とともに歯冠・歯根の縮小，歯根の屈曲・短縮などを生じることがある．また，ビリルビンやポルフィリンなどによる内因性の歯牙の着色，テトラサイクリン tetracycline や重金属などによる外因性の着色がある．栄養障害として，カルシウム・マグネシウム・リンの不足によって象牙質の石灰化障害や，ビタミンA欠乏によるエナメル質形成障害およびビタミンD欠乏による象牙質形成障害が知られている．さらに，甲状腺機能不全では，エナメル質・象牙質形成障害が，副甲状腺機能不全では，エナメル質の低形成が見られる．

6.3.4 腫瘍性病変および加齢性変化

a. 歯原性腫瘍 odontogenic tumor の発生

顎骨内に発生し歯牙を形成する組織由来の腫瘍を総称して歯原性腫瘍という．歯原性腫瘍を理解するうえで歯牙の発生メカニズムは重要で，腫瘍発生においても上皮性組織と間葉系組織が相互に誘導し合い，上皮性の誘導が優位である場合は間葉系を伴わない歯原性上皮成分主体となり，逆に間葉系の誘導が優位の場合は歯原性上皮成分を含まない間葉系組織成分主体となる．

（i）**エナメル上皮腫 ameloblastoma**　歯堤・エナメル器・Malassez 上皮遺残由来の外胚葉性腫瘍である．組織学的に立方状から円柱状のエナメル芽細胞様上皮細胞が網目状あるいは濾胞状に増殖しエナメル器に類似した構造を呈する．なお，本腫瘍にエナメル質の形成は見られない．ヒトの歯原性腫瘍としては最も頻度が高い本腫瘍も，げっ歯類では稀である．

（ii）**エナメル上皮線維腫 ameloblastic fibroma とエナメル上皮線維歯牙腫 ameloblastic fibro-odontoma**　エナメル上皮線維腫は，外胚葉性と間葉系組織の混合した歯原性腫瘍で，歯原性上皮が線維性結合組織内に索状に散在性に存在する．エナメル上皮線維歯牙腫は，エナメル上皮線維腫に類似し，軟組織成分中に歯硬組織の形成を伴う混合腫瘍である．

（iii）**セメント質腫 cementoma とセメント芽細胞腫 cementoblastoma**　セメント質腫は組織学的に骨腫に類似するが，その構成成分がよりセメント質様で好塩基性を示す．一方，セメント芽細胞腫は，骨肉腫に類似するものの，核分裂像が乏しく，セメント質様物質をセメント芽細胞が密に取り囲む像を示す．

（iv）**歯牙腫 odontoma**　ラットにおいて比較的発生頻度の高い腫瘍である．歯牙腫は，エナメル質・象牙質・セメント質を主体とする歯硬組織成分からなる腫瘍で，過誤腫 hamartoma としても位置づけされることもある．組織学的に歯牙腫は，歯硬組織成分すべてを含むものの不規則な塊状を示す複雑性歯牙腫 complex odontoma と，多数の歯様構造物からなる集合性歯牙腫 compound odontoma に大別される．

b. 加齢性変化

（i）**咬耗 attrition，磨耗 abrasion**　咬耗とは，対合歯との咬合によりエナメル質・象牙質の一部が消耗するもので，摂取した食物の硬度，咬合状態，歯牙の石灰化の程度に関係する．一方，磨耗とは，咬耗以外の機械的作用による歯質の表在性欠損をいう．

（ii）**象牙質・セメント質・歯髄の変化**　歯牙に加わる種々の刺激によって，歯根完成後も緩やかに第二象牙質の添加が生じ，その結果歯髄腔内は加齢とともに狭くなる．セメント質は生涯を通じて絶え間なく形成されるため加齢とともにその厚みは増大する．また，第二象牙質の添加によって，根尖孔は次第に狭窄化し血液供給の低下が見られる．その結果，歯髄は萎縮や石灰・脂肪沈着などの退行性変化を呈することがある．

（iii）**慢性腎症に続発した副甲状腺機能亢進症による影響**　雄ラットに好発する加齢性病変である慢性腎症に続発した副甲状腺機能亢進症により，歯髄腔内の象牙芽細胞に不正配列が生じることがある．

6.3.5　障害が及ぼす影響

歯牙の石灰化の程度は，う蝕感受性と密接な関係がある．とくにエナメル質形成不全では石灰化レベルが低くう蝕が発生しやすい．う蝕の進行により歯髄や根尖歯周組織への炎症の波及ならびに歯牙の破折を見る．

歯牙は，隣接歯および対合歯，さらには口唇・舌から受ける圧力に対し最も中立的な位置に萌出する．したがって，萌出位置や数・大きさの異常により不正歯列や不正咬合を引き起こす．これらの障害が高度になると咀嚼機能障害により全身的な栄養障害につながり得る．時に，げっ歯類において切歯の過度な伸長は咀嚼障害をきたし食物摂取が困難になる場合がある．

腫瘍性病変においては腫瘍の増大により，顎骨内での歯牙の埋伏，歯根吸収・傾斜・位置異常・不正咬合，顎骨破壊・吸収などさまざまな影響をもたらす．

6.3.6　毒性の評価

歯牙に対する毒性評価はその発生頻度や評価法から必ずしも容易ではない．さらに，歯牙の発生過程のどの段階で化学物質が作用するかはおのおのの物質によって異なることも考えられる．しかしながら，歯牙に及ぼす毒性変化は，さまざまな程度の機能障害（ヒトではとくに審美障害も重要となる）を生じることから化学物質による歯牙への毒性評価は必要不可欠な検索項目の一つである．また，外見上明らかな歯牙の形成不全や着色を呈する以外に，石灰化進行中の硬組織へ化学物質が沈着を生じていることもある．さらに，歯原性腫瘍は顎骨内発生を主体とし，腫瘍の増大に伴い顎骨の膨隆や骨皮質の菲薄化などの変形や咬合異常などが観察し得る場合もあるが，微小な顎骨内の腫瘍発生も念頭におかねばならない．

前述のようにげっ歯類の切歯は，生涯成長を継続するため歯牙の毒性評価における有用な標的臓器である．とくに化学物質の石灰化部位への沈着の程度を知る指標となり得る．一方，歯牙の数・大きさ・形態・萌出位置と時期や歯原性腫瘍の発生を検索するためには，歯牙の発生の各段階を追って詳細に検討する必要がある．　　　　［辻内俊文］

文献（6.3節）

1) 石川悟朗ほか：口腔病理学 I，永末書店 (1978)．
2) 石川悟朗 監修：口腔病理学 II，永末書店 (1982)．

6.4　口腔，舌，咽頭

6.4.1　構造，生理，機能

食物摂取や化学物質の経口投与（とくに，混餌，飲水）の最初の曝露部位である．また，口腔粘膜は消化器や呼吸器の入口で，多種の物質（天然あるいは合成）にもさらされている．口腔内には歯牙が位置し，機械的あるいは化学的刺激に対応でき

る構造となっている．粘膜は重層扁平上皮 stratified squamous epithelium で覆われる[1,2]．角化 keratinization(cornification)は，完全に細胞成分を失った角化層を形成する正角質化 orthokeratinization と核を残したまま角化層を形成する錯角質化 parakeratin-ization があり，角質化のないものを非角質化 nonkeratinization という．機能的には，咀嚼に関わる粘膜(咀嚼粘膜)，味覚などの特殊知覚を有する粘膜(特殊粘膜)，その他の口腔粘膜(被覆粘膜)に分けられる．咀嚼粘膜は，角化層が厚く，被覆粘膜は，非角化重層扁平上皮 nonkeratinized stratified squamous epithelium で細胞層も薄い．口腔粘膜のとくに薄い部位においてその独特な構造，吸収の特性が，口腔の豊富な微生物叢と相まって，独特の環境を形作っている．

a. 構造

（i） 口腔 oral cavity　口腔は，口唇から咽頭を経て食道に連なる消化管の入口で，食べ物の咀嚼に関わる構造，口唇，頬，口蓋，舌，歯で構成され，唾液の分泌場所でもある．口腔は，口唇の外側皮膚部より粘膜に移行し，その表層は，重層扁平上皮粘膜で覆われている[1,2]．その直下に粘膜固有層があり，粘膜筋板はない．この構造によって機械的刺激に対して抵抗性がある．同時に，外からの異物を認識する免疫系に関わる構造を伴う．げっ歯類では広範に角化が見られる．口腔粘膜の構造は，皮膚と類似している．ヒトとは，上皮の厚さ(50〜500μm)と形態で異なる．ヒトの場合，硬口蓋と歯肉 gingiva など若干の領域を覆っている粘膜を除いて，大部分の口腔は，非角化重層扁平上皮が内側を被覆している(表層の細胞はわずかに扁平化して，下層の有棘細胞とあまり違わない)．口腔粘膜下にはほとんど付属器がないが，口腔粘膜に開口する数百の小唾液腺が存在する．他方，実験動物として用いられるげっ歯類には，非角化重層扁平上皮粘膜はない．

（1）　**口唇 lip**：口唇は，上唇，下唇からなる．顔面の有毛皮膚部から無毛部に，さらに口腔粘膜へと移行する．粘膜上皮は重層扁平上皮で外側の角化重層扁平上皮から口腔粘膜に向けて錯角化する．ブタやウシの下唇の一部は正角質化，イヌの下唇の襞状部は非角質化の重層扁平上皮である．粘膜固有層には弾性線維が網目状に発達し，粘膜下組織から筋層にかけて口唇腺が見られる．ヤギ，イヌでは純粘液腺，ウマ，ウシ，ブタ，ウサギは混合腺である．げっ歯類，ウサギなどは上唇が中央の縦裂により左右に分けられ兎唇となる．霊長類とウサギの口の上皮の構造はヒトと類似している．

（2）　**口蓋 palate**：口蓋は硬口蓋 hard palate と軟口蓋 soft palate からなり，角化重層扁平上皮に覆われている．硬口蓋では弾性線維を含む粘膜下組織から結合織性骨膜(切歯骨，上顎骨，口蓋骨)へと移行する．草食動物ではとくに角化層が発達する．軟口蓋は一般的に角化が弱く，粘膜下に口蓋腺が発達し，中心に筋層(口蓋筋)を認める．ウマやブタでは，口蓋帆扁桃が存在する．

（3）　**頬 cheek**：頬の粘膜は重層扁平上皮よりなり角化は認めない．ネコの上唇粘膜の乳頭，ウサギの絨毛状乳頭は錯角化がある．粘膜下組織の下層あるいは筋層には頬腺が存在する．よく実験に用いられるハムスターの頬嚢や，げっ歯類の粘膜は角化重層扁平上皮粘膜に類似している．

頬嚢 cheek pouch　ハムスターには口腔内に頬嚢とよばれる特殊な袋がある．その内腔は角化重層扁平上皮よりなる頬嚢膜で覆われ，構造的に食道の上皮粘膜に類似する．上皮下にはわずかに結合組織が存在し，筋層に続く．皮膚と頬嚢の間をとくに粘膜網目層 mucoareolar layer とよぶ．

（ii）　**舌 tongue**　舌は，重層扁平上皮粘膜に覆われた筋肉質の器官で，口腔の下壁を構成し，舌背部には，多くの舌乳頭があり，採食や食物の移動などの機械的機能に関与する乳頭と味覚機能をもつ乳頭に分けられる．前者には糸状乳頭，円錐乳頭，レンズ状乳頭，後者には茸状乳頭，有郭乳頭，葉状乳頭が含まれる．粘膜下は疎な線維性結合織を挟み，種々に交錯走行する骨格筋が存在する(固有舌筋)．小唾液腺の舌腺も舌根部を中心に存在する．肉食動物には，舌尖中央部腹側に縦走するリッサ lyssa とよばれる構造がある．

（1）　**舌乳頭 lingual papilla**：

糸状乳頭 filiform papilla　最も多く認められる乳頭で，動物の種類によって，棍棒状，三角

錐状，糸状など，形状は多様で，角化の程度もさまざまである．ネコ，モルモットの糸状乳頭は正角化重層扁平上皮である．一般に，舌尖部舌背面に発達し，先の尖った形態で，そのため表面がざらざらしてヤスリ状で食物をなめ取りやすくなっている．乳頭の内部には固有層由来の結合織乳頭が芯となって，上面が数個の二次乳頭に分かれているものもある．乳頭は，舌根部に向かって傾斜している．なお舌の裏面には乳頭は存在せず，重層扁平上皮のみである．

円錐乳頭 conical papilla 低い円錐状の乳頭でイヌ，ネコ，ブタの舌根に分布する．この乳頭は糸状乳頭より大型で，通常あまり角化しない．

レンズ状乳頭 lenticular papilla 扁平なレンズ状乳頭で，おもに反芻類の舌背隆起部に観察される．

茸状乳頭 fungiform papilla キノコ状で，舌背に広く分布し，糸状乳頭の間に散在している．その数は，糸状乳頭よりはるかに少なく，角化がないため粘膜下の血管が透けて赤く見える．結合織乳頭が，いくつかの指状の二次乳頭を出している．血管と神経が豊富に見られ味蕾 taste bud も認められる．味蕾は，ウシとウマで少なく，ヒツジとブタでやや多く，食肉類とヤギで豊富である．ヒトでは，胎生期後半と乳児期は点在して見られるが，成人ではほとんど見られない．

有郭乳頭 vallate papilla 舌根部に分布する大型扁平な乳頭で，上皮で覆われた輪状の溝である乳頭溝とそれに囲まれたドーナツ状の乳頭郭からなる．茸状乳頭，葉状乳頭と同様に血管および神経に富み，その側面には味蕾を見る．乳頭溝の底部には漿液腺（エブネル腺 von Ebner's gland）が開口している．

葉状乳頭 foliate papilla ウマ，ブタ，ウサギなどの口蓋舌弓の吻側舌側縁にある長楕円形乳頭を指す．複数の乳頭溝が乳頭の長軸に直行して数条存在し，乳頭溝の深部には漿液腺があり，溝の底部にその導管が開口している．味蕾は，乳頭溝側面に多数存在し，これに分布する神経が粘膜固有層内に多数見られる．葉状乳頭は，サルでもかなりよく発達しているが，ヒトでは発達が悪く不明瞭である．食肉類では，痕跡程度であり，反芻類では欠いている．

(2) **舌筋 lingual muscle**：舌筋は骨格筋線維の束で縦横に走行し，その筋束間に見られる結合組織に神経や脈管が存在する．

(3) **舌腺 lingual gland**：舌腺は小唾液腺で，粘膜下および筋層内に見られる．舌尖近傍の下面粘膜下には混合腺が，後方の有郭乳頭あるいは外側の葉状乳頭の底部に漿液腺が，また舌根部粘膜下には多量の粘液腺が存在する．葉状乳頭に見られる漿液腺はヒトで少ないが，ウサギなどでよく発達している．大型の反芻類やウマでは混合腺，肉食動物やヒツジでは粘液腺である．

(iii) **咽頭 pharynx** 口腔と鼻腔が合流する喉頭と食道の上方に位置し，上端は咽頭円蓋として頭蓋底に達し，その前方は鼻腔，口腔につながる空隙部である．

鼻腔に通じる咽頭呼吸器部 pharynx respiratorius とよばれる部位は，重層扁平上皮から杯細胞をもつ多列線毛上皮への移行形態を示し，重層扁平上皮の角化は認めない．咽頭下部の咽頭消化器部 pharynx digestoxria は，角化のない重層扁平上皮で，口腔および食道と同様の形態を示す．

粘膜固有層は乳頭状に上皮と接しており，呼吸器部では骨膜を介して骨に，また消化器部では筋層に接する．粘膜固有層には混合腺である咽頭腺が見られる．粘膜筋板はないが，それに相当する層に弾性線維が発達し，食物が通過するときに咽頭が変形できるのは，この層が存在するためである．

b. 生理，機能

表皮と比べ，口内の上皮には二つのおもな違いがある．それは，高い増殖能と吸収能である．増殖能は部位により異なり（歯肉で高く，硬口蓋では低い），口腔上皮の増殖力は表皮より約2〜3倍高い．口腔粘膜の細胞交替は3.2〜5.8日で，舌背部より速い．通常の治癒過程でも比較的速く，軽い創傷では2,3日で治癒する．反面，慢性炎症や刺激への反応パターンにおいては増殖傾向をもたらす．粉や液体の飼料では，上皮の細胞増殖の減少を引き起こす．吸収能について，舌下部，口腔底と歯肉溝の部位は，上皮が薄く，正角質化層を欠くため，口腔粘膜において，全身作用のある

薬や化学物質を吸収する能力がある．化学物質は，単純拡散単独で，または，唾液で分泌されるキャリア分子と結合して粘膜を透過する．物質は濃度勾配に抗して能動的に輸送されるか，促進拡散によって輸送される．飲作用，食作用による上皮細胞の通過も報告されている．粘膜吸収は，アルコールのほか有機溶剤によって促進される．また，アルコールは，発癌物質の透過を増加させ，その効果を促進する．

6.4.2 毒性メカニズム

a. 障害メカニズム

傷害反応のパターンは皮膚と類似するが，口腔粘膜に特有の障害もある．反応は変性，炎症，増殖の形で起こり，非腫瘍性病変には，口内炎 stomatitis，歯肉炎 gingivitis，非腫瘍性増殖性病変，歯肉増殖症（エプーリス epulis）などがある．原因は，全身投与の結果，あるいは局所投与の結果生じる場合がある．全身投与では，ヒトにおける報告が多く，機序が不明のものがある．局所投与では，ヒトの口腔粘膜，とくに歯肉，頬側，口蓋粘膜が，歯科治療や治療目的で使われる化学物質に曝露される．その結果，慢性炎症と線維症 fibrosis が生じる．動物の場合，障害の発現は直接的な作用として知られるものが多い．

(i) **全身投与による影響** 全身投与されるいくつかの薬剤では，ヒトにおいて水疱形成性口内炎 vesiculobullous stomatitis や潰瘍性口内炎 ulcerative stomatitis を誘発する．時にアナフィラキシーショックを誘発するペニシリン，スルファニルアミド剤，抗マラリア剤，ペニシラミンなどのアレルギー症状の一部として現れる．メトトレキサートのような細胞増殖抑制剤は，正常上皮の増殖を抑えて，上皮の萎縮や潰瘍を生じる．アザチオプリンなどの免疫抑制剤は免疫機構を抑制し正常上皮の増殖も抑えて，上皮の萎縮や潰瘍だけでなく，二次感染も誘発する．この結果，潰瘍壊死性歯肉炎 ulceronecrotizing gingivitis を生じる．

歯肉過形成 gingival hyperplasia や歯肉線維化 gingival fibrosis は，抗てんかん薬のフェニトイン phenytoin（ジフェニルヒダントインなど）の長期投与により生じる．カルシウム拮抗薬ニフェジピンやシクロスポリンでも発生する．

(ii) **局所障害作用** 口腔，舌および咽頭の粘膜は重層扁平上皮の角質層により保護されるが，角質層の防御に限界があり，過度の侵襲に対し障害が生じることになる．軽度のとき，障害はおもに扁平上皮粘膜に限定される．障害を受けると基底細胞は表層の障害に反応し，細胞分裂を起こし，損傷した上皮を修復する．障害が持続すると細胞増殖も持続し，上皮の肥厚が起きる．軽微な持続的刺激に対する反応は単純な過形成に留まる．基底層が障害を受けない限り，粘膜下には，一時的な血管拡張以外の反応がほとんどない．腐食など重度の障害に対する反応は，変性，粘膜上皮の壊死，びらん，潰瘍を引き起こす．その結果，その下層領域で炎症が引き起こされる．さらに，消失部分修復のため，周囲の上皮成分や結合組織の増殖が起きる．最終的に上皮の再生，肥厚と壊死層の瘢痕 scar 形成が見られる．

ヒトの口腔粘膜は治療薬にさらされ，急性の局所的障害を起こすことがある．治療濃度で使用された場合，慢性炎症や線維化が生じる．直接的な急性退行変性はパラホルムアルデヒド，グルタルアルデヒド，リン酸，ヨウ素，フェノール，硝酸銀などの腐食性薬品の使用後に認められる．多くは歯の硬組織に使用する目的で，誤って口腔粘膜に触れたり，空洞の密閉が不十分で漏れたりして口腔粘膜（とくに歯間乳頭）に触れ局所的壊死に陥る．歯肉や頬粘膜の「化学薬品焼け」は，歯痛治療時，歯の近傍に留置するアスピリン錠剤によって生じ，痛みを伴った潰瘍を形成する．長期喫煙によってニコチン性口内炎 nicotinic stomatitis（喫煙者の硬口蓋の白色角化症 leukokeratosis）を生じる．硬口蓋の粘膜上皮の過形成 hyperplasia や過角化 hyperkeratosis による肥厚によるもので，粘膜は多結節性で，唾液腺導管の開口部がおのおのの小結節の中心に赤い斑状に見える．この病変は，前癌性病変ではなく，前癌性白板症 precancerous leukoplakia と区別されている．

b. 遺 伝 毒 性

細胞増殖の頻繁な細胞は，変異原性物質に曝露

しやすい．口腔，舌，咽頭，食道などでは他の臓器と比べて細胞回転が早く，増殖帯である基底層ではつねに分裂・増殖が繰り返され，順次上方へ押し上げられ新しい上皮細胞の供給が行われている．したがって，変異原物質の作用を受けやすく，基底細胞のDNAにアルキル化，DNA損傷，染色体損傷，付加体形成などを生じる．この部位の核酸やタンパク質の代謝を阻害する化学物質は上皮細胞の増殖を妨げる．細胞分裂阻害剤はDNA自体には異常を起こさないが，細胞分裂時に染色体異常（倍数性，異数性）をもたらすことが知られている．メトトレキサートでの口腔粘膜潰瘍形成は，組織学的には口腔，舌粘膜の基底細胞層の単細胞壊死に始まり，激しいときには上皮の剥離が起きる．長期投与で粘膜は萎縮する．これは粘膜表層細胞の消失を補う基底層からの細胞供給が追いつかないことによる．さらに，過形成から腫瘍性病変へと進展することがある．

c. 発　癌

ヒトでは，無煙タバコあるいは噛みタバコ dipping tobacco（moist snuff）など，世界のいくつかの地域で嗜好されるタバコの伝統的習慣性使用が，口腔粘膜の前癌性病変や腫瘍発生をもたらす[3,4]．白板（斑）症 leukoplakia は，ありふれた粘膜の白色病変で口腔のいかなる部分にも発生し得る．均質平滑な白斑と不均質な白斑があり，後者には3種類がある．① 赤白板症 erythroleukoplakia もしくは，びらん性白板症 erosive leukoplakia，② 結節性白板症 nodular leukoplakia，③ 疣贅性白板症 verrucous leukoplakia である．いずれも腫瘍のハイリスク病変であるが，平滑で均質な白斑症は腫瘍化するリスクは低い．これらは上皮の過形成に分類され，少数の異型細胞が散在する段階から全層に異型細胞が見られる CIS（上皮内癌 carcinoma in situ）までのさまざまな段階がある．これらの病変は，非喫煙者の中にも時に認められることがあるが，タバコ使用との相関が非常に高い．口腔癌 oral cancer や前癌性病変は，喫煙，ビンロウジュ噛み，アルコール嗜好に関連する．

げっ歯類の口腔粘膜はヒトと大きく異なるが，ハムスターの頬嚢は口腔発癌のモデルに用いられる．ラット口唇粘膜，ウサギ頬粘膜もタバコや嗅ぎタバコ製品や成分の試験に使われてきた．外科的に管や嚢をつくったラット口唇粘膜でタバコ由来ニトロソアミンや嗅ぎタバコの発癌実験に用いられてきた．口腔発癌モデルを表 **6.11** に示す．

（i）**頬**　ハムスターの頬嚢を用いた口腔発癌実験モデルがある[5]．発癌物質は 3-MC（3-methylcholanthrene），B[*a*]P（benzo[*a*]pyrene），DMBA（7,12-dimethylbenz[*a*]anthracene）などを用い，発生する腫瘍はおもに扁平上皮癌である．

（ii）**口腔粘膜**　マウス口腔内に DMBA や 4NQO を塗布，あるいはハムスターに MNU を静注ないし胃内投与すると，舌を含めた口腔粘膜に扁平上皮癌が発生する．

（iii）**舌**　ラット，マウスあるいはハムスターに DMBA，4-NQO，MNAN，PNUR，MNU などの塗布あるいは飲水投与によりおもに扁平上皮由来の乳頭腫，および扁平上皮癌が発生する．非上皮性腫瘍の発生は稀である．

d. 発癌における遺伝子変化

ヒト口腔粘膜の扁平上皮癌の発癌過程，進行過程における遺伝子変異については多くの報告がある[3]．口腔癌の遺伝子変異としては，癌抑制遺伝子，とくに 3p（*FHIT*），9p（*CDKN2A*）と 17p（*p53*）に LOH（loss of heterozygosity）が見られる．*p53* 遺伝子は，多くの口腔癌で変異が報告されている．CDKN2Aの欠失を含む p53 経路に属する遺伝子の異常は，しばしば報告されている．*p53* 遺伝子は，スリランカの噛みタバコ常習者の口腔癌で 43％に変異が認められ，その半数はエクソン 5 に集中し，点変異 point mutation に加え，塩基の欠失，挿入なども同定されている．これは西欧諸国や日本で観察されない現象で，噛みタバコの特定の成分が DNA の特定部分を標的としている可能性が示唆される．前癌病変ではエクソン 5 に集中することなく，広く点突然変異が同定されている．*RB* 遺伝子については変異が稀で，扁平上皮癌，前癌病変ともにその 2/3 に発現消失がある．*p21*[WAF1] 発現異常は前癌病変および癌に見られる発癌の早期変化であり，*p16*[INK4a] の変異は口腔癌進展の早期に生じるとされる．

表6.11 おもな口腔発癌モデル

化学物質	動物	投与経路	投与条件	実験期間	標的臓器	組織像
MNU (N-methyl-N-nirtosourea)	ハムスター	静注	0.1～0.2 mL(2.5～5 mg) 月1回を3～4回	4～14ヵ月	口腔粘膜	扁平上皮癌
	ハムスター	胃内投与	0.5 mL(1mg) 週2回4ヵ月間	6～10ヵ月	口腔粘膜	扁平上皮癌
	ハムスター	塗布	アセトンに0.5%混和し週3回4週間	～59週間	口腔粘膜	扁平上皮癌
	ハムスター	腹腔内投与	10, 12.5 mg/kg体重 週3回, 計12回	～45週間	口腔粘膜	扁平上皮癌
MNUR(N-methyl-N-nitrosourethane)	ハムスター	胃内投与	アルコールに0.2%混和し, 0.4 mL週1回で2ヵ月, 0.4 mLを週2回4～5ヵ月	7～17ヵ月	上部消化管	乳頭腫, 扁平上皮癌
PNUR(N-propyl-N-nitrosourethane)	ラット	飲水投与	400～100 ppm	26～43週間	上部消化管	乳頭腫, 扁平上皮癌
BNUR(N-butyl-N-nitrosourethane)	ラット	飲水投与	400～100 ppm	26～43週間	上部消化管	乳頭腫, 扁平上皮癌
MNAN(N-methyl-N-amylnitrosamine)	ラット	摂餌投与	0.3～0.6 mg/kg/day	9～13ヵ月	舌, 咽頭, 食道	扁平上皮癌
N-nitrosohexamethyleneimine (N-nitrosoperhydroazepine)	ラット	静注	1.0 mg, 週5回	60週間	舌, 食道	扁平上皮癌
DMBA (7,12-dimethylbenz[a]anthracene)	ハムスター	塗布	アセトンに0.5～1.0%混和し, 週3回	14～29週間	舌, 歯肉(塗布部)	扁平上皮癌
	マウス	塗布	ミネラルオイルに0.5%混和し, 週3回, 6週間	24週間	塗布部	扁平上皮癌
	マウス	塗布	200 nmol DMBA週3回を2もしくは6週間+5nmol TPA28週間	34週間	頬粘膜	乳頭腫, 扁平上皮癌
	ラット	塗布	ミネラルオイルに0.5%混和し, 週3回, 116～291日間	116～291日	塗布部	扁平上皮癌
AAF(2-acetylaminofluorene)	ラット	摂餌投与	0.3%低ピリドキシン食混餌	20～30週間	歯肉, 唾液腺	扁平上皮癌, 腺癌
4NQO (4-nitroquinoline 1-oxide)	XPA$^{-/-}$マウス	飲水投与	0.001%	50週間	舌	扁平上皮癌
	マウス	塗布	プロピレングリコールに0.25～0.5%混和し, 毎日	>6ヵ月	口腔粘膜	扁平上皮癌
	マウス	飲水投与	0.001%	34週間	舌, 口蓋, 食道	乳頭腫, 扁平上皮癌
	ラット	飲水投与	20 ppm, 8週間	>32週間	舌	乳頭腫, 扁平上皮癌

癌遺伝子の増幅や過剰発現は, 3q26.3の*PIK3CA*と11q13の*CCND1*でも見られる. *ras*変異については, 西欧諸国や日本の口腔癌であまり認められず, 噛みタバコ常習者の口腔癌でH-*ras*, K-*ras*遺伝子の変異が高頻度に認められる.

cyclin *D1*遺伝子の過剰発現は25～70%の口腔癌で見られ, 前癌性病変でも高い比率で検出される. テロメラーゼtelomeraseの活性化, COX-2やpEGFR(phospho-epidermal growth factor receptor)の過剰発現も報告されている.

Li-Fraumeni症候群, Fanconi貧血, XP（色素性乾皮症 xeroderma pigmentosum）などの遺伝性疾患においては, 口腔癌のリスクが高まる. 遺伝性素因のある散発性の口腔癌では, 一親等の親族が高リスク群であるとされている. さらに, 近年, HPV（human papilloma virus）の関与が示唆されている.

動物実験では, ハムスター頰囊, げっ歯類口腔癌モデルともに ras の変異が多く見られる[5]. また, 頰囊モデルは p53 変異が高率である. 4NQO ラット舌発癌では Ha-ras の変異が17%に見られたが, K-ras や N-ras, p53 の変異はなかったとされる. DMBA 誘発ハムスター頰囊モデルでは, 前癌病変で FGFR-1, FGFR-3 の発現上昇, 発癌の進行に伴った erbB2, EGFR の発現上昇, 発癌初期からの p53, c-myc の発現上昇, c-jun の発癌早期からの発現上昇, 中分化扁平上皮癌の晩期で c-fos の発現上昇が報告されている.

6.4.3 障害反応

a. 非腫瘍性病変

（i）炎症 inflammation, びらん erosion, 潰瘍 ulceration　病変の程度により炎症細胞の浸潤のみの場合や, 粘膜のみの欠損（びらん）, さらに深部へ病変が進み潰瘍形成に至る. 血管の損傷を伴うと出血も見られる.

（ii）穿孔 perforation, 破裂 rupture　潰瘍が重度になると, 筋層まで損傷し穿孔を起こす. 誤投与によりゾンデなどで機械的に損傷させることもあり, 致命的な結果となる.

b. 増殖性病変

増殖性病変としては, 下記のような上皮性および非上皮性のものが見られる.

（i）扁平上皮過形成 squamous cell hyperplasia　限局性ないし, びまん性に出現する. 板状または, なだらかな乳頭状突起を形成する扁平上皮粘膜の肥厚である. 細胞数の増加による細胞層の肥厚を伴う. しばしば過角化, 錯角化 parakeratosis を伴う. 粘膜下に軽度の炎症細胞浸潤を伴うことがある. よく分化した細胞形態および明確な間質成分の欠如が乳頭腫との鑑別に重要である.

基底細胞過形成 basal cell hyperplasia　時に基底細胞の下方への増殖進展を認めることがある. これを基底細胞過形成という.

さらに下記の亜分類を用いる場合もある.

単純性過形成 simple hyperplasia　重層扁平上皮の有棘層などが多層化してびまん性に肥厚し, 表層には軽度の角化亢進が見られる.

限局性過形成 focal hyperplasia　限局的乳頭状あるいは結節状に上方増殖を示す. 血管結合組織のコアをもつことがある. 乳頭腫を経て扁平上皮癌に進展する.

乳頭状過形成 papillary hyperplasia　扁平上皮粘膜の乳頭状の増殖を示す. 過角化, 錯角化を認め, 基底細胞の増生を伴うこともある. 間質を伴うが, 分枝はない.

異型過形成 atypical hyperplasia　細胞配列に極性の乱れが見られ, 異型的となる. 表層部には過角化や錯角化も伴うことがある.

過角化症 hyperkeratosis, 顆粒層増生 hypergranulosis, 表皮肥厚症 acanthosis　それぞれ上皮粘膜の角質層, 顆粒細胞層, 棘細胞層が肥厚したものである.

（ii）歯肉増生 gingival hyperplasia　歯肉増生は, 抗てんかん剤フェニトイン, Caチャンネル遮断薬, 免疫抑制薬シクロスポリンAを長期間投与すると, ヒトやラット, イヌで誘発される. 歯肉粘膜下の線維性結合組織の著明な増殖と, 表層粘膜上皮の増殖を特徴とする. 炎症を伴い hyperplastic gingivitis とよばれることもある.

6.4.4 腫瘍性病変および加齢性変化

a. 腫瘍性病変

下記のような上皮性や非上皮性の腫瘍性病変が見られるが, 非腫瘍性病変の発生は少ない. また, WHO/IARC/RITA, NACAD（National Academic Advising Association）, STP（Society of Toxicologic Pathology）では上皮性の増殖性病変と腫瘍性病変を合わせて, 3病変に分類・命名されている（表 6.12）.

表 6.12 舌・口腔上皮性増殖性，腫瘍性病変分類比較　(WHO/IARC/RITA. NACAD, STP)

病変	分類		
	WHO/IARC/RITA	NACAD	STP
扁平上皮過形成(H) hyperplasia, squamous cell (H)	hyperplasia, squamous cell (H)	hyperplasia, epithelial [*squamous cell*] (H)	hyperplasia
扁平上皮乳頭腫 [線維腫様](B) papilloma, squamous cell [*fibromatous*] (B)	papilloma, squamous cell (B)	papilloma [*squamous cell; fibropapillomatous type*] (B)	papilloma
扁平上皮癌(M) carcinoma, squamous cell (M)	carcinoma, squamous cell (M)	carcinoma, squamous cell (M)	Squamous cell carcinoma

http://www.item.fraunhofer.de/reni/rat_nomenclature/og010.htm. Last Update: 21-Jun-2000
H：hyperplastic lesion 過形成病変．B：benign tumor 良性腫瘍．M：malignant tumor 悪性腫瘍．

(i) **乳頭腫 papilloma**(同義語：扁平上皮乳頭腫 squamous cell papilloma)　肉眼的には，有茎性ないし，無茎性の白色結節として認められる．組織学的には，角化の明らかな分化した重層扁平上皮の増殖からなることが多く，樹枝状に分岐した間質を伴う．細胞異型は軽度で，腫瘍の基底膜はよく保たれていて，浸潤性増殖はない．腔内に向かって発育する傾向がある．

鑑別診断：乳頭状過形成とは，基本的に，樹枝状に分岐した間質の有無により鑑別し得る．扁平上皮癌に比べ，乳頭腫は細胞配列が規則的で，核の大小不同，異型性，核分裂像は軽い．基底膜も明瞭で浸潤性増殖はない．

(ii) **扁平上皮癌 squamous cell carcinoma**(同義語：類上皮癌 epidermoid carcinoma，有棘細胞癌 prickle cell carcinoma)

(1) **肉眼所見**：灰白色，ポリープ状ないし，平皿状腫瘍として認められ，深部に向かって浸潤増殖する傾向が強く，潰瘍形成を伴うこともある．

(2) **組織所見**：細胞の分化度に応じて高分化型，低分化型に分類される．高分化型では基底細胞～表層細胞まで各層に分化した細胞が見られ，角化傾向が強く，癌真珠 cancer pearl とよばれる角化物の層状集塊を見ることもある．これに対し，低分化になるに従って表層成分が乏しくなり，角化が見られなくなる．核異型，クロマチン量増量，核分裂像が目立つようになる．

鑑別診断：細胞配列の不規則性，細胞の異型性，浸潤性などから乳頭腫との鑑別は可能であるが，高分化型扁平上皮癌は時に鑑別が困難なことがある．

(iii) **非上皮性腫瘍**　横紋筋肉腫 rhabdomyosarcoma，平滑筋肉腫 leiomyosarcoma，線維肉腫 fibrosarcoma などが見られるが，いずれも稀である．横紋筋肉腫は舌筋から発生し，粘膜下あるいは筋層内に増殖し，舌に潰瘍を形成することが多い．組織学的には，腫瘍細胞は好酸性の胞体と類円形核を有し，平滑筋肉腫と比べ多形性を示し，核分裂像が見られる．

b. 加 齢 性 変 化

ラット，マウスにおける口腔，舌，咽頭の加齢性変化はきわめて少ない．

6.4.5　障害が及ぼす影響

口腔，舌は食物の入口であり，この部位における病変は，摂餌量に影響を与える．このため，体重減少，るい痩が生じ，著しい場合は死に至る．とくに，口腔，舌，咽頭の内腔が癌や乳頭腫などの腫瘍により閉塞された場合は，動物は急激に衰弱あるいはるい痩に陥り，死亡する．舌根部腫瘍の発生では，るい痩が著明で流涎を認める．

6.4.6 毒性の評価

口腔粘膜に接触する化合物の毒性試験は，古典的な皮膚発癌試験で行われた．ウサギやサルの口腔粘膜を使うこともあるが，確立された標準的プロトコルはない．

口腔発癌にはハムスター頬嚢が研究ツールとして使われているが[5]，確立された試験法ではない．この目的のためにマウス皮膚発癌性試験が代用されることもある．

口腔粘膜と接触する充填材や歯科治療剤の毒性を判定する分析評価は，機能検査，生化学検査が有効な手段でなく，歯根尖端周囲の炎症反応や骨形成を評価する病理組織学的研究に依存してきた．歯科材料で処理した線維芽細胞の viability の判定や細胞学的パラメーターを用いた in vitro assay が提唱されている．

a. 肉眼所見での注意点

口腔内は肉眼観察ができるが，口腔深部，舌根は観察しにくい．解剖時，異物，びらん，潰瘍，出血，粘膜病変などを観察し，発生部位，大きさ，形状，色調を記録する．

固定は10%中性緩衝ホルマリンを用いる．DNA，RNA 抽出，タンパク質抽出などにはおもに未固定で凍結保存を用いる．免疫組織化学，in situ hybridization には，ホルマリン固定より冷アセトン固定を用いる．

b. 組織学所見での注意点

粘膜の状態　潰瘍では深さ，再生の状態，血管の状態，炎症細胞の種類を注意深く観察する．隆起性病変では，粘膜肥厚の有無，基底細胞の状態，病的角化の有無と程度，間質の状態などを観察する．舌では，乳頭があり，位置によって形状も異なるので，過形成の有無の判断を間違わないよう留意する．

［杉江茂幸，田中卓二］

文献（6.4 節）

1) 奥田綾子：消化器系；口腔，咽頭，浅利昌男：消化器系；舌，獣医組織学 第三版，日本獣医解剖学会 編 pp.121-122, 学窓社(2005).
2) Klein-Szanto AJP, et al. : Oral mucosa, Handbook of Toxicologic Pathology, Toxicologic Pathology(USA) (eds. by Haschek WM, et al.), pp. 112-119, Academic Press, San Diego, CA, USA(2001).
3) Tsantoulis PK, et al. : *Oral Oncol*. **43**(6):523-534 (2007).
4) アジアに多発する口腔癌 http://www1.gifu-u.ac.jp/~oralsurg/d0003.html
5) Vairaktaris E, et al. : *Oral Oncol*. **44**(4):315-324 (2008).

6.5 唾液腺

6.5.1 構造，生理，機能

唾液腺 salivary glands は消化酵素と粘液を分泌する腺で，解剖学的には明瞭な器官となっている大唾液腺 major salivary gland と口腔粘膜に存在する小唾液腺 minor salivary gland に，組織学的には漿液腺 serous gland, 粘液腺 mucous gland と両者が混在した混合腺に大別される．大唾液腺は存在する部位により耳下腺 parotid glands, 顎下腺 submandibular glands, 舌下腺 sublingual glands に分けられる．発生学的には，耳下腺は一次口腔の外胚葉，顎下腺と舌下腺は内胚葉に由来する．小唾液腺は口腔内に多数存在し，腺の存在する部位によって名称がつけられており，口唇腺，舌腺，口蓋腺，頬骨腺などがある．イヌには頬骨腺はあるが，ラットやマウスには存在しない．

a. 構造（図 6.13）

耳下腺は漿液腺，顎下腺は漿液と粘液の混合腺 mixed glands, 舌下腺はラットやマウスでは粘液腺，イヌでは混合腺である．小唾液腺には漿液腺，粘液腺および混合腺が見られる．組織学的には腺房 acinus と導管 duct よりなる複合管状房状腺である．腺房が漿液腺細胞からなる漿液腺と粘液細胞からなる粘液腺，一つの腺房に漿液腺細胞と粘液細胞からなる混合腺がある．いずれの腺房においても，腺上皮細胞の周囲を筋上皮細胞が取り囲んでいる．漿液腺上皮細胞は酵素原顆粒をもつ好

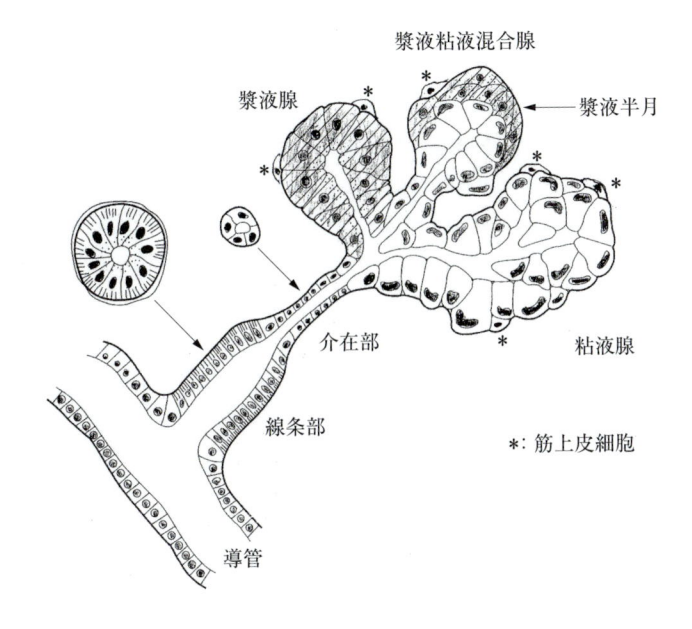

図 6.13 唾液腺

塩基性の豊富な胞体をもつ細胞で，基底部に円形の核をもつ．粘液腺上皮細胞は，粘液を入れる淡明で豊富な胞体が見られ，基底部に扁平な核をもつ．混合腺では粘液腺上皮細胞が腺腔に近い部分に存在し，その周囲に漿液腺上皮が押しやられるように存在している（漿液半月 serous demilune）．

導管は腺房側から介在部 intercalted portion, 線条部 striated portion, 小葉内導管 intralobular duct, 小葉間導管 interlobular duct および最終的に口腔へ開口する導出管 excretory duct から構成されている．介在導管は腺房に連続する1層の扁平な上皮よりなり，線条導管は細胞質中に基底線条とよばれる基底膜に垂直な縦線が見られる1層の円柱上皮からなっている．げっ歯類の顎下腺では，介在部と線条部の間に顆粒管が見られる．この導管は背の高い円柱上皮で形成され，上皮内に好酸性顆粒が見られる．好酸性顆粒の量は男性ホルモンに支配されているため，成熟した雄ラットでは上皮内に多数の顆粒が見られる．

b. 生理，機能

ヒトやラットの唾液 pH は 7.0〜8.0 で，消化酵素として唾液腺アミラーゼを含んでいる．抗菌物質であるリゾチームや感染防御のための IgA などの生理活性物質も含まれている．唾液腺分泌は副交感神経により支配され，M3 受容体が分泌に関与し副交感神経刺激により水様の唾液分泌が亢進する．一方，交感神経刺激によってはタンパク質やムチンに富む粘調な唾液が増加する．

6.5.2 毒性メカニズム

a. 障害メカニズム

小唾液腺は口腔粘膜下にあるため口腔粘膜と同様の直接的な障害作用を受けやすい．大唾液腺の障害としては唾液腺涙腺炎ウイルスなどの感染が知られている．唾液腺腺房は神経支配を受けていることから，神経切断や α-および β-アドレナリン受容体拮抗薬により萎縮する．導管の結紮や導管内に結石が生じることによっても変性萎縮が見られる．一方，β-アドレナリン受容体の刺激薬やホスホジエステラーゼ阻害薬により細胞の cAMP が増加すると唾液分泌が促進され腺細胞は一次的に小型化するが，刺激が持続すると適応反応により細胞肥大，過形成が生じる．

b. 発癌

ラットに 2-AAF（2-acetylaminofluorene）を低ピ

リドキシン飼料と混餌投与すると腺癌が，ヨウ化カリウムを投与すると扁平上皮癌が発生する．また，放射線照射によりラットに腺腫が，ポリオーマウイルスの皮下投与で，マウスに多形腺腫が発生する．DMBA(7,12-dimethylbenz[a]anthracene)，BP(benzo[a]pyrene)，3-MC(3-methylcholanthrene)の局所投与により非上皮性腫瘍が発生する．

6.5.3 障害反応

a. 炎症性病変 inflammation

ラットに発生するウイルス性感染症としては唾液腺涙腺炎ウイルスが知られている．症状は下顎腫脹，紅涙，眼球白濁が見られ，組織学的には唾液腺の腺房および導管上皮の壊死，炎症細胞浸潤が見られる．粘液腺主体の舌下腺には変化は乏しい．その他，原因は不明であるが巣状あるいはびまん性のリンパ球浸潤が，げっ歯類，イヌやサルで見られることがある．

b. 変性 degeneration，壊死 necrosis

腺房や導管上皮細胞の水腫状変性 hydropic degeneration，脂肪変性 fatty degeneration，空胞化 vacuolation，壊死が，糖尿病，放射線照射，導管結紮や抗癌剤などで誘発される．

c. 萎縮 atrophy

腺房および腺房細胞の小型化と数的減少が見られ，長期に及ぶと間質の線維化や脂肪浸潤が見られる．漿液腺あるいは粘液腺のみに生じる場合と両者の腺に生じる場合がある．神経切断，導管結紮，放射線照射，フロセミド，レセルピン，α-およびβ-アドレナリン受容体拮抗薬などの投与で誘発される．

d. 肥大 hypertrophy

腺房および腺房細胞の大型化と数的増加が見られる．漿液腺あるいは粘液腺のみに生じる場合と両者の腺に生じる場合がある．β-アドレナリン受容体作動薬やテオフィリンで誘発される．

e. 導管上皮の扁平上皮化生 squamous metaplasia

円柱上皮である導管が扁平上皮で置換された状態である．炎症や放射線，薬物などによる非特異的刺激によって誘発される．DMBAやヨウ化カリウムの投与で誘発された扁平上皮化生は扁平上皮癌の前癌状態であると報告されている．

f. 導管拡張 duct ectasis

下流の導管閉塞により発生する．放射線あるいは薬物投与により腺房が萎縮あるいは肥大したときにも生じる．加齢による腺房萎縮に伴うこともある．

g. 鉱質沈着 mineralization，結石 calculi

導管内に鉱質成分の沈着や結石が見られる．自然発生あるいはイソプレナリンやカルシウムグルコネートなどの薬物により生じる．

h. 増殖性病変

増殖性病変として，下記のような変化がある．
耳下腺の好塩基性細胞巣 basophilic focus
耳下腺に好塩基性の豊富な細胞をもつ大型細胞が集塊を形成した小さな病変で，周囲を軽度圧排している．高齢ラットで観察される．

6.5.4 腫瘍性病変および加齢性変化

a. 腫瘍性病変

（i）**腺腫 adenoma**　　組織学的には管状，腺房状または充実性増殖が見られる．導管上皮細胞よりやや小型の細胞からなることが多いが，粘液細胞からなる腺腫も認められる．

（ii）**多形腺腫 pleomorphic adenoma / mixed tumor**　　上記の腺腫と同様の上皮成分とともに，粘液腫様間質や軟骨・骨からなる間質が見られる腫瘍である．

（iii）**腺癌 adenocarcinoma**　　腺腫と同様，上皮細胞の管状，腺房状または充実性増殖が見られる．良性・悪性の鑑別は細胞異型の有無や周囲組織への浸潤の有無でなされる．小型で細胞質の乏しい細胞からなるものや高円柱状で粘液分泌能

をもつ細胞からなるものなど多彩な細胞型の腫瘍が見られる．多形腺腫から発生したと推測される軟骨や骨成分をもつ腺癌も見られる．また，腺癌と扁平上皮癌の成分をもつ腺扁平上皮癌 adenosquamous cell carcinoma も見られる．

　（ⅳ）　**扁平上皮癌 squamous cell carcinoma**　ヨウ化カリウムや DMBA 投与により角化が目立つ高分化型や低分化型の扁平上皮癌の発生が報告されている．

b. 加齢性変化

　（ⅰ）　**オンコサイト oncocyte**　好酸性で顆粒状の細胞質をもつ大型の細胞である．高齢の SD や Wistar ラットの介在部導管やイヌの口蓋腺導管上皮に見られる．

　（ⅱ）　**粘液嚢腫（ガマ腫）mucocele**　唾液腺導管の閉塞による貯留嚢胞である．粘液を貪食するマクロファージや炎症細胞浸潤，肉芽組織形成が見られる．イヌで時折認められるが，ラットでは稀である．

6.5.5　障害が及ぼす影響

　ヒトにおいては，唾液腺障害による唾液分泌の低下により口腔の乾燥感（ドライマウス），水分含量の少ない食品が摂取困難になる，歯周病が増えるなど生活の質 quality of life に関する影響が問題となっている．

6.5.6　毒性の評価

　多くは病理組織学的検索によってなされる．唾液腺に影響を及ぼす薬物の症状として観察しやすいものに流涎があるが，唾液腺分泌の亢進と腺房の状態は必ずしも相関していないことに注意が必要である．一般的には唾液腺腺房が肥大したときには唾液分泌は増加するが，ある薬物の投与により流涎が見られた後，流涎が消失した時期に剖検した動物で腺房の肥大が見られたとの報告や流涎が一時的に増加した時期に剖検した動物では，むしろ唾液腺腺房の萎縮が見られたとの報告がある．

〔堤　雅弘〕

6.6　食　　道

6.6.1　構造，生理，機能

　食道 esophagus は下咽頭 hypopharynx から胃 stomach までの長い管状器官で気管の後方を通る．粘膜は内腔に向かって縦走するヒダがあり，口腔，消化管と基本的には同様に粘膜上皮，粘膜固有層，粘膜筋板，粘膜下層，筋層および外膜によりなる．粘膜上皮は口腔と同様に物理的刺激に強い重層扁平上皮 stratified squamous epithelium からなる．食道の機能は口腔から胃内容物を逆流させないで胃まで食物を輸送することである．

a. 粘膜 mucosa

　粘膜は重層扁平上皮からなり表層には薄い角質層がある．その下に淡明層，顆粒細胞層，有棘細胞層，最下層に基底細胞層が存在し，時に核分裂像が認められる．角質層の厚さは摂餌量の減少や固形物の摂取で厚くなる．

b. 粘膜固有層 lamina propria

　上皮に接し粘膜筋板までの薄い疎性結合織で血管やリンパ管を含む．

c. 粘膜筋板 lamina muscularis mucosa

　粘膜固有層下の薄い縦走する平滑筋線維からなる．ラットでは食道の下部 1/3 に存在する．

d. 粘膜下層 submucosa

　疎な線維性結合組織からなり，ヒト，イヌでは粘液腺である食道腺 esophageal glands を認めるが，ラット，マウスでは存在しない．やや太い血管，リンパ管，神経線維が見られ，静脈叢が発達している．

e. 筋層 muscular layer

　基本的には内輪層と外縦層の 2 層構造からなる．反芻動物やイヌ，ネコ，ラット，マウスでは胃に至るまで横紋筋で構成されるが，ヒトでは下部

1/3 が平滑筋で構成される．

f. 外膜 adventitia
最外層の大部分では漿膜を欠き，食道全体が疎性結合組織に囲まれ，縦隔の結合組織に移行する．

6.6.2 毒性メカニズム
食道粘膜は角化を伴う重層扁平上皮によって保護されており，物理的刺激に対して抵抗性を示すが，過度の物理的あるいは化学的刺激（生体に化学物質が直接的に作用して悪影響を引き起こすような刺激）を受けると傷害が発生する．

傷害はおもに直接作用で起こるが，上皮の変性や壊死，炎症，びらん，潰瘍ならびに増殖性変化などが発生する．

a. 先天異常
（ⅰ）**扁平上皮嚢胞 squamous cysts** この嚢胞は食道の先天異常としては稀である．角化扁平上皮よりなり粘膜下／筋層に広がる．粘液細胞が時に見られるが，嚢胞内には角化物を入れる．

（ⅱ）**巨大食道症 megaesophagus** 通常は詰め込みで二次的に起こるが，巨大食道症は先天的なものである（下記参照）．

b. 局所傷害作用
急性傷害が粘膜表層部に限定されていると基底細胞は表層の傷害に対して即座に反応して増殖し，損傷した表皮を修復する．慢性傷害では，細胞増殖が持続することにより上皮の過形成が起こる．水酸化ナトリウムなどの強アルカリ性や塩酸などの強酸性物質，腐食性の強いフェノール phenol，クレゾール cresol などの経口投与では，重度の傷害が発生する．

逆流性食道炎 reflux esophagitis モデルでは，急性期には炎症や潰瘍が形成され，継続すると粘膜上皮には過形成となる．なお，手術的に作成した逆流性食道炎モデルでは，胃液が逆流した場合に急性，慢性炎症，潰瘍，扁平上皮過形成，基底細胞過形成，乳頭腫の発生が認められ，十二指腸液が逆流した場合には，炎症，潰瘍，過形成や円柱上皮化生，さらに長期に飼育すると吻合部付近にヒトのバレット食道 Barrett's esophagus に類似した腺癌や腺扁平上皮癌が発生する．これらの病変の発生には，iNOS，COX-2や酸化的ストレスが関与していると考えられている．

c. 遺伝毒性発癌物質による傷害
強力な遺伝毒性発癌物質である MBN（N–methylbenzylnitrosamine）などを高用量で投与すると，粘膜上皮の変性，壊死に引き続きびらんや潰瘍が発生する．急性期の変化は修復されるが，修復後も細胞増殖は持続し，過形成や異型過形成を経て腫瘍性病変へと進展する．なお，遺伝毒性発癌物質によって誘発された増殖性病変は非可逆性であることが知られている．

d. 発癌プロモーション作用
フェノール系化合物の BHT（ブチル化ヒドロキシトルエン butylated hydroxytoluene），ヒドロキノン hydroquinone やカテコール catechol は単独ではラット食道に対し発癌作用を示さないが，MNU（N–methyl–N–nitrosourea），MBN など発癌イニシエーターの投与後に経口投与し持続的な細胞増殖活性の亢進が続くと食道発癌を生じる．

6.6.3 障害反応

a. 非腫瘍性病変
（ⅰ）**変性病変** 食道の過角化／錯角化はよく見られる病変である．食道の角化を制御するのに飼料組成が重要な要因で，低線維食，低タンパク質食のほか，液体飼料では食道の角化層の肥厚を招く．このような場合，基底層に増殖性反応が及ぶことはない．ビタミン不均衡や銅欠乏食では過角化／錯角化が見られ，扁平上皮過形成をきたすことがある．上皮の角質層の肥厚，細胞や核成分の残存を伴う角質層の肥厚であり，原則的に過形成の進展に伴って発生する．長期間にわたり食物摂取を行わない場合には過形成を伴わない過角化症 hyperkeratosis が起こる．ビタミンAの過剰や亜鉛欠乏でも過角化症や錯角化症 parakeratosis が発生する．

過角化症と錯角化症の区別を明確にする．食道の過角化症はヒドロキシメチルグルタリル-CoA還元酵素阻害剤によって上皮の脂質合成が変わり，正常な上皮剥離過程の縮小により生じる．

扁平上皮の空胞化 vacuolation of squamous epithelium　この病変は表層の上皮細胞が淡い染色性と空胞の胞体を呈するのが特徴である．変化を受けた粘膜は潰瘍を伴っていたり，上皮細胞が変性あるいは壊死を伴っていたりする．基礎となる組織にはさまざまな炎症細胞の浸潤が見られる．この変化は，壊死よりも軽度の変化であることを意味し，強制経口投与の試験などで見られる．この病変は潰瘍誘発性物質あるいは抗炎症剤で起こることがある．

過角化症 hyperkeratosis，錯角化症 parakeratosis　この病変は粘膜上皮の角化層が肥厚するのが特徴である．角化細胞に核が遺残する場合を錯角化症という．上皮細胞は通常は高分化で，細胞に異型性はない．直接的な刺激の結果で起こる非腺胃の過角化で，ハロゲン化ピロールで起こる．

前胃の粘膜上皮の変性，壊死/アポトーシス apoptosis，炎症，びらん，潰瘍あるいは過形成は，ラット，マウス，ハムスターにも共通に認められる変化である．

(ii)　**増殖性病変**

単純性過形成 simple hyperplasia　肉眼的には粘膜の白色調が増加し，わずかに肥厚した病巣として認められる．上皮はびまん性に多層化し，表層には軽度の角化亢進（過角化）が見られる．血管結合織の増生は見られない．

限局性過形成 focal hyperplasia　肉眼的に白色の微小結節として認められる．上皮は限局性に内腔に向かって乳頭状あるいは結節状に増殖する．血管結合組織は増生するが樹枝状の分岐には至らない．異型性はないが乳頭腫 papilloma を経て扁平上皮癌 squamous cell carcinoma に進展することがある．

基底細胞過形成 basal cell hyperplasia　基底細胞 basal cell の増殖が主体でおもに結節状の増殖をする．

異型過形成 atypical hyperplasia　表層には過角化や錯角化を伴い，過形成であるが細胞配列の乱れや核の異型性が見られ異形成 dysplasia とよばれることもある．扁平上皮癌に進展する場合がある．

(iii)　**炎症および潰瘍性病変**

食道炎および潰瘍　食道粘膜びらん esophageal erosion，潰瘍および炎症（食道炎 esophagitis）は強制経口投与時の過誤によってしばしば起こる．このような外傷は穿孔 perforation，食道周囲膿瘍 periesophageal abscess および線維化 fibrosis を引き起こす．

(iv)　**壊死 necrosis**　壊死は腐食性物質や高用量の遺伝毒性発癌物質の投与により発生する．その組織学的反応は，上皮の変性 degeneration，壊死，これらに引き続き組織欠損の程度に応じて，びらんないし潰瘍が発生する．びらんや潰瘍の周辺には浮腫，好中球・リンパ球・形質細胞・マクロファージなどの炎症性細胞浸潤，出血，線維芽細胞や毛細血管の増加などの炎症反応が見られる．その後，結合組織の増殖反応により肉芽組織 granulation tissue が形成される．残存上皮は再生されるが，肉芽組織は最終的に瘢痕組織 scar となる．高度な傷害では，炎症が外膜から直接縦隔 mediastinum へ波及し，漿膜であれば穿孔を起こす場合もある．

(v)　**穿孔，破裂 rupture**　潰瘍は筋層を越えて漿膜を破り穿孔を起こすことがある（穿孔性潰瘍 perforated ulcer）．ゾンデ投与の際，誤投与により食道破裂 esophageal rupture が起きると，損傷部位から周囲組織に及ぶ重篤な化膿性炎症が発生し致死的転帰をとることが多い．

(vi)　**その他の種々の病変 miscellaneous lesions**

食道餌詰め込み esophageal impaction　この病変は餌の詰め込みによる食道拡張を特徴とする．筋層の筋線維は断裂し，空胞化や鉱質沈着を伴うことがある．

巨大食道症，食道拡張症 esophagectasis　巨大食道症は組織学的に食道壁の筋肉細胞や神経細胞の変性を特徴とする．ラットに粉末食を投与すると自然発生でも起こる．F344系雌ラットでは，食道下部に拡張を見ることがある．誤嚥 aspiration による嚥下性肺炎 aspiration pneumonitis を

伴い，致死的転機をとることが多い．肺に異物性の肉芽腫が認められる場合には誤嚥を疑う必要がある．Long-Evans ラットでは先天性の巨大食道症が発生し，食道壁の神経節細胞の減少が観察されている．イヌでは，先天性のものに加え噴門部括約筋の痙攣や重症筋無力症による二次的な巨大食道症も見られる．

狭窄 stenosis　狭窄は組織学的に管腔径の減少と消化管壁のまわりの中等度から高度の線維化を特徴とする．食道および小腸の狭窄はしばしば食道内への強制投与による外傷による穿孔の結果である．

6.6.4　腫瘍性病変および加齢性変化

a. 腫瘍性病変

実験動物における食道の自然発生腫瘍は非常に稀である．一方，1961 年の MNA(*N*-methyl-*N*-nitrosoaniline)によるラットの食道癌誘発の報告以来，多くのニトロソ化合物で食道腫瘍の発生が報告されている(表 6.13)これらはいずれも遺伝毒性発癌物質である．

（ⅰ）**乳頭腫 squamous cell papilloma**　肉眼的には無茎の扁平隆起状病変あるいは軽度の乳頭状増殖を示す白色の小結節として認められ，化学物質で誘発された場合は多発する傾向がある．組織学的に，棘細胞や顆粒細胞に分化した上皮細胞が，結合組織を伴って乳頭状に増殖し，表層には過角化症や錯角化症を伴う．細胞の異型性は乏しく，核分裂像は目立たない．

（ⅱ）**扁平上皮癌 squamous cell carcinoma**　乳頭腫から進展した癌は隆起性で乳頭状に増殖する場合が多く，異型過形成から進展した場合は結節性病変として認められることが多い．腫瘍が増大すると表層に潰瘍形成を伴う場合がある．浸潤している場合は食道壁に変形が見られる．組織学的には，乳頭腫と異なり細胞や核に異型性が見られ，核分裂像も多く，時に浸潤性増殖を示す．角化や癌真珠の形成を伴う中〜高分化型扁平上皮癌である場合が多い．

（ⅲ）**その他**　非上皮性腫瘍として線維腫 fibroma, 平滑筋腫 leiomyoma, 血管腫 hemangioma, 線維肉腫 fibrosarcoma, 平滑筋肉腫 leiomyosarcoma, 横紋筋肉腫 rhabdomyosarcoma, 血管肉腫 hemangiosarcoma などがある．

b. 加齢性変化

ラットでは食道粘膜の角化亢進(過角化)が見られることがある．

6.6.5　障害が及ぼす影響

食道において炎症，潰瘍や腫瘍性病変が発生すると，食物の通過障害，気管や肺への誤嚥が起こり，炎症や腫瘍の場合は周囲組織に波及し，重篤な症状を示すことがある．

a. るい痩 emaciation

食道において癌や乳頭腫などの腫瘍により内腔の狭窄や閉塞が起こると動物は急激に衰弱し死に至る．食道入口部に発生した腫瘍の場合は，るい痩が著明で流涎が認められる．また，狭窄部の口側では，食物が充満するため食道が拡張し，誤嚥を起こす場合が多い．

表 6.13　化学物質における食道腫瘍の誘発

化学物質	動物	投与経路
MNUR(*N*-メチル-*N*-ニトロソウレタン)	ラット	胃内
	ハムスター	胃内
PNUR(*N*-プロピル-*N*-ニトロソウレタン)	ラット	経口
BNUR(*N*-ブチル-*N*-ニトロソウレタン)	ラット	経口
N-メチル-*N*-ビニルニトロソアミン	ラット	経口
N-メチル-*N*-ブチルニトロソアミン	ラット	経口
	ラット	吸入
MNA(*N*-メチル-*N*-ニトロソアニリン)	ラット	経口
MBN(*N*-メチル-*N*-ベンジルニトロソアミン)	ラット	経口, 皮下
N-メチル-*N*-アミルニトロソウレタン	ラット	経口
N-ニトロソヘキサメチレンイミン	ラット	腹腔内

b. 縦隔炎 mediastinitis, 胸膜炎 pleuritis, 肺炎 pneumonitis

腐食性物質などの経口投与で食道に穿孔性潰瘍を起こす．誤投与で物理的に食道が破裂した場合は，病変部から縦隔や胸腔に内容物が漏出し，急性の縦隔炎や胸膜炎に至る．腐食性や刺激性の強い化学物質では即時に死に至るが，食物残渣の場合は化膿性の炎症が起こり，数日後に死亡する．食道に通過障害がある場合には，内容物が気管や肺に誤嚥され，嚥下性肺炎を引き起こす．この場合，初期は異物を伴う化膿性肺炎 purulent pneumonitis の所見を示すが，時間が経つと線維化や異物肉芽腫 foreign-body granuloma を形成する．

c. 腫　瘍

食道は漿膜を欠くが，扁平上皮癌が縦隔や肺に直接浸潤することがある．遠隔転移は稀で，小腫瘍でも食物の通過障害を起こすことがある．

6.6.6　毒性の評価

適切な毒性評価を行うためには，臓器の固定，肉眼的観察に注意を払う必要がある．とくに重要な変化は，粘膜のびらん，潰瘍と腫瘍性変化であるため，病理組織学的検索が必要である．

a. 固　定

固定には10%緩衝ホルマリン液が用いられるが，DNA，RNAを抽出して分子生物学的検索を行う場合には，メタカン Methacarn 固定あるいは未固定のまま凍結して保存する．

食道は両端を結紮して過伸展にならない程度に固定液を注入して軽度に固定を行ってから短冊状に開き，濾紙などに挟んで固定するとよい．前胃にも変化がある場合には食道の口側と十二指腸を結紮して前胃と食道を一緒に固定してもよい．

b. 肉眼的観察

解剖時に，腔の拡張や狭窄，異物，びらん，潰瘍，出血，粘膜の肥厚，腫瘍などの結節性病変について注意深く観察し，病変の発生部位，大きさ，個数，色調などを記載する．場合によっては写真撮影をして記録に残す．

c. 病理組織学的観察

鏡検に際しては炎症の場合浸潤する細胞の種類と程度，浮腫の程度，潰瘍であれば深達度，修復の程度を粘膜上皮から順に観察する．腫瘍の場合は異型度，核分裂像，浸潤の有無に注意を払う．これらはいずれも良性・悪性判断の根拠になる．悪性の場合は分化度，深達度についても観察する．

［高橋道人］

6.7　前　　胃

6.7.1　構造，生理，機能

胃は食道と十二指腸 duodenum の間に位置する囊状の器官で，横隔膜 diaphragma の直下および肝臓の背側面を占め，体の正中軸より左方に偏っている．

ラット，マウスおよびハムスターの胃は，食道に続く噴門部から胃の上部約1/2を占める前胃 forestomach と，十二指腸に続く残りの1/2である腺胃 glandular stomach に区別される．前胃と腺胃の境界部は，前胃粘膜の隆起（境界縁 limiting ridge）により明確に区別されている．

前胃は食道の延長ともいわれ，組織構造は食道と類似しており，前胃はラット，マウス，ハムスターにある．前胃の機能としては，摂食された食物を一時的に停留させ，胃酸や消化酵素で消化しやすい状態にさせる作用があると考えられている．

a. 粘膜 mucosa

粘膜は口腔や食道と同様に物理的刺激に対して抵抗性のある重層扁平上皮からなり，前胃の内容物は，腺胃と同様に酸性度が高いため，強い酸性に耐え得る．角質層の厚さは週齢，餌などにより変化する．ホルマリンを注入し拡張させて作成した胃の組織標本では，前胃は重層扁平上皮が単層の基底細胞層，1〜2層の有棘細胞層，単層の顆粒細胞層および角質層からなるが，角質層と顆粒細胞層は目立たない．

b. 粘膜固有層 lamina propria

基底細胞層の直下には基底膜があり，その下には毛細血管や疎性結合組織からなるわずかな粘膜固有層が存在する．リンパ球，形質細胞，好中球および肥満細胞が見られる．

c. 粘膜筋板 muscularis mucosa

腺胃の粘膜筋板へと連続している．

d. 粘膜下層 submucosa

結合組織からなり，血管，リンパ管，神経および神経叢がある．

e. 筋層 muscular layer

内斜走，中輪走，外縦走の3層の平滑筋からなり，中輪層と外縦層との間には，ヒトの組織のアウエルバッハ神経叢 Auerbach's plexus に相当する神経節細胞の集合体がある．

f. 外膜 adventitia

筋層に接して1層の中皮細胞からなる漿膜 serosa がある．

6.7.2 毒性メカニズム

ラット前胃には，先天異常のほか，局所障害作用（刺激性物質）があり，遺伝毒性物質と腐食性物質や刺激性物質の非遺伝毒性物質がある．

a. 先天異常

扁平上皮嚢胞　扁平上皮嚢胞は非腺胃部の前胃辺縁および前庭部の粘膜に発生する．非腺胃の嚢胞壁は通常，角化重層扁平上皮で粘液細胞は少ない．

b. 遺伝毒性化合物による傷害

MNNG（N-methyl-N'-nitro-N-nitrosoguanidine），ENNG（N-ethyl-N'-nitro-N-nitrosoguanidine），N-alkyl-N-nitrosourethane，N-alkyl-N-nitrosourea などのニトロソ化合物（食道と同様にアルキルと一括しないでメチル，エチルなど具体的に記載する），スチレンオキシドや植物成分であるアリストロキア酸など強力な前胃発癌物質が知られている．これらの物質を高用量で経口投与すると癌の発生に先立って粘膜に変性，壊死，びらん，潰瘍などの粘膜傷害を引き起こすことが多い．

rasH2 マウスに MNU を経口投与すると6ヵ月以内に全例のマウスに前胃腫瘍が発生し，その腫瘍組織には c-Ha-ras 遺伝子の過剰発現の報告がある．

c. 腐食性物質による傷害

強酸や強アルカリなどの腐食性物質を経口投与すると細胞タンパク質の変性に基づく壊死，びらんや潰瘍が発生し穿孔を起こすこともある．時間の経過により再生性の過形成が起こり，その後粘膜は修復されるが，高度の傷害では壁の炎症性肉芽組織は吸収されず瘢痕組織を残す．

d. その他の非遺伝毒性物質による傷害

フェノール系化学物質である BHA（butylated hydroxyanisole），カフェ酸 caffeic acid, セサモール sesamol, 4-メトキシフェノール 4-methoxyphenol, 4-メチルカテコール 4-methylcatechol, 燻蒸消毒剤である臭化メチル bromomethane, 二酸化エチレン，接着剤や塗料の合成に用いられ単量体であるアクリル酸エチル ethyl acrylate など多くの化合物はラットやマウスの前胃に発癌性を示すが，いずれも投与初期に強い細胞傷害や過形成を誘発する．たとえば，カフェ酸を発癌用量で経口投与して前胃病変の初期変化を観察すると，HE 染色標本において明らかな病変は認められない投与12時間後でも，上皮細胞の DNA 合成（BrdU 標識率）が増加する．電顕的には，すでに細胞質内のポリソーム polysome, 核小体 nucleolus やクロマチンの増加が観察され，この時点では癌遺伝子である c-fos や c-myc の発現の増強も認められる．過形成は3日で発生し，その後，炎症反応やびらん，それに続く反応性の過剰再生により過形成はさらに高度になる．一方，セサモールや4-メトキシフェノールでは強い細胞傷害が DNA 合成に続いて発生し，その後，びらん，潰瘍，炎症反応や過形成が起こる．BHA では炎症や細胞傷害は比較的軽度であり，投

与量を低くすると炎症や細胞傷害が起こらずに過形成のみ発生する．したがってこれらの化合物は一次的にまず細胞増殖が起こり，粘膜傷害に基づく過剰再生によりさらに強い細胞増殖が引き起こされると考えられる．

BHA，カフェ酸や4-メトキシフェノールはエイムス試験では陰性であるが，代謝物であるキノン体はDNA損傷を起こしたり，付加体を形成する．カフェ酸は *in vitro* で2価の鉄と過酸化水素の存在下でDNAとインキュベートすると活性酸素によるDNA傷害産物である8-OHdG（8-ヒドロキシデオキシグアノシン）が増加する．また，このようなフェノール系化合物はキノン体への代謝過程で活性酸素を生成する可能性もあり，このようなDNAに対する傷害性が二次的なイニシエーションに関与する可能性もある．

e. 抗酸化物質と亜硝酸の複合による傷害

ヒドロキノン，ピロガロール，没食子酸，茶カテキン，α-トコフェロール，アスコルビン酸など多くの抗酸化物質は，亜硝酸ナトリウムとの複合投与により，投与1日で粘膜に壊死，びらん，浮腫，炎症性細胞浸潤，3日めに潰瘍，炎症，7日めに過形成を発生させる．また，カテコール，4-メチルカテコール，4-メトキシフェノールなどは単独でも増殖性病変を誘発するが，亜硝酸ナトリウムとの複合により病変は増強される．MNNGによるイニシエーション後に茶カテキン，α-トコフェロール，アスコルビン酸あるいはカテコールと亜硝酸ナトリウムを複合投与すると，前胃発癌が促進され，カテコールやアスコルビン酸と亜硝酸ナトリウムの複合投与では，イニシエーションを行わなくても長期投与により腫瘍が発生する．これらの要因は，酸性条件下で抗酸化物質 antioxidant と亜硝酸ナトリウム sodium nitrite の反応でNOが産生され，さらにペルオキシナイトライトからOHラジカルが生成されることによる酸化的ストレス oxidative stress と考えられている．なお，カテコール，アスコルビン酸や茶カテキンと亜硝酸ナトリウムの複合曝露では，*in vitro* で強い染色体異常 chromosomal aberration が誘発されるので，増殖性病変や腫瘍の発生には酸化的ストレスによる二次的な遺伝毒性機序も関与している可能性が否定できない．

f. 増殖性病変の可逆性

遺伝毒性発癌物質による増殖性病変はDNAレベルで非可逆的な変異が起こるため投与を中止しても完全には退縮しないと考えられる．一方，非遺伝毒性化学物質による増殖性病変は可逆性で化学物質の投与を中止すると退縮する．しかし，カフェ酸や4-メトキシフェノールを24週間投与し，その後基礎食で24週間観察した実験によれば，過形成や潰瘍は一応消失するが，前癌病変の一つである異型過形成がわずかに残存していることが観察されており，非遺伝毒性化学物質であっても長期の増殖刺激ではDNAに変異を起こす可能性がある．基底細胞過形成は細胞回転が長いため，扁平上皮過形成に比較して退縮するのに長時間を要する．

6.7.3 障害反応

a. 粘膜上皮の変性 degeneration

ゴマ油の微量成分であるセサモールを3日間投与したラットなどに見られる表層の軽微な変化で，顆粒層が層状に膨化し，その直下の細胞質内に水腫様変性が認められる．さらに高度になると角層下に水疱が形成される．

b. 壊死 necrosis，アポトーシス apoptosis

ラットにカフェ酸や4-メトキシフェノールなどの前胃発癌物質を投与すると，その初期に，広い範囲の基底細胞にアポトーシスが認められる．また，アスコルビン酸やカテコールなどの抗酸化物質と亜硝酸の複合投与では，広範な粘膜の壊死が生じる．

c. 炎症 inflammation

前胃粘膜に傷害をきたす物質の初期の変化として，粘膜固有層，粘膜筋板あるいは粘膜下層に充血 hyperemia，浮腫 edema，好中球，好酸球，リンパ球浸潤や線維芽細胞の増殖などの炎症反応が見られる．また，過形成や潰瘍では，嚥下した体毛が組織内に入り込み，異物性肉芽腫が形成されることがある．

d. びらん erosion，潰瘍 ulceration

炎症反応に引き続いて発生することが多く，基底細胞や棘細胞の壊死により粘膜が脱落する．時に角層，顆粒層は保たれ水疱状になる場合もある．一般に粘膜上皮が欠損したものをびらん，欠損が粘膜筋板以下に及ぶものを潰瘍とよぶが，強い細胞傷害性因子以外は粘膜筋板まで壊死に陥ることは少ない．化合物により，限局性にびらんが起こる場合と，前胃粘膜全体に著しいびらんをきたす場合がある．びらんが持続すると粘膜筋板，粘膜下層に肉芽組織が増殖し，線維化が起こり，さらに瘢痕化し，前胃が萎縮することもある．粘膜上皮には再生が起こるが，前胃傷害性化学物質の投与を続けると過剰に上皮が増殖し過形成が発生する．

e. 過形成 hyperplasia

通常，前胃の重層扁平上皮は，1層の基底細胞層，2～3層の棘細胞層，1層の顆粒細胞層とわずかな角質層から構成されるが，それ以上の増生が認められた場合は過形成とよばれる．

（i）**単純性過形成 simple squamous hyperplasia**　重層扁平上皮がびまん性に5層以上多層化した変化で，棘細胞症 acanthosis ともよばれる．通常表面には過角化症や錯角化症を伴う．間質結合組織の反応は見られない．

（ii）**基底細胞過形成 basal cell hyperplasia**　基底細胞が壁内に向かって結節状に密に増殖した変化であり，粘腹筋板を越え粘膜下層に及ぶこともある．時に塩基好性の基底細胞に混じり，細胞質の明るい明細胞からなる増殖巣も出現する．細胞内角化，細胞・核異型はなく，細胞配列の乱れも目立たないので癌との鑑別は可能である．単純性，乳頭状あるいは結節状過形成に合併する場合が多いが，純粋な基底細胞過形成では過角化は見られない．悪性化をすると，下方に増殖した基底細胞層の中に細胞内角化を伴う異型細胞が出現し，この病巣が間質へ浸潤性に増殖し，高～中分化型扁平上皮癌に進展する．しかし，基底細胞過形成から基底細胞癌が発生することは稀である．

（iii）**乳頭状あるいは結節状過形成 papillary nodular（PN）hyperplasia**　おもに棘細胞層が内腔に向かって，乳頭状あるいは結節状に，ないしは壁内に向かい結節状に増生したもので，表面には過角化や錯角化，間質には血管結合組織の増生が見られる．強い乳頭状過形成が前胃粘膜全体にびまん性に見られる場合を，とくに乳頭腫症とよぶこともあるが，実際には過形成であり，化合物の投与を中止すると退縮するため後述の乳頭腫症とは区別すべきである．時に線維上皮腫 fibroepithelioma の前駆病変と考えられる線維性結合組織の強い増殖を認める場合もある．多くは基底細胞過形成を伴う．時に PN 過形成の一部に細胞配列の乱れや細胞内角化の見られる病変が発生し，このような病変は間質へ浸潤し，乳頭腫を経ずに強い角化を伴う高分化型扁平上皮癌へ進展することがある．

（iv）**異型過形成 atypical hyperplasia**　基底細胞に類似した好塩基性の比較的大型の異型細胞集団からなる過形成病巣で，核分裂像や細胞配列の乱れが観察される．異形成 dysplasia ともよばれ，低分化型扁平上皮癌の前癌性病変と考えられる．

（v）**角化嚢胞 keratinic cyst**　数層に増生した上皮が内壁を形成する嚢胞が粘腹筋板を破り粘膜下層まで達する．嚢胞の内腔には多量の角化物を入れる．大きなものでは筋層が圧迫され萎縮する．壁の一部から高分化型扁平上皮癌が発生する場合がある．

6.7.4　腫瘍性病変および加齢性変化

a. 腫瘍性病変

前胃の自然発生腫瘍は，ハムスターで乳頭腫の発生が報告されているに留まり，発癌性や慢性毒性試験などの1年以上の長期飼育においてもラット，マウスでは稀である（<2％）．したがって発癌性試験および長期毒性試験では，誘発腫瘍のほうがむしろ重要となる．

（i）**上皮性腫瘍**

（1）**扁平上皮乳頭腫 squamous papilloma**：異型性の乏しい重層扁平上皮が，樹枝状に分岐した間質を伴い，おもに内腔に向かって乳頭状あるいは樹枝状に増殖し，表層部には過角化や錯角化

が見られる．大きさは直径1mm以下から内腔を占めるほど巨大なものまで種々である．強力な発癌物質を投与すると，粘膜に多発し，乳頭腫症 papillomatosis の状態になる．上皮成分よりも間質の線維芽細胞の増殖が強い場合には線維上皮腫とよぶことがある．この場合，線維芽細胞に核分裂像は比較的多く見られるが，細胞の異型性は乏しい．上皮の一部から癌化する場合があるので，注意が必要である．

（2） **扁平上皮癌 squamous carcinoma**：内腔に向かうポリープ状あるいは潰瘍を伴って壁に向かい浸潤性に増殖する腫瘍が認められ，腫瘍表面には出血や壊死が見られる．浸潤性増殖を示す腫瘍では筋層を越え漿膜まで達し，周囲臓器への直接浸潤や周囲リンパ節への転移および腹腔内への播種も認められる．中分化あるいは低分化型腺癌に類似した組織像を有する異型細胞が上皮内に限局して認められる場合には上皮内癌 carcinoma in situ と分類することがある．扁平上皮癌は乳頭腫よりも過形成から発生する場合が多く，粘膜表層部の異型が乏しくても，間質内へ浸潤性増殖を示す場合があるので，注意が必要である．

扁平上皮癌は，角化の程度，層状分化の程度，異型度などから高，中および低分化型に分類される．

高分化型扁平上皮癌　棘細胞に類似した好酸性細胞質を有し，細胞異型，構造異型に比較的乏しい大小さまざまな癌胞巣が壁内に浸潤性に増殖する．胞巣内には多くの角化物が認められ，時に癌細胞が消失し，角化物のみが残存している場合もある．中心部では癌真珠も認められる．異型性が乏しくても間質への浸潤を示す場合があるので，標本を注意深く観察する必要がある．

低分化型扁平上皮癌　角化傾向も層状分化の傾向も少なく，癌真珠を見ることはない．細胞および核の異型性が顕著で，極性を失い，核分裂像が多数見られる．個々の癌胞巣は小さく，境界も不明瞭で浸潤像が強い．上皮性性格を有する紡錘型細胞が密に増殖したもので，扁平上皮への分化がきわめて乏しいものをとくに紡錘形細胞癌 spindle cell carcinoma とよぶ．

中分化型扁平上皮癌　高分化と低分化の中間的分化度を示す扁平上皮癌である．

（3） **基底細胞癌 basal cell carcinoma**：基底細胞を起源とする好塩基性の腫瘍細胞が主体で，極性を失い下方への浸潤性，破壊性増殖を示す．

（4） **腺扁平上皮癌 adenosquamous carcinoma**：前胃と腺胃の境界部から発生することが多い．角化の乏しい扁平上皮癌の部分と，杯細胞を有する小型の分化した腺癌の部分からなる2種類の腫瘍が混在し，互いに移行像が見られる．間質結合組織を伴って壁内に浸潤性に増殖する性格が強い．

(ii) 非上皮性腫瘍

（1） **線維腫 fibroma**：粘膜下に硬い白色の結節として認められ，組織学的には紡錘形の核をもつ線維芽細胞が錯綜して増殖し，間質は膠原線維に富む．細胞異型は乏しく，核分裂像もほとんど見られない．

（2） **線維肉腫 fibrosarcoma**：粘膜下に発生し，進展すると粘膜に潰瘍を形成する．細胞異型の強い線維芽細胞様の紡錘形細胞が密に増生し，核分裂像も比較的多い．

（3） **平滑筋腫 leiomyoma**：粘膜下に発生する硬い腫瘍で，好酸性の細胞質をもつ平滑筋に似た紡錘形細胞の増生が見られる．腫瘍細胞に大小不同は少なく，核分裂像もほとんど見られない．

（4） **平滑筋肉腫 leiomyosarcoma**：粘膜下に発生し，平滑筋腫よりも柔らかい．進展すると粘膜に潰瘍を形成し，出血や壊死を伴うことがある．好酸性細胞質を有し，細胞異型および多形性を示す紡錘形細胞が密に増生し，核分裂像も多い．脈管あるいは周囲組織への浸潤を認めることもある．

（5） **GIST（消化管間葉系腫瘍 gastrointestinal stromal tumor）**：消化管壁，とくに胃や小腸の平滑筋層ないし粘膜筋板から発生する間葉系腫瘍のうち，チロシンキナーゼ活性を有する細胞膜貫通タンパク質である KIT（c-kit：CD117）や CD34 が陽性を示す腫瘍で，前胃からも発生することがある．平滑筋原性腫瘍や神経原性腫瘍に類似しているため，鑑別が必要である．

（6） **悪性血管内皮腫 malignant hemangioendothelioma（血管内皮肉腫 hemangioendothelial sarcoma，血管肉腫 hemangiosarcoma）**：肉眼的

には出血性の結節として粘膜下組織に認められ，異型性の強い内皮細胞が血管様構築を示して増殖する．

（7）その他，血管腫や神経原性腫瘍が発生し得る．

b. 加齢性変化

ラット，マウスの前胃における加齢性変化は，他の臓器に比較するときわめて少なく，わずかに粘膜上皮の肥厚，多発性びらんあるいは潰瘍性病変とそれに伴う瘢痕化が報告されている程度である．

6.7.5 障害が及ぼす影響

びらんや潰瘍などの強い傷害が発生していても，一般状態への影響は比較的乏しい．

また，腫瘍が発生しても，食道と異なり食物の通過障害が起こることは少ない．しかし，腫瘍が食道から前胃への入口部を閉塞すれば，通過障害が起こり得る．また，腫瘍の壊死に基づく潰瘍や慢性的な出血により貧血を起こすこともある．とくに低分化型扁平上皮癌や肉腫の場合には，肝臓や腺胃に浸潤したり，腹腔内に播種したり，周囲のリンパ節あるいは肺に転移したりして，全身状態の悪化をきたす場合もある．

6.7.6 毒性の評価

a. 胃の固定法

前胃の病理組織学的検査を行うためには適切な固定を行うことが重要である．噴門および幽門部を結紮し，胃を摘出する．胃壁が膨満するまで10％中性緩衝ホルマリンを注入し，これをホルマリン溶液中に潰し3～5分固定する．胃を大弯側に沿って切開し，濾紙上で伸展し，濾紙などに挟んでホルマリン溶液中にて切り出し時まで保存する．アセトン固定の場合は1分以内で十分である．マイクロダイセクション標本からDNAやRNAを抽出する場合は，メタカン固定などが望ましい．

b. 切り出し時の注意点

前胃粘膜に現れる病変は，化合物によってその局在が異なるので，大弯側，小弯側および中間部の3か所を切り出すことが望ましい．とくに，境界縁は刺激に対する感受性が高く，過形成が発生しやすいため，切り出す必要がある．

c. 前胃粘膜の採取法

種々の酵素の測定あるいはタンパク質，DNAやRNAを抽出するために前胃粘膜を剥離する場合は，胃を摘出し大弯側に沿って開き，よく洗った後水分を吸い取りベンチコートの上に広げスライドガラスで粘膜をこするようにかきとると，数十mgの粘膜が得られる．

d. 前胃細胞障害の評価

非遺伝毒性化学物質で前胃粘膜に壊死，びらんや潰瘍などの細胞・組織傷害が発生した場合，これら傷害に反応して細胞増殖作用が亢進し，一過性に過形成が発生する．細胞増殖刺激が長期に持続すると過形成から腫瘍が発生する場合がある．

e. 前胃過形成の評価

前胃の過形成の発生には，① 化学物質の一次的な遺伝毒性作用，② 細胞傷害に基づく二次的な反応性・再生性増殖，あるいは③ 一次的な遺伝毒性作用と二次的な反応性・再生性増殖の両者の関与したものがあると考えられる．非遺伝毒性発癌物質の場合，細胞増殖刺激が持続すると，過形成から乳頭腫や非可逆性の異型過形成，さらに非浸潤性の上皮内癌や浸潤性の扁平上皮癌が発生するが，この場合，化学物質の投与初期に発生する過形成の程度と扁平上皮癌の発生頻度には強い相関性がある．たとえば，ラットでは厚さが0.5 mm以上の強い過形成をきたす化合物を2年間投与すると，扁平上皮癌の発生することが多い．したがって，強い過形成をきたす化学物質は発癌性を疑う必要がある．一方，弱い過形成をきたす化学物質では，2年間投与により乳頭腫や低頻度の扁平上皮癌が発生する．

前胃に過形成を誘発する化学物質は，イニシエーター処置後に投与すると前胃発癌を促進し，発癌プロモーターになり得る．

f. 前胃腫瘍の評価

前胃に統計学的に有意な乳頭腫の発生が見られた場合，さらに長期の観察あるいは投与濃度を上げることにより扁平上皮癌が発生する可能性がある．また，線維上皮腫が発生した場合は，間質から線維肉腫が発生する可能性を考慮する必要がある．

g. 発癌物質のヒトへの外挿

前胃はラット，マウス，ハムスターなどのげっ歯類に限って存在し，ヒトには存在しない．したがって，BHA，セサモールや 4-メトキシフェノールのような非遺伝毒性物質で，その発癌性が前胃に限局しており，同じ扁平上皮である口腔や食道や，ヒトの胃に相当する腺胃に発癌性が認められない場合はヒトに対する発癌のリスクはきわめて少ないと考えられている．しかし，アスコルビン酸と亜硝酸塩を同時に経口投与すると，正常のラットでは食道粘膜に変化は認められないが，胃酸の食道逆流モデルラットでは食道粘膜に過形成が増加し，食道発癌を促進することから，ヒトにおいても前胃発癌物質を多量に長期間摂取した場合，逆流性食道炎患者に対するリスクを完全に否定することはできない． ［高橋道人］

6.8 腺　　胃

6.8.1 構造，生理，機能[1]

a. 発　生

ラットでは胎仔齢 10 日に中胚葉組織の上に 1 層の細胞が配列し，16 日頃陥凹が生じ，胃小窩様構造が現れ，22 日には胃小窩がほぼ完成した状態で生まれる．生下時，幽門腺は成体とほぼ同じ構造を示し，分泌されるペプシノーゲンアイソザイムも成体と同一である．しかし，胃底腺は幼若な細胞より構成されており，生後 3 週で成体と同様の胃底腺が完成し，ペプシノーゲンアイソザイムも成体と同一になる．

b. 組　織[1]

げっ歯類（マウス，ラット，ハムスター，スナネズミなど）の胃は，近位側の扁平上皮からなる前胃 forestomach と遠位側の腺胃 glandular stomach からなり，両者は境界縁 limiting ridge で仕切られる．イヌ，サル，ウサギ，モルモットなどでは前胃はない．

腺胃粘膜は，内腔側から粘膜層 mucosa（粘膜上皮と粘膜固有層），粘膜筋板 muscularis mucosae，粘膜下層 submucosa，固有筋層 muscularis propria，漿膜下層 subserosa が存在し，腹腔側は漿膜 serosa で覆われる．

腺胃は，近位の胃底腺領域と遠位の幽門前庭部からなり，固有腺（胃底腺 fundic gland，幽門腺 pyloric gland）に一致して表面には胃小窩 gastric pit があり，固有胃腺につながる胃腺窩が形成される．粘膜表層および胃腺窩はⅡ型粘液を分泌する被覆上皮細胞 surface mucous cell（胃腺窩上皮細胞 foveolar epithelial cell）で覆われる．胃底腺は，Ⅲ型粘液を含む副細胞（腺頸部粘液細胞 mucous neck cell），塩酸を分泌する好酸性の壁細胞 parietal cell，タンパク質分解酵素ペプシン pepsin の前駆体である Pg（ペプシノーゲン pepsinogen）を産生する好塩基性の主細胞 chief cell より構成される．幽門腺は，Ⅲ型粘液や Pg を産生する幽門腺細胞 pyloric gland cell により構成される．腺底部にはセロトニン serotonin やガストリン gastrin，ヒスタミン histamine，エンテログルカゴン enteroglucagon などを産生する内分泌細胞が少なくとも 10 種類見られる（図 6.14，表 6.14）．

胃底腺ならびに幽門腺は腺峡部に増殖帯がある．集合キメラマウスの解析より，腺管単位の単クローン性細胞構成を示すことが明らかとなり，この増殖帯の中に幹細胞 stem cell が 1 個存在すると考えられる[2]．腺管にある 1 個の幹細胞より，分裂能を備えた前駆細胞 progenitor cell（増殖細胞）が生まれ，増殖はこれらの細胞が受けもつ．ここで増殖した細胞は分化の方向が決定し，分裂能の喪失を伴い成熟しながら上下に移動する．胃底腺粘膜では上方に被覆上皮細胞が移動し，胃腺窩を形成する．下方に副細胞，壁細胞，主細胞と内分泌細胞が移動し胃底腺を形成する．幽門腺では上方に被覆上皮細胞が，下方に幽門腺細胞と内分泌細胞が移動する．各細胞の寿命は異なっており，被

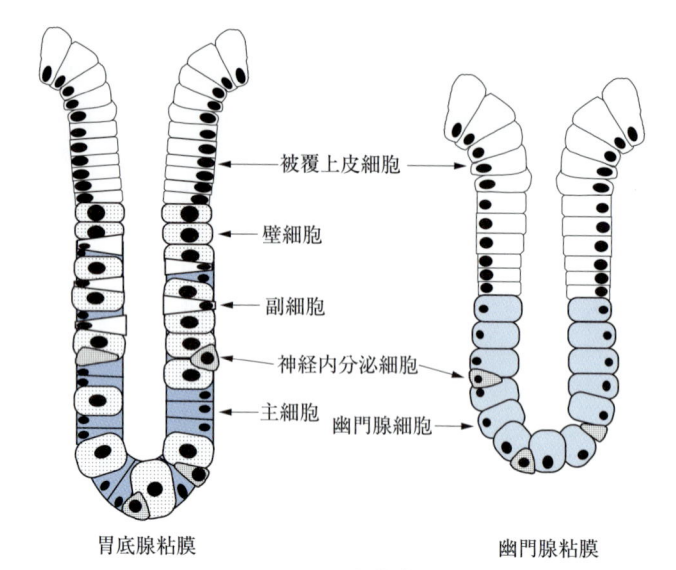

図 6.14　胃粘膜

表 6.14　腺胃粘膜を構成する細胞

細 胞	分 布	分 泌	染色性
被覆上皮細胞 surface mucous cell （胃腺窩上皮細胞 foveolar epithelial cell）	胃底腺～幽門腺領域 粘膜表層～胃腺窩	II 型粘液（MUC5AC）	
主細胞 chief cell	胃底腺	Pg1, 2, 3, 4	好塩基性
壁細胞 parietal cell	胃底腺	塩　酸	好酸性
副細胞 mucous neck cell	胃底腺	III 型粘液（MUC6）+ Pg1, 3, 4	
幽門腺細胞 pyloric gland cell	幽門腺	III 型粘液（MUC6）+ Pg1, 3, 4	
ECL 細胞 ECL cell	胃底腺	ヒスタミン	好銀性
A 細胞 A cell	胃底腺	グルカゴン	好銀性
D 細胞 D cell	胃底腺～幽門腺	ソマトスタチン	好銀性
G 細胞 G cell	幽門腺～十二指腸	ガストリン	好銀性

覆上皮細胞は1週間前後，壁細胞は200日，主細胞は250日，幽門腺細胞は2週間程度と考えられている．胃底腺の腺底部がおもに主細胞により占められているのは壁細胞より主細胞の寿命が長いからである．

粘膜固有層は粘膜上皮細胞の基底膜下の結合組織で，リンパ球やプラズマ細胞が認められる．粘膜筋板は1層の平滑筋束で構成されている．粘膜下層は疎な結合組織よりなり，血管，リンパ管，神経が分布する．固有筋層は3層の厚い平滑筋層により形成され，筋層間にアウエルバッハ神経叢 Auerbach's plexus が存在する．

c. 粘　液

消化管上皮細胞の細胞質には粘液が含まれ，アルシャンブルーや PAS 染色により酸性粘液や中性粘液に分類される．動物種により酸性度が異なるため，たとえば被覆上皮細胞粘液も異なる染色性を示す．一方，コンカナバリン A パラドックス染色（III 型粘液染色）により，消化管上皮細胞粘液は II 型粘液と III 型粘液に分類され，II 型粘液は被覆上皮細胞と杯細胞に存在し，III 型粘液は副細胞と幽門腺細胞に存在する．魚類には，副細胞，幽門腺細胞はないので消化管粘液は II 型粘液のみで，両生類および哺乳類には II 型ならびに III 型粘液が細胞の種類に一致して存在する．幽門腺細胞の III 型粘液と副細胞の III 型粘液は

酸化によるピーナッツレクチンの反応性の消失が幽門腺で早いことで識別される．III 型粘液の糖鎖構造は細菌の細胞膜の糖鎖と似ており，細菌が誤って III 型粘液を細胞膜成分として取り込むと細胞膜を維持できず死滅する．すなわち III 型粘液には感染防御作用があり，副細胞と幽門腺細胞は感染防御機能をもっている．それぞれの細胞から分泌された II 型粘液と III 型粘液は混じることなく層状に何層にもなって胃の表面を覆う．

d. 胃　液

胃液の分泌は自律神経系による神経性の調節と体液性のホルモンによる調節が行われる．胃液分泌の促進は，迷走神経刺激と，ガストリンやヒスタミンなどによる．ガストリンは幽門腺領域と十二指腸に多く存在する G 細胞より分泌される．ガストリン分泌は胃酸，ソマトスタチン（胃底腺，幽門腺の D 細胞）やセクレチン（十二指腸の S 細胞）により抑制される．

胃液に含まれる塩酸は壁細胞より分泌され Pg を活性化する．ペプシンは細胞内の酵素原顆粒中に包まれる Pg として分泌され数種類のアイソザイムが存在し，ラットでは胃底腺から Pg 1, 2, 3, 4 が，幽門腺から Pg 1, 3, 4 が分泌される．レンニンは授乳中の幼獣の主細胞でつくられるタンパク質分解酵素でカゼインに作用し凝固性のパラカゼインを形成する．

e. 細胞分化マーカー[1]

胃の腸上皮化生の解析には胃と腸のマーカーが必要である．消化管上皮細胞に対して，種々の有効な細胞分化マーカーが使用できる．

消化管上皮細胞	細胞分化マーカー
胃上皮マーカー	
被覆上皮細胞	MUC5AC，HGM（human gastric mucin）
幽門腺細胞	MUC6，ペプシノーゲン，III 型粘液
腸上皮マーカー	
吸収上皮細胞	villin，CD10，腸型アルカリホスファターゼ，sucrase，CDX2
杯細胞	MUC2，SIMA（small intestinal mucinous antigen），CDX2
パネート細胞	defensin，lysozyme

これらのマーカーは癌細胞の細胞分化の指標としても有効である．

f. 胃と腸の上皮の分化に関与する遺伝子[2]

ホメオボックス遺伝子に属する *Sox2*，*Pdx1*，*Cdx1*，*Cdx2* が消化管上皮の分化を制御していることが明らかになってきた．胃底腺は *Sox2*，幽門腺は *Sox2*，*Pdx1*，そして小腸 / 大腸は *Cdx1*，*Cdx2* が分化制御に関与する．腸上皮化生や腸型胃癌細胞は *Cdx* の発現が関与している．

6.8.2　毒性メカニズム

a. 先天異常

（i）**腺性嚢胞 glandular cysts**　　腺胃に見られ，粘膜下や筋層に及ぶ．嚢胞は通常，幽門前庭部に見られ，粘膜下に広がり，嚢胞壁は高分化型の立方上皮あるいは円柱上皮細胞で構成される．腺性嚢胞は，老齢ラットでは鉱質沈着を伴う．嚢胞は被験物質によって生じる腫瘍に関連のあるものもある．

（ii）**異所性膵組織および異所性肝組織**　　消化管系の付属腺に見られる異所性組織はおもに粘膜固有層，または胃の粘膜下層に存在するが，異所性の肝細胞あるいは膵上皮細胞からなることが多い．

b. 粘膜障害

胃粘膜は胃液の分泌とともに絶えず粘液を分泌して胃粘膜を保護している．胃粘膜表面はわずかな H^+ を通過させるのみで，ペプシンなどの消化酵素の作用も受けつけない．このような胃粘膜の防御機構には各種の要因とその調節因子が関与している．重炭酸は粘液とともに粘液重炭酸バリア mucous-bicarbonate barrier を形成し H^+ を効率よく中和する．生体膜を構成するリン脂質とは別に粘液層および上皮細胞表層にもリン脂質は存在し疎水性のバリアを形成する．

細胞分裂は胃粘膜の腺峡部の増殖帯で絶えず行われ細胞が供給されるが，細胞増殖の抑制は防御機構に重大な障害を与える．調節因子には維持因子と低下因子がある．プロスタグランジン prostaglandin は壁細胞から分泌され細胞保護作用を示し，粘液の産生，重炭酸の分泌，酸の逆透過性の防御，粘膜血流量などを亢進させる．SOD(superoxide dismutase)はラジカルスカベンジャー(活性酸素除去剤 radical scavenger)でフリーラジカル free radical からの障害を防ぐ．

（i） **低酸素症 hypoxia**　出血やショックまた血管収縮作用を示す物質(トロンボキサン，ロイコトリエンなど)による虚血やうっ血による低酸素は塩酸による粘膜障害作用を受けやすくする．

（ii） **NSAIDs(非ステロイド系抗炎症薬 nonsteroidal antiinflammatory drugs)**　アスピリンやインドメタシンなどの NSAIDs は，粘膜保護作用をもつプロスタグランジン合成を担う Cox-1(シクロオキシゲナーゼ-1 cyclooxygenase-1)あるいは Cox-2 を抑制するため，プロスタグランジンの合成が抑制され粘膜防御機構が障害される．一方，血管収縮作用のある別のアラキドン酸代謝物リポキシゲナーゼ反応生成物(ロイコトリエンなど)が増加し粘膜関門を障害する．

（iii） **アルコール**　細胞膜傷害により血管の透過性が亢進し，結果的に H^+ の逆透過性が促進され粘膜が障害される．10%以下でも粘液産生低下，重炭酸塩の分泌抑制が起き，用量相関性に粘膜血管障害が発生する．

（iv） **ステロイド系物質**　ステロイドホルモンは抗炎症作用としてホスホリパーゼ活性抑制物質を合成し，リン脂質からのアラキドン酸の遊離を抑制し，結果的にプロスタグランジン合成を阻害する．NSAIDs と同様に粘膜障害をきたし，粘膜出血やびらん erosion が生じる．

（v） **胆汁酸 bile acid**　コレステロールより形成される胆汁酸は，被覆上皮細胞の細胞膜の脂質層を障害し，膜の透過性障害によるびらんを発生させる．

（vi） **ヘリコバクター・ピロリ *Helicobacter pylori*(*H. pylori*)感染**　菌のもつ CagA，および Vag 毒素が胃粘膜を障害する．また産生するアンモニアも直接障害作用を示す．さらに感染による好中球浸潤も粘膜を障害する．発癌との関連が指摘されているが，プロモーション作用が主体と考えられる．

c．**発癌およびプロモーション**[2,3]

（i） **標的細胞は前駆細胞**　胃では，腺癌 adenocarcinoma とは別に，内分泌細胞系腫瘍のカルチノイド carcinoid が発生する．胃の腺管を構成する細胞は単クローン性であり，腺上皮と内分泌細胞は同一の幹細胞より発生分化する．もし幹細胞から癌が発生するならば，腺上皮と内分泌細胞の形質発現を示す癌細胞が同一クローン内に出現するはずである．実際には腺癌とカルチノイドは別々に発生する．癌化するのは幹細胞ではなく，幹細胞から分裂増殖した多分化能は保持しているが腺上皮細胞または内分泌細胞のどちらかに分化能力が限られた前駆細胞と考えられる．幹細胞の癌化が発生しにくいのは G0 期が長く細胞分裂の回数が少ないためで，組織構築を維持するために必要な細胞供給のための分裂は前駆細胞に担当させ，分裂時の危機を極力おさえていると考えられ，組織の安定維持からも合目的である．実際，化学発癌物質で誘導された動物の胃癌には内分泌細胞型の胃癌細胞は含まれていない．一方，正常腺管や腸上皮化生腺管には上皮細胞と内分泌細胞が必ずセットで認められる．言い換えれば，化生は上皮細胞も内分泌細胞もつくる幹細胞レベルで起きた分化の異常であり，癌は上皮細胞しかつくれない前駆細胞で起きた遺伝子異常といえる．

（ii） **発癌物質**　発癌性を示す物質には遺伝子障害性発癌物質と非遺伝子障害性発癌物質がある．前者として MNNG(*N*-methyl-*N*′-nitro-*N*-nitrosoguanidine)，ENNG(*N*-ethyl-*N*′-nitro-*N*- nitrosoguanidine)，4-NQO(4-nitroquinoline 1-oxide)，ならびに MNU(*N*-methyl-*N*-nitrosourea)がある．後者には，カテコール catechol が知られている．発癌物質の標的組織に対する作用として可逆性の急性障害と，遅れて出現する不可逆性変化がある．急性障害はびらんや潰瘍 ulcer で，不可逆性変化として腺腫様過形成から腺腫 adenoma，腺癌への進展がある．非遺伝子障害性発癌物質も一般に強い急性障害を示す．

（iii） ***H. pylori* はプロモーター**[3]　スナネズミ Mongolian gerbils (*Meriones unguiculatus*)に *H. pylori* が安定して感染することが見出され，*H. pylori* 感染の胃粘膜に対する影響について，実

験的実証が急速に進んだ．2年間の感染実験を考察すると，感染初期には，胃型細胞より構成される増殖巣が誘導され，増殖巣は次第に腸型化し胃腸混合型となり，最終的にはパネート細胞を伴う腸単独型の病巣へと移行する．これらの病変の一部は，粘液貯留を伴い，粘液癌様所見を示すが，構成している細胞に細胞異型はなく，除菌により著しい消退が見られる．この可逆性病変は異所性増殖性腺管 heterotopic proliferative glands とよばれる．これには内分泌細胞が認められ，幹細胞由来の過剰再生病変である．

スナネズミを用いた MNU や MNNG によるイニシエーションによる腺胃発癌モデルにおいて H. pylori 感染は腺胃発癌を有意に促進する．食塩も胃癌プロモーター作用があるが，H. pylori はさらに強力な発癌促進作用を示すことから，H. pylori の発癌促進を食塩が増強する役割を果たす．すなわち，H. pylori が感染すると抗菌作用のある III 型粘液量が増加し防御的にはたらくが，食塩投与によりそれが抑制され炎症を憎悪させ，結果的に胃癌発生を促進することになる．

6.8.3 障害反応

a. 変性病変

（i） **粘膜萎縮 mucosal atrophy**　　限局的な萎縮は，潰瘍，炎症，鉱質化，梗塞の後で起こる．汎発性萎縮は加齢による変化で，粘膜の高さがびまん性に低下しており粘膜の線維性結合織の増加を伴う．老齢ラットでは胃底腺がびまん性に萎縮し囊胞状となることがある．炎症細胞および線維化結合組織が拡張腺管の内腔や，囊胞状腺のまわりの固有層に見られる．

（ii） **主細胞萎縮 chief cell atrophy**　　粘膜萎縮のこの特異的なタイプは加齢に関連した変化である．主細胞は立方形ないし扁平で，残りの細胞の大きさおよび数は減少している．

（iii） **粘液枯渇 mucus depletion**　　粘膜上皮の粘液枯渇は，潰瘍誘発性の化合物や抗炎症剤のほかストレスでも起こる．上皮細胞層は正常で，上皮は塩基性で粘液を欠く．粘液が枯渇した胃腺頸部粘液細胞は細胞質内に明るく好酸性の粘液封

入体が見られる．後者の変化は老齢動物に自然発生的に，あるいは化合物によっても起こる．

（iv） **腸上皮化生 intestinal metaplasia**　　この病変は胃粘膜に発生し，組織学的に吸収上皮細胞，杯細胞，パネート細胞が認められ，生化学的にも種々の腸の酵素活性が出現する（6.8.4 項 d.（iii）腸上皮化生参照）．

（v） **異形成 dysplasia**　　異形成は，発癌物質や H_2 受容体拮抗薬などで処置した場合，腺胃に認められる．異型性のある腺が粘膜内を主体として増生し，粘膜筋板に広がる場合もある．

b. 炎症 inflammation，びらん erosion，潰瘍 ulceration

（i） **胃炎 gastritis および胃潰瘍**　　胃の炎症反応（胃炎）は，カタル性，出血性，化膿性がある．潰瘍は，炎症を伴う場合と伴わない場合がある．腺胃の炎症や潰瘍は自然発生によるものであることがあり，強制経口投与の過誤の結果や，化合物関連であることもある．タンパク質制限や飢餓が腺胃に潰瘍を生じることがあり，胆汁酸逆流によるものである．

潰瘍は，粘膜表層から漿膜までの組織欠損を表す言葉でさまざまな段階がある．粘膜固有層に限られた欠損は，びらんあるいは UL-I とよばれ，障害が止まれば速やかに上皮が再生される．潰瘍は，潰瘍底の深達度により分類され，UL-II は欠損が粘膜下層に及び，UL-III は固有筋層に至るもの，UL-IV は漿膜に達するものである（図 6.15）．胃壁の穿孔 perforation をきたした状態を穿孔性潰瘍 perforating ulcer とよび，潰瘍底が大網，肝臓，膵臓などに裏打ちされ腹腔に穿孔しない潰瘍は穿通性潰瘍 penetrating ulcer とよぶ．潰瘍は，滲出層 exudative layer（赤血球，好中球，線維素などからなる），壊死層 necrotic layer，肉芽組織 granulation tissue からなる．潰瘍周囲では，粘膜上皮の再生 regeneration が起こり，潰瘍底の瘢痕化 scarring とともに徐々に修復される．

（ii） **粘膜上皮の修復過程**[1]　　胃底腺粘膜に損傷が生じると，20 時間ほどで著しい反応性細胞増殖が誘導される．反応性細胞増殖には，① 増殖帯の細胞分裂の促進，② 胃底腺を構成する

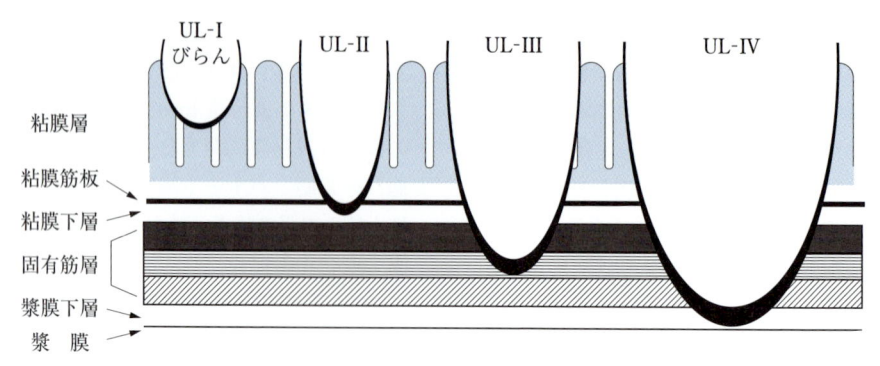

図6.15 潰瘍と深達度

副細胞，主細胞，壁細胞の脱分化による緊急避難的な細胞分裂の 2 種類の反応があるが，修復の主体は①である．再生の過程は，傷害後残存した腺管の幹細胞が分裂し，それぞれの幹細胞が増殖細胞を形成し，増殖細胞から細胞が送り出され，1 層の上皮が潰瘍を覆い潰瘍底を保護する．潰瘍底を覆った肉芽組織上の再生上皮からは完全な腺管形成は困難で，欠損部の腺の再生は，残存した潰瘍周囲の腺管の幹細胞が増殖し幹細胞が前駆細胞（増殖細胞）を産生し，ここから増殖，分化した細胞が，腺管構造を形成し，腺管を送り出すようにして潰瘍を修復する．胃底腺も幽門腺も同様な機構で修復されるが，胃底腺の再生腺管は幽門腺類似の構造で，偽幽門腺 pseudopylorc glands とよばれる．

（1）　カタル性胃炎 catarrhal gastritis：多量の粘液分泌を伴い，潰瘍，出血，またはリンパ濾胞過形成を伴うものもある．

（2）　びまん性胃炎 diffuse gastritis：胃粘膜がびまん性に障害されるもので，軽度な表層性の障害から腐食性物質による粘膜深層に至る壊死性胃炎 necrotizing gastritis まで種々の程度がある．

（3）　慢性炎症性反応 chronic inflammatory reaction：刺激が継続した場合，慢性の炎症反応が発生し，リンパ球，プラズマ細胞，マクロファージ主体の細胞浸潤を伴う．好酸球や好中球が出現する場合もある．

c. その他の種々の病変

（i）　好酸性主細胞 eosinophilic（acidophilic）chief cell　　この病変では，冒された細胞の細胞質は強く好酸性に染まる．細胞は胃底腺全体に広がる．これは種特異的な変化で，自然発生的に胃の腫瘍（たとえばリンパ腫）と関連する．H_2 受容体拮抗薬などの抗分泌性化合物によって生じる．主細胞の分泌顆粒の好酸化で，パネート細胞様の形態像を呈するが，周囲に杯細胞や吸収上皮細胞など，腸上皮化生は認められない．

（ii）　鉱質沈着 mineralization　　粘膜や筋層，血管などに石灰などの鉱質が沈着し，異物巨細胞を伴うこともある．げっ歯類やイヌでは腎機能障害に伴い出現することがある．また老齢ラットでもよく認められ胃腺の囊胞状の拡張を伴っていることが多い．

（iii）　過形成 hyperplasia　　びらんや潰瘍形成に伴う反応性の過形成であることが多い．粘膜筋板を越えて増生する過形成性の腺増生は異所性増殖性腺管 とよばれる．細胞異型はなく腫瘍性変化との鑑別は容易である．H. pylori 感染スナネズミの胃粘膜では異所性増殖性腺管が多数形成され粘液貯留を伴い粘液癌様の所見を呈することがあり，注意が必要である．

（1）　胃底腺の過形成 hyperplasia of fundic glands：過形成性胃炎 hypertrophic gastritis ともよばれ，すべての胃底腺構成細胞が増生する．胃酸抑制薬による胃粘膜の内分泌機構の障害に伴って発生することが多い．

（2）　内分泌細胞の過形成 hyperplasia of enterochromaffin-like（ECL）cells：H_2 受容体拮抗薬（ラニチジンなど）やプロトンポンプ阻害薬（オメプラゾールなど）は壁細胞からの塩酸分泌を強く抑制する．その結果，胃内の pH が上昇し，ガ

ストリンの分泌が促進されECL細胞の過形成が誘導される.

6.8.4 腫瘍性病変および加齢性変化

a. 自然発生および誘発腫瘍

腺胃の自然発生腫瘍はきわめて稀で，腺癌も肉腫もほとんど発生しない．小動物の実験胃癌ではラットではWistar, ACI, SD, F344(感受性), Buffalo (抵抗性)が用いられる．マウスではBALB/c, C57BL6, C3Hがよく用いられ，遺伝子改変動物としてCdx2トランスジェニックマウス，Cox2トランスジェニックマウスなども用いられる．スナネズミは，ヒトの *H. pylori* の感染が成立しヒト胃癌のモデル動物となっている．

b. 前癌病変[3]

（i） **Pg1変異幽門腺 pepsinogen 1 (Pg1) altered pyloric gland : PAPG** ラット胃底腺には4種類のペプシノーゲンアイソザイム(Pg1～4)があり，幽門腺にはPg1, 3, 4の3種類が存在する．胃の発癌物質を投与すると，幽門腺のPg1が選択的に低下し，免疫組織化学的にPg1の染色性が低下または欠如したPAPGが見出される．このPg1の低下はすべての腺腫と腺癌でも観察される．PAPGの誘導は発癌物質と用量相関性も見られ，Pg1の選択的低下は生化学的ならびに免疫組織化学的な前癌病変マーカーとなる．マウスの腺胃発癌過程でもPAPGが出現する．

（ii） **粘膜萎縮 mucosal atrophy** 胃底腺の萎縮と幽門腺の萎縮がある．発癌モデルの初期より幽門腺に発現し，胃腺窩上皮細胞ならびに幽門腺細胞の減少と軽度の異型性を伴う．

（iii） **粘膜過形成 mucosal hyperplasia** 粘膜萎縮と同時期に出現し，軽度の異型性を伴う細胞増殖により形成される．増殖する細胞の種類により被覆上皮型と幽門腺型に分けられる．

c. 腫瘍性病変[3]

（i） **腺腫 adenoma** 周囲粘膜を圧排性に増殖する．細胞異型は軽度で上方へのポリープ性腺腫と下方への粘膜下腺腫に分けられる．

（ii） **腺癌 adenocarcinoma**
乳頭状腺癌 papillary adenocarcinoma 分岐をもつ乳頭状の増殖を示す.
管状腺癌 tubular adenocarcinoma 管状の腺腔形成を示す.
低分化腺癌 poorly differentiated adenocarcinoma 腺腔形成がほとんど認められない.
印環細胞癌 signet-ring cell carcinoma 胞体内は粘液で充満し核は辺縁にあり印環状を呈し細胞単位で増殖する.
膠様腺癌 mucinous adenocarinoma 粘液の中に管状または乳頭状増殖をした腺癌細胞や印環細胞が浮遊している.

腺癌を分化型 differentiated と未分化型 undifferentiated に分けることがある．分化型には乳頭状腺癌と管状腺癌が含まれ，未分化型には低分化腺癌，印環細胞癌や膠様腺癌が含まれる．

いずれの組織像の胃癌も癌細胞の分化は胃型と腸型に大別され，さらに以下の4種に分類される．印環細胞癌は構造的に未分化型胃癌に含まれるが，細胞分化に一致した粘液を多量に産生しており機能的には高度に分化している．

胃型
(1) 被覆上皮細胞型
(2) 幽門腺細胞型
腸型
(1) 杯細胞型
(2) 腸吸収上皮細胞型

（iii） **カルチノイド carcinoid** 神経内分泌細胞 neuroendocrine cell 由来の腫瘍で自然発生はきわめて稀である．H_2受容体拮抗薬やプロトンポンプ阻害薬の長期投与ラットや *H.pylori* 感染スナネズミの腺胃(胃底腺が広範囲に障害されている)において無～低酸状態が長期間継続すると高ガストリン血症を招来する．ガストリン刺激によって胃底腺部のECL (enterochromaffin-like) 細胞の過形成が生じ，さらにカルチノイドへと進展する．発生するカルチノイドはほとんど好銀性で，グリメリウス染色で陽性を示す．

（iv） **間葉系腫瘍 mesenchymal tumors**
平滑筋腫 leiomyoma, 平滑筋肉腫 leiomyosarcoma, 横紋筋肉腫 rhabdomyosarcoma, 線維腫 fibroma,

線維肉腫 fibrosarcoma, 血管腫 hemangioma, 血管肉腫 hemangiosarcoma, 悪性線維性組織球腫 malignant fibrous histiocytoma, 中皮腫 mesothelioma などの発生が時に見られる. 組織所見は他の部位における結合組織由来の腫瘍と同じである.

近年, ヒト消化管の間葉系腫瘍に新たな疾患概念として, Cajal 細胞由来の GIST(gastrointestinal stromal tumor)が提唱された. c-*Kit*(CD117)あるいは CD34 陽性で, 遺伝子変異が c-*Kit* あるいは PDGFRA(platelet derived growth factor receptor α) の tyrosine kinase ドメインあるいはその近傍に高率に認められる. 従来, H.E. 染色標本で, 平滑筋腫, 平滑筋肉腫, 線維腫, 線維肉腫とされた症例に GIST が含まれる可能性がある.

d. 加齢性変化

(i) **萎縮と腺腔拡張(胃底腺)** 胃底腺の主細胞や壁細胞が減少し, 固有層の線維化やリンパ球の局所的浸潤が見られる. 15ヵ月以上のラットでは扁平化した主細胞や壁細胞よりなる囊胞状に拡張した胃底腺が認められる.

(ii) **腺腫様過形成 adenomatous hyperplasia** マウスで認められ, とくに加齢 CD-1 マウスでは約 20% に自然発生する. 発癌過程で出現する粘膜過形成や腺腫と異なり, 非腫瘍性で細胞異型はなく glandular hyperplasia, hypertrophic gastritis または proliferative gastritis とよばれる. 組織学的には胃小窩の延長と囊胞状の腺腔形成を伴いびまん性肥厚を示す. CD-1 や DBA 系マウスで見られる病変も腺性増生が粘膜下組織や筋層にまで及ぶ場合があるが細胞異型はない.

(iii) **腸上皮化生 intestinal metaplasia**[1,3] 胃腺管が, 腸吸収上皮および粘液の充満した杯細胞やパネート細胞などの腸上皮類似の上皮に置換されることを指し, 小腸のような絨毛構造は認められない. 高齢の動物に単一の腺管としてわずかに出現し, 従来は加齢に伴う変化と考えられていた. しかし, *H. pylori* の長期感染, 胃酸分泌抑制薬の長期投与, 発癌物質や X 線照射などにより誘導される. ヒトでは高頻度に腸上皮化生上皮が中高年者に認められるが, *H. pylori* の長期感染が主因と考えられる.

腸上皮化生は腸上皮成分の発現程度により完全型と不完全型に分類されたが, 胃粘膜上皮幹細胞の腸型化という概念でとらえることができる. 不完全型腸上皮化生では腸の形質がすべて発現しておらず胃の形質発現が残っており胃腸混合型の細胞分化発現が認められ, 幹細胞レベルでの *Sox2* と *Cdx* の共発現によると考えられている. 一方, 完全型は腸の形質発現のみで腸単独型と分類され, 幹細胞レベルで *Sox2* の発現が減弱し *Cdx* の発現に置き換わった状態といえる.

腸上皮化生はヒト胃癌の分化型腺癌の前癌病変と考えられていた. しかし, 初期胃癌は胃型細胞より構成され, 進展に伴い腸型癌細胞が出現する. 腸上皮化生より癌が発生すれば初期胃癌の癌細胞分化は腸型のはずだが, 実際は逆の胃型であり, 腸上皮化生は前癌変化ではない. したがって, 正常粘膜の腸型化である腸上皮化生と胃癌細胞の胃型からの腸型化はそれぞれ独立して進行すると思われる.

6.8.5 障害が及ぼす影響

a. 出血

種々の要因によるびらん/潰瘍などの胃粘膜障害による出血 bleeding は, 糞便中の潜血反応で検出できる程度から出血性ショックで死に至るものまで種々の程度がある. 慢性的に出血が続く場合は, 失血に伴い反応性の造血反応が骨髄に出現し, 重度の場合は, 髄外造血が認められる.

b. 穿孔性潰瘍

潰瘍が深く潰瘍底が漿膜を穿破した場合, 穿孔性潰瘍となる. 穿孔しても大網や腹腔臓器により裏打ちされれば穿通性潰瘍とよばれ, 局所的な反応で済む. 穿孔すると腹腔に腹膜炎が広がり化膿性となり致死的になる.

c. 狭窄

大きな潰瘍の修復過程で, 肉芽組織の線維化その収縮などで胃の狭窄 stenosis が発生する. 食物の通過障害をきたし動物の衰弱の原因となる.

d. 腫　瘍

腫瘍形成による内腔の狭小化に伴う通過障害，浸潤による胃壁の運動障害など，機械的な機能障害をきたす．一方，腫瘍の発育／進展に伴い，腫瘍の中心部は変性／壊死に陥りやすく，腫瘍部に潰瘍を形成し出血を伴い，穿孔に至ることがある．

担癌動物は腫瘍の発育進展に伴い，摂食障害ならびに消化不良などにより衰弱し低タンパク血症に伴い膠質浸透圧が低下し，腹水が貯留しやすくなる．内分泌腫瘍でホルモン産生を伴う機能性腫瘍の場合はホルモン過剰分泌の症状が発生する．

6.8.6　毒性の評価

胃粘膜に対する障害の程度は機能的ならびに形態的観察により評価される．

a. 機能的観察

（i）出　血　　出血は発生頻度の高い胃粘膜の障害であり，糞便中の潜血を検査することで推測できる．ヘモグロビンとの化学反応を利用した各種の潜血反応もある．目的に応じた潜血検査法を選択する．

（ii）胃酸の測定　　胃酸過多は胃粘膜障害の一因である．*in vivo* 測定法として胃内にチューブを設置し，アルカリ溶液を注入して消費したアルカリにより定量する方法がある．また，アズールA-レジン複合体より遊離した pH 依存性アズールAの尿中濃度を定量する方法などがある．

（iii）発癌物質の検索　　ラット腺胃発癌過程で選択的に低下する Pg1 の生化学的検査とともにアルカリ溶出法による DNA の1本鎖切断や小核試験などが考案されている．

b. 形態的観察

（i）肉眼的検索　　胃粘膜の障害を同一動物で経時的に直接観察するには内視鏡による観察がラットまでの動物では可能である．より小型の動物の内視鏡が開発されつつある．剖検時は，異物，びらん，潰瘍，出血，粘膜の萎縮や肥厚，腫瘤などを注意深く観察し，発生部位，大きさ，色調などを記載する．

（ii）組織学的検索　　固定法に閉鎖固定と開放固定があり目的により選択する．閉鎖固定では，絶食させた動物の胃を摘出後，食道下部と十二指腸で結紮し，過伸展にならないように固定液を注入する．開放固定は胃の漿膜面を厚紙や板などに張りつけて固定する．固定までの操作は乾燥させないよう，また自己融解を防ぐため短時間に行うことが重要である．腺胃は部位により組織が異なり，病変の発生も部位特異性があるので，病変に加えて，食道と胃の移行部（前胃のある場合は前胃との移行部），胃底腺部，幽門腺部，十二指腸との移行部の切り出しが重要である．検鏡時には細胞浸潤の程度と種類，潰瘍の大きさ，修復の程度などを記載する．

（iii）超微形態学的検索　　透過型電子顕微鏡で上皮細胞の粘液顆粒や内分泌細胞の分泌顆粒の形態から細胞の種類の同定が可能である．走査型電子顕微鏡では粘膜表面の三次元的な観察により，微絨毛の障害などが検索できる．

（iv）組織化学ならびに免疫組織化学的検索　細胞増殖の検索には BrdU を投与して標識細胞を免疫組織化学的に検出する．投与後30分以上1時間以内に屠殺することがフラッシュラベルの成立に重要である．また，種々の細胞増殖関連抗原（PCNA, Ki67 など）の検出も可能となった．粘液抗原（MUC5AC, MUC6, MUC2）やⅢ型粘液染色により上皮細胞の同定が可能である．

（v）発癌物質の検索[3]　　腺胃発癌物質およびプロモーターの検索には，16週間のラット中期検索法がある．この方法は発癌物質 MNNG でイニシエーションを行った後，検索物質を投与し，免疫組織化学的に検出される前癌病変であるPAPG（ペプシノーゲン変異幽門腺）の単位粘膜長あたりの出現数の有意差検定により検定する．二段階発癌試験で腺腫や腺癌を指標とする場合は40週間以上の試験期間が必要で，病変数，大きさ，浸潤の程度の検索が重要である．

［小川久美子，立松正衞］

文献(6.8節)

1) 立松正衞：胃癌研究の新しい羅針盤，西村書店(2010).

2) Tatematsu M, *et al.*：*Cancer Sci.* **94**(2): 135–141 (2003).
3) Tatematsu M, *et al.*：*J. Toxicol. Pathol.* **19**: 75–86 (2006).

6.9 小腸，大腸

6.9.1 構造，生理，機能

a. 発 生

　胃に続いて，腸管原器の頭側ループより十二指腸と空腸が発生し，尾側ループからは回腸，盲腸および結腸が発生し，直腸や肛門の原器である排泄腔で終わる．マウスやラットの腸上皮は発生初期では多列円柱上皮，絨毛の発達に従い胎生最終日までに単層円柱上皮に変化する．粘膜上皮細胞は多クローン性の陰窩細胞に由来するが，発達が進むにつれて多層の未熟細胞集団から選択的に単層単クローン性陰窩集団へと移行し，陰窩が形成される．

b. 小腸の基本構造と生理

　（i）　解剖学的特徴　　小腸の相対的な長さ，直径，絨毛の形態，輪状ヒダ（Kerckring弁）の発達の程度，筋層の厚さなどに，解剖学的な動物種差が見られる．しかしながら，小腸の基本的な組織構造に際立った差は認められない．

　（ii）　組織構造　　基本的組織構造は，胃や大腸と同様に，粘膜，粘膜下層，筋層の3層からなり，腹腔面は漿膜で覆われる．小腸粘膜組織の形態は吸収という生理的な機能を反映し，粘膜上皮は，吸収および酵素活性に関与する絨毛と，粘液などの分泌および細胞の再生に関与する陰窩（Lieberkühnの陰窩とよばれる）の二つの領域に分けられる．小腸絨毛構造の長さは小腸の遠位部よりも近位部で長く，陰窩は絨毛の基部に開口する．また，絨毛長に対する陰窩の深さの比率（陰窩／絨毛長比）は，動物種ごとにほぼ一定であり，毒性物質による腸管障害の程度を評価するのに利用されることがある．小腸近位部における陰窩／絨毛長比はブタでは小さく（1:7），イヌでは大きい（1:2）．なお，この比は管腔内の食物の量，拡張の程度および食餌によって変動をみる．絨毛は基底膜に沿って移動した吸収上皮細胞により構成され，絨毛構造の中心部は間質として結合識，脈管などからなり，粘膜固有層 lamina propria とよばれる．脈管には毛細血管とともに盲端のリンパ管ないし乳糜管が存在し，脂肪溶解物質を吸収しやすくするとともに肝での代謝・解毒を受けずに全身循環系に流入する．胃の筋層が3層に対し，小腸の筋層は2層（内輪外縦）で構成される．Brunner腺（十二指腸腺）は哺乳類の十二指腸上部の粘膜下層に存在し，ヒトやモルモットでは粘液を含む強アルカリ性の液体を分泌し，胃酸から十二指腸粘膜を保護していると思われる．しかし，マウスでは多くの漿液成分が混在し，ラットやウサギではむしろ漿液成分を主体としており，この腺組織の機能は十分に明らかにされていない．以下構成される個々の細胞に対して，おもにラットを中心に説明する．

　（1）　**陰窩上皮細胞 crypt epithelial cell**：絨毛部の下方は陰窩とよばれ，6〜14個のLieberkühnの陰窩上皮細胞により構成される．陰窩上皮細胞の多くは立方上皮細胞の形態を呈する．陰窩は細胞増殖の単位（ユニット）であり，その増殖は基底部から4〜6個上方の細胞集団（増殖帯）で最も活発である．個々の陰窩は最終的に大きく4型の細胞，吸収上皮細胞，杯細胞，パネート細胞および腸内分泌細胞に区別される．個々の陰窩は1日約300〜400個の細胞を生じており，個々の上皮細胞の寿命は平均3日とされている．

　（2）　**吸収上皮細胞 enterocyte**：絨毛を構成する吸収上皮細胞は，陰窩上皮細胞の細胞分裂によって置換され，徐々に上層（小腸内腔側）に移動し，最も上層の細胞は内腔側に剥離脱落する．この過程は2〜5日で完了する．個々の絨毛は2000〜8000個の細胞から構成され，吸収上皮細胞は1層の円柱上皮細胞で，刷子縁とよばれる微絨毛膜（厚さ約11 nm）を有するが，その構築は内腔側に多数の代謝酵素類を有し，微小管などの細胞骨格成分や閉鎖堤によって保持されている．単糖類，アミノ酸，生体異物 xenobiotics を吸収し，これらはそのまま近傍の毛細血管から門脈を介して肝臓

に輸送される.

(3) **杯細胞 goblet cell**：杯細胞は吸収上皮細胞の間に散在的に介在し，その数は近位小腸から遠位小腸へと徐々に増加していく.

(4) **パネート細胞 Paneth cell**：ややピラミッド型の形態をとるパネート細胞は，陰窩の基底部近くに存在し，リゾチームとペプチダーゼに富む．その寿命は平均21日の寿命とされている．パネート細胞は，サル，マウス，ラット，ハムスター，モルモット，ウシなどの反芻動物やウマには見られるが，イヌ，ネコ，ブタには認められない．水銀などの重金属を分泌し，霊長類における慢性メチル水銀中毒では細胞壊死を呈する．

(5) **腸内分泌細胞 enteroendocrine cell**（基底顆粒細胞，腸クロム親和性細胞）：陰窩の深部に内分泌細胞が散在し，腸クロム親和性細胞はセロトニンを分泌する．

(6) **M細胞 M cell**：上記四つの粘膜上皮細胞に加えて，リンパ組織を被覆する表層上皮に局在し（この部の粘膜ひだは乏しく，ラットではこのひだを認めない），貪食能を有するM細胞を認める．抗原物質を管腔から粘膜免疫機構（T細胞と樹枝状マクロファージ）へ運ぶばかりでなく，病原微生物や毒性粒子（たとえばアスベスト）の経路としても機能し，生体防御反応の主座として機能していると考えられている．

(iii) **小腸の生理機能とメカニズム** 小腸の機能は主として水分と電解質の分泌と栄養物の吸収にある．加えて，細菌や非吸収物質などの管腔内容物に対するバリア，さらに摂取物が体内を通過する際の導管としても機能する．また，小腸粘膜細胞内での種々の物質のグルクロン酸抱合や硫酸抱合による活性化と解毒化といった代謝機能も重要である．小腸は通過を要する長さとともに，絨毛および微絨毛などの解剖学的特徴により小腸粘膜の表面積が拡大されることで，機能の効率化を果たしている．そのため，長さのわりに小腸内での物質通過時間は，胃や大腸と比較して早く数時間程度である．

粘膜にはイオンと水の輸送・透過に対する機能的勾配があり，液体や電解質の移動を制御している．空腸においてはNa$^+$や水は血液・組織側から小腸内腔側へ受動的に移動するのに対して回腸では液体やNa$^+$は内腔側から血液内へ移動する．空腸は電気化学的勾配に逆らって，Na$^+$，Cl$^-$および重炭酸塩を吸収するが，この機能は加齢に伴って減退する．胆汁酸塩は原則として回腸で吸収され，腸肝循環を行う．

液体と電解質は陰窩上皮細胞が分泌するが，電解質の輸送のメカニズムはNa$^+$のような単一のイオンの濃度勾配的な移動のみならず，同一方向への二つのイオン（たとえばNa$^+$とCl$^-$）が同時に同調して移動，逆に反対方向に二つのイオン（たとえばNa$^+$とH$^+$）が交換するなど，多岐のメカニズムが存在する．上記，Na$^+$とCl$^-$の両イオンの輸送はアセタゾラミド acetazolamide により抑制され，またアデニル酸シクラーゼ adenylate cyclase を刺激する物質に感受性がある．こうした輸送系にはエネルギーとしてATPが必要であり，cAMPやcGMPないし細胞内Ca^{2+}の増加により刺激される．また，水の移動はセロトニン（分泌の増加）や神経ペプチドY（吸収の増加）などの神経伝達物質により修飾される．

c. 大腸の基本構造と生理

(i) **解剖学的特徴** 大腸は盲腸と結腸からなるが，その形態は大きな種差があり，解剖学的な相違は，相対的な長さ，直径，容量および構造の複雑さに起因する．盲腸や結腸は縦走する筋束（結腸ひも）によって嚢状の形態を示すが，草食動物では大腸は大きく複雑な形態を示し，長期の貯蔵と消化や代謝の効率化に寄与する．大腸の分泌能および吸収能は解剖学的複雑さと動物の水分要求量に深く関係する．ラットや草食動物の盲腸はきわめて大きいが，ネコでは小さく，霊長類では痕跡的である．雑食動物および草食動物の結腸は嚢状の結腸膨起を形成するが，肉食動物では平坦である．潰瘍性大腸炎などの疾患では結腸膨起が破壊されて，内容物の緩徐な移動が妨げられ，その結果，結腸における水分や電解質の吸収不良や下痢が引き起こされる．

(ii) **組織構造** 結腸の粘膜組織構造は小腸粘膜と異なり，肉眼的に輪状ひだや絨毛構造を欠如する．大腸粘膜は杯細胞を主体とし，粘液の分

泌により脱水化した内容物に粘性を与える．結腸の（頻回の）炎症は上皮の化生を来し，その結果，粘液産生が減り粘膜に出血が生じやすくなる．小腸と異なり，大腸の陰窩底部にはパネート細胞はなく，腸内分泌細胞が多数存在する．一方，粘膜下，固有筋層および漿膜の構造は小腸と基本的に同じである．大腸末端すなわち直腸部は骨盤腔後腹膜部に存在し，この部には漿膜がない．

盲腸の粘膜は結腸と基本的に同じであるが，粘膜下にはリンパ組織が存在し小腸のパイエル板のような機能を有する．

(iii) 大腸の生理機能とメカニズム　大腸のおもな機能は，栄養の摂取・消化物の貯蔵，水と電解質の吸収および分泌である．電解質の吸収過程は Na^+/K^+-ATPase を介する．一般に，草食動物では唾液，膵液および胆汁を大量に分泌し，たとえば，ウマでは細胞外液の40%相当量が大腸で分泌される．しかし，上部消化管で分泌された液体およびイオンの約98%は盲腸や結腸で再吸収される．この再吸収の過程は毒性により誘発される下痢を理解するうえで重要である．大腸は摂取・消化物が停滞するおもな部位であるが，停滞の時間やその部位には種差がある．

一方，盲腸の基本的機能は摂取物の微生物学的な発酵と貯蔵である．盲腸腔内には摂取物を解毒あるいは活性化する細菌類や必須ビタミンを産生する細菌類が存在する．このため抗菌毒性は正常の盲腸内細菌叢の変化に直接的に影響することがある．腸内の物質は盲腸と近位大腸を往復するため，機能的に活発で大きい盲腸をもつ動物と，痕跡程度の盲腸をもつ動物とでは物質の大腸通過時間が著しく異なる．また，ウサギの盲腸はリンパ組織に富み，リンパ濾胞内の組織球は正常でも多数の細菌を含む．

大腸内の細菌数が多いと，繊維性物質の消化や物質代謝を容易にする．これら細菌による代謝は重要で毒性発現に影響する．しかし，大腸内細菌の生理学的役割は十分には解明されていない．

d. 腸管の特殊構造と機能
(i) GALT（腸管リンパ組織（腸管関連リンパ組織）gastrointestinal-associated lymphoid tissue）

腸管の免疫反応は複数の要素から構成され，細胞性および液性免疫機序の双方が関与する．

(1) IgA（免疫グロブリンA）：腸管粘膜にはIgAを産生する多数の形質細胞が存在し，IgAが消化管における免疫応答の中核をなす．腸管は分泌型sIgAという特殊型を有している．しかし，毒性物質に対する粘膜の反応には細胞性免疫も関与するが，この細胞性免疫は非粘膜部位の反応と違い，たとえば小腸の吸収上皮細胞は抗原提示細胞，IgA抗原キャリアおよびTリンパ球のアクチベーターとして機能する．

(2) MALT（粘膜関連リンパ組織 mucosa-associated lymphoid tissue）：腸管の粘膜関連リンパ組織は，全身のリンパ組織の25%以上を占める．従来GALTと呼称されたが，他臓器に同様に認めることからMALTの呼称で総称されるようになった．とくに小腸全体にわたって見られるリンパ組織の集合体はパイエル板 Peyer's patch とよばれ，腸管関連リンパ組織の代表的な装置をなす．パイエル板は腸間膜付着側の反対側に沿って見られ，多くの動物種で十二指腸から回腸まで存在する．回腸のパイエル板は加齢に伴い萎縮するので，成熟時よりも新生時期に高い生物学的意義を有するものと考えられる．

二次リンパ濾胞 secondary lymphoid follicle はBリンパ球優位の胚中心とその周囲のTリンパ球から構成される．結腸にはパイエル板はなく，lymphoglandular complex が MALT として重要な役割を果たす．通常，粘膜の彎入を伴う部分の粘膜下層に二次リンパ濾胞の形で認められる．

MALTが活性化されると，パイエル板からリンパ球の増加を伴い，活性化されたTおよびBリンパ球が腸内リンパ組織に侵入する．細菌，化学物質や食餌性抗原に反応する免疫系はそれらの体内侵入を防御する．

粘膜固有層に存在するTリンパ球は基本的にCD4陽性のヘルパー細胞 helper/inducer cell で，新たな抗原に対する初期の免疫学的反応の進展に主要な役割を行う．一方，CD8細胞（cytotoxic/suppressor cell）は，この部分にはほとんど認めない．

(ii) 腸管神経組織　腸管の神経組織は，び

まん性かつ系統的に構築されている．運動および感覚系神経細胞は腸管壁全体にわたって枝分かれし，多彩な神経叢を形成する．中心神経系からの直接の支配がないのが他部位の自律神経系とは異なっている．神経情報は腸管に存在する交感および副交感の両自律神経系運動神経細胞から，または腸管の感覚系神経細胞からもたらされている．このため，脳や脊髄系から独立して反射活動を示す．なお，中枢神経系は腸管粘膜細胞の増殖の状態を制御している．

副交感神経の刺激は血流，分泌，筋収縮能を高めるが，交感神経は逆の効果を示す．すべての神経組織は統合されたサーキットを形成し，筋間や粘膜内の感覚系受容体からの情報を共有する．感覚神経細胞は腸管管腔内容物の流動性，量，化学組成および温度情報を感知する．腸管蠕動は運動神経細胞を介してもたらされる．特異的な運動神経細胞は粘膜内エフェクターの近傍や，血管内および筋層に神経伝達物質を放出する．その伝達物質の受容体が上皮細胞上および近傍に存在する．

副交感神経節の神経単位は，粘膜下（Meissner 神経叢）および筋層間（Auerbach 神経叢）に存在する．両神経叢は相互に連絡して一つの機能単位を形成するため，電気生理学的な活動は消化管のいくつかの部位で同調して起こる．筋間神経単位は加齢に伴い減少し，老齢モルモットの小腸では若いモルモットの約50％にすぎない．老齢ラットの大腸および小腸における神経単位の数は新生時期の40～60％以下で，すべての種類の神経単位が減少する．また，アントラキノンのような毒性物質は神経線維を障害し，神経単位の数を変化させる．消毒剤である塩化ベンザルコニウム benzalkonium chloride などの陽イオン界面活性剤の局所的な投与は小腸内筋層間の神経細胞を破壊する．

肝臓で代謝ないし非代謝される物質に対して，腸肝循環（腸管から吸収され，門脈循環を経由して肝臓に達し，胆汁を介して十二指腸内に排泄され，腸に戻る）としてリサイクル機構がある．この機構は腸管に対して毒性学的に重要である．多くの物質は肝臓でグルクロン酸抱合を受けて十二指腸に排泄されるが，そのままの形では再吸収されず下部腸管の腸内細菌叢によって脱抱合され，それが吸収されて再び肝臓に達する．このように物質の回収に寄与する腸肝循環は腸管での毒性発現に大きな役割を演じる．

糞便中に排泄される物質の量は，その化合物の脂溶性や脂溶性特性に変化させる代謝機能（上述のグルクロン酸抱合に加えて，脱アルキル化，硫酸抱合など）の程度に依存する．また，胆嚢の運動性を含む胆汁の排泄量や腸管の運動性や再吸収能および腸管での細菌の脱抱合能にも依存する．

（1）**種差**：腸肝循環には種差が知られ，代表的な例として非ステロイド系抗炎症剤であるインドメタシン indomethacin を投与した場合に見られる．インドメタシンは腸肝循環に入った後，イヌでは通常糞便中に排泄されるが，ラットでは尿中に排泄される．また，インドメタシンの腸肝循環に要する時間はイヌやラットで長く，ヒトやウサギでは短い．

（2）**毒性の調節機構**：腸肝循環の間に物質は腸の内容物と反応する場合がある．胆汁酸塩と食餌性繊維との結合を例に挙げれば，胆汁酸塩は食餌性繊維との結合で胆汁酸塩の再吸収を抑制し，結果としてその毒性を低下させる．一方，胆汁酸循環の変動は胆汁酸親和性のある物質の肝内・胆汁内の量に影響を与え，胆汁酸の一つ，タウロコール酸 taurocholic acid は大腸の運動能を促進し腸管内通過時間を短縮させる．胆汁酸は腸管粘膜からの物質の輸送を促進し，毒性効率を増幅させるとともに，腸肝循環の過程でその物質が活性を保持し続ければその臓器障害性が増強されることになる．実際，インドメタシンなど抗炎症剤のイヌにおける腸管潰瘍形成作用には腸肝循環による濃縮機能が重要な役割を果たす．

(iii) **腸管細胞代謝と生体内変化 biotransformation**

（1）**活性化と不活性化**：腸管粘膜細胞は高い酵素活性と抱合能を有する．粘膜では物質の代謝と活性化あるいは不活性化（解毒）が行われ，化学物質の毒性の増強ないし軽減に密接に関連する．増強される毒性化合物の例として，代謝を受け究極発癌物質となる1,2-ジメチルヒドラジン 1,2-dimethylhydrazine の大腸発癌がある．解毒に際して非毒性中間物質への代謝を介して吸収さ

せるか，または糞便中にそのまま排泄させる．

腸管の薬物代謝酵素活性に日内変動があるため，物質の生体内変化の割合も時間帯によって変動する．たとえば，ウサギでは多くの酵素系の活性が午前6時にピークに達し，正午から午後3時にかけてはその活性が低くなる．部位別に見ると，結腸では脱メチル化などの酵素活性が小腸に比して3～5倍高い．また，腸のmonooxygenase（CYP, チトクロムP450）酵素の活性はウサギでは肝臓のおよそ33%で，マウスでは5%以下と種差がある．また，腸管のすべての部位にこのような酵素系があるわけではない．

（2）**薬物代謝活性の勾配**：腸管の部位により，いくつかの薬物代謝活性酵素の違いが存在する．小腸上部は下部に比べ，より酸素を必要としalkaline phosphataseやdisaccharidaseの活性が高い．CYPやUDP-glucuronyl transferase活性は小腸や大腸に比べ，十二指腸上部で高い．硫酸抱合は小腸下部や結腸よりも小腸上部でより迅速に行われる．また，絨毛の頂部から底部へかけても活性の差違があり，薬物代謝酵素に富む細胞内小器官と粘膜頂部の上皮細胞の細胞膜に存在する能動輸送系によって制御されている．

（3）**対流交換系**（図6.16）：粘膜固有層に見られる微小血管構造によって，対流交換系が形成され，絨毛の先端へ向かう血流と陰窩部へ戻る血流との相互交換が生じるものである．おもに受動的拡散に影響を及ぼすことにより腸管内腔で吸収された物質を濃度勾配に逆らって絨毛先端部へ押し戻すはたらきをする．結果として，物質吸収の緩徐化と代謝時間の延長をもたらし，毒性物質などの門脈循環への流入を緩和させることになる．このメカニズムは，各種の栄養素や拡散物質，ガス（酸素や二酸化炭素）などの場合にも機能する．

（iv）**腸内細菌による代謝と影響** 摂取された物質は腸の消化酵素とともに，常在する細菌によっても代謝される．通常，ヒトおよび動物の糞便中には1gあたりおよそ10^9～10^{12}個の細菌が存

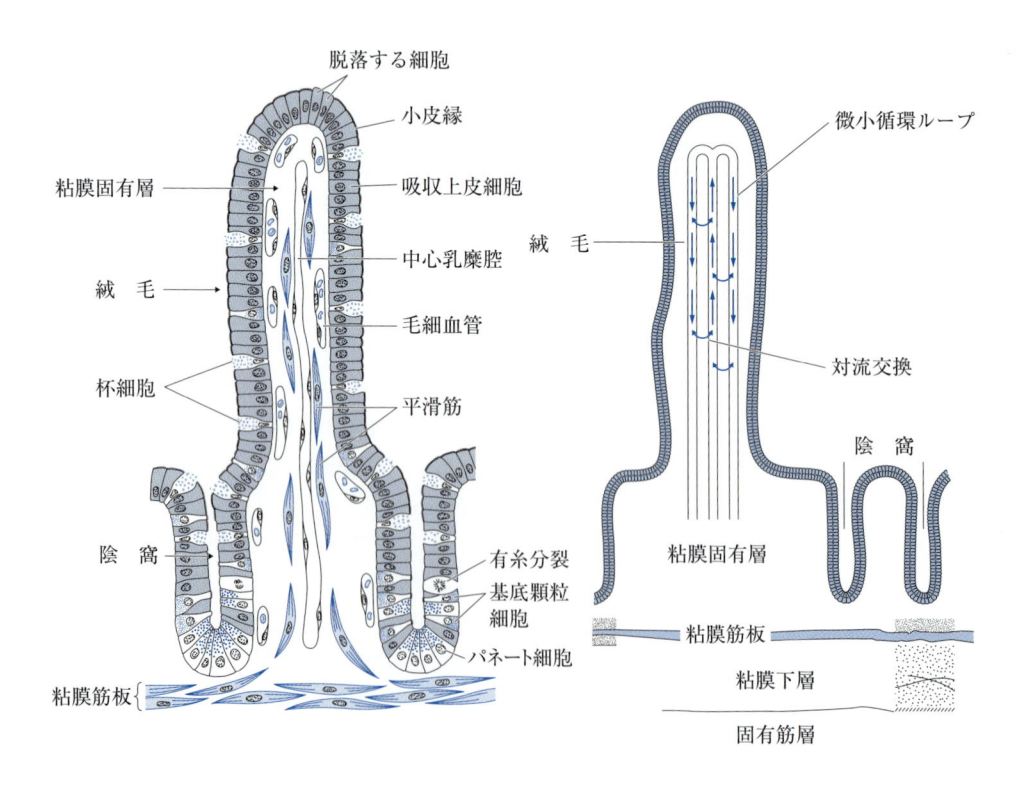

図6.16 小腸組織像と対流交換

在するため，消化管でのその潜在的な酵素活性は無視できない．とくに細菌のもつ還元酵素，加水分解酵素，脱メチル化酵素，βグルクロニダーゼ β-glucuronidase および βグルコシダーゼ β-glucosidase は種々の物質の生体内変化や代謝に関与する酵素群である．したがって，これら常在腸内細菌の種類を変換するような物質は栄養状態の変化をきたす．

腸管の細菌は胃のグラム陽性菌から回腸ではグラム陰性菌優位に変化する．嫌気性菌は好気性菌に対して約 $10^2 \sim 10^4$ 倍多い．よく見られる嫌気性菌は genus Bacteroides 属，Bifidobacterium 属，Eubacterium 属，嫌気性グラム陽性球菌と Clostridium 属であり，好気性菌は腸内細菌の大腸菌や連鎖球菌，ブドウ球菌およびカンジダ菌などである．

腸内細菌叢の宿主に対する影響として，無菌動物では腸管の重さや粘膜の厚さが減少する．一方，細菌数の過剰は，脂肪と炭水化物の吸収を修飾し，胆汁酸抱合物の加水分解とミセル化能の変化による脂肪便を誘発する．細菌のプロテアーゼは腸管細胞の刷子縁のマルターゼに影響し炭水化物の消化・吸収障害をきたす．

細菌のほとんどは下部小腸，盲腸および結腸に存在するので宿主の応答を修飾する細菌の役割は下部消化管において著明である．ジゴキシン digoxin の薬理学的作用は，ある種の細菌（Eubacterium lentum）による三糖類の加水分解に依存し，これにより DIG（ジゴキシゲニン digoxigenin）が産生される．ヒトでジゴキシンの代謝は小児で低いが，腸内細菌叢の発達が不完全なのではなく，細菌の酵素システムが未熟なためとされる．抗生物質は消化管における細菌の種類を変化させるだけではなく，神経終末器官や神経筋伝達系を抑制することから，これらの機序が複合して大腸炎や盲腸の拡張をきたす．

細菌の脱アミノ反応も重要な機能である．細菌のウレアーゼにより尿素は二酸化炭素とアンモニアへ分解される．肝臓で生成される尿素の約 40% は細菌により分解される．

腸管毒性に対する細菌の役割は発癌物質の活性化を見ると明らかである．発癌物質では直接作用ではなく酵素による活性化を介する間接的作用で発癌性を示す．細菌の βグルクロニダーゼは解毒として抱合しているグルクロン酸を取り去り，一部の発癌物質を活性化させる．糞便細菌叢のニトロ還元酵素は前発癌物質の活性化を誘導する．一方で，細菌は発癌物質の解毒化にも関与しており，N-脱水酸化により不活性化する．

6.9.2　毒性メカニズム

腸管の基本的機能は，バリア，摂取物の消化と代謝，酵素の分泌，必要とされる栄養物（水を含む）の吸収である．腸管の機能的ないし構造的な変化により，これらの不調が生じる（表 6.15）．腸管は栄養物の輸送に関わるので，吸収機能障害が起きやすい．加えて，毒性病理学的なメカニズムとして，血流量の減少ないし低酸素状態，粘膜バリアに対する障害（胆汁分泌過多，アルコール過多，放射線など），過敏性反応および粘膜細胞に対する遺伝毒性が挙げられる．細胞レベルでは，形質膜やミトコンドリアに対する傷害は不可逆的であるため細胞死をきたす．

a. 先天異常

（ⅰ）**異所性膵組織**　腸に見られる異所性膵組織 ectopic pancreas は，通常，腸間膜側に見られる．典型的には正常の膵組織や高分化の上皮や，内分泌細胞からなる膵島が見られ，粘膜下から筋層へ，さらに漿膜下に至ることもある．腺房組織は好酸性および好塩基性細胞で構成される．外分泌細胞の頂点にチモーゲン顆粒が見られる．ランゲルハンス島（膵島）は淡明な内分泌細胞（α細胞，β細胞）からなり，わずかな結合織をもつ．内分泌細胞は特殊染色で確認できる（ゴモリのアルデヒド・フクシン Gomori's aldehyde fuchsin 染色，アザン・マロリー Azan-Mallory 染色）．

（ⅱ）**憩室 diverticula**　回腸の腸間膜側反対側に見られる憩室は卵黄嚢の遺残を意味する．SDラットに見られるこの袋状の構造はヒトのメッケル憩室 Meckel's diverticulum に相当する．老齢動物に見られる腸管膜側近くの憩室は別個のものである．老齢動物に見られる憩室は筋層壁の脆弱部位に相当するか，粘膜のその後に生じるヘ

表6.15　腸管への選択的な毒性メカニズム

機序	毒性種類
吸収機能の変化	
栄養素の吸収不全	アルコール，コレスチラミン，カナマイシン，ネオマイシン，重金属
物質透過性異常	大腸菌，赤痢菌，下剤
アレルギー物質の吸収過剰	ポリ塩化ビニル，金属鉄，アスベスト
血流減少，低酸素性脱共役酸化的リン酸化	NSAIDs，ヒ素剤
粘膜バリア障害	
プロスタグランジン阻害	NSAIDs
粘液産生の変動	NSAIDs，ステロイド
直接的細胞毒性	胆汁酸，エタノール
増殖細胞への障害	放射線，T2トキシン，リシン
過敏症	トリニトロ安息香酸，硫酸
遺伝毒性	アゾキシメタン，DMH

ルニアによる断裂と思われる．憩室の二つのタイプは，通常の大きさの腺で高分化型，正染色性の細胞成分からなるが，腺腫や不規則な腺で高染色性の細胞の傾向にある分化型腺癌とを区別するのに役立つ．組織学的には憩室の粘膜上皮は正常の腸に似ている．憩室には腸内容物が詰まっていたり，潰瘍を伴っていたり，部分的に炎症を伴い，最終的には穿孔して膿瘍形成や腹膜炎をきたすことがある．

（iii）**扁平上皮嚢胞 squamous cyst**　封入嚢胞 inclusion cyst は，口腔，食道，胃のほか大腸にも発生する．稀なものであるが，漿膜や漿膜下に見られる．

b．腸管の吸収不全

栄養素の多くは能動輸送機構によって吸収されるが，毒性物質などは受動的拡散機序により輸送されることが多い．毒性物質の脂溶性が高いほど吸収は大きくなり，分子量が小さいほど早く拡散・吸収する．また，酸や塩基の非イオン型はイオン型よりも早く吸収される．例外的に，塩化鉛などの無機鉛中毒は能動的な輸送により吸収される．

（i）**吸収の阻害・抑制**　栄養素の吸収の低下は重金属や植物抽出物を含む種々の毒性物質によって起こる．カドミウムはカルシウムの吸収を阻害ないし抑制し，タンパク質や脂肪の消化を変化させる．アルコールやコレスチラミン cholestyramine のように脂肪やビタミン類の吸収に関係するものや，多くの抗生剤では脂肪，タンパク質，電解質，炭水化物の栄養素の吸収阻害を起こすものがある．また，細菌毒素などの中には粘膜上皮の細胞膜を通過する物質の輸送あるいは細胞膜間の輸送を変化させるものもある．

（ii）**吸収の過剰**　腸管毒性は毒性物質の作用のみでなく，栄養物の過剰な吸収でも引き起こされる．若年マウスの有機リン酸毒性は老年に比べ毒性物質の効率的な吸収により生じる．

また，微粒子状物質（nm サイズの粒子）の中には吸飲作用 pinocytosis や食作用 phagocytosis によって取り込まれるものもある．マウスでは食作用は 6 μm 以下の粒子大に限られる．これらの作用はポリ塩化ビニル，金属鉄，アスベストといった微粒状物質に対する免疫病理学的反応において重要な役割をもつ．こうした腸管粘膜の防御機構をくぐり抜けると，アレルギー性過敏反応が起こったり，代謝されない物質がリンパや血液内に直接侵入したりする．

c．低酸素症

低酸素症は消化管粘膜障害発生の重要な因子の一つであり，種々のショック状態で認められる．粘膜障害の程度は腸管血流量の減少の割合に相関し，血流量減少とそれによる低酸素状態は障害に対する粘膜の感受性を増大させる．腸管における潰

瘍性粘膜病変は血圧低下時に絨毛の微小循環ループ(図6.16)の障害により発生する．この部の血流の通過時間の延長により，絨毛部での酸素が血管内へ逆拡散できる時間を延長させ，低酸素の状態をきたすためである．トリプシンなどの上皮内および管腔内の酵素は低酸素による粘膜病変の発生に影響を与え，組織障害を増幅させる．

d．粘膜バリアの障害および細胞毒性

(i) NSAIDs(非ステロイド系抗炎症薬)
NSAIDsで引き起こされる粘膜障害は初期には好中球非依存性の毒性で始まるが，後に好中球依存性の炎症性変化を呈する．前者ではミトコンドリアにおける酸化的リン酸化の抑制による上皮細胞結合解離を起こし，結果として上皮粘膜細胞の透過性の亢進を示し，粘膜バリア障害を引き起こす．後者では活性化した好中球は粘膜内脈管や粘膜固有層で活性酸素代謝物やタンパク質分解酵素類とロイコトリエンB_4を産生するが，この活性酸素類とタンパク質分解酵素類は細胞に対する直接的な障害を引き起こす．ロイコトリエンB_4は強力な好中球走化因子で，付加的に好中球浸潤を引き起こす．粘膜上皮に対して直接的な細胞障害を示すとともに，プロスタグランジンの合成を阻害し，細胞内ATPの減少や膜結合ナトリウムイオンポンプの刺激にも関与する．毒性量のNSAIDsの経口ないし非経口的投与により腸管粘膜の紅斑，出血，びらんおよび潰瘍を生じる．病変は胃とともに小腸全体に認められる．粘膜障害のおもなメカニズムとしてCOX(シクロオキシゲナーゼ cyclooxygenase)の抑制を介するプロスタグランジン合成阻害が指摘されている．COXには，COX-1, COX-2と称する二つのアイソザイムがある．個々のNSAIDsによりそれぞれ感受性が異なるが，COX-1は構成酵素で，正常組織内に認められるのに対して，COX-2は誘導型で炎症による種々のサイトカインやメディエーターにより刺激され発現する．さらにプロスタグランジンの作用に拮抗する5-lipogyenase系アラキドン酸代謝としての障害メカニズムも重要で，ロイコトリエンC_4やD_4は血管収縮作用をもち(プロスタグランジンE_2などは血管拡張作用をもつ)，またロイコトリエンB_4は強力な好中球走化因子である．浸潤した好中球はタンパク質分解酵素の放出と微小血管閉塞を起こし，上皮細胞障害は粘膜部の血流量低下により低酸素状態を生じ，さらに悪化させる．

NSAIDsの毒性に対する感受性には種差があり(イヌ＞ラット＞サル)，活性化体の血中半減期の違いによると説明されている．実際，NSAIDsのフルルビプロフェン flurbiprofenの半減時間はイヌ40時間，ラット6時間，サル3時間と報告されている．

(ii) ステロイド系化合物　ステロイドは上記のNSAIDsと同様に胃とともに，大腸粘膜の変化を引き起こし，細胞防御機構や粘膜バリアを障害する．コルチコステロンは未熟な腸管上皮を成熟化することが知られ，3週齢のラットに投与すると小腸の成熟が進み，生化学的および形態学的に成熟動物の特徴を呈するようになる．

(iii) 胆汁酸　胆汁酸は通常イオン化し，ミセルないしモノマーの形で存在する．排泄された胆汁酸の97％以上は回腸で再吸収され腸肝循環として肝臓に戻る．残りの3％が結腸において細菌による分解を受け，糞便中に排泄および結腸で再吸収される．ある種の回腸疾患では胆汁酸塩の吸収不良が大腸粘膜の障害や下痢に関与する．腸管内細菌は胆汁酸塩を脱グルクロン酸抱合や脱硫酸抱合を起こし，毒性ないし発癌性代謝物が産生される．また，胆汁酸塩は大腸粘膜上皮の細胞増殖活性を刺激することから，大腸発癌のプロモーターとしても作用する．

(iv) 放射線, 放射線様作用物質　放射線や放射線様作用物質は，粘膜上皮細胞に重大な細胞毒性をもたらす．とくに陰窩における分裂のさかんな細胞が標的となり，増殖陰窩上皮細胞の壊死をもたらし腸管粘膜長の短縮を呈する．また，粘膜部の虚血，潰瘍形成，出血および二次的炎症などを引き起こす．化学療法剤や植物性毒素(たとえばリシン ricin：ヒマ種子中の有毒タンパク質)も同様の病変を引き起こす．

(v) その他の細胞毒性物質　2,3,7,8-TCDD(ポリ塩化ジベンゾダイオキシン)は粘膜過形成に関与する．また他の多塩素性のダイオキシン類も可能性がある．2,3,7,8-TCDDが結合し活性化

するAh受容体(ダイオキシン受容体)は，CYP1A1遺伝子の転写活性を増加させるが，腸管粘膜はAh受容体とCYP1A1を十分に保持している．また，2,3,7,8-TCDD曝露は食欲不振や体重減少を生じる"消耗症候群"の原因となる．

無機ヒ素は腸管の充血とともに血管内皮細胞を障害し粘膜下の出血をきたす．カドミウムは腸管上皮細胞の刺激をきたし，嘔吐，唾液分泌過多および下痢を生じる．無機水銀の摂取では粘膜タンパク質の沈殿形成を引き起こし，腸管粘膜の腐食を起こさせる．

e. 過敏症

過敏症の腸管毒性の発現機序には，免疫機能とともに，粘膜バリアへの障害も関わる．粘膜障害があると，粘膜免疫機構に反応する抗原性ないしハプテン性物質の排除が不十分となるためである．吸飲作用により粘膜細胞内に抗原が吸収されると，IL(インターロイキン)-1を発現して免疫反応が開始される．IL-1は，IL-2や種々のサイトカインを発現するTリンパ球を活性化する．また活性化したマクロファージはリンパ球を活性化させるIL-6，好中球を誘導するIL-8，プロスタグランジン類を発現させる．一連の流れの中で制御因子の一つのIgEは腸管内肥満細胞を活性化する．肥満細胞は神経伝達物質(例：サブスタンスPなど)，ヒスタミン，ILやPAF(血小板活性化因子 platelet activating factor)を産生する．炎症・免疫機構は制御因子による粘膜の吸収・輸送機能や腸管蠕動の変化を起こす．

腸管における過敏症の実験モデルには，エタノール(粘膜バリアを破壊し透過性を亢進)などを用いたものがあり，遠位結腸に貫壁性の肉芽腫性炎症を認める．こうした炎症での免疫応答は結腸潰瘍を併発する．動物が抗原で感作されていると，粘膜バリアへの障害を伴わなくても過敏反応が起こる．こうした"保たれたバリア"での反応は粘膜上皮細胞や白血球によるバリアを通過したハプテンによるものと考えられている．

f. 発癌性

高頻度に見られるヒトの大腸腫瘍に比べて，げっ歯類の自然発生腫瘍は稀であるが，さまざまな化学物質により腸管腫瘍が誘発される(表6.16)．これら腫瘍の多くは隆起型の腫瘤を呈する．また，腸管発癌性はないが，プロモーター活性を示すものとして高脂肪食，コール酸やリトコール酸などの胆汁酸，天然ケイ酸アルミニウムなどが知られている．

芳香族アミン類の多くは遺伝毒性を介して腸管腫瘍を誘発するが，発癌性を発揮するには，生体内で代謝され究極発癌物質の生成が必要である．特異的標的臓器はその化学構造と動物種に関係する．ニトロソアミド類はラット，ハムスターやモルモットで小腸・大腸腫瘍を誘発するのに加え，ラットで食道にも感受性を有するものがある．発癌物質による粘膜曝露時間も腫瘍発生に重要である．AOMはラットやハムスターの結腸粘膜細胞のDNAをメチル化できるアルキル化物質で，その臓器特異性を一部説明できる．一方，DMHを含む一部の発癌物質による大腸腫瘍発生はリンパ組織に関連している．ポリープ型でなく，広基性

表6.16 大腸粘膜に作用を有する発癌物質

種類	化学物質名
コラントレン誘導体	DBA(1,2,5,6-dibenzanthracene)，3-MC(3-methylcholanthrene)
芳香族アミン	DMAB(3,2'-dimethyl-4-aminobiphenyl)，4ADP(4-aminodiphenyl)，2,7-FAA(N,N'-2,7-fluorenylenebisacetamide)
ヒドラジン誘導体	DMH(1,2-dimethylhydrazine)，AOM(azoxymethane)，MAM(methylazoxymethanol)acetate，1-methyl-2-butylhydrazine，cycasin
ニトロソアミド類	MNNG(N-methyl-N'-nitro-N-nitrosoguanidine)，MNU(N-methyl-N'-nitrosourea)，BOP(nitrosobis(2-oxopropyl)amine)
その他	ポリゲナン，デキストラン硫酸 dextran sulfate，減成カラギーナン carrageenan, degraded，AFB_1(アフラトキシンB_1)，ワラビ抽出物

形態の腺癌はリンパ濾胞近傍の粘膜に発生する．したがって，少なくとも二つの違った経路の大腸発癌が考えられる．標的上皮細胞がリンパ組織に関連していないとポリープ型の腫瘍を，リンパ組織近傍にあると広基型の腫瘍が発生する．

発癌物質の臓器特異性は，特異的な遺伝子変異の部位にも関係する．たとえば，癌抑制遺伝子の代表でもある APC 遺伝子に優性の突然変異遺伝子を有する Min マウスに多発する腸管腫瘍発生がある．異常 APC 遺伝子産物はβカテニン β catenin と結合し，Wnt シグナル系での細胞増殖因子の遺伝子転写活性を促進することが推定され，化学発癌物質では APC 遺伝子の突然変異よりも，後述するようにβカテニン遺伝子の突然変異が多く認められている．

ラットの結腸上皮における遺伝毒性発癌物質の影響・変化はヒトに通常見られる大腸癌と同様である．ラットでは，スルホムチンは正常結腸上皮細胞の糖タンパク質であるが，AOM や MNNG により短期に陰窩細胞はシアロムチン発現に変化する．これらの変化は大腸癌の "de novo" 発癌を示唆する．

発癌物質投与により，げっ歯類の大腸に ACF（異常陰窩巣 aberrant crypt foci）の発生が見られる．この ACF はメチレンブルー染色で粘膜表層に観察でき，周囲の正常陰窩から容易に識別できる形態学的異常，すなわち，拡張し不整な陰窩管腔口，厚い上皮細胞の並びや周囲正常細胞よりも大きな構成細胞を特徴とする．これらは発癌物質投与の少なくとも2週間後には認められる．ACF は前癌病変とされているが，ACF すべてに形態学的な異型を認めるわけではない．また，K-ras 遺伝子を含む種々の遺伝子異常を認めるがβカテニン遺伝子の異常は乏しい．

最近，ほかに二つの前癌病変が報告されている．一つはβカテニン遺伝子異常を有する BCAC（βカテニン蓄積陰窩巣 β-cathenin accumulated foci）で，βカテニンタンパク質の異常蓄積を細胞質や核に認める細胞集団として認識され，ACF のようなメチレンブルー染色の粘膜表層性の観察が困難な，一見正常陰窩の病変である．水平断切片上で観察され，組織学的に ACF よりも核異型などの異型性が目立つ．βカテニンタンパク質の異常はヒトの大腸腫瘍においても高頻度に認められる．とくに核への異常集積は特徴的で，上述の Wnt シグナル系に密接に関与している．他の一つは MDF（粘液枯渇巣 mucin depleted foci）で，上述の粘膜細胞のムチンに変化をきたした病変と見られムチンそのものの減少も認められる．ACF と同様，アルシアンブルー染色にて粘膜表層性に同定可能である．この病変は組織学的に BCAC に相当する．この前癌病変の正確な発育推移は不明であるが，これらのいずれかが腫瘍形成に関与している可能性がある．

g．症候性反応

（i）下痢 diarrhea 下痢のメカニズムは大きく四つの機序が考えられ，① 粘膜の透過性や滲出の亢進，② 分泌過剰，③ 吸収不良，および ④ 腸管の異常運動，である．実際に小腸では，粘膜の透過性や滲出の亢進，分泌過剰，吸収不良が主体で，大腸では，分泌過剰，吸収不良，腸管の異常運動がおもな機序である．たとえば，コレラ毒素はアデニル酸シクラーゼを活性化するため，大腸の水分吸収能力をはるかに上回る大量の液体が小腸内に分泌される．この過程は死につながるほどの高度の下痢を招来するが，粘膜障害としての形態学的変化は通常軽微である．

下痢が続くと全身的に脱水，アシドーシスおよび電解質バランス異常をきたす．糞便への重炭酸の消失がアシドーシスのおもな原因である．

（ii）便秘 constipation 便秘は腸管の器質的ないし機能的障害で起こる症候である．繊維成分などのように糞便量を増加させる物質は，水分摂取の減少によって便秘を生じる．また，ポリープや腫瘍塊により物理的閉塞をきたすこともある．モルヒネなどの鎮痛剤による便秘は神経学的な影響に基づくものである．

（iii）神経・蠕動障害 蠕動運動は生理学的にコリン作動性機序によって制御されている．その運動性は繊維成分など糞便量を増す物質によっても変化する．モルヒネなどのアヘン誘導体の毒性は，分節運動の抑制として現れるが，その禁断効果として下痢をきたす．プロスタグランジン E_2

やセロトニンもモルヒネと同様に分泌型の下痢を
きたすことがある．腸管への神経刺激入力の抑制は，
筋肉運動の低下ないしは停止をきたし，イレウス
に至る．腹膜刺激状態はノルアドレナリンの過剰
時と同様に，コリン作動性・セロトニン作動性の
シナプス伝達を抑制しイレウスをきたす．一方，
イレウスとは逆の機能障害である攣縮 spasm は抑
制的神経活性をもたない輪状筋の活動亢進による
ものである．

6.9.3 障害反応

a. 炎症性反応，潰瘍性変化

腸炎 enteritis，大腸炎 colitis，盲腸炎 cecitis，
潰瘍 ulceration　潰瘍性および炎症性病変の組
織像は，腸では腸炎，大腸では大腸炎，盲腸では
盲腸炎とよばれるが，通常は急性および慢性炎症
を伴う壊死が混在する．潰瘍性病変とともに，膿
肉芽腫性炎症性反応がよく見られる．慢性腸炎や
大腸炎では，リンパ濾胞の過形成のほか，他の炎
症性細胞浸潤を伴うことがある．腸の炎症や潰瘍
は，細胞分裂抑制薬や放射線類似物質の直接作用
で起こる．免疫系を抑制する化合物と病原性微生
物の感染が加わると，相乗作用が起きる．細胞残
屑，フィブリン，細菌，ないしは食物が粘膜欠損
部に捕捉され炎症反応が増強される．

動物室の状態が改善され，感染病による腸の炎
症性病変は，あまり見かけなくなった．腸の細菌
感染には *Clostridium piliformis* (enteritis)，*Salmonella*
spp. (typhilitis and enteritis)，*Campylobacter*-like
organisms (enteritis) などがある．原虫でも同様
に見られることがあるが，腸疾患が原発というわ
けではない．同様に線虫類（*Syphacia muris* と *Aspicularis tetraptera*）でも大腸で見られることがあ
るが炎症性反応を伴わない．

炎症は腸管病変に随伴・合併する．腸内の常在
細菌と内容物の物理学・化学的な性質による反応
が主たる原因である．腸炎はカタル性，出血性，
線維素性および潰瘍性に分類され，広義には小腸
および大腸の炎症を意味するが，狭義には小腸の
みの炎症を指す．結腸炎 colitis は一般に大腸の
炎症を意味する．

（i）カタル性腸炎 catarrhal enteritis　急性
の場合は，粘膜固有層の中程度の浮腫，うっ血，
充血，小円形炎症細胞の集簇および表層上皮の壊
死が特徴である．慢性では，結合組織の増生・線
維化，リンパ球浸潤および再生上皮の過形成によ
る粘膜肥厚を見る．

（ii）出血性腸炎 hemorrhagic enteritis　カ
タル性腸炎の激症型とも考えられ，強い出血のた
め粘膜は暗赤色調を呈する．粘膜上皮は，びらん
による剥離と粘膜固有層内の好中球やリンパ球の
浸潤を見る．

（iii）線維素性腸炎 fibrinous enteritis　粘
膜の線維素析出が特徴で，組織学的に，壊死物質，
粘液とともに線維素（フィブリン）や白血球，上皮
細胞が粘膜表面に膜様物質を形成する．偽膜性腸
炎とよばれる．

（iv）潰瘍性腸炎 ulcerative enteritis　強い
粘膜の剥離と壊死とその反応性肉芽が特徴で，壊
死の深さはさまざまだが，通常は限局性である．
組織学的に，壊死粘膜は無構造となり，壊死部周
辺には著明な好中球浸潤を伴う境界明瞭な活動性
の肉芽性炎症病変が見られる．

b. 変性病変 degenerative lesions

（i）絨毛萎縮 villous atrophy/mucosal atrophy　絨毛萎縮とは，小腸の絨毛が短縮した状
態で粘膜も薄くなるが，種々の化合物や細胞増殖
を抑制する状態のときに観察される．隣接した絨
毛が癒着すると，著しく扁平となり絨毛が厚くなる．
変化を起こす物質によっては，上皮細胞は扁平な
立方状から空胞化した円柱上皮などさまざまであ
る．粘膜は障害の種類により，変性や慢性炎症性
細胞浸潤を伴う．大腸粘膜の陰窩の大きさや数の
減少が，潰瘍を引き起こす物質や慢性炎症の際に
見られる．腸の粘膜萎縮はコレステロール合成阻
害薬トリパラノールによっても誘発される．小腸
にはパネート細胞の肥大および過形成が存在する
が，大腸では陰窩の枯渇および喪失がよく見られ
る．げっ歯類の結腸では明らかな随伴病変を伴わ
ない粘膜の局所的な萎縮が観察されることがある．
また，時に粘膜の線維化が観察される．薬物誘発
性変化の特定には，酵素組織化学が有用である．

また，単純な構造の形態計測は軽微な萎縮性変化の検出に役立つ．絨毛の形態は長期にわたる固定や不適切な固定条件により大きな影響を受ける．

(ii) **粘膜肥大 mucosal hypertrophy, 過形成 hyperplasia**　肥大は個々の細胞の腫大を，過形成は細胞数の増加を意味するが，実際には，厳密な区別は困難である．小腸粘膜の絨毛肥大は，アロキサン alloxan やポリ塩化芳香族化合物 polychlorinated aromatics を投与された授乳期のラットに見られることがある．絨毛肥大は，また，甲状腺機能亢進症や甲状腺様作用薬剤のほか，甲状腺過形成の際に認められる．粘膜および粘膜下の肥厚が増し，潰瘍性病変の稀な影響として二次的な過形成が起こり，細胞増殖活性が増加するのが特徴である．腸粘膜の局所的な反応性肥大あるいは過形成は，炎症や潰瘍の周囲に発生し，また高度の寄生虫感染症に随伴して見られる．

過形成は腸管腫瘍の近傍粘膜にしばしば観察されるほか，大腸発癌物質を投与したラットでは腫瘍発生前の発癌過程の初期段階から認められ，多くは陰窩の延長として観察される．正常の授乳期ラットには腸管壁全層の肥大や上皮の過形成が認められる．ラットにヌカ，糖アルコール，食餌性デンプンやポリデキストロースを与えると，腸粘膜に粘液細胞が増加すること（粘液細胞増生）が知られている．また，発癌物質投与後ではムチン分泌の変化を伴い，遠位結腸では正常のスルホムチンの分泌がシアロムチンによって置換される．この変化は鉄ジアミンアルシアンブルー染色でよく示され，ヒトの大腸癌に関連して生じる変化と類似し，前述のMDF（粘液枯渇巣）はこの性質を呈する前癌病変と考えられる．

(iii) **扁平上皮化生 squamous metaplasia**　ラットに減成カラギーナンやデキストラン硫酸ナトリウムを長期間経口投与すると，炎症誘発とともに，結腸直腸粘膜の扁平上皮化生が誘発される．

(iv) **パネート細胞化生 Paneth cell metaplasia**　化生型パネート細胞は大腸に認められ，上皮の障害および慢性炎症に続いて起こる．

(v) **粘膜類脂質症 mucosal lipidosis**　類脂質の蓄積によって上皮細胞の空胞化が，ピューロマイシン puromycin，エチオニン ethionine，テトラサイクリン tetracyclines，エリスロマイシンエステル erythromycin esters，およびグルコース輸送担体阻害薬 glucose transport inhibitors の投与によって見られる．小腸では，類脂質滴が通常，絨毛の上部1/3の上皮細胞の頂点くらいに見られる．脂肪代謝障害を示す化学物質は腸管絨毛に脂肪滴の沈着をきたすことがある．脂肪滴は上皮細胞内や粘膜固有層のマクロファージ内に観察される．

(vi) **粘膜リン脂質症 mucosal phospholipidosis**　これは粘膜類脂質症の特異型である．アミオダロンなどの両親媒性薬剤を投与すると粘膜上皮細胞および腸間膜リンパ節に多層板構造のライソソームが見られる．粘膜固有層には同様に，泡沫状マクロファージが見られる．

c. **循環異常**

他の臓器と同様に腸管粘膜も死戦期の変化としてうっ血 congestion が認められる．炎症性変化の際もうっ血や浮腫が随伴する．

d. **その他の病変**

(i) **巨大化胃腸炎 megaloileitis, 巨大盲腸症 cecomegaly, 巨大結腸 megacolon**　消化管の特定の部位の拡張で，自然発生によるものもあるが，化合物投与の影響である場合もある．巨大回腸炎は *C. piliformis* 感染症（Tyzzer's病）で見られる．巨大結腸はクロルプロマジンを大量投与した後で起こるが，閉塞とは関係がなく，カルシウム拮抗薬曝露でも起こり，便秘が原因と思われる．巨大盲腸症は，抗生物質，デンプン，ポリオール類，乳糖，一部の繊維で見られる．

拡張 dilatation　小腸および大腸は単純な炎症性疾患を含む種々の要因によって膨張し拡張（またはenlargement）する．死後変化による腸内腐敗も拡張の原因になる．一方，げっ歯類の盲腸拡張は，抗生物質のほか，繊維成分，乳糖，修飾デンプン，ポリオール（ソルビトールやマンニトール）などの，吸収されにくく浸透活性の強い物質の投与によって誘発される．大腸の拡張はよく見られ，不完全な消化や吸収しにくい物質により引き起こされる．また，増加した細菌による代謝物は浸透圧の変化をきたし，軟便や回盲部の拡張を

起こす.

(ii) 粘膜の鉱質沈着 mucosal mineralization, 石灰化 calcification　大腸および直腸粘膜の鉱質沈着は，通常，びまん性で，表層性に見られる．鉱質沈着に伴う炎症性反応は通常見られない．この病変は稀であるが，蠕動を低下させる化合物あるいは糞便の停滞を引き起こす物質で見られる．自然発生として，一部の系のラットに特異的で遺伝学的に基づく変化として，基底膜の鉱質沈着がある．粘膜および血管の基底膜が重複し，肥厚し，鉱質化する．

(iii) 骨化生 osseous metaplasia　骨化生は老齢のラットの粘膜固有層あるいは粘膜下層に見られ，慢性炎症や潰瘍，再生性過形成に伴う．これらの骨針状部は腸腫瘍の間質の類骨形成と区別する．壊死や石灰化を伴う炎症病巣が腸管（おもに結腸）の固有筋層内に観察される．病理発生は不明で，潜在性の感染症による炎症や壊死に由来することが考えられる．

(iv) リンパ濾胞過形成 lymphoid hyperplasia　通常飼育ラットでは，正常でも腸管のリンパ濾胞内に顕著な胚中心があるが，活動性の胚中心が認められたとしても，一般に病的意義はない．したがって，リンパ濾胞過形成は，リンパ濾胞の明瞭でない結腸などの下部腸管部位において，それが著明に増生した場合に用いられる．なお，小腸における腫瘍発生は稀であるが，リンパ系腫瘍がリンパ濾胞過形成から発生することがある．

(v) 過形成および前癌病変　大腸粘膜は肥厚や過形成ポリープを示すことがある．過形成ポリープは炎症や再生性反応である．リンパ濾胞の肥大により隆起性病変となることもある．

前癌病変 preneoplastic lesions として前述の ACF（異常陰窩巣）は，自然発生ではほとんど認められず，発癌物質投与による病変である．また，同様に，MDF（粘液枯渇巣）が見られる．MDF は ACF に比べ発生率は低く腺腫や腺癌との鑑別が困難なことがある（6.9.2 項 f. 発癌性参照）．

6.9.4　腫瘍性病変および加齢性変化

a. 腫瘍性病変[1]

(i) 小腸　小腸の自然発生腫瘍の発生は，ヒトと同様にげっ歯類ではきわめて低い．その発生率は，性，種あるいは系統によって異なる．たとえば，雄 F344 ラットの小腸の上皮性腫瘍の発生率は 0.4% 以下で非上皮性腫瘍は 0.3% 以下である．一方，雌ではいずれもほとんど報告されていない．B6C3F$_1$ および CD-1 マウスの上皮性腫瘍の発生率はいずれも 0.3% 以下で，おもに十二指腸に発生する．非上皮性腫瘍は線維腫 fibroma, 線維肉腫 fibrosarcoma, 平滑筋腫 leiomyoma, 平滑筋肉腫 leiomyosarcoma, MFH（悪性線維性組織球腫 malignant fibrous histiocytoma）などである．一方，ハムスターでは自然発生腺癌が約 1% の頻度で見られるが，その発生部位は一定していない．

各種の発癌物質によって十二指腸，空腸および回腸に高頻度に誘発される．とくに遺伝子改変動物の MIN マウスをはじめとする APC 遺伝子変異を有する動物の小腸には高頻度に小腸粘膜に腫瘍（腺腫）が発生する．発癌物質で誘発される腫瘍はおもに上皮性で，腺腫と腺癌に分類される．形態は大腸の腫瘍と類似する．大腸の項を参照されたい．

(ii) 大腸　げっ歯類の自然発生腫瘍の発生率はやはり低い．雄 F344 ラットでの自然発生の上皮性および非上皮性腫瘍はいずれも約 0.1% 程度で，雌にはほとんど認めない．マウスやハムスターの自然発生腫瘍は上皮性腫瘍が稀に見られるが非上皮性腫瘍はほとんどない．

各種の発癌物質により（小腸に比べ低濃度でも）高頻度に誘発される．近位結腸よりも遠位結腸に好発する．

(1) 腺腫 adenoma：腺腫は肉眼的に有茎性あるいは広基性に隆起したポリープ状の形態を示す．組織学的に 1 層ないし数層の円柱状の腫瘍細胞が細い結合組織によって支えられ，腸粘膜の腺管に類似した構造を呈し管状腺管の増殖であることから管状腺腫 tubular adenoma とよばれる．隆起状であることから，ポリープ様腺腫 polypoid adenoma（別名：腺腫様ポリープ adenomatous polyp）とよばれるが，病理組織学的には適切でな

い．また，絨毛のような形態を示す場合には絨毛腺腫 villous adenoma とよばれる．絨毛腺腫は粘膜上皮細胞と間質が分枝状増生を呈する．管状腺腫は腫瘍細胞が管状腺管の形態で乏しい間質を伴い，これらの形態が混在するものも存在する．組織学的な分類にもかかわらず，こうしたポリープは，細胞粘液成分の減少や分裂像の増加が見られる．腺腫・癌腫シークエンス仮説を考慮すれば，多発性ポリープの存在は癌化の初期変化に関連している．大腸に発生する腺腫の頂部の腫瘍細胞は，粘液量の低下が見られるが，細胞異型は腺癌に比べ乏しく，極性もよく保たれ，浸潤性もない．

(2) **腺癌 adenocarcinoma**：多くは腺腫と同様に隆起性またはポリープ状で，腫瘍腺管が間質に浸潤性増殖をきたすものをいう．腫瘍の表面は壊死により潰瘍形成を伴うこともある．遠位結腸では高分化型腺癌である乳頭状腺癌，管状腺癌が多発し，印環細胞癌あるいは粘液癌は盲腸部や近位結腸に局在することが多い．マウスやハムスターでは，印環細胞癌や粘液癌はほとんど見られない．ハムスターでは，良性の腺腫はほとんど見られず，最初から浸潤性の癌が de novo に発生する．ヒトと異なり，実験動物の大腸癌は腸間膜や局所リンパ節，肺などに転移を認めることがあるが，肝臓への転移は少ない．

(3) **その他**：非上皮性腫瘍が稀に認められ，組織学的には小腸と同様である．また肛門部に扁平上皮癌 squamous cell carcinoma が発生することがある．

b. **加齢性変化**[2,3]

小腸および大腸における加齢性変化は比較的少ない．とくに，ラット，マウスではハムスターと比較して変化は乏しく，発生頻度も低い．

(i) **腸炎 enteritis** 腸炎はよく見られる変化で，小腸と大腸の両方に認められる．急性型と慢性型がある．

ラットでは，結腸炎と盲腸炎 cecitis がおもな病変で，発生率は5%以下である．粘膜に充血，うっ血，浮腫あるいは粘液産生の亢進が見られ，固有層にはリンパ球，形質細胞，好中球などの炎症性細胞が出現する．その他に，線維素性炎や出血性炎がある．

マウスでは，小腸と大腸に慢性型の小さな結節性の炎症が時に見られるが，急性型はほとんど見られない．

ハムスターでは，小腸炎と結腸炎の発生率は高く，それぞれ6%および9%前後である．いずれも粘膜壊死を伴い潰瘍を形成する．とくに結腸炎では変化が強く，大腸壁を巻き込むことが多い．

(ii) **アミロイドーシス amyloidosis** 小腸の粘膜下に見られる．とくに，CD-1マウス，ICRマウスの空腸固有層には著明なアミロイドの蓄積がしばしば観察される．この沈着は組織学的に不整な球状ないし線形の均一な好酸性ヒアリン基質として認められ，アミロイドの特性としてコンゴ赤染色で赤染し，偏光顕微鏡下で緑色複屈折性を示す．

ハムスター小腸にも頻度は少ないがアミロイドの蓄積が見られることがある．

(iii) **腸重積症 intussusception** 腸管が連続する腸管に嵌入するため腸閉塞を起こす(invagination)．小腸，大腸に認められ，組織の壊死や出血を伴う．どの動物種にも認められるが，発生頻度は低い．

(iv) **その他** RFマウスでは腸間膜血管に動脈炎 arteritis が見られるが，他の部の血管には発生せず，腸間膜動脈のみに発生する．組織学的に，血管壁に好中球を含む炎症性細胞を伴った中膜の類線維素壊死 fibrinoid necrosis が見られる．

6.9.5 障害が及ぼす影響

a. **吸収不全**

小腸障害は栄養素の吸収不全が起きることで，栄養障害に応じた諸臓器に種々の変化を生ずる．高度の栄養障害では，るい痩 emaciation を認め死の転帰をとる．鉄，ビタミンB_{12}，葉酸などの吸収不良はヒトと同様に貧血を生じ，またカルシウムやビタミンDの吸収不良により骨多孔症が発生する．ビタミンKの吸収障害は出血傾向をきたす．脂肪および脂溶性ビタミンの吸収が障害されると脂肪性下痢が観察される．

b. 菌血症, 敗血症

腸管の慢性炎症や潰瘍性変化から敗血症や菌血症として全身に及ぶ合併症が発生することがあり，肝臓や肺などに二次病変が形成される．

c. 脱水，アシドーシス，電解質不均衡

下痢は，脱水，アシドーシス，電解質不均衡などの全身性影響をきたす．糞便中の重炭酸塩の直接喪失は代謝性アシドーシスの主たる原因となる．細胞内の水素イオン濃度の上昇とカリウムイオン濃度の低下による電解質バランスの乱れは，細胞内pHレベルの異常や酵素活性の低下を招く．細胞内カリウムの減少は細胞電解質輸送の異常に由来し，その結果として電気化学的勾配が不適切に維持されるため，細胞外カリウムの増加と尿や糞便中へのカリウムの大量の排泄が見られる．

d. 貧血

上述した吸収不全に基づく各種の貧血のほかに，炎症性・潰瘍性病変からの出血も鉄欠乏性貧血をきたす．

6.9.6 毒性の評価

構造と機能の変化をもたらす適応と毒性の過程の評価には，メカニズムや病因を十分に理解する必要がある．その評価方法には以下のものがあり，腸管毒性の結果として引き起こされる他臓器での変化については，腸管毒性との複雑な相互関係を把握することが必要である．種々の腸管疾患と毒性研究のための動物モデルがある．

a. 粘膜イオン輸送実験・培養実験

Ussingチャンバーを用いて，腸管各部位から分離した粘膜組織によりイオン輸送を評価する．腸管移植片の長期培養実験は発癌物質の代謝の研究に応用される．

b. 細胞・細胞内小器官マーカー

各種の細胞を同定・識別するための種々のマーカーを表6.17に記す．

表6.17 細胞・細胞内小器官マーカー

1. 上皮細胞
   一般：ケラチン
   結腸粘膜：結腸特異抗原，結腸抗原3，5E-113
   小腸粘膜（絨毛小子縁）：disaccharidase
   杯細胞：PAS反応（Schiff試薬），アルシアンブルー染色，MUC2
2. 神経内分泌細胞
   クロモグラニンA，シナプトフィジン

c. 腸管内容物

腸管内液体成分の分析は，細菌叢の変動や酵素活性異常を知るために役立つ．また，潜血反応は糞便を用いて検出でき，粘膜の状態を非侵襲的に評価できる．

d. 栄養吸収機能

被験物質を動物に投与し吸収の度合とその速度について，血液，組織内および糞便中における被験物質の濃度を測定することによって定量できる．^{51}CrをラベルしたEDTAなどの指示薬を用いて腸管腔から血流への受動的透過性を解析し，小腸疾患が発見できることがある．また，非吸収物質（ポリエチレングリコール4000など）と吸収物質（放射性アミノ酸など）を組み合わせることにより，栄養吸収に関する機序を解析することができる．

e. 運動機能

腸管の運動は動物に非吸収指示薬を投与し，それを追跡することにより評価する．筋の収縮力や電気生理学的活性などの特殊な運動能力もまた定量化できる．

f. コメットアッセイ comet assay

種々の物質の単一細胞のDNA損傷を検討する方法で，アルカリ処理された初代培養などの培養腸管細胞をアガロースゲル上で電気泳動する方法である．その核DNAの泳動パターンがコメットのように見られることから，この名称がある．

g. 重量, 容量

器官重量や容量およびそれらの体重比は，腸管の生理学的・病理学的反応の程度の評価に利用で

きる．

h．形態学的方法

（ⅰ）**肉眼的評価** 肉眼的観察では，パイエル板などのリンパ組織の肥大，潰瘍，腫瘍や異物などの確認が含まれる．

（ⅱ）**組織学的評価** 少なくとも十二指腸，空腸，回腸，結腸および直腸の各部位を含める．

組織部位別では，絨毛状態の形態，粘膜固有層内の変化（炎症性細胞の種類の変動を含む），脈管，神経などの粘膜下組織の状態の観察を行う．

組織の固定には，閉鎖式と開放式がある．閉鎖式では固定液を管腔内へ注入するので粘膜が伸展できて観察部位がよく保存できる．血管還流法は，唾液腺，膵臓および肝臓を含む消化器全体を固定できる．開放式は大型の動物の腸管を固定するのに適するが，計測には難点がある．

（ⅲ）**超微形態学的評価** 透過型電子顕微鏡では小胞体 endoplasmic reticulum やペルオキシソーム peroxisome の増加，内分泌顆粒の変化など細胞および小器官レベルでの観察が可能である．走査型電子顕微鏡はとくに絨毛構造の微小な変化を検索するのに利用される．

（ⅳ）**形態計測法** 組織容積，容積密度などの立体解析や，小胞体など細胞内小器官の表面積および表面積／容積比の検索は，特定の小器官における酵素活性の解析と相まって分子レベルでの情報を提供する．大腸の長さも軟便や下痢などの疾患時のみならず，食餌により変動するため，その記録は必要である．

（ⅴ）**組織化学的・分子病理学的評価** 細胞増殖活性の検索には，BrdU（ブロモデオキシウリジン bromodeoxyuridine）標識，または標識のいらない PCNA（増殖細胞核抗原）ないし MIB-1 抗体（ただしラットには MIB-5，抗 Ki-67 抗体）など，免疫組織化学的方法のほか，従来の ^{3}H ラジオアイソトープ標識が利用されている．いずれもパラフィン薄切標本に適用できる．

固定の影響を受けやすい抗原や酵素活性の証明には凍結切片が用いられる．

細胞分化および老化の過程における分子変化は，麦芽アグルチニンなどの植物レクチンや，PAS（periodic acid Schiff）反応，アルシアンブルー染色などの組織化学的手法により表現型として評価ができる．膜の糖タンパク質は腸管粘膜上皮の細胞分化を検出するのに有用な指標である．このような過程の遺伝子レベルでの制御は in situ ハイブリダイゼーションなどの手法を用いて検索できる．in situ ハイブリダイゼーションは in vitro でのブロッティング法ほど鋭敏ではないが，特定の組織細胞における遺伝子変化の局在を明らかにすることができる．

最近では，分子病理学的な手法により，容易に DNA，RNA，タンパク質抽出が可能となり，とくに PCR 機器を利用した解析は多くの研究成果をもたらしている．加えて，従来の凍結材料からの DNA，RNA，タンパク質抽出のみならず，パラフィン薄切標本からの LMD（レーザーマイクロダイセクション laser microdissection）法や組織アレイ解析法 tissue array analysis などで，高感度に特定の細胞からの分子レベルの解析が可能である．従来，上皮細胞と間質細胞の混在物で評価されていたが，より厳密な細胞レベルで解析し得る．

i．動物モデル

哺乳類における腸管の形態変化は，分類学上の違いよりも食餌，体重，水分要求度などとの関連性が深い．食餌中の栄養素は腸管に関連深い薬物代謝酵素に影響を及ぼし，食餌による修飾が最大耐量を変化させるので，腸管毒性の評価には粘膜に対する食餌成分の影響を考慮すべきである．また，腸管での実験成績をヒトに外挿する場合には，栄養学的側面を考慮する．哺乳動物は毒性物質に対する多様な応答機構があるため，摂取された物質による全身的な毒性反応を評価するのに動物モデルが適している．

（ⅰ）**小腸の潰瘍モデル** プロピオニトリル propionitrile，システアミン cysteamine，3,4-ジアミノトルエン 3,4-diaminotoluene や 1-メチル-4-フェニル-1,2,3,6-テトラヒドロピリジン 1-methyl-4-phenyl-1,2,3,6-tetrahydropyridine は，げっ歯類の胃と十二指腸に急性および慢性の潰瘍性病変を誘発する．

（ⅱ）**結腸炎モデル** 結腸炎の動物モデルは，

デキストラン硫酸，リシノレイン酸，胆汁酸，ポリゲナン，メルファラン，ホルムアルデヒド，アルコール，酢酸などを投与することにより，ラットやモルモットなど多くの実験動物モデルがある．

(iii) **大腸癌モデル**　種々の化学物質を用いたモデルが報告されているが，ヒドラジン誘導体は比較的特異的に結腸発癌をきたす特徴を有し，また，結腸粘膜細胞のDNAにO^6-メチルグアニンを生成することが知られている．ヒドラジン誘導体モデルでは，前述した前癌病変ないし腺腫性病変により発癌リスクの増加の予測を評価できる．大腸発癌のげっ歯類モデルとしてF344ラットはヒトの結腸と構造的かつ組織化学的に多くの類似した特徴をもつ．

結腸炎モデルでのデキストラン硫酸を併用すると，早期に腫瘍発生に至るモデルが提唱され，「炎症と発癌」研究モデルとして注目されている[4]．

(iv) **腸肝循環モデル**　腸肝循環における種差は，おもに胆汁排泄能の差による．ラットおよびウマでは胆嚢を欠く．ラットでは胆汁排泄がきわめて良好である．腸肝循環を介する薬物代謝や毒性は，ヒトとは異なると考えられ，腸肝循環を介する薬剤のデータを他の動物種に当てはめる際，注意すべきである．

(v) **遺伝子改変動物モデル**　特定の遺伝子を導入（トランスジェニック）ないし欠損（ノックアウト）した遺伝子改変動物が用いられ，遺伝子およびその産生物の機能の解明に利用されている．

(1) **細胞増生と制御遺伝子：**

TGF-α　EGFやTGF-αは細胞増殖に関与すると考えられているが，TGF-αトランスジェニックマウスではヒトのメネトリエ病 Menetrier's disease (giant hypertrophic gastritis) のような肥厚性胃炎を呈するとともに，小腸，とくに十二指腸の絨毛と陰窩細胞の増生を呈し，それらが腸管上皮細胞の増生に関わるものと考えられる．

βカテニン　Wntシグナル伝達系の重要な構成物として，また細胞接着因子としてβカテニンが重視され，APC遺伝子と関連してヒト大腸発癌に関与する（前述の前癌病変のMDFを参考）．ホモ欠損でのノックアウトマウスは胎児致死である．そのためキメラマウスでは腫瘍形成は認めないものの，陰窩における細胞増生とアポトーシスの亢進，細胞間接合の増大，陰窩・絨毛長軸方向への細胞移動の干渉などが見られ，結果として粘膜構造の異常を呈する．

(2) **変異原性**：Big Blueマウス（*lacI*遺伝子を挿入）や Mutaマウス（*lacZ*遺伝子を挿入）マウスでは導入した遺伝子と内在性遺伝子座の変異率を比較測定することで *in vivo* で各種の変異原性を予測できる．

(3) **発癌性**：上記，Mutaマウスなどを利用して発癌感受性の予測が可能である．

p53，*Apc* および *ras* 遺伝子に対して，トランスジェニックおよびノックアウトマウスが作製されている．

(4) **代謝：**

リポタンパク質代謝　*apoB*（アポリポタンパク質B）遺伝子に対してトランスジェニックおよびノックアウトマウスが作製され，動脈硬化症などの発症機序解明に利用されている．

重金属　メタロチオネイン遺伝子のトランスジェニックおよびノックアウトマウスが作製されている．メタロチオネインは低分子の誘導タンパク質でシステインが豊富であり，重要な微量重金属の亜鉛や曝露された毒性重金属と結合し，機能保持や防御の役目をする．したがって，トランスジェニックマウスでは亜鉛欠乏に抵抗性を示しノックアウトマウスでは腎臓発育の遅延や亜鉛やカドミウム毒性に感受性が高まる．

CYP（チトクロム P450 cytochrome P450）　種々のチトクロムP450遺伝子（例：*CYP1A2*，*CYP2E1* など）やAh受容体遺伝子に対するトランスジェニックおよびノックアウトマウスが作製され，薬物（毒物）代謝第Ⅰ相や胎児発育などの研究に利用され，また，その一部は発癌研究にも利用されている．とくに，ヒトのP450系を導入したヒト化げっ歯類モデルがある．　　［吉見直己，田中卓二］

文献（6.8節）

1) Heuvel JPV, *et al.*: Comprehensive Toxicology: Cellular and Molecular Toxicology. Pergamon Press, UK (2002).

2) Bertram TA, *et al.*: Nonproliferative lesions for the alimentary canal in rats. GI-1. In: Guides for Toxicologic Pathology. STP/ARP/AFIP, Washington, DC (1996).
3) Grasso P ed.: Essentials of Pathology for Toxicologists. Taylor & Francis, UK (2002).
4) Tanaka T, *et al.*: *Cancer Sci.* **94**: 965–973 (2003).

6.10 肝臓,胆囊

6.10.1 構造,生理,機能

　肝臓は,消化管で吸収された栄養物の処理や貯蔵,毒性物質の解毒や排泄などの代謝の中枢としての機能に加えて,血液中に存在する種々のタンパク質,糖質,脂質の調整など血液性状の恒常性の保持,胆汁の生成と分泌,細網内皮系による生体防御作用などの多くの重要な役割を担っている.

　胆嚢は胆汁の排泄経路である総胆管から分岐した嚢状の器官で,胆汁を貯留するとともに濃縮する.

a. 肝胆道系の解剖

　肝臓は褐色の表面平滑な器官で右季肋部に位置し,他器官に比べ一番重い.げっ歯類ではヒトと異なり完全に分離した葉 lobe から構成され,ラットでは4葉(左葉,中間葉,右葉,尾状葉)からなり,右葉と尾状葉はそれぞれ2亜葉に分けられる(図6.17).ヒトでは4葉(左葉,方形葉,右葉,尾状葉)からなるものの,尾状葉以外は分離されていない.肝外の胆道系は各葉から出てくる肝管が集合して総肝管を形成し,胆嚢の付属とともに総胆管となる.総胆管は十二指腸に開口し胆汁を分泌する.肝臓には体循環である固有肝動脈と,消化管から吸収された栄養分を肝臓に運ぶ機能をもつ門脈が流入するが,その走行は胆管にほぼ平行している.肝臓からは小葉の中心に存在する静脈から合流した血流が下大静脈に合流する.

　胆嚢は,げっ歯類においてはマウスとハムスターにあるが,ラットにはない.肝中間葉の下面にあって底部,体部,頭部からなり,胆管とは胆嚢管で結ばれている.

b. 肝の組織学的構造と生理

　(i) **小葉の構造**　肝細胞は肝臓の約60%を占める細胞であり,中心静脈 central vein を中心にグリソン鞘に向かって,放射状に分岐や融合をしながら肝細胞索を形づくり,小葉構造を形成する(図6.18).肝細胞はディッセ腔 space of Dissé を介して類洞に面しており,肝細動脈および門脈からの血流を介するとともに,対側では肝細胞で囲まれた毛細胆管を形成する.グリソン鞘はおもに小葉間の胆管 bile duct, 門脈 portal vein, 肝細動脈 portal artery から構成され,線維性結合組織

R:右葉
L:左葉 　RM:内側右葉
M:中間葉　LM:内側左葉
C:尾状葉
Q:方形葉
G:胆嚢

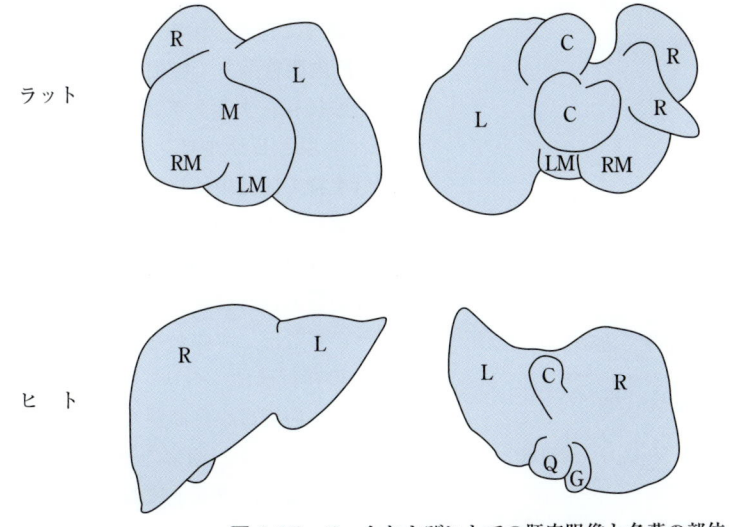

図6.17　ラットおよびヒトでの肝肉眼像と各葉の部位

に囲まれている血液は類洞をグリソン鞘から中心静脈に向かって流れ，胆汁は血流とは反対方向に小葉周辺に向かって毛細胆管内を流れる．類洞は壁を形成する類洞内皮細胞と，類洞表面に見られるクッパー細胞 Kupffer cell，ディッセ腔内に存在する伊東細胞 Ito cell（別名：肝星細胞 hepatic stellate cell）およびピット細胞 Pit cell により構成される．正常の肝組織ではつねに見られないが，肝障害後にグリソン鞘周辺に出現する卵円形細胞 oval cell という細胞が存在する．これは肝細胞と胆管細胞の前駆細胞と考えられている．

（ⅱ）**小葉の域分類** 肝臓内における肝細胞，脈管系，肝内胆管系の位置関係は一般的に六角形の小葉で表現される（図 **6.19**）．六角形の頂点には門脈，肝細動脈，胆管を含むグリソン鞘に包まれた門脈域 portal triad（三つ組）があり小葉の中心に中心静脈が位置する．小葉内は構造により，周辺域（門脈周囲域）periportal lobular，中間域 midzonal lobular と中心域 central lobular に分類される．また，この六角形の小葉構造に対して，血液動態に基づいた機能単位として，門脈域を結ぶ線に沿った第 1 領域 zone 1，中心静脈に近い第 3 領域 zone 3，およびその間に位置する第 2 領域 zone 2 の三つの扇状領域に分類される（図 **6.19**）．この分類は小葉の分類と矛盾するものではなく，第 1，2，3 領域はそれぞれ小葉周辺域，中間域，中心域にほぼ一致する．

（ⅲ）**肝細胞 hepatocyte** 肝細胞の寿命は，ラットでは約 200 日と推定されている．肝細胞はおもに第 1 領域（周辺域）で分裂し，小葉中心に向かって移動する．いわゆる増殖帯の範囲は第 1 領域を中心に広く存在する．肝細胞は比較的大きな円形核と細胞質をもち，細胞内小器官のほかグリコーゲン顆粒に富み，少数の脂肪滴を含む．肝細胞は形態的には均一に見えるが，機能的には小葉周辺域と中心域では異なる．第 1 領域では，酸素分圧が高く栄養素に富む血流が存在するため，ミトコンドリア，ゴルジ装置，ライソソームなどの数，大きさ，および活性度が第 3 領域（中心域）より優位に高く，タンパク質代謝や糖代謝活性も高い．第 3 領域ではチトクローム P450 cytochrome P450，エポキシド加水分解酵素 epoxide hydrolase，グルタチオン S-トランスフェラーゼ glutathione S-transferase など，多数の代謝酵素を含む滑面小胞体の活性が優位で，グリコーゲンの貯蔵も多い．ゴルジ装置やペルオキシソームは毛細胆管周囲の細胞質内に認められる．

（ⅳ）**肝内胆管系** 肝細胞の類洞面膜および毛細胆管膜に存在するトランスポーターが，血液から胆汁酸塩とビリルビン bilirubin を取り込み毛細胆管を経て胆汁中に排泄する．排泄された胆汁は，毛細胆管周囲の細胞骨格の一つであるアクチンが ATP に依存して収縮することにより，より大きな胆管のほうに流れていく．毛細胆管から小胆管への移行部，すなわち肝細胞から小胆管上皮細胞への移行部は，ヘリング管 Hering duct とよばれる．小胆管は小葉間胆管周囲に網目状に吻合しながら連なるが，通常の H&E 標本では組織学的に見られない．ラットにおける発達した網目構造は胆囊の欠損と関係があると見られる．

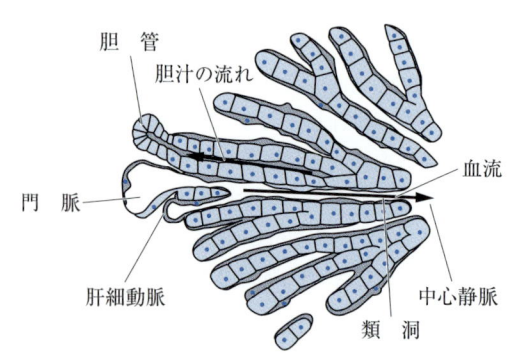

図 **6.18** 肝組織内の血液・胆汁の流れ

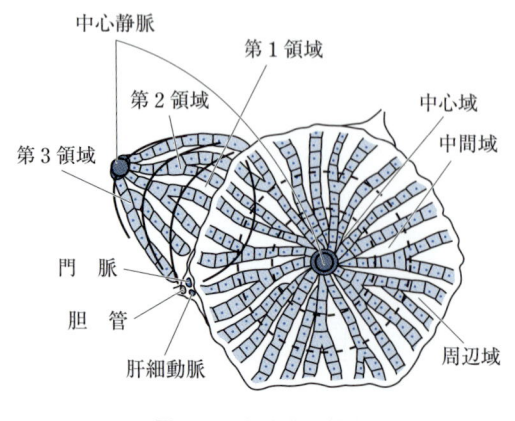

図 **6.19** 肝小葉と領域

(v) **間葉系細胞**　類洞内における主要な細胞は，内皮細胞 endothelial cell，クッパー細胞，および伊東細胞の3種類である．

内皮細胞は肝細胞索で形成される類洞の内側に1列に並び血液腔を形成する．内腔には多数の小孔 fenestra が存在し，250 kDa 以下の分子は交通できる．また内皮細胞は肝細胞との間にディッセ腔を形成している．

クッパー細胞は肝臓に存在するマクロファージで，体内の常在マクロファージの大半を占める．類洞内にあり，ライソソームに富み，腸管より門脈を経て流入する異物・細菌の貪食，消化を行う．また，サイトカイン cytokine を分泌し，抗原提示細胞としてもはたらく．

伊東細胞はディッセ腔内にあり，脂肪滴を含みビタミン A vitamin A を貯蔵する．また，コラーゲン collagen を産生する．ディッセ腔にはナチュラルキラー細胞であるピット細胞が存在する．門脈域には神経系，リンパ系組織が介在する．

c. 肝細胞の機能

肝臓は腸管と他器官の間に位置し身体の代謝恒常性を維持するため，栄養物の処理や貯蔵，毒性物質の解毒，分解，排泄，血液性状の調整，胆汁の分泌，細網内皮系による生体防御作用など，重要な機能を多く兼ね備えている．肝小葉内の機能上の不均一性は肝病変の小葉内分布を考察するうえで重要である．加齢とともに種々の酵素活性は減弱し，機能は低下する．

(i) **糖代謝**　生体内のエネルギー代謝における糖代謝の役割はきわめて大きく，最も重要な肝機能の一つである．摂餌後に血糖が上昇した場合に，肝細胞はグルコースを取り込み，グリコーゲンに変え貯蔵する．血糖が減少した場合にはグリコーゲンの分解や糖新生によりグルコースを産生し，他の組織にグルコースを供給する．このように肝細胞は，効率よく糖代謝やグリコーゲンの分解を行うことで血糖の調節を行うとともに，中枢神経系をはじめとする器官に必要なグルコースを供給する．

(ii) **脂質代謝**　脂質代謝における肝臓の役割も大きい．脂質の消化吸収に不可欠な胆汁の生成を行うとともに，キロミクロン以外の血漿リポタンパク質を合成・分泌する．血中で remodeling を受けたリポタンパク質は再び肝臓に戻り，肝臓においてリポタンパク質受容体 lipoprotein receptor を介して異化される．

(iii) **タンパク質合成**　タンパク質合成においても肝臓は中心的器官であり，免疫グロブリンを除く血漿タンパク質の大部分は肝臓でつくられる．とくにアルブミン albumin，プロトロンビン prothrombin，フィブリノーゲン fibrinogen は肝臓以外では合成されない．その他，肝細胞はビタミン，鉱物性栄養素などの貯蔵に関わる．

(iv) **微粒子の濾過**　胃腸から出た静脈血は門脈に流入し肝臓を通って大循環に入るため，摂取された栄養素，ビタミン，金属，薬物，環境化学物質および門脈血に流入する細菌の老廃物に遭遇する最初の器官は肝臓である．これらの物質は，効率的な異物処理と取込み過程によって血液から取り出され，異化，貯蔵または胆汁排泄される．

(v) **化学物質代謝(生物活性化と解毒)**　生体内に摂取された化学物質(薬物，生体異物)は，種々の代謝を受け体外に排泄される．この代謝において肝臓は最も重要な器官である．体内に入る化学物質には水溶性薬物と脂溶性薬物があり，前者は代謝を受けずに直接尿や胆汁中に速やかに排泄される．後者は，そのほとんどが肝臓で不活化され，グルクロン酸抱合 glucuronidation などにより水溶性を増す構造に変換され，胆汁中や尿中に排泄される．肝臓での化学物質代謝の反応は酸化，還元，加水分解などにより，反応性の高い求電子性代謝物に変換することで薬理活性を低下させる第1相 phase I と，抱合やアシル化など極性基を負荷することにより極性を高め，体外へ排泄されやすい水溶性とする第2相 phase II に分けることができる．第1相反応を触媒する酵素としてチトクロム P450，アミン酸化酵素，エポキシド酸化分解酵素などが挙げられる．酸化の大部分は肝ミクロソームに局在するモノオキシゲナーゼであるチトクロム P450 により行われている．第2相反応は生合成的であり反応にエネルギーを必要とし，グルクロン酸転移酵素 glucuronosyltransferase，硫酸転移酵素 sulfotransferase，グルタチ

オン S-トランスフェラーゼなどが挙げられる．反応性の高い求電子性代謝物や代謝中間物質は，第2相酵素と反応する前にタンパク質やその他の標的分子と結合してしまうので，一般的に第2相反応では安定で反応性の低い代謝物が生成される．肝細胞が解毒できる量以上に過剰な反応代謝物が生成された場合は，細胞内の高分子と共有結合した結果，細胞障害が起こる可能性がある．このように，第1相反応と第2相反応によって，活性代謝物が解毒されるか，細胞障害を引き起こすかが決まる．

　代謝酵素は動物種によって，その発現が異なることが報告されており，代表的な第1相反応酵素チトクロム P450 については，ヒトにおいて CYP3A4 および CYP3A5 がおもに発現しており CYP3A が多くの薬物代謝に関与するという報告がある一方で，ラットやイヌにおいては，CYP2C がより重要な役割を果たす．また，ヒトにおいては代謝酵素の遺伝子多型が存在する．サルは比較的ヒトに近い代謝酵素活性をもつといわれる一方で，カニクイザルでは肝臓においてほとんどの哺乳類で発現している CYP1A2 が定常的には発現しておらず，CYP1A2 を介して発癌性を示すと考えられている MeIQx はカニクイザルでは発癌性を示さないことが報告されている．また，ラットにおいてヘテロサイクリックアミン投与により，肝臓での CYP1A2 の発現上昇と発癌促進作用との関連が知られており，薬物による代謝活性も含め検討する必要がある．

　（vi）**胆汁形成と分泌**　胆汁はアルカリ性の消化液であり，胆汁酸塩や胆汁酸色素などが溶解したもので，肝細胞から毛細胆管に分泌される．胆汁は腸管での消化吸収作用に重要な役割を果たし，また解毒された物質の排泄にも関与する．胆汁酸塩はコレステロールから直接つくられるコール酸（一次胆汁酸）と，腸内細菌の作用でつくられるデオキシコール酸，リトコール酸（二次胆汁酸）に分けられる．二次胆汁酸は腸肝循環により胆汁内に出現する．胆汁色素としてビリルビン，ビリベルジン biliverdin などが挙げられる．赤血球は脾臓などの網内系で崩壊し，その主成分であるヘモグロビンはビリルビンに分解される．ビリルビンは血中ではアルブミンと結合（非抱合型）して肝臓に運ばれ，グルクロン酸 glucuronic acid と結合した形（抱合型）となって毛細胆管に排泄される．

d. 胆嚢の組織学的構造と機能

　解剖学的に胆嚢壁は粘膜層，筋層および外膜の3層で構成される．粘膜層は1層の円柱上皮からなり，部位による大きな相違はない．上皮は粘液を分泌し，毒性作用の強い胆汁から粘膜を保護している．筋層は薄い平滑筋からなり一時貯留された胆汁を，収縮することで送り出す．また，胆嚢では水分と一部の電解質が吸収され，胆汁を濃縮する機能をもつ．肝胆汁はビリルビンが主成分であるため黄色であるが，胆嚢胆汁はビリルビンの酸化によってビリベルジンが生じるため緑色を呈する．胆汁の排泄は脂肪に富んだ食餌が十二指腸粘膜を刺激することにより，コレシストキニン cholecystokinin やセクレチン secretin が分泌され，胆嚢の収縮およびオッディの括約筋 sphincter of Oddi 弛緩により起こる．

6.10.2　毒性メカニズム

a. 肝胆系障害の分類（表 6.18，6.19）

　（i）**脂肪肝 fatty liver**　脂肪肝は，ヒト[1,2] では肝重量の5％を超える脂肪の沈着と定義され，重度の場合には肝重量の50％にも達する．蓄積されるのは主としてトリグリセリド triglyceride で，トリグリセリドの合成と放出の不均衡によって肝細胞に脂肪蓄積が生じる．この原因として，食餌あるいは脂肪組織由来の遊離脂肪酸の肝臓への過剰供給，トリグリセリドサイクルの阻害，脂肪酸合成あるいはエステル化の促進，脂肪酸酸化の減少，アポタンパク質 apoprotein 合成の減少および VLDL（超低密度リポタンパク質 very low density lipoprotein）の合成あるいは分泌減少が挙げられる．トリグリセリドは運搬アポタンパク質と結合して VLDL あるいは他のリポタンパク質 lipoprotein として血中に放出される．

　血液中への移行阻害が発生する原因としては，リポタンパク質合成阻害（四塩化炭素 carbon tetrachloride，エチオニン ethionine など），トリ

表 6.18　肝障害の種類と代表的な毒性物質

肝障害部位	代表的な起因物質
脂肪肝	四塩化炭素，エタノール，オロチン酸，シクロヘキサミド，バルプロ酸，ピューマロイシン
肝細胞死	アセトアミノフェン，銅，ジメチルホルムアミド，四塩化炭素，エタノール
肝細胞肥大/腫大	フェノバルビタール，3-メチルコラントレン，アセトアミノフェン
毛細胆管性胆汁うっ滞	クロルプロマジン，シクロスポリンA，1,1-ジクロロエチレン，エストロゲン，マンガン，ファロイジン
胆管障害	アモキシシリン，α-ナフチルイソチアネート，メチレンジアニリン，スポリデスミン，カルバマゼピン
類洞障害	ダナゾール，シクロホスファミド，ミクロシスチン，ピロリジジンアルカロイド
肝線維症・肝硬変	ヒ素，エタノール，ビタミンA，塩化ビニル，四塩化炭素，チオアセトアミド
免疫関連反応	ジクロフェナク，エタノール，ハロタン，チエニル酸，フェニトイン，イソニアジド，ジスルフィラム
腫瘍	アフラトキシン，ジエチルニトロサミン，アンドロゲン，二酸化トリウム，塩化ビニル

表 6.19　肝毒性物質の機能

障害機序	代表的な化合物
毒物の代謝活性	
チトクロムP450活性	アセトアミノフェン，四塩化炭素，チオアセタミド，ブロモベンゼン
アルコールデヒドロゲナーゼ	アリルアルコール，エタノール
活性化不要	ミクロシスチン，リン，鉄
化学反応の影響	
共有結合	アセトアミノフェン，ブロモベンゼン
酸化ストレス(グルタチオン欠乏)	アセトアミノフェン，ブロモベンゼン
致命的細胞標的	
膜脂質過酸化	四塩化炭素，アセトアミノフェン，ブロモベンゼン
チオールタンパク質欠乏	メナジオン，金属類
カルシウム恒常性	共通の細胞致死障害経路
細胞骨格アクチン微細線維凝集	グリセオフルビン，ミクロシスチン
脂質代謝	
タンパク質合成	四塩化炭素，リン
VLDL*形成	オロチン酸
VLDL*分泌	4-アミノピアゾロピリミジン
RNA合成阻害	α-アマニチン，アフラトキシン，ニトロソアミン類

＊VLDL：超低密度リポタンパク質 very low density lipoprotein
[Handbook of Toxicologic Pathology, 2nd edition]

グリセリドとリポタンパク質との結合抑制(四塩化炭素など)，カリウム枯渇に基づくVLDLの細胞膜通過阻害(エチオニンなど)，ミトコンドリアにおける脂質酸化の抑制(エタノールethanolなど)，VLDLの構成成分であるリン脂質の合成抑制(食餌性コリンcholine欠乏，オロチン酸orotic acidなど)がある。
　食餌性コリン欠乏などでは肝細胞における脂肪蓄積が肝細胞壊死の発症に関与するともいわれる．しかし，ある種のアラキドン酸カスケードarachidonic acid cascade阻害剤の併用投与では脂肪蓄積に影響せずに肝細胞の壊死発生が抑制される．また，エチオニンやシクロヘキサミドcyclohexamideは壊死を誘発せずに脂肪蓄積をきたす．プロメタジンpromethazineは四塩化炭素による脂肪蓄積に影響せずに壊死を抑制する．したがって，肝細胞脂肪蓄積が，肝細胞壊死の発生機序に直接的に関与しているとは考えにくい．この他，抗痙攣薬の

バルプロ酸 valproic acid や抗生物質のピューロマイシン puromycin が脂肪肝を引き起こすことが知られている．

(ii) **肝細胞死 hepatocyte necrosis** 細胞死は化学物質の直接作用ばかりではなく，代謝過程でのさまざまな活性中間体による障害，細胞内の防御因子の機能低下，肝血流量の低下など多様な要素が関与する．

肝細胞死は，壊死とアポトーシスの二つの異なる様式に区別される．壊死は細胞の膨化，酵素などの内容物の漏出，核崩壊を認め，周囲には炎症細胞浸潤を認める．一方，アポトーシスは細胞の萎縮，核の断片化，アポトーシス小体の形成が認められ，炎症反応が乏しいことが特徴である．アポトーシスを起こした細胞は直ちに除去されるため，組織学的にはほとんど確認できない．ヒトではアルコール性肝炎でアポトーシスが増加するとの報告がある．アポトーシスは Fas リガンド Fas ligand や腫瘍壊死因子 TNF-α（Tumor necrosis factorα）といったアポトーシス誘発因子や細胞内カルシウム上昇などから，チトクローム c cytochrome c や Bcl-2 ファミリーなどの細胞死誘導シグナルを介して，カスパーゼ caspase の活性化が起こり細胞死を誘導するなどのシグナル伝達系路が明らかになっている．糖尿病薬トログリタゾン troglitazone と，鎮痛薬アセトアミノフェン acetaminophen は株化した肝細胞に壊死を誘導するが，これらの薬剤が動物やヒトにアポトーシスを誘導した報告はない．したがって，化学物質の曝露による細胞死は，原則として組織形態学的変化によって判定し，生化学的な因子の発現をいくつか検索することで，アポトーシスに陥った細胞数を定量的に評価することができる．また，用いたモデルがヒト病態生理学を反映するかどうかを考慮する必要もある．

(iii) **肝細胞肥大，腫大 hepatocellular hypertrophy/hepatocytomegaly, swelling** 肝細胞の容積増大を示し，毒性変化のみならず生体の適応反応として捉えることもできる肝細胞の肥大性病変である．おもに小葉中心性に見られるが，小葉辺縁域やびまん性に認められることもある．フェノバルビタール phenobarbital や 3-メチルコラントレン 3-methylcholanthrene などの薬物は，チトクローム P450 の活性上昇を引き起こし滑面小胞体の増加を伴い肝細胞腫大を引き起こす．高脂血症剤やフタル酸エステルはペルオキシソームを増加させ，小葉中心部の肝細胞に好酸性顆粒を伴う腫大を引き起こす．

(iv) **毛細胆管性胆汁うっ滞 canalicular cholestasis** 胆汁生成量の減少，もしくは特定の溶質の胆汁排泄阻害により起こる障害である．ビリルビン色素の胆汁排泄が阻害されると，皮膚や目に蓄積して黄疸 jaundice（icterus）を起こし，尿中に排泄されて鮮やかな黄色ないし暗褐色を呈する．薬物性肝障害の所見は，ヒトではしばしば見られるが，実験動物でヒトと同様の所見を再現するのは困難な場合が多く，毒性変化としては比較的稀な所見である．その機序として取込み障害，細胞内輸送の減少，分泌障害，毛細胆管の収縮力減少，血管と毛細胆管を隔てる接合部からの漏出，毛細胆管近傍の活性化学物質による有害な作用が挙げられる．とくに肝細胞内での変換，運搬の障害と毛細胆管の細胞膜機能の障害の二つが重要で，後者では胆汁分泌機能のほか濃厚な胆汁あるいは沈殿物や，アクチンなどの細胞骨格の障害による毛細胆管通過障害が原因となる．代表的なものを表 6.20 に示す．ファロイジン phalloidin，ミクロシスチン microcystin，アマニチン amanitin は，肝細胞の胆管側と対側にある OATP（organic anion-transporting polypeptide）を介して取り込まれて肝毒性が引き起こされる．リファンピシン rifampicin，ボセンタン bosentan，トログリタゾン troglitazone は，胆管側の BSEP（bile salt export pump）を直接抑制し排泄阻害を起こす．

(v) **胆管の障害 bile duct damage** 別名，胆管破壊性胆汁うっ滞といわれ，胆管に局在するアルカリホスファターゼ alkaline phosphatase などの酵素の血清濃度の上昇を伴い，毛細胆管性胆汁うっ滞と同様に血清中の胆汁酸塩とビリルビン濃度が上昇する．胆管を破壊する薬物の単回投与の場合，胆管上皮の腫大，胆管内への障害細胞断片の出現や門脈域への炎症細胞浸潤を認めるとともに，慢性的に投与すると胆管増生や PBC（胆汁性肝硬変 primary biliary cirrhosis）に類似した線維症を誘発する．このような変化が長く続くと胆

表 6.20　肝内胆汁うっ滞を引き起こす薬物

障害機序	代表的な化合物
胆汁酸塩に依存しない毛細胆管内胆汁流の障害	クロルプロマジン，エタクリン酸，エチニルエストラジオール
毛細管・管膜機能の障害	α-ナフチルイソチアネート，タウロリトコール酸塩，サイトカラシンB
胆管細胞の細胞膜透過性の変化	α-ナフチルイソチアネート
滑面小胞体の肥厚による活性低下	α-ナフチルイソチアネート，胆汁酸塩
毛細胆管内沈殿	タウロリトコール酸塩，クロルプロマジン
細胞骨格における微小管やミクロフィラメントの修飾	ファロイジン，サイトカラシンB，ノルエタンドロロン

［最新 毒性病理学］

管が消失し，消失胆管症候群 vanishing bile duct syndrome とよばれる状態となる．抗生剤，タンパク質同化ステロイド剤，ステロイド避妊薬，抗痙攣薬のカルバマゼピン carbamazepine を投与されている患者に見られる．

（vi）類洞の障害 sinusoidal disorder　類洞は特殊な毛細血管で，透過性を高めるために多数の開窓 fenestrae が存在する．類洞の機能は管腔の拡張，もしくは閉鎖や類洞の内皮細胞が破壊されることで損なわれる．類洞の拡張は肝臓内に血液が流出する際に発生する．一方，閉塞は小孔が拡大して血球が入り込むことや小孔を通り抜けてディッセ腔の間隙に引っかかることで発生する．このような変化はアセトアミノフェンを大量投与した場合によく観察される．類洞が閉鎖されると，肝臓は充血する一方で他の器官はショック状態に陥る．類洞の内皮細胞壁の破壊が進行するとバリア機能に間隙ができ，そこに赤血球が入り込み機能障害が起こる．類洞の破壊は静脈閉塞性疾患として知られる血管病の初期の構造的特徴と考えられ，モノクロタリン monocrotaline，レトロルシン retrorsine，セネシフィリン senecipylline などのピロリジジンアルカロイド pyrrolizidine alkaloid で誘発される．

（vii）肝線維症 fibrosis/ 肝硬変 cirrhosis
肝細胞の障害や壊死は，時に肝線維化を引き起こす．線維は中心静脈と門脈周囲から，あるいは類洞からの物質拡散を制限しているディッセ腔内から発生する．肝線維化に中心的な役割を果たすのは，肝細胞の壊死組織片やアポトーシス小体を貪食するクッパー細胞で，この細胞から放出された活性酸素種や炎症性サイトカインが起点となり，線維芽細胞が誘導，増生される．この線維化機構には TGF-β(transforming growth factor-β)や PDGF (platelet-derived growth factor)，MMP(matrix metalloproteinase)やその inhibitor の TIMP(tissue inhibitors of metalloproteinase)が関与している．また，肝細胞の再生能力を超える急激かつ甚大な，または持続的な壊死は，線維芽細胞の活性化，瘢痕形成を誘導し，肝硬変を引き起こす．線維瘢痕から索状に伸びた線維が肝組織を分断することで，再生肝細胞で構成された偽小葉が形成される．線維化は肝硬変へと進展するが，肝硬変の状態では必須な肝機能のうち限られたものしか発揮できない．したがって肝硬変は慢性進行性肝障害の終末像で，致命的な肝機能障害を引き起こすことが多い．

ヒトでの肝線維症 / 肝硬変の原因はおもに肝炎であるが，最近では胆汁うっ滞やアルコール性および非アルコール性脂肪肝を原因とする肝臓の線維化が注目されている．加えて，エタノールや重金属などの化学物質の慢性的曝露により線維化が起こることもある．四塩化炭素，チオアセトアミド thioacetamide，DMN(ジメチルニトロサミン dimethylnitrosamine)，アフラトキシン aflatoxin といった化合物の反復投与も実験動物やヒトに肝線維症 / 肝硬変を起こすことが知られている．食餌性コリン欠乏による肝硬変は，活性酸素・活性酸化窒素誘導性ストレスとその下流のシグナル伝達異常により，肝細胞癌が発生すると考えられている．

（viii）免疫関連反応 immune-mediated response　免疫を介した反応は，化学物質の

反復投与後の肝毒性で時折見られる．化学物質と壊死した肝細胞から放出されたタンパク質により形成された付加体が抗原として認識されることでより強い肝障害反応を引き起こす．シクロオキシゲナーゼ cyclooxygenase 阻害剤であるジクロフェナク diclofenac やエタノールなどにより急性肝毒性が引き起こされる原因に，チトクロム P450 代謝活性やグルタチオンの枯渇，肝臓のタンパク質との共有結合などの直接作用に加え，上記機序により形成されたタンパク質付加体が抗原となり免疫機能が誘発されることで，より強い肝障害が起こると考えられている．ハロタン halothane，ニトロフラントイン nitrofurantoin，フェニトイン phenytoin などが，免疫反応を引き起こす薬剤として知られている．

稀に，薬剤特異体質反応として肝毒性が起こることがある．薬剤や他の化合物に曝露した患者のうち，ごくわずかにしか発生しないこの反応は，現段階では予測不可能であり，劇的な副作用を起こし濃度依存性の作用を示すことはない．臨床試験の失敗に至る原因として最も頻度が高く，警告の記載，使用の制限，また市場からの回収といった事態を招くこともある．実際に，糖尿病薬トログリタゾンは薬剤特異体質反応を起こしたために市場から回収された．この他に，イソニアジド isoniazid，ジスルフィラム disulfiram，バルプロ酸などが薬剤特異体質による肝毒性を示すことがある．

　（ix）**腫瘍 tumors**　化学物質誘発による腫瘍の多くは肝細胞由来の腫瘍であるが，胆管細胞由来や稀に類洞内皮細胞由来の血管肉腫も発生する．ヒトにおける肝細胞癌の発生は，アフラトキシンに汚染された食事が蔓延する地域に多く見られ，アンドロゲン剤やアルコールの慢性的な濫用，ウイルス性肝炎，ヘモクロマトーシス hemochromatosis や $α_1$-アンチキモトリプシン $α_1$-antichymotrypsin 欠損症といった代謝性疾患，非アルコール性の脂肪肝と関連している．また血管肉腫の発生は，塩化ビニルモノマー vinyl chloride monomer（クロロエチレン）の職業上の曝露や，ヒ素 arsenic の汚染地域での飲料水を介しての曝露と関連している．トロトラスト thorotrast の曝露は，肝細胞癌や，血管肉腫，胆管細胞癌の発生と関連がある．肝発癌は，一般的な化学発癌と同様にイニシエーション initiation，プロモーション promotion，プログレッション progression など，それぞれ質的に異なった複数の段階を経る．肝発癌物質（表 **6.21**）は，イニシエーション活性を有するイニシエーターとプロモーション活性を有するプロモーターを含み，両方の活性を有する場合には"完全"発癌物質とよぶこともある．ジアルキルニトロサミン dialkyl nitrosamine 類やアフラトキシンは肝イニシエーターとして代表的な物質であり，フェノバルビタールはイニシエーション活性を示さず肝プロモーション活性を示すと考えられている．肝発癌物質の多くは，代謝を受けることにより発癌活性化の強い代謝物質となる．他方，MeIQx（2-アミノ-3,8-ジメチルイミダゾ[4,5-*f*]キノキサリン 2-amino-3,8-dimethylimidazo[4,5-*f*] quinoxaline）は，肝細胞内のチトクロム P450 の CYP1A2 および *N*-アセチルトランスフェラーゼ *N*-acetyltransferase により活性化され，MeIQx-DNA 付加体を形成し肝発癌を起こす．食餌性コリン欠乏は，化学物質の投与ではなく，逆に特定の化学物質（コリン）を欠乏させることによりラットやマウスに肝細胞癌を発生させる．その機序として活性酸素・活性酸化窒素誘導性ストレスとその下流のシグナル伝達異常によると考えられ，イニシエーションおよびプロモーション作用を有している可能性とともに，内因性肝発癌という概念も提唱されている．

表 **6.21**　肝発癌物質

	代表的な物質
天然化学物質	アフラトキシン，ピロリジジンアルカロイド，サイカシン，サフロールなど
合成化学物質	ジアルキルニトロサミン，有機塩素系殺虫剤，塩化ビニル，四塩化炭素，クロロホルム，ジメチルアミノアゾベンゼン，アセチルアミノフルオレン，チオアセタミド，ウレタン，エチオニン，ジメチルベンズアントラセン，ガラクトサミン

［最新　毒性病理学］

b. 胆嚢

（i）結石形成 胆石形成は食餌の成分やコレステロールおよび胆汁酸の代謝，腸内細菌叢など種々の因子に影響を受ける．組成から大きくコレステロール結石とビリルビン結石に分けられ，両者が混合した混合結石 mixed calculus (stone) はビリルビン結石とともに色素性結石として認識される．

（1）コレステロール結石 cholesterol calculus (stone)：コレステロール結石は，高コレステロール摂取となる動物性の脂肪摂取が多く糖質性の不消化物摂取の少ない場合に形成されやすい．肝細胞から移行したコレステロールは，胆汁酸とレシチン lecithin により混合脂肪ミセル micelle として胆汁中に存在する．胆汁におけるコレステロール濃度の上昇や胆汁酸濃度の低下により，コレステロールが過飽和となり析出し，結石を形成する．

（2）色素性結石 bilirubin calculus (stone)：色素性結石は，胆汁中における非水溶性の非抱合型ビリルビン濃度の上昇に基づき発生する．ビリルビンにより色調を生じ，ビリルビン結石と混合結石に大別される．

（ii）胆嚢発癌 ニトロソプロピルアミン nitrosopropylamine 類やジメチルアミノビフェニル dimethylaminobiphenyl などの化学物質が胆嚢発癌物質として報告されている．胆嚢発癌の機序は，基本的に一般の化学発癌機序と同様であるが，ヒトでは胆嚢炎と胆嚢結石の関与が知られている．

6.10.3 障害反応

a. 肉眼的変化

肝臓の色調は通常褐色であるが，うっ血により赤色調を，より高度のうっ血を認めるとにくずく肝 nutmeg liver を呈する．脂肪の蓄積により黄色調を示し，黄疸では黄緑色調ないし緑色調となる．肝細胞がある程度広範囲で壊死に陥ると，肝臓は柔らかく腫大し蒼白となるが，数日後には病変部は陥凹し硬くなる．肝臓の腫大は，滑面小胞体など細胞小器官の増生による適応反応の結果であることがある．線維症や肝硬変では線維化と再生結節などにより肝表面は顆粒状，結節状を呈し，萎縮・硬化する．肝細胞の増殖性病変および肝腫瘍は種々の色調の比較的大きな結節性病変として認められる．ラットでは横隔膜を突き上げる形で認められる中間葉の横隔膜結節 diaphragmatic herniation が時々観察されるが，自然発症で病理学的意義はない．

b. 肝細胞性変化

（i）肝細胞の核変化

（1）核の大小不同性 anisonucleosis：核内 DNA 量の不均一性を反映しており加齢に伴い増強する．化学物質の投与でよく見られるが，必ずしも発癌性と関連する変化ではない．核小体 nucleolus の大きさは，RNA 量すなわちタンパク質合成の程度を反映し，大きいほど細胞は活発に活動し増殖性も高いことを示す．電顕的に，核小体の断片化 fragmentation あるいは分離 segregation が見られることがある．ある種の毒性変化やウイルス感染により核内封入体 inclusion body がしばしば認められる．糖代謝異常に伴い核糖原 karyoglycogen を観察することがある．

（2）多核肝細胞 polyploidy：正常でも2～3個の核を有する細胞はわずかに散見されるが，感染症，栄養異常，蓄積症，毒物の作用などで多核肝細胞が増加する．10核以上になることもあり，このような場合には細胞質も増大するが，小器官に形態学的な異常をきたすことはほとんどない．核異型を伴うこともあるが，多核化と発癌が直接関連する報告はない．

（ii）肝細胞質の変化

（1）肝細胞肥大 hepatocellular hypertrophy：肝細胞の容積増大を示し，退行性変化と進行性変化の両方で見られる．退行性変化は各種の変性に伴い肝細胞が腫大する．一方，進行性変化では細胞小器官の増加を伴い肥大という用語を使うことが多い．代謝酵素を誘導する物質の多くは，滑面小胞体の増加やチトクロム P450 の活性上昇をきたし，組織学的に小葉中心性の好酸化を伴った肝細胞肥大が認められる．高脂血症薬やフタル酸エステル phthalate などペルオキシソームの増生をきたすものも，小葉中心性の肝細胞肥大を引き起こす．ピロリジジンアルカロイドやアフラトキシ

ンなどの肝毒性物質では肝細胞は異常な肥大 cytomegaly を示し，線維化を伴う．

（2）**肝細胞萎縮 hepatocellular atrophy**：肝細胞の容積減少を示し，飢餓衰弱や栄養障害，老化，血行動態変化，腫瘍による圧迫萎縮などにより起こる．肝細胞はびまん性に萎縮するが，小葉中心部のほうがより顕著である．一般的にグリコーゲンの減少を伴い細胞質は好酸性を呈する．

（3）**明細胞化生 clear cell metaplasia**：グリコーゲンの蓄積を反映し，肝細胞の細胞質が淡明となる．明細胞化生 clear cell change は摂食制限をしていない無処置のげっ歯類で見られる所見で，おもに第 3 領域で認められる．また，ニュージーランド白ウサギの肝細胞において多数見られる．クラブラン酸 clavulanate はラットにおいてグリコーゲン貯留を促進し，明細胞化生を認めるが，イヌにおいては見られない．

（4）**リン脂質症 phospholipidosis，空胞化 vacuolization**：リン脂質症は肝細胞内に空胞化が起こる現象で，陽イオン性両親媒性構造 cationic amphiphilic structure をもつ生体異物により起こるといわれている．H&E 染色では脂肪変性と区別が困難で電子顕微鏡や免疫組織化学染色による確認が必要といわれる．電子顕微鏡ではライソソームのミエロイド小体 myeloid body や層状体 lamellar body に同心円型膜 concentric membrane を形成することで肝細胞の空胞化を観察できる．免疫組織化学染色ではライソソーム関連タンパク質の同定が重要である．

（5）**水腫性変性 hydropic degeneration**：細胞膜障害による細胞内液の蓄積過剰により発現する膨化性病変で，細胞質は腫大し，小器官が細胞膜や核膜周囲に遍在するため空虚となる．高度の膜障害では小胞体の嚢状拡張，ミトコンドリアの変性，核濃縮を伴い前壊死性病変としての性格ももつ．

（6）**脂肪変性 fatty degeneration**：組織化学的にはオイルレッド O Oil red-O やズダンブラックなどの脂溶性の色素染色で多量の脂肪が証明された場合と定義され，一般に脂肪肝とは，30％以上の肝細胞に脂肪化が認められる場合をいう．肝細胞質内に大小のおもに中性脂肪から構成される脂肪滴が増加し，脂肪滴が小型(microvesicular)な場合と大型(macrovesicular)の場合があり，大型な脂肪滴の場合には核の偏在を伴う．化学物質で形成される脂肪肝はトリグリセリドの蓄積であることが多い．四塩化炭素による肝臓の脂肪変性は肝臓でのアポタンパク質合成の減少によると考えられている．小葉中心型，周辺型，びまん型などがあり，おもに小葉中心型が多い．またおのおのの葉で程度の異なることが多い．肝臓での過剰生産による脂肪蓄積の原因には，アルコールなど肝障害物質のほか，飢餓や糖尿病など糖質代謝異常がある．テトラサイクリン tetracycline では小胞性脂肪症 microvesicular steatosis が，アルコールやエチオニンでは大胞性脂肪症 macrovesicular steatosis が発現する．ヒトにおいて小胞性脂肪症は，バルプロ酸やテトラサイクリンの投与，ライ Reye 症候群や活動性の B 型肝炎に見られる．また，近年ヒトにおける NASH（非アルコール性脂肪性肝炎 non-alcoholic steatohepatitis）が注目され，肝細胞癌発生に寄与することもあり，げっ歯類における NASH のモデル開発が行われている．

（7）**好酸性変化 eosinophilic or acidophilic changes（alterations）**：肝細胞質の好酸性色素の染色性が亢進した状態をいう．通常でも肝細胞はミトコンドリアや滑面小胞体が豊富で好酸性を示すが，これら小器官あるいは好酸性物質が増加し，びまん性（顆粒変性 granular degeneration，硝子変性 hyaline degeneration）あるいは局所性（硝子体 hyaline body）の好酸性変化を認める．

顆粒変性　肝細胞質が顆粒状を呈する肝細胞腫大を伴う．細胞小器官の膨張やペルオキシソーム，ミトコンドリアや滑面小胞体などの細胞小器官の増加によると考えられる．

硝子変性　肝細胞質の全域または大部分にやや淡色の好酸性変化を認める．電子顕微鏡では滑面小胞体の増生と粗面小胞体の分散，貯蔵グリコーゲンの減少が認められる．

硝子体　肝細胞中に出現する好酸性で通常円形を呈する均一な硝子状外観を呈する病変で，細胞小器官の変性によるものが多いが，さまざまなものを包括して使用されている用語である．薬物代謝酵素の活性誘導に伴う滑面小胞体の凝集や増

生によるものでは，小葉中心性であることが多い．血漿タンパク質に似たタンパク質成分の蓄積は，肝細胞内に円形ないし楕円形の PAS 陽性封入体として観察される．おもに中間径フィラメント凝集からなるマロリー体 Mallory body はアルコール中毒の特徴的な像とされるが，微小管の形成抑制を起こすコルヒチン colchicine などでも観察される．

(iii) **肝細胞の壊死** 肝細胞の壊死は単細胞壊死，巣状壊死，帯状壊死，広範壊死に大別される．この他，門脈域の限界板 limiting plate の破壊を伴うピースミール壊死 piecemeal necrosis，門脈域間あるいは門脈域と中心静脈を結ぶような架橋状壊死 bridging necrosis などがある．肝細胞壊死を誘発するおもな物質を表 6.22 に示す．

(1) **単細胞死 single cell necrosis とアポトーシス**：単一の肝細胞の凝固壊死を単細胞死という．細胞質は不整形で好酸性に濃染し，核は濃縮あるいは崩壊する．典型例では好酸小体 councilman body を形成する．アポトーシスでは，壊死と異なり細胞内成分の逸脱や炎症性細胞浸潤を伴わず，核の断片化による特徴的なエオジン好性の小凝集物 apoptotic body が見られる．単細胞死の多くはアポトーシスと考えられているが，壊死との厳密な区別は難しい．組織におけるアポトーシスの指標として，TUNEL(terminal deoxynucleotidyl transferase dUTP nick end labeling)法や cleaved caspase-3 による免疫組織化学染色法が有用である．

(2) **巣状壊死 focal necrosis**：巣状壊死は限局性壊死で，数個〜数十個の肝細胞の壊死のことである．肉眼的に直径は 1 mm 以下で，小葉中心部，中間部，周辺部のどの部位にも発生する．壊死の周辺部にはリンパ球，好中球，マクロファージなどの炎症細胞浸潤や線維芽細胞の出現を見ることもある．ガラクトサミン galactosamine のような肝障害物質で誘発されるが，げっ歯類では自然発生でも見られる．

(3) **帯状壊死 zonal necrosis**：部位により小葉中心型 centrilobular，中間型 midzonal，周辺型 periportal とよばれる．

小葉中心部である第 3 領域は滑面小胞体が多く，チトクロム P450 など代謝活性化に関連した酵素に富んでいるため，化学物質投与による帯状壊死病変としては最も多く認められる．多くは比較的短期間で修復される．中間帯壊死は稀である．門脈域周囲に見られる周辺性壊死は小胆管や卵円形細胞の増生 oval cell hyperplasia を伴うことが多く，一般に修復は早い．発生機序として血行性の毒素に高い濃度で曝露されることが挙げられる．

(4) **広範壊死 massive necrosis**：強い肝障害により帯状壊死に留まらず広範に肝細胞が壊死した状態をいう．肝細胞の壊死とともに支持組織である好銀線維が消失し，やがては線維化を伴って小葉構造は改築される．島状に残った肝細胞が広い幅の線維束に囲まれた大小の再生結節を形成し，壊死後性肝硬変 post necrotic cirrhosis を形成する．

(5) **肝海綿状変性 spongiosis hepatis**：黄色顆粒やムコ多糖類を含み，結合織からなる薄い壁から構成される多房性空洞からなる病巣であり，肝紫斑病と違い一般的に血球集積は見られない．その発生に伊東細胞が関与する報告がある．ニトロソモルホリン nitrosomorpholine を投与されたラット肝臓で見られ，前癌病変や癌との関連性はまだ報告されていない．

(iv) **色素沈着 pigmentation** 褐色のリポフ

表 6.22 肝細胞壊死を誘発するおもな物質

障害部位	代表的な化合物
おもに小葉中心性壊死	アセトアミノフェン，四塩化炭素，ブロモベンゼン，クロロベンゼン，クロロホルム，クロロプレン，クロロプロパン，ジクロロジフェニルトリクロロエタン，ジメチルニトロソアミン，二臭化エチレン，イスランジシン，パラコート，ファロイジン，ピロリジジンアルカロイド，ウレタン
おもに小葉中間性壊死	ベリリウム
おもに小葉辺縁性壊死	アルビトシン，アリルアルコール，硫酸第二鉄，マンガン化合物，スポリデスミン
広範壊死をきたす物質	アフラトキシン，アニリン，ヒ素，ガラクトサミン，チオアセタミド

スチンlipofuscinは消耗色素とよばれ，ライソソームに取り込まれた脂質代謝物で，Schmorl染色で確認できる．加齢や，ペルオキシソーム増生物質の投与などで見られる．また肝細胞に鉄やヘモジデリン沈着が存在すると黄色から茶色の顆粒形成を認める．肝ポルフィリン症porphyriaは，ヘムに変換される量よりも生成量が多くなり，過剰となったポルフィリン前駆物質が，毛細胆管や肝細胞，クッパー細胞内に褐色色素の栓あるいは沈着として認められる．グリセオフルビンgriseofulvin，ヘキサクロロベンゼンhexachlorobenzeneによるヘム代謝酵素阻害や，アリル基をもつアセトアミドacetamide類やバルビツール酸barbituric acidによるポルフィリン合成増加などによって誘発される．

（v）胆汁うっ滞cholestasis　胆汁の流れの障害で，おもな原因は肝細胞における胆汁生成，排泄機構の異常など薬物性の肝細胞障害と，肝内外の胆道系の通過障害である．肝細胞障害の場合には，毛細胆管の胆汁栓bile plugや肝細胞内に胆汁色素の沈着を見るが，門脈域の変化は少ない．毛細胆管性胆汁うっ滞は，代表的にはステロイド系薬物によるが，肝小葉構造は正常で小葉中心性の胆汁栓があるのみである．細胆管炎性胆汁うっ滞はクロルプロマジンchlorpromazineなどで発生するが，小葉中心性の胆汁うっ滞や，肝細胞の変性と門脈域の炎症反応が見られる．

胆道系の通過障害によるものではおもに小胆管に拡張や胆汁栓の出現が見られ，胆管系細胞の増生，小葉内では毛細胆管の拡張や肝細胞，クッパー細胞への胆汁色素の沈着など多彩な像を呈する．

（vi）その他の肝細胞性病変

（1）炎症細胞浸潤inflammatory cell infiltration：肝組織内に種々の炎症細胞浸潤が見られる状態である．肝組織内の微小な炎症性病変の多くはグリソン鞘およびその周囲に発生し，自然発症でも起こり得る．炎症性病変は浸潤細胞により原因が異なり，一般的に，多形核白血球（好中球）の出現は一般細菌感染の関与や肝細胞壊死病変に見られる．リンパ球が主体の場合は，ウイルス感染や免疫機序の関与を，好酸球が主体の場合には薬剤も含めたアレルギー因子の関与が示唆される．

リンパ球浸潤は門脈域に見られ，炎症が高度の場合，限界板を破壊して活動性炎の像となる．胆管炎に際しては，胆管内や胆管周囲に好中球が浸潤し胆汁うっ滞を伴う．

（2）肉芽腫granuloma：リンパ球や好中球などの炎症細胞浸潤や結合組織とともに血管内皮細胞，類上皮細胞，線維芽細胞が認められる限局性・結節性病変で，肝内に散発する．結晶などの異物反応やウイルス・細菌感染，薬剤アレルギー，薬物障害で発生することがあり，ラットやマウスでは殺虫剤フェンバレレートfenvalerate，サルではある種のカリウム保持利尿薬potassium-sparing diuretics，ビーグル犬ではアトルバスタチンatorvastatinでの報告がある．サルではPASやオイルレッドO染色陽性の基質をもつクッパー細胞の蓄積が関与し，ビーグル犬では微小肉芽腫内の肝細胞，クッパー細胞およびマクロファージ内の不定形で電子密度の高い物質をもったライソソームの増加が確認される．

（3）線維化（症）fibrosis：線維化とは膠原線維，弾性線維，フィブロネクチンfibronectinやラミニンlamininなどの細胞外マトリックスextracellular matrixの組織内沈着で，持続的あるいは繰り返される肝細胞障害や壊死の結果，修復機構として生じる．線維化には伊東細胞の筋線維芽細胞への分化と膠原線維産生が関与することが報告されている．小葉内の軽度の線維化は可逆性であるが，広範の場合は線維症とよばれ，障害が続けば最終的に肝硬変に移行する．線維化の過程でヒドロキシプロリンhydroxyprolineの増加，コラーゲンへのプロリン取込みの増加，コラーゲンプロリン水酸化活性の上昇が認められる．

（4）肝硬変cirrhosis：慢性肝障害において肝細胞の変性・壊死と修復が繰り返され，増生した線維性隔壁によって小葉構造が改変され大小の再生結節（偽小葉）を形成した状態である．再生結節はやや大型の肝細胞で構成され細胞索の幅は厚くなる．腫瘍性結節との鑑別が困難な場合があるが，炎症細胞浸潤や結節辺縁での肝細胞壊死の出現，小胆管増生などの存在が鑑別の参考になる．またGST-Pなどの腫瘍指標酵素の発現は鑑別に役立つ．α-メチルドパα-methyldopa，アセトア

ミノフェンなどの肝毒性物質によって誘発される.

（5） **肝臓のうっ血 congestion of the liver, 出血 hemorrhage**：静脈の拡張と血液充満を伴い小葉中心性に類洞の拡張を伴う変化である. 循環障害を意味するが屠殺時の放血状態も反映される.

（6） **肝紫斑病 peliosis hepatis**：類洞において, 限局性に血液の貯留を伴う拡張した空間や腔が不規則に存在する状態で, 下記の類洞拡張を伴うこともある. 超微形態的検討から, 類洞構造の脆弱性に, 内皮細胞のコラーゲンから構成される細網組織の保持機能低下が関わることが示唆されている. 老齢のラットや, ピロリジンアルカロイド, ラシオカルピン lasiocarpine, リトコール酸ナトリウム sodium lithocholate などにより, げっ歯類で発生する.

（7） **類洞拡張 sinusoidal dilatation**：ヒトにおける小葉中心の類洞拡張は, 肝静脈血栓症や静脈圧亢進症, 右心不全などにより, 低酸素もしくは低灌流状態となった際に出現する. 動物においては老齢ハムスターにおいて, 肝内で静脈血栓症やアミロイドーシスを伴い出現することが報告されている. 一方, 第1領域の類洞拡張は, ヒトにおいて長期避妊ステロイド剤により誘発される. 同様の所見は, グルココルチコイドが投与されたげっ歯類で報告されている.

（8） **髄外造血 extramedullary hematopoiesis**：貧血や, 骨髄での造血障害に対する反応として, 造血細胞が類洞中に認められる.

c. 間葉系細胞の反応

肝実質細胞の障害に付随して少なからず間葉系細胞にも変化が起こる. DMN（ジメチルニトロソアミン dimethylnitrosamine）などの毒性物質では, 肝細胞だけでなく血管内皮にも壊死を認める場合がある. ビタミンAの過剰投与は伊東細胞の脂質蓄積のために細胞質が腫大する. また炎症に際してサイトカインにより活性化した伊東細胞は, 筋線維芽細胞 myofibroblast に分化しコラーゲンを産生することから, 小葉内の線維化に関与することが知られている. 鉄などの異物を貪食するクッパー細胞は肝細胞の壊死に関係し, 小胆管の増生が線維化や炎症性細胞浸潤を伴う.

d. 肝細胞の増殖性病変

（i） **肝細胞性病変** 肝細胞の小増殖巣（域）と過形成結節は肝細胞癌の前癌病変として重視されている. それらは酵素変異巣として容易に把握でき, 変異した指標酵素の発現量が多い病変ほど増殖性に富み, 悪性度が高い. 以下ラットの病変を中心に述べる.

（1） **肝細胞過形成 hepatocellular hyperplasia**：前癌病変とは異なる結節性病変で, 異型を伴わない肝細胞の増生から構成され, 周囲との境界は認めるものの内部に中心静脈やグリソン鞘も見られる. 非再生性 non-regenerative と再生性 regenerative に分類され, 非再生性過形成はげっ歯類での自然発生は低く, 時に血管拡張や海綿状変性を伴う. 再生性過形成は肝部分切除術後や肝障害後に見られる反応性病変で, 非再生性に比べ分裂像や周囲に線維化や炎症細胞浸潤が認められ, 時に胆管細胞や卵円細胞の増生も見られる.

（2） **変異肝細胞巣 focus (foci) of cellular alterations**：変異細胞巣は周囲組織への圧排性増殖を認めないものの, 組織学的所見および組織化学的な染色性により周囲の肝細胞とは明瞭に区別できる病変である. 数個の細胞からなる小型のものや数小葉に至る大きなものまで存在する.

分類 変異細胞巣は, HE染色による細胞質の染色性によって, 好酸性, 明細胞性, 好塩基性, 両染性型および混合型の5型に分類される. 好塩基性のものはさらにびまん型と虎斑状型の二つに分類される. これらの変異細胞巣はそれぞれ前癌病変としての生物学的性格が異なることが指摘されている. 現在のところラットにおいてGST-P（胎盤型グルタチオンS-トランスフェラーゼ）やGGT（γ-グルタミルトランスペプチダーゼ γ-glutamyltranspeptidase）が最も簡便で感度の高い前癌病変マーカーである.

好酸性細胞巣 eosinophilic (acidophilic) cell foci 肝細胞索は正常よりも厚く好酸性で, 多くは辺縁部で正常肝細胞索との移行が認められる. 滑面小胞体やペルオキシソーム, ミトコンドリアの増生により好酸性になっていると考えられている.

明細胞性細胞巣 clear cell foci 通常よりや

や大型の細胞質からなり，一部で好酸性細胞や好塩基性細胞が介在する．グリコーゲンに富み，明るい細胞質を形成する．

好塩基性細胞巣 basophilic cell foci びまん型 diffuse basophilic cell foci の場合では正常，もしくはわずかに大きな細胞質をもつ塩基性細胞質の細胞が見られ，グリコーゲンが少なくなりリボソームに富み，細胞索は不規則で核の異型や細胞分裂が目立つ．虎斑状型細胞巣 tigroid cell foci はやや小型の細胞からなり，一様に好塩基性ではなく粗面小胞体に由来する多数の好塩基性顆粒（小体）が蒼白な細胞質に集塊あるいは線状に認められる．細胞分裂像も多い．他の細胞巣に比べグルコース 6-ホスファターゼ glucose 6-phosphatase や ATPase（アデノシントリホスファターゼ）に変化は少なく，GGT や GST-P 陽性細胞巣の増加は目立たない．

両染性細胞巣 amphophilic cell foci 細胞質が好酸性と好塩基性の両方に不鮮明な境界をもって染まる大型の細胞からなる．グリコーゲンは少なくミトコンドリアや粗面小胞体が増加している．好酸性巣に類似した酵素変異を示す．

混合型細胞巣 mixed cell foci 上記の好酸性や好塩基性，明細胞性などが混在した病巣で，有意な染色性を示さない場合にいう．

マウス，ハムスターでも同様の変異細胞巣が見られ酵素変異についても発癌の指標としての有用性が検討されている．

e. 胆管障害

胆管細胞の腫大を伴う変性や壊死とともに，胆管内への障害細胞断片の出現を認め，周囲には浮腫や炎症細胞浸潤を伴う状態．慢性的に続く場合には胆管増生や胆汁性肝硬変に類似した線維増生も見られる．ラットやマウスにおいて，ANIT（α-ナフチルイソチオシアネート α-naphthylisothiocyanate）が，軽度の肝細胞障害を伴う高度の胆管障害を誘発することは有名である．胆管障害の生化学的指標として血清中アルカリホスファターゼの上昇がよく知られている．

f. 胆管系の増殖性病変

(i) 胆管系病変

(1) **胆管過形成 bile duct hyperplasia**：門脈域に正常な胆管上皮から構成される増殖性病変で細胞に異型は見られない．

(2) **卵円形細胞過形成 oval cell hyperplasia**：淡明塩基性胞体と円形〜類円形の核を所有する卵円形細胞が，門脈域を中心に増生する．明瞭な管腔形成はほとんど見られない．

(ii) その他の増殖性病変　腫瘍としての性格は明らかでなく，いわゆる副病変と考えられるものが存在する．

(1) **胆管線維症 cholangiofibrosis**：門脈周辺部を中心に異型を認める胆管上皮より構成される腺様組織が，周囲に線維性間質組織増生を伴い増生する病変で，腺腔内に粘液や細胞残渣を入れるものが見られる．自然発生は稀で，トリハロメタン trihalomethane やアゾ色素 azo compounds などの化学物質によって誘発される．時には肝小葉全体を占め，胆管上皮は細胞異型，構造異型ともに見られ，胆管癌と誤診されることがあるが，悪性腫瘍ではない．ヒトではこの病変は見られず，げっ歯類特有の病変と考えられている．

(2) **血管拡張症 hemangiectasis**：血管拡張症は類洞が限局性に不規則に拡張した状態で，一般的に内皮細胞や肝細胞にはほとんど異常が見られない．

g. 胆嚢の障害反応

胆嚢粘膜の表層は，上皮細胞から分泌される粘液に覆われることで，強い細胞障害性をもつ胆汁から保護されている．胆嚢粘膜の障害には胆汁の性状変化が深く関与しており，胆石 gallstone の形成が胆嚢炎（胆管炎 cholangitis）発症に大きく関わる．胆石の形成は胆汁酸の生成，排泄の抑制，あるいは相対的な胆汁中のコレステロール量の増加により促進される．エストロゲン estrogen はこの過程に促進的にはたらく．コレステロールの胆汁中溶存状態は，胆汁酸，コレステロール，リン脂質の相対量で決定される．また，ケノデオキシコール酸 chenodeoxycholic acid，ウルソデオキシコール酸 ursodeoxycholic acid は胆石溶解能

をもつ．上皮性粘液はコレステロールの可溶性には関与していない．また胆石が存在するとその刺激により，胆嚢粘膜に過形成病変が出現する．

6.10.4　腫瘍性病変および加齢性変化

a．腫 瘍 性 病 変（表6.23）

（i）　肝細胞病変

（1）　**肝細胞腺腫 hepatocellular adenoma**：変異肝細胞巣の進行とともに出現する病変で，小葉数個以上の大きさをもち，周囲を圧排して増生し，正常肝組織との境界は明瞭である．結節を構成する細胞の染色性から，好酸性，明細胞性，好塩基性，それらの混合型に大別され小増殖巣と同様の酵素変異を示す．変異細胞巣に比べて異型や細胞分裂像の増加を認めるが，癌ほど顕著ではない．一般に結節中にグリソン鞘はなく線維性被膜をもつ例もある．肝細胞過形成と腺腫の鑑別は時に困難で，GST-P 免疫染色など指標となる酵素の染色は鑑別に有効である（図6.20）．

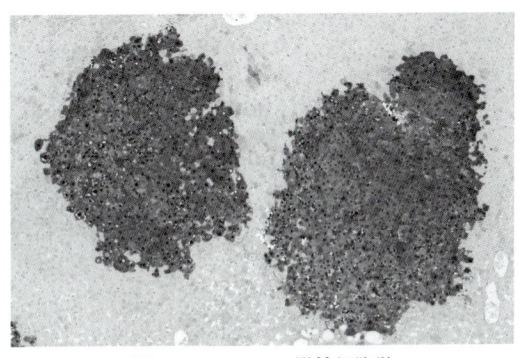

図6.20　GST-P 陽性細胞巣

（2）　**肝細胞癌 hepatocellular carcinoma**：肝細胞由来の悪性腫瘍で，構造的特徴から索状型 trabecular，充実型 solid，腺様型 adenoid の3型に分類される．索状型は，索状ないしシート状配列を特徴として類洞構造も比較的認められる．充実型は明らかな索状構造および類洞構造をとらず，種々の異型性を示し充実性に増殖する．腺様型は管状構造を特徴とし，細胞は1層から数層の異型上皮細胞で構成される．管腔内に分泌物が貯留し囊胞状をとる場合もある．また，その構造や細胞の異型度により高分化型，中分化型，低分化型に分類される．組織内の構造や染色性に非均一性 heterogeneity が目立つものが多く，結節内癌 carcinoma in nodule として認識されるものもある．

（3）　**肝細胞・胆管混合型肝腫瘍 mixed hepatocholangiocellular tumor**：肝細胞および肝内胆管上皮細胞の両方の腫瘍性発育のある病変で，良性（腺腫）および悪性（癌）が存在する．腺腫は肝細胞腺腫に胆管上皮の腫瘍性増殖を伴う像を呈する．癌では肝細胞癌と胆管癌の両方の腫瘍成分が混在するが，索状あるいは充実型肝細胞癌に胆管癌の構造が混在する．いずれも診断には移行像を証明することが重要で，癌においては肝細胞癌と胆管癌が近接して発生し融合したと考えられる，いわゆる衝突癌は除かれる．

（4）　**肝芽腫 hepatoblastoma**：胎児性の未分化な好塩基性の小型腫瘍細胞から構成され，索状または充実性に増殖し，時にロゼット様形成を認める．また，腫瘍組織中に他の上皮性成分や骨様組織などの非上皮性成分が含まれることがある．マウスに多く，ラットやハムスターではほとんど

表6.23　げっ歯類肝臓腫瘍性病変の組織学的分類

I．上皮性腫瘍
　（i）肝細胞性病変
　　（1）肝細胞腺腫 hepatocellular adenoma
　　（2）肝細胞癌 hepatocellular carcinoma
　　　a．索状型 trabecular-type
　　　b．充実型 solid-type
　　　c．腺様型 adenoid-type
　　（3）肝細胞・胆管混合型腫瘍
　　　a．肝細胞・胆管混合型腺腫
　　　　hepatochorangiocellular adenoma
　　　b．肝細胞・胆管混合型肝癌
　　　　hepatochorangiocellular carcinoma
　（ii）胆管細胞病変
　　（1）胆管腺腫 cholangioma
　　　a．単純型 simple-type
　　　b．囊胞腺腫型 cystic-type
　　（2）胆管癌 cholangiocarcinoma
II．非上皮性腫瘍
　（i）血管病変
　　（1）血管腫 hemangioma
　　（2）血管肉腫 hemangiosarcoma
　（ii）クッパー細胞性病変
　　（1）組織球性肉腫 histiocytic sarcoma
　（iii）その他

見られない．

(ii) 胆管細胞病変

(1) 胆管腺腫 cholangioma：異型の乏しい胆管上皮より構成される圧排性の結節性腫瘍性病変である．小腺管の増殖から構成され線維性間質に乏しい単純型 simple type と，大小の多胞性囊胞から構成され囊胞壁は立方または円柱ないし扁平な上皮の囊胞腺腫型 cystoadenoma type に分類される．ハムスターによく見られ，上皮の乳頭状増殖を伴うこともある．

(2) 胆管癌 cholangiocarcinoma：異型を認める肝内胆管上皮由来の上皮細胞で構成される腺癌で，一般に粘液産生や間質結合織の増生を伴う．腺管は細胞異型とともに円柱上皮から充実性もしくは乳頭状増生を示す．ハムスターで自然発生が観察されるがラットやマウスでは稀である．

(iii) 非上皮性腫瘍　血管腫 hemangioma は，1層の内皮細胞で覆われた血管の良性腫瘍であるが，小血管腔から構成される毛細血管腫 capillary hemangioma と拡張した血管腔からなる海綿状血管腫 cavernous hemangioma に分けられる．血管拡張症 angiectasis との鑑別が問題となる．血管肉腫 hemangiosarcoma は，血管腫よりも異型の強い内皮細胞が不規則な血管腔を形成し増殖する．

クッパー細胞の病変として，クッパー細胞過形成 Kupffer cell hyperplasia と組織球性肉腫 histiocytic sarcoma（クッパー細胞肉腫 Kupffer cell sarcoma）が挙げられる．クッパー細胞過形成の自然発症は稀で，異物貪食など炎症反応の結果起こり得る．組織球性肉腫は卵円形からやや紡錘形の組織球様の異型細胞が増殖し結節状腫瘍病変を形成する．自然発症はほとんど見られない．その他，線維腫，神経性腫瘍などが見られるが，悪性のものも含めきわめて稀である．

b. 胆囊腫瘍

マウス，ハムスターの胆囊における腫瘍性病変の発生頻度は低い．胆囊の腫瘍に関連する病変は過形成 hyperplasia，異形成 dysplasia，腺腫 adenoma，腺癌 adenocarcinoma に分類される．発癌の初期病変としては上皮の多層化を伴う過形成や細胞異型を伴う異形成があり，次第に内腔に向けて乳頭状に増殖する．胆囊癌は乳頭状病変が悪性化するタイプと表在性の異型細胞から発生し粘膜下層に向けて増殖するタイプに分けられる．癌では核や細胞質の大小不同性や核細胞質比の増大，細胞の極性喪失，細胞分裂の増加，浸潤が見られる．

c. 加齢性変化

加齢に伴い肝臓の大きさおよび重量は減少し，血流量は低下する．肝細胞は滑膜小胞体が減少し，これが薬物代謝などの機能低下に関わると考えられている．また肝細胞増殖サイクルの低下により，代償性に肥大した肝細胞をしばしば認める．しかしながら構造変化はほとんど見られず，タンパク質合成などの肝機能の変化は乏しい．近年，加齢に伴い細胞間連絡能を司るコネクシン32 connexin32 の機能低下が存在し，発癌感受性に関与するとの報告も存在する．

ラット肝細胞の超微形態学的な加齢性変化にはライソソームの増加がある．肝細胞の容積，ミトコンドリアやペルオキシソームの細胞あたりの容積は16ヵ月齢に最大となり30ヵ月齢では1ヵ月齢と差がなくなること，薬物代謝能を反映する滑面小胞体の細胞あたりの面積も概ね10ヵ月齢まで上昇し，その後，減少するとされている．粗面小胞体やゴルジ装置には加齢による変化はとくに見られない．

6.10.5　障害が及ぼす影響

肝臓は代謝の中枢であり，その障害は全身諸器官の機能に多大な影響を与える．アンモニア ammonia，オクトパミン octopamine などの代謝障害に伴う肝性脳症や，アルブミン産生低下による浮腫，プロトロンビン合成低下に伴う血液凝固能低下を認める．またビリルビン上昇に伴い，黄疸を認める．また肝機能低下による腎臓の血管収縮の結果，腎皮質虚血を引き起こし，腎機能低下を併発する肝腎症候群となる場合がある．

a. 血液生化学検査の異常値

急性あるいは慢性の肝障害および肝機能は，血液生化学検査によって確認できる．

（i）**酵素**　肝疾患において酵素の血中濃度が上昇する機構には大きく2種類ある．肝細胞や胆管上皮細胞障害により逸脱した酵素が血中内に入るものと，正常ではほとんど存在せず腫瘍病変などで特異的に産生されて血中に放出されるものである（表6.24）．前者の血中逸脱酵素の異常値により障害の原因を推定することができる．ALT (alanine aminotransferase) またはGPTは，肝臓にほぼ特異的な逸脱酵素と考えられており，軽度の肝障害や脂肪肝でも血中濃度は上昇する．AST (aspartate aminotransferase) またはGOTは，心筋，骨格筋，血球などの障害でも上昇し，ALTほど肝臓に特異的ではない．ALT優位に上昇する場合には慢性肝炎，脂肪肝などを，AST優位に上昇する場合には肝硬変，肝癌などや他の器官の疾患を推定できる．肝臓でのみ産生されるChE (cholinesterase) とLCAT (lecithin cholesterol acyltransferase) は，肝機能を把握するのに役立ち，いずれも肝硬変や急性および慢性肝炎などで低下し，脂肪肝で上昇する．GST-PやAFP (alpha-fetoprotein)，PIVKA-II (protein induced by Vitamin K absence/antagonists-II) は正常肝ではほとんど認められず，腫瘍性病変のマーカーとして用いられる．

表6.24　血液生化学検査における肝毒性の指標酵素

肝細胞からの逸脱酵素
ALT, GPT（アラニンアミノトランスフェラーゼ）
AST, GOT（アスパラギン酸アミノトランスフェラーゼ）
LDH（乳酸デヒドロゲナーゼ）
OCT（オルニチンカルバモイルトランスフェラーゼ）
GST（グルタチオン S-トランスフェラーゼ）
アルドラーゼ
SDH（ソルビトールデヒドロゲナーゼ）
胆管酵素
ALP（アルカリホスファターゼ）
GGT（γ-グルタミルトランスフェラーゼ）
LAP（ロイシンアミノペプチダーゼ）
5′-ヌクレオチダーゼ
その他の酵素
ChE（コリンエステラーゼ）
LCAT（レシチンコレステロールアシルトランスフェラーゼ）
腫瘍マーカー
GST-P（胎盤型グルタチオン S-トランスフェラーゼ）
AFP（α-フェトプロテイン）
PIVKA-II

（ii）**血清タンパク質**　肝臓で合成されるアルブミンは，血清膠質浸透圧の維持に関与するとともに，ビリルビン，遊離脂肪酸，色素，チロキシンそのほか各種薬剤の運搬体として作用する．その他，血清タンパク質の主要な部分を占めるフィブリノーゲン，プロトロンビン，ハプトグロビン，糖タンパク質，トランスフェリン transferrin，セルロプラスミン ceruloplasmin も肝臓で合成される．一般的に肝障害により血清アルブミンは低下し，おもに免疫グロブリンからなるγグロブリンが増加することが多いためA/G比は低下する．たとえば肝硬変では肝機能低下によるアルブミン産生低下とともに，腸内細菌抗原の異化分解低下がγグロブリンの増加を引き起こしA/G比を低下させる．肝実質障害で糖タンパク質の多くは減少するが，炎症に伴い α_1 アンチトリプシン，α_1 アンチキモトリプシンなどは増加する．各種タンパク質の生成障害は，浮腫，出血傾向，他器官の機能障害のほか薬物代謝障害などの原因にもなる．

（iii）**その他**　脂質，糖，ホルモン，電解質などが肝機能障害により変動することがあるので，薬物の作用機序に応じて測定・観察することが必要である．

b. 黄疸

血中あるいは体液，組織中にビリルビンが増加した結果，皮膚，粘膜などが黄染した状態をいう．溶血亢進などのビリルビンの生成亢進，肝細胞への摂取障害，小胞体における抱合不全においては非抱合型ビリルビン（間接型）優位の高ビリルビン血症に，また肝細胞内での移送障害，毛細胆管への排泄障害や胆管系の通過障害などでは，抱合型ビリルビン（直接型）優位の高ビリルビン血症となる．黄疸そのものが他器官に及ぼす影響には，腎尿細管上皮の変性壊死を伴う黄疸腎，新生児では大脳基底核に胆汁色素が沈着し脳障害をきたす核黄疸などがある．

c. 出血傾向

血液凝固因子の大半は肝細胞においてビタミンKに依存して合成される．したがって肝障害によ

りフィブリノーゲンなどの血液凝固系タンパク質の生成障害が起これば出血傾向が現れる．また，脂溶性ビタミンの吸収には胆汁酸が必要で，胆汁うっ滞や肝硬変により腸管内の胆汁酸が欠乏する場合には，ビタミンKの吸収が低下し易出血性となる．

d. 浮腫，腹水

肝障害による血漿アルブミンの減少は血漿膠質浸透圧の低下をきたし，浮腫を起こす．また，肝不全時においては末梢血管抵抗の低下により有効循環血液量が低下するので，この補塡のために腎臓でナトリウムと水の再吸収が起こり浮腫をきたすといわれている．上記の低アルブミン血症のほかに，肝硬変などによる肝線維化が門脈圧亢進を引き起こし，腹水貯留を発生させる．

e. アミノ酸代謝

肝硬変など著しい肝障害においては，メチオニン濃度の上昇など著明な血漿遊離アミノ酸濃度の変化が見られる．また肝機能低下はオルニチン回路(尿素サイクル)にも及び，窒素代謝能の低下に伴い血中アンモニア濃度は上昇し，神経障害などを起こす．

f. 薬物代謝異常

肝障害により肝機能が低下した場合には，薬剤の代謝低下による体内蓄積が起こる．さらに，血中のアルブミン減少，肝硬変では肝血流量の減少などが同時に進行することで，健常動物に比べて投与された薬物の血中濃度は高いまま半減期は延長され，投与した薬物の作用や毒性が増強される．また，化学物質には肝臓で代謝活性化され薬理作用や毒性作用を表すものも存在し，肝障害のため肝で活性化されず期待された薬理作用を得られない場合もある．これは，肝臓の代謝活性化能が未熟な幼少動物にも当てはまる．

g. 胆石，胆汁うっ滞

胆石は，機械的刺激により炎症や再生を引き起こすことで，胆道系の発癌を促進する．また，胆石や腫瘍による胆道系の通過障害は胆汁の胆管内うっ滞を引き起こし，閉塞性胆管炎といった肝障害や閉塞性黄疸を招くとともに胆汁酸の排泄障害により脂肪の消化吸収障害が起こる．脂肪吸収障害は，脂溶性ビタミン(A, D, E, K)の吸収障害を引き起こしビタミン欠乏症の原因となる．

h. 肝細胞増殖

ラット肝臓を約2/3(左葉と中間葉)部分切除すると，約10日で完全に再生する．この再生過程において，HGF(肝細胞成長因子 hepatocyte growth factor)やTGF-α(トランスフォーミング増殖因子α transforming growth factor-α)が関与することが知られている．種々の肝障害においても肝細胞の壊死とともに再生が繰り返される場合にはHGFなどが上昇する．肝における細胞増殖は発癌性に寄与するので重要である．

6.10.6 毒性の評価

ヒトに対する毒性評価において，化学物質や薬物の代謝を司る肝臓は大きな役割を担い，数多くの検討が行われている．毒性および発癌性の検討には動物を用いた試験が一般的であるが，臨床試験の結果と動物実験の成果との一致率が約70％というデータもあり，注意が必要である．被験物質の代謝や活性について，ヒトおよび動物における種差や機序を詳細に確認することで，よりヒトに外挿できる毒性評価の精度を高めていくことが重要である．わが国では，トキシコジェノミクスプロジェクトにより，多数の化学物質に対する肝臓および腎臓における遺伝子発現解析と，旧来の血液生化学，血液学および病理組織学的な毒性評価がデータベース化されつつあり，今後の活躍が注目される．また，動物愛護および費用・時間の観点から，動物実験に代わる in vitro での評価法の開発が進められている．とくに毒性評価の大きな部分である肝臓を対象にした，肝細胞を用いた研究はさまざまなモデルが開発されている．米国EPAは，ToxCast (Screening Chemicals to Predict Toxicity Faster and Better)プロジェクトを打ち出し，in vitro におけるより精度の高い毒性評価システムの構築に取り組んでいる．

ヒト肝組織においては，チトクロム P450 を主体とする第1相反応酵素の大半が Chr(aryl hydrocarbon receptor)，CAR(constitutive androstane receptor)，PXR(pregnane X receptor)，PPARα(peroxisome-activated receptor α)により制御され，肝臓での代謝や活性を含めた毒性を評価するにあたり重要な役割を果たすという報告がある[3,4]．しかしながら，マウスなど種が異なる場合には制御される酵素も異なる報告もある．たとえば，ラットなどのげっ歯類において，ペルオキシソーム増殖剤 peroxisomal proliferator は肝発癌性を示すものの，ヒトにおいてはほとんど影響がない．げっ歯類における PPARα を介した肝発癌性を示すデータも存在し，その作用機序の確認が，ヒトへの外挿性へ重要な役割を担う．今後は機能を含めた総合的な検討が必要となっていくであろう．

a. *in vivo* での評価

（ⅰ）**肉眼的観察** 肝臓の大きさ，色，表面の性状，硬さ，局所病変の有無などをすべての葉について検討する．できるだけ多くの割面を入れることが重要であるが，局所病変が見あたらなければ，組織学的観察のための標本をすべての葉から採取する必要はない．その際，対照群と同じ部位を同じ手法で検索することが大切で，処置群のみを精査すると，病変発生率が上昇するので注意を要する．肝重量は薬物の肝毒性を反映する重要な指標であるが，実際の重量(絶対重量)より体重に対する相対重量(比重量)のほうが重要である．ただし，相対重量は成長期の動物ではやや大きいこと，肥満動物では当然低くなることを念頭におくべきである．一般に，肝重量の減少は急性あるいは慢性の肝細胞障害による肝細胞数の減少を意味する．肝重量の増加は薬物投与で誘導された肝細胞数の増加や細胞小器官の増加による肝細胞の肥大によることが多い．

（ⅱ）**組織学的観察** 組織標本は少なくとも2葉から一定の方法で採取する．局所病変があれば追加して採取する．通常中性緩衝ホルマリンで固定するが，電顕標本の作製には門脈から固定液を注入する灌流固定が推奨される．組織化学的な検索には凍結標本や特殊な固定法が要求される場合が多く，屠殺前に検索内容を十分検討し，適切な固定法にて標本を作製する必要がある．

（ⅲ）**発生病変** 病変の出現，とくに癌については基本的に発生頻度で評価する．しかし，統計学的処理に適したデータを得るには多数の動物を用いる必要があるため，病変の有無のみでなく定量化が有効かつ必要な場合もある．透過型電子顕微鏡では細胞小器官などの細胞内分布や形態のほかに，それらの大きさや数を定量的に評価することが求められる．また，組織学的にも小増殖巣など限局性小病変については定量的解析がより多くの情報を提供してくれる．個々の動物の単位面積あたりの病変の数や面積をもとに各群あたりの平均値を算出して評価に供する．

定量化が困難なびまん性病変についても，病変の程度を段階化することにより統計解析が可能になる場合もある．

（ⅳ）**細胞増殖** 細胞分裂の増加は薬物に対する細胞の適応ばかりでなく薬物の肝細胞毒性を表現すると考えられる．また，腫瘍の発生にも関連する指標となる．

細胞増殖の定量は，通常標本での細胞分裂の検索のほか，BrdU(ブロモデオキシウリジン)やアイソトープでラベルしたチミジンを屠殺前に投与しS期の細胞を免疫組織化学的あるいはオートラジオグラフィー autoradiography に検出する方法，増殖の指標となる PCNA(proliferating cell nuclear antigen)や Ki-67 の抗体を用いた免疫組織化学的染色による検出方法がある．また，シンチレーションカウンター scintillation counter やフローサイトメトリー flow cytometry で定量することも可能である．

（ⅴ）**肝機能検査の重要性** 組織学的に病変を把握できない場合でも血液生化学検査などで肝障害が認められることは多く，組織学的評価を補足するものとしても重要である．肝障害を検出するための試験法を表 **6.25** に示した．ALT や AST，ALP などの肝逸脱酵素や血清総タンパク質，アルブミン，ビリルビンなどの経時的測定のほか，特殊な肝機能検査として BSP(ブロムスルファレイン bromsulphalein)や ICG(インドシアニングリー

表 6.25 肝障害を検出する試験法

検査項目	スクリーニング	肝細胞傷害	胆汁排泄機能
ALT, GPT(アラニンアミノトランスフェラーゼ)	○	○	
AST, GOT(アスパラギン酸アミノトランスフェラーゼ)	○	○	
ALP(アルカリホスファターゼ)	○	○	○
血清総タンパク質	○		
血清アルブミン	○		
血清ビリルビン	○		○
総胆汁酸		○	○
GGT(γ-グルタミルトランスフェラーゼ)		○	
LDH(乳酸デヒドロゲナーゼ)	○	○	
SDH(ソルビトールデヒドロゲナーゼ)		○	
BSP(ブロムスルファレイン)			○
ICG(インドシアニングリーン)			○

スクリーニング：通常用いられる一般検査項目．

ン indocyanine green)を静脈注射して血中からの消失速度を測定する方法もある．BSP 排泄試験では肝グルタチオン量が推定でき，その排泄遅延はおもに胆汁生成過程の障害を意味する．ICG 排泄試験は肝血流量の測定に利用される．

 (vi) **肝臓における薬物代謝酵素誘導**　種々の化学物質曝露により肝臓の薬物代謝酵素は増加したり，逆に減少したりする．誘導を受けたこれらの酵素は薬物を代謝分解あるいは代謝的活性化を行い，薬物の生体内動態に大きな影響を及ぼす．薬物代謝酵素誘導あるいは減少作用そのものは毒性とはいえないが，化学物質曝露による薬物代謝酵素の変動を明らかにすることは，単一の化学物質の毒性を検証するのみならず，化学物質の併用投与における相互作用を予測するためにも重要である．また，フェノバルビタールなどの肝臓の薬物代謝酵素誘導剤の一部は肝発癌に対し促進作用を示すので，化学物質の発癌促進作用を理解するうえでも薬物代謝酵素誘導能の検索は有用である．

 肝臓は多種にわたる薬物代謝酵素活性を示すので，現在のところ薬物代謝酵素誘導に関する定まった検索方法はないが，一般的に代表的な代謝酵素活性の測定や，酵素に対する抗体を用いて免疫学的に酵素量を測定して誘導能を評価することが多い．表 6.26 に標準的な薬物代謝酵素誘導試験の組合せの例を示した[5]．

表 6.26　肝臓の薬物代謝酵素誘導試験の測定項目例

1. タンパク質濃度(100 g 遠心上清分画, ミクロソーム分画, 可溶性分画)
2. 分光学的検査
    還元型チトクロム P450 の一酸化炭素結合能の吸収スペクトルを測定することによる，ミクロソーム分画中の P450 の定量
3. 生化学的検査
    a. ミクロソーム分画中の活性酵素
        エポキシドヒドラーゼ
        UDP-グルクロニルトランスフェラーゼ
        エトキシレゾルフィン O-脱エチル化酵素
        ペントキシレゾルフィン O-脱ペンチル化酵素
        テストステロン水酸化酵素
        ラウリン酸水酸化酵素
    b. 100 g 遠心上清分画中の酵素活性
        脂肪酸 β 酸化酵素
    c. 可溶性分画中の酵素活性
        グルタチオン S-トランスフェラーゼ
4. 免疫学的検査
    抗チトクロム P450 抗体によるミクロソーム分画中の P450 分子種のウエスタンブロット法による定量測定
5. 形態学的検査
    電子顕微鏡観察による滑面小胞体増生の観察

b. 生体を用いない肝毒性評価

 動物愛護および費用・時間の観点から，動物実験に代わる in vitro の研究が多くなされている．生体から取り出し適切な灌流液で維持した肝臓や

培養肝細胞を用いた薬物の毒性評価が可能であり，毒性機構の解析には欠かせない方法である．灌流液や培養液に目的とする個々の薬物を添加することにより，その薬物の直接作用を検索できる．灌流法の利点は培養法と違って肝臓の構築を維持したままで行うため，生体に近い条件で実験が可能なことである．

c. 胆嚢病変の観察

胆嚢内に固定液を注入してしばらく固定した後，半割ないし輪状に割断し内面を観察する．肝臓から切り離さないほうが処置しやすい．できるだけ多数の切片について組織学的に観察する．

d. 発癌性の評価

(i) **動物** 化学物質による動物における発癌性には明らかな種差，系統差，性差がある．使用した動物の特徴を把握しておくことが重要である．動物の週齢も発癌率に影響する．

一般に，幼若動物は発癌性物質に対し高感受性といわれるが，代謝活性化を要する物質に対しては代謝系の未熟性が影響する．ラットでは例外はあるが，肝発癌に対する感受性は一般に雄で高い．

(ii) **組織学的分類に関する事項** ラット肝臓における化学物質により誘発される腫瘍では，肝細胞由来のものが主体を占めるが，同一腫瘍内に肝細胞，胆管上皮細胞，腸上皮への分化を示す部分が混在していることもある．したがって，肝細胞性腫瘍と胆管系腫瘍を併せて評価すべきでないという意見も，肝腫瘍として一緒に評価することも意味があるという意見もある．マウスの肝腫瘍は，自然発生および誘発のいずれの場合も組織学的，生物学的に悪性と判断する根拠に乏しいものが多く，良性ないし前癌性と見なされる病変との区別がつけにくいことがある．また自然発生する肝腫瘍も多く，発癌性評価における肝細胞性腫瘍の重要性は比較的低いといえる．ハムスターにおいても胆管系の増殖性，腫瘍性病変の自然発症が多く，また化学物質により誘発されやすく，胆管系腫瘍の評価は慎重でなければならない．

(iii) **発癌性評価の指標病変** 発癌性の指標として長期試験での悪性腫瘍の発生が最も信頼できるが，近年前癌病変の研究の成果により，小増殖巣を指標としても肝発癌性を評価し得ることが認められるようになった．この評価法は短期間の小規模な実験として実地できることから発癌性評価に積極的に応用されている．その代表例は中期肝発癌性試験（伊東法）である．この方法は発癌性予測に，前癌病変として知られる GST-P 陽性細胞巣の数や面積を用いて評価する方法で，長期発癌性試験との相関もよい有用な短期検索法である．

(iv) **細胞増殖の重要性** 細胞増殖は，DNA 合成をさかんにすることにより DNA の突然変異やその傷害の固定化を高めて発癌イニシエーションが起こりやすい状態とするばかりでなく，持続的に壊死再生を繰り返すことにより種々の細胞増殖因子や癌遺伝子の発現を促し，プロモーションやプログレッション過程を促進させると考えられる．このように，細胞増殖を誘導する物質の肝発癌性の評価には，細胞増殖そのものの発癌促進効果を評価の際に考慮しなければならない．

(v) **胆嚢，胆管** 胆嚢腫瘍の発生には胆汁の関与が大きく，胆汁に含まれている発癌物質の多くも管内性に胆嚢に到達するものと思われる．発癌修飾要因としては胆汁の性状変化と粘膜障害と細胞増殖を引き起こす胆嚢炎と胆石がある．胆石形成を促進するものに食餌中の脂質成分の占める割合ばかりでなく，タンパク質と脂質の比率も関係する．

［鈴木周五，二口　充］

文献（6.10 節）

1) INHAND：*Toxicol. Pathol. Suppl.* **38**(7) (2010).
2) 内田俊和：最新肝臓病理学　形態と分子病態，中外医学社 (1999).
3) Leslie, et al.：*J. Biochem. Molecular Tox.* **21**(4)：176-181 (2007).
4) Hall-AP, et al.：*Toxicol. Pathol.* **40**(7)：971-994 (2012).
5) 山口　徹ほか 総編集：今日の治療指針 2011 年版 医学書院 (2011).

6.11　膵臓（外分泌）

膵臓は種々の消化酵素を分泌する外分泌腺と

種々のホルモンを分泌する内分泌腺（ランゲルハンス島：膵島）を併せもつ器官である．発生学的には両者とも内胚葉由来である．

6.11.1 構造，生理，機能

a. 構　造

（ⅰ）**肉眼的構造**（図6.21）　膵臓は十二指腸より脾門部に広がり後腹膜あるいは腸間膜脂肪の中に存在する．臓器重量は多くの動物で体重の約0.1％程度である．膵臓はラット，マウス，ハムスターやウサギにおいては葉状に広がった膜状の組織であるが，イヌ，モルモット，サルやヒトでは充実性の実質臓器として認められる．

膵臓は十二指腸側から脾門に至る間を三つに分け，十二指腸側から頭部 head，体部 body，尾部 tail とするが，ラットやハムスターのような膜様の膵臓では膵管の走行により傍胆管部 parabilialy lobe，胃葉 gastric lobe，十二指腸葉 duodenal lobe，脾葉 splenic lobe に分けられる．膵管は全葉の末梢部より十二指腸開口部に走行している．げっ歯類の十二指腸葉の小膵管には直接十二指腸へ開口するものもあるとされる．

（ⅱ）**組織構造と超微形態**　膵臓は，腺房と導管である膵管から構成される複合管状房状腺である．膵臓表面は薄い結合組織性の被膜で覆われ，結合組織が膵臓内に連続性に入り込み，膵臓を多数の小葉 lobule に分けている．小葉間の結合組織中には，膵管，血管，神経が走行する．小葉には多数の腺房が存在し，膵臓の約80％以上を腺房細胞が占め，膵管細胞は2～4％を占めている．

（1）**腺房 acinus,｛複｝acini**：腺房は基底膜で取り囲まれており，中心には小さな腔が存在する．腺房には好酸性顆粒をもつ腺房細胞と淡明な細胞質をもつ小型の腺房中心細胞 centroacinar cell がある．腺房中心細胞は，腺房細胞に比べ小型の細胞であり，導管細胞 duct cell であるので，酵素分泌はせず，分泌刺激により水溶性の重炭酸塩液を分泌する．腺房細胞は核周囲の好塩基性部分と腺腔側に好酸性顆粒を含む部分よりなり，超微形態的には核周辺領域に豊富な粗面小胞体が，腺腔側に豊富なチモーゲン顆粒 zymogen granule が存在する．腺房細胞の特徴として，よく発達したゴルジ装置や腺腔面の微絨毛が存在する．腺房中心細胞は腺房の中心部に見られ，細胞の一端は腺房を囲む基底膜に付着している．

（2）**膵管 pancreatic duct**：腺房に続いて膵管介在部 intercalated duct，小葉内膵管 intralobular duct，小葉間膵管 interlobular duct，葉膵管 lobar duct（実質性の膵臓をもつ動物の膵臓では主膵管 main pancreatic duct）となり胆管と合流して十二指腸へ開口する．膵管は，ほぼ1層の膵管上皮細胞よりなり葉膵管（主膵管）は膠原線維の厚い壁に囲まれ，この壁を分枝した膵管が貫いている．小葉内膵管には膠原線維よりなる壁は見られない．超微形態的に，膵管細胞は粗面小胞体や滑面小胞体に比較的乏しく，粘液顆粒を認めることがある．内腔面には微絨毛が見られる．

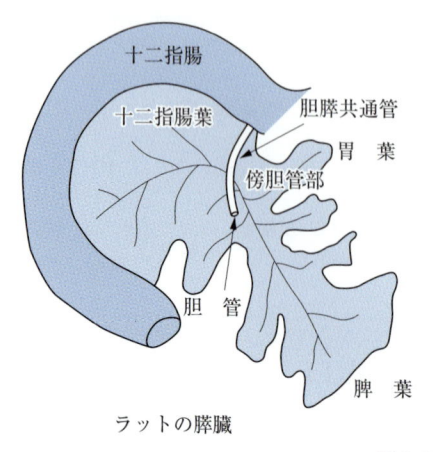

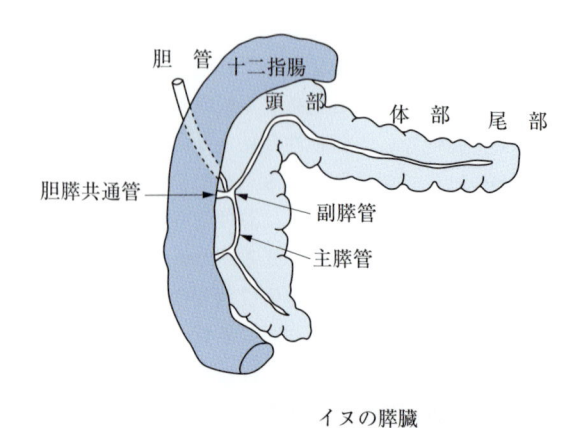

図6.21　膵臓の肉眼的形態

（3）**間質 interstitium**：小葉間間質には血管や神経が見れ，時に交感神経節が見られる，脂肪細胞は正常でも小葉間に散見されるが，加齢や肥満で増加する．

b. 生理，機能

膵液は食物の消化に重要で，脂肪の消化には大きなはたらきをなす．膵液のpHは約8で，主成分は水，電解質，タンパク質である．電解質成分で重要なものは重炭酸塩で，タンパク質成分の大部分は消化酵素が占め，他にラクトフェリンなどの非酵素タンパク質を含んでいる．ヒトの膵液の分泌量は1〜2.5 L/day，タンパク質の分泌量は6〜20 gとされており，他の臓器よりもタンパク質合成がさかんである．

（i）**腺房細胞 acinar cell**　腺房細胞はチモーゲン顆粒のエキソサイトーシス（開口分泌）により消化酵素を腺腔内へ分泌する．チモーゲン顆粒には種々の消化酵素（アミラーゼ，トリプシン，キモトリプシン，リパーゼなど）が含まれている．腺房細胞より分泌されるのは活性のないプロエンザイムで，これらのうちのトリプシノーゲンが十二指腸内においてエンテロキナーゼにより分解・活性化を受けて活性をもつトリプシンとなる．他の膵臓のプロエンザイムはトリプシンによって活性化される．

（ii）**膵管上皮細胞 pancreatic ductal cells**　膵管上皮細胞は電解質（とくに重炭酸イオン）の豊富な膵液を分泌する．重炭酸塩は胃酸を中和するほか，プロエンザイムの安定に寄与する．

（iii）**膵液分泌の調節機構**　コリン作動性迷走神経による神経性の調節とペプチドホルモンによる液性の調節がある．ペプチドホルモンの中でも，セクレチンとCCK（コレシストキニン cholecystokinin）が膵液分泌を促進させる重要なホルモンである．セクレチンは膵管上皮細胞に作用し重炭酸塩に富む多量の膵液の分泌を促す．

セクレチンの分泌調節には胃酸が重要で，酸が上部小腸粘膜に接するとセクレチンが分泌される．CCKは腺房細胞の消化酵素分泌に促進的に作用する．CCKの分泌刺激となるものは脂肪酸で，アミノ酸も分泌促進に作用する．ラットではCCKは膵液分泌促進作用だけでなく腺房細胞に対する trophic action も認められる．

6.11.2　毒性メカニズム

a. 膵障害

膵障害の発生機序には，膵管性と血行性の要因が考えられる．

（i）**膵管性の要因**　ヒトの膵壊死のおもな要因として，何らかの原因による膵管閉塞や膵液分泌亢進による膵管内圧の上昇が挙げられている．膵管内圧の上昇により，膵管上皮が破綻し，さらに十二指腸液や胆汁の膵管内への逆流が加わり，消化酵素の逸脱，活性化が生じ膵臓は自己消化を受け膵壊死に至る．膵酵素活性化による膵臓の自己消化過程では，トリプシンがリパーゼなど他の膵酵素の活性化に作用することから，トリプシノーゲンが活性化されトリプシンを生じる要因が重要とされている．

（ii）**血行性の要因**　膵臓を標的とする化学物質はそれほど多くない．おもなものを表6.27に挙げる．腺房細胞においては肝臓と同様に第一相（チトクロムP450系の酵素）と第二相（抱合反応などの解毒酵素）の薬物代謝酵素が存在するが，チトクロムP450系の酵素レベルは肝臓の約1%程度である．

（iii）**膵障害の実験モデル**　膵障害を誘発し得る物質や要因を利用した実験モデルを表6.28に示す．

（1）**栄養障害性膵障害**：膵臓はタンパク質合

表6.27　膵障害を誘発するおもな薬物

動物種	薬　物
ラット	アザセリン，クロロキン，エタノール，エチオニン メチオニン，四塩化炭素，2-AAF，4-HAQO
マウス	アクチノマイシンD，クロロチアジド，エチオニン ビンブラスチン
ハムスター	エチオニン，メチオニン，塩化コバルト，4-HAQO BHP，BOP
ウサギ	コルチゾン
ウ　シ	亜鉛，酸化亜鉛

2-AAF：2-アセチルアミノフルオレン，4-HAQO：4-ヒドロキシアミノキノリン1-オキシド，BHP：N-ニトロソビス(2-ヒドロキシプロピル)アミン，BOP：N-ニトロソビス(2-オキソプロピル)アミン．

表6.28 膵障害の実験モデル

1. 栄養障害性膵障害
   1) 低タンパク質食，コリン欠乏食(ラット)
   2) エチオニン投与(ラット，マウス，ハムスター)
   3) アルギニン，リジン塩酸塩過剰投与(ラット)
   4) コリン欠乏食＋エチオニン投与(ラット)
   5) 銅欠乏ペニシラミン投与(ラット)
2. アルコール性膵障害(ラット，イヌ)
3. 膵管・胆管系因子による膵障害
   1) 膵管不完全閉塞・膵管結紮(ラット，イヌ)
   2) 膵管内異物注入(ラット，イヌ)
   3) 胆汁および胆汁成分の膵管内逆流(ラット，ハムスター，イヌ)
   4) 十二指腸液膵管内逆流(ラット，イヌ)
4. 膵液分泌亢進による膵障害
   1) セルレイン投与(ラット，マウス)
5. 血流遮断による膵障害
   1) 虚血・再灌流(ラット，イヌ)
   2) 膵動脈内遊離脂肪酸注入(イヌ)
6. 神経障害による膵障害
   1) 腹腔神経叢障害(イヌ)
7. 免疫学的機序による膵障害
   1) アジュバント投与(イヌ，ウサギ)
8. その他
   1) 凍結法(contact freezing)(ラット)
   2) 放射線
   3) 遺伝性要因(WBN/Kob rat, WHHL rabbit など)

成のさかんな臓器であることから，栄養障害，とくにタンパク質欠乏の影響を受けやすい．ラットに低タンパク質食やコリン欠乏食を投与すると腺房細胞萎縮や脂肪変性が見られる．また，メチオニン代謝を阻害するエチオニンの投与により，腺房細胞の壊死，炎症細胞浸潤が生じる．

（2）**アルコール性膵障害**：ラットやイヌにエタノールを長期投与すると腺房や小膵管周囲の線維化や膵管内にタンパク質栓が見られる．

（3）**膵管閉塞性膵障害**：膵管を結紮や膵管内に異物を注入することで腺房細胞の壊死，脱落や膵小葉に線維化が見られる．

（4）**セルレインによる膵障害**：合成のCCKであるセルレインの投与で膵外分泌刺激を行うと，浮腫性の膵炎が生じる．

（5）**遺伝性要因による膵障害**：自然発生糖尿病モデルであるWBN/Kobラットでは，糖尿病が発生する以前の3ヵ月齢頃から膵管や血管周囲に炎症細胞浸潤，線維増生が見られ，6ヵ月齢以降になると線維化が顕著となり小葉間結合組織が拡大し，腺房や膵島へ線維化が進展する．

b. 膵発癌(表6.29)

膵臓に腫瘍を発生させる発癌物質には皮下または腹腔内投与により血行性に膵臓に作用させるものと膵局所に投与するものがある．

（i）**膵発癌の特徴** 膵外分泌腺の腫瘍は腺房細胞腫瘍と膵管腫瘍に大別されるが，動物種により好発する腫瘍が異なる．ラットやマウスの膵外分泌腫瘍では腺房細胞腫瘍が大部分で膵管腫瘍は稀であるが，ハムスターでは膵管腫瘍が大部分である．

（ii）**皮下または腹腔内投与による発癌** ラットでは，アザセリンや4-HAQO(4-ヒドロキシアミノキノリン-1-オキシド)により腺房細胞癌が誘発される．ハムスターではBOP(N-ニトロソビス(2-オキソプロピル)アミン N-nitrosobis(2-oxopropyl)amine)やBHP(N-ニトロソビス(2-ヒドロキシプロピル)アミン N-nitrosobis(2-hydroxypropyl)amine)の皮下投与で膵管癌が誘発される．ハムスターとラットにBHPを投与すると

表6.29 膵外分泌腺由来の腫瘍を誘発するおもな薬物

動物種	腫瘍	薬物	投与経路
ラット	腺房細胞腫瘍	2-AAF	経口
	腺房細胞癌	アザセリン	腹腔内
	腺房細胞癌	4-HAQO	静脈内
	腺房細胞癌	DMAB	膵臓内
ハムスター	膵管腺癌	BHP	皮下
	膵管腺癌	BOP	皮下，腹腔内
	膵管腺癌	MNU	腹腔内，膵管内
マウス	肉腫	DMAB	膵臓内
モルモット	腺癌	MNU	経口
イヌ	腺房細胞腺腫	2-AAF	経口
	膵管腺癌	ENNG	膵管内

2-AAF：2-アセチルアミノフルオレン，4-HAQO：4-ヒドロキシアミノキノリン 1-オキシド，DMAB：3,2′-ジメチル-4-アミノビフェニル，BHP：N-ニトロソビス(2-ヒドロキシプロピル)アミン，BOP：N-ニトロソビス(2-オキソプロピル)アミン，MNU：N-メチル-N-ニトロソウレア，ENNG：エチルニトロソグアニジン．

膵液中のニトロソ化合物の量がハムスターでは高くラットで低い．また，腺房細胞癌と膵管癌では癌遺伝子や癌抑制遺伝子の異常の頻度が異なり，両者の発癌過程の genetic pathway が異なることが考えられる．

（iii）　**膵管内投与による発癌**　イヌの膵管内に挿入したチューブを通じて ENNG（エチルニトロソグアニジン N-ethyl-N'-nitro-N-nitrosoguanidine）を投与し膵管癌が発生したと報告されている．

（iv）　**癌遺伝子導入動物の発癌**　活性型 K-ras 遺伝子や SV40 T 抗原をエラスターゼ I をプロモーターとして膵臓で発現させたマウスにおいて腺房細胞癌が発生する．活性型 K-ras 遺伝子を膵管特異的に発現させたラットや胎児期に前腸内胚葉組織で発現する Mist 1 をプロモーターとして活性型 K-ras や変異型 p53 遺伝子を発現させたマウスではヒト膵管癌に類似した管状腺癌が発生する．

6.11.3　障害反応

膵臓において化学物質などにより障害を受けるのは主として腺房細胞であり，膵管上皮細胞や腺房中心細胞の変化は腺房細胞ほど目立たない．膵管上皮の障害は，腺房細胞障害の結果生じる二次的なものであることが多い．

a. 変性病変 degeneration

（i）　**水腫状変性 hydropic degeneration**
薬物投与による急性の細胞障害で細胞の腫大，膨化が見られる．

（ii）　**脂肪変性 fatty degeneration**　軽度の障害の結果，細胞質に中性脂肪の蓄積が見られる．これらの変性像はエタノール，エチオニンなどの薬物の投与により誘発されるが，加齢性変化としても認められる．

（iii）　**チモーゲン顆粒の消失**　腺房の萎縮過程の変化と考えられている．種々の薬物投与や絶食によっても誘発される．

b. 壊死 necrosis，アポトーシス apoptosis

腺房細胞障害の結果，細胞内に含まれる水解酵素が放出され，細胞融解が生じる．組織学的には，融解壊死と好中球やリンパ球などの炎症細胞浸潤を伴う膵炎の像を呈する．血清中にアミラーゼ，リパーゼなどの膵酵素の逸脱が見られる．多くの場合，膵組織の壊死は，障害物質投与 12〜48 時間後に明瞭となり，肉眼的には膵臓全体の浮腫やうっ血が見られる．障害が持続した場合には，膵臓の萎縮や線維化を主体としたいわゆる慢性膵炎の像を呈する．アポトーシスは，濃縮した核，無構造な好酸性細胞質をもつ細胞の凝固壊死として見られる．アポトーシスでは炎症細胞浸潤は伴わない．若齢の動物においても腺房細胞のアポトーシスが少数観察される．

c. 退行性病変

（i）　**萎縮 atrophy**　膵臓の萎縮は腺房細胞の減少により生じる．萎縮した腺房細胞ではチモーゲン顆粒が減少あるいは消失している．細胞が高度に萎縮すると細胞の背が低くなり腺管様構造 duct-like structure, ductular metaplasia を呈し，この変化が高度になると小型膵管が増生したように見えることがある．腺房細胞の脱落に伴い，小葉内あるいは小葉間の膠原線維増加，脂肪組織の増加が見られる．形質細胞やリンパ球の浸潤を伴う慢性膵炎像を呈することもある．

膵臓の萎縮では，腺房細胞に比較し，膵管や膵島の変化は軽度であるが，高度に萎縮した膵臓では腺房細胞のみならず膵管も脱落する．このような場合でも膵島は残ることが多い．萎縮は一つの小葉に限局するものから膵臓全体に及ぶものまであるが，多くの場合，小葉単位で発生し小葉の中心から生じる．

（ii）　**脂肪化 fatty change**　ほぼ正常な膵組織に成熟脂肪細胞が浸潤するように見られる場合と萎縮した膵臓が脂肪で置換される場合がある．加齢変化や肥満によっても生じる．エタノールなどの薬物を長期間投与すると，腺房細胞や膵管上皮細胞に脂肪滴が見られるのみならず，膵臓の小葉内や小葉間に脂肪組織が認められる．

d. 増殖性病変

（i） 末梢膵管増生 ductular proliferation

囊胞状に拡張した膵管が集まった病変で一見，囊胞腺腫の像を示すが真の腫瘍ではない．この病変においては，線維性被膜形成は見られない．また，発癌物質投与後かなり早期より見られるが，細胞異型はなく，腫瘍への移行像は見られない．腺房細胞の脱落に伴って随伴性に生じる病変である．

（ii） 膵臓肝細胞 pancreatic hepatocyte

膵臓内に正常の肝細胞に類似した細胞が認められることがある．膵島周囲に島状に認められることが多い．自然発生することもあるが，エチオニン投与などで膵障害を誘発した後に見られることが多い．この細胞は正常の肝細胞と同様の形態を示し，細胞内にグリコーゲン顆粒や胆汁の産生が認められる．

（iii） 膵管上皮の扁平上皮化生 squamous metaplasia 膵管上皮細胞障害により膵管上皮の扁平上皮化生が見られることがある．

（iv） 膵管の前癌病変 膵管上皮過形成，異型過形成が前癌病変と考えられているが，膵島や腺房細胞の transdifferentiation により発生するとの説もある．

膵管上皮過形成は，膵管上皮の背が高くなり，核の大きさや密度が増加する．異型過形成では，核がさらに腫大し，紡錘形の核や核の重層化が認められる．太い膵管では，細胞の低乳頭状増生が目立つが，細い膵管では乳頭状増生は見られず，細胞の大きさや核異型で診断される．細い膵管の異型過形成では，しばしば病変周囲に強いリンパ球浸潤が認められる．異型過形成は異形成巣 dysplastic lesion ともよばれる．膵管内癌 intraductal carcinoma, ductal carcinoma *in situ* は，癌と同様の異型細胞が膵管内に乳頭状あるいは篩状に増生した病変で，浸潤癌と連続する膵管内や異型過形成と連続して見られることがある．膵管腺癌は，膵管上皮過形成，異型過形成，膵管内癌，浸潤癌へと進展する過程が示されている．

（v） 好酸性腺房細胞小増殖巣 eosinophilic acinar cell focus 前癌病変と考えられる小病変で，正常の腺房細胞より N/C 比がやや大きい細胞からなり，腺房のサイズも正常よりやや大きい．被膜形成は見られず，腺腫とは異なり周囲組織の明瞭な圧排は示さない．核異型の目立つものを AACN（異型腺房細胞結節 atypical acinar cell nodule）とよぶ．類似した病変で，好塩基性を示す好塩基性腺房細胞小増殖巣は前癌病変ではないと考えられている．

（vi） 膵島細胞症 nesidioblastosis 腺房細胞と膵島細胞が混在して増生し，ductulo-insular complex が見られるものである．ラットなどではチモーゲン顆粒の消失した腺房細胞からなる小型腺管が目立つが，ヒトでは膵島増生が目立つことが多い．

6.11.4 腫瘍性病変および加齢性変化

a. 腫瘍性病変

膵臓に発生する腫瘍は腺房細胞由来，膵管上皮由来，膵島由来および非上皮性の腫瘍に大別される．膵外分泌由来の腫瘍は動物種により好発する組織型が異なっている．非上皮性腫瘍としては線維肉腫，神経鞘腫，血管腫の報告があるがいずれも稀である．

（i） 膵管由来の腫瘍

膵管腺癌 ductal carcinoma 高円柱状ないし立方状の細胞が腺管を形成し増生する腫瘍で，多くは間質の増生を伴う．腺腔が囊胞状に拡張し，乳頭状の増生が目立つことがある．ヒト膵管癌に似た腫瘍で，ハムスターに BOP 関連ニトロソ化合物を投与することで高頻度に誘発される．腫瘍細胞には粘液が見られ，杯細胞様の細胞が見られることがあるが，著明な細胞外粘液分泌は見られない．しばしば，腫瘍および腫瘍の周囲にリンパ球浸潤を伴う．時にリンパ節への転移が見られる．

（ii） 腺房細胞由来の腫瘍 腺房細胞由来の腫瘍は腺房細胞腺腫，腺房細胞癌，および前癌病変としての腺房細胞小増殖巣に分けられる．

腺房細胞腺腫 acinar cell adenoma チモーゲン顆粒を有する胞体の豊富な錐状の細胞からなり，明瞭な腺房構造を示す．腫瘍細胞は正常の腺房細胞に比較してやや大型であるが，核異型や核の大小不同はほとんど見られない．また，核分裂像もほとんど認められない．周囲の膵組織を圧排

する像が認められるが，浸潤や被膜形成は見られない．

腺房細胞癌 acinar cell carcinoma　腫瘍細胞の核クロマチンの増加，明瞭な核小体が見られ，核の異型性や大小不同が目立つ．腺房構築の乱れ，小腺管形成や充実胞巣状あるいは索状の増生も見られる．核分裂像も認められる．腺腫と異なり線維性被膜をもち，周囲への浸潤が見られることが多い．肝臓および肺への転移が見られることもある．

その他の腫瘍　ラットにおいては腺房細胞腫瘍と膵島腫瘍の両者の成分を有する混合型腺房島細胞腺腫 mixed acinar-islet adenoma が見られる．

b. 加齢性変化[1)]

加齢に伴う膵臓全体の変化としては，膵萎縮があり，腺房細胞脱落，間質線維化，脂肪化が認められる．

（i）**好塩基性腺房細胞小増殖巣 basophilic acinar cell focus**　チモーゲン顆粒が消失し好塩基性を示す胞体をもつ大型の腺房細胞が巣状に認められる小病変．核異型が見られることがあるが，増殖能は低く，一種の退行性変化であると考えられている．ラットでは3ヵ月齢くらいから認められる．

（ii）**膵管拡張 dilatation of pancreatic duct**　小葉間膵管の囊状拡張と周囲の結合組織が増加した病変．

（iii）**結節性多発性動脈炎 polyarteritis nodosa**　老齢ラットでは，腹腔内の血管の変化として動脈炎が見られるが，腸間膜とともに膵臓の動脈が好発部位である．

（iv）**色素沈着 pigmentation**　間質に褐色色素の沈着が見られることがある．小葉間結合組織，とくに血管周囲に PAS 陽性のリポフスチン顆粒が見られることがある．また，膵島周囲にヘモジデリンの沈着が見られることがある．老齢マウスでは膵臓にアミロイドが沈着することがある．

6.11.5　障害が及ぼす影響

膵障害の全身への影響は，急性障害か慢性障害かにより幾分異なっている．

a. 急性障害

障害が軽微であれば全身への影響は少ないが，広範な膵壊死を伴う重篤な障害があれば種々の臓器に影響が及ぶ．膵壊死の結果，膵内外への浸出液の漏出による循環血漿量の減少や各種の遊離した酵素による血管作動性ペプチドの活性化などにより循環障害が生じる．活性化された膵酵素による組織障害の結果，肺や腎臓などに微小血栓の形成や，肺胞上皮障害により硝子膜の形成が見られる．肝臓には循環障害の程度に応じて，うっ血から小葉中心性壊死，胆汁うっ滞が見られる．

b. 慢性膵障害

膵萎縮による外分泌および内分泌障害が引き起こされる．外分泌障害では消化不良，栄養障害が見られ，とくに，脂肪の消化が影響を受ける．膵萎縮では腺房細胞や膵管に比べ，膵島が萎縮をきたすことは少ないが，形態的に著変がない場合でも糖尿病をきたすことがある．

6.11.6　毒性の評価

a. 血清生化学検査

膵障害の指標として血清や尿中アミラーゼが測定される．アミラーゼが腺房細胞障害の数時間後より血清中での上昇が見られる．唾液腺障害の可能性があるときにはアイソザイムを検索して膵アミラーゼであることを確認する必要がある．リパーゼやトリプシンなどの膵酵素の測定はアミラーゼの測定よりも膵障害に特異性が高い．

b. *in vitro* での膵障害の評価

ラットやモルモットの新鮮な単離腺房細胞を用いて，化学物質による DNA 損傷の誘発が検査されることがある．

c. *in vivo* での膵障害の評価

動物の体重，膵重量，膵臓の肉眼的観察および組織学的観察が行われる．組織学的検索には，少なくとも主膵管を含む膵頭部領域と脾臓に近い膵

尾部の2か所が必要である．ラットやマウスのような膜状の膵組織の検索には，濾紙などの上に膵臓を薄く伸ばして固定し，組織切片上に膵管と腺房の両者が見られるようにする必要がある．

d．発癌性の評価

腺房細胞発癌のモデルとしてラットやマウスが用いられる．膵発癌性の検索には長期間を要し，前癌病変とされるAACNを指標とすれば2〜6ヵ月が必要である．腺房細胞癌の発生には1年以上が必要とされる．

膵管発癌のモデルとしてはハムスターが用いられる．膵発癌性の検索には，5〜9ヵ月程度の期間が必要であるが，10週間の短期発癌系が開発されている．発癌性の評価法としては，膵全体を薄く伸展し固定した標本を用いて，動物1匹あたりの膵管病変の発生個数を検索する．　　［堤　雅弘］

文献（6.11節）

1) Denda A, *et al.* : Exocrine pancreas. In: Pathology of the aging rat. ILSI Press (1994).

6.12　心　臓

6.12.1　構造，生理，機能

a．構　造

心臓heartは胸腔内に位置し，心嚢に包まれて保持・保護される．哺乳類，鳥類および爬虫類では左右の心房と心室の2房2室に分かれる（図6.22）．左心室は大動脈，すなわち体循環へ血液を送り込む．全身を循環した血液は右心房に戻り，右心室から肺動脈を通して肺に送られる（肺循環）．肺で酸素を供給された血液は左心房に戻り，左心室から再び体循環へと送られる．なお，心房の表面を覆うように心耳という嚢状の組織が付随しているが，これは心房容積を予備的に増やす役割をしている．心臓の壁は心内膜，壁の大部分を占める心筋層，および心外膜の3層からなる．

（i）**心内膜 endocardium**　　心内膜は心臓

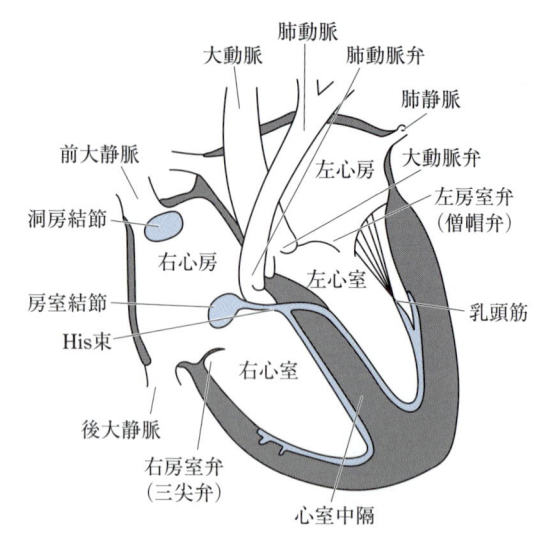

図6.22　ヒトの心臓の内腔（縦断面）

の内腔を覆い，内皮細胞層と結合組織層（内皮下層）からなる．内皮下層には血管およびプルキンエ線維 Purkinje's fiber を含む神経が走る．

（ii）**弁 valve**　　心房-心室間，心室-動脈間には弁があって血液の逆流を防ぐ．弁は内膜のヒダであり，内皮細胞に覆われ，おもに線維成分からなる菲薄な疎性組織である．

（iii）**心筋層 myocardia**　　心筋層は心臓の大部分を占める層で，おもに心筋細胞の集合である心筋線維からなり，結合組織などの間質成分を含む．心筋層は，動きが活発で圧の高い心室（とくに左心室）では厚く，反対に心房では薄い．個々の心筋線維は，豊富な毛細血管網と好銀線維網で包まれ，種々のサイズの筋線維束を形成する．筋線維束は心外膜側では疎になる．心筋は骨格筋のような合胞体ではなく，個々の心筋細胞の集合体であり，全体が分岐・連絡する特殊な横紋筋線維である．心筋細胞の接合部分（介在板）にはギャップジャンクションがあって隣接する細胞に興奮を伝える．また，心筋細胞はエネルギー要求量が高いためミトコンドリアがきわめて豊富である．

（iv）**心外膜 epicardium**　　心外膜は心臓の外側を覆う漿膜であり，動静脈幹基部で反転して心嚢を形成する．心嚢内部には少量の漿液が含まれる．心外膜表面は中皮で覆われ，その下層には少量の線維性結合組織や脂肪組織を含む．

(v) 刺激伝導系 impulse conducting system

心筋線維の約1%が律動的に活動電位を発生させており，これがペースメーカーとしてはたらいて心臓のリズムを決定する．この活動電位は刺激伝導系を通して心臓全体に伝えられる．刺激伝導系は筋原線維が少なく筋形質に富む特殊心筋線維束であり，洞房結節と房室結節，房室束(His束)およびプルキンエ線維からなる．洞房結節は，収縮刺激の始まる部位で，特殊心筋線維が網を形成し，無髄神経線維と神経細胞を含む．これらの神経要素は交感神経と副交感神経に由来する．房室結節は洞房結節と同様の構成をもつが，神経要素は少ない．房室束は房室結節から起こり，各心室に分布し，プルキンエ線維となる．

b. 生理

心臓の運動(拍動)は完全に自律運動であり，自律神経系(交感神経および副交感神経)の支配を受ける．心筋細胞の電気的活性は Na^+, K^+, Ca^{2+}, Cl^- によって変化し，膜電位の脱分極によって収縮を起こす．収縮は心筋細胞の筋原線維(アクチンとミオシン)のスライドによって起こり，制御タンパク質(トロポミオシン，トロポニン)に結合する Ca^{2+} によって制御される．収縮の原理は骨格筋と同様であるが，収縮率は低い．心臓の収縮は洞房(SA)結節，房室(AV)結節，房室束(His束)，右束脚・左束脚，プルキンエ線維の順で刺激伝導系を経由して心臓全体に伝わる．

心筋の栄養および酸素供給は，おもに冠状血管から行われる．冠状動脈は左心房より起こり，回旋枝と下行枝に分岐し，心筋層の主要部分への血液供給を行っている．また，心臓内腔の血液より直接供給を受ける場合もある．

c. 機能

心臓の機能は単純で，血液を全身に送って循環させるポンプの役割である．すなわち，静脈血を集めて肺に送り，酸素供給を受けたあと体循環に送り出す．これによって血液は全身各所への酸素や栄養の供給，生理活性物質，防御物質および老廃物の運搬を行うことができる．

6.12.2 毒性メカニズム

心機能障害のおもなものは，イオン透過に関する膜機能の変化，収縮機能の変化またはエネルギー産生系の変化などに関連して起こる(図 6.23)．

a. 直接的機序

心筋細胞内器官あるいは心筋細胞内の重要な分子との反応によって起こるもので，心毒性を示す多くの化学物質がこれにあたる．用量，曝露期間と密接に関連して発現する．

(i) 生理的機序　イオンの勾配や流れに作用して心筋の刺激伝導に影響を与えるような物質がある．たとえばバリウムやストロンチウムは， Ca^{2+} の代わりに刺激伝導系に電流を生じさせ，それが不整脈や引き続いての心停止を誘発する場合がある．また，ある種の物質や虚血は，心筋細胞の静止膜電位を減少させることにより，刺激伝達速度を低下させ刺激ブロックが起こりやすくする．このような膜電位の変化は，細胞外 K^+ の増加や低酸素状態によっても起こる．イソプロテレノールなどのような降圧薬では，血管拡張に伴う低血圧に対する反応性の心拍数増加によりエネルギー要求量が増加し，また全身性血液動態の変化に伴う虚血も加わって心筋の変性・壊死をきたす[1]．

(ii) 生化学的機序　心臓は運動量が大きいためエネルギー要求量が高い．したがって，エネルギー産生系に関わる酵素群を含めた種々の酵素系に影響する化学物質により毒性が発現しやすい．コバルトはミトコンドリアのエネルギー産生を抑制することによって心毒性を示す．アリルアミンは，代謝物であるアクロレインがグルタチオン抱合を受けてグルタチオンを枯渇させ，その結果ラットの心筋に変性・壊死および線維化を起こす．

心臓には活性酸素種の蓄積を防ぐカタラーゼの量が少ないことから，フリーラジカル障害に対する感受性が高い．抗腫瘍薬であるアドリアマイシン(ドキソルビシン)は Fe^{3+} と結合して ADM-Fe^{3+} となり，これが膜脂質(不飽和脂肪酸)から電子を引き抜き，連鎖的な膜脂質の過酸化を引き起こす．あるいはセミキノンラジカル化したアドリアマイシンが酸素と反応して活性酸素種を発生させ，膜

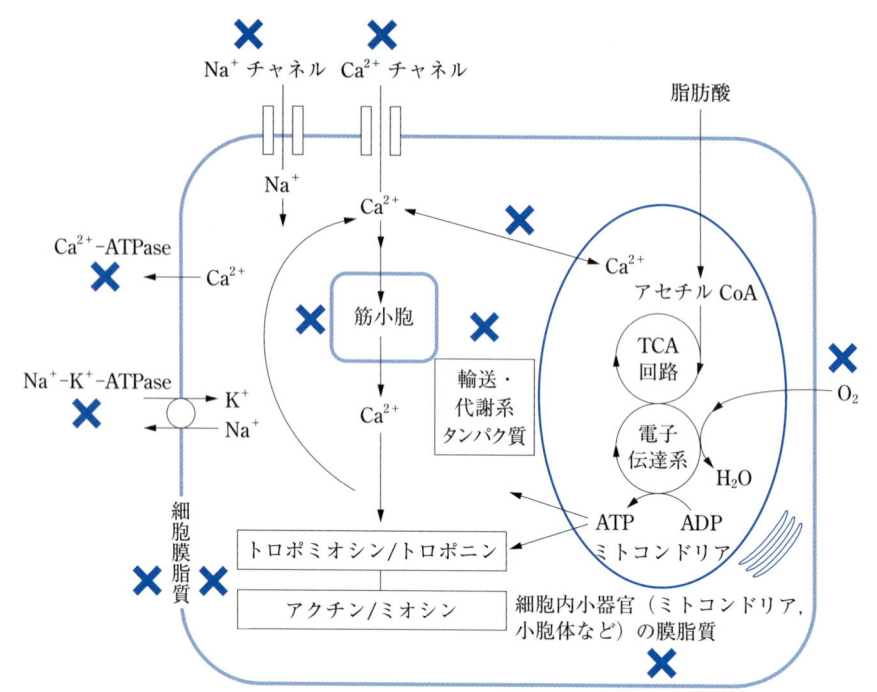

図6.23 心臓障害物質の細胞内作用部位（×：作用部位）

の障害を引き起こす．

b. 間接的機序

(i) **薬理学的機序**　薬物誘発性の心毒性の多くは，心血管系を標的とした薬物（ジギタリス配糖体，抗不整脈薬，降圧薬）によってもたらされる．これら薬物による心毒性作用は，過量投与，感受性の亢進（加齢や特殊な病態などによる），多剤併用投与といった条件下で薬理作用が過剰に発現した結果生じる．その他，薬効標的が心血管でない場合でも，副次的に心血管に作用するような薬物では心毒性が発現する場合がある．強心配糖体であるジゴキシンの心毒性は糸球体ろ過率の低下により増強され，また β アドレナリン遮断薬はうっ血性心不全患者で致死的に作用する．また三環系抗うつ剤や向精神薬では過剰投与によって不整脈が起こる．神経弛緩薬の毒性は，グルコース投与によっても増強されるが，これはインスリンの増加によって細胞外に比べ細胞内 K$^+$ 濃度が高まるためである．

(ii) **免疫学的機序**　免疫学的な機序で心臓に影響が見られる場合がある．アレルギー性皮膚反応によって，心電図の変化や稀には過敏性心筋炎が生じる．全身性アナフィラキシーにおいては，ヒスタミンやロイコトリエンによって冠状動脈が収縮し，心筋収縮能が低下し，不整脈や心不全を引き起こす．また，メチルドパは免疫複合体を形成し，心臓に障害を与える．さらにペニシリンなどでは，形成された免疫複合体が冠状血管に作用し，自己免疫を引き起こす．

(iii) **その他の機序（感染など）**　免疫抑制剤や抗癌剤の投与により免疫学的バリアレベルが低下すると，心筋に親和性をもつウイルスなどの微生物感染が増加して心臓に障害を及ぼす場合がある．

6.12.3　障害反応

心臓の形態学的な障害像としては，心肥大，心筋炎，心筋症，心筋梗塞に大別される．細胞レベルでの障害像としては心筋細胞の変性・壊死が一般的である（表6.30）．心筋変性では細胞質の好酸化，横紋の消失などが見られ，クロロキンなどによるリポフスチン色素沈着も知られている．心筋壊死は凝固壊死と収縮帯壊死の二つのタイプに分けられる．凝固壊死は虚血がある程度の時間以

上 (20分〜) 持続することで生じ，収縮帯壊死は梗塞巣の周辺に見られ，ミトコンドリア内の高電子密度物質沈着，筋原線維の収縮などを特徴とする (表 6.30).

a. 心肥大 cardiac hypertrophy

心肥大は，動物実験では心臓重量増加という形でしばしば認められる．イヌなどでは心筋細胞の肥大，大型核，好酸性顆粒，リポフスチン顆粒，ミトコンドリアの増加などが見られるが，げっ歯類では顕著な組織学的変化は見られないことが多い．肥大は一般に心筋細胞の容積変化であり数的増加は伴わない．しかしながら，げっ歯類の実験では若齢の成獣を使うことが多いため，心臓がまだ成長期にあり，心肥大に心筋細胞の数的増加を伴う傾向がある．

b. 中毒性心筋炎 toxic myocarditis

化学物質の直接的な毒性による心筋炎で，通常は用量相関を伴って認められる．間質の浮腫，多発性心筋壊死，炎症細胞浸潤，線維芽細胞の増殖，線維化などを伴うが，心筋の再生像は稀である．シクロホスファミドでは小血栓の形成も見られ，ミノキシジルによるイヌの慢性心筋炎では出血と線維化，ならびに特徴的な左乳頭筋壊死が観察される[1]．

c. 過敏性心筋炎 hypersensitivity myocarditis

ヒトではよく見られる心筋炎であり，用量相関性を示さない．線維化は伴わず好酸球を伴う単核細胞浸潤が見られる．炎症は心内膜にも波及するが，弁には見られず，小血管の炎症をしばしば伴う．中毒性心筋炎との鑑別は，心筋壊死の進行像および線維化が見られないこと，好酸球浸潤が多く見られることである．本病変は実験動物ではほとんど報告がない．

d. 心筋症 cardiomyopathy

心筋細胞の変性・壊死をおもな特徴とし，炎症細胞浸潤を伴わない．多くの場合，心室の拡張を伴い拡張性心筋症 dilated cardiomyopathy あるいはうっ血性心筋症 congestive cardiomyopathy ともいわれる．心筋壁の血栓，限局性の心内膜肥厚なども認められる．化学物質による心筋症を中毒性心筋症 toxic cardiomyopathy という．

e. 心筋梗塞 myocardial infarction

何らかの原因で栄養血管の閉塞が起こると，支配領域の心筋が低酸素状態から壊死に陥る．一般的な組織像としては，心筋線維の好酸性変化，凝固壊死，多形核白血球浸潤，膠原線維の増加，瘢痕収縮の経過をとる．血管閉塞の原因として，アンフェタミンによる冠状動脈炎，エストロゲンによる内膜増殖，感染性心内膜炎に起因する塞栓，

表 6.30 心毒性に見られる一般的な組織所見

所見	起因物質・その他の原因
水腫変性 hydropic degeneration	アドリアマイシンなど
筋線維変性 myofibrillar degeneration	プラスモサイド，カリウム欠乏など
脂肪変性 fatty degeneration	エルカ酸，貧血，銅欠乏など
リポフスチン沈着 lipofuscinosis	クロロキンなど
凝固壊死 coagulation necrosis	虚血など
収縮帯を伴う壊死 necrosis with contraction bands	カテコールアミン，ミノキシジル，ヒドララジンなど
心筋肥大 myocardial hypertrophy	カテコールアミン，成長ホルモン，甲状腺ホルモン，弁機能不全，心筋負荷の増大，肺疾患，高血圧，貧血など
心筋梗塞 myocardial infarction	アンフェタミン，イソプロテレノールなど
心筋炎 myocarditis	アドレナリン，イソプロテレノール，シクロホスファミド，トリフルオペラジン，アミトリプチリン，ミノキシジル，βアドレナリン作動薬など
線維化 fibrosis	変性壊死，炎症などに随伴して

粥状動脈硬化プラークの破裂による血栓形成などが知られる．アドレナリン作動薬であるイソプロテレノールを大量投与すると梗塞様の心筋壊死が誘発されるが，この変化には細胞内 Ca^{2+} 濃度の増加，アデニル酸シクラーゼ系の刺激，血小板凝集の活性化，過酸化反応などが関与しているとされている．アドレナリンによる心筋壊死は多発性で病巣が小さく左心室の内膜下に限局する．毒性試験では，抗癌剤投与による全身性敗血症の一変化として心筋梗塞が見られることがある．

6.12.4 腫瘍性病変および加齢性変化

a. 腫瘍性病変

慢性毒性・がん原性試験に用いられるラットおよびマウスにおいて，心臓の自然発生腫瘍は，心内膜間葉腫を除くと稀である[2~4]．しかし，げっ歯類（とくにマウス）では化学物質による血管肉腫の発生が報告されている．

（i）**心内膜間葉系腫瘍 endocardial mesenchymal tumor**（同義語: endomyocardial neurofibromatosis / endocardial schwannoma など）本病変の組織発生は，まだ解明されていない．腫瘍の発生母地として，fibroblast あるいは Schwann 細胞に由来するとの2説がある．最近の電顕学的および免疫組織学的検討では，腫瘍は Schwann 細胞より発生するものと考えられている．しかしながら，コラーゲン線維の産生および線維細胞腫・肉腫に特徴的な組織所見（herringbone）も観察されていることより，二つの性格をもつ腫瘍として，endomyocardial neurofibromatosis と命名することが提案されている．NCI/NTP により実施された膨大な数の発癌性試験において，F344系ラットにおける最も一般的な自然発生心臓腫瘍として，心内膜の内皮細胞下の特殊な型の腫瘍の存在が，1973年の Boorman などの報告により明らかになった．これ以来，他の系統のラットにおいても同様な心内膜部の腫瘍の発生が多数報告されている．これらの心内膜腫瘍の組織発生に関する研究が，多数なされているが，いまだに確立されているとはいえない．また，自然発生病変に非常に類似した腫瘍が，2,7-FAA（N,N'-2,7-fluorenylenebisacetamide），MNU（N-methyl-N-nitrosourea），ENU（N-ethyl-N-nitrosourea），DMN（dimethylnitrosamine）および triazine 系化合物を投与されたラットで観察されている．なお，これらの腫瘍は研究者により Anitschkow cell sarcoma, sarcoma ; not otherwise specified, fibrosarcoma, neuroma, neurosarcoma などと診断されている．

（ii）**血管腫 hemangioma** 血管腫は，増殖した血管からなる境界不明瞭な良性病変の総称で他の臓器に発生するものと同様である．増殖した血管の形状，種類などから毛細血管腫 capillary hemangioma，血管内皮腫 hemangioendothelioma，海綿状血管腫 cavernous hemangioma，筋層内血管腫 intramuscular hemangioma などの亜型に分けられる．なお，心臓において血管外皮細胞腫 hemangiopericytoma の症例は報告されていない．

（iii）**血管肉腫 hemangiosarcoma** 血管腫の場合と同様に，組織学的に亜型に分けることもできるが，臨床経過や予後に差異のないことから，一括して血管肉腫として取り扱われる．組織学的には，不規則に吻合する血管腔を形成し，1層ないし多層化した内皮細胞により被覆されている．これらの内皮細胞には，細胞異型，核異型，核分裂像などが見られる．円形ないし紡錘形の細胞が充実性に増殖し，血管内腔の認められない場合もあるが，鍍銀染色すると血管の構築が判明する．

ラットおよびマウスにおける心臓の血管腫および血管肉腫はきわめて稀であるとされる．しかし，カプタホールや 1,3- ブタジエンにより B6C3F$_1$系マウスに血管腫および血管肉腫が高率に発生する．

（iv）**中皮腫 mesothelioma** ラット，マウスなどがん原性試験に用いられる動物での自然発生例の報告はほとんどない．しかし，アスベスト，ガラス繊維などの吸入曝露および胸腔内または気管内投与により誘発される胸膜中皮腫 pleural mesothelioma の心外膜への浸潤が報告されている．

（v）**その他の腫瘍** その他に下記の腫瘍の報告があるが，ラットおよびマウスではきわめて稀である．なお，動物種ないし系統に特異的に発生する腫瘍もある．

・大動脈体腫瘍 aortic body tumor

（同義語：chemodectoma / paraganglioma / glomus tumor）
・心房大静脈結節腫瘍 atriocaval node tumor
（同義語：cystic tumors of the atrioventricular node / mesothelioma of the atrioventricular node）
・線維腫 fibroma / 線維肉腫 fibrosarcoma
・間葉腫 mesenchymoma / 間葉肉腫 mesenchymal sarcoma
・粘液腫 myxoma
・乳頭状弾性線維腫 papillary fibroelastoma
（同義語：valvular papillary tumor giant Lambl's excrescence）
・横紋筋腫 rhabdomyoma / 横紋筋肉腫 rhabdomyosarcoma
・Schwann（シュワン）細胞腫 schwannoma

（vi） **転移性腫瘍 metastatic tumor** ヒトにおける心臓の転移性腫瘍は心臓腫瘍のうち，最もよく見られるものであり，原発性心臓腫瘍の20〜40倍の発生頻度で観察される．中枢神経系原発の腫瘍を除きほとんどの悪性腫瘍が心臓へ転移し得ること，とくに肺および乳腺腫瘍の転移が高頻度に見られることが知られている．

これに対して，実験動物における心臓の転移性腫瘍は，きわめて稀なものである．マウスでは，ヒトと同様原発性心臓腫瘍より，転移性腫瘍のほうが多く見られ，その大半は肺腫瘍の転移である．Wellsら（1941）はマウス147 132匹を検索し，2865匹（2%）に肺腫瘍を認め，他臓器への転移を104例（3.6%）に，そのうち心臓への転移を3例（0.1%）に認めている．なお，発癌物質誘発肺腫瘍では，とくに扁平上皮癌が高率に心臓へ転移することが報告されている．その他，皮下の肉腫，移植した子宮の神経鞘腫の心臓への転移が報告されている．また，悪性リンパ腫の心臓への侵襲がしばしば観察される．

一方，ラットでは心臓の転移性腫瘍はきわめて稀で，骨肉腫1例，リンパ腫2例の心臓への転移の報告があるのみである．また，モルモット，マストミスにおいても心臓の転移性腫瘍はきわめて稀であり，ハムスターでの報告はない．

b. 加齢性変化

ラット，マウスに下記の加齢性（自然発生性）変化が見られる．また，サル，イヌなどでも同様である．

（ⅰ） **心筋の線維化 myocardial fibrosis** 最も頻繁に見られる自然発生病変であり，加齢とともに発生率は増加する．限局性の心筋病変に伴う変化と考えられる．左心室の，壁，心尖部，中隔，乳頭筋に好発し，右室には少ない．白血球浸潤を伴うことは稀であるが，石灰沈着や骨 / 軟骨様化生を認めることがある．

（ⅱ） **弁の類粘液変性 myxomatous change of valve** 類粘液変性は僧帽弁と大動脈弁に好発するが三尖弁には認められない．弁は肥厚し，高度な場合には線維化や細胞浸潤を伴う．弁表面に線維素が付着することもある．

（ⅲ） **心内膜肥厚 endocardial thickening, 増殖 proliferation** 心内膜下に未分化な間葉系細胞が増殖し，心筋との境界部が線維化する．大半が左心室に見られるが，稀に右心室，僧帽弁，左心房でも見られる．病変が高度な場合には，肺水腫や肝うっ血などの心不全を示唆する所見が見られる．ラットでは加齢性の自然発生病変として心内膜の増殖が知られている．

（ⅳ） **その他** 加齢性病変として，左心房の心内膜下に不均質な物質の沈着による肥厚が見られる．左心房や心耳では血栓が認められることがあり，心房に見られると心筋炎を伴うことが多い．

6.12.5 障害が及ぼす影響

形態学的障害の有無にかかわらず，心臓の機能障害の影響の主たるものは，急性期においては突然死，亜急性期および慢性期においては全身性のうっ血性変化および酸欠に伴う末梢の変化（肝臓の小葉中心性変性，皮膚や粘膜のびらんなど）がある．栄養不足や老廃物の蓄積に基づく変化も見られる．その他，心臓の血栓症を伴う障害の場合は，肺の血栓，肺うっ血，諸器官の血栓症あるいは塞栓症をきたし，二次的な四肢末端の壊死のような変化が見られることがある．

6.12.6 毒性の評価

a. 評価における留意点

（i）種差 化学物質の毒性試験において，しばしば心電図異常，拍動の異常，血圧の異常などの変化が出現する．しかし，心臓の形態学的な異常はヒトでは多く報告があるものの実験動物では限定された物質についてしか報告がない．これは，心臓の薬剤感受性に関して種差があること，免疫学的機序など，その毒性の機序によっては個体差や種差が著しいことなどによると考えられる．

（ii）毒性発現に影響する因子 ヒトにおける心毒性の発現には，投与された物質のみならず，併用薬物や基礎疾患の影響が大きい．したがって，毒性試験のように健康な若い成獣を用いてコントロールされた環境や条件で行われる場合は，毒性が発現しにくく明確でない場合がある．たとえば，冠状血管障害モデル動物や，肥満動物，老齢動物，幼若動物などは心血管毒性の感受性が高い．また，タンパク質やビタミンが欠乏した状態では心毒性が増強される．利尿剤の使用によってCa^{2+}の欠乏がある場合，ジギタリスの作用に対する感受性は著しく高まる．これらの毒性は通常の毒性試験では検出されないことが多い．その他，免疫学的機序による心毒性では明確な用量反応性を示さないことが多く，評価に際しては注意が必要である．

b. 評価方法

心毒性の病理学的な評価法には，通常の光学顕微鏡的検査による器質的変化の検索のほかに，心電図検査などの電気生理学的手法や血液生化学的検査による心筋由来酵素の検索などがある．さらに，これらの一般毒性試験で用いられる手法以外にも種々の試験法や手技が開発されている．

（i）形態学的検査 形態学的な検査として，H&E染色や特殊染色（PTAH染色，脂肪染色など）による光学顕微鏡検査が通常行われる．補助的には画像解析的手法（心筋幅の計測など）や電子顕微鏡による超微形態学的検査が用いられる．

（ii）血液生化学的検査 血清クレアチンキナーゼおよびそのアイソザイムの測定は心筋障害の検出に有用である．

（iii）心電図検査，血圧測定 心電図検査および血圧の測定は心機能の異常を検出するために最も一般的に用いられる手法である．心電図には短時間の心電図に加え，ホルター型心電計による長時間心電図が用いられる場合がある．

（iv）*in vitro* での検査 hERG試験は薬物によるQT延長の危険性を検出するためにしばしば用いられる．

（v）*ex vivo* での検査 摘出心筋標本による心筋収縮能検査は心毒性の予測のうえで有用である．

［下地尚史，萩原昭裕］

6.13 血管

6.13.1 構造，生理，機能

血管は大きく分けて，心臓から末梢の組織へ血液を運ぶ動脈，末梢で組織と連絡する毛細血管，末梢から心臓へと血液を運ぶ静脈に分類される．

a. 構造

（i）動脈 artery 心臓（左心室）に近位のものから，大動脈，中動脈，小動脈，細動脈と径を細めていき，最終的に毛細血管に連なる．心臓から強力に送り出された動脈血の圧および流速に耐えるため，動脈は静脈や毛細血管に比べて厚い壁をもつ．動脈壁は内側（管腔側）から，内膜，中膜，外膜の3層から構成される．

内膜は内皮細胞と内弾性板，中膜は平滑筋と弾性線維，外膜は結合組織成分からなる．これらの構成比率は各動脈によって異なり，大動脈は中膜の弾性組織が発達していることから弾性動脈とよばれる．一方中動脈の中膜では平滑筋が発達しており，筋性動脈とよばれる．

（ii）毛細血管 blood capillary 毛細血管は内皮細胞，基底板および周皮細胞からなる．毛細血管は分布する組織によってその構造に違いがある．

連続性毛細血管は切れ目のない連続性の無窓内皮細胞に囲まれ，基底板も連続している．一般的な毛細血管であり，筋・皮膚などに広範に分布する．脳の毛細血管はさらに内皮同士が密着結合

tight junction によって強固に結合しており，また内皮細胞の細胞質内に飲小胞 pinocytotic vesicle も見られない．このように血管自体が物質の透過性を制御して BBB（血液脳関門 blood-brain barrier）を形成する．これに対して血液精巣関門 BTB（blood-testis barrier）では関門の主体を形成するのはセルトリ細胞同士の密着結合である．

有窓性毛細血管は，内皮細胞の細胞質の一部が薄くなり，そこに窓（小孔）があるが，基底板は連続性である．腎糸球体，内分泌腺，脈絡叢，小腸絨毛などの毛細血管がこれに相当する．

非連続性毛細血管は内皮間に間隙があり，基底板も非連続性である．肝臓や骨髄などの洞様毛細血管がこれに相当する．

（iii）**静脈 vein**　毛細血管から細静脈，小静脈，中静脈，大静脈に移行し，心臓（右心房）へと連絡する．基本的には動脈と同様に，内膜，中膜，外膜からなる壁をもつが，壁の厚みは動脈に比べて薄く，平滑筋細胞の分布は疎で，弾性板はないか，不明瞭である．細静脈は内皮間の結合が弱く組織との物質交換が容易である．炎症時などにはヒスタミンやセロトニンなどの血管作動性アミンの作用で細静脈の透過性が高まり，血漿成分の滲出や白血球の遊出が起こる．

b. 生理，機能

血管はいうまでもなく血液の循環経路であり，左心室からの体循環と右心室からの肺循環に分類できる．酸素，栄養，生理活性物質，防御因子，老廃物などが血管を通して運搬される．組織と血液との物質交換は毛細血管において行われ，物理学的機構および生物学的機構による．前者は血圧による濾過，濃度差による拡散が有窓毛細血管の小孔や細胞間隙を通して行われる．生理学的機構では飲小胞を介して細胞質を物質が通過する．

6.13.2　毒性メカニズム

血管障害の毒性メカニズム解析はいまだ十分ではないが，化学物質による内皮，あるいは平滑筋の障害メカニズムは以下のように大きく分類でき[3]，さまざまな薬物がこれらの障害に関わることが知られている（表 6.31）．

① 一次的障害
- ずり応力 shear stress または，たが応力 hoop stress による機械的な障害メカニズム
- 化学物質の直接的な薬理作用に関連するメカニズム
- 免疫学的要因／炎症を介するメカニズム

② 二次的障害
- 化学物質によって，当該血管が分布する臓器・組織が炎症を起こした場合の二次的な障害メカニズム

これらのメカニズムはそれぞれが完全に独立したものではなく，したがって，一つの病変に重複して関与する場合もある．

a. 一次的障害

（i）**機械的な障害メカニズム**　ラットやイヌの動脈，とくにラットの腸間膜動脈およびイヌの冠状動脈に障害が起きやすく，理由は明らかではないが，自然発生性病変も同様にこれらの血管に多いことから，これらの動脈は機械的な障害に対する感受性が高い可能性がある．また，これらの血管では血圧低下および心拍数増加を引き起こす物質が血管障害を誘発することが知られている．DA1（ドパミン-1）受容体を活性化する fenoldopam はラットの腸間膜動脈を拡張させ血管障害を生じる．また，PDE III 阻害剤（ホスホジエステラーゼ III 阻害剤 phosphodiesterase III inhibitor）はラットの動脈圧を著明に低下させて腸間膜動脈の障害を引き起こす．イヌではアデノシン作動薬，血管拡張薬，エンドセリン受容体阻害薬などが冠状動脈血流を増加させ，結果的に冠状動脈に傷害を引き起こす．

（ii）**薬理作用に関連したメカニズム／化学的な毒性作用**　薬物誘発性の血管毒性の標的は一般に内皮細胞または平滑筋細胞であり，これらの細胞に薬理学的な標的を有する薬物では，血管障害の発生に薬理作用が関与する場合がある．エンドセリン受容体，DA1 受容体，アデノシン受容体，K^+ チャネルなどに薬理学的な標的をもつ物質の血管毒性が知られている．また，allylamine や β-aminoproprionitrile などの化学物質は薬理作用

表 6.31　動物で血管毒性が認められている薬物

薬物名	作用機序	心血管系への作用
Milrinone	PDE 3 阻害	血圧低下 / 反射性頻脈
Fenoldopam	DA1 刺激	血圧低下
Theophylline	PDE 3 阻害 /Adenosine 作動	血圧低下 / 反射性頻脈
Minoxidil	K^+ チャネル修飾	血圧低下 / 反射性頻脈
Adenosine	A1 刺激	血管拡張
Hydralazine	不明	血圧低下 / 反射性頻脈
Bosentan	エンドセリン受容体阻害	血圧および心拍数に明らかな影響なし
Cilomilast	PDE 4 阻害	血圧および心拍数に明らかな影響なし
Nicorandil	K^+ チャネル修飾 / 硝酸エステル	血圧低下 / 反射性頻脈

に依存せずに血管毒性を示すことが知られており，それぞれ中膜の肥厚，または動脈瘤を誘発する．

（iii）　**免疫学的要因 / 炎症を介するメカニズム**
免疫系への影響あるいは炎症が，血管の内皮や平滑筋に障害をもたらす．そのメカニズムの詳細は明らかでないが，慢性的な自己免疫疾患や感染症では，ある種の血管炎が観察される．

b. 二次的障害
　当該血管の分布する器官・組織が炎症性変化を示すと，血管にも影響が見られる．したがって，血管障害の診断と評価は，それが真に一次的な影響であるか，それとも周辺組織の炎症に伴う変化であるかの鑑別が重要であり，慎重に見極める必要がある．

6.13.3　障害反応

　多くの血管障害は原発性病変として生じる．これらは全身性，あるいは局所性であるが，静脈や毛細血管に比べて動脈が障害を生じやすい傾向がある．現れる病変のタイプは，脂質，鉱質，線維などの沈着を伴う変性性変化，内膜，中膜，外膜の増殖性変化，および炎症性変化である．これら変化の発生要因は多因子性であり，部分的には加齢によって生じるものもある．障害を受けた血管の修復過程においては線維化が重要な役割を果たす．

a. 動脈硬化 atherosclerosis
　ある種の化学物質が動物モデル，あるいはヒトの動脈硬化を悪化させることが知られている．こうした化学物質としては，甲状腺腫の誘発物質，carbon disulfide, benzo[a] pyrene, dimethylbenz[a] anthracene, homocysteine, carbon monoxide, fluorocarbons, progestin を主成分とする経口避妊薬，カルシウム，鉛などが挙げられる．病変はおもに筋性動脈と弾性動脈に見られる．イヌやラットに比べて，ブタやウサギではこれらの病変が発現しやすい．

b. 中膜の増殖 medial proliferation
　中膜の平滑筋の増殖がある種の化学物質によって誘発される．麦角アルカロイドにより小 / 細動脈の平滑筋増殖が見られる．このメカニズムは麦角アルカロイドによる慢性的な血管収縮に対する反応性変化と考えられる．

c. 内膜の増殖 intimal proliferation
　内膜の増殖は，女性用経口避妊薬に含まれるエストロゲン / プロゲステロンやエルゴタミンなどによって引き起こされる．これらの発現機序は厳密には明らかではないが，直接的，あるいはセロトニンを介した間接的な線維芽細胞に対する増殖刺激であると考えられている．

d. 鉱質化 mineralization
　弾性動脈あるいは筋性動脈の中膜鉱質化は，動物ではしばしば見られる所見であるが，ビタミン D やビタミン D_3 の過剰摂取に伴う中毒でも現れる．

e. 動脈瘤 aneurysms
　弾性動脈壁の一部が脆弱化すると動脈瘤の原因

となる．マメ科の植物（*Lathyrus* sp.），ペニシラミン，アミノアセトニトリル（銅キレート剤），あるいは銅欠乏によって動脈瘤が生じる．

f. 中膜の出血壊死 medial hemorrhagic necrosis

種々の血管拡張剤で動物の動脈中膜の出血壊死が報告されている．ラットでは腎臓をはじめとする内臓血管に，また，イヌでは右心房血管に多く見られる．

g. 類線維素壊死 fibrinoid necrosis

おもに小動脈壁に見られ，内皮の障害に続く血清タンパク質やフィブリンの沈着を特徴とし，顕微鏡下では中膜の均一な好酸性染色部として観察される．有機水銀中毒のブタやモルモットの脳血管，鉛中毒のサルやイヌで認められる．

h. 細小血管障害 microangiopathy

カドミウムによりラット精巣の毛細血管内皮が障害され精巣の出血性壊死を引き起こす．また，シクロホスファミド投与によって微小血栓や出血が誘発される．

i. 血栓症 thrombosis，塞栓症 embolism

血栓症は生体の血管内で血液が凝固した状態で，血管壁の変化，血流速度の低下，血液の凝固性や粘稠度の増加などの要因が関与する．形成された血栓はその後，溶解，器質化，再疎通のいずれかの転帰をとる．塞栓症は血栓や栓子が血管に詰まって機械的に血流を阻害した状態のことで，静脈性塞栓症は腎臓，心臓，脳に，動脈性塞栓症は肺に生じることが多い．血栓による血管閉塞が高度な場合は支配領域の組織が虚血性の変化（萎縮，梗塞など）に陥る．

j. 血管炎 vasculitis

薬物に関連した血管炎として，アレルギー性血管炎（過敏性血管炎）および中毒性血管炎が挙げられる．

（ⅰ）**過敏性血管炎 hypersensitivity vasculitis**
単核性の細胞浸潤を特徴とし，細／小動脈，毛細血管，細／小静脈，などが傷害され，弾性／筋性動脈や大静脈には認められない．浸潤細胞は単核細胞のほかに好酸球が見られる．小動脈中膜に濃縮された浮腫像を見ることもある．過敏性血管炎は投与期間や用量には依存しない．ラットではストレプトゾトシンとニコチンアミドの投与によって過敏性血管炎様の病変が誘発され，多発性結節性血管炎 polyarteritis nodosa の像を呈する．

（ⅱ）**中毒性血管炎 toxic vasculitis** 薬物による中毒性血管炎の病像には急性期と修復期がある．急性期は血管壁の限局性類線維素壊死像を特徴とし，多形核白血球浸潤を伴う．それよりも陳旧性の病変については中膜の瘢痕，外膜の線維化および著明な内膜の増殖が見られ，血管腔は狭小化する．血栓による血管の閉塞は急性期・修復期いずれにおいても観察される．中・小動脈が傷害され，毛細血管や静脈には傷害は認められない．所見は，古典的な多発性血管炎との鑑別が困難である．

6.13.4 腫瘍性病変および加齢性変化

a. 腫 瘍 性 病 変[2~4]

血管の腫瘍としては，血管を起源とする血管腫（良性）と血管肉腫（悪性），血管周皮細胞を起源とする血管周皮腫がある．血管肉腫はヒトでは稀であるが，実験動物ではしばしば認められる腫瘍である．

（ⅰ）**血管腫 hemangioma** 増殖した血管からなる良性病変であり，増殖した血管の形状や種類から，毛細血管腫 capillary hemangioma，海綿状血管腫 cavernous hemangioma などの亜型に分けられる．

（ⅱ）**血管肉腫 hemangiosarcoma** 増殖した血管からなる悪性病変であり，不規則に吻合した血管腔に単層～多層の内皮細胞が見られる．細胞は異型を示し，分裂像もしばしば観察される．

（ⅲ）**血管周皮腫 hemangiopericytoma** 稀な腫瘍で，多くは良性病変と考えられる．血管腔の周囲を紡錘形の腫瘍細胞が放射状に取り囲むように増殖する．

b. 加齢性変化

老齢ラットでは，結節性汎動脈炎 panarteritis nodosa がしばしば見られる．血管壁の変性・壊死，細胞浸潤，線維化，血栓形成，動脈瘤などの像を呈し，肉眼的に数珠状の外観を呈す．腸間膜動脈が好発部位で，膵臓や精巣などの血管が障害されることがある．また，老齢ラットの動脈では内膜／中膜の鉱質化が認められる．鉱質は静脈壁に沈着することもある．

6.13.5 障害が及ぼす影響

a. 虚血 ischemia

動脈硬化，内膜の増殖，動脈炎，血栓，塞栓などの原因で動脈内腔が狭窄あるいは閉塞した場合，当該血管の支配領域への酸素および栄養の供給が不足することによる退行性の影響が見られる．狭窄や部分的閉塞によって虚血が持続する場合には，支配領域の組織の萎縮や線維化を生じることがある．虚血の程度が高度になると組織の変性・壊死が起こり，二次的な炎症反応も見られる．ある程度大きな血管が完全に閉塞した場合，その支配領域は梗塞に陥る．梗塞には心臓や腎臓に生じやすい貧血性梗塞，肺や腸に生じやすい出血性梗塞，腸捻転などで見られる静脈の閉塞によるうっ血性梗塞などがある．

b. 血管透過性の変化 altered permeability of vessel

薬物や化学物質によって内皮が傷害された場合，あるいは何らかの血管作動性物質が修飾された場合に，血管の透過性が亢進して浮腫を生じる．

6.13.6 毒性の評価

a. 病理学的評価

肉眼的，組織学的に血管の変化を検出する．肉眼的観察においては，単なる目視による観察以外にも，たとえば摘出した動脈を脂肪染色することで粥状動脈硬化のプラークを検出することができる．組織学的には通常の H&E 染色に加えて，種々の血管マーカーを用いた特殊染色が有用である．また画像解析的な手法は所見を定量的に裏づけるのに有用である．

b. 非侵襲的な評価

超音波高解像度イメージングシステムを用い，in vivo で血管の形態的異常の観察，血管径の測定，血流速度の測定などを経時的に行うことができる．さらに，赤血球よりも小さい micro-bubble 造影剤を用いることによって，微小血行動態を観察でき，種々の分子で標識することで生体内の標的を分子イメージングすることも可能である．

c. ex vivo による検討

摘出血管を用いて，血管の収縮・弛緩能を測定する（ex vivo vascular response method）ことができる．本法では薬物の血管収縮・弛緩能に対する直接的な影響を検出することが可能になる．

d. バイオマーカー

血清／血漿中の有用なバイオマーカーの確立は，薬物の臨床使用を考えるうえできわめて重要である．血管障害のバイオマーカーとして決定的なものはまだないが，現在提唱されているものとしては血管内皮関連のマーカーとして CD62E（sE-selectin），CEC（circulating endothelial cells），vWF，vWF 前駆タンパク質，EMPs（endothelial microparticles），thrombomodulin，TPA などが，平滑筋関連のマーカーとしては caveolin，α-smooth muscle a actin などがある[5]．

［下地尚史，萩原昭裕］

6.13.7 血管肉腫 ──最近の考え方──

血管肉腫 hemangiosarcoma はヒトでは稀な腫瘍（0.001％未満）であるが，家畜や実験動物では比較的よく見られ，イヌでは2％，ラットでは0.1～2％，マウスでは2～5％に自然発生する．イヌでは致死的であり，ゴールデンレトリバーやジャーマンシェパードドッグなどの血統で好発する．また，医薬品を含め比較的多くの化学物質でげっ歯類，とくにマウスで血管肉腫が誘発される．塩化ビニルモノマーなどの遺伝毒性物質ではヒト

およびげっ歯類で血管肉腫が誘発される．一方，DNAに直接作用しない化学物質がマウスに血管肉腫を誘発する作用機序は完全には解明されておらず，ヒトへの外挿性も明らかでない．2009年にHESI（環境保健科学研究所 Health and Environmental Sciences Institute）は以下のような共通の作用機序を提唱した[6]．

トログリタゾンなどのPPAR-γ作動薬では脂肪細胞増殖が起こり，脂肪細胞からの血管新生因子放出や血管新生抑制因子阻害が誘発され，血管新生が起こる．血管新生が異常で不十分な環境では局所での低酸素症を誘発し，HIF-1α（低酸素誘導因子）の活性化，VEGFなどの血管新生因子放出やマクロファージの活性化を招く．それらが血管内皮細胞の増殖を招き，マウスなど遺伝的に感受性が高い動物で脂肪細胞が多い脂肪組織，骨髄，皮下組織などで血管肉腫を誘発する．フェンレチニド，ビルダグリプチンでも血管新生の調整異常により血管肉腫を誘発する可能性が報告されている．

溶剤として用いられるブトキシエタノールは溶血を起こすことが知られている．溶血が局所組織で低酸素症や活性酸素を誘発し，マクロファージ活性化，サイトカインや血管新生因子の増加を招き，マウスの肝臓で血管肉腫を誘発すると考えられる[7]．また帯状疱疹後神経痛治療薬プレガバリンは，呼吸速度低下，分時拍出量低下などの呼吸作用の低下を招く．その結果，局所組織での低酸素症が誘発され，クッパー細胞・マクロファージ活性化，血管新生因子放出，巨核球や血小板産生過多などを招き，血管内皮増殖を引き起こし，マウスで自然発生的に腫瘍が見られる肝臓，脾臓，骨髄の血管肉腫発生を促進すると考えられる．

以上のように非遺伝毒性化学物質のげっ歯類への血管肉腫発生に関しては，脂肪細胞増殖，溶血，呼吸低下などの異なる起始原因が，共通して低酸素症やマクロファージ活性化による血管新生や造血異常を誘発し，血管肉腫発生を促進しているという作用機序が考えられている．　　　［田川義章］

文献（6.12，13節）

1) Ettlin RA, et al.：*J. Toxicol. Pathol.* **23**：213 (2010).
2) Alison RH：Neoplastic lesions in the cardiovascular system. In: Pathology of the aging rat., Vol. 1. Mohr U, Dungworth DL, Capen CC eds., ILSI Press, Washington, DC.(1992).
3) Hoch-Ligeti C, et al.：*J. Natl. Cancer Inst.* **76**：127 (1986).
4) Hoch-Ligeti C, et al.：*J. Natl. Cancer Inst.* **72**：1449 (1984).
5) Expert Working Group on Drug-Induced Vascular Injury: *Toxicol. Appl. Pharmacol.* **203**：62 (2005).
6) Cohen SM, et al.：*Toxicol. Sci.* **111**：4-18 (2009).
7) Corthals SM, et al.：*Toxicol. Sci.* **92**：378-386 (2006).

6.14 腎　　臓

6.14.1 構造，生理，機能

腎臓 kidney は，老廃物の排出（尿）とともに，細胞外体液量，電解質組成および酸－塩基平衡の調整といった生体に重要な役割をもち，その他にも，ホルモンやペプチド（レニン，エリスロポエチンなど）の産生やビタミンD_3の活性化といった機能を有する．さまざまな機能を果たすために多くの要素で構成され，複雑な組織構造を示す器官である．そして，このような特徴に関連して化学物質や薬物などの生体外異物による毒性発現の標的となりやすい．

腎臓は腹部脊柱の両側に1対あり，左側のほうが右側より少し高い位置に配置する．腹部大動脈より分枝した腎動脈が腎臓に入り，腎臓から出る腎静脈が大静脈に合流する．腎臓は外側より，皮質，髄質外帯，髄質内帯，腎乳頭 renal papilla, さらに尿を集める腎盂の順に構成されている．腎臓の表面は線維性の被膜で覆われ，実質は尿を産生するネフロン nephron（腎単位）と導管部分である集合管からなる．ネフロンは，腎小体（糸球体とボウマン嚢）と尿細管に分けられる（図 **6.24, 6.25**）．

a. 腎小体 renal corpuscle

腎小体は，糸球体 glomerulus とボウマン嚢 Bowman's capsule から構成される．糸球体は毛細

274　6　標的器官の毒性病理

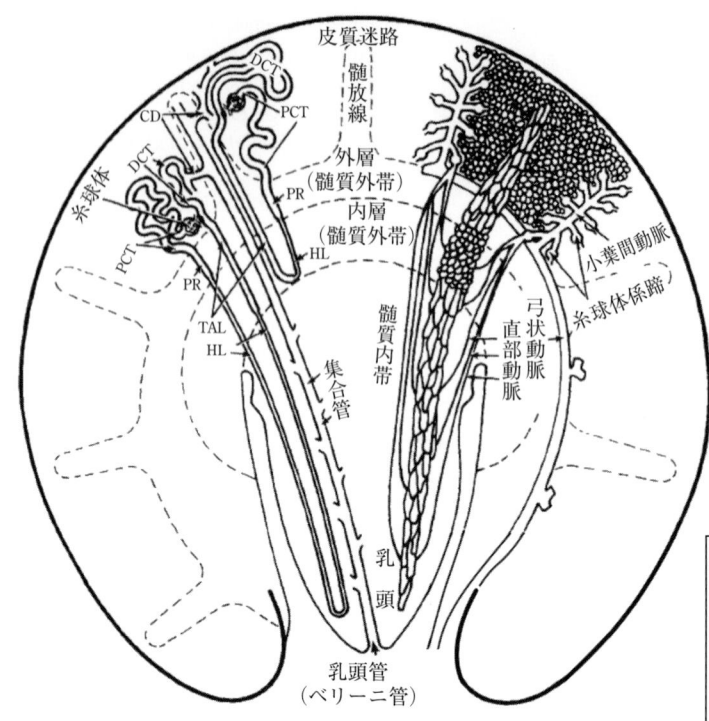

図6.24　ネフロンおよび血管系の模式図
[Handbook of Toxicologic pathology, 2nd Ed., Academic Press より転載]

PCT（近位尿細管曲部）
PR（近位尿細管直部）
HL（ヘンレ係蹄）
TAL（太い上行脚）
DCT（遠位尿細管）
CD（集合管）

血管の分葉状の集塊で，ボウマン嚢はその周囲を囲む線維性の嚢である．糸球体は分枝した毛細血管が互いに吻合して形成された係蹄とそれを被覆する糸球体の上皮細胞，その構築を維持するメサンギウム mesangium などから構成される．ボウマン嚢は扁平な上皮細胞によって被覆されており，糸球体をつくる血管が進入する部分を血管極 vascular pole，尿細管に移行する部分を尿極 urinary pole とよぶ．雄マウスやある系統のラットでは，ボウマン嚢を被覆する上皮が扁平ではなく，近位尿細管上皮細胞に類似した立方型を示すことがある．

糸球体の毛細血管網は，血液（主として血漿成分）を濾過するフィルターとして機能し，その機能は主要な構成成分である毛細血管内皮細胞，基底膜および上皮細胞に依存する．基底膜は，IV型コラーゲンとプロテオグリカン（とくにヘパラン硫酸）よりなり陰性に荷電しているため，陽性電荷の物質は通過しやすいが，陰性に荷電した物質（例：アルブミン）は通過できない．外側は上皮細胞（足細胞 podocyte ともよばれる）で，多くの足突起が互いに絡み合って濾過間隙を形成する．

メサンギウムは，コラーゲン，プロテオグリカン，コンドロイチン硫酸などを含むメサンギウム基質 mesangial matrix と2種類のメサンギウム細胞 mesangial cells とからなり，糸球体係蹄の構築の維持，糸球体毛細血管の血流量調節，ならびに異物貪食・除去といった役割をもつ．メサンギウム細胞の一つ，メサンギウム星細胞 mesangial stellate cell は，アンギオテンシン II angiotensin II などの血管作動性物質に反応して収縮し，また，メサンギウム基質を産生する．もう一つの細胞は貪食能を有し抗原提示能を有する単球様の細胞で，微粒子，免疫複合体のような巨大分子の沈着，吸収や糸球体内輸送に関与している．

b. 尿細管 renal tubule

尿細管は，近位尿細管 proximal tubule，HL（ヘンレ係蹄 loop of Henle），DCT（遠位尿細管 distal convoluted tubule）に大別できる．

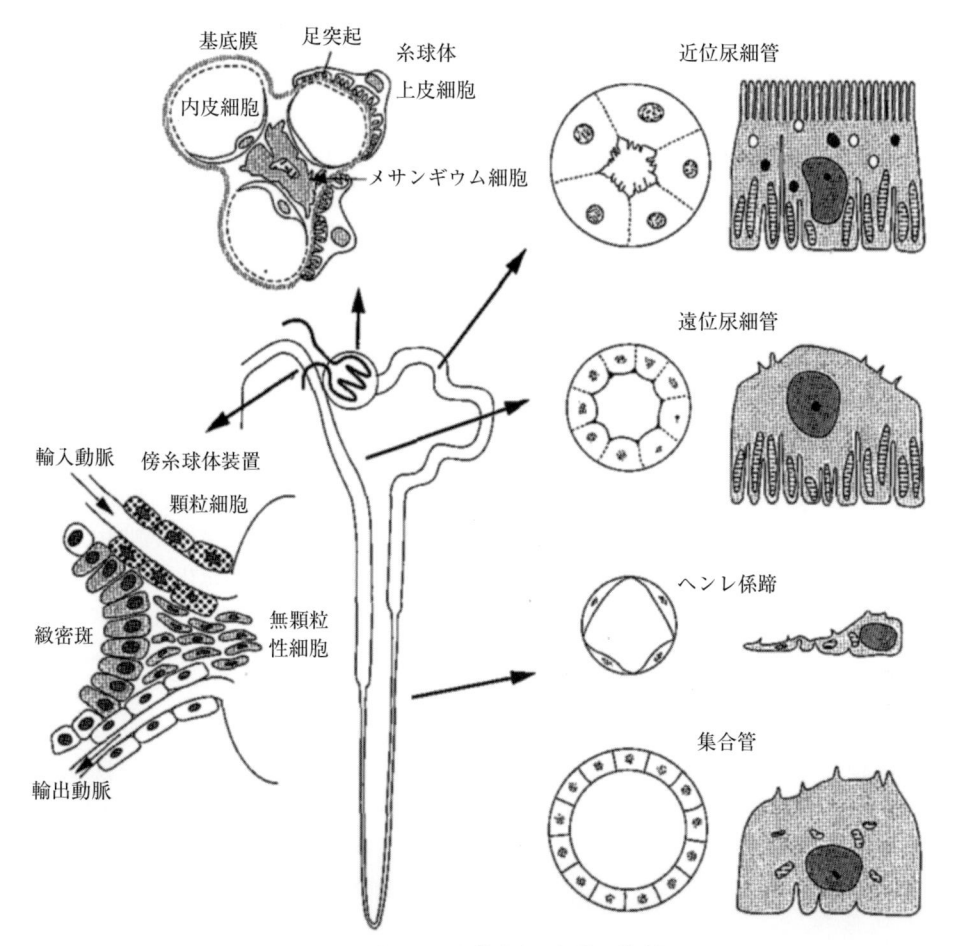

図6.25 ネフロンと構成する細胞の模式図
[最新毒性病理学より転載]

　(i) **近位尿細管 proximal tubule**　近位尿細管は構造上の特徴から，S1, S2およびS3の三つのセグメントに区別される．S1とS2(曲部 proximal convoluted tubules(PCT))は皮質に分布し，髄質外帯外層に分布するS3(直部 pars recta(PR)/ proximal straight tubule)に続く．尿細管上皮細胞は，エオジンに好染する細胞質を有し，核は円形で中央に位置する立方状の細胞であり，管腔側には刷子縁 brush border，基底部には細胞膜の陥入 invagination が，また，隣接する細胞間に嵌合 interdigitation が見られる．
　糸球体濾過液(原尿)の多く(水,電解質の約70%，グルコースおよびアミノ酸のほとんど)がS1セグメントで再吸収される．S1からS2セグメントに移るに従い再吸収機能は減ずると考えられる．

S3セグメントでは有機アニオン organic anion および有機カチオン organic cation のトランスポーター transporter による輸送能力が高く，これに一致して，各種の薬物代謝酵素の分布が高いという特徴を有する．
　(ii) **ヘンレ係蹄 loop of Henle**　ヘンレ係蹄は皮髄境界部で近位尿細管直部に続くTDL(細い下行脚 thin descending limb)と髄質内帯で反転上行するTAL(太い上行脚 thick ascending limb)とに分類される．上皮細胞は比較的扁平，小型である．ネフロンにはヘンレ係蹄が短いものと長いものとがあり，二者の比率は動物種によりさまざまである．
　下行脚では水分が，上行脚ではNa^+, Cl^-, Ca^{2+}およびMg^{2+}が再吸収される．

(iii) 遠位尿細管 distal convoluted tubule

遠位尿細管はヘンレ係蹄に続く部分で，刷子縁を有しない明るい立方状の細胞として観察される．Na^+，K^+およびCa^{2+}を再吸収する．アルドステロン aldosterone は遠位尿細管に作用し，Na^+と水分の再吸収を促進する．

c. 集合管 collecting ducts (CD)

集合管は，結合部，アーチ状部，髄質集合管と乳頭管に分けられる．皮質部分では髄放線 medullary ray 上を走行し，腎乳頭 renal papilla に向かうにつれて吻合してその数を減らし，最終的には腎盂 renal pelvis に注ぐ．皮質部分では背の低い立方状の細胞であるが，腎乳頭に向かうにつれて丈が高くなる．2種類の細胞，主細胞（明細胞）と介在細胞（暗細胞）が認められる．

再吸収機能は高くないが，尿の最終的な構成を調整する重要な部位である．下垂体後葉ホルモンの一つであるADH（抗利尿ホルモン antidiuretic hormone またはバゾプレッシン vasopressin）は集合管での水分再吸収を促進する．

d. 傍糸球体装置 juxtaglomerular apparatus

糸球体血管極に位置し，傍糸球体細胞 juxtaglomerular cell，緻密斑 macula densa および糸球体外メサンギウム細胞（ゴールマティヒ細胞 Goormaghtight cell ともよばれる）よりなる．傍糸球体細胞は，輸入細動脈がボウマン嚢に入る直前の糸球体門部で細動脈の平滑筋が腫大して上皮様の形態をしたもので，顆粒細胞 granular cell ともよばれる．傍糸球体細胞はレニン renin を産生・分泌する．緻密斑は遠位尿細管起始部の上皮細胞の丈が高く，核が密集した領域を示す．緻密斑細胞は尿中のCl^-濃度を感知し，傍糸球体細胞（顆粒細胞）からのレニン分泌を調節する（図 **6.26**）．また，糸球体外メサンギウム細胞は血管極で円錐状の集塊を形成し，糸球体メサンギウムとの連続性が見られる．この細胞の機能は明らかにされていない．

e. 血管および神経分布

腎動脈は腎門から入って分枝し，葉間動脈 interlobar artery，弓状動脈 arcuate artery，小葉間動脈 interlobular artery となり，さらに腎小体

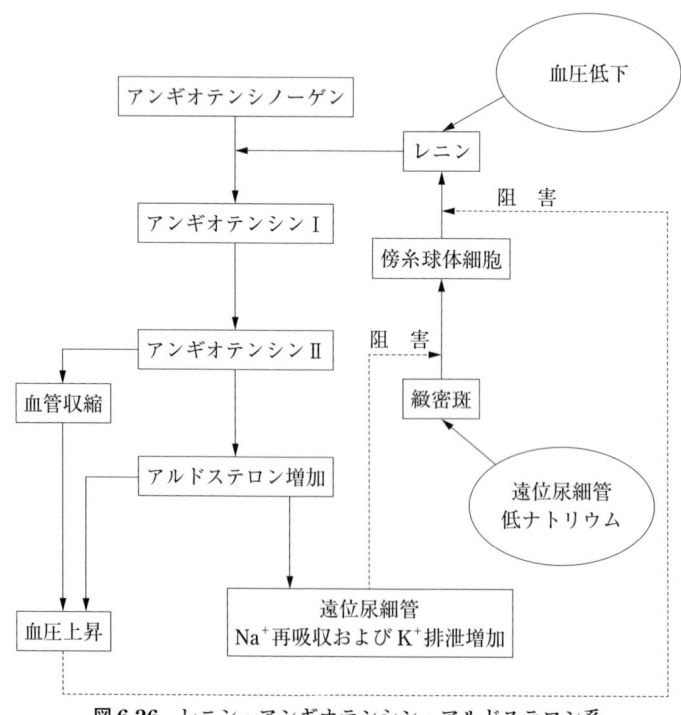

図 **6.26** レニン・アンギオテンシン・アルドステロン系

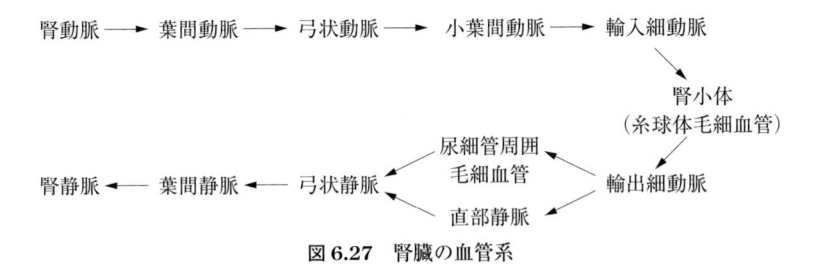

腎動脈 → 葉間動脈 → 弓状動脈 → 小葉間動脈 → 輸入細動脈
　　　　　　　　　　　　　　　　　　　　　　　↓
　　　　　　　　　　　　　　　　　　　　　　腎小体
　　　　　　　　　　　　　　　　　　　　　（糸球体毛細血管）
　　　　　　　　　　　　　　尿細管周囲　　　　↓
腎静脈 ← 葉間静脈 ← 弓状静脈 ← 毛細血管　　←　輸出細動脈
　　　　　　　　　　　　　　　直部静脈

図 6.27 腎臓の血管系

に進入する輸入細動脈 afferent arteriole となる．腎小体の血管極から進入した輸入細動脈は糸球体毛細血管網を形成し，再び集まって輸出細動脈 efferent arteriole となる．輸出細動脈は，尿細管周囲毛細血管（主として有窓性）を形成して小葉間静脈に注ぎ，一部は髄質外帯で毛細血管網を形成するが，多くは束を形成して髄質内帯へ向かい，反転上行し弓状静脈に注ぐ（図 6.24, 6.27）．これら上行する静脈性血管の内皮は小孔を有しており，尿の濃縮機構の一部を担う．

腎血管は交感神経の支配を受け，ノルアドレナリン noradrenalin やアンギオテンシン angiotensin の作用で血管収縮を生じる．

f. 間　質

尿細管と血管の間に散在し，髄質には 3 種類の間質細胞が存在する．I 型細胞 stellate cell は，最も多く存在し，脂肪に富み発達した粗面小胞体を有する．プロスタグランジンを産生するとされる．II 型細胞 monocyte はリンパ球様で，III 型細胞は周皮細胞 pericyte であるが，いずれも細胞小器官の発達は悪く数も少ない．

エリスロポエチンの産生は，血液中の酸素分圧によって調節されているが，その産生細胞は皮髄境界部の近位尿細管周囲に存在する．

g. 腎盂 renal pelvis

腎臓と尿管 ureter との接続部（尿管の起始部）で，漏斗状の広がりを示す．尿管から伸長した移行上皮で覆われている．

6.14.2　毒性メカニズム

腎臓は薬物や化学物質の毒性発現の標的臓器となりやすい．その理由として，① 老廃物や外来性物質の除去，水分や電解質の恒常性，酸 – 塩基平衡の維持といった機能を果たすために，血液が大量に供給され，曝露される量や機会が多い，② 尿の濃縮，分泌，排泄する機構を備えるため，高濃度の曝露を受ける，③ 酸素消費量が多く（単位重量あたりの酸素消費量は心臓に次いで 2 番目），細胞の酸素欠乏を起こす化学物質に感受性が高い，④ 構造や機能が複雑で構成する細胞の種類も多いため，さまざまな化学物質に対して感受性を有する，⑤ 薬物代謝酵素を含む各種の酵素が存在し，毒性代謝物質などの生成が起こる，などがある．

腎毒性物質は，次のような点に着目して分類できるが，一つの毒性物質が複数のメカニズムで複数の標的部位に作用することは必ずしも稀なことではない（表 6.32）．

① 生体異物の構造的あるいは機能的な特徴：金属，有機溶媒，抗生物質，NSAIDs（非ステロイド系抗炎症薬 non-steroidal antiinflammatory drugs）など
② 毒性メカニズム：直接障害，細胞内・間質・管腔内の物質レベルの変化，血行動態の変化，免疫機序を介した障害
③ 標的部位：糸球体，尿細管，あるいはそれらの構成要素

a. 直接障害

直接的に毒性物質により引き起こされる細胞の変性・壊死が主体で，近位尿細管に多いが，遠位尿細管や糸球体などが障害される場合もある．

（i）活性酸素 reactive oxygen species　活性酸素は化学物質や薬物によって特異的に生じるものではなく，通常の代謝，たとえばチトクロム P450 などの薬物代謝酵素，NADPH オキシダーゼ，

表 6.32　腎障害を引き起こすおもな物質と毒性メカニズム

部 位	毒性メカニズム		毒性物質あるいは因子
糸球体	直接障害	基底膜の電荷異常	プロタミン
		基底膜成分の異常	ペニシラミン
		上皮細胞の障害	ピューロマイシン
		メサンギウム融解	クロトン油，蛇毒
	反応性中間体および酸化ストレス		アドリアマイシン
	細胞，間質，および腔内の物質レベルの変化	糖尿病腎症(基底膜コラーゲンのグリコシル化増加)	高血糖(糖尿病)
	腎血流量の変化	糸球体濾過率の増加	高血圧，アルドステロン，高タンパク質食
		糸球体濾過率の低下(輸入動脈収縮あるいは全身的影響)	シクロスポリン，アムホテリシン B，NSAIDs，造影剤，ACE 阻害剤，血管拡張薬
	免疫学的機序	免疫複合体沈着	金塩，ペニシラミン，カプトプリル，ヒドララジン
傍糸球体装置	レニン-アンギオテンシン系への影響		ACE 阻害剤 アンギオテンシン II 受容体拮抗薬
近位尿細管	直接障害	ライソソーム内蓄積	アミノグリコシド系抗生物質(ゲンタマイシン)
		酵素阻害	重金属(カドミウム，水銀，鉛)
	代謝活性化(反応性中間体および酸化ストレス)		セファロスポリン系抗生物質(セファロリジン)，βラクタム系抗生物質，マイコトキシン，クロロホルム
	細胞，間質，および腔内の物質レベルの変化	リン酸塩，鉄，亜鉛による毒性	リン酸化合物，ビスホスホネート，ニトリロ三酢酸三ナトリウム
		浸透圧性腎症	スクロース，マンニトール
		シュウ酸塩腎症	エチレングリコール
		α_{2u} グロブリン腎症	d-リモネン
		アミノ酸	リジノアラニン，リジン，D-セリン
		腎石灰化	合成餌
	腎血流量の変化		虚血，低酸素
遠位尿細管	直接障害	膜の透過性亢進	アムホテリシン B
集合管	直接障害	基底膜異常	2-アミノ-4,5-ジフェニルチアゾール塩酸塩

　ミトコンドリアの電子伝達系，キサンチンオキシダーゼ，シクロオキシゲナーゼ，リポキシゲナーゼなどによって容易に生じるが，グルタチオンペルオキシダーゼ，グルタチオン還元酵素，スーパーオキシドジスムターゼ，カタラーゼなどによる細胞内の解毒酵素系によって分解消去される．消去されずに過剰となった活性酸素は過酸化脂質の生成，酵素活性の低下，タンパク質の変性やDNA傷害を引き起こし細胞死や癌の原因ともなる．化学物質や薬物によって活性酸素の細胞内濃度が高くなる場合には，活性酸素の産生増大あるいは消去系の機能低下が考えられる．

　アドリアマイシン adriamycin は，糸球体上皮細胞内で代謝されキノンまたはセミキノン体となりフリーラジカル free radical を生成するため，細胞障害を起こす．ピューロマイシン puromycin (アミノヌクレオシド aminonucleoside)による糸球体上皮細胞の毒性発現にも活性酸素の関与が考えられている．セファロスポリン系抗生物質は，血中から能動的に近位尿細管細胞へ取り込まれ，代謝過程で生成する活性酸素が脂質過酸化を起こし，膜を傷害すると考えられている．

(ii) **酵素阻害 enzyme inhibition** アミノグリコシド系抗生物質 aminoglycoside antibiotic のゲンタマイシン gentamicin は，近位尿細管上皮細胞で細胞膜（刷子縁）リン脂質と結合し，細胞内に取り込まれた後，ライソソーム lysosome に層板状構造物 concentric lamellar body が蓄積する（リン脂質症 phospholipidosis）が，ライソソームのホスホリパーゼ phospholipase を阻害することが蓄積の原因でもある．

重金属 heavy metal による尿細管障害は主としてミトコンドリア酵素の阻害，エネルギー産生・細胞内呼吸の障害に起因することが多い．水銀 mercury や鉛 lead はミトコンドリアの酵素を阻害する．カドミウム cadmium はメタロチオネイン metallothionein と結合して尿中に排泄されるが，近位尿細管で再吸収され，遊離のカドミウムイオンがライソソーム酵素を阻害する．

(iii) **その他** 糸球体基底膜の電荷に影響を与え，濾過機能の障害が起こることがある．たとえば，陽性に荷電したプロタミン protamine（ヘパリンの拮抗剤）は基底膜の電荷を中性化することで濾過機能を障害し，その結果としてタンパク尿 proteinuria が生じる．

メサンギウムを直接障害する毒性物質はほとんどないが，ある種の蛇毒により，メサンギウム融解 mesangiolysis が起こる．

b. 細胞内・間質・管腔内の物質レベルの変化

化学物質（あるいは代謝物）やカルシウムなどの無機塩が尿細管上皮細胞に沈着する，または尿細管腔内に析出，閉塞する結果，上皮細胞の壊死や尿細管の拡張が起こることがある．

d-リモネン d-limonene やパラジクロロベンゼン para-dichlorobenzene など，多くの化学物質が雄ラットの近位尿細管上皮細胞内に α_{2u} グロブリンに関連した硝子滴 hyaline droplets 沈着を引き起こし，α_{2u} グロブリン腎症 α_{2u} globulin nephropathy とよばれる（表 **6.33**）．雄ラットに特徴的な α_{2u} グロブリン（肝臓で合成・分泌される）は，腎糸球体を容易に透過し，その一部が近位尿細管で再吸収されるが，ライソソームでの加水分解に抵抗性があるため，ライソソーム内に蓄積する傾向

表 6.33 雄ラットに α_{2u} グロブリン腎症を引き起こすおもな物質

ジェット燃料（JP-4，JP-TS，JP-7，RJ-5，JP-10）
ジメチルメチルホスホネート
ヘキサクロロベンゼン
ニトロトルエン
ヘキサクロロエタン
イソフォラン
d-リモネン
リンデン
無鉛ガソリン

がある．化学物質が α_{2u} グロブリンと結合するとライソソームでの分解がさらに阻害されるため，尿細管上皮細胞のライソソーム内蓄積がより促進し，尿細管上皮細胞の壊死にもつながる．

アセタゾラアミド acetazolamide（炭酸脱水酵素阻害剤 carbonic anhydrase inhibitor）は，尿 pH，カルシウムおよびリンの尿中排泄を増加させるため，リン酸カルシウム calcium phosphate の結石 calculus が形成しやすくなる．エチレングリコール ethylene glycol を投与すると，その最終代謝産物であるシュウ酸 oxalate が尿細管腔内でカルシウムと結合し，シュウ酸カルシウム calcium oxalate として析出する．この他にも，抗ウイルス薬アシクロビル acyclovir や xemilofiban（glycoprotein IIb/IIIa 拮抗薬）でも結晶の析出が知られている．

鉛は近位尿細管上皮細胞の核内に蓄積し，特徴的な核内封入体 intranuclear inclusions を形成する．

c. 血行動態の変化（虚血あるいは低酸素）

腎動脈血流の低下・遮断により尿細管の壊死が生じる．この種の細胞障害の機序としては，ミトコンドリアの酸素取込み低下，カルシウムの細胞内流入，ライソソーム酵素の逸脱が考えられる．腎動脈の梗塞では皮質にクサビ状の壊死巣が引き起こされる．血管に作用して，主として輸入細動脈の収縮を起こすサイクロスポリン cyclosporine，NSAIDs，あるいはアンギオテンシン II などは血行動態を抑制する．

その他に，NSAIDs は腎乳頭壊死 papillary necrosis を引き起こすことが知られている．この病

変の発現メカニズムは十分に解明されていないが，腎臓の局所的な循環障害に加え，血管内皮の直接的障害やCOX-1(cyclooxygenase-1)ないしはCOX-2(cyclooxygenase-2)を介したプロスタグランジン合成阻害による影響，間質細胞やヘンレ係蹄に対する毒性などが考えられており，直接的な毒性と虚血性変化が複合したものと考えられる．

d．免疫学的機序

血中の抗原抗体複合体（可溶化したもの）が糸球体に沈着する場合と，糸球体の場で抗原抗体反応を起こす場合がある．免疫複合体の沈着パターンとしては，糸球体基底膜あるいはメサンギウム領域に顆粒状に沈着する場合および糸球体基底膜に沿って線状に沈着する場合とがある．免疫複合体は，補体の結合および好中球の誘導により炎症性変化を引き起こすことになる．

塩化水銀 mercury chloride，金チオリンゴ酸ナトリウム sodium aurothiomalate，D-ペニシラミン D-penicillamine をある系統のマウスやラットに投与すると，糸球体や尿細管の基底膜に免疫グロブリン immunoglobulin あるいは免疫複合体の沈着が見られる．また，ある種の溶媒は，基底膜抗原を露出させるため，血中の可溶化抗体が基底膜上で反応し，免疫複合体が基底膜に沿って線状に沈着する．

6.14.3 障害反応

化学物質や薬物は細胞あるいは細胞内小器官への標的に基づいて，形態学的に特徴的な一次障害を起こす．一方で，腎臓はきわめて複雑な構造をしており，相互に複雑な関連を有するため，ある部位に対する影響が他の部位にも影響を与えることを認識すべきである．たとえば，腎臓の変化において，障害を受けた局所だけの反応というよりは，ネフロン単位で障害に対する反応性の変化が発現しやすい．

a．腎小体の病変

（ⅰ）**糸球体の病変**　上皮細胞の変化としては，細胞の肥大 hypertrophy，空胞化 vacuolation，硝子滴沈着 hyaline droplet deposition がある．硝子滴の出現はタンパク質の漏出を示し，基底膜の透過性亢進や上皮細胞の機能障害を示唆する．

基底膜の変化としては，肥厚，二重構造化，あるいは菲薄が挙げられる．基底膜が不規則に肥厚した際には免疫複合体，類線維素 fibrinoid やアミロイド amyloid の沈着が考えられ，その形状や沈着部位から，spike(トゲ状に外方に突出したもの)，hump(上皮下の瘤状の沈着物)，hyalinosis(類線維素性物質の沈着)などとよばれる．基底膜成分の合成阻害が起こると，阻害様式により肥厚あるいは菲薄化が生じる．

内皮細胞には，肥大，空胞化，剥離などの変化が見られるが，内皮細胞に障害があると，付随して血栓の形成を見ることもある．

メサンギウムでは，細胞あるいは基質の増加が基本的な変化であり，細胞増加の場合にはメサンギウム細胞自体と炎症性変化（好中球浸潤など）による場合がある．メサンギウム細胞および基質が軸部で増殖する場合はメサンギウム増殖性ネフローシス mesangial proliferative glomerulonephrosis，係蹄壁に沿って増殖する場合は膜性増殖性糸球体ネフローシス membranoproliferative glomerulonephrosis と表現される．また，メサンギウムを含む糸球体への好酸性物質（免疫グロブリン）の沈着として認められる hyaline glomerulopathy がある．ヒトでは imunotactoid glomerulopathy などとよばれる変化である．本症は，一部系統のマウスで自然発生が知られているが，最近，ラットで化学物質による誘発が報告された[1]．その他に，メサンギウム融解（基質の融解消失）がある．また，イヌの自然発生性変化としてメサンギウム細胞に脂質が蓄積し泡沫状を呈する糸球体が見られることがある．

（ⅱ）**ボーマン嚢の病変**　ボーマン嚢の化生 metaplasia/過形成 hyperplasia は老齢ラットに自然発生する変化で，雌より雄でよく認められる．近位尿細管上皮細胞に類似する立方型の上皮細胞は正常の雄マウスでしばしば遭遇するが，糸球体の病変（糸球体硬化症など）に付随して上皮細胞の肥大や増生が見られることがある．なお，組織標本の状態により近位尿細管上皮細胞の迷入が観察

されることがあり，このようなアーティファクトとは区別する必要がある．

(iii) **糸球体ネフローシス glomerular nephrosis, 腎症 nephropathy** 糸球体障害に起因する腎障害の総称で，さまざまな病変が複合して現れる．上皮細胞の足突起の融合や基底膜の肥厚などを主体として炎症性細胞の浸潤や細胞増殖が認められない病変(限局性分節性糸球体硬化症 focal segmental glomerulosclerosis)と免疫複合体の沈着，メサンギウムの増殖，基底膜の肥厚や炎症細胞の浸潤などが認められる病変(膜性糸球体腎症 membranous glomerulo-nephropathy)とに大別できる．

b. 傍糸球体装置の病変

傍糸球体細胞の肥大 hypertrophy/過形成 hyperptasia が，ACE(アンギオテンシン変換酵素 angiotensin-converting enzyme)阻害薬やアンギオテンシンⅡ受容体拮抗薬 angiotensinⅡantagonist によって誘発される．レニンの産生・分泌が亢進し，細胞内にはレニン顆粒の増加が見られる．

c. 尿細管の病変

(i) **尿細管の壊死 tubular necrosis** 上皮細胞の単細胞壊死と限局性あるいは巣状の壊死とがある．単細胞壊死では，細胞の収縮，好酸性化や種々の程度の核濃縮，核の断片化が見られる．炎症性変化は見られず，周囲の尿細管上皮細胞は正常であるが，細胞分裂像の増加が付随して起こる．限局性あるいは巣状壊死の場合には細胞腫大や核の融解・濃縮が見られ，炎症性反応も起こる．壊死の程度に応じて，再生性尿細管が出現する．循環障害(虚血)による尿細管壊死では，循環末梢部位に相当する髄質内帯(ヘンレの太い上行脚)やミトコンドリアが豊富な近位尿細管(S1)で感受性が高く，化学物質による直接的な障害が起こりやすい近位尿細管(S3)とは異なった病像を呈する．

(ii) **封入体 inclusion body** 封入体は，細胞内に形成された均質な円形物質として観察される．多くは細胞質内に見られるが，核内に出現することもある．

(iii) **尿細管空胞化 tubular vacuolation** 脂質空胞は，とくにイヌではしばしば近位尿細管(直部)に生理的に観察されることがある．また，リン脂質の蓄積(リン脂質症)は，主として近位尿細管上皮細胞に起こり，細胞質の泡沫状変化として認められる．組織学的な診断では，電子顕微鏡により同心円状の層板構造物を確認できる．

スクロース，マンニトール，デキストランなどの高張溶液を投与すると，近位尿細管の上皮細胞は再吸収機構により取り込んで腫大し，細胞質は明るく泡沫状に見える(浸透圧性ネフローゼ osmotic nephrosis)．変化は可逆的で，機能的な異常はほとんどない．

糖尿病 diabetes mellitus の動物において，過剰なグリコーゲン glycogen の蓄積が主として遠位尿細管および集合管に局在する．

(iv) **硝子滴沈着 hyaline droplets** 硝子滴は，エオジン好性でPAS(過ヨウ素酸シッフ periodic acid-schiff)染色に陽性を示す微小円形の沈着物で，糸球体から濾過されたタンパク質が近位尿細管で再吸収されたものが一般的である．大量の硝子滴が近位尿細管に蓄積した場合，硝子滴腎症 hyaline droplet nephropathy ともよばれる．なお，雄ラットに特有な $α_{2u}$ グロブリンの沈着ではPAS染色に陰性である．

(v) **色素沈着 pigment accumulation** 主として，近位曲尿細管の細胞質内に黄褐色色素の顆粒状沈着が見られる．リポフスチン lipofuscin (PAS染色陽性)の場合が多く，その他に，ヘモジデリン hemosiderin あるいは胆汁色素 bile pigment(ビリルビン birilubin)のこともある．

他に，尿細管の細胞質内に無機質の沈着が観察されることがある．

(vi) **石灰沈着 mineralization / calcification / nephrocalcinosis** 変性あるいは壊死した組織に起こる異栄養性石灰化 dystrophic calcification と高カルシウム血症に関連する転移性(異所性)石灰化 metastatic calcification とがある．皮髄境界部の尿細管腔内の石灰沈着は，ラットやマウスで生理的に見られるが，飼料中のカルシウムとリンの比率が石灰沈着の促進に影響することが知られている．また，ビタミンD過剰(あるいは高カル

シウム血症)の際には基底膜や血管壁への沈着が起こる.

（vii）　円柱 cast　　糸球体の透過性の亢進や障害などにより，尿細管腔内にエオジンに淡染する好酸性物質の蓄積が見られ，硝子円柱 hyaline cast とよばれる．血漿タンパク質，尿成分や尿細管産生糖タンパク質（Tamm-Horsfall 糖タンパク質）などからなる．ラットの慢性進行性腎症ではしばしばみられる変化であり加齢とともに増加する．一方，尿細管障害を起こす薬物などでは，剥離した上皮や細胞残屑が尿細管腔内に停滞した顆粒状円柱 granular cast（細胞性円柱 cellular cast）が認められる．α_{2u} グロブリン腎症では髄質外帯部の尿細管でよく見られる．また，さまざまな原因による赤血球の破壊や溶血性の疾患ではヘモグロビン円柱なども観察される．

（viii）　結晶沈着 crystal deposition / crystalluria　　化学物質あるいはその代謝体などが尿細管腔内に析出するもので，溶解度の低い物質が尿濃縮に伴って，主として遠位尿細管で形成される．また，尿 pH の変化に関連して析出する場合もある．結晶形成に随伴して尿細管や間質の炎症，異物性巨細胞および尿細管上皮細胞の再生などの変化が見られ，尿細管間質性腎炎の組織像を示すことがあり，閉塞性腎症 obstructive nephropathy ともよばれる．

（ix）　尿細管の拡張(嚢胞性変化)(cystic)dilatation of tubules　　遠位尿細管や集合管が拡張するもので，上皮は扁平となる．多数の尿細管が嚢胞状に著しく拡張する場合は，多発性嚢胞腎とよばれるが，腎臓表面は平滑で間質に線維の増生は少ない．2-アミノ-4,5-ジフェニルチアゾール 2-amino-4,5-diphenylthiazole の投与で生じることが知られており，基底膜への影響が原因と考えられている．その他に，ラットでは慢性の低カリウム血症の場合に，集合管上皮細胞の肥大・増生による管腔の閉塞が原因で生じる．

（x）　尿細管肥大 tubular hypertrophy　　腎部分切除，高タンパク質食，食塩の過剰摂取，ある種の化学物質の高用量投与など，腎臓への負荷の増加に対する反応として，尿細管の肥大が起こる．

（xi）　尿細管過形成 tubular hyperplasia　　慢性の腎障害によって，尿細管上皮細胞あるいは集合管に限局性の過形成が起こる．上皮細胞が単層の細胞配列を維持した単純性過形成 simple tubular hyperplasia と上皮細胞の重層化や細胞あるいは核の多形成が見られる異型性過形成 atypical tubular hyperplasia とに分類される．

（xii）　間質性腎炎 interstitial nephritis　　間質にリンパ球や形質細胞あるいは好中球の浸潤と浮腫が認められるもので，慢性に経過すると，間質の線維化，炎症性細胞浸潤，尿細管萎縮 tubular atrophy，さらに糸球体硬化 glomerulosclerosis が見られることもある．

d. 腎乳頭の病変

腎乳頭壊死 papillary necrosis は毛細血管，ヘンレ係蹄および間質の壊死性変化が主体で，炎症反応や無機物の沈着を伴う場合もある．乳頭部に石灰沈着があると，その刺激により腎盂炎や腎盂移行上皮の過形成も生じることがある．また，壊死に伴うネフロン単位での閉塞が慢性に経過すると，糸球体硬化にもつながる．腎乳頭壊死を引き起こす物質として，NSAIDs，アセトアミノフェン acetaminophen，ヒ素 arsenic が知られている．

e. 腎盂の病変

下部尿路系の閉塞による尿のうっ滞に伴い腎盂が拡張する．先天的，薬物起因性，あるいは腫瘍による尿管の圧迫などで起こる．早期の症例では，腎盂の拡張に加え，尿細管の拡張と上皮の平坦化が見られる．尿うっ滞の持続により，腎盂および腎臓実質に炎症性変化を起こし（腎盂腎炎 pyelonephritis），また，腎盂の拡張が重篤になると腎臓全体が嚢状になる．

f. 前癌病変

（i）　変異尿細管 altered tubules　　初期には1層または多層の軽度に大型の細胞からなる正常大～拡張した尿細管として認められる．細胞と核に軽度の異型を示す．細胞質は通常好塩基性で明細胞性またはオンコサイト性のこともある．

（ii）　上皮過形成 epithelial hyperplasia　　変異尿細管の増殖がさらに進展した像で，軽度また

は中等度に拡大した尿細管腔内に、上皮が2層から数層までの増殖を示す。そのために尿細管は種々の大きさの嚢胞状の拡張を示すこともある。細胞、核には軽度から中等度の異型を認める。細胞質は好塩基性、明細胞性、好酸性またはオンコサイト性を示す。管腔構造はほぼ保たれており、増殖した上皮の間質の取込みは認めないか、あってもごくわずかである。周囲組織への軽度の圧排を示すことがある。

6.14.4　腫瘍性病変および加齢性変化

A. 腫瘍性病変

腎腫瘍は尿細管上皮性，胎児性，間葉系組織由来および尿路上皮由来に分けられる。自然発生腎腫瘍の頻度は，いずれの動物種においても低く，ラットでは1%を超えることはない（表6.34）。腎腫瘍はマウス，ラットおよびハムスターに見られるが，EHEN(N-ethyl-N-hydroxyethylnitrosamine)，N-nitrosomorpholine, N-(4'-fluoro-4-biphenyl)acetamide, N-nitroso-N-diethylamine などのニトロサミン，cycasine，塩基性酢酸鉛 basic lead acetate，tris(2,3-dibromopropyl)phosphate, 鉄ニトリロ酢酸 ferric nitrilotriacetate などの発癌物質による腎腫瘍はラットで最も多く報告され，発癌過程について多くの報告がある。

a. 尿細管上皮由来の腫瘍性病変

尿細管上皮由来の増殖性病変は、尿細管上皮増殖型 epithelial proliferation type および腺管増殖型 tubular proliferation type に大別される。尿細管上皮増殖型は最も多く、上皮細胞の腺管内への過形成性増殖を特徴とし、進行すれば、乳頭状 papillary，充実性 solid および嚢胞状 cystic 過形成または腫瘍の発生に至る。腺管増殖型は荒廃腎において未熟な小型の上皮様細胞が小型の不完全な尿細管様構造を形成し、間質内に増殖する型で、ヒトでは透析腎、動物では実験的な障害腎に認められる。また，H&E またはトルイジンブルー染色によって、好塩基細胞性 basophilic cell、明細胞性 clear cell およびオンコサイト性 oncocytic に分けられる。これらの細胞の形質は、種々の酵素組織化学的特徴を示す（表6.35）。組織発生は、好塩基細胞性腫瘍は近位尿細管、明細胞性とオンコサイト性腫瘍は集合管と考えられている[2,3]。

(i) 腫瘍　腎上皮からなる充実性の腫瘍である。腎細胞腺腫 renal cell adenoma（図6.28）と腎細胞癌 renal cell carcinoma（図6.29）とに分けられる。腎細胞腺腫と腎細胞癌では異型性において鑑別が困難な場合が多い。細胞と核の異型性が顕著で、周囲の腎組織に対する浸潤破壊が明らかな場合、あるいは腫瘍が腎全体を占めるか、それよりも大きい場合には癌と診断される。両者を併

表6.34　F344系ラットにおける自然発生腎腫瘍の頻度

月齢	組織学的診断	発生動物数／検索動物数（％） 雄	雌
24	腎細胞腺腫	1/1794　(0.06)	0/1754
	腎細胞癌	2/1794　(0.11)	1/1754　(0.06)
	良性混合性腫瘍	3/1794　(0.17)	0
	移行上皮癌	1/1794　(0.06)	2/1754　(0.11)
28～31	腎細胞腺腫	1/296　(0.34)	1/297　(0.34)
	移行上皮癌	2/296　(0.66)	0/297
24～33	細網肉腫	1/144　(0.69)	0
	リンパ肉腫	1/144　(0.69)	0

表6.35　組織化学的，酵素組織化学的特徴による腫瘍性病変のラット正常尿細管との比較

	正常尿細管			腫瘍性増殖病変		
	近位尿細管	遠位尿細管	集合管	好塩基性病変	明細胞性	オンコサイト性
SDH	+	+	±	−(↓)	±(↓)	++(↑)
G6PDH	+	++	±	++(↑)	±(↓)	−(↓)
GGT	+a	−	−	+～−(→～↓)	−(↓)	−(↓)
PAS	+a	−	−	+(→～↓)	−(↓)	−(↓)

略語　−：陰性，±：弱陽性，+：中程度陽性，++：強陽性，a：刷子縁，↑／→／↓：（周囲の正常尿細管と比べて）増加／不変／減少，SDH：succinate dehydrogenase，G6PDH：glucose-6-phosphate dehydrogenase，GGT：γ-glutamyl transpeptidase，PAS：periodic acid-schiff．

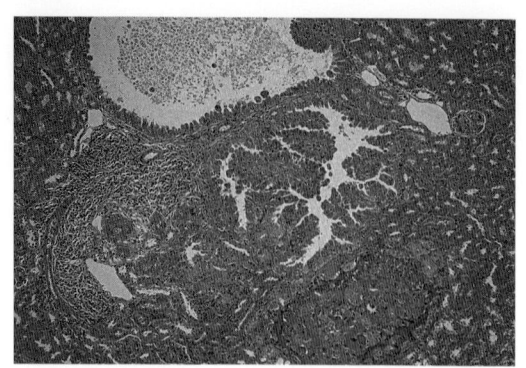

図6.28 腎細胞腺腫, B6C3F1マウス, 雌, 110週齢
尿細管上皮の囊胞状または充実性の増殖, 内腔への乳頭状増殖が見られる.

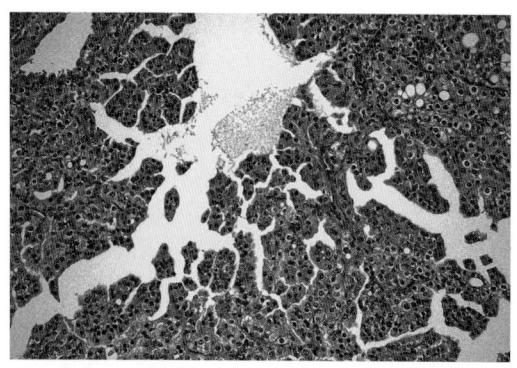

図6.29 腎細胞癌, SDラット, 雌, 65週齢
おもに好酸性の細胞質からなり, 細い間質をもって乳頭状構造をとり増殖する.

せて単に腎細胞腫とすることがある. げっ歯類では好塩基細胞型が大多数を占める. 雄ラットにおいて化学物質の投与に相関した α_{2u} グロブリンの尿細管上皮のライソームへの蓄積が腎細胞腫瘍の発癌の指標として注目されたが, α_{2u} グロブリンはヒトでは産生されないために外挿することはできない.

(1) 腎細胞腫 renal cell tumor：肉眼的には白色の境界明瞭な結節性病変で, 多くは皮質に発生する. 組織学的には, 拡張した囊胞状または屈曲した腺腔内に, 単層または数層の上皮が充実性または乳頭状増殖を示し, 周囲圧排像を見る. 細胞質は好塩基性, 明(淡明)細胞性, 好酸性またはオンコサイト性を示し, 細胞, 核には軽度から中等度の異型を認める. 腫瘍細胞の組織化学的, 染色または酵素組織化学的特長によって, 以下の3型に分類される.

好塩基性細胞腫 basophilic cell tumor 尿細管上皮由来の腫瘍では最も一般的なもので, ヘマトキシリンやトルイジンブルーに好染するが, 固定などの条件により, 好酸性細胞に見える場合もある. 酵素組織学的に細胞質における G6PDH (glucose-6-phosphate dehydrogenase) 活性の周囲の尿細管と比べて増加と同時に SDH (succinate dehydrogenase) 活性の低下・消失が特徴的である[3]. EHEN (N-ethyl-N-hydroxyethylnitrosamine), N-nitrosomorpholine, 鉄ニトリロ三酢酸などの投与によって発生する. Tsc2遺伝子の変異による遺伝性腎癌である Eker ラット腎腫瘍にも見られる[4].

淡明性細胞腫 clear cell tumor 細胞質が明るく抜けて見える腫瘍でヒトの腎細胞癌の大部分を占めるが, げっ歯類では少ないが, 遺伝性腎腫瘍を発生する Nihon ラットには多く見られる[4].

オンコサイトーマ oncocytoma 稀な腫瘍である. 微細顆粒状の好エオジン性の細胞質をもつ比較的大きな円〜卵円形の腫瘍細胞で, 細胞の中心に位置する核をもつ腫瘍細胞からなる. 核は時折 pyknotic 様を示す. 電子顕微鏡では細胞質内に多数のミトコンドリアが観察される. 細胞質における G6PDH と SDH 活性は好塩基性細胞腫と対照的で, G6PDH の低下・消失と, SDH の上昇が見られる(表6.35). 実験的には Sprague-Dawley ラットに N-nitrosomorpholine の投与によって発生する[2,3].

b. 胎児性組織由来の腫瘍

腎芽腫 nephroblastoma 肉眼的には境界不明瞭な白色充実性の腫瘍で, 組織学的には, 紡錘形または多稜性の腫瘍性腎芽細胞 blastemal cell が, 巣状または充実性に増殖し, 中心部にさまざまな段階の尿細管上皮への分化を示すものが見られる. 切片上の腎芽細胞と腺上皮様の腫瘍細胞の占める優勢度によって, 腎芽細胞性腎芽腫 nephroblastic nephroblastoma(図6.30)あるいは上皮性腎芽腫 epithelial nephroblastoma と細分類される[4]. ラットでは両者とも ENU (N-ethyl-N-nitrosourea) の経胎盤投与によって発生する.

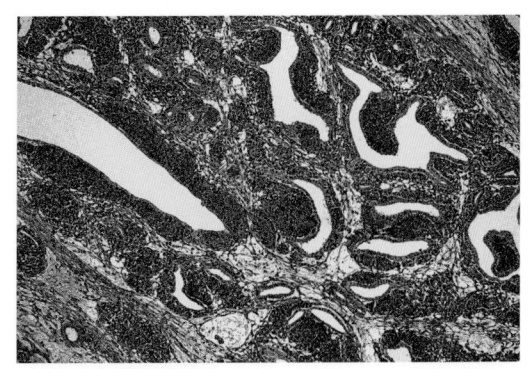

図6.30 腎芽細胞性腎芽腫，SDラット，雄，19週齢
腎芽細胞性で，管状構造をとって増殖しており原始糸球体への分化傾向を示す．

c. 間葉系組織由来の腫瘍

（i） 腎間葉性腫瘍 renal mesenchymal tumor
肉眼的には，腎芽腫よりさらに境界不明瞭な腫瘍で，初期には周囲組織に滲み込んだような境界不明瞭な病変として認められる．組織学的には，未分化な線維芽細胞様の細胞や，星芒型の未熟間葉細胞が既存の尿細管周囲の間質中に浸潤性に広がって増殖する．しばしば膠原化を伴い，軟骨組織，未熟あるいは成熟した脂肪組織や筋組織の混在を見るが，腎芽細胞は見られない[5]．ラットではたとえば DHPN（N-bis(2-hydroxypropyl)nitrosamine）や N-nitroso-N-dimethylamine の腹腔内または経口投与によって発生する．

（ii） その他の間葉性腫瘍 脂肪腫 lipoma, 脂肪肉腫 liposarcoma（図6.31），過誤腫 hamartoma, 線維腫 fibroma, 線維肉腫 fibrosarcoma などがあるが，いずれの動物種においても，良性・悪性腫瘍ともに発生頻度はきわめて低い．

d. その他の腫瘍

ハムスターにおいてエストロゲン（ジエチルスチルベストロール）の皮下投与で発生する腫瘍である．多くの成分は上皮性腎芽腫様，類上皮様で，ラット，マウスには発生しない．組織化学的にビメンチン陽性の非上皮の形質と同時にサイトケラチン，アルカリホスファターゼ陽性の上皮の形質を示す．傍糸球体装置 juxtaglomerular apparatus からの発生が考えられている[6]．

e. 尿路上皮由来の腫瘍

移行上皮由来の尿路移行上皮腫瘍で，フェナセチンや非ステロイド系抗炎症剤を長期投与した場合にマウス，ラットおよびヒトの腎盂に発生する．肉眼的には，白色の境界明瞭な病変で，発生部位が腎盂であるため水腎症をきたすことが多い．自然発生頻度は腎細胞腫とほぼ同程度できわめて低い．

（i） 前癌病変 移行上皮過形成 transitional cell hyperplasia は，尿管や膀胱の移行上皮で観察されるものと同様に，移行上皮の多層化を示す腫瘍で異型性は明瞭ではない．組織学的には膀胱の移行上皮腫瘍と同じ単純性過形成 simple hyperplasia や，2分岐までの間質の形成を見る乳頭状 papillary または結節性過形成 nodular hyperplasia：PN hyperplasia）が見られる（6.15.3項b.参照）．

（ii） 腫瘍
移行上皮乳頭腫 transitional cell papilloma, 移行上皮癌 transitional cell carcinoma 組織学的には，多層化した移行上皮の乳頭状増殖からなり，尿管や膀胱の移行上皮で観察されるものと同様である．細胞質と核の異型性が明瞭なものを癌としている．

扁平上皮癌 squamous cell carcinoma 扁平上皮性の癌で腎盂に発生するのはきわめて稀である．

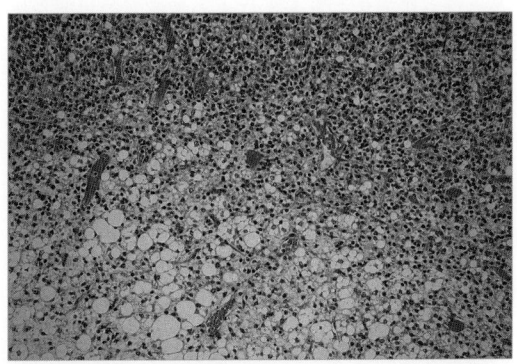

図6.31 脂肪肉腫，SDラット，雄，89週齢
成熟脂肪細胞，脂肪芽細胞並びに比較的未分化な間葉系細胞が混在する．

f. 自然発生腫瘍

毒性試験に際して投与物質に関係なく早期に腎腫瘍の発生を見ることがあるが，それらは Eker ラットや Nihon ラットと同様な癌抑制遺伝子の変異が検出され，それらは自然変異によると考えられている．老齢ラットの散発性腎腫瘍の発生率は 1% 以内である（表 6.34）[5]．

B. 加齢性変化

種を問わず，加齢とともに変性病変の発生頻度と障害の程度が増大する．ラットやマウスにおけるおもな加齢性変化として，次のような病変，変化が挙げられる．

（i）**CPN（慢性進行性腎症 chronic progressive nephropathy）** ラットの加齢性病変としてよく知られている病態であり，その発現時期や病態の進行には系統差があり，また，雄で起こりやすい．初期病変として，基底膜肥厚を伴う好塩基性尿細管の出現が観察され，一方で，糸球体には変化が乏しい．病態が進行してくると，肉眼的レベルで腎臓の腫大および退色が肉眼的に確認できる．組織学的な特徴として，糸球体は糸球体硬化の様相を呈し，メサンギウムの肥厚，糸球体上皮細胞内に硝子滴状物質の沈着が見られることもある．また，ボウマン嚢の肥厚や糸球体周囲の線維化が起こる．尿細管では，基底膜肥厚，好塩基性，拡張あるいは萎縮を示す．高度に進行すると，種々の細胞変化が見られ，尿細管細胞質内の硝子滴状物質の蓄積，色素沈着や尿細管上皮細胞の肥大あるいは増生も観察され，変性性および再生性の両面をもった病態といえる．間質には炎症性および線維化反応が起こり，皮質での楔状の瘢痕形成にも至る．

病因はいまだ明らかになってはいないが，加齢に伴って起こる基底膜の変化（アミノ酸組成の変化，水酸化およびグリコシル化の増加）による機能障害が主要因と考えられる．病変の発現時期や進行を修飾する要素には，食餌（高カロリー，高タンパク質），食塩負荷などが知られており，糸球体血流量あるいは糸球体濾過の増大が病態の進行を促進する．

（ii）**アミロイド症（アミロイドーシス amyloidosis）** アミロイドは線維状のタンパク質であり，コンゴーレッド染色で橙赤色に染まり，偏光フィルターで観察すると緑色偏光を示すという特徴を有する．加齢のマウスあるいはハムスターでは，腎臓がしばしば標的臓器となる．マウスでは系統差が見られ，CD-1 マウスで起こりやすい．発現部位としては，糸球体が最も多いが，高度になると，間質のアミロイドが尿細管や集合管を取り囲むようになる．さらに，腎乳頭にも拡大し，腎盂上皮の過形成を伴うことがある．糸球体では，淡桃色のアミロイドの沈着に伴い細胞数が減少する．

（iii）**硝子滴沈着 hyaline droplets** 雄ラットの近位尿細管上皮内に見られる硝子滴状の沈着物で，加齢とともに増加する．

（iv）**色素沈着 pigment accumulation** リポフスチンをはじめとする色素顆粒の尿細管上皮細胞への沈着で，老齢のラットに高率に認められる．

（v）**石灰沈着 calcification** ラット（とくに雌）で見られる髄質外帯外層における石灰沈着で，加齢とともに頻度，程度が増大する．

（vi）**尿細管肥大 tubular hypertrophy** 老齢ラットに高頻度に見られる尿細管の肥大像で，腫瘍性変化ではない．好酸性の肥大した上皮細胞が単層に配列する．

6.14.5 障害が及ぼす影響

腎臓の主たる機能は，血液の成分や量を調節し，老廃物を排泄するとともに水や電解質の平衡を維持することである．腎臓に障害があると種々の程度にその機能が障害され，全身状態に影響を与えるとともに，心臓血管系の病変や電解質の平衡異常に起因した所見が多く認められる．

浮腫 edema 尿中へのタンパク質排泄量が多くなると，血漿膠質浸透圧が低下し，浮腫を生じる．

乏尿 oliguria / 無尿 anuria ネフロンとしての機能が破綻すると，乏尿あるいは無尿となる．尿の濃縮能力が低下した場合には，尿濃度の低下と尿量増加が起こる．

腎尿細管性アシドーシス renal tubular acidosis 水素イオン排泄あるいは重炭酸イオン再吸収の障害により，酸-塩基平衡に異常が生じ，アシドーシスが起こる．アシドーシス状態を緩衝するため骨からリン酸塩の再吸収が起こり，骨軟化症を引き起こす場合もある．

尿毒症 uremia 尿として排泄されるべき老廃物の排泄が障害されると，尿素をはじめとしてフェノール，グアニジン類，インドール類や脂肪族アミンなどが血液中に蓄積し，嗜眠，嘔吐，神経障害，痙攣，昏睡や貧血などの諸症状を引き起こす．

腎性貧血 renal anemia 腎障害によりエリスロポエチン産生が低下すると，ヘモグロビン合成系の低下を引き起こし，貧血の原因となる．

高血圧 hypertention 腎機能低下による塩分(Na)や水分が貯留，あるいは血管障害による腎血流が減少すると，腎性高血圧が起こる．

上皮小体機能亢進症 hyperparathyroidism 腎障害により血漿カルシウムイオンの調節機能に異常が起こると，腎性上皮小体機能亢進症が誘発され，上皮小体の過形成，骨形成異常症 osteodystrophy，骨硬化症 osteosclerosis，骨軟化症 osteomalacia，動脈中膜の石灰沈着，転移性石灰沈着 metastatic calcinosis などが発現する．

6.14.6 毒性の評価

a. 重量の変化

腎臓の重量測定は，腎毒性に関する他の機能検査と同等に有用な検査項目である．ただし，重量の変化には異なった複数の病理学的プロセスが関連するので，その意義を確認するためには病理組織学的検査が不可欠である．軽度な重量変化には病理組織学的な変化を伴わないことがあり，化学物質の高用量投与に対する生体の機能的変化あるいは適応性変化を反映したものと考えられる．

b. 形態学的検査

病変の局在，細胞内小器官の変化などの検討が重要である．毒性の原因(標的部位)の究明には経時的な病変解析が必要となることがある．また，糸球体病変の病理組織学的評価に際しては，通常のHE染色に加え，PAS染色，PAM染色，あるいは電子顕微鏡による観察を加えることで，基底膜やメサンギウムの形態学的変化，あるいは硝子滴を捉えることが容易となる．

また，各種の免疫組織化学的染色，レクチン組織化学，あるいは in situ ハイブリダイゼーションの手法を取り入れることで，機能的障害あるいはその標的部位を推定・特定するのに有用である．たとえば，$α_{2u}$グロブリン(硝子滴)，レニン(傍糸球体装置)，Tamm-Horsfall タンパク質(ヘンレ係蹄)，細胞骨格成分のサイトケラチン，ビメンチンあるいはデスミン(ネフロン分節，間葉系細胞)，$α$-smooth muscle actin(血管平滑筋，活性化メサンギウム細胞)，COX-1 あるいは COX-2(プロスタグランジン産生)などが挙げられる．

ペルオキシダーゼおよびフルオレセイン標識したレクチンが腎組織の構造要素を特定するためのプローブとして用いられる．異なる動物種間で一致することは稀であるが，レクチンの染色パターンとネフロン分節との一致性は高い．

c. 生化学的検査

尿検査や腎機能の検査で，尿中に逸脱する酵素，細胞成分，電解質量，pH，糸球体濾過量，クリアランス，などを調べることで障害部位や程度，障害の進行に関する情報が得られる．

腎障害の予知的バイオマーカーの研究が精力的に行われており，代表的なバイオマーカーとして，kim-1, albumin, total protein, $β_2$-microglobulin, urinary clusterin, urinary trefoil factor 3, および urinary cystatin C が挙げられる．

d. 化学物質の動態

化学物質の局在や尿中への排泄パターンを知ることは毒性の発現メカニズムを考えるうえで重要である．

e. 総合評価とヒトへの外挿

組織学的な所見と機能的障害あるいは生化学的マーカーとの関連を考慮して，毒性の発現メカニズムと毒性の影響について評価を下す．

ヒトへの外挿を行う際に留意すべき基本的な点として，種や性別に特異的な反応（例：雄ラットの α_{2u} グロブリン腎症）や感受性の種差（例：NSAIDs による腎乳頭壊死）を挙げることができる．腎臓は化学物質や薬物に起因する毒性が起こりやすい器官であること，さらに，生体の機能に重要な役割をもつ器官であることを十分に認識したうえで，毒性メカニズムを解明し，さらに，予知的バイオマーカーを活用することが必要である．

［井上忠志，津田洋幸］

文献（6.14 節）

1) National Toxicology Program, NTP Technical Report on The Toxicology and Carcinogenesis Studies of PULEGONE（CAS NO. 89-82-7）in F344/N Rats and B6C3F1 Mice（Gavage Studies）, NTP TR 563, NIH Publication No.11-5905（2011）.
2) Tsuda H, et al. : Virchows Archiv. B Cell Pathol. Incl. Mol. Pathol. **51** : 385-404（1986）.
3) Zerban H, et al. : Virchows Archiv. B. Cell Pathol. Incl. Mol. Pathol. **52** :375（1987）.
4) Hino O, et al. : Cancert Sci. **94** :142（2003）.
5) Hard GC, et al : J. Natl. Cancer Inst. **57** : 323（1976）.
6) Liehr JG, et al. : Cancer Res. **48** :779（1988）.

6.15 尿管，膀胱，尿道

6.15.1 構造，生理，機能

尿管，膀胱，尿道は腎盂以降の下部尿路を構成する．下部尿路は尿路上皮で内張りされていることを含め，すべての動物で類似した組織構造をとる．多くの化学物質やその代謝物は尿中に排泄されることから，尿路上皮，とりわけ尿の滞留時間の長い膀胱の尿路上皮では尿中に排泄された化学物質の未変化体や代謝物を含んだ尿，時にはそれらと尿成分との関連で形成される結石などの固形物との長時間の接触を余儀なくされる．また，それらの物質は尿中に濃縮された状態で存在することからも，通常の毒性試験で用いられている動物において，膀胱の尿路上皮は化学的にも物理的にも毒性標的になりやすい．

a. 尿管 ureter

腎盂尿管接合部より腰部筋群の腹側表面を走行し，膀胱背外側部分で膀胱に開口する細長い器官である．ラット，マウスでは腎臓の位置の関係で左の尿管は右の尿管より数 mm ほど短い．尿管の粘膜では縦襞を示す．尿管壁は内腔面に多列の被覆上皮である移行上皮細胞層があり，その下に毛細血管，線維性結合組織および弾性線維からなる粘膜下層がある（ヒトなど粘膜筋板を認める動物では粘膜固有層と粘膜下層を区別する）．この層の外側の平滑筋からなる筋層は内輪・外縦の構造を示す．尿管下部で筋層はとくに厚みを増し，膀胱からの尿の逆流を阻止していると考えられている．最外層は疎性結合組織と脂肪組織からなる外膜で覆われる．尿管は蠕動運動により尿を腎盂から膀胱へ輸送する．

b. 膀胱 urinary bladder

膀胱は骨盤後部の恥骨上方で結腸腹側に位置する．基本的な組織構成は尿管とほぼ同じである．左右の尿管口と内尿道口の 3 点で囲まれた部分を膀胱三角と称する．この部分は伸展感覚受容器としての機能を有し膀胱内の尿量情報を中枢に伝達する．膀胱が排尿により収縮しているときには，膀胱壁は厚く，多数の不規則に走る襞を形成しているが，膀胱三角には襞がない．尿貯留に従って襞が伸展拡張し，薄く平滑な壁となる．無処置のラット・マウスの解剖時には多くて 1 mL 位の尿貯留を観察するが，結石や腫瘍が内腔に存在することにより，あるいは利尿剤の投与によりさらに大きく膨張した膀胱を見ることもあり，非常に伸縮性に富む臓器である．

c. 尿道 urethra

膀胱より尿道開口部に至る管状の器官でラットの雄では膀胱出口よりほどなく精囊，凝固腺，前立腺などの副生殖腺の導管が開口し，坐骨弓部分で内腔の広い尿道憩室をもつ尿道球部分に入り尿道球腺の導管が開口し，陰茎尿道を経て，陰茎先端部に開口する．雌では腟の腹側上部を走行し，腟口の直上にある陰核窩に開口する．雌では尿道が短く構造が雄に比べて単純なため，膀胱内腔へ

さまざまな物質の投与が可能である．雌雄の尿道内面は尿路上皮に覆われるが，尿道開口部近辺を主として，扁平上皮もところどころに見られる．ラット雄の尿道壁は全長にわたりさまざまな量の海綿体組織を含んでいる．扁平上皮は雌の尿道下部でよく認められるが，ラットでは霊長類ほど多くは認められない．

d. 尿路上皮 urothelium

尿路上皮を構成するのは移行上皮であり，腎盂より尿管，膀胱，尿道上部に至るまでの尿路を内張りし，高度に特化した他の臓器には見られない上皮である．正常の尿路上皮細胞層には，血管系，神経系の要素は見られない．尿路上皮細胞のおもな機能として膀胱の防水と伸展があり，肝細胞などのような複雑な代謝機能はない．尿路上皮は種々の条件下で，扁平上皮化生および腺性化生の2方向性への変化を示す．

細胞層の数は上皮の伸展状態により変わるが，げっ歯類の膀胱上皮では通常3種の細胞層からなっている．これらの細胞層は基底細胞層，中間細胞層および表層細胞層（傘細胞 umbrella cell）に区別できる．基底細胞層は基底膜に半接着斑（ヘミデスモソーム hemidesmosome）により強固に付着している．中間細胞の膀胱内腔面側には電顕的に多くの紡錘状空胞があり，収縮した膀胱上皮では紡錘状空胞の増加を認める．表層細胞はきわめて大きく（直径100μm以上），扁平かつ多角形の細胞で波形の表面を有する．細胞内紡錘状空胞は豊富である．表層細胞の膀胱内腔面と紡錘状空胞の形質膜は他に見られない特徴をもち，膀胱内腔面側は細胞内側より厚みがある．形質膜には尿路上皮細胞に特異的に発現する膜タンパク質であるウロプラキンが4種類認められ，プラークを形成している．これらウロプラキンファミリーは尿路上皮表面の安定化や透過物質からのバリアとして機能していることなどが考えられている．紡錘状空胞は膀胱内腔面側に開口して表面積を調節することにより膀胱のしなやかな伸縮に関与すると考えられている．

6.15.2 毒性メカニズム

投与された化学物質の未変化体あるいはその代謝物が尿中に排泄され，それが直接的に尿路上皮に影響を与え毒性を発現する．とくに膀胱では化学物質を一定時間貯留するため，他の尿路よりも化学物質に曝露される時間が長くなり，必然的に病変が発生しやすい．水腎症および水尿管症の病態を有するときも同様のメカニズムで腎臓および尿管に病変が発生しやすい．

毒性試験においてはより長期の毒性試験あるいは発癌性試験で化学物質による増殖性変化あるいは発癌性が時折認められ，医薬品，食品添加物，農薬などの開発における非臨床試験の最終段階において，たとえばサッカリンナトリウムの発癌性試験で認められた膀胱腫瘍のようにヒトへの外挿性の有無が大きな問題となり，開発の大きな足かせとなることがある．このような事態を解決するために毒性病理学者は尿路における毒性発現メカニズムについてつねに最新の知識をもち，開発の早期段階における尿成分の変化や尿路上皮における初期変化を見逃さず，注意深く観察し，考察しておくことが重要である．

マウスおよびラットにおける毒性反応や腫瘍の発生はヒトとの類似性が見られることから，膀胱癌が職業癌として疫学的に見出されて以来，これらの動物は実験的膀胱癌のモデルとして用いられ，また，遺伝毒性および非遺伝毒性化学物質による腫瘍発生の検索およびそのメカニズム解析に重用されてきた．

a. 尿中化学反応

尿中に排泄された化学物質が尿環境下で化学反応を受け，異なる物質に変化することは尿路上皮における毒性発現の大きな原因の一つである．したがって，尿環境に影響を与える尿中成分の構成が動物種間，とくにげっ歯類とヒトで大きく異なることを理解することはげっ歯類で毒性の認められた化学物質のリスクをヒトへ外挿するときに重要である．このことは非遺伝毒性の化学物質による毒性を評価するときにはとくに重視すべきである．

化学物質の毒性発現に最も大きな影響を与える

尿環境要因として尿のpHが挙げられる．通常，げっ歯類の尿pHは6.5〜8.0の間にあるが，さまざまな要因でこれより高くなることがある．食餌成分は尿のpHに大きな影響を与える要因の一つである．たとえばほとんどの飼料では尿pHはおよそ中性(7.0)の値を示すが，カゼインをベースにした半合成飼料では明らかな酸性尿(pH 6.0未満)を排泄する一方，飼料によっては明らかなアルカリ性尿(pH 8.0以上)を排泄する場合もある．

尿のpHは多くの化学物質の凝集やイオン化に関連し，化学物質の反応性や尿路上皮との相互作用に大きな影響を与える．尿pHの高低あるいは高濃度のナトリウムイオンやカリウムイオンの存在そのものが尿路上皮の傷害とその後の再生に関与すると推測される．膀胱発癌プロモーションと尿pHの上昇，高濃度のナトリウムおよびカリウムイオンとの間には密接な関係がある．さらに尿中固形物との連動作用は尿路上皮に影響を及ぼす．

げっ歯類の尿とヒトの尿を比較すると総オスモル濃度には大きな差が認められる．げっ歯類の尿は通常高度に濃縮され，1Lあたり1200〜2000オスモル濃度の浸透圧を示す．このことにはいくつかの高濃度の電解質によるものだけではなく非常に高濃度の尿素(1 mol/Lを超える)と高濃度のタンパク質およびムコ多糖類が関係している．げっ歯類の雄の尿は雌の尿より高濃度のタンパク質を含有している．このことはラットにおいては$α_{2u}$グロブリン，マウスにおいてはMUP(マウス尿タンパク質 mouse urinary protein)の産生と排出による．これらは膀胱において尿中固形物形成に関与することにより毒性影響を示す．げっ歯類尿の高濃度のタンパク質，尿素，総オスモル濃度は尿中に固形物(無構造の沈殿物，微小尿中結晶，結石)を形成しやすい．

カルシウムとリン酸の濃度差はさまざまな尿中固形物の形成に関与し，さまざまな化学物質の毒性に影響を及ぼす．同様に飼料から由来する尿中のケイ酸塩は，さまざまな尿中固形物を形成するほど高濃度に尿中に見出され，細胞毒性やそれに続く再生を誘発することがある．ラットでは化合物によってはアスコルビン酸のナトリウム塩やカリウム塩のようにナトリウムやカリウムのような

1価のイオンとpHの上昇の両方が発癌プロモーション作用発現に関係していることも知られている．アスコルビン酸については高pHとナトリウムあるいはカリウムイオン濃度が上昇した条件下で細胞増殖を促進させ，発癌プロモーション作用を示す．

尿中の化学反応は摂餌行動や摂水行動の日内リズムに基づいて大きく変動する．げっ歯類は日中に食物や水分を摂取するヒトとは対照的に夜行性であり，夜間に餌と水を摂取する．そのため，げっ歯類では夜間に尿pHがアルカリ側に傾き，昼間の休息時にpHは大きく酸性側に傾く．1日のpH差が2.0以上にもなることがある．同様の日内変動は摂餌と摂水に対する腎臓による正常な恒常性維持反応を反映し，ほとんどすべての尿成分にも見られる．

b. 尿中固形物：結晶

通常，尿中には細胞残屑，円柱，結晶(通常はリン酸アンモニウムマグネシウム)および少量の固形物が存在している．これらを総称して尿沈渣物とされているが，通常状態では尿路上皮には毒性を示さない．

化学物質の投与時にはこれらとは別に顕微鏡観察レベル(沈殿物)から肉眼観察レベル(結石)までの固形物(結晶)が尿中に形成され集積することがある．これらの結晶により誘発される毒性の程度は固形物の量と固形物の表面の粗さに依存する．沈殿物の毒性は弱いが，結石は潰瘍のような強い病変をもたらすことがある．それに加えて大きな結石は尿管や尿道を塞ぎ，尿の流れを止めて水腎症や水尿管症を誘発する．

結晶は投与された高濃度の化学物質やその代謝物により副次的に形成されることもあれば通常の尿成分が過剰に高濃度になったときにも形成される．これらの結晶の形成には投与された化学物質以外に尿pH，クエン酸カルシウム(カルシウムのキレート物質として作用)，マグネシウム，リン酸，タンパク質の濃度と種類，ムコ多糖，尿の総オスモル濃度など，尿の多くの因子が関与している．一般的にげっ歯類はヒトを含めた霊長類よりはるかに固形物を形成しやすく，さらにラットはマウ

スよりこれらの固形物を形成しやすい．表6.36にヒトないしげっ歯類に尿結晶を誘発する化学物質を示す．

正常な尿成分からの結晶の形成は正常な尿の生理的成分が強く変動することにより起こる．たとえば，ラットで下大静脈シャントの形成により起こる過剰な尿酸形成は尿中の尿酸塩を高濃度にし，尿酸塩結石を形成する．過剰なカルシウムやリン酸を尿中に排出させる処置はいずれもリン酸カルシウム結石を誘発する．

尿沈殿物と尿微細結晶は尿路上皮表面の損傷（表層細胞層のびらん，時に中間細胞層も含める

 こともある）を誘発する．しかし，粘膜全層の潰瘍とそれに伴う炎症はない．対照的にケイ酸塩のような特定の結晶の高度な蓄積あるいは結石の存在は潰瘍とそれに伴う出血と炎症反応を起こす．肉眼的に明らかな結石形成は膀胱粘膜に乳頭腫症 papillomatosis という増殖性病変を発生させ，長期化するとその病変から膀胱癌が誘発される．また，結晶が消失すれば乳頭腫症は消失し，粘膜は正常に復帰する．結晶形成はそれに関与する尿成分が十分に高濃度に到達することが尿の固形物形成に至るという閾値をもつ現象であることはリスクアセスメントにおいて非常に重要である．次に沈殿物，微細結晶，結石などの固形物は，動的に絶え間なく変化する状態にあり，それらの大きさは尿中構成成分の変化の度合いに応じて増減を示す．ヒトを含めた霊長類では結石が尿路閉塞を頻繁に引き起こし，激しい痛みをもたらすのと対照的に四足動物で膀胱が水平状態にあるげっ歯類では結石が膀胱の半球体内に蓄積しやすい．げっ歯類では尿結石を保有したまま尿路の完全閉塞を起こすことはなく，結石のない動物と変わらない寿命を全うすることができる．このことは結石が存在することによる長期的な影響を種間外挿するときに考慮すべき点である．ウラシルのような化学物質のように食餌中から結石の原因となる化学物質を除去すれば尿結石は徐々に減少・排出され，膀胱に発生した乳頭腫症は消失し，正常に戻る．ラットに塩化ナトリウムを投与すると多飲により尿量が増加するが，このようにして膀胱に尿が長時間停滞しない条件下で，ウラシルを投与すると，尿中には高いウラシル濃度が保持されているにもかかわらず，膀胱結石ならびに癌の形成は見られない．膀胱は驚異的な回復能力があり，結石が存在したために絶え間なく潰瘍が形成され，膀胱内に強い乳頭腫症を生じたとしても回復する．

ラットにおいてサッカリンナトリウムを過剰に高用量投与したときにリン酸カルシウムを含んだ尿中沈殿物が発生するとされる．この現象は用量と種特異的なものの双方が関係すると考えられ，尿中タンパク質，オスモル濃度，カルシウムやリン酸が並外れた高濃度を示すラットにおいて特有のものである．ラットに比べてマウスではカルシ

表6.36 ヒトないしげっ歯類に尿結晶を誘発する化学物質

化合物名
4-(エチルスルホニル)-1-ナフタレンスルホンアミド 4-ethyl-sulfonylnaphthalene-1-sulfonamide
アセタゾラミド acetazolamide
アモキシシリン amoxicillin
アンピシリン ampicillin
インジナビル indinavir
ウラシル uracil
オキサミド oxamide
オロチン酸 orotic acid
グラフェン酸 glafenic acid
グリシン glycine
サルファ剤 sulfonamides
ジエチレングリコール diethylene glycol
シチスン cystine
シュウ酸塩 oxalate
チミン thymine
テレフタル酸 terephthalic acid
テレフタル酸ジメチル dimethylterephthalate
トリアムテレン triamterene
ニトリロ三酢酸 nitrilotriacetate
尿酸塩 urate
ビフェニル biphenyl
ホセチルアルミニウム fosetyl-Al
ホモシステイン homocysteine
ポリオキシエチレン(8)ステアレート polyoxyethylene-8-stearate
メラミン melamine
リン酸カルシウム calcium phosphate

[Haschek WM, *et al*.：Kidney and Lower Urinary Tract. In Fundamentals of Toxicologic Pathology, 2nd ed, pp. 261-318, Elsevier(2010)]

ウムやリン酸の濃度が，ヒトでは尿中タンパク質やオスモル濃度が有意に低い．

ヒトにおける結石形成の原因として最も重要なのは，結石の構成成分が尿中で濃縮されることで，これによって尿中濃度が溶解度を超える（過飽和）と発生する．腸からのカルシウムを過剰に吸収する吸収性高カルシウム尿症，腎臓でのカルシウム再吸収の原発性欠陥による腎性高カルシウム尿症，副甲状腺機能亢進症や骨疾患，サルコイドーシスによる高カルシウム血症とそれによる高カルシウム尿症，痛風あるいは白血病などの疾患における尿酸の過剰排泄，高シュウ酸尿症や高クエン酸塩尿症などが原因になる．成分の濃縮以外の原因として，尿素を分解する細菌が尿路結石をつくることも知られている．また，細菌はそれ自体が粒子状結石の核になるともいわれている．ビタミンA欠乏症では，尿路系の化生上皮から剥離した扁平上皮が結石の核としてはたらくことが知られている．また，ビタミンA欠乏により尿中の結石形成抑制物質（pyrophosphate, phyate など）の酵素分解が促進することも結石形成の一因と考えられている[1]．

c. 急性炎症

尿路上皮の急性毒性は化学物質あるいはその代謝物との反応，尿中固形物の生成，尿成分の大きな変動によって誘発される．その結果生じた急性損傷は，時には中間層をも含めた表層細胞層に生じる表面的な損傷（びらん）あるいは潰瘍を伴った上皮全層に損傷が及ぶより深刻な損傷の二つのタイプに分けられる．

損傷が表面的なものに留まれば，組織学的には電子顕微鏡でしか確認できない最小限のものとなる．壊死は通常，薬物の投与後数日から数週間の間に発生し，軽度の単純性過形成を伴うことが多い．損傷刺激が長引いた場合は PN 過形成（6.15.3 項 b. 参照）が発生する．損傷刺激が除去された場合には上皮は通常，数日から数週間で迅速に正常に回復する．すなわち，可逆性で膀胱発癌物質によって誘発される不可逆性の PN 過形成と異なる．表面的な毒性としては粘膜下組織の軽度の水腫を伴うが，出血や急性あるいは慢性炎症を伴うことはない．

膀胱に実験的に潰瘍を起こす方法として，リン酸トリブチル tributylphosphate のような腐食性化学物質の経口投与，高用量のシクロホスファミドの腹腔内投与，凍結棒の膀胱外壁への接触，酢酸やホルマリンの膀胱腔内投与などが挙げられる．通常，曝露後の数時間以内に上皮の空胞化に続き，上皮細胞の壊死と上皮の剥離が起きる．基底膜は破壊され，急性の出血と炎症反応が認められる．刺激性の毒性物質の投与が短時間であれば，潰瘍は3～6週間で修復され，尿路上皮と膀胱壁は正常に戻る．しかし，潰瘍の程度によっては粘膜下結合組織やその下の筋層において，線維化や瘢痕形成が起きる．このことは瘢痕形成のために結合組織の収縮が起こることにより走査型電子顕微鏡で観察したときに尿路上皮表面の凹凸として観察される．リンパ球と組織球は潰瘍が治癒した後も長時間残存する．

表面的なびらんとは対照的に潰瘍では単純性過形成だけではなく，PN 過形成や乳頭腫を思わせる高度の過形成のようなより変化の強い再生過程をたどる．癌化に至るまでに刺激を与えている要因を除去すればこれらの変化は完全に回復する．

再生性上皮の変化をきたす急性毒性の経過には粘膜下血管網の増殖を伴う．上皮過形成が修復された場合には増殖した血管は正常に戻る．上皮病変の修復は過形成細胞がアポトーシスにより迅速に消失することによる．このことはとくに PN 過形成において起こりやすい．マウスにおいてはより結節状の過形成を生じやすい傾向にあるが，ラットにおいてはより乳頭状になりやすい傾向にあり，乳頭腫症に至る広範な乳頭状過形成を見ることもある．

d. 慢性炎症

発生原因に関係なく潰瘍治癒後には線維化と瘢痕形成が起きる．粘膜下の線維化は長期間の膀胱への放射線照射で起こることもある．この場合，軽度のリンパ球浸潤を伴うことが多い．マウスにおいては粘膜下のリンパ球浸潤はよく見られるが，時間経過とともに程度が強くなる．マウスでは系統によっては高率に白血病あるいは悪性リンパ腫を発生し，膀胱壁への浸潤が生後1年ほどで起こる．

糖尿病のイヌ，ネコ，ヒトでは，膀胱粘膜でのガス産生細菌による糖分解により粘膜に空胞形成が出現する気腫性膀胱炎が知られている．肉眼的に肥厚した粘膜の断面は多発性囊胞状を示し，組織学的に粘膜固有層から筋層の間に多発性囊胞を認める．囊胞は単層で扁平な上皮により内張りされ，周囲に巨細胞や好中球の浸潤を認める．

イヌ，ネコ，ヒトでは尿素分解細菌感染時に結石が生じ，痂皮性膀胱炎 incrusted cystitis が発生することがある．これは菌による尿素分解時に生じるアンモニアによって，尿 pH がアルカリ側に傾き尿中リン酸マグネシウムアンモニウムやリン酸カルシウムが過飽和な状態になり，結晶化し結石が生じることによる．この型の結石は実験的に多量にウレアーゼを産生する *Corynebacterium* 属菌や *Proteus* 属菌を感染させたラットの膀胱でも観察されている．肉眼的に肥厚した粘膜面に痂皮形成や潰瘍が認められ，組織学的に粘膜面の壊死，潰瘍，石灰化した痂皮形成および膀胱壁への炎症細胞浸潤を認める．

慢性炎症は寄生虫感染でも発生し，ヒトでビルハルツ住血吸虫 *Schistosoma haematobium* などで発生する．好酸球，好中球，時に異物性巨細胞が出現し，線維化を見る．扁平上皮癌の原因ともなる．ラットでは線虫の一種であるラット膀胱線虫 *Trichosomoides crassicauda* が膀胱，腎盂，尿管に寄生することが知られているが，寄生部位は粘膜であり，膀胱での炎症像は強くない．この寄生虫が結石の核になるとされ，球状〜卵円形で表面が粗い結石(0.2〜1 cm 大)が発生し，乳頭腫症の原因となるので長期毒性試験の結果に重大な影響を及ぼす．

e. 発　癌

膀胱と尿管の接続を断ったイヌに発癌物質を投与した場合には膀胱腫瘍の発生は見られない．さらに，さまざまな物質を注射可能なリザーバーに尿道を接続したラット膀胱を別の同系ラットの背部に移植する異所性膀胱モデルでは遺伝毒性のある発癌物質をラットに投与した場合，生理食塩水をリザーバーに注入しても異所性膀胱内に腫瘍は発生しなかったが，発癌物質を投与したラットの尿をリザーバーに注入した場合，異所性膀胱内に腫瘍が発生した．これらのことは尿路上皮癌の発生にとって尿は重要な要因であることを示している．さらにこの異所性膀胱モデルを用いて，尿中の EGF(上皮成長因子)が尿路上皮発癌を促進している主成分であることが突き止められている．

尿路上皮腫瘍は膀胱において最も頻繁に発生するが，通常，腎盂やとりわけ尿管での発生を見ることはない．しかし，高率に水腎症や水尿管症を自然発生するラットあるいはマウスを用いると腎盂や尿管の腫瘍を誘発できる．

自然発生の結石形成の頻度が高い系統(BN ラット)や慢性的にラット膀胱線虫に感染しているラットを除き，無処置のラットあるいはマウスでは通常，膀胱癌の自然発生頻度は低い．

尿路上皮発癌は化学物質または放射線により DNA に直接の損傷を与える遺伝毒性によるもの，あるいは細胞増殖を高度に亢進させることによるもの(非遺伝毒性メカニズム)のどちらかのメカニズムにより発生する．

遺伝毒性発癌物質の中には芳香族アミンやホスホラミドマスタードなどヒトでの発癌に関係することが知られているものもある．2-AAF(2-acetylaminofluorene)をはじめとしてほとんどの芳香族アミン類はげっ歯類に投与すると膀胱以外にも他の組織，とくに肝臓や乳腺などにも腫瘍を発生する．尿路上皮に特異的に発癌させるのに用いられる発癌物質と投与方法がいくつか知られている．それらは，BBN(*N*-butyl-*N*-(4-hydroxybutyl) nitrosamine 飲水投与)，FANFT(*N*-[4-(5-nitro-2-furyl)-2-thiazolyl] formamide，混餌投与)，ニトロフランや他の芳香族ニトロ化合物，たとえば MNU(*N*-methyl-*N*-nitrosourea)，シクロホスファミドのようなホスホラミドマスタード類(静脈内投与あるいは経口投与)などである．

これらの遺伝毒性発癌物質は，代謝により反応性求電子物質を生じ，DNA に共有結合し，変異を誘発し，癌の発生に至る．しかし，一般にこれらの化学物質は過形成を発生するのに十分な量を投与されたときにのみ，動物に尿路上皮腫瘍を発生させる．BBN の場合，前癌病変である PN 過形成は種や系統にもよるが，8 週間前後と比較的

迅速に認められ，悪性化は 12 週以降に認められる．

これらの遺伝毒性発癌物質と異なり，反応性代謝物あるいは DNA 付加体を生成しないで，癌を発生する化学物質がある．これらの化学物質はその未変化体あるいはその代謝物が尿路上皮に直接作用することにより，またはサッカリンナトリウムのように正常な尿成分を変化させ尿中微小結晶を形成することにより上皮を傷害し，その後の修復反応としての再生性過形成により細胞増殖を促進し，尿路上皮癌を誘発すると考えられている．直接作用としてはカーバメート系殺虫剤であるプロポキシル propoxur のように高用量をラットへ経口投与したときに直接的に細胞分裂を刺激して細胞増殖を亢進させる化合物も報告されているが，稀である．

げっ歯類における実験的膀胱発癌を修飾するものとして，飼料，加齢，種差，系統差，発癌プロモーターがある．一般に繁殖用飼料のほうが維持用飼料より栄養価が高く，腫瘍の発生率が高い傾向がある．BBN 発癌では老齢ラットで膀胱発癌物質に対する感受性が若齢ラットより明らかに高い．モルモットでは BBN に対する感受性はまったくない．ハムスターは BBN，2-AAF などの膀胱発癌物質に対して感受性は低いが，発生した癌は浸潤性発育を示す傾向が強い．ラットにおいては発癌物質に対する感受性に系統差があることが知られている．BBN 発癌に関し，NAR（ナガセ無アルブミンラット），ACI ラットは感受性が高く，SD ラット，Wistar ラットおよび F344 ラットでは感受性があるものの NAR 系よりは低い．マウスでは発癌物質に対する感受性の系統差は知られていない．

ラットにおける発癌プロモーターとしてアスコルビン酸，サッカリン，重炭酸塩などのナトリウム塩がよく知られている（表 6.37）．マウスではこれら化合物のナトリウム塩による発癌促進作用は知られていない．また，発癌プロモーターに対する感受性にもラットにおいて系統差があることが知られている．α_{2u} グロブリンを産生しない NBR（NCI-Black-Reiter）ラットではサッカリンナトリウムに対する感受性は認められていない[2]．F344 ラットはアスコルビン酸ナトリウムに対す

表 6.37　ラットにおいて膀胱発癌促進作用を示す有機酸のナトリウム塩

化合物名
サッカリンナトリウム sodium saccharin
アスコルビン酸ナトリウム sodium L-ascorbate
オルトフェニルフェノールナトリウム　sodium o-phenylphenate
エリソルビン酸ナトリウム sodium erythorbate
重炭酸ナトリウム sodium bicarbonate
クエン酸ナトリウム sodium citrate
フェノバルビタールナトリウム sodium phenobarbital
バルビタールナトリウム sodium barbital
塩化ナトリウム sodium chloride
コハク酸ナトリウム sodium succinate
リン酸三ナトリウム trisodium phosphate

る感受性が高いが，WS/Shi ラットや ODS/Shi-od/od ラットでは α_{2u} グロブリンを産生しているにもかかわらず感受性は認められない．サッカリンナトリウムなど有機酸のナトリウム塩に対する感受性の系統差と尿中固形物形成との関連はいまだ明らかではないが，これらの化合物の過剰量投与によって発現する膀胱癌についてはラットに特異的なものであり，疫学的な見地からもヒトにおいてこれらを比較的高用量摂取したとしても問題となる発癌リスクはないと IARC は結論している[3]．

6.15.3　障害反応

a. 急性障害

電子顕微鏡を用いると容易に検出できる．走査型電子顕微鏡，透過型電子顕微鏡では，急性障害時には発癌過程に類似した変化，すなわち，細胞間結合の変化，不均一単位膜 asymmetric unit membrane の消失，短均一微絨毛 short, uniform microvilli，多形微絨毛 pleomorphic microvilli（図 6.32）の出現などが見られる．

光学顕微鏡で観察される細胞毒性の最も初期の変化は，細胞質の空胞化である．空胞化は毒性物質に対する非特異的な反応と考えられる．自己融解の際にも認められることがあるので標本作成は迅速に行う必要がある．空胞は時に赤血球を含む．より強い急性毒性として，上皮全層の剥離・びらんと基底膜の破壊さらに潰瘍が観察される．出血

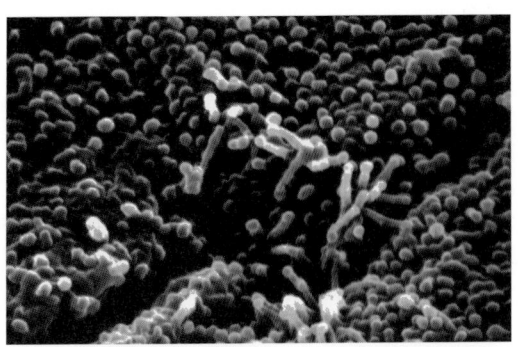

図 6.32 過形成の上皮表面に見られる多形微絨毛（走査型電子顕微鏡像）

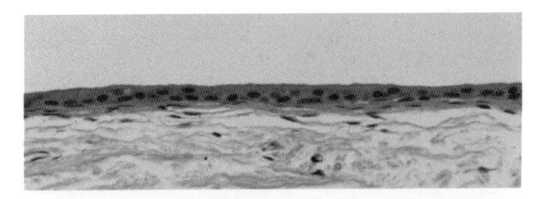

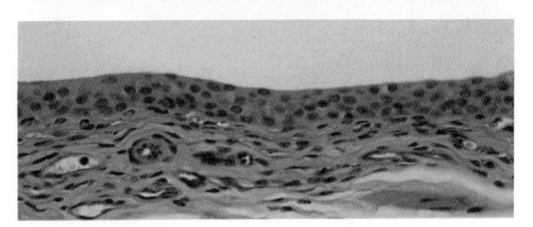

図 6.33 膀胱の正常粘膜（上）と単純性過形成（下）

性膀胱炎を誘発するシクロホスファミド cyclophosphamide の投与時に見られるような重度の毒性では上皮の壊死，出血および好中球，赤血球および線維素様物質の沈着で構成される急性炎症反応が生じる．その後，炎症の治癒過程で上皮の再生が見られ，細胞分裂が増加し尿路上皮は過形成となる．これらの増殖性変化は，刺激がなくなれば数週のうちに正常に戻る．発癌物質投与時に見られるものとの形態的な区別が困難な場合が多い．

b. 過形成 hyperplasia，前癌病変

過形成は，急性障害，発癌プロモーター，発癌物質や結晶による慢性刺激により発生する．限局性，多発性またはびまん性に発生し，単純性過形成 simple hyperplasia，前癌病変である乳頭状または結節状過形成（PN 過形成，後述）に分類される．これらの変化は一般的に膀胱発癌物質を投与した動物で認められる．膀胱発癌プロモーターの場合には単純性過形成の発生が見られるのみである．

(i) 単純性過形成　正常の粘膜より細胞層の数が正常の4層以上に増加した状態をいい，巣状あるいはびまん性に見られる（図 6.33）．単純性過形成は増加した細胞層の数により，軽度，中等度および高度に程度を分けられる．単純性過形成では通常，正常な基底細胞および中間層細胞に類似した細胞の増加が認められ，核分裂を伴うことがある．急性または慢性炎症が過形成に伴って見られることがある．

(ii) PN 過形成（乳頭状または結節状過形成 papillary and/or nodular hyperplasia）　乳頭状過形成は外向性増殖（通常，ラットでよく見られる）であり，血管結合組織からなる細いコアの周囲を尿路上皮細胞が取り囲む．結節状過形成は，粘膜内に結節状に上皮細胞が増殖したり，ヒトにおけるブルン細胞巣 von Brunn's nest に似て，粘膜下結合組織の中への内向性の増殖である．マウスでよく見られる．これらと上皮との連続性は通常の切片では認めにくいが，連続切片で上皮との連続性を確認できる．浸潤癌と間違えられることもあるが，構成細胞の異型性はマウスでは比較的強い．乳頭状過形成と結節状過形成は同時に発生することが多く，このため，これらを一括してPN 過形成として診断される（図 6.34）．ラットでは異型性は軽度であるが，マウスのそれは比較的強い（異型過形成 atypical hyperplasia）．急性または慢性炎症を伴うことがある．PN 過形成では，乳頭腫と鑑別することが困難なことがある．増殖病変の大きさが鑑別の一つの基準となる．乳頭部の分岐間質の有無が鑑別の指標になり，3 枝

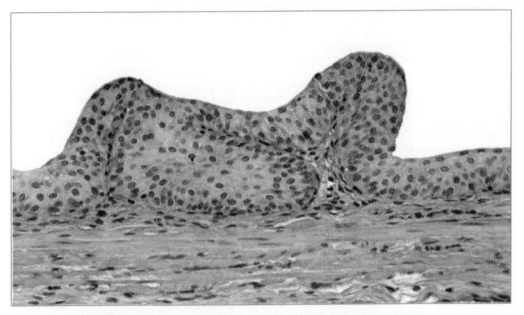

図 6.34 乳頭状または結節状過形成

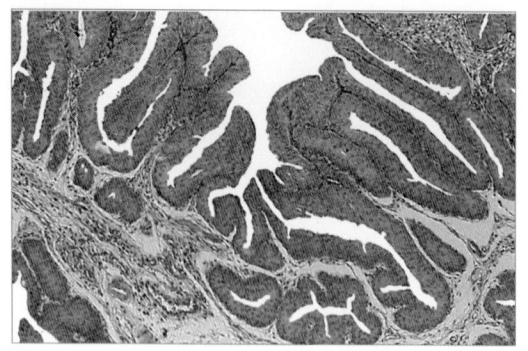

図6.35　びまん性乳頭腫症

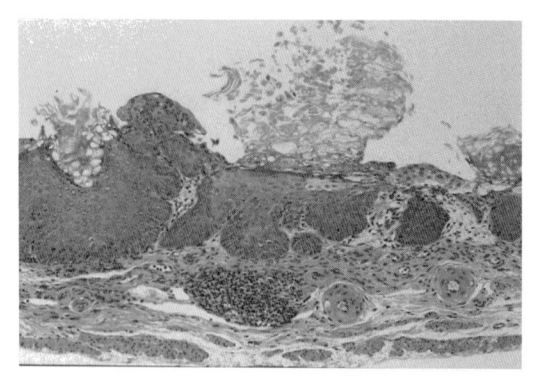

図6.36　扁平上皮化生

以上の分かれがある場合，乳頭腫と診断される．

　発癌物質などの投与を継続すると単純性過形成は高度になりPN過形成を形成し，乳頭腫に移行する．過形成は言葉の定義からは可逆性の変化ではあるが，膀胱発癌物質投与により出現するPN過形成は前癌病変と見なされており，その大部分は腫瘍に移行する不可逆性病変である．

　（iii）　**びまん性乳頭腫症 diffuse papillomatosis**　乳頭状過形成がびまん性にかつ広範囲に見られる病変で，ラットで認められる（図6.35）．膀胱結石や持続する結晶尿による慢性刺激により発生する．この病変が高度で，かつ持続する場合に癌が発生する．

　走査型電子顕微鏡では正常表皮膀胱粘膜は微細皺壁 fine microridge からなるのに対し，過形成では短均一微絨毛 short, uniform microvilli，ロープ状あるいは葉脈状微細皺壁 ropy or leafy microridge，さらには多形微絨毛 pleomorphic microvilli（図6.32）が見られる．

c．化生 metaplasia

　尿路上皮の扁平上皮化生は，マウスおよびラットに見られ，慢性炎症，膀胱発癌プロモーターまたは膀胱発癌物質の投与，もしくはビタミンA欠乏症によって発生することがある．化生した上皮はケラトヒアリン顆粒だけのものから完全に角化を伴うものまでさまざまである（図6.36）．角化が著しく，時には角化成分が剥離し膀胱内腔を占めるような例もある．扁平上皮化生は，慢性炎症では頻繁に発生する．扁平上皮癌は，扁平上皮化生の部分から生じることがある．慢性的な刺激が除去された場合，化生は元に戻る可能性はあるが実験的には確認されていない．

　尿路上皮の腺性化生はげっ歯類では稀であるが，ヒトやウシでは慢性の炎症刺激を受けた膀胱で発生する．ヒトでは腺性膀胱炎として膀胱三角部から頸部に発生する．

d．水尿管症 hydroureter

　尿管の拡張で，片側または両側に見られる．先天的には稀で，尿管膀胱移行部の狭窄によることがある．結石による閉塞や慢性炎症などによる尿管狭窄が原因になることが多い．妊娠ラットへの甲状腺刺激ホルモン投与によって胎児に発生するとの報告がある．

e．憩室 diverticulum

　憩室は尿路上皮が筋層を貫通して膀胱周囲腔に向けて小袋構造を呈した状態であり，マウスおよびラットで報告されている．結石や結晶による慢性刺激によるものが多い．憩室は正常上皮，単純性過形成，あるいはPN過形成により内張りされる．化生や乳頭腫も認められることがある．浸潤癌と憩室を鑑別することが困難な場合がある．

f．鉱質化 mineralization

　下部尿路の鉱質化は，一般には腎盂の円蓋で見られ，通常，慢性の炎症および上皮過形成を伴って発生する．結石の出現時に見られることもある．増殖性病変および腫瘍性病変に関連した尿路上皮の鉱質化は，尿路結石または結晶が存在していたことを示す．カルシウム以外の物質から構成され

る結石は固定，包埋または染色の間に失われる可能性があるため，組織学的検査によって検出されない可能性があるので注意が必要である．

g. 細胞質内顆粒 cytoplasmic granule

好酸性から透明の細胞質内封入物がしばしば尿路上皮細胞に見られる．この封入物はマウスで頻繁に観察される．無処置対照群の動物では報告されていない．炎症反応または増殖性反応と関連しないことから病理学的に重要な所見とは見なされていない．投与化学物質の吸収に関連する lipid inclusion であるという報告もある．

h. 炎症 inflammation

急性炎症は組織学的に粘膜または粘膜下層への好中球浸潤と浮腫・うっ血を伴う．シクロホスファミド投与により，粘膜は壊死に陥り，やがては組織欠損をもたらし，出血，線維素様物質の析出を伴う．

慢性炎症は急性炎症から移行したものと隣接した臓器から炎症が波及したものとがある．リンパ球，形質細胞，単球などの浸潤が見られる．尿路上皮の過形成を伴うことがある．炎症の原因としては尿中の固形物（結晶や結石）によるものがある．

寄生虫の感染がラット，とくに野生ラットに見られる．寄生虫として *Trichosomoides crassicauda* が多い．寄生虫は膀胱内腔や粘膜に接して存在する．粘膜下に炎症性，とくに好酸球細胞浸潤を伴い，上皮は過形成を示すことがある．

6.15.4 腫瘍性病変および加齢性変化

a. 腫瘍性病変

（i）**上皮性腫瘍 epithelial tumor**　ヒトの膀胱の上皮性腫瘍は形態学的特徴により明らかに異なる二つのタイプの腫瘍に分けられる．よく発生する腫瘍は浸潤や転移を起こさないが再発する傾向が強い乳頭状腫瘍である．もう一つのタイプは，非乳頭状で悪性度が高く，転移することが多い非乳頭状腫瘍である．このタイプは上皮の異型性過形成 atypical hyperplasia，あるいは CIS（上皮内癌 carcinoma *in situ*）を伴い，また CIS から最終的には浸潤癌に進行する．

げっ歯類において BBN（*N*-butyl-*N*-(4-hydroxybutyl)nitrosamine）などの膀胱発癌物質の投与により発生する腫瘍でも二つのタイプに分類できる．実験的に誘発した乳頭状癌は，ラットでよく見られる．この癌は，まず単純性過形成から PN 過形成を経て乳頭腫に進行し，最終的に乳頭状癌に進行する．これに反し，マウスの癌は非乳頭状が多く，異型性の強い単純性過形成，CIS および浸潤性で悪性度が高く転移を伴う腫瘍が発生することが多い．

（1）**乳頭腫 papilloma**：乳頭腫は肉眼的には乳頭状，ポリープ状に内腔面に突出（外方性増殖型）する膀胱の良性上皮性腫瘍である．通常は外方性増殖を示し，単発性ないし多発性であるが，時に内方性増殖（内方性増殖型）を示す．尿路上皮細胞の増殖で核異型性は乏しい．核分裂は稀で，乳頭状の上皮層は一般に 3〜5 細胞層の厚さまでに限られる．局所的な異型化，核分裂の増加，好塩基性細胞の増加および粘膜下結合織への浸潤は癌へ移行した指標となる．

（2）**尿路上皮癌 urothelial carcinoma**：下部尿路で最も多い悪性腫瘍で，尿路上皮の特徴を示す．以前は移行上皮癌とよばれていたものである．分化の程度は低，中，高分化型の通常三つのグレードづけがされている．ラットの尿路上皮癌は高分化型あるいは中分化型が多く（図 6.37），粘膜下組織への浸潤を示さない．しかし，中分化型の一部，とくに低分化型は浸潤傾向をもつ．マウスは中分化型，とくに低分化型が多く，浸潤傾向が強い．転移はラットでは稀であるが，マウスで時折

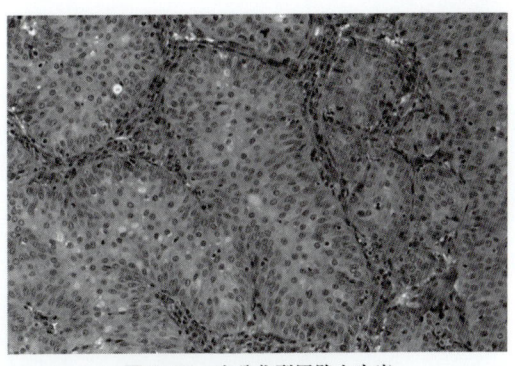

図 6.37　中分化型尿路上皮癌

認められ，隣接臓器(前立腺など)への浸潤や腹腔内播種がよく見られる．一部上皮の扁平上皮への分化はげっ歯類，とくにラットの膀胱腫瘍でよく見られる．しばしば角化を伴う．

異型性の強い単純性過形成(異型性過形成，異形成 dysplasia ともいう)および CIS は，マウスの実験発癌でよく見られる．異形成は主として細胞核に形態的な変化が見られる状態を指すが，細胞のサイズも通常より大きくなっている．CIS では多形性を示す核，高密度のクロマチン沈着ならびに核分裂像の顕著な増加が見られる(図6.38)．異形成ではその程度が軽い．CIS は頻繁な細胞の剥離を伴う．また，上皮下結合組織に慢性の炎症をしばしば伴う．

（3）**扁平上皮癌 squamous cell carcinoma と未分化癌 undifferentiated carcinoma**：扁平上皮癌は扁平上皮からなる癌で，角化を特徴とする．実験的にはラットやマウスとも頻度は低いが尿路上皮癌に次いで多い．上皮下への浸潤傾向が強い．下部尿路系の未分化癌は稀である．未分化癌では細胞の大小不同が見られ紡錘形細胞への変異を示し，巨細胞が認められることもある．未分化癌が紡錘形細胞からなるものの場合，間葉系肉腫とこれらを区別することが困難な場合もあり，鑑別に特殊染色が必要とされることもある．

（ii）**間葉系腫瘍 mesenchymal tumor**　ラットおよびマウスの間葉系腫瘍は稀であるが，時折上皮性腫瘍とともに誘発される．現在までに知られている良性間葉系腫瘍のほとんどがラットおよびマウスの膀胱で見られている．最もよく見られるのは血管腫および血管肉腫のような血管系の腫瘍

である．ラットでは大きなポリープのような乳頭状腫瘍の場合，結合組織が紡錘細胞腫瘍へと悪性転化することもある．

膀胱内にガラスペレットあるいはパラフィンペレットを挿入したマウスやピレスロイド系殺虫剤のビフェンスリン bifenthrin を投与したマウスで，類上皮型細胞および小紡錘形細胞で構成される SMT(粘膜下間葉系腫瘍 submucosal mesenchymal tumor)が報告されている．この腫瘍は粘膜下の未分化間葉系細胞から発生したと推測されている．ヒトを含めたその他の動物種では報告されていない．この病変は通常，粘膜下に限局するが，時には筋層を貫通することがある．膀胱周囲組織への浸潤あるいは転移は報告されていない．

白血病細胞およびリンパ腫細胞の浸潤は白血病やリンパ腫を好発するマウス系統の多くに共通して見られる．下部尿路系における原発性リンパ腫は稀である．

b．加 齢 性 変 化

尿管，膀胱および尿道において，加齢性変化はきわめて稀である．

6.15.5　障害が及ぼす影響

a．尿　管

ラット，マウスともに尿管の非腫瘍性，とくに腫瘍性病変の自然発生を見ることは通常稀である．ウラシル，メラミンなど尿中に結石を形成する化学物質を投与したときには尿管結石が形成され，膀胱で観察されるような障害反応が認められる．

また，尿管の腫瘍性病変は水尿管症を呈する動物に発癌物質を投与したときに観察され，膀胱と同様の尿路上皮の病変が認められる．水尿管症では正常な尿管と異なり，膀胱と同様に尿をある一定時間貯留する状態に変化しているためと考えられる．

結石や腫瘍が発生し増大すると，その尿管のもつ解剖学的特徴より，内腔を狭窄あるいは閉塞し，尿路通過障害を引き起こし，水腎・水尿管症となる．

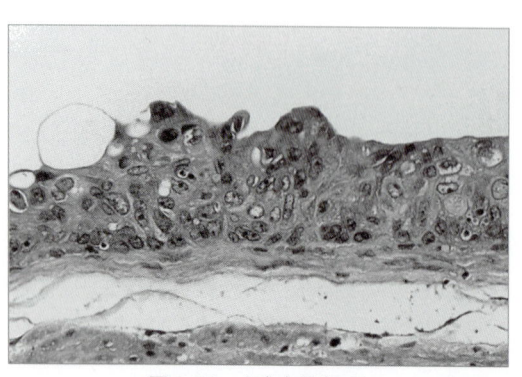

図6.38　上皮内癌(CIS)

b. 膀 胱

　膀胱に発生した非腫瘍性病変が膀胱以外の臓器，あるいは全身状態に影響を及ぼす可能性はきわめて低い．しかしシクロホスファミド投与により引き起こされた出血性膀胱炎による血液が膀胱腔内で凝固（膀胱タンポナーデ）し，尿閉の原因となることがある．尿閉は膀胱に発生した腫瘍が膀胱内腔をほぼ埋め尽くすほど巨大化することによっても起こり得る．その場合，両側の水腎・水尿管症を引き起こし，ついには腎後性腎不全に陥る．その際に尿量の減少，ナトリウム・水の蓄積による肺水腫や胸水，腹水の貯留が起こる．また血液中の尿素窒素，クレアチニンの上昇，および血中 pH の低下をもたらし組織の異化亢進と腎臓からの排泄不能により高カリウム血症となる．このような状態が長期間続いた場合，腎機能は次第に低下し，ついには死に至る．腎臓には腎盂・腎杯の拡張に加え，腎実質の菲薄化が認められる．水腎・水尿管症が可逆性の病変で誘発される場合，原疾患による尿路の通過障害が解消されれば速やかに腎機能は回復する．

c. 尿 道

　尿道では実験的にも腫瘍性病変の発生を見ることは稀である．また，非腫瘍性病変も他臓器に影響を及ぼす可能性はきわめて少ない．ただし，マウス，とくに雄マウスでは闘争で陰茎が損傷し，尿道障害から尿閉になり急性腎不全に陥ることがある．また実験的に経尿道的に薬剤を膀胱に投与する場合も尿道損傷，尿道炎から尿閉をもたらすことがある．

6.15.6　毒性の評価

a. 尿 検 査

　尿検査は下部尿路の化学物質による毒性および発癌性の機序を評価するときに欠かせない検査である．尿検査では尿をさまざまな期間・時点に収集するか新鮮尿を採集する．尿を集積する際に人工物が入ったり，誤診断を招いたりする可能性のある変化が発生する可能性があるため，検査には新鮮尿の使用が好ましい．動物を頻繁にハンドリングしたり，過度にストレスを与えたりすることは尿の組成および尿路上皮への重大な影響あるいは対照動物に軽度の単純性過形成を生じる可能性があるので注意すべきである．尿中の結晶数の増加，異常結晶の有無，尿沈殿物の形成または結石の存在を調べるために，さまざまな方法で収集された尿を遠心分離し，尿沈渣について検査する．食物および水分の摂取状況により，尿組成には明らかな日内変動が見られるため，収集時刻は一定にしておく必要がある．夜行性のげっ歯類については室内照明点灯直後の早朝に新鮮尿を収集するのが最もよい．げっ歯類の蓄積した尿においては，検査スティックによる pH 測定の障害となる夾雑物が多いので，pH の測定については微小電極を用いて新鮮尿を検査することが望ましい．浸透圧および尿中の化学物質は，さまざまな微量測定法を用いることにより，100 μL 未満の尿量で多数のパラメータを調べることが可能である．複数のパラメータを検査する場合，投与化学物質による動物の生理状態への影響などにより必ずしもすべてのパラメータの分析に十分な尿量を得られるとは限らないので，試験の前にパラメータの優先順位づけを行っておく．また投与化学物質の未変化体および代謝物の尿中排泄動態を調べるには，通常，HPLC（高速液体クロマトグラフィー）法が用いられる．評価項目によるが，尿の各パラメータの濃度がその評価にとって最もよい指標となることがあり，1 日総排泄量の評価にはクレアチニン補正を行う．新鮮尿を用いると細胞学的な検査が可能である．潜血反応で示される尿中の赤血球の存在は毒性あるいは下部尿路系腫瘍発生の早期の指標であることから，非侵襲的方法で毒性や腫瘍を早期に検出できる．しかしながら，特異性および検出感度は低い．グルタルアルデヒド中への尿の集積および走査型電子顕微鏡による検査は腫瘍の早期検出に役立つ．

b. 形態学的評価

　麻酔下で動物の膀胱を固定液により皺がなくなる程度にまで膨らませておくことはとくに過形成病変の検出が容易となるので，組織検査を行ううえで最もよい．膀胱上皮の自己融解は死後 1〜2

分中に透過型および走査型電子顕微鏡によって検出可能な顕著な変化を伴って起きる．このことは，病変の解釈に大きく影響する．この死後変化はげっ歯類，イヌおよびサルに見られている．げっ歯類の膀胱を固定液により膨張させるには膀胱内に 23G 位の注射針を刺入して内腔を膨らませ，膀胱頸部を糸で結紮し，結紮部位後方を切断後に固定液に浸漬する．注射針は膀胱壁に直接刺入するより，膀胱近位の尿道から膀胱の方向に向けて刺入し，刺入部前方の膀胱頸部で結紮したほうが膀胱壁内に固定液を誤注入したり，刺入部位から固定液が逆流し膨らみが足りなくなったりすることを避けることができる．通常，10%緩衝ホルマリン(pH 7.4)が用いられる．ブアン固定は，組織化学，免疫組織化学および電子顕微鏡検査に適した優れた固定方法である．走査型あるいは透過型電子顕微鏡による検査が行われる可能性があれば，リン酸緩衝グルタルアルデヒドの選択が望ましい．実体顕微鏡を用いた検査は腫瘍塊が肉眼で確認できるほど大きくなっていない状態でも腫瘍発生部位によく見られる小さな血管網の発達部位を確認するのにとくに有用な補助的な方法である．

組織検査のために，ルーチン検査では膀胱を縦に2分割し，各半球を包埋する．この方法は，初期の病理変化の評価および検出には適していない．初期の変化を詳細に検出するためには，膀胱を膨張させて固定後，半割し，さらに各半球を縦に3〜4分割あるいはそれ以上に分割し，各切断面を下に向けて包埋するのが最もよい．なお，肉眼的に観察できる粘膜面の病変発生や腫瘍発生状態を記録しておくために半割後に各半球の粘膜面を上に向け横に並べて実験群ごとにマクロ写真を撮影しておくとよい．もし同じ膀胱で光学顕微鏡および走査型電子顕微鏡の検査を行うなら，縦割した半分を光顕用に処置し，残りの半分は走査型電子顕微鏡のサンプル台に貼付する．このようにすれば膀胱の半分すべての粘膜面を走査型電子顕微鏡により検査できる．

膀胱内腔中に存在する結石あるいは他の固形物は，標本作成過程で溶解する可能性があるため，剖検時に確認しておくべきである．結石の中で，とくにカルシウムを含むものは顕微鏡で観察できる．

膀胱の内腔への精液の逆流は動物の屠殺時に頻繁に発生し，通常，精嚢液の凝固物が均質な好酸性物質として顕微鏡的に観察される．これを結石と誤診することもあるが，この凝固物中には精子が存在する．また，精子は尿中に浮遊していることもある．

光学顕微鏡検査は，通常ヘマトキシリン・エオジン染色切片で行われる．石灰化を検出するために von Kossa 染色が必要な場合もある．さまざまな膀胱病変の鑑別に利用できる酵素組織化学的および免疫組織化学的染色法が数多く開発されている．たとえば，アルカリホスファターゼは，発癌物質による前癌病変としての過形成で活性の消失が見られることから，この酵素の欠損は発癌イニシエーションの初期の特異的指標として報告されている．細胞増殖を観察する方法として，BrdU(ブロモデオキシウリジン)に対する免疫組織化学染色方法が簡便であり，従来のトリチウムチミジンで標識しオートラジオグラフィーで確認する方法に代わって利用されている．1日のうちほぼ2倍も膀胱上皮の標識率は日内変動するので標識時刻を実験群間で揃えておくことは重要である．BrdU を腹腔内投与後1時間で動物を屠殺するか，浸透圧ミニポンプを用いて BrdU を3〜7日投与後に動物を屠殺し，膀胱を観察する．しかし，BrdU は膀胱に毒性を示すと報告されていることから，BrdU の投与後1〜2時間で屠殺するほうがより適切と思われる．

細胞分裂の増加を調べるために，免疫組織化学的に検出可能な PCNA(増殖細胞核抗原)や Ki-67 も使用されている．しかし，細胞周期のS期に特異的ではなく，BrdU を用いた場合と検査結果を比較すると一致しないことが多い．PCNA 標識率はパラフィン包埋切片組織をレトロスペクティブに評価するときに有用であることもあるが，使用にあたっては上記の点を念頭に入れておくべきである．

膀胱発癌研究においてさまざまな癌遺伝子および癌抑制遺伝子に注目し分子遺伝学的解析が行われている．ヒトの株化膀胱癌細胞に見られる *ras* 遺伝子の変異は，げっ歯類の尿路系腫瘍では頻度が低い．使用される発癌物質により，ラットの膀胱腫瘍における *p53* 遺伝子変異の頻度は異なっ

ている．しかし，p53遺伝子の変異は，マウスのCISを含めた膀胱および腎盂腫瘍にはよく認められ，マウスの膀胱腫瘍のより高い悪性度を反映すると考えられる．ヒトでもp53突然変異が悪性度の高い非乳頭状尿路上皮悪性腫瘍とよく関連するとされる．p53経路に関連する遺伝子の抑制が動物種，癌の悪性度，癌のステージあるいは形態にかかわらず，膀胱腫瘍では頻繁に起こっていると示唆されている．

走査型電子顕微鏡の利用は，げっ歯類の膀胱における毒性および発癌性を評価するのに有用である．正常の膀胱上皮表面は，均一な大きさの多角形の細胞で敷きつめられている．その細胞表面は peaked microridges といわれる微細皺壁から構成されている．ほとんどの膀胱上皮における変化は，この外観に変化をきたし，表層細胞の不規則な形状および大きさの大小不同，巣状壊死および表層細胞の剥離などの変化を示す．膀胱の尿路上皮癌では半球状に隆起した大小不同の腫瘍細胞が敷石状に配列しており，その細胞の表面には急性障害時にも見られる，短均一微絨毛 short, uniform microvilli と多形微絨毛 pleomorphic microvilli の出現が観察され，さらにロープ状あるいは葉脈状微細皺壁 ropy or leafy microridges も観察される（図 6.32）．これらの走査型電子顕微鏡像は発癌物質投与により早期に出現する膀胱上皮の過形成病変においても見られる．化学物質の発癌性を検出するのに走査型電子顕微鏡が有用であるゆえである．

c．動物モデル

さまざまな強さの遺伝毒性をもつ化学物質を評価するときにマウス・ラットは優れたモデル動物として用いられてきた．イヌにおいても実験的にヒトに類似した膀胱癌を誘発することが可能で，疾患モデルとしては有用とされているが，実際に用いられることは少ない．

ラットおよびマウスは，とくにニトロソアミン，ニトロフランおよび芳香族アミンのような遺伝毒性物質によるヒト癌発生の評価モデルとして有用である．ラットモデルはイニシエーターとプロモーターによる多段階発癌の研究に有用であるが，通常発生する癌は乳頭状腫瘍に限られる．マウスでは乳頭状発育も見られるが，ラットでは発生することの少ない平坦あるいは非乳頭状性で浸潤性の強い膀胱癌が発生するのでこのタイプの癌の発生や転移の研究にマウスは適している．

d．動物からヒトへの外挿

非臨床試験で膀胱腫瘍の発生が確認された薬については，尿路上皮の過形成および腫瘍発生に関わる要因を明らかにするために，体内動態，薬剤およびその代謝物の変異原性の有無，尿路上皮の炎症・損傷・過形成の有無ならびに膀胱腔内に結晶あるいは結晶以外の固形物の存在を調べる必要がある．さらに，排泄された薬物あるいは代謝物の刺激誘発性ならびに投与時の尿のpH・浸透圧・イオン濃度の変化を評価することは上皮への影響を考慮するうえで重要である．なお，一般に高用量・長期間投与で膀胱腫瘍の発生が見られた場合は結石形成による非遺伝毒性メカニズムによる可能性が高い．たとえばロイコトリエン受容体拮抗薬で喘息の治療に用いられるザフィルルカスト zafirlukast は，ヒト臨床用量の170〜200倍の曝露に相当する用量で2年間投与すると雌雄ラットの膀胱移行上皮に乳頭腫のみを発生し，腸内抗炎症薬のオルサラジン olsalazine は臨床用量の40倍を2年間投与された少数の雄性ラットの膀胱に尿路上皮癌を発生するが，いずれの薬剤の腫瘍発生も結石形成との関連が考えられている．

非遺伝毒性物質である経口避妊薬およびペルオキシソーム増殖剤で見られたように動物種差も考慮する必要がある．経口避妊薬ではイヌの膀胱三角部と頸部に移行上皮癌や過形成を生じるが，イヌにおけるこれらの部位は種特異的な胚発生により内分泌変化の影響を受けやすい領域となっていることが腫瘍発生の一因と考えられている．ペルオキシソーム増殖剤ではラットに膀胱上皮過形成を誘発するが，カニクイザルには腫瘍誘発は見られないことから，移行上皮に存在するペルオキシソーム増殖因子活性化受容体を介した転写調節因子の修飾作用によるものではなく，薬剤が尿成分を変化させることにより尿石症を発生し間接的に尿路上皮の過形成を起こしているのではないかと

考えられている．いずれも種特異的であり，ヒトに膀胱腫瘍を誘発することはないと考えられている．

ヒトへの外挿にあたっては，上記の例やサッカリンナトリウムで検証されたようにヒトの推奨用量で同様に誘発される可能性の有無を，動物種差，体内動態，遺伝毒性，用量および発生メカニズムの観点から注意深く検証する必要がある．

［村井　隆，福島昭治］

文献（6.15節）

1) Robbins and Cotran Pathologic Basis of Disease, 8th ed, eds. by V. Kumar, *et al.*：Saunders/Elsevier（2010）．
2) Fukushima S, *et al.*：In species differences in thyroid, kidney and urinary bladder carcinogenesis, eds. by C.C. Capen, *et al.* No. 147 pp. 159-174. IARC Scientific Publications（1999）．
3) IARC：IARC Monographs on the Evaluation of Carcinogenic Risks to Humans, Vol. 73, Some Chemicals that Cause Tumours of the Kidney or Urinary Bladder in Rodents and Some Other Substances, Lyon（1999）．

6.16　精巣，精巣上体

6.16.1　構造，生理，機能

a. 精巣 testis

（ⅰ）**構造**　精巣は左右一対の器官で陰嚢内に存在する．多数の精細管 seminiferous tubules とそれらを取り巻く間質 interstitial tissue により構成される．精細管の最外層は筋様細胞と基底膜に囲まれ，その内側にセルトリ細胞 Sertoli cell と種々の生殖細胞がある．生殖細胞はセルトリ細胞に付着し，未分化なものから分化の進んだものへと順番に精細管の基底より内側に向かって配列する．間質には血管とリンパ管が走行し，ライディッヒ細胞 Leydig cell の集塊がある（図 6.39）．

セルトリ細胞は精細管の基底に接した柱状の細胞で，精子形成の栄養供給とホルモン環境の調整に関与する．隣接するセルトリ細胞同士は密着結合 tight junction により BTB（血液精巣関門 blood-testis barrier）を形成し，セルトリ細胞バリア sertoli cell barrier ともよばれる．したがって，精細管内部は，この関門を境にして基底側と内腔側に区別される．BTB より内腔側への物質移送はすべてセルトリ細胞を介して行われ，血液やリンパ液などの体内循環から隔離されている．減数分裂を開始した生殖細胞は内腔側にあって，自己免疫応答による異物反応から保護され，発育に必要な栄養物質もセルトリ細胞からの供給に頼っている．セルトリ細胞は BTB より内側腔に ABP（アンドロゲン結合タンパク質 androgen binding protein），トランスフェリン，セルロプラスミンなどを分泌して生殖細胞の分化を司り，生殖細胞のエネルギー源である乳酸やピルビン酸なども供給する．一方，BTB より下部である精細管の基底側は，基底膜を通じて体内循環に接している．この他に，セルトリ細胞は貪食作用をもっており，精細管内に生じた異物を貪食する．精子形成過程で生じた精子細胞の遺残体（細胞質の破片）や壊死した精祖細胞などは速やかに貪食される．

間質に存在するライディッヒ細胞は，テストステロン testosterone を産生して精子の形成を調整する．精巣のホルモン調節は視床下部や下垂体の支配を受ける．

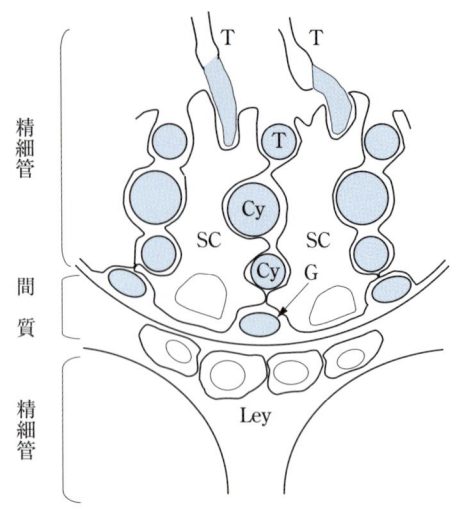

T　：精子細胞（円形・長形）
G　：精祖細胞
SC　：セルトリ細胞
Cy　：精母細胞
Ley　：ライディッヒ細胞

図 6.39　精細管・間質の組織構造（模式図）

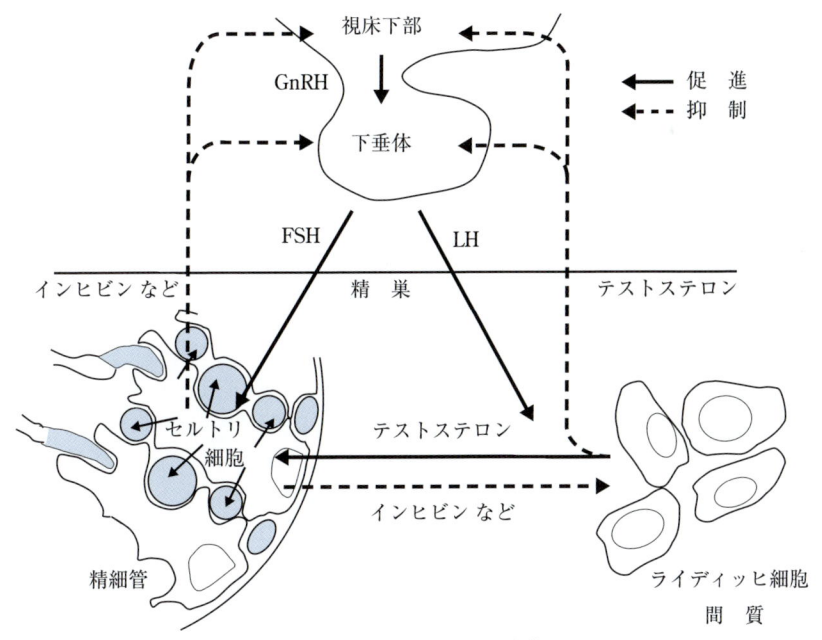

図 6.40 精巣のホルモン制御

(ii) 精巣のホルモン制御 hormonal regulation
精巣は視床下部および下垂体のホルモン支配を受けており，視床下部−下垂体−精巣間でホルモンの複雑なフィードバックシステムが形成されている（図6.40）．視床下部から分泌されるGnRH（性腺刺激ホルモン放出ホルモン gonadotropin releasing hormone）は，下垂体の前葉細胞の細胞膜受容体と結合し，LH（黄体形成ホルモン luteinizing hormone）およびFSH（濾胞刺激ホルモン follicle stimulating hormone）の合成と分泌を促進させる．LHはライディッヒ細胞膜の受容体に，FSHはセルトリ細胞膜の受容体にそれぞれ結合し，これらの細胞の機能を促進させる．

LH刺激によりライディッヒ細胞は，テストステロンを産生して分泌する．テストステロンは精巣の間質液を介してセルトリ細胞に取り込まれる．セルトリ細胞の細胞質と核にはテストステロンの受容体があり，ホルモンの刺激を受けたセルトリ細胞では，ABPや精細管液などの分泌が促進される．ABPは，セルトリ細胞から生殖細胞へのテストステロン移送，生殖細胞の発育と分化の調整，精細管内テストステロン濃度維持，精細管から精巣上体へのテストステロン輸送などの役割を担っている．テストステロンは血液を介して視床下部，下垂体に負のフィードバックをもたらし，LHの分泌を抑制する．

セルトリ細胞と結合するFSH量は，精細管の精子形成サイクルのステージ（(iv)項参照）によって異なる．ラットではステージIの精細管のセルトリ細胞で結合量が最も多く，ステージVI〜VIIで最低となり，ステージVIII以降で再び増加する．セルトリ細胞が分泌するインヒビンは下垂体のFSH分泌，視床下部のGnRH分泌およびライディッヒ細胞のテストステロン産生を抑制する．

(iii) 生殖細胞の分化 differentiation of germ cells（図6.41） 最も未分化な生殖細胞は精祖細胞 spermatogonia で，数回の変容を経て精子細胞 spermatids に分化する．精祖細胞が精子細胞に分化して精細管から放出されるまで，同一精祖細胞に由来する生殖細胞集団は，細胞質の架橋構造で相互に連結して合胞体を形成している．

精祖細胞は，type A spermatogonia，中間タイプ intermediate spermatogonia および，type B spermatogonia に区別される．タイプAは分裂増殖し一部は自己複製を行うが，他の一部は中間タイプに分化し，さらにタイプBに分化する．タイプBの精祖細胞は分裂後に精母細胞 spermatocytes に分化し，減数分裂が始まる．タイプBの精祖

6 標的器官の毒性病理

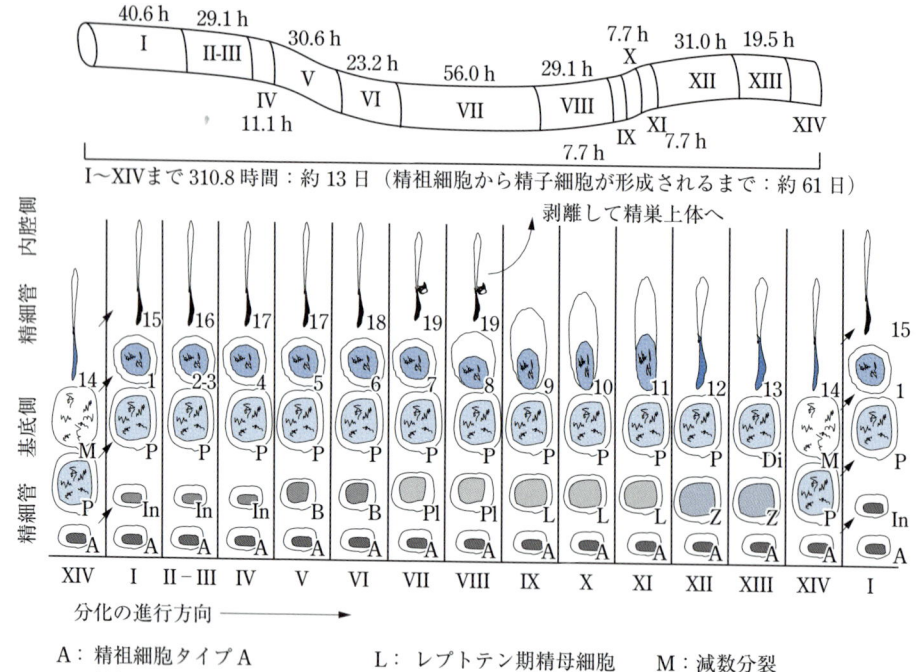

図6.41 ラットの精子形成サイクル

A：精祖細胞タイプA
In：精祖細胞中間タイプ
B：精祖細胞タイプB
Pl：プレレプトテン期精母細胞
L：レプトテン期精母細胞
Z：ザイゴテン期精母細胞
P：パキテン期精母細胞
Di：ディプロテン期精母細胞
M：減数分裂
1〜19：精子細胞

細胞から分化した精母細胞はプレレプトテン期精母細胞 preleptotene spermatocytes とよばれ，この時期に DNA 合成が開始される．次のレプトテン期 leptotene spermatocytes では DNA 合成は終了して4倍体となり，続くザイゴテン期 zygotene spermatocytes では相同染色体が接合し対合複合体を形成する．次のパキテン期 pachytene spermatocytes では遺伝情報の組換えが起こり，ディプロテン期 diplotene spermatocytes では相同染色体の大半が解離してキアズマが見られる．その後，第一減数分裂を行い，二次精母細胞となる．さらに，速やかに分裂を経て半数体の精子細胞へと分化する．

精子細胞ははじめは円形であるが，分化に伴い線状に変容する．この過程で精子細胞の核では，DNA と結合するタンパク質がヒストンから精子特異的塩基性核タンパク質に変換される．ラットの精子ではヒストンからプロタミンに変わり，核は著しく電子密度を増して体積は減少し，DNA の転写活性も失われる．精子細胞が精細管から放出される際に，精子細胞の細胞質の大半は精細管に遺残体として残され，この遺残体はセルトリ細胞に貪食される．精細管内に放出された精子細胞は精巣上体で受精能を有する精子になる．

(iv) 精子形成 spermatogenesis（図6.41，6.42）[1,2)]　精細管の横断面では種々の生殖細胞が同心円状に配列しているが，配列には秩序がある．断面のある部分では，特定の分化段階の生殖細胞の組合せが見られ，別の断面では違う生殖細胞の組合せが見られるように，一定の規則性をもって分化中の生殖細胞が組み合わされている．これは，分化段階を異にした生殖細胞が同じテンポで成熟するからである．この生殖細胞の組合せには幾通りかあり，その各々はステージとよばれる．ステージは動物種によって決まり，ラットはI〜XIVまでの14ステージ，マウスは12ステージ，イヌは8ステージ，サルは12ステージであり，ヒトは6ステージである．

生殖細胞はステージが一つ進むたびに分化が1段進んだ細胞に成熟し，これが繰り返されて精子が形成される．分化は一定の時間で進行し，同じ

13	13	13	13	13	14						
1	2	3	4	5	6	7	8	9	10	11	12
P	P	P	P	P	P	P	P	P	P	P	M
B	B	B	B	B	B	Pl	L	L	Z	Z	P
A	A	A	A	A	A	A	A	A	A	A	A
I	II	III	IV	V	VI	VII	VIII	IX	X	XI	XII

A：精祖細胞タイプA　　　L：レプトテン期精母細胞　　　M：減数分裂
B：精祖細胞タイプB　　　Z：ザイゴテン期精母細胞　　　1〜14：精子細胞
Pl：プレレプトテン期精母細胞　　P：パキテン期精母細胞

図6.42 カニクイザルの精子形成サイクル
[Clermont Y, *et al.*：*Am. J. Anat.* **104**：237-273(1959)；Dreef HC, *et al.*：*Toxicol. Pathol.* **35**：395-404(2007)の報告を改変]

ステージが一定の周期で反復する．この周期を精子形成サイクルといい，サイクルの所要時間は一定である．ラットの場合では精祖細胞が精子細胞に成熟するには約60日を要し，その間に約4.5サイクルが経過する．

精子形成サイクルのステージを鑑別するには，精子細胞の核に隣接した細胞質に出現するアクロソーム acrosome あるいは核の形状を指標にするのが一般的である(後述)．アクロソームはライソソームの一種で，PAS(過ヨウ素酸シッフ反応)陽性を示す．その機能は受精時の卵外被の通過や卵との結合などにある．

b. 精巣上体 epididymis

（i）**構造**　精巣輸出管 efferent ducts に続く器官で，曲がりくねった細い精巣上体管で形成される．頭部，体部および尾部に分けられ，頭部は血管に富む．精巣上体管の上皮は各部で形態が異なり，頭部には核が基底側に位置して長い微絨毛を有するもの，あるいは小型で多角形のものなどが見られる．頭部の上皮は精子にとって重要なタンパク質を分泌する．尾部では小型で多角形の上皮が増え，細胞質内の小胞が明瞭となる．尾部の上皮はタンパク質を再吸収する．精巣上体は輸精管へと移行し，輸精管の起始部は丈の高い円柱上皮で構成される．この部分では管内の溶液のほとんどが再吸収される．

（ii）**生理，機能**　精巣上体管上皮の物質の吸収および分泌作用により，管腔内のpH，イオン，タンパク質の調節が行われ，管腔内は精子の成熟に適した環境に保たれる．精子は頭部および体部の精巣上体管内でアクロソームの構造，膜表面の構造，運動性，代謝などに変化を生じ，生殖能力を有するようになり，尾部に貯蔵される．このような精子の成熟には1〜2週間を要する．

6.16.2　毒性メカニズム

a. 精巣(表6.38)[1]

（i）**精上皮の直接障害**　多くの化学物質が精上皮に影響を及ぼすことが知られているが，動物種や動物の年齢により感受性に差があることがある．

（1）**セルトリ細胞の障害**：セルトリ細胞は生殖細胞の発育に関与しているため，セルトリ細胞が障害を受けるとその影響は生殖細胞に波及する．とくにパキテン期精母細胞，精子細胞などのようにBTBの内側に位置している細胞は影響を受けやすい．種々の化学物質がセルトリ細胞に障害を及ぼすが，物質の種類により特定のステージの精細管に障害を示す(ステージ特異性)ものがある．たとえば，ラットで，1,3-ジニトロベンゼンは主としてステージIX〜XIVの精細管に，フタル酸エステル phthalate esters はXI〜XIV，I〜IIに障害を及ぼす．

1,3-ジニトロベンゼン 1,3-dinitrobenzene の

表 6.38　精巣に障害を及ぼすおもな化学物質

障害の機序	化学物質
精細管上皮の直接障害	
セルトリ細胞	1,3-ジニトロベンゼン, ニトロベンゼン, フタル酸エステル, 2,5-ヘキサンジオン 2,5-hexanedione
精祖細胞	アドリアマイシン, シクロホスファミド cyclophosphamide, プロカルバジン procarbazine, ブスルファン busulfan などの抗腫瘍剤
精母細胞	エチレングリコールアルキルエーテル
精子細胞	メチルメタンスルホン酸 methyl methanesulfonate
ホルモンを介した障害	
抗アンドロゲン作用	酢酸シプロテロン cyproterone acetate
テストステロン合成阻害	スピロノラクトン spironolactone, アミノグルテチミド aminoglutethimide, エタン-1,2-ジメタンスルホン酸など
性腺刺激ホルモン抑制	アンドロゲン androgen, エストロゲン estrogen など
プロラクチン分泌刺激	スルピリド sulpiride, レセルピン reserpine など
循環障害	カドミウム cadmium, ヒスタミン histamine, アドレナリン adrenalin
栄養障害	亜鉛やビタミンAの欠乏

障害　ラットでは投与後 12 時間以内にセルトリ細胞の空胞変性が起こり，24 時間後にはセルトリ細胞の障害に起因してパキテン期精母細胞，精子細胞の変性，壊死が認められる．その後，傷害された精細管の精母細胞，精子細胞は脱落し，重度の障害を受けた精細管ではセルトリ細胞とBTBの外側に位置する精祖細胞などの若干の生殖細胞のみが残存するようになる．

（2）**精祖細胞の障害**：細胞分裂を頻繁に行っている精祖細胞は，核酸の合成や細胞分裂を阻害する物質，たとえば抗腫瘍剤などの影響を受ける．また，細胞毒性を示す抗生物質，有機殺虫剤，金属なども精祖細胞を障害する．障害により精祖細胞は壊死するが，一般に壊死した精祖細胞は速やかにセルトリ細胞に貪食されるため，精祖細胞の壊死自体は目立たない．しかし，精子形成サイクルの進行とともに精祖細胞の壊死は精母細胞や精子細胞の減少として検出できる．

アドリアマイシン adriamycin の障害　DNA 複製および DNA 依存の RNA 合成を阻害するアドリアマイシンは細胞分裂能の高い精祖細胞を標的とし，精祖細胞の中でもとくに幼若な細胞が壊死する．精子形成サイクルの進行とともにプレレプトテン期，レプトテン期，パキテン期精母細胞，以後生殖細胞の分化の順に精子細胞に至るまで生殖細胞が順次消失していく．

（3）**精母細胞の障害**：減数分裂を行う精母細胞は，精祖細胞と同様に核酸の合成や分裂を抑制するさまざまな物質によって障害を受ける．

エチレングリコールアルキルエーテル ethylene glycol alkyl ethers の障害　エチレングリコールアルキルエーテルの標的はパキテン期精母細胞の乳酸脱水素酵素と考えられている．投与後 12 時間にはパキテン期精母細胞の壊死が誘発される．ラットでは精子形成サイクルの初期と後期のステージの精細管で障害が顕著であることより，エチレングリコールアルキルエーテルの作用にはステージ特異性があると考えられるが，投与量が多くなるとより多くのステージの精細管に障害が見られる．

（4）**精子細胞の障害**：精子細胞に障害を及ぼすとされる化学物質については若干の報告はあるが，形態学的に明らかな変化を誘発する化学物質は知られていない．

（ii）**ホルモンを介した障害**　ホルモンを介した障害にはいくつかの機序があるが，障害が長期間に及ぶと結果的に精巣の萎縮を招くことが多い．また，動物種や系統により障害の感受性に差があることがある．

（1）**抗アンドロゲン作用 antiandrogenic activity**：アンドロゲンの産生には影響を及ぼさずに，標的組織でアンドロゲン作用を阻害する．フルタミド flutamide は末梢器官でのアンドロゲンの作用を阻害するため，精細管内の生殖細胞の減少を

きたすとともに，結果的に下垂体からの LH の放出増加を招き，ライディッヒ細胞の肥大あるいは過形成が起こる．

(2) テストステロン合成阻害 inhibition of the synthesis of testosterone：ライディッヒ細胞の代謝あるいはステロイド合成機能を障害してテストステロン合成を抑制する．ラットでは，テストステロンの枯渇あるいはテストステロンの作用障害により，障害の初期には精子形成サイクルのステージ VII の精細管にパキテン期精母細胞，精子細胞の変性，壊死が見られる．また，ステージ IX の精細管に長形精子細胞の停滞が見られることもある．これらの変化はテストステロンのバランスに異常が生じた場合の特徴的な変化と考えられている．一方，時間の経過とともに，あるいはテストステロンの枯渇が重度であると，多くのステージの精細管で生殖細胞の変性や消失が見られ，精巣毒性変化の終末像を呈するようになる．

エタン-1,2-ジメタンスルホン酸 ethane-1,2-dimethane sulfonate の障害　ライディッヒ細胞のエタン-1,2-ジメタンスルホン酸への感受性は動物種によって異なり，ラットの感受性が最も高く，未熟なライディッヒ細胞よりも成熟したライディッヒ細胞のほうが感受性が高い．ラットでは，投与後 1 日にはライディッヒ細胞の壊死が誘発され，投与後 3 日には壊死して消失する．その後，ステージ VII などの精細管にパキテン期精母細胞の変性，壊死が散見されるようになり，これらの生殖細胞の障害は低テストステロン状態の影響である．時間経過とともに生殖細胞の変性，壊死は多くのステージに広がり，パキテン期精母細胞，精子細胞は脱落して減少する．しかし，精祖細胞およびパキテン期以前の精母細胞の障害は見られない．

(3) 性腺刺激ホルモン抑制 inhibition of the release of gonadotropins：視床下部もしくは下垂体への作用により性腺刺激ホルモンの分泌が抑制されると，精巣に障害を及ぼす．LH の低下はライディッヒ細胞の機能低下を招く．

(4) プロラクチン分泌の亢進 stimulation of the production of prolactin：高プロラクチン血症はテストステロンの低下を招き，精巣に影響を及ぼすと考えられている．ドパミン dopamine は下垂体のプロラクチン分泌を抑制するため，ドパミン阻害薬は下垂体からのプロラクチン分泌を促進させ，高プロラクチン血症を引き起こし，精巣に障害を及ぼす．

(iii) 循環障害　精巣は血行が比較的緩慢で，相対的に血管の分布が乏しいため，低酸素状態に陥りやすい．このため，血行の障害，血圧の低下，精巣内の代謝の活性化などが精巣に影響を及ぼす．血管収縮薬や血管障害物質による精巣の障害が報告され，カドミウムはその代表である．

カドミウム cadmium の障害　投与後，間質の浮腫，一部の精細管の限局性の壊死が生じる．障害は経時的に拡大し，精細管および間質の広範な梗塞型の壊死が認められる．障害にはステージ特異性や細胞特異性はなく，血管支配に依存した壊死の部分と正常部の境界が比較的明瞭である．

(iv) 栄養障害　亜鉛 zinc, ビタミン A あるいは E などの栄養素の欠乏は精巣に障害を及ぼす．ビタミン A は精祖細胞の増殖，分化に関与すると考えられている．毒性試験で強い体重抑制がある場合に，副生殖腺の萎縮を伴った精巣障害が見られることがある．このような場合，精巣の障害が栄養障害やそれによる代謝障害に起因する二次的な変化であるのか精巣への直接的な毒性なのかを注意して評価する必要がある．

(v) 腫瘍　実験動物では間細胞腫 interstitial cell tumor（ライディッヒ細胞腫 Leydig cell tumor）がしばしば誘発される．抗アンドロゲン剤を長期間投与すると，アンドロゲンによるフィードバックが阻害され LH 分泌亢進が持続し，ライディッヒ細胞の増生が起こる．また，ライディッヒ細胞は重度の精巣障害の際に代償性に増生する．エストロゲン物質の投与でも同様の変化が生じる．このようなライディッヒ細胞の増生から間細胞腫が発生する．2-アセチルアミノフルオレン 2-acetyl-aminofluorene も間細胞腫を誘発する．

b. 精巣上体

(i) 精巣上体への直接障害　精子は生体にとって異物であるため，精巣上体では精巣上体管の上皮によって周囲組織より隔離されている．精

巣上体に直接的な影響を及ぼす物質は，精巣上体管上皮を障害する場合が多く，上皮が障害されると精子に対する炎症反応(肉芽腫性炎)が引き起こされる．塩化メチル methyl chloride やライディッヒ細胞を障害するエタン-1,2-ジメタンスルホン酸は精巣上体管の上皮を障害する．また，カドミウムは精巣上体頭部の血管内皮細胞を障害して循環障害を起こす．

　(ii)　**ホルモンを介した障害**　精巣上体はテストステロン合成阻害などによるテストステロンの低下の影響を受ける．テストステロンの低下により精巣上体頭部の上皮にアポトーシスが見られることがある．また，低テストステロンの後期の変化として，精巣での精子形成の低下に伴い管腔の萎縮が起こることがある．その他，アンドロゲン受容体拮抗薬では，精巣上体の管腔内の精子は正常であるが，精巣上体の重量低下および小型化が見られることがある．

　(iii)　**精子への直接障害**　精子は高い運動性を有する細胞であるため，精子のエネルギーに影響を及ぼす因子の障害を受けやすい．低用量の α-クロロヒドリン α-chlorohydrin は精子の ATP レベルに影響を及ぼし運動性を低下させる．高用量のクロロヒドリンは毛細血管透過性亢進により血管および精巣上体管上皮に障害を引き起こす．

6.16.3　障害反応

a. 精　巣[2)]

　(i)　**ステージもしくは細胞特異的な精細管の変化**　障害の初期像は，障害メカニズムに特徴的なステージ特異性，細胞特異性を呈することがある．しかし，個々の細胞に見られる変化は基本的には同じである．

　生殖細胞の変性 degeneration / 壊死 necrosis / germ cell　生殖細胞の変性 / 壊死は細胞質もしくは核の濃縮として認められることが多い．また，精母細胞や精子細胞の多核巨細胞が見られる場合もある．生殖細胞の変性 / 壊死により，精細管内の生殖細胞数は減少する．生殖細胞の変性はセルトリ細胞の障害により起こることがあるが，このような場合にはセルトリ細胞の細胞質の空胞化あるいは菲薄化が認められる．セルトリ細胞の壊死はほとんど見られない．セルトリ細胞が障害された場合，BTB の内腔に位置するパキテン期精母細胞，精子細胞は必ず影響を受ける．

　生殖細胞の枯渇 germ cell depletion　生殖細胞の変性 / 壊死が持続すると，障害を受けた生殖細胞が精細管内から消失する．

　精子細胞の停滞 spermatid retention　成熟した精子細胞のセルトリ細胞からの放出が阻害されて起こる．たとえば，ラットではステージ VIII で放出される精子細胞がステージ IX 以降の精細管に留まる．放出されなかった精子細胞はセルトリ細胞の貪食を受ける．

　(ii)　**非特異的な精細管 / 精巣の変化**　精子形成は継続的に進行しているので最初に引き起こされた障害が二次的に波及し，精巣もしくは精細管の終末像は障害のメカニズムのいかんにかかわらず，精細管内の生殖細胞の剥離，枯渇などの非特異的な変化を示す場合が多い．このため，長期の反復投与試験では最初に障害を受けた細胞を特定するのが困難なこともある．

　精細管の萎縮 tubular atrophy　非特異的な変化としてしばしば認められる．限局性あるいはびまん性に見られる．初期には精巣の大きさは正常であるが，精子細胞などの種々の生殖細胞の枯渇が認められる．進行すると精巣は小型化，軟化し，色調も暗調になる．精細管は直径が細くなり，輪郭が不正になり，基底膜は肥厚する．セルトリ細胞以外の生殖細胞はほとんど消失する(Sertoli cell-only syndrome)．一般にびまん性の萎縮は半数以上の精細管が障害されている場合を指す．精細管の萎縮に引き続いて間質の浮腫，ライディッヒ細胞の過形成，石灰沈着などが認められることもある．精細管の萎縮は生殖細胞の障害，ホルモンを介した障害あるいは加齢などさまざまな場合に起こるため，セルトリ細胞，ライディッヒ細胞，血管および間質の変化などを踏まえて原因を考察する必要がある．

　その他の非特異的な精細管 / 精巣の変化としては変性，空胞化 vacuolation，生殖細胞の剥離 exfoliation，多核巨細胞 multinucleated giant cell，拡張 dilation などが挙げられる．

(iii) ライディッヒ細胞の変化

ライディッヒ細胞の空胞化 Leydig cell vacuolation 細胞質内に空胞の形成が認められる.

ライディッヒ細胞の萎縮 Leydig cell atrophy ライディッヒ細胞の機能低下により細胞は小型化する.

ライディッヒ細胞の壊死 Leydig cell necrosis ライディッヒ細胞は萎縮し,細胞質もしくは核の濃縮として認められることが多い.ライディッヒ細胞が障害されている場合には精細管の変化を伴うことが多い.

ライディッヒ細胞(間細胞)の過形成 Leydig cell (interstitial cell) hyperplasia 非腫瘍性の増殖性変化で,精細管の萎縮,重度の障害に伴って認められることが多い.ライディッヒ細胞の結節性あるいは,びまん性の増殖が見られる.腫瘍との鑑別点としては,周囲組織の圧迫がないこと,障害を受けた精細管を伴っていることなどが挙げられる.

(iv) その他の変化 炎症性の変化,循環障害などが挙げられる.

炎症 inflammation 化学物質の障害により炎症反応が引き起こされることは少なく,炎症反応を伴わない精細管の萎縮や間質の線維化が一般的である.炎症反応が引き起こされるケースとしては,血行障害による壊死組織に対する炎症反応,BTBが障害された場合の生殖細胞に対する免疫反応などがある.

精子肉芽腫 sperm granuloma 生体異物である精子に対する肉芽腫性炎症反応で,精子塊,類上皮細胞,炎症性細胞,および巨細胞からなる肉芽腫である.

水腫 edema 間質の空隙として認められ,循環障害などの際に観察されることがある.組織標本作製時のアーティファクトとの鑑別が必要である.

b. 精巣上体

形態学的にとらえられる変化としては,ホルモンを介した障害による精巣上体管の萎縮,精巣上体の直接障害による精巣上体管上皮の変性などが挙げられる.上皮の壊死が生じた場合には,精子に対する炎症反応が起こり,結果として精子肉芽腫が形成される.また,精巣上体管の内容は精巣の変化を反映する場合があり,精巣で剥離した生殖細胞や細胞の残渣が見られることがある.ライディッヒ細胞を障害するエタン-1,2-ジメタンスルホン酸は精巣上体管の上皮も障害し,精子肉芽腫が形成される.グアニジン系殺菌剤で見られる精子肉芽腫は,交感神経の抑制に起因するものと考えられている.

6.16.4 腫瘍性病変および加齢性変化

a. 腫瘍性病変

実験動物の精巣,精巣上体に発生する腫瘍としては次のものが知られている.

(i) 精巣

精上皮腫 seminoma 生殖細胞を起源とし,精祖細胞に類似した大型の均一な細胞からなる.イヌで時として見られることがあるが,ラット,マウスでは稀である.良性と悪性がある.

奇形腫 teratoma 胚細胞を起源とする腫瘍である.同一腫瘍内にさまざまな分化段階の3胚葉性の組織が種々の割合で存在する.よく見られる構成成分は表皮,神経,軟骨,平滑筋,粘液腺などである.実験動物では稀で,発生しても一般に良性である.

間細胞腫 ライディッヒ細胞を起源とする.多形性の好酸性細胞からなり,細胞質には小胞を有していることが多い.リンパ球様の小型細胞が周囲を取り囲むように増殖し,腺様構造や嚢胞を形成する場合もある.F344雄ラットでは,18ヵ月齢以上で高率に自然発生する.イヌ,マウスにもしばしば見られる.良性と悪性がある.

セルトリ細胞腫 Sertoli cell tumor セルトリ細胞を起源とし,脂肪滴を有する大型の淡明な細胞からなる.腫瘍細胞は精細管様の管胞構造をつくる.イヌでは時として見られるが,ラット,マウスでは稀である.良性と悪性を区別する.

その他に精巣に発生する腫瘍としては以下のものがある.

・良性顆粒膜細胞腫 benign granulosa cell tumor / 悪性顆粒膜細胞腫 malignant granulosa

cell tumor
- 良性セルトリ-間(ライディッヒ)細胞腫 benign Sertoli-interstitial(Leydig) cell tumor/悪性セルトリ-間(ライディッヒ)細胞腫 malignant Sertoli-interstitial(Leydig)cell tumor
- 絨毛癌 choriocarcinoma
- 卵黄囊腺腫 yolk sac adenoma／卵黄囊腺癌 yolk sac carcinoma
- 胎児性癌 embryonal carcinoma
- 精巣網腺腫 rete testis adenoma
- 精巣網癌 rete testis carcinoma
- 中皮腫 mesothelioma
- 平滑筋腫 leiomyoma
- 血管腫 hemangioma
- 良性奇形腫 benign teratoma／悪性奇形腫 malignant teratoma

(ii) **精巣上体**　精巣上体に特有の組織を起源とする腫瘍の発生はきわめて少ない．精巣と同様に中皮腫，血管腫が時として認められる．また老齢のマウスでは間細胞腫，組織球性肉腫 histiocytic sarcoma の発生が知られている．

b. 加齢性変化
　(i) **精巣**
　　精細管の萎縮　ラットでは6～12ヵ月齢頃より発生し，18ヵ月齢までには，ほぼすべての動物で見られる．片側性あるいは両側性に認められ，その組織像は化学物質の作用による萎縮像と同様である．
　　精巣網の過形成 hyperplasia of rete testis　上皮の過形成が見られることがある．
　　異栄養性石灰沈着 dystrophic calcification (mineralization)　重度の精細管萎縮の際に認められることがある．初期には変性した精子細胞などに沈着するが，沈着が進行すると精細管内の細胞は消失し，管腔内には石灰化した塊のみが認められる．
　　リポフスチン沈着 lipofuscinosis　間細胞に褐色色素の沈着として認められる．この変化は間細胞腫にも見られることがある．
　　精子肉芽腫 sperm granuloma　老齢ラットに散発的に見られ，発生率は3%程度との報告がある．精子塊，類上皮細胞，炎症性細胞および巨細胞からなる肉芽腫を形成する．
　　ライディッヒ細胞(間細胞)の過形成　精巣の萎縮や重度障害の際にも認められるが，18ヵ月齢を超えるF344ラットではほとんどすべてに見られる．12ヵ月齢以下ではほとんど見られないことから，急速に発生してくるものと思われる．びまん性のものは萎縮した精細管を伴う．
　　その他に動脈周囲炎 periarteritis あるいは動脈壁のフィブリノイド変性 fibrinoid arteriopathy が見られることがある．マウスではアミロイド沈着 amyloid deposition も認められる．
　(ii) **精巣上体**　精巣上体管上皮の変性が見られることがある．おもな変化は細胞質の空胞化 vacuolation，好塩基性化 basophilic degeneration などである．このような変性細胞には細胞質へ鉱質沈着 mineralization が見られることもある．

6.16.5　障害が及ぼす影響

　精巣で産生されるテストステロンは副生殖腺の発育を促進するため，精巣の障害によりテストステロンの合成あるいは作用が阻害されると，副生殖腺の萎縮が認められることがある．また，精巣は性ホルモンを介して下垂体とも密接な関係にあり，精巣が強い障害を受けた場合や，ライディッヒ細胞の過形成が見られる場合には，下垂体前葉に性腺刺激ホルモン分泌細胞である淡明な大型の細胞が出現することがある．これは，いわゆる去勢細胞 castration cell である．

6.16.6　毒性の評価

a. 評価に用いる実験動物[3,4]
　精子形成への影響を評価する場合には，性成熟期の動物を使用する．げっ歯類を用いる場合には，少なくとも試験終了時には性成熟に達していることが望ましく，ラットでは9週齢以上，マウスでは7週齢以上が目安となる．イヌでは試験終了時に9～12ヵ月齢が望ましい．若齢で性成熟に達していない精巣の組織像は障害像と区別しにくい場合があること，また年齢による化学物質に対する

感受性の差がある場合もあるため，若齢動物で評価する場合には注意を要する．サルでは性成熟の個体を入手することが困難な場合があり，取扱い上の問題もあるのでスクリーニング試験で用いられることは少ない．サルを用いた精巣毒性の評価が必要な場合には，性的に成熟な動物を用いることを考慮する（カニクイザルでは 4〜5 歳以上）．

b. 器官重量[3,4]

（i） **精巣** 精巣重量の増減は毒性評価の重要な指標である．両側性の変化か片側性の変化であるかは，被験物質投与に関連した変化であるかどうかを判断するのに重要である．このため測定は左右別々に行う．精巣重量は体重に比例しない場合があるので，絶対重量を用いて評価することが多い．重量の変化は，精巣に生じた変化を反映し，精細管からの生殖細胞の消失などにより重量が低下する．水腫などにより間質または精細管内の液体成分が増加すると重量は増加する．

（ii） **精巣上体** 精巣と同様に重量の増減は毒性評価の重要な指標であり左右別々に測定する．重量は貯蔵される精子の量を反映するが，射精の頻度により変動する．また，副生殖腺の重量の変化も精巣障害の指標となる．

c. 形態学的評価

（i） **精巣の組織標本作製** 一般に，精巣網を含む横断面を切り出すことが推奨される．通常，ブアン固定あるいはそれと同等の固定状態が得られる他の固定法を用いてパラフィン包埋することが推奨される．最近では改良ダビドソン法や，GFA（グルタルアルデヒド・ホルマリン・酢酸）法

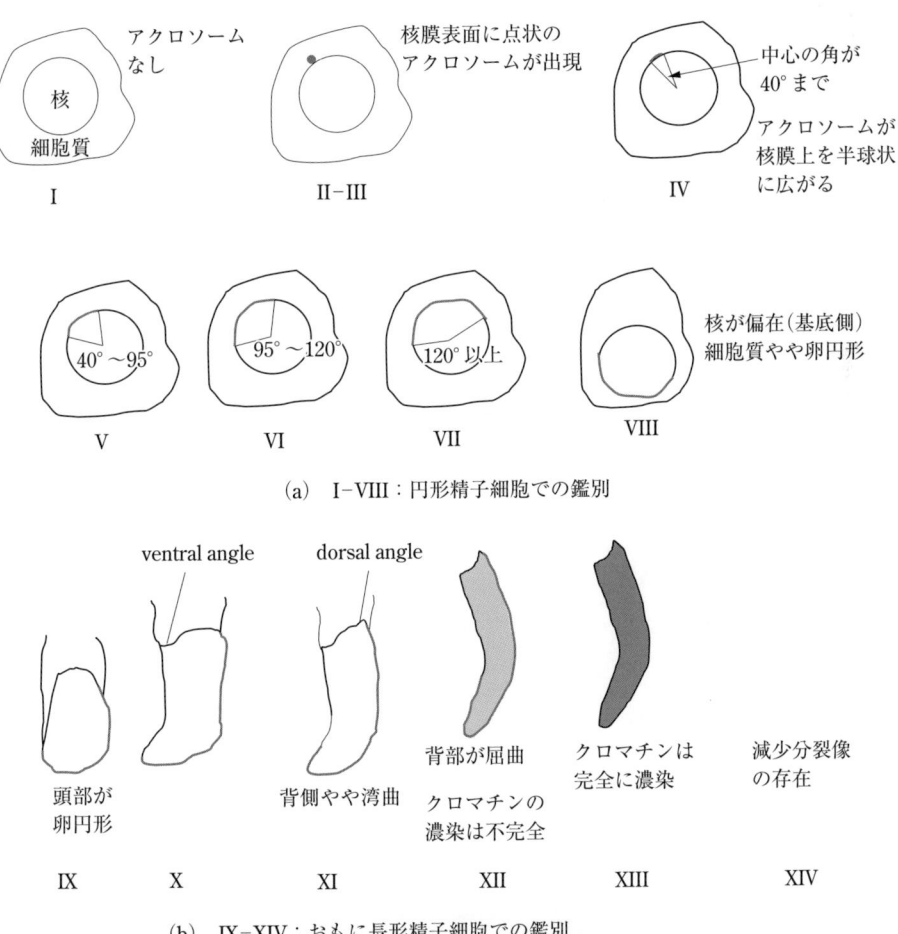

（a） I–VIII：円形精子細胞での鑑別

（b） IX–XIV：おもに長形精子細胞での鑑別

図 6.43 ラットのステージ鑑別

(A液：30％ホルマリン液とB液：4％グルタルアルデヒド6％酢酸を混合）が用いられる．ホルマリン固定によるパラフィン包埋標本は，パラフィン包埋の工程で強いアーティファクトを生じるため，ホルマリン固定の場合にはメタクリル酸樹脂などの樹脂包埋が必要である．

(ii) **精子形成サイクルを考慮した評価（精細管の精子形成サイクルのステージ鑑別）** 精巣には精子形成サイクルがあるため，病理組織評価にはこの精子形成サイクルを理解して病変の検出・評価を行う．それにより，その病変の発現パターンからメカニズムを推定することも可能になる．精巣の障害反応は生殖細胞の減少として現れる場合が多いので，減少の度合いを具体的に把握する．細胞の種類・ステージ間での比較には，おのおのの細胞数のカウントが有効である．その際，精細管の管径または断面の形状により精細管内の生殖細胞数が変動するため，その精細管のセルトリ細胞数あたりの生殖細胞数で表すことが推奨される．セルトリ細胞は増殖したり壊死して減少したりすることが少ないため基準として適している．

精子形成サイクルに基づいて評価を行う場合には，精細管のステージを理解し精子形成サイクルの各ステージを鑑別する必要がある．ラットおよびマウスでは，PAS染色標本で円形精子細胞のアクロソームの形状あるいは長形精子細胞の頭部の形態よりステージを正確に鑑別することができる（図6.43）．ラットを例にとると，ステージIの精子細胞にはまだアクロソームは出現していない．ステージII-IIIになると点状のアクロソームが出現する．ステージIV以降ではアクロソームは核膜上を拡散し，ステージVIIIでは核の半分を覆うほどになる．ステージIXからXIVまでは精子細胞の頭部の形状により鑑別する．しかし，通常のHE染色標本でも精細管内の生殖細胞の組合せによりステージを大まかに鑑別することは可能であり，ラットではI-VI，VII-VIII，IX-XI，XII-XIVの4グループ（図6.44）に分けることができる．一方，イヌやサルではPAS染色標本を用いてもラットおよびマウスのようなアクロソームの形状を詳細に観察することが難しいが，ある程度のステージ鑑別は可能である（表6.39）[2]．

(iii) **精巣上体の組織標本作製** 精巣上体は部位により上皮の配列，機能が異なり，毒性に対する感受性も異なる．このため，頭部，体部，尾部のすべてが含まれるように切り出して標本にすることが推奨される．

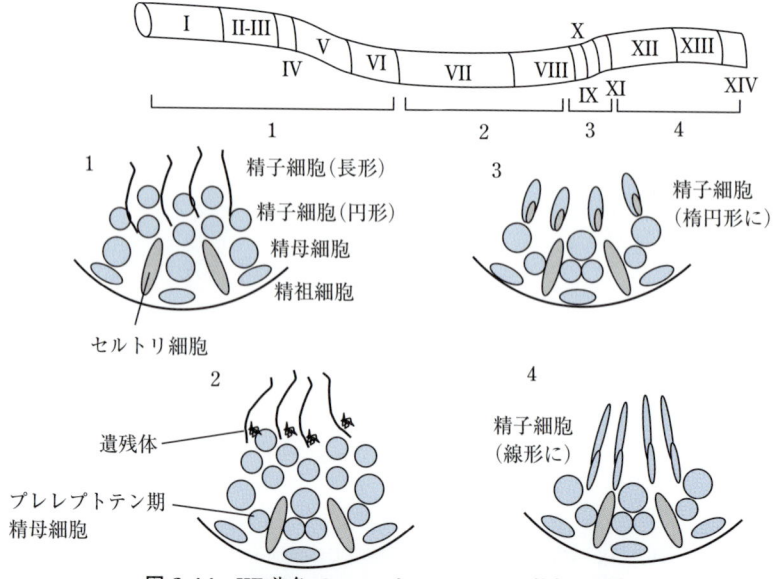

図6.44 HE染色でのラットのステージの簡便な鑑別

表 6.39　カニクイザルの精細管のステージの鑑別法

ステージ	精子細胞	形態学的な特徴(PAS 染色による)
I	Step 1	プロアクロソーム顆粒は認められない
II	Step 2	プロアクロソーム顆粒が認められる
III	Step 3	アクロソームが核膜に接する
IV	Step 4	アクロソームが核膜上で平坦になる
V	Step 5	アクロソームが核を包み込むように広がり出す(headcap の形成)
VI	Step 6	headcap が核の約 1/4 を覆う
VII	Step 7	headcap が核の約 1/3 を覆う
VIII	Step 8	headcap が精細管の基底側を向く
IX	Step 9	核が長形になり，headcap に包まれる部分が円錐状に変形する
X	Step 10	長形に変形した核は平たくなり，核の先端は点状になる
XI	Step 11	核はさらに平たくなり，headcap は核の全体を覆う
XII	Step 12	核はさらに平たくなり，核の先端は丸みを帯びる

[Dreef HC, *et al.* : *Toxicol. Pathol.* **35**: 395-404 (2007)]

(iv)　観察の着眼点 [3,4]

(1)　**精巣**：

観察時に確認すべき事項　①すべての種類の精上皮(生殖細胞，セルトリ細胞)が存在するか，②各精上皮に変化はないか，③精上皮の減少はないか，④ライディッヒ細胞に変化，増減はないか.

変化が認められた場合に留意すべき事項
①ステージ特異性はないか，②細胞の種類による特異性はないか.

定量性をもたせた変化の評価　精細管の障害を定量性をもたせて評価する場合には以下の基準が目安の一つとなる.

Glade1 = minimal：異常精細管 < 5%
Glade2 = slight：異常精細管 5〜25%
Glade3 = moderate：異常精細管 25〜50%
Glade4 = marked：異常精細管 50〜75%
Glade5 = severe：異常精細管　 > 75%

(2)　**精巣上体**：精巣上体の各部位は毒性の感受性が異なる．注意すべき変化としては白血球浸潤，精子肉芽腫，上皮の変化，管腔内の異形細胞の出現などが挙げられる．精巣上体管内の状態は精巣の変化を反映する場合があり，異形細胞(剥離上皮)などが認められた場合には，それが精巣病変に由来する可能性を考慮する．　[松井　元]

文献(6.16 節)

1) Creasy DM : *Toxicol. Pathol.* **20** : 64-76 (2001).
2) Creasy D, *et al.* : *Toxicol. Pathol.* **40** : 40S-121S (2012).
3) Foley GL : *Toxicol. Pathol.* **29** : 49-63 (2001).
4) Lanning LL, *et al.* : *Toxicol. Pathol.* **30** : 507-520 (2002).

6.17　前立腺，精嚢腺，尿道球腺，凝固腺(前立腺前葉)，その他の雄性生殖器

6.17.1　構造，生理，機能

哺乳類では雌型が基本になっていて，生殖器 reproductive organ や副生殖器 accessory reproductive organ あるいは外生殖器が雄型の形質を獲得するには一連の遺伝子の発現や，それに伴った雄性ホルモンであるアンドロゲン androgen の作用が必要である．Y 染色体上には SRY(精巣決定因子 sex-determining region on chromosome Y が本体とされている)があるため，Y 染色体があれば未分化性腺から精巣 testis が形成される．ただし，ごく稀に見られる XY の雌や XX の雄はこの SRY の欠失やあるいは組換えによる X 染色体への SRY の発現によるとされる．精巣からは MIS(ミュ

ラー管抑制因子 Müllerian inhibiting substance)が分泌されるため，ミュラー管 Müllerian duct が退縮し，卵管や子宮が形成されない．一方，精巣から分泌されるテストステロン testosterone によってウォルフ管 Wolffian duct が発達分化し，精巣上体 epididymis，精管 seminal duct，前立腺 prostatic gland，精嚢 seminal vesicle といった副生殖器が形成される[1]．したがって，精巣からの MIS やテストステロン分泌が不十分であると，雄化は進まず，卵管 oviduct・子宮 uterus が形成され，雄副生殖器の形成が抑制された種々の異常が発生する．尿生殖洞 genitourinary sinus から形成される外陰部 external genitals の分化にはテストステロン自身は機能せず，活性化体である DHT(5α-ジヒドロテストステロン 5α-dihydrotestosterone)が必要である．したがってテストステロンの活性化に必要な 5α-還元酵素の活性が不十分な場合にはテストステロンが十分量あっても外陰部は雌化するとされている．テストステロンや DHT の作用基盤である AR(アンドロゲン受容体 androgen receptor)の存在は不可欠である．それゆえ，AR の発現の消失や，発現が不完全であるとウォルフ管の発達障害や外陰部の雌化が生じる．

雄性副生殖器は尿道の周囲に位置し，種々の分泌能を有する．この分泌液は精巣で形成された精子の運搬や保存に役立っていると考えられている．それらの臓器の構造と機能はアンドロゲンに依存しており，精巣からのアンドロゲン分泌の状態に大きく左右される．

a. 前立腺 prostate

（i）構造　動物種によって前立腺の形態は大きく異なる．ヒトやイヌでは独立した類円球状であるが，ヤギやヒツジでは固有の臓器形態をつくらず，尿道 urethra の粘膜下層にびまん性に広がるように分布する．ラットなどのげっ歯類では 4 葉に分けられ，それぞれ左右に分葉する．また各葉が異なる部位に位置している(図 6.45(a)，(b))．

（1）げっ歯類：

① 解剖　腹葉 ventral lobe，側葉 lateral lobe，背葉 dorsal lobe および前葉 anterior lobe(凝固腺)に分けられる[2,3]．腹葉は膀胱 urinary bladder の前部と恥骨との間にあって，左右の一対からなる．基部は膀胱頸部に近い尿道に接続している．側葉と背葉は膀胱頸部付近から始まり，尿道周囲を取り囲むように分布している．側葉は尿道の両側面に位置し，背葉は尿道底部にあって左右の側葉を結ぶ形で認められる．背葉の底面は直腸に接しており，ゆるやかな弓状のカーブを描く．前葉は凝固腺とよばれていたもので，膀胱頸部から腹腔内に突出した左右の精嚢の内側に沿って認められる．精嚢の黄白色調に比して，やや透明感のある白色調を呈している．

マウスでは腹葉はきわめて小型で，時に肉眼的に確認することが困難なこともある．ハムスターでは前立腺，精嚢は大型であるが，腹葉前立腺は

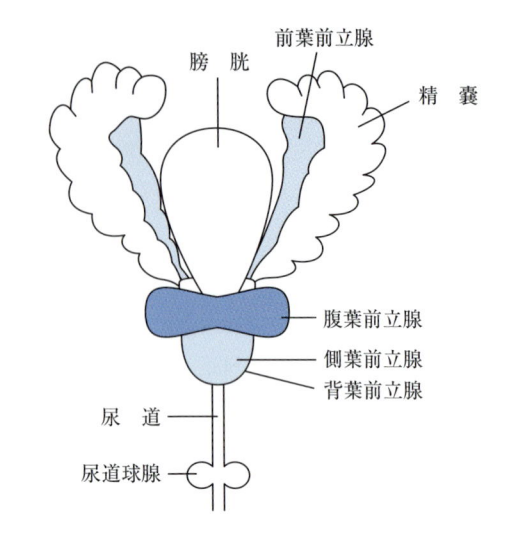

(a) 腹側から見た図

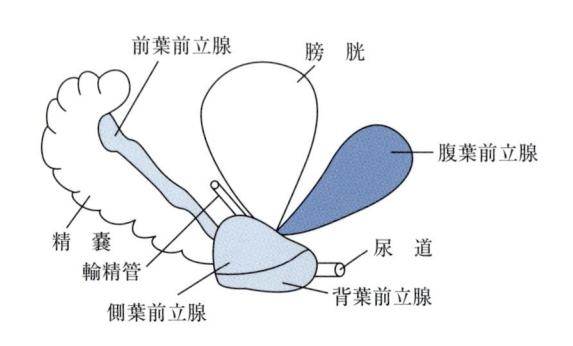

(b) 側面から見た図

図 6.45　げっ歯類の雄副生殖器

小型で膀胱頸部では左右に翼状に開いた状態を示す．

② 組織像　ラットの前立腺は，腺房状ないし腺管状配列を示し，それらが密に隣接して，腺房間には疎な血管結合組織がわずかに存在する．

腺房は多数の導管に融合し尿道につながっている．腹葉の腺房は比較的大型で，立方ないし円柱状の1層の分泌上皮細胞と少数の基底細胞から形成されている．腺房内腔への粘膜ヒダの形成が少ない．側葉は前葉と同様に立方状の上皮細胞からなり，比較的小型で上皮のヒダが多い．背葉の腺房は比較的大型で，上皮細胞もアポクリン分泌を特徴とする大型の立方状を呈し，腺房の内縁は不規則である．側葉と背葉はお互いに隣接するが，その境界部には境界を形成する組織はない．前葉では淡明な好酸性胞体を有する立方状上皮細胞が細かく入り込むヒダを形成し，核は小型で，一見核濃縮したような形態を示す．

腺房内の内容物は腹葉，側葉，前葉では均一無構造なエオジン淡染性である．背葉ではアポクリン分泌のため細胞の破片などが混じる不均一なエオジン淡染性を示す．

(2)　イヌ：ヒトと同様の外観を呈するが，組織学的には全体が単一の腺房ないし導管から形成されており，きわめて細い線維性間質で不規則に分葉され平滑筋や線維組織に乏しい．

(ii)　機能　前立腺個々の4葉の分泌液のはっきりした役割はいまだ不明である．精子の生存能の維持や生殖器官の機能維持に関わっていると考えられている．前立腺液には多量のタンパク質分解酵素を含み，また亜鉛やクエン酸などが比較的多く含まれている．

b. 精囊 seminal vesicle

げっ歯類では精囊は大きく，ウサギでは二つの部分に分かれている．イヌやネコでは精囊が欠如している（表6.40）．ラットでは膀胱基部から腹腔上部に角のように突出した左右一対の白色調囊状器官で，乳白色調の濃厚かつ粘稠な液を分泌貯蔵している．組織学的には1層の立方ないし円柱上皮細胞が乳頭状のヒダを伴って囊状腺を形成している[4]．ヒダの形成が多い部位と少ない部位が混在する．HE染色標本では分泌物はきわめて好

表 6.40　副生殖器の動物種差

動物種	前立腺	精　囊	尿道球腺
ラット	＋	＋	＋
マウス	＋	＋	＋
ハムスター	＋	＋	＋
モルモット	＋	＋	＋
ウサギ	＋	＋	＋
イヌ	＋	－	＋
ネコ	＋	－	＋
ウマ	＋	＋	＋
ヒツジ	＋	＋	＋
ブタ	＋	＋	＋
サル	＋	＋	＋
ヒト	＋	＋	＋

＋：あり，－：なし

酸性が強く，濃赤色に染まる．精囊分泌液の組成は種によって異なる．詳細な機能ははっきりしないが，げっ歯類では交尾後の腟栓の形成に深く関与している．

c. 尿道球腺 bulbourethral gland

クーパー腺 Cowper's gland ともよばれ，陰茎尿道内に粘液を分泌する．潤滑油のはたらきを担っているといわれているが，げっ歯類では腟栓形成に関係していると考えられている．ラットでは尿道のほぼ中央部（恥骨結合あたり）に位置していて，尿道の両側に一対の腺として形成されている．腺全体は坐骨海綿体筋と球海綿体筋の中に埋没しているため，肉眼的にはわかりにくい．

組織学的には管状胞状腺で小葉に分かれ，わずかな間質結合織が取り巻いているにすぎない．腺上皮細胞は高円柱状で細胞質は淡明で顆粒状を呈しHE染色では青白い色を呈する．小型の円形核が細胞の基底部に位置している．イヌには尿道球腺がない．

d. 膨大腺　ampullary gland

精管の末端部付近にあって左右対称性の小さい腺である．立方円柱上皮で被覆された十数個からなる囊胞状の腺で，膀胱，精囊，前葉前立腺の末梢部と一体になっている．組織標本上では好酸性の分泌液が上皮から離れて島状に認められる．精

子を見ることもしばしばである.

6.17.2　毒性メカニズム

アンドロゲン依存性である副生殖器の形態と機能は血中のアンドロゲン量に左右され，逆に重量や形態の変化は血中アンドロゲン量の指針にもなる．血中アンドロゲン量が抑制されるような状況すなわちアンドロゲンの合成と代謝の障害や血中アンドロゲン量が正常であってもその利用が障害される場合には前立腺，精嚢などの分泌抑制，臓器重量の減少を伴う萎縮が早期より明瞭に認められる．全身状態が極度に衰弱している場合にも，ホルモンの分泌環境の変化などから副生殖器の萎縮が生じる（図 6.46，表 6.41）．

a. 萎縮 atrophy，退縮 involution

萎縮と退縮は正常状態に比べて臓器が小型化した状態を表すが，退縮（退行）は前立腺のようにホルモン依存性臓器でホルモンによる刺激が減少あるいは消失した場合，正常の分化形態を維持できなくなって臓器自体が小型化してしまった状態を表す場合に用いる．その他，癌の自然退縮という表現でも用いられる．

（ i ）　テストステロンの分泌抑制

（1）**直接的作用**：テストステロンは精巣のライディッヒ細胞（間細胞）で合成され分泌される．したがってライディッヒ細胞が直接的に障害されるとテストステロン分泌が低下し，その結果副生殖器の萎縮が発生する．エタン-1,2-ジメタンスルホン酸はライディッヒ細胞を特異的に障害し，ラットではライディッヒ細胞の消失をきたすことが知られている．

（2）**間接的作用**：精巣からのテストステロン分泌は視床下部 – 下垂体 – 性腺におけるフィードバック機構を介して調節されている．視床下部は血中のアンドロゲンの濃度を感知し，その血中濃度が低下すると視床下部から性腺刺激ホルモン放出ホルモンが分泌され，下垂体に作用して性腺刺激ホルモンが血中に分泌される．その性腺刺激ホルモン（ゴナドトロピン）の作用を受けて精巣にあるライディッヒ細胞がテストステロンを合成し，

表 6.41　組織障害と障害を及ぼす代表的な化学物質と因子

抗アンドロゲン作用：副生殖器の萎縮
酢酸シプロテロン
酢酸クロルマジノン
オキセンドロン
酢酸メドロオキシプロゲステロン
カプロン酸ゲステノロン
フルタミド
ドュタステライド
ノコギリヤシ抽出物
緑茶カテキン
シメチジン
スピロノラクトン
ディルドリン
ホルモンバランス障害：副生殖器の萎縮
エストロゲン
プロゲステロン
DHT
DDT
PCB
ライディッヒ細胞障害：副生殖器の萎縮
エタン-1,2-ジメタンスルホン酸
細胞障害：変性，腫瘍発生，化生
発癌物質
放射線
エストロゲン
ビタミンA欠乏
その他：炎症，萎縮
ストレス
全身栄養
ホルモン過剰：肥大，過形成
アンドロゲン
エストロゲン

血中に分泌するのである．したがってこのフィードバック機構の中で性腺刺激ホルモンが抑制される状況が発生すると，結果的にテストステロン分泌が抑制され副生殖器の萎縮をきたす（ヒトでは副腎皮質からもアンドロゲンが分泌され，それは下垂体から分泌される副腎皮質ホルモン刺激ホルモンの支配を受ける．したがってヒトでは両側の精巣摘出を行っても，血中からテストステロンは消失しない）．

（3）**血中ステロイドホルモンの上昇**：血中のステロイドホルモンが上昇する状況が形成されるのは，① テストステロンの投与，② エストロゲン

6.17 前立腺，精囊腺，尿道球腺，凝固腺（前立腺前葉），その他の雄性生殖器

```
                    ┌─────────┐
                    │ 視床下部 │ ◄╌╌╌ フィードバック
                    └────┬────┘      （テストステロン/エストロゲン）
  LH・RH              │
  作動薬 ──┤ 性腺刺激ホルモン放出因子（LH・RH）
                      ▼
                    ┌─────┐
                    │下垂体│
                    └──┬──┘
      性腺刺激ホルモン（ゴナドトロピン）
      （卵胞刺激ホルモン・黄体形成ホルモン）
                      ▼
                    ┌─────┐
                    │ 精巣 │ ◄╌╌╌ ライディッヒ細胞障害
                    └──┬──┘
  過剰テストステロン ╌╌▶ テストステロン
                      │
              ┌───────┼──── 5α-還元酵素     ┌──────────────────┐
              │  DHT（ジヒドロテストステロン） │ ◄╌╌ │ エストロゲン        │
              │       │                        │      │ 5α-還元酵素阻害薬   │
              │   アンドロゲン受容体 （核）    │      │ アンドロゲン受容体拮抗薬│
              └───────────────────────────────┘      │ ストレス            │
                                                     │ 全身衰弱            │
                                                     │ 炎症                │
                                                     │ 栄養など            │
                                                     └──────────────────┘
```

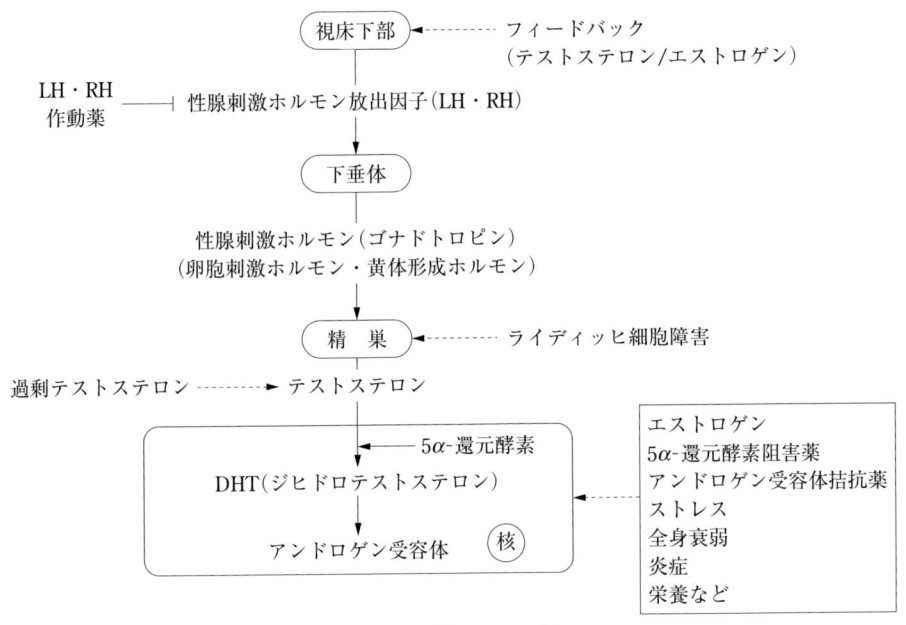

図 6.46 毒性メカニズム

の投与が挙げられる．血中のテストステロンを持続的かつ高濃度に保つような処置（繰返し注射による投与，ミニポンプあるいはペレットの形での投与）では精巣からのテストステロンの分泌は抑制されるものの，血中のテストステロン濃度は高いために，実際には副生殖器の萎縮は生じない．しかし，テストステロンの活性化体である DHT は細胞内で初めて機能を発揮することから，血中に DHT が増加しても実際には負のフィードバック機構によりテストステロン濃度が減少することとなりむしろ副生殖器の萎縮をきたす．この現象は in vitro で観察されるアンドロゲン依存細胞の DHT による増殖刺激とはまったく反対の反応といえる．エストロゲンを投与すると副生殖器に萎縮をきたすが，エストロゲンの直接作用というよりも，血中エストロゲンの増加により下垂体からの性腺刺激ホルモンの分泌が減少し，その結果テストステロンの分泌抑制が誘導されるフィードバック機構によるものとされている．多量のテストステロンは前立腺自体に対しては増殖効果を有するが，負のフィードバック機構により精巣の萎縮を引き起こす．DHT も同様な機構により副生殖器の萎縮をきたす．その他エストロゲン作用を有する化学物質は，同様に雄性副生殖器に対して抑制作用を示す．その例として，有機塩素系農薬として広く用いられた DDT（ジクロロジフェニルトリクロロエタン dichlorodiphenyltrichloroethane）があり，若いニワトリに精巣の発育障害と二次性徴に変化を引き起こすことが報告されている．DDT に構造的に類似する有機塩素系農薬のメトキシクロルあるいは PCB（ポリ塩化ビフェニル polychlorinated biphenyl）も高濃度を経口投与すると前立腺や精嚢の萎縮を引き起こすが，これもエストロゲン作用とされている．

（4）**性腺刺激ホルモン分泌ホルモン分泌の低下**：GnRH（性腺刺激ホルモン分泌ホルモン gonadotropin-releasing hormone）は LH（黄体形成ホルモン luteinizing hormone）と FSH（卵胞刺激ホルモン follicle stimulating hormone）のゴナドトロピンを下垂体から分泌させる役割を担っている．精巣においては LH がライディッヒ細胞に作用してテストステロンを分泌するが，GnRH の分泌がパルス状に脳下垂体から分泌されることが必要で，GnRH の血中濃度を持続的に上昇させると逆に下垂体から LH が分泌されず，精巣でのテストステロン合成が低下することになる．この作用機序を利用したのが抗アンドロゲン剤の一つとして前立腺癌などの治療に用いられている LH-RH 作動薬

である．GnRHの分泌作用機構を逆手にとった薬剤といえる．

　（ii）**抗アンドロゲン作用**　精巣からのテストステロン分泌を障害せずに，副生殖器あるいはARを有する臓器に対して抑制的にはたらく物質がある．これらの化学物質は前立腺肥大や前立腺癌の治療の目的に開発されたものが多く，抗アンドロゲン剤とよばれる．

　抗アンドロゲン作用として，①テストステロンの細胞内選択的取込みの阻害，②5α-還元酵素の阻害，そして③受容体タンパク質に作用してDHT-受容体複合体形成阻害（拮抗的阻害）の三つの作用機序が挙げられる（図6.46）．いずれもテストステロンのはたらきを阻止する薬剤であるが，とくに5α-還元酵素の阻害は細胞内でのテストステロンのDHTへの活性化を阻害する．5α-還元酵素には二つのタイプがあり，type 1のみを阻害する物質とtype 1とtype 2の両者を阻害する物質がある．強力な抗アンドロゲン剤として酢酸シプロテロン，酢酸クロルマジノン，オキセンドロン，酢酸メドロキシプロゲステロン，そしてカプロン酸ゲストノロンなどがある．

　（iii）**その他**　DHTとARの複合体が形成されると種々のアンドロゲン応答遺伝子が活性化され，必要に応じたタンパク質合成が開始されるが，DHT-AR複合体にはコアクチベーターやコリプレッサーが複雑に作用している．理論的にはコアクチベーターやコリプレッサーのはたらきを修飾するような状況があれば，毒性としての形質発現が生じることが考えられるが，現時点で，そのメカニズムを介した毒性発現の具体例は明らかになっていない．

　（1）**オキセンドロン oxendolone**：ARと選択的に結合し，競合的にアンドロゲン作用を抑制する作用と5α-還元酵素の活性を阻害する二つの作用機序が考えられている．オキセンドロンは受容体に選択的に結合するがアンドロゲン作用はほとんどない．

　（2）**酢酸シプロテロン cyproterone acetate**：オキセンドロンと同様にARを競合的に阻害し，抗アンドロゲン作用を発揮するとされているが，精巣における17,20-デスモラーゼの阻害からテストステロン合成阻害作用も有していると考えられている．

　（3）**カプロン酸ゲストノロン gestonorone caproate**：前立腺細胞内へのテストステロンの取込み阻害と5α-還元酵素阻害のほかに，黄体ホルモン活性を有するためフィードバック機構を介してのテストステロン分泌抑制作用も有している．

　（4）**その他**：ノコギリヤシ（ソーパルメット）の抽出物や緑茶カテキンに5α-還元酵素の阻害作用のあることが報告されている．胃潰瘍や十二指腸潰瘍の治療薬として広く用いられているH_2受容体拮抗薬のシメチジンや降圧利尿薬であるスピロノラクトンも抗アンドロゲン作用を有している．カドミウム，鉛あるいは農薬であるディルドリンやDDTは前立腺上皮のARでのアンドロゲン結合を阻害するといわれている．ディルドリンにはテストステロンの細胞内取込みの阻害作用もあると報告されている．

b．肥大 hypertrophy，過形成 hyperplasia

　過剰なアンドロゲンによって引き起こされることが多く，腺上皮細胞の過形成や分泌の亢進を見る．炎症の影響を受けて腺上皮の過形成が反応性に形成されることがある．げっ歯類ではヒトに見られるような前立腺肥大に相当する組織像を呈する過形成あるいは肥大は見られない．ヒトでは腺，平滑筋，膠原線維の3者が種々の割合で増殖し，結節状を呈するが，げっ歯類ではほとんどびまん性の腺増生であり，結節性になることはない．

c．扁平上皮化生 squamous metaplasia

　前立腺や精嚢上皮に扁平上皮化生が見られることがある．長期間のエストロゲンなどの女性ホルモン投与やビタミンA欠乏状態，あるいはPCBの長期投与によって発生することがある．また慢性炎症部には扁平上皮化生が発生することがある．マウスではDES（ジエチルスチルベストロール）によって前葉前立腺に扁平上皮化生を見る．いずれにしても扁平上皮化生の発生の機構は不明である．

d. 炎症 inflammation

尿道と近接し，導管が尿道と直接連結しているため，前立腺の感染性病変は比較的多く見られる．これらの感染性病変はマウスでのファイティングに起因する尿道炎や包皮腺炎に合併することが多い．ラットに高濃度のテストステロンを長期間にわたって投与すると，側葉前立腺に非感染性と考えられる慢性炎症性病変が発生する．この炎症の発生機構は不明である．またストレスを与えるとラット前立腺（腹葉）に炎症性病変が発生する．イヌでは長期間エストロゲンを投与することにより炎症病変が引き起こされる．

e. 発 癌

前立腺癌を誘発する化学物質として MNU（メチルニトロソウレア），BOP（ニトロソビス(2-オキソプロピル)アミン）および DMAB（3,2′-ジメチル-4-アミノビフェニル）がある．いずれもラット前立腺腹葉に腫瘍を誘発する．焼けこげ中に含まれるヘテロサイクリックアミンの一つである PhIP（2-アミノ-1-メチル-6-フェニルイミダゾ[4,5-b]ピリジン）は DMAB と同様の腺癌をラット腹葉前立腺に誘発する．発癌物質投与のあとにプロピオン酸テストステロン testosterone propionate を高濃度で長期間投与すると浸潤性腺癌が高率に発生する．この浸潤癌は腹葉に発生するのではなく，側葉や前葉また精嚢から発生する．マウスに前立腺癌を誘発する物質は知られていないが，遺伝子の導入によって前立腺癌を発生する系統が多くつくられている．ラットでも SV40T 抗原を前立腺で持異的に発現するように遺伝子を組み込んだモデルは高率にしかも短期的にアンドロゲン依存性前立腺癌を発生する．

f. その他

直接副生殖器の上皮細胞などに作用して病変を引き起こすものとして放射線および発癌物質が挙げられる．DNA あるいは RNA およびタンパク質が障害の対象となる．多くの発癌物質は代謝活性化を必要とするため，発癌性を含めた細胞毒性の発現にはその活性化酵素あるいは逆に解毒系に関与する酵素の存在の有無が大きく関わっている．

6.17.3 障害反応

a. 萎縮 atrophy，退縮 involution

臓器全体の容積の縮小化が特徴である．アンドロゲン作用の著明な低下に基づく退縮では分泌上皮の分泌活動が低下あるいは停止するため，全体に上皮細胞の丈が短くなると同時に分泌細胞はその数が減少し，基底細胞との比率が上昇する．さらに分泌物の減少ないし消失のため管腔は小型になる．精嚢は極端に小型化する．前立腺では腺房は小型になり，腺房間には線維に富む間質が増加する．去勢直後では腺房上皮内にアポトーシス apoptosis を見ることがある．加齢などによる萎縮では腺腔が拡張し，腺上皮は扁平化や空胞化を示す．退縮とは明瞭な違いを示す．

b. 肥大 hypertrophy，過形成 hyperplasia

アンドロゲンの過剰投与によって誘発されるが，初期には腺上皮の偽重層化や乳頭状の上皮のヒダに増加が見られる．次第に上皮の増殖性変化よりも分泌能の亢進による腺房の拡張や上皮の大型化が現れる．精嚢は分泌液の貯留により巨大化する．イヌでは前立腺肥大が発生するが，腺上皮細胞の大型化と乳頭状過形成が認められる（表 6.42）．

c. 扁平上皮化生 squamous metaplasia

前立腺や精嚢の上皮は円柱ないし立方上皮で，部分的に食道粘膜や膣粘膜に類似した重層扁平上皮に分化異常を起こして置換されることがある．角化を伴うこともある．

d. 精嚢様化生 seminal vesicle-like metaplasia

前葉に精嚢上皮に類似した粘膜が出現することがある[5]．この意義は不明である．

e. 急性炎症 acute inflammation

好中球が腺房の内外に浸潤し，腺房上皮の破壊や周囲組織に炎症性浮腫を認める．炎症が高度な場合には組織の破壊による膿瘍の形成があり，時間とともに被包化され，リンパ球や形質細胞の浸潤と線維化が起こる．

f. 慢性炎症 chronic inflammation

ラットに高濃度のテストステロンを長期投与することによって発症する非感染性慢性炎症性病変は側葉に，しかも左右対称性に見られることが特徴である．数個の腺房を巻き込み，炎症期には上皮の変性と同時に好中球やリンパ球が浸潤し，さらに間質には浮腫と線維組織の増加を見る．腺房細胞は反応性に過形成を示すことが多い．イヌでの長期間エストロゲン投与による炎症では前立腺の肥大，膿瘍の形成，間質の線維化，腺上皮の扁平上皮化生と過形成が発生すると報告されている．

6.17.4 腫瘍性病変および加齢性変化

a. 腫 瘍 性 病 変

前立腺や精嚢の副生殖器の自然発生腫瘍は稀である．単発性の腺腫 adenoma，腺癌 adenocarcinoma，あるいは間葉系腫瘍として平滑筋腫 leiomyoma，線維腫 fibroma，紡錘形細胞肉腫 spindle cell sarcoma などが見られる．

（ⅰ）前立腺癌

（1）自然発生する前立腺癌：自然発生の前立腺癌 prostatic cancer(adenocarcinoma)はラットでは見られるがマウスでは報告はない．ラットで前立腺癌を高率に自然発生する系として Lobund-Wistar 系と ACI/seg HapBR 系が知られている．いずれも 30 ヵ月以上の老齢に見られる．Lobund-Wistar 系ラットでは背側葉に発生し，肺などに転移が見られる．しかし ACI/seg 系ラットの腫瘍は腹葉前立腺に発生し，転移も認めることがある．F344 ラットも老化に伴って腹葉前立腺癌を発症する．F344 ラットでは 2 年間のがん原性試験では低頻度に腹葉前立腺に微小な腺癌が発生する．老齢 F344 ラットの腹葉前立腺にも低頻度認められることがある．これらは腺房内を充満するような形で異型細胞が増殖し，篩状配列が特徴であり，核の大小不同や核分裂像が認められる．しばしば隣接する腺房へ浸潤性に広がる．腺腫とよばれることもある．腺癌発生の前段階としてヒトで表現されている PIN(prostatic intraepithelial neoplasia)に相当する増殖性病変を観察できる．その他の葉から発生する腺癌は間質が豊富で初期から浸潤性発育を特徴とするものが多い．かなり大きく発育し，隣接臓器や遠隔転移を見ることもある．

イヌでは自然発生による前立腺癌(中〜低分化型腺癌)が比較的多いとされている．10 歳以上(ヒトの 65 歳以上に相当)のペットとして飼育されているイヌに見られる．

（2）誘発前立腺癌：

① 化学発癌物質の投与によって発生する癌 発癌物質誘発前立腺癌はラットに認められ，マウスでは報告はない．発生する前立腺癌の発生部位や組織像は自然発生のものと基本的に同じである．

② 遺伝子改変動物に発生する癌　マウスには前立腺癌の発症を目的とした遺伝子改変マウスが多数開発されている．トランスジェニックマウスが 16 種類報告されている．そのうち 7 系統が SV40T 抗原を導入したもので，前立腺特異的に発現させるため probasin や C3(1)をプロモーターにしている．しかし発生する腫瘍のほとんどは上皮由来ではなく，内分泌細胞由来とされる．有名なのは TRAMP(transgenic adenocarcinomas of the mouse prostate)モデルである．一方 H-*ras*, *myc* あるいは FGFR1 を導入したマウス系統が 8 種類報告されているが，腺癌を好発する系はほとんどない．特定の遺伝子を不活化することで前立腺癌を発生する系(ノックアウトモデル)も多数作成されている．その中でもコンディショナルに前立腺上皮での PTEN をノックアウトした系では腺癌が発生し，ヒト前立腺癌の発生機序を再現する系として注目されている．ラットでは probasin-SV40T 抗原の遺伝子を導入した系が 1 種類のみ確立されていて，アンドロゲン依存性の腺癌が短期間にしかも高率に発症する．腫瘍転移形成は認められていない．

（ⅱ）その他　包皮線には過形成，腺腫，扁平上皮乳頭腫，腺癌が報告されていて，基底細胞から発生する良悪の基底細胞腫も見られる．膨大腺には過形成が報告されている．

b. 加 齢 性 変 化

加齢による変化として腫瘍性病変や炎症性病変

のほかに萎縮性病変がある．ラットでは前立腺と精嚢の萎縮が見られるが，部位によってその程度が異なり腹葉前立腺では他の部位に見られない高度の萎縮を示す．腹葉以外の葉では萎縮は目立たない．腺房は拡張し上皮細胞は扁平となり，しばしば空胞変性を示す．腺房内の分泌液には顆粒状の凝固物も混じるようになる．脂質や褐色色素を貪食した大食細胞も見られる．

テストステロンの減少によるアンドロゲン依存性の萎縮では，腺房の小型化と腺房間に細胞に富んだ間質結合組織の増加が特徴的で，腺房上皮には空胞変性などの変性はほとんど見られない．精嚢では上皮細胞が小型化し，精嚢全体の内腔が狭小化する．

6.17.5　障害が及ぼす影響

雄性副生殖器の機能異常（低下）が及ぼす影響として，生殖能の低下が予想される．しかし，副生殖器の生殖能に対する正確な役割や必要性が明確でないため，その影響は不明である．この他炎症や腫瘍によって尿道の狭窄や閉塞が発生すると，膀胱の拡張や水尿管症さらには水腎症の発症が見られることがある．

6.17.6　毒性の評価

a．重量測定

副生殖器は単一臓器ではなく，数種類の部分からなる複合臓器であるため，おのおのの部分に分けて重量測定をする場合には注意を要する．新鮮生標本では割面からの分泌物の流出による重量の変動がある．とくに精嚢はその変動が著しいので，固定後測定するかあるいは分泌物を十分に排出したあとに測るのがよい．また精嚢と前葉前立腺は密着しており，剥離は可能であるが，通常は一体で測定される．げっ歯類の前立腺では腹葉の分離は容易であるが，側葉と背葉を分けることは実際的ではない．側葉と背葉を一体として，尿道およびその周囲結合組織ならびに精嚢や前葉の導管を含めて測定する．このように副生殖腺を一括して摘出して測定すると器官相互の位置関係が保たれ

組織学的検索も容易という利点がある．

b．組織学的検討

固定液は目的に応じて適切なものを使用する．一般に10％緩衝ホルマリンのほか，免疫組織学的には冷アセトンやブアン液が用いられる．観察においては，萎縮，過形成，腫瘍性病変，炎症などの病変発生部位，広がりや，程度を顕微鏡学的に明らかにする． 　　　　　　　　　　［白井智之］

文献（6.17節）

1) Fox S I : Human Physiolosy, Dubuque, Iowa, Brown WC (1984).
2) Price D : *Natl. Cancer Inst. Monogr.*, **12**, 1, (1973).
3) Lee C, *et al.* : Genital system. Monographs on Pathology of Laboratory animals, Eds. : Jones TC, *et al.* pp.239-251 (1987)
4) Shirai T, *et al.* : *Int. J. Cancer* **57**, 224-228, 1994.
5) Bosland M.C. *et al.* : Proliferative lesions of the prostate and other accessory sex glands in male rats, URG-4. In : Guides for Toxicologic Pathology. STP/ARP/AFIP. Washington, DC. (1998).

6.18　卵巣，卵管，子宮，腟，その他の雌性生殖器

6.18.1　構造，生理，機能

a．構　造

（i）**卵巣 ovary**　卵巣は骨盤部（霊長類）あるいは腰部の腎臓後方（げっ歯類およびイヌ）に位置する左右一対の器官で，卵巣嚢 ovarian bursa により，げっ歯類では完全に，ウサギなどでは部分的に包まれているが，サルおよびヒトには卵巣嚢はない．卵巣表面は単層の扁平あるいは立方状の胚上皮で覆われ，その直下に白膜とよばれる結合組織層がある．白膜下の実質は皮質と髄質に区分される．皮質には発育段階にある卵胞，閉鎖卵胞，黄体や間質腺などがあり，髄質には脈管，神経，間質などが見られる．卵巣の表層上皮は卵巣門において腹膜に続く（図 **6.47**）．卵巣門には上皮様細胞群があり，卵巣門細胞とよばれる．

卵胞 ovarian follicle は原始卵胞 primordial folli-

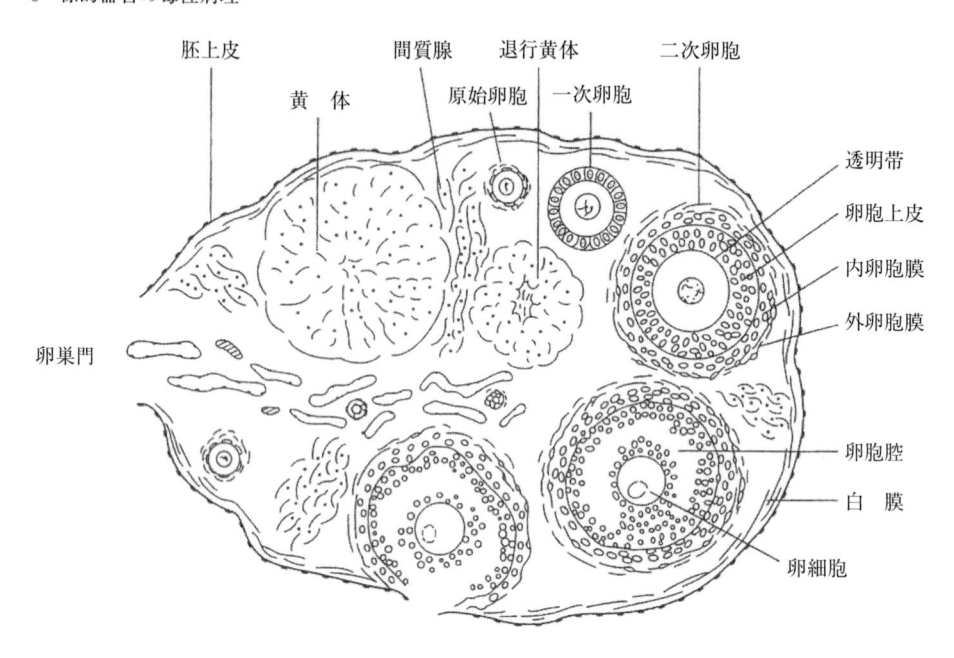

図6.47 卵巣の一般的構造（ラット）

cle，一次卵胞 primary follicle，二次卵胞 secondary follicle（前胞状卵胞および胞状卵胞を含む）からグラーフ卵胞 graafian follicle へと成熟する．卵胞は，大きな核をもつ卵母細胞とそれを取り囲む卵胞上皮細胞（顆粒層／顆粒膜細胞とその周囲の間質細胞）より構成される．扁平な単層の卵胞上皮に同心円状に囲まれた原始卵胞が，まず卵母細胞も大きく卵胞細胞も単層立方上皮となる一次卵胞へと成熟する．さらに二次卵胞では成熟が進み，卵母細胞は著しく大きくなる．顆粒層細胞は多層となり，その間に小腔が出現し卵胞液が貯留して卵細胞は卵胞中に偏在するようになる．顆粒膜と卵胞を取り囲む結合組織様の卵胞膜細胞の間には基底膜が存在する．卵胞膜は内外2層に区別され，内卵胞膜（内莢膜）細胞は脂質に富んだ空胞状の胞体を有する多形性の細胞よりなり，外卵胞膜（外莢膜）細胞は膠原線維と線維芽細胞が重なっている．二次卵胞の成長とともに小腔は癒合して大きな卵胞腔となり腔の一隅に卵丘を形成する．排卵前の卵胞をグラーフ卵胞とよぶ．

卵細胞の減数分裂は前期の状態で停止しており，減数分裂のうち第一成熟分裂は排卵少し前に，第二成熟分裂は受精直後に起こる．

排卵が起こると顆粒膜細胞は肥大して脂肪顆粒をもつ大型の顆粒膜黄体（ルテイン）細胞 granulosa lutein cells となり，内卵胞膜細胞も同様に大型化して卵胞膜黄体細胞となり黄体が形成される．黄体はげっ歯類では数性周期にわたり残存する（ハムスターを除く）．黄体は子宮で着床が行われない場合には退行して白体となる．間質腺は脂質に富む明るい胞体の細胞群で，主として閉鎖卵胞や妊娠黄体のない卵胞膜に由来し，とくにげっ歯類でよく発達している．卵胞のうち排卵まで至るものはごくわずかで，多くは成熟過程において変性し閉鎖卵胞 atretic follicle（atresia of follicle）となる．ラットでは原始卵胞のうち約75％が閉鎖卵胞となる．

(ii) 卵管 oviduct　卵管は卵管采（開口部），膨大部および峡部を経て子宮に開口する．粘膜は卵管采部や膨大部では複雑な樹枝状のヒダを形成するが，峡部では低く単純になる．単層の円柱上皮細胞で，線毛細胞および分泌細胞よりなり，線毛の発達にはエストロゲンが関与するとされる．受精とその後の卵子の発育には分泌細胞が，卵子の運搬には線毛細胞がはたらくといわれている．

(iii) 子宮 uterus　ミューラー管 Müllerian ducts より発生する子宮は，分化時の子宮体部におけるミューラー管の癒合の程度が動物種によって違うため種々の形態を示す．子宮の大きさはエ

表 6.42 性周期による子宮，腟および腟垢像の変化（ラット）

	発情前期 proestrus	発情期 estrus	発情後期 metestrus	発情休止期 diestrus
子宮 uterus 内膜上皮細胞 細胞質／核比 核分裂像 空胞化・アポトーシス 間質細胞（固有層）	中型，低～高円柱状 約 1.5 少ない なし 紡錘形・非活動的	大型，高円柱状 2 以上 ほとんどなし 被覆・腺上皮ともに多い 紡錘形・非活動的	大型，高円柱状 約 2 多い 被覆上皮で時折観察 紡錘形・非活動的	小型，立方～円柱状 1 以下 少ない 少ない 円形～卵円形・活動的
腟上皮 vagina 粘液層 角化層 顆粒層 胚芽層	2～3 層 なし 2～3 層 7～9 層	なし あり 1～2 層 7～8 層	なし なし なし 5～6 層	なし なし なし 8～9 層
腟垢像 vaginal cytology	粘液を含有する中型有核上皮細胞	大型の角化上皮細胞のみ	少数の大型角化上皮細胞と多数の好中球	細胞密度低い，好中球と大型核化細胞，中型有核上皮細胞

エストロゲン濃度に比例するため，性周期により変化する（表 6.42）．げっ歯類ではエストロゲン値が上昇する発情前期に子宮腔が拡張して水腫性となり子宮は最も大きくなる．

子宮は体部（角部）および頸部に大別され，組織学的に体部は子宮内膜 endometrium，筋層，子宮外膜からなる．内膜は内腔面が単層の立方あるいは円柱状の被覆上皮で覆われている．この被覆上皮の一部が子宮内膜に陥凹して内膜腺が形成される．内膜には線維芽細胞様の間質細胞と脈管が認められる．この内膜の間質細胞は性周期に伴って変化し，妊娠時には増殖肥大して脱落膜細胞となる．子宮内膜は主としてエストロゲンおよびプロゲステロンの影響を受け，性周期の各時期で変化する（表 6.42）．また内膜には骨髄由来のナチュラルキラー様の細胞も存在し，脱落膜形成，脱落膜反応時には好酸性の大きな顆粒を有する GMG 細胞（顆粒性間膜腺細胞 granular maternal gland cells）として認められる．

筋層は内外 2 層の平滑筋からなり，両筋層間には血管，リンパ管や神経が分布する．外膜は単層の中皮細胞からなる．

子宮頸部は子宮の末端部から腟に続く部分で，上皮は重層扁平上皮で構成される．

（iv）腟，腟前庭　子宮と外陰部をつなぐ管で，粘膜上皮は（角化）重層扁平上皮であり，形態は性周期によって変化する（表 6.42）．

b. 生理，機能

ラットでは系統によって差があるものの 4～5 週齢の腟開口後，初回排卵が起こりその後規則正しい性周期を繰り返す性成熟期時期となる．成熟動物では一定の性周期（げっ歯類では 4～5 日周期）を繰り返し，生殖器管もこれに応じて形態的変化を繰り返すが，これらの現象はおもに視床下部‐下垂体‐卵巣を軸とするポジティブおよびネガティブフィードバックの繊細で複雑なホルモン調節機構により支配されている．フィードバックのおもな分泌調節を図 6.48 に模式的に表した．視床下部の神経内分泌ニューロンは下垂体門脈系に特異的な放出因子あるいは放出抑制因子を分泌し，それらは腺下垂体に運ばれ，下垂体前葉ホルモンの放出を刺激あるいは抑制する．視床下部から分泌され，下垂体の性腺刺激細胞に作用して FSH（卵胞刺激ホルモン）および LH（黄体形成ホルモン）の放出をするホルモンを GnRH（性腺刺激ホルモン放出ホルモン gonadotropin-releasing hormone）とよぶ．ネガティブフィードバック機構において，下垂体からの各ホルモンは，対応する卵巣のホルモンの血中濃度が増加するとその分泌は抑制され，卵巣の各ホルモンの血中濃度が減少するとそれらを増加させるために下垂体からのホルモン分泌が

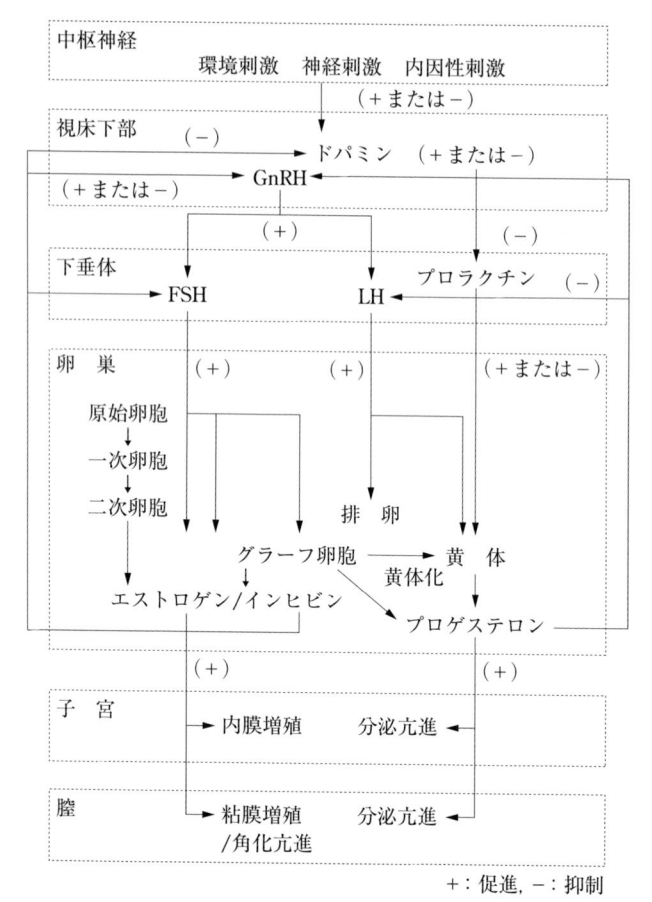

図 6.48　ホルモン分泌調節の模式図

増加するという仕組みである．

(i) 卵巣とホルモン

(1) **下垂体から分泌される卵巣機能維持に重要なホルモン**：性腺刺激ホルモン（ゴナドトロピン gonadotropin）である FSH，LH は糖タンパク質ホルモンで下垂体の同一細胞 gonadotroph で産生・分泌される．FSH は卵巣の顆粒層／顆粒膜細胞を，LH は内莢膜細胞を刺激する．FSH は卵胞の発達に加え，卵胞数の増加作用を有する．プロラクチンはペプチドホルモンで，その分泌は視床下部から分泌されるプロラクチン抑制因子 prolactin inhibiting factor によりつねに抑制を受けている．他の下垂体ホルモンの分泌は促進因子の支配が主であるのに対し，プロラクチンの分泌調節は抑制因子の支配が優位である．ドパミンが最も生理的に重要なプロラクチン抑制因子である．高濃度のプロラクチンは発育した乳腺を刺激して乳汁分泌を促し維持する作用をもつ．

(2) **エストロゲン 17β-estradiol (E2)**：卵巣におけるエストロゲンの生合成には顆粒膜と内莢膜細胞2種のパラクライン機構が必要であるという二細胞説 two cell compartment theory が広く受け入れられている．すなわち内卵胞膜細胞では，LH の増加によりコレステロールからテストステロンまでつくられる．このテストステロンは細胞外に出て基底膜を通過し顆粒膜細胞の中に入り FSH とともにテストステロンをエストロゲンに代謝するアロマターゼ酵素合成に作用し，同時にテストステロン自身がアロマターゼによって E2 へと変換されるという考え方である．

(3) **プロゲステロン progesterone**：黄体を構成する顆粒膜黄体細胞と卵胞膜黄体細胞は典型的なステロイドホルモン分泌細胞の様相を呈している．これらの細胞からプロゲステロンが分泌され

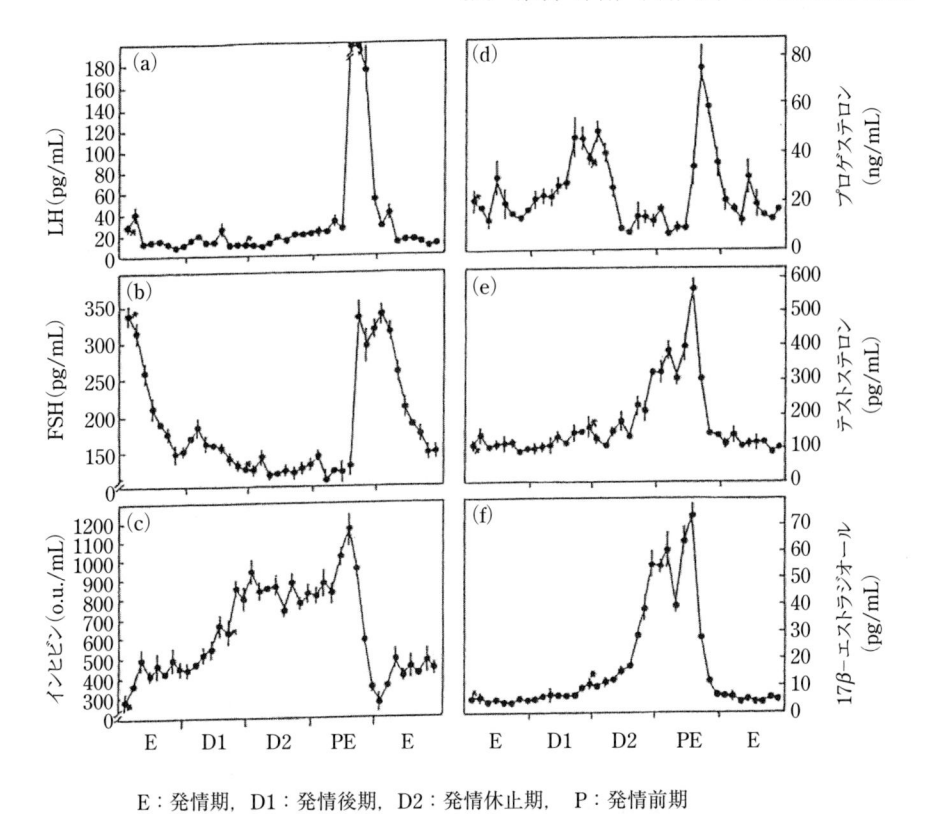

図 6.49 4日性周期ラットの血中 LH, FSH, インヒビン, プロゲステロン, テストステロンおよびエストロゲン値

E：発情期, D1：発情後期, D2：発情休止期, P：発情前期

［Watanabe G(1990)を一部変更］

る．ルテイン細胞の脂肪滴から出たコレステロールがミトコンドリアに入って側鎖切断酵素によってプレグネノロンになり，ミトコンドリアから出て滑面小胞体でプロゲステロンとなり，細胞膜を透過して細胞の外へ出ると考えられる．

(4) **インヒビン inhibin**：FSH 分泌抑制ホルモンである．発育を開始した卵胞の顆粒膜細胞はタンパク質ホルモンであるインヒビンを分泌して卵胞数の情報を下垂体に伝達し，FSH 分泌を調節している．

(ii) **排卵 ovulation** 4日性周期を示すラットの LH, FSH, E2, プロゲステロンおよびインヒビン値の変動を図 6.49 に示した．

卵胞の成熟とともに E2 濃度が高まると，視床下部から GnRH の分泌増加が起こり，この GnRH が下垂体に促進的に作用し（ポジティブフィードバック），LH の大量放出（LH サージ LH surge）が起きる結果，排卵が生じる．また，規則的に排卵を繰り返すための排卵に向かう卵胞の発達に FSH の作用が重要である．正常性周期を示すラットの FSH サージは2峰性であり，第一のサージは LH サージと同時期に起こり，GnRH に支配されている．発情期朝に起こる第二のサージは排卵によって血中インヒビン濃度が急激に減少するために FSH 分泌刺激が起こるためと考えられている（図 6.49）．排卵において，E2 は卵胞成熟度の情報担体，インヒビンは発育卵胞数の情報担体として作用する．排卵には自然排卵型（ラット，マウス，イヌ）と，交尾排卵型（ウサギ，ネコ）がある．

排卵後，卵胞は黄体となり，プロゲステロンが分泌される．黄体の退行は，ヒトではエストロゲンとプロスタグランジンが関与しているが，げっ歯類ではプロラクチンも黄体の消長と退行抑制双方に作用する重要な役目を果たしている．しかし霊長類にはプロラクチンに卵巣に対するこのような作用はなく，プロラクチンの黄体に対する影響

はげっ歯類に限局した変化と考えられる．

妊娠が成立しないと，ラットおよびマウスでは黄体が数性周期間にわたり残存する．ハムスターでは黄体は速やかに退行する．

(iii) 子宮，腟とホルモン　子宮および腟は，視床下部－下垂体－性腺軸に制御された卵巣からのエストロゲンおよびプロゲステロンの作用あるいは，外因性のホルモン様作用に影響される器官である．卵巣からのエストロゲンおよびプロゲステロンの作用が重要である．エストロゲン類はER（エストロゲン受容体）を介して，卵管では上皮の増殖と分泌亢進，上皮の高円柱などを，腟では上皮の肥厚，角化を起こす．子宮内膜の増殖には間質細胞が重要で，ERノックアウトマウスの実験から，間質細胞のERαの存在がないとエストロゲンを投与しても子宮肥大は起こらないことが示されている．またプロゲステロンは子宮内膜の着床性増殖に関与し，すなわちエストロゲンの作用に続く内膜の肥厚，子宮腺の発達・分泌亢進をもたらし，受精卵の着床を可能にするとともに腟にも分泌亢進的にはたらく．また子宮にはプロラクチン受容体 prolactin receptor が存在している．

ER（エストロゲン受容体 estrogen receptor）
ラット，マウスおよびヒトのエストロゲン受容体にはC末端側リガンド結合ドメインとN末端側転写促進転写活性化ドメインという異なる二つのサブタイプ，ERαとERβが存在する．エストロゲンは乳腺，生殖器系だけでなく，骨，中枢神経系，造血器系細胞，心臓など多くの標的器官の成長，分化，機能に影響を及ぼす．

6.18.2　毒性メカニズム

a. 毒性メカニズム

雌性生殖器系は視床下部－下垂体－卵巣を軸として複雑なホルモン調節機構に支えられてホメオスタシスを維持しており，これらのホルモンはおのおのの受容体を通じて標的臓器と高い親和性を有している．この調節機構のどこが障害されても生殖器系全般に機能的および形態学的障害が引き起こされる．ヒトおよび実験動物の雌性生殖器系に障害を与えることが知られている代表的な化学物質を表 6.43 に記載した．これらの雌性生殖器へのおもな毒性発現機序として以下のようなものが挙げられる．

(i) ホルモン様・抗ホルモン様作用物質
これらの物質は，ホルモン受容体を介した標的細胞/組織/臓器へ直接作用し，さらにその作用が持続した結果，視床下部－下垂体－卵巣軸のホルモン調節機構へも障害をもたらす．

エストロゲン作用を示す物質は，標的臓器である子宮・腟を腫大あるいは機能亢進させ，抗エストロゲン作用を示す物質はこれらの臓器を萎縮・機能低下させる．エストロゲンの長期投与はネガティブフィードバック機構によりゴナドトロピン（FSH，LH）分泌の抑制をきたし，排卵を抑制するとともに，時間が経過すると卵巣は萎縮を示す．子宮や腟には直接作用して内膜肥厚，過形成さらには腫瘍を発生させる．このような作用を示す化学物質として，内因性のエストロゲンのほか，合成エストロゲン薬などがある．またアルキルフェノール類（nonylphenol, octylphenol など），bisphenol A など一部の農薬や化学物質などでは大量投与により弱いエストロゲン様作用を示すことが報告されている．一方，抗エストロゲン作用を有する物質はエストロゲン依存器官を萎縮させる．

プロゲステロン投与は，LH，FSHの分泌を抑制し，排卵を停止された結果，卵巣の萎縮をきたすとともに子宮や腟に直接作用して分泌亢進をきたす．

血中のゴナドトロピン（FSH，LH）あるいはその類似物質が異常に増加した場合は卵巣大型化をきたすとともに子宮・腟も機能亢進を示す．

プロラクチン prolactin はげっ歯類の卵巣に作用するが，黄体の消長あるいは持続に関与するという報告がある．プロラクチン受容体は子宮にも存在し，マウスの高プロラクチン血症持続は子宮の腺筋症 adenomyosis を誘発する．

SERMs（選択的エストロゲン受容体修飾物質 selective estrogen receptor modulators）
SERMs はある動物種のある組織に対しエストロゲン作動薬作用を示すのに対し，他の組織ではエストロゲン拮抗薬作用を示す化合物である．例として，タモキシフェン tamoxifen はヒト乳腺に対

表 6.43　ヒトおよび実験動物で雌性生殖器に障害を与えることが知られている代表的な化学物質

ホルモン(天然および合成)およびホルモン阻害薬	アンドロゲン，抗アンドロゲン，エストロゲン，抗エストロゲン，プロゲステロン，抗プロゲステロン，SERM，ダナゾール，ケトコナゾール，スピロノラクトン，アロマターゼ阻害物質，FSH，LH
抗腫瘍薬	アルキル化剤(シクロホスファミド，ブスルファン)，代謝拮抗薬(メトトレキサート)
中枢神経作用薬	フェノチアジン，イミブラミン，レセルピン，セロトニン，ハロペリドール，モルヒネ，大麻，ハロタン，エンフルラン，メトキシフルラン
交感神経作動薬	アドリナリン，ノルアドレナリン，アンタフェミン
COX 阻害薬	インドメタシン
金　属	ヒ素，鉛，水銀，メチル水銀，モリブデン，ニッケル，タリウム，マンガン，スズ，カドミウム
農　薬	ヘキサクロロベンゼン(リンデン)，カルバメート，DDT(クロロベンゼン誘導体)，インデン誘導体(アルドリン，クロルデン)，コリンエステラーゼ阻害薬(パラチオン)，エチレンオキシド，2,4,5-T，2,4-D，アトラジン
食品添加物，混入物	グルタミン酸ナトリウム，AF2，亜硝酸ナトリウム，シクロヘキシルアミン，ジメチルニトロソアミン
工業用化学物質，中間原料	ホルムアルデヒド，PCBs，クロロホルム，トリクロロエチレン，アニリン，スチレン，塩化ビニル，ベンゾ[a]ピレン，ベンゼン，エタノール，エーテル，ヘキサン，トルエン，キシレン，フタル酸エステル類，アルキルフェノール類，ビスフェノール，EGME
抗菌剤	ニトロフラントイン，ニトロフラゾン

してはエストロゲン拮抗薬としてはたらくが，ヒト子宮に対しては作動薬として作用し子宮癌増加との関連性が指摘されている．しかし，子宮癌を増加させる明らかな実験データは得られていない．ラロキシフェン raloxifen は骨および血清脂質でエストロゲン作動薬作用をもつが，子宮および乳腺では拮抗薬作用を示す．またタモキシフェン，ラロキシフェンのマウスへの慢性投与は卵巣腫瘍を誘発させる．ラロキシフェンの腫瘍発生メカニズムは後述するように，ER に結合して視床下部で循環エストロゲン値のネガティブフィードバックを妨害し，その結果血中 LH 値の持続的増加をもたらすことが原因とされている．

　(ii)　卵胞・黄体への直接障害　　小型の卵母細胞を直接障害するものとして，放射線，芳香族炭化水素，4-ビニルシクロヘキサン 4-vinylcyclohexene(VCH)/VCH diepoxide，アルキル化剤のような制癌剤，ある種の金属などが報告されている．また，ブスルファン busulfan の胎生期曝露およびニトロフラントイン nitrofurantoin も卵胞を直接障害することが知られている．

　(iii)　ステロイド合成・代謝系の障害　　障害を起こす物質としてホルモン合成および代謝に関与する酵素の阻害剤が挙げられる．エストロゲン合成に関わる 3β-水酸化ステロイド脱水素酵素やアロマターゼの阻害剤などはいずれも結果としてエストロゲンの合成を阻害する．DEHP(ジエチルヘキシルフタレート di-(2-ethylhexyl)phthalate)およびその代謝物である MEHP(mono-(2-ethylhexyl)phthalate)も卵胞や顆粒膜細胞分化を障害して E2，プロゲステロンを低下させ，その結果として排卵を停止させるとされている．すなわち，FSH は cAMP(cyclic adenosine monophasphate)と protein kinase A を通じてアロマターゼ aromatase を制御しているが，MEHP はこの FSH による cAMP 経路を障害して E2 産生を抑制していると考えられている．

　EGME(エチレングリコールモノメチルエーテル ethylene glycol monomethyl ether)とその代謝物である MAA(2-methoxy acetic acid)およびスルピリド sulpiride の投与により形態学的に黄体は肥大し，機能的にはプロゲステロン分泌が高値を示す．ラットを用いた in vivo 研究の結果より，EGME はプロラクチン増加を介した間接作用と黄体への直接作用により，スルピリドは間接作用により黄体を肥大させる．

(iv) 脳の神経内分泌過程の変調による視床下部−下垂体−卵巣軸のホルモン調節機構障害

中枢神経作用薬は，神経内分泌ニューロンおよびそれらの神経終末に存在するモノアミン類 monoamines（ノルアドレナリン noradrenalin，ドパミン dopamine，セロトニン serotonin）濃度や作用を修飾し性腺刺激ホルモンやプロラクチン prolactin に影響を与えた結果，生殖器系など関連臓器を障害する．例として，フェノチアジン phenothiazine，レセルピン reserpine，クロルプロマジン chlorpromazine, MAO（モノアミンオキシダーゼ monoamine oxidase）阻害薬，モルヒネ，ハロペリドール，などが挙げられる．

LH-RH 類似物質も血中ゴナドトロピンを上昇させ卵巣顆粒膜細胞の増生および子宮・腟の機能亢進をもたらす．

下垂体のプロラクチン産生腫瘍 prolactinoma の治療薬であり，ドパミン作動薬であるブロモクリプチン bromocriptine のラットへの投与は卵巣の黄体消長を抑制する．

(v) ストレスに起因する体重減少

卵巣の萎縮，機能障害，それに伴う子宮，腟の萎縮，機能低下は雌性生殖器への毒性として一般的に観察されるが，ストレスや摂餌量低下に起因する非特異的な要因によって生じることがある．しかし，雌性生殖器系は視床下部−下垂体−卵巣を軸として複雑なホルモン調節機構に支えられていることを考慮し，ストレスによるものと診断する場合にも慎重な評価が望まれる．

(vi) エストロゲンあるいはアンドロゲン類の胎生期・新生児期大量曝露による雌性生殖器影響の発現機序と障害反応

ラット・マウスの胎生期・新生児期の特徴として成熟動物とは異なり，ホルモンに感受性の高い臨界点 critical point が存在する．この時期に外からエストロゲン類・アンドロゲン（アロマターゼにより脳内でエストロゲンに変換）曝露は視床下部に障害を与え，この視床下部の障害を引き金とした視床下部−下垂体−卵巣軸のホルモン調節機構の破綻により，生殖器に不可逆的な障害をもたらす．DES（ジエチルスチルベストロール diethylstilbestrol），octylphenol，SERM であるタモキシフェンなどを胎生期あるいは新生児期に曝露されたマウス，ラットでは加齢に伴い子宮あるいは腟腫瘍（マウスのみ）の増加が報告されている．

b. 発癌メカニズム

(i) 卵巣腫瘍 ovarian tumor

卵巣腫瘍の自然発生はラット・マウスともに高いものではないが，マウスにおける自然発生は一般的にラットに比べ高く，そのおもなものは管状腺腫 tubular adenoma と顆粒膜細胞腫である．しかしヒトでは同腫瘍の発生は低く，悪性婦人科腫瘍として重要視されている cystadenocarinoma の発生はラット・マウスともに低い．

マウスの管状腺腫は卵巣体腔上皮（胚上皮）が卵巣内に潜り込むように管状に増殖する腫瘍であるが，同時に性索由来の間質 gonadal stroma 細胞の強い増殖を伴うことを特徴としている．このマウスに特異的な腫瘍の組織発生として，卵巣間質細胞からの種々の寄与を受けた卵巣表層上皮より由来すると考えられている．顆粒膜細胞腫瘍もマウスで一般的な卵巣腫瘍であり，性索ないし卵巣間質細胞に由来する．莢膜細胞腫あるいは黄体腫も顆粒膜細胞腫瘍と同じ組織発生を示す．ラットの卵巣腫瘍の自然発生は稀であるが，発生するおもな腫瘍は顆粒膜莢膜細胞腫瘍である．

卵巣腫瘍の誘発はラット・マウスともに報告されており，とくにマウスでは卵巣腫瘍誘発のメカニズムについて，放射線や多くの化学物質あるいは遺伝子改変動物を用いた多くの研究がある．これらの研究結果より，マウスの卵巣体腔上皮および間質細胞由来の二次的腫瘍である索状腺腫および顆粒膜細胞腫瘍の誘発には以下の二つの因子の存在が必要であると考えられている．

(1) 卵胞の破壊あるいは卵胞の著しい減少を引き起こす因子：放射線被曝，ニトロフラントイン nitrofurantoin などの化学物質，卵母細胞に対する自己抗体の発現を伴う早期胸腺摘出，卵胞の遺伝的欠損，ERαノックアウトマウスにおける無排卵と E2 によるネガティブフィードバック調節機構欠如などは卵巣の萎縮をもたらす．結果として性ステロイドホルモン分泌が減少する．

(2) 慢性的な下垂体からの性腺刺激ホルモン

の分泌増加により持続的な卵巣への増殖刺激：卵巣からの各ホルモンは卵巣から産生される卵胞や黄体発育に必須であると同時にフィードバック機構によってゴナドトロピン産生を制御する重要なホルモンである．卵巣の障害による卵巣ステロイドホルモンおよびインヒビンの低下によるゴナドトロピンの増加，あるいはこのネガティブフィードバック機構の破綻によるゴナドトロピンの持続的増加は，マウスの卵巣胚上皮細胞の増殖を促し，腫瘍を誘発する．

(ii) **子宮腫瘍 uterine tumor** げっ歯類に発生する子宮腫瘍は上皮系と非上皮系があり，前者の代表例が子宮内膜腺癌であり，後者の代表が子宮内膜間質ポリープである．ヒトでは子宮内膜腺癌は子宮体部に発生する代表的な悪性婦人科腫瘍である．ラット・マウスでの自然発生子宮腫瘍は加齢とともに増加傾向を示すが，その発生には系統差が大きい．ウサギでは子宮内膜腺癌の自然発生が高いと報告されている．子宮内膜間質ポリープは，ラット・マウスに好発する腫瘍である．

ラット・マウスにおける子宮内膜腺癌はいくつかのホルモンや化学物質投与で誘発される．子宮内膜腺癌の発生機序についてはげっ歯類もヒトと同様，エストロゲンの関与が強く示唆されるが不明な点も多い．発生メカニズムとして以下のような経路が提唱されている．一方，子宮内膜間質ポリープの発癌機序は不明である．

(1) **エストロゲンの持続的曝露**：子宮は代表的なエストロゲン依存性臓器である．E2をはじめとするエストロゲン様作用を有する物質の持続曝露により，マウスあるいはラットに子宮内膜腺癌の誘発あるいは促進が報告されている．

(2) **相対的エストロゲン高値**：黄体形成がなく閉鎖卵胞あるいは小卵胞のみが存在するような萎縮した卵巣では，E2およびプロゲステロン（P）産生ともに低下するが，後者の低下が著しく，血中における両者の比（E2/P比 E2/P ratio）としては，相対的にエストロゲン高値となる．

加齢とともにラットの卵巣では黄体がなく閉鎖卵胞のみが残存するタイプと黄体が残存するタイプが観察されるが系統によってその傾向は大きく異なる．前者は相対的エストロゲン状態が持続し，

膣スメア像も高エストロゲン状態を示す持続発情型を呈する．Donryuラットではとくにこの傾向が強く，1年齢以前にほとんどの個体の卵巣が萎縮し血中の相対的エストロゲン状態となり，2年齢では約30％の個体に子宮内膜腺癌が自然発生する．ヒトにおいても多卵胞性囊胞 polycystic ovary と子宮内膜腺癌との関連性が報告されている．

(3) **エストロゲン代謝物の変化**：大部分のE2は肝臓中の水酸化酵素によってほとんどエストロゲン活性のない2HE（2-ヒドロキシエストラジオール 2-hydroxyestradiol）へと代謝されるが，一部は肝臓あるいは肝臓以外の臓器に存在する水酸化酵素によってエストロゲン活性を有しかつDNAと結合して発癌性を示す4HE（4-ヒドロキシエストラジオール 4-hydroxyestradiol）へと代謝される．2HEはラット・マウスにおいて発癌性をもたないが，4HEはラット・マウスにおいて子宮癌を誘発する．したがって，エストロゲン代謝において4HEあるいはE2から4HEへの代謝が促進される場合は，子宮癌の発生が促進されると考えられる．

ヒトでは子宮癌発生に関連して，子宮局所におけるアロマターゼ活性の増加などが報告されているが，ラット・マウスでは明らかにされていない．

(iii) **膣腫瘍 vaginal tumor** 膣も子宮と同様にエストロゲン依存性器官である．合成エストロゲンであるDES（ジエチルスチルベストロール diethylstilbestrol）を新生児期に曝露したマウスでは成熟後に膣の腺癌が発生する．ラットでは新生児期あるいは胎生期曝露による膣腺癌発生の報告はない．

6.18.3 障害反応

a. 卵巣の変化

(i) **卵巣囊胞 ovarian cyst** 卵巣囊胞には卵胞囊胞 follicular cyst や黄体囊胞 luteinized cyst などがある．組織学的には卵胞囊胞は，卵子の壊死・消失に続く卵胞腔の拡張，顆粒層細胞の変性・壊死，顆粒層の菲薄化を認める閉鎖卵胞である．黄体化囊胞／黄体化卵胞は，卵胞の排卵・破裂異常により生じ，顆粒層細胞が黄体化を示す．卵胞

囊胞は，アロマターゼ阻害薬を投与したラットで観察される．黄体囊胞は，プロゲステロン受容体阻害剤のラット投与により誘発される．なお，ラットなどのげっ歯類では卵巣は周囲を卵巣囊で取り囲まれており，同囊内への液状成分の貯留による囊胞状拡張を剖検時にしばしば認めるが，これは真の卵巣囊胞とは区別されるべきものである．ヒトでは多卵胞性囊胞は子宮癌の高リスクとされている．

（ⅱ）　**卵巣萎縮 ovarian atrophy**　　卵巣は小型化し，発育卵胞，黄体などの数的減少や消失，卵巣囊胞などが見られ，間質には色素沈着，間質腺の増加などを伴う．卵巣毒性物質に異なる機序であっても最終的に卵巣萎縮に陥る．卵巣萎縮が誘発された場合は，小型卵胞の有無を確認し，卵巣萎縮が小型卵胞枯渇によるものか，他の原因かを判別することは卵巣毒性の作用を考察するうえで重要である．ビニルシクロヘキサン，アルキル化剤などの抗癌剤や発癌剤，放射線照射は小型卵胞を枯渇させ，時間とともに卵胞も減少し卵巣は萎縮する．卵巣毒性により排卵停止が持続すると，卵巣はいずれ萎縮する．加齢に伴う萎縮では，セルトリ様の細胞の管状構造（セルトリ細胞様増生）が認められる場合もある．

（ⅲ）　**間質腺増生 interstitial gland hyperplasia**　　卵巣の萎縮時だけでなく，化学物質投与により淡好酸性，細顆粒状，中央に位置する小さな核を有する間質腺細胞が，索状あるいは巣状に増生することがある．

（ⅳ）　**性索−間質過形成 sex cord stromal hyperplasia**　　には，びまん性混合 diffuse mixed type，顆粒膜細胞 granulosa cell，混合型 mixed，セルトリ Sertoli cell，莢膜細胞 theca cell などがある．

（ⅴ）　**間質腺空胞化 vacuolation of interstitial gland cells**　　間質腺細胞の細胞質内の空胞化が顕著な場合を指す．化学物質投与により誘発されることがある．

（ⅵ）　**卵胞・黄体の変化**　　閉鎖卵胞の増加は排卵が正常に行われない場合に認められることが多い．化学物質により誘発される黄体の変化としては，「肥大・大型化」，「変性・小型化」，「増加／減少」などである．排卵の破裂が障害されると顆粒層／顆粒膜細胞の黄体化が観察される．

b．子宮の変化

（ⅰ）　**子宮内膜上皮増生（過形成）hyperplasia**　　エストロゲン様物質を投与された子宮内膜上皮は，全体に核分裂像が増加し，上皮が高円柱化して上皮細胞がひしめき合うように並んで増生する．前腫瘍性変化としての過形成は一般的に内腔に突出することなく深部に向かって増殖することが多く，子宮内膜上皮とくに腺上皮細胞の限局性増殖巣として観察される．ホルモン異常によるびまん性過形成と区別すべきである．

マウスでは加齢とともに囊胞状内膜過形成が観察される．組織像として立方あるいは扁平化した子宮内膜上皮が囊胞状に子宮腔内に増生するが，腫瘍性変化へと発展することはない．また病変は子宮内膜に留まり子宮筋層を越えて増殖することはない．

（ⅱ）　**子宮内膜の扁平上皮化生**　　高用量のエストロゲンに長期間曝露された子宮内膜上皮の被覆あるいは腺上皮では扁平上皮化生が観察される．

（ⅲ）　**子宮内膜上皮変性・壊死・アポトーシス**　　子宮はホルモン依存性臓器のため，E2 あるいはプロゲステロンの急激な減少によりアポトーシスが起こり，上皮数が減少する．正常性周期を示す動物においても発情期に子宮内膜上皮のアポトーシスが認められるが，これは排卵によって血中エストロゲン濃度が急激に低下したためと考えられる．

（ⅳ）　**炎症**　　子宮腔内あるいは子宮内膜に炎症性細胞の浸潤が認められる．ヒト・イヌなどではエストロゲン産生性の卵巣顆粒膜細胞腫を有する個体に子宮内膜炎・子宮蓄膿症が観察されるが，げっ歯類の同腫瘍はホルモン産生することはほとんどない．

（ⅴ）　**子宮内膜の萎縮 atrophy**　　下垂体摘出あるいは卵巣摘出時に子宮全体が萎縮する．

（ⅵ）　**腺筋症 adenomyosis**　　子宮被覆上皮が異型性を伴わずに子宮内膜からさらに筋層の筋束間を這うように潜り込み，最終的には漿膜面まで達して囊胞状に増殖する．マウスに認められ，著しい場合は肉学的にスイスチーズ様に観察され

る．増殖部の腺に間質細胞を伴うことも多い．血中プロラクチン濃度との密接な関係が報告されている．ただし子宮内膜腺癌と異なり異型性はない．

　（vii）　**脱落膜反応 decidual reaction**　これらは通常妊娠時に観察される脱落膜反応が妊娠時以外に認められる場合を指す．脱落膜反応は子宮腔内に異物あるいは腫瘍形成時に認める場合も多い．脱落膜反応が出現する個体では，卵巣は黄体優位で，腟は粘液を産生する所見を認めることが多い．

c. 腟 の 障 害
　（i）　**腟上皮過形成 hyperplasia**　重層扁平上皮がびまん性あるいは限局性に増生する．角化を伴うことも多い．血中エストロゲンが高い場合は，角化を伴って重層扁平上皮が全体的に増生し，正常性周期発情期朝に腟垢像に類似する．血中プロゲステロンが高い場合は腟側に粘液を入れる細胞の増生が認められ，正常性周期発情前期朝の腟垢像に類似する．腫瘍性変化の場合は限局性に認められ，腟内に乳頭状あるいは深部に潜り込むように上皮の増生が認められる．

　（ii）　**腟の萎縮 atrophy**　子宮と同様，血中エストロゲン値の低下で認められる．

　（iii）　**炎症 inflammation**　腟上皮内あるいは間質に炎症性細胞の浸潤を認める．

6.18.4　腫瘍性病変および加齢性変化

A. 腫 瘍 性 病 変
a. 卵巣腫瘍 ovarian tumor
　ラットの自然発生腫瘍のほとんどが顆粒膜細胞腫であるのに対し，マウスでは顆粒膜細胞腫のほか，嚢胞腺腫や管状腺腫など，種々の卵巣腫瘍が発生する．ラットではβ-アドレナリン受容体作用薬による卵巣間膜の平滑筋腫 mesoovarian leiomyoma の発生が報告されている．卵巣腫瘍は組織発生をもとに，胚上皮，生殖索-間葉および胚細胞由来に区別される．

　（i）　胚上皮由来の腫瘍
　（1）　**嚢胞腺腫 cystadenoma, 嚢胞腺癌 cystadeno carcinoma**：組織学的に立方状ないし円柱状上皮が嚢胞壁を覆う．1層の胚上皮由来の細胞よりなり，時に乳頭状増殖を示し，また嚢胞内に漿液または粘液を入れる．

　（2）　**管状腺腫 tubular adenoma, 管状腺癌 tubular adenocarcionoma**：胚上皮由来の腫瘍細胞が実質内に down growth する．やや小型，立方状，円柱状あるいは扁平上皮様の上皮細胞が管腔を形成し増殖している．

　（3）　**管状間質腺腫 tubulostromal adenoma, 管状間質細胞癌 tubulostromal carcinoma**：管状腺腫あるいは管状腺癌の間質部に，淡明な細胞質を有する間質細胞の増殖が認められる．

　（ii）　良性生殖索-間質由来の腫瘍 benign gonadal stromal（sex cord-stromal）tumor
　（1）　**顆粒膜細胞腫 granulosa celltumor, 悪性顆粒膜細胞腫 malignant granulosa cell tumor**：腫瘍細胞は顆粒層／顆粒膜細胞に類似する細胞よりなる．
濾胞構造を示し，時に中心腔を囲んでロゼット様構造またはコール・エクスナー Call-Exner 小体様構造を呈する．腫瘍細胞は種々の程度に黄体化し黄体腫 luteoma との鑑別が困難な場合もある．

　（2）　**莢膜細胞腫 thecoma benign/malignant**：本腫瘍は，卵巣間質の莢膜細胞に由来する．組織学的には，線維芽細胞様の紡錘形細胞が密に増生し，時に渦巻き状を示す．しばしば細胞質内に小脂肪滴を含む．間質には個々の腫瘍細胞を取り囲むように好銀線維をみる．一般に，顆粒膜細胞腫と莢膜細胞腫は混在して見られる場合が多く，後者の場合には顆粒膜／莢膜細胞腫 granulosa/theca cell tumor と称される．

　（3）　**黄体腫 luteoma/benign**：肉眼的に黄色，球形の腫瘍として認められる．組織学的には大型，明調な多角形の細胞が細かい間質で境された胞巣状構造を呈する．腫瘍の胞体は多量のルテインを含むため微細空胞状で，時に淡黄体を帯びている．顆粒膜細胞腫との合併が見られる場合も多い．

　（4）　**セルトリ細胞腫 Sertoli cell tumor**：セルトリ細胞に類似した腫瘍細胞が狭い間質で境されて胞巣状に増殖する．時に中心にエオジン好性，PAS 陽性の顆粒を認める．顆粒膜細胞腫の混在を見る場合もある．ニトロソウレアのラット経口投与で発生する．

（iii） 胚細胞由来の腫瘍 germ cell tumor

（1） **奇形腫 teratoma**：充実状奇形腫の形で見られることが多い．同腫瘍内には骨，軟骨，腸管，気管，筋組織，神経組織や皮膚組織など，内，中，外の三胚葉由来の種々の構成成分が不規則に混在して観察される．

（2） **絨毛癌 choriocarcinoma**：肉眼的に血腫状の嚢胞性腫瘤として認められ，非常に大きな核を有する巨細胞と合胞体細胞塊が血液の中に浮かぶように増殖する．非常に悪性度が高い．

（3） **卵黄嚢腫瘍 yolk sac tumor**：組織学的にエオジン好性の豊富な胞体，大きな核，明瞭な核小体を有する円形ないし卵円形の腫瘍細胞がリボン状に配列し，淡好酸性，PAS陽性およびlaminin陽性の基質内で浮遊するように増殖する．

（iv） 中皮腫 mesothelioma

ラットでは雄に非常に多く，雌では非常に稀である．卵巣嚢の中皮より発生し，卵巣表面に乳頭状に増殖する．

b. 子宮腫瘍 uterine tumor/uterine neoplasm

化学物質による子宮癌誘発には主としてエストロゲン類，芳香族炭化水素，4NQO (4-nitroquinoline 1-oxide) やニトロ化合物などが用いられ，腺癌，扁平上皮癌 squamous cell carcinoma や肉腫の発生が報告されているが，その発生は低い．子宮腫瘍は上皮性および非上皮性に分けられる．

（i） 上皮性腫瘍

（1） **腺腫 adenoma**：異型性のある子宮内膜上皮が子宮腔内に乳頭状に増殖したもの．

（2） **内膜腺癌 endometrial adenocarcinoma**：子宮内膜上皮細胞から発生すると考えられている．立方状あるいは円柱状の腫瘍細胞が腺管を形成し，子宮内膜に結節性またはびまん性に増殖する．多くは深層に向かって増殖するが，まれに内腔に向かって乳頭状に増殖する場合もある．高分化型の腫瘍が多い．腺癌の多くは子宮内膜上皮の過形成から発生すると考えられる．

（3） **乳頭腫 papilloma, 扁平上皮癌 squamous cell carcinoma**：有茎状腫瘍で，組織学的には粘膜表面から腔腔内へ向かっての扁平上皮の乳頭状増殖を示し，通常著名な過角化を伴い，出血，壊死なども見られる．扁平上皮癌は多くの場合は高分化型で，癌真珠の形成が見られる．上述の腺癌と同一腫瘍内に観察され，それぞれの腫瘍が占める比率が同様の場合は腺扁平上皮癌 adenosquamous cell carcinoma と診断する．

（ii） 非上皮性腫瘍

（1） **内膜間質ポリープ endometrial stromal polyp**：肉眼的には茎を有し子宮腔内にポリープ状に突出する形をとり，組織学的には表層を1層の内膜上皮で覆われた間質の増生として見られる．間質には疎あるいは密な線維芽細胞，膠原線維，血管の新生などの結合組織成分を含む．またポリープ内の間質には種々の程度に子宮内膜腺を含み，多数の子宮腺組織を入れる場合は，腺腫様ポリープ adenomatous polyp と記載する場合もある．

老齢雌ラットにおいて内膜間質ポリープは高頻度に自然発生する良性腫瘍である．本腫瘍がホルモン感受性であることを示す明らかなデータは存在しない．

（2） **内膜間質肉腫 endometrial stromal sarcoma**：子宮内膜の間質細胞に由来する．子宮壁の硬い腫瘤，あるいは内腔に乳頭状に突出する腫瘤として見られ，組織学的には円形または楕円形の核を有する紡錘形の腫瘍細胞が錯綜して配列，増殖する．間質ポリープと異なり，核分裂像が多く，細胞の異型性も顕著である．平滑筋肉腫，Antoni B型の悪性シュワン細胞腫瘍との鑑別が困難な場合も多い．

（3） **顆粒細胞腫瘍 granular cell tumor**：内膜あるいは筋層に PAS 陽性顆粒を入れる細胞質を有した円形細胞巣として認められる．腫瘍細胞に異型性は少ない．細胞起源は明らかではないが，免疫組織学的検査結果よりシュワン細胞由来の可能性が報告されている．

（4） **間葉系腫瘍およびその他の腫瘍**：間葉系腫瘍として子宮には，平滑筋腫 leiomyoma および平滑筋肉腫 leiomyosarcoma のほか，神経鞘腫 schwannoma および悪性神経鞘腫 malignant schwannoma，組織球肉腫 histiocytic sarcoma，血管内皮腫 hemangioendothelioma，血管肉腫 angiosarcoma などが観察される．

その他の腫瘍として，稀ではあるが，絨毛癌，卵黄嚢腫瘍 (6.18.4項a. 卵巣腫瘍参照)，悪性脱

落膜腫が観察される．

c．腟腫瘍

げっ歯類において自然発生は稀である．3-MC, DMBA, B[a]P などの発癌物質の腟内への直接投与で発生するが，誘発腫瘍のほとんどは，自然発生腫瘍と同様，乳頭腫／扁平上皮癌である．

　（i）**乳頭腫，扁平上皮癌** 乳頭腫は黄色ないし白色の有茎状腫瘍で，粘膜表面から腟腔内へ向かっての扁平上皮が乳頭状に増殖する．通常著明な過角化を伴い，出血，壊死なども見られる．扁平上皮癌は多くは高分化型である．時として癌真珠を形成する．

　（ii）**間質肉腫 stromal sarcoma** 6.18.4 項 b. 子宮腫瘍参照．

　（iii）**顆粒細胞腫瘍 granular cell tumor**
6.18.4 項 b. 子宮腫瘍参照．

B．加齢性変化

卵巣からのエストロゲン分泌はある時期から低下する．卵胞が少なくなり，排卵もやがて完全に起こらなくなる．排卵がなければ黄体もできないので，プロゲステロンも低下する．両ホルモンの枯渇の時期を閉経期とよぶ．閉経は卵巣の老化によって卵胞ホルモンが消退するために起こる現象であり，下垂体からの FSH はむしろ多く分泌されている．閉経期以降の卵巣は一次卵胞，二次卵胞も暫時消失し，卵巣全体が萎縮し間質に置換される．

加齢に伴う非腫瘍性変化の種類，頻度は動物種により異なるが，げっ歯類におけるおもな病変は，卵巣の卵胞嚢胞，萎縮，セルトリ細胞様増生，間質腺増生，大型黄体，卵巣膿瘍，子宮内膜の萎縮，過形成，内膜腺筋症，血腫，腔水腫，内膜炎，蓄膿症，腟上皮の萎縮や過形成などである．

6.18.5　障害が及ぼす影響

げっ歯類はヒトと異なり，多胎で高い生殖能を有し，かつ動物種によって内分泌環境が異なるため，動物実験の結果をヒトに外挿するにあたっては慎重な考察が必要である．

雌性生殖器の毒性発現の特徴は，上述のように視床下部－下垂体－性腺軸により制御され，かつフィードバック機構が存在するため，一つの臓器の障害に留まることは少なく，関連臓器に広がることが多いことから，注意深い観察が必要と思われる．

6.18.6　毒性の評価

a．内分泌環境の把握

雌性生殖器の異常を検出するためには，試験に用いた動物における内分泌環境を把握することが重要である．最も簡便かつ信頼性のある検索方法は腟スメアの連続観察である．腟垢塗抹標本は主として血中の E2 とプロゲステロンの比の状態を表しており連続的観察が可能であることから，排卵や LH サージの有無の予測だけでなく，最終的な毒性発現に至るまでの内分泌環境の経時的変化についての推測が可能である．

b．組織学的検索

雌性生殖器の組織学的観察は，他の臓器と同様その個体における最終段階での状態を示しており原因より結果を反映している場合が多い．下垂体・卵巣・子宮・腟などの組織学的所見を総合して考察することにより，その個体の内分泌環境をある程度推測可能である．

卵巣毒性の検出には，各性周期の卵胞・黄体パターンとの逸脱があるか，卵巣，子宮，腟の組織像が各性周期の正常パターンに一致しているかを観察することが，その検出の第一歩である．各発達段階および閉鎖過程にある卵胞や黄体の形態計測を含めた詳細な形態観察や数の測定により影響を検出可能な場合も多い．ただし，卵巣は小さい臓器で切り出しなどの標本作成過程により大きく形態像が変わってしまうので，対照群を含め同じ面を切り出すなど，標本作成時の工夫が必要である．

子宮内膜上皮は上述のように血中のステロイドホルモン比を最も反映している臓器であり，エストロゲンやプロゲステロンの影響で上皮の高円柱上皮化，扁平上皮化生，増生や萎縮を示すものの，その変化は少ない．これに対し，腟粘膜上皮は細

胞層が厚く，細胞回転も速いため，内分泌環境陰部の変化による影響が現れやすい．

腟粘膜上皮の採材に際し，外陰部に近い部位はホルモンには反応せずつねに扁平上皮であるため採材部位に注意する．また腟上皮の反応性には種差があり，新生児の大量エストロゲン類に曝露されたマウスの腟は卵巣摘出後も萎縮せず角化扁平上皮を示す．

c．血中ホルモンの測定

卵巣で産生されるホルモンや下垂体からのゴナドトロピンや GnRH の測定は生殖器に対する毒性評価に視床下部－下垂体－性腺軸機能に対する影響を明らかにするために有用である．性周期だけでなく採血方法や測定方法によっても大きく左右されるため，測定値の比較や結果の評価には慎重な解析が必要である． ［吉田 緑］

文献（6.18節）

1) Collaborative work on evaluation of ovarian toxicity. *J. Toxicol. Sci.* **34**, SP1-197 (2009).
2) Maekawa A, et al. : *J. Toxicol. Pathol.* **22** : 261-269 (1999).
3) Hoyer PB, ed. : Ovarian Toxicology., pp.1-232 CRC Press, Washington DC (2004).
4) Yoshida M, et al. : Uterine Carcinogenesis based on estrogen or metabolites driven pathways in the Donryu rat. In: Carcinogenesis and Modification of Carcinogenesis (Tanaka T, et al. eds), pp.135-151, Research Signpost, Kerala (2005).

6.19　脳，脊髄，末梢神経

6.19.1　構造，生理，機能

a．解剖学的構造[1]

（i）**脳 brain**　脳底部には，脳組織を切り出す際に目標となる解剖学的特徴がある（図 6.50）．視神経交叉部 optic chiasm での前額断面では大脳皮質 cerebral cortex，側脳室 lateral ventricle，脳梁 corpus callosum，尾状核 caudate nucleus などが見られる．下垂体 pituitary の後端に接する部の断面では大脳皮質，視床 thalamus，第三脳室 3rd ventricle，海馬 hippocampus などがある．延髄 medulla oblongata の橋 pons 後端に位置する台形体部 trapezoid body の断面では小脳 cerebellum，延髄，第四脳室 4th ventricle，錐体路 pyramidal tract などが観察できる．中枢神経系は多くの機能構造領域に分けられる．脳の背側部は受け取ったインパルスを統合しており，一方，腹側部は，効果器における活動を調節する．その主要な活動は，運動，感覚，思考および恒常性の調節である．体性神経系は外部環境に対する応答を調節し，自律神経系は内臓諸臓器の環境を調節する．運動系は，体性運動領域（インパルスを随意筋に伝えている）と内臓運動領域（不随筋にはたらく）からなる．同じように，感覚系は，体性感覚領域（体表や体壁からのシグナルを受け取る）と内臓感覚領域（内臓にはたらく）から成り立っている．連合野は，低次と高次の脳中枢間でのシグナルを統合している．

（ii）**脊髄 spinal cord**　脊髄は外側の白質 white matter と内側の灰白質 gray matter から構成されている（図 6.51）．白質は有髄線維 myelinated fiber よりなる神経路で，背索 dorsal funiculus には脊髄神経節 spinal ganglion からの上行性感覚神経が走行している．腹索 ventral funiculus の正中裂付近には，脳幹から腹角神経細胞に通ずる下行性運動神経線維が走行している．灰白質は背（後），側，腹（前）角 dorsal, lateral, and ventral horns より構成されている．灰白質は神経細胞の集団で，背角には脊髄神経節神経細胞からの感覚刺激を受ける神経細胞が，腹角には末梢神経に運動刺激を送る神経細胞が存在する．

（iii）**末梢神経系 peripheral nervous system**　機能的に知覚性，運動性，自律性の3種に分類される（図 6.52）．末梢神経系で重要な部位としては脊髄神経節 spinal ganglion，脊髄神経 spinal nerve，末梢神経終末 peripheral nerve ending，交感神経幹 sympathetic trunk とその神経節および椎前交感神経節 prevertebral sympathetic ganglion がある．

哺乳類動物を用いて毒性学的評価を実施するうえで考慮しなければならない点として，中枢神経

6.19 脳, 脊髄, 末梢神経　335

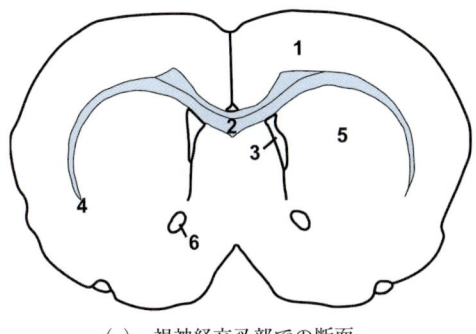

(a) 視神経交叉部での断面

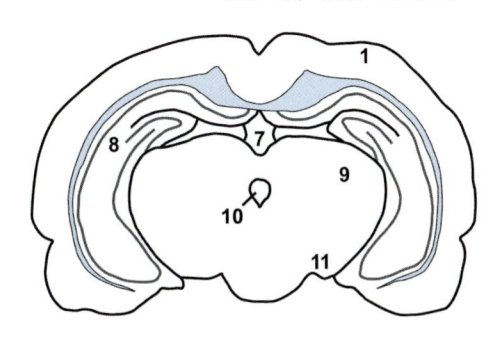

(b) 下垂体後端部での断面

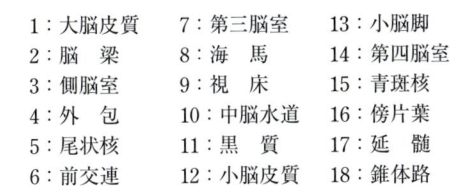

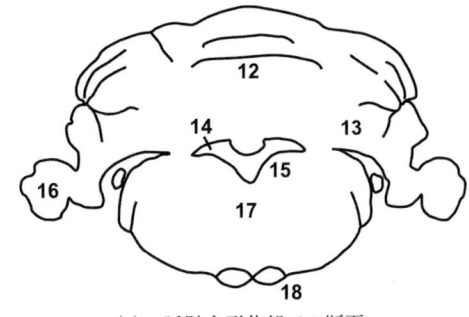

1：大脳皮質	7：第三脳室	13：小脳脚
2：脳　梁	8：海　馬	14：第四脳室
3：側脳室	9：視　床	15：青斑核
4：外　包	10：中脳水道	16：傍片葉
5：尾状核	11：黒　質	17：延　髄
6：前交連	12：小脳皮質	18：錐体路

(c) 延髄台形体部での断面

図 6.50　脳(ラット)の各断面での解剖学的名称

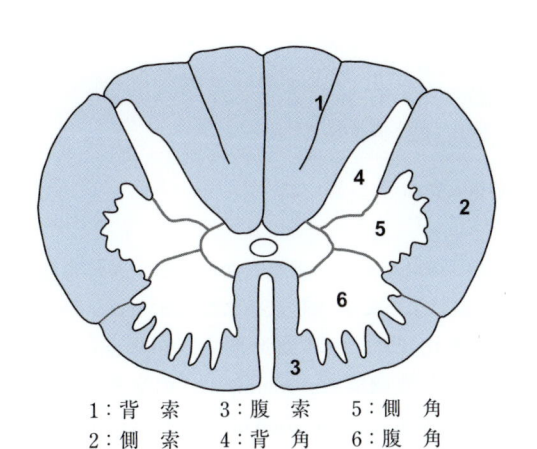

| 1：背　索 | 3：腹　索 | 5：側　角 |
| 2：側　索 | 4：背　角 | 6：腹　角 |

図 6.51　脊髄断面の解剖学的名称

系の解剖構造学的および機能学的観点に照らし合わせて, 哺乳類をげっ歯類(ラットとマウス), 食肉目(ネコ, イヌ), 霊長類(サル, ヒト)に分けることが挙げられる. 最も重要な差は, 脳溝や錐体路などの皮質脊髄路の発達の程度であり, それらは皮質領域の発達の度合いに密接に関係している. 脳溝と脳回の発達は成長の過程や種によって変化し, 同じ種でも左右間で異なる場合がある. 脊髄では, 多くの白質路(ほとんどの感覚刺激の伝達路である背索と大脳皮質による体性運動機能の制御を仲介している皮質脊髄路を含む)は哺乳類が最も発達し, 次に食肉目, げっ歯類の順となる. 大脳皮質は, 主要な機能領域をすべての哺乳類動物の間で比較できる. たとえば, 食肉目では一次感覚野, 運動野と嗅覚皮質で80％を占めるが, 霊長類では20％にも満たない. 皮質機能で種差が最も著しいのは, 新皮質に対する旧皮質の割合である. げっ歯類の皮質はほとんど旧皮質から成り立っているのに対して, 霊長類の脳では新皮質の割合が多い.

b. 組織学的構造

中枢神経系と末梢神経系を構成する細胞は, おもにニューロン neuron(神経細胞)とグリア細胞 glial cell(神経膠細胞)とよばれる二つの細胞に分類される. ニューロンが正常な機能を発揮するにはグリアの協力が必要であり, 両者の相互関係が重要である. 神経毒性物質は, 選択的に, あるいは非選択的に両方の細胞集団に障害を与え, この関係を遮断する場合がある. したがって, 化学物質が神経毒性物質であるかどうかを判断するため

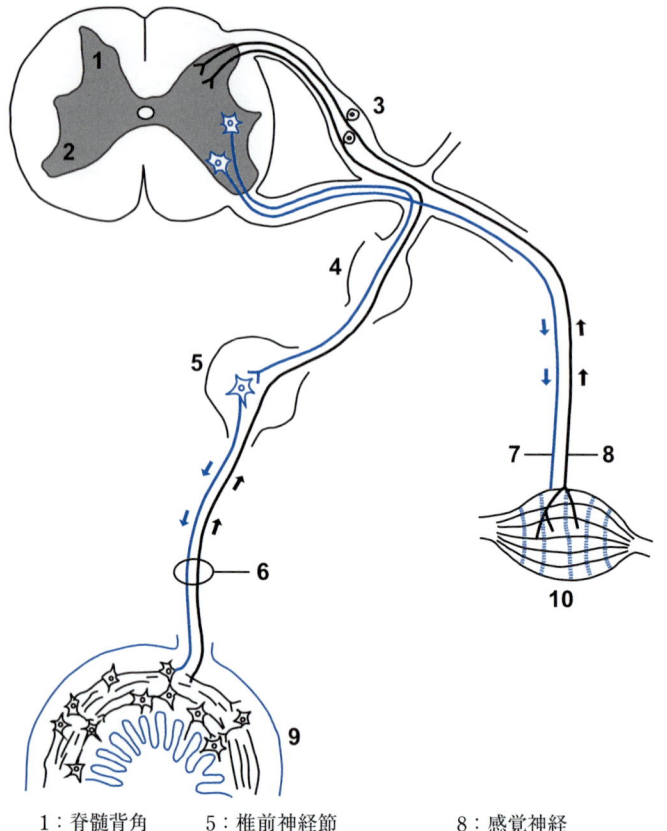

1：脊髄背角　　5：椎前神経節　　8：感覚神経
2：脊髄腹角　　6：内臓神経（自律神経）　9：消化管
3：背根神経節　7：運動神経　　10：骨格筋
4：幹神経節

図 6.52 末梢神経系の構成要素

には，ニューロンとグリアの統合性を評価することが重要である．

ニューロンは，解剖学的部位（たとえば，海馬や線条体 striatum など），主要な神経伝達物質 neurotransmitter（アセチルコリン，ドパミンなど），形態学（顆粒細胞，錐体細胞など）もしくは機能学（運動性，感覚性）などによって分類される．典型的なニューロンは四つの形態学的に区分できる細胞部位をもっている．すなわち，核周囲の細胞質部位（細胞体 perikarya），樹状突起 dendrite，軸索 axon と軸索末端 axon terminal である．軸索末端は多くの枝に分かれており，それぞれの末端は隣接ニューロンの受容体表面に接する前シナプス末端 presynaptic terminal に終わっている．この接触点は，中枢神経系ではシナプスであり，末梢神経系では神経筋接合部 neuromuscular junction や他の効果器細胞の細胞表面となる．神経毒性物質曝露によって引き起こされるニューロンの形態学的変化には，細胞質の腫大 cytoplasmic swelling，染色質融解 chromatolysis，細胞骨格フィラメントの蓄積 accumulation of cytoplasmic filaments や細胞死 cell death などがある．

グリア細胞は多くの機能を担っており，ニューロンの構造的支持や機能的維持，ミエリン産生や貪食などを行っている．グリアは神経系の中で優勢を占める細胞である．中枢神経系では三つのグリアが同定されている：星状膠細胞（アストロサイト astrocyte），稀突起膠細胞（オリゴデンドロサイト oligodendrocyte），小膠細胞（ミクログリア microglia）である．アストロサイトはニューロンを支持するはたらきをしていて他の器官における結合組織と類似している．アストロサイトは，

発生時にニューロン移動を誘導し、またBBB（血液脳関門）の形成と維持に必要で、さらに神経修復過程に重要な役割を果たす．またニューロンのエネルギー源として利用されるグリコーゲンの代謝に機能し、遊離アミノ酸・モノアミンなどの神経伝達物質を回収し、さらに細胞間隙からカルシウムや他のイオンの除去を行い、脳の容量を調節している．中枢神経系でのオリゴデンドロサイトや末梢神経系で相当するシュワン細胞 Schwann cell は髄鞘（ミエリン myelin）を産生し、ミエリンは有髄線維において軸索を絶縁することで跳躍伝導により高速の信号伝達を可能としている．ミクログリアは貪食作用を有し、中枢神経系以外の組織におけるマクロファージと同じようにはたらく．

神経毒性物質の傷害によるアストロサイトの形態的変化は、細胞質腫脹、過形成、グリコーゲン顆粒の蓄積、細胞骨格フィラメントの数の増加（おもに GFAP（グリア線維酸性タンパク質 glial fibrillary acidic protein））および細胞突起の配列変化である．これらのアストロサイトの反応は、直接障害を受けた部位に見られるが、そこから離れた部位においても観察される場合がある．一般的にアストロサイトの増殖は、神経膠細胞症（グリオーシス gliosis）ともよばれ、カイニン酸、MPTP（1-methyl-4-phenyl-1,2,3,6-tetrahydropyridine）、TMT（トリメチルスズ）、エタノール、重金属の曝露後などで起こる．オリゴデンドロサイトの神経毒性物質に対する典型的な反応は腫大であり、ミクログリアは神経毒性物質誘発傷害に反応して増殖や肥大を示して、活性化型ミクログリア activated microglia に変化し、活発に動き回って死んだ細胞を貪食したり、修復を促進するための因子を遊離したりする．

c. 特殊化した解剖学的構造

（i） BBB（血液脳関門 blood-brain barrier）

神経毒性物質からの体内での一次防御は、中枢神経系ではBBBが担当するが、末梢神経においてもBBBに似たような防御機構が存在する．BBBは解剖学的に特別な毛細血管内皮細胞により構成されており、そこでは内皮細胞同士が密着結合により強固に結合し、また細胞壁に有窓性を欠き、さらには細胞内取込み活性が低いため、毛細血管壁の物質透過性が低い．アストロサイトは、その足突起で毛細血管の外側を取り囲んでおり、BBBの維持、機能的調節や修復に重要な役割を果たしている．脳への生体内異物の輸送は中枢神経系の代謝機能によって影響を受けている．たとえば、BBBにおけるD-グルコーストランスポーターは中枢神経組織内へのグルコースの輸送を活発に促進する．毛細血管内皮細胞の内腔の表面で発現しているP-糖タンパク質は、いくつかの生体異物の中枢神経系での摂取を制限することにより、さらなる保護の役割を果たしている．神経組織の一部（たとえば、脊髄神経節 spinal ganglion や自律神経節 autonomic ganglion，脳室周囲器官 circumventricular organs）では、BBBの機能を欠いており、そこでは血中に存在する神経毒性物質に高濃度に曝露されることになる．BBBの発達は、新生児のときには不完全であることから、通常の成熟後の脳では排除される神経毒性物質が、幼若な時期では脳実質内に侵入してしまうことが多い．脂溶性の高い毒性物質は迅速にBBBを通過できるが、親水性の物質は通過できない．外傷や虚血、毒性物質曝露後のような病的状態下では、BBBの透過性の増加により血漿成分が脳実質内へ漏出する．この血液脳関門の障害部では、一部においては生理活性物質の大規模な放出が引き起こされ、これが血管原性脳浮腫 vasogenic brain edema の引き金になる．この血管原性浮腫は、白質に生じることが多いが、アストロサイトの腫張も引き起こされる．血管原性脳浮腫を起こす物質の例としては、トリエチルスズ、鉛、アラキドン酸、カイニン酸などが挙げられる．

（ii） 脈絡叢 choroid plexus

脈絡叢は血液と脳脊髄液 cerebrospinal fluid との間に障壁を構成する．それは側脳室の底部に沿って存在し、第三脳室と第四脳室の上部にある．上衣細胞 ependymal cell は脳室 cerebral ventricle と脊髄中心管 spinal central canal の内側を覆っており、脳脊髄液の移動を促進させている．脈絡叢は総脳重量の1％を占めるのみであるが、大きな表面積を占めており（およそBBBの表面積の50％）、そこで脳

脊髄液の活発な産生と濾過を行っている．脈絡叢は，多くの化学物質を脳組織内に入れないための重要な役割を担っている．カドミウム，鉛，マンガン，水銀などの金属は，脳脊髄液や脳組織中で見られるよりも高濃度で脈絡叢に蓄積している．

d. 生理，機能

(ⅰ) **活動電位 action potential** ニューロンの主要な機能は，活動電位（シグナル伝達の媒体である大きい脱分極性シグナル）を発生させることである．静止電位にあるときのニューロン細胞質内のカリウムイオン濃度は，細胞外と比較して高い．ナトリウムイオン濃度は逆に細胞内よりも細胞外のほうが高い．活動電位は電位依存性ナトリウムチャネル voltage-dependent sodium channel を通過するナトリウムイオンの流入によって，全か無か all-or-nothing の様式で発生する．脱分極 depolarization も同様に，電位依存性カリウムチャネル voltage-dependent potassium channel の開口によるカリウムイオンの流出によって生じる．ナトリウムチャネルはその後閉鎖し，膜ナトリウム伝導度 membrane sodium conductance の減少により，活動電位を消失する．カリウムイオンの再流入により膜電位は静止状態に戻る．静止ナトリウム／カリウム平衡電位は，おもにエネルギー依存的なナトリウム／カリウム・ポンプの作用によって回復する．

イオンチャネルの正常な活動は，神経生理機能の維持に重要である．ピレスリンなどのピレスロイド殺虫剤，テトロドトキシンやサキシトキシンなどの海洋生物由来の自然毒，および DDT（ジクロロジフェニルトリクロロエタン）などのシクロジエン系有機塩素殺虫剤は，活動電位の伝達を障害する．たとえば，I型ピレスロイド（アレスリンおよびテトラメスリン）は，神経細胞膜ナトリウム流入を延長し，ナトリウム電流ピークを減少させることで，定常時のカリウム流出を減少させる．I型ピレスロイドはナトリウムチャネルが閉鎖，ないし静止電位にあるときに影響を及ぼし，正常よりも緩慢にチャネルを開口する．イオンチャネルを標的とする化学物質は，光学顕微鏡で観察できるような形態学的な変化を伴わないで神経毒性

を発揮する場合が多い．

ニューロン細胞内での多彩な生化学的現象の中で，ATP依存性イオンポンプ ATP-dependent ion pump は正常なニューロン膜電位を形成するイオン濃度勾配を維持するために最もエネルギーを使う．この点で最も重要なイオンポンプはナトリウム／カリウム ATP 分解酵素 sodium/potassium ATPase であり，それは脳内にある ATP の 40〜60％を消費する．ニューロンの酸素消費率はグリアのそれより約10倍高く，低酸素症性の脳神経障害でニューロンがいち早く損傷される原因となっている．多くの神経毒性物質は，ミトコンドリア内のチトクロム酸化酵素 mitochondrial cytochrome oxidase またはナトリウム／カリウム ATP 分解酵素を標的として，ニューロンのエネルギー代謝を障害する．硫化水素およびシアン化合物は，チトクロム酸化酵素などの酸化酵素活性を阻害することで細胞内での低酸素症を誘発する．シアン化合物に対する亜急性の曝露の結果，壊死性の病変は線条体・基底核 striatum/basal ganglia で生じる．皮質のいくつかの脳領域に分布するニューロンもアポトーシス apoptosis に陥ることが知られており，最初に，シアン化合物は NMDA (*N*-methyl-*D*-aspartate) 型グルタミン酸受容体 NMDA glutamate receptor を発現するニューロンに作用して，一連の細胞内シグナル伝達系を活性化し，活性酸素種および一酸化窒素を過剰に産生させる．これらの産物は酸化ストレスのほか最終的には細胞傷害を引き起こす．

(ⅱ) **神経伝達物質 neurotransmitter およびその受容体 receptors** ニューロン間のおもなシグナル伝達は，シナプスでの神経伝達物質の放出を通じて行われる．神経伝達物質の放出はカルシウム依存性であり，刺激されたニューロンのシナプス前膜 presynaptic membrane にある神経終末からシナプス間隙 synaptic cleft に放出され，シナプス後膜 postsynaptic membrane のニューロン上で特異的な膜受容体と結合し，それによって，脱分極または分極しているシナプス後電位を刺激する．活動電位発生のタイミングと強度は，ニューロン細胞膜上に発生したすべての抑制性および興奮性シナプス後電位の総和により決まる．神経伝達物質はさまざまな種類の化学物質から構成され，

モノアミン(たとえば，ドパミン)，アミノ酸(たとえば GABA(γ-アミノ酪酸 γ-aminobutyric acid))，ポリペプチド(たとえば，エンケファリン enkephalin)などを含む．

多くの軸索末端に複数の神経伝達物質が分布し，おのおのが独立したシナプス小胞に保持される．神経伝達物質濃度やそれらの受容体の変化は，神経毒性物質曝露の結果，あるいは，それに対する代償性の変化として起こることがある．神経毒性物質には，神経伝達物質の合成，分泌，機能を毒性の作用点とするものがある．

シナプス伝達は神経伝達物質とその受容体の種類や相対的な量に依存して，シナプス後ニューロンに対して，脱分極，興奮 excitation または過分極 hyperpolarization，抑制 inhibition を誘発する．興奮性の神経伝達物質には，アセチルコリン acetylcholine，ノルアドレナリン noradrenalin，サブスタンス P substance P，グルタミン酸 glutamate およびアスパラギン酸 aspartate が含まれる．興奮性の神経伝達の刺激は中枢神経興奮(たとえばアセチルコリン性の振戦)をもたらすほか，その抑制は機能低下(たとえばクラーレ起因性麻痺，Na ペントバルビタール起因性うつ)を引き起こすことがある．抑制性神経伝達物質には GABA，セロトニン serotonin，グリシン glycine および β-エンドルフィン β-endorphin が含まれる．抑制性神経伝達を阻害すると，中枢神経刺激またはてんかん発作を誘発することがある(たとえばストリキニーネまたはペニトレム A によるグリシン神経伝達の抑制)．逆にいえば，抑制性神経伝達物質の刺激は"うつ"(たとえばアイバメクチンによる GABA 機能の亢進)をもたらす．

(1) アセチルコリン acetylcholine：アセチルコリンは神経伝達物質として初めて同定された物質で，コリンアセチルトランスフェラーゼ choline acetyltransferase によってアセチル-CoA およびコリン choline から合成され，以下の部位で機能する．①自律神経系のすべての神経節前の神経終末，②すべての神経節後の副交感神経神経終末，③神経筋接合部，④副腎髄質，⑤中枢神経系，および⑥汗腺の神経節後の交感神経神経終末．

副交感神経系では，アセチルコリンはコリン作動性のムスカリン様受容体 muscarinic receptor，いわゆる代謝調節型受容体 metabotropic receptor と結合し，G タンパク質を介して副交感神経系の刺激を生じる．ニコチン様受容体 nicotinic receptor，すなわちイオンチャネル型受容体 ionotropic receptor は，イオンチャネルを形成し，中枢神経系や副腎髄質で骨格筋の神経筋接合部や自律神経系のすべての神経節に分布する．アセチルコリンの作用が短時間にしか及ばないのは，シナプス間隙でのアセチルコリンエステラーゼ acetylcholine esterase の触媒作用によって，アセチルコリンがコリンと酢酸塩に急速に加水分解されるためである．アセチルコリンエステラーゼ活性は，特定の神経毒の標的作用点であるほか，コリン作動性ニューロンを識別・同定する指標として用いられる．さらに，コリンアセチルトランスフェラーゼの免疫組織化学染色による分布解析は，コリン作動性ニューロンに対する毒性傷害を検出できる．

有機リン化合物およびカルバメート系殺虫剤は，アセチルコリンエステラーゼの強力な抑制薬であり，ムスカリン性(唾液分泌，流涙，気管支の分泌，おう吐作用，下痢)，ニコチン性(振戦，呼吸麻痺)および中枢神経影響(てんかん発作，縮瞳，多動)をもたらす．カルバメート系殺虫剤は可逆性のアセチルコリンエステラーゼ阻害剤であるが，有機リン系殺虫剤は共有結合的にこの酵素と結合し不可逆阻害をもたらす．したがって，回復はアセチルコリンエステラーゼの再合成に依存する．

コリンエステラーゼ阻害薬のコリン作動性効果に対する耐性は，ムスカリン受容体の代償的な下方制御に起因すると考えられている．全血，脳または網膜のアセチルコリンエステラーゼ活性の測定により，有機リン化合物またはカルバメート系殺虫剤への曝露のあったことを証明できる．有機リン系殺虫剤の急性効果に加えて，いくつかの化合物(たとえばホスホロアミダート，ホスホン酸塩)は，有機リン剤に起因する OPIDN(遅発性神経障害 organophosphate-induced delayed neuropathy)の代表物質であり，その障害は中枢-末梢遠位端軸索神経症 central/peripheral distal axonopathy あるいは dying-back polyneuropathy によって特徴づけられる．成鶏は，とくにこの病態を誘発しや

すく，試験種としてしばしば用いられる．臨床徴候は，曝露後数週間を経て遅発性に出現する．この症候群は臨床的に運動麻痺，後肢の推尺過大，衰弱および上行性麻痺によって特徴づけられる．OPIDN 発現の作用機序には，NTE（神経障害標的エステラーゼ neuropathy target esterase）のリン酸化の関与が想定されている．

(2) モノアミン類 monoamines：主要なカテコールアミン catecholamine は，ノルアドレナリン，アドレナリン adrenaline およびドパミンである．これらはフェニルアラニンとチロシンから合成される．チロシンは肝臓で合成されてカテコールアミンを分泌しているニューロンへ輸送されてドパミンに変換される．ドパミンはそのまま神経伝達物質として利用され，さらに代謝されて最終的にノルアドレナリンないしアドレナリンとなって利用される．カテコールアミンは，末梢神経に対して，中枢神経への作用と同様に，興奮性ないし抑制性の効果（呼吸の刺激や精神運動の活性の増加）を示す．ノルアドレナリンは，大部分の交感神経節後線維（ストレス：恐怖，闘争または逃避反応），副腎髄質（アドレナリンと同様に放出される）および中枢神経系内で放出される神経伝達物質である．カテコールアミンの作用はシナプス前膜での取込みと MAO（モノアミンオキシダーゼ monoamine oxidase）の作用，シナプスからの拡散，シナプス間隙に存在する COMT（catecholamine-O-methyl-transferase）による分解などによって消失する．カテコールアミンは二つの異なるクラスの α- ないし β-アドレナリン受容体 β-adrenergic receptors と結合する．アドレナリン受容体は G タンパク質共有結合型の古典的膜貫通型受容体である．カテコールアミン作動性のニューロンは，チロシン水酸化酵素 tyrosine hydroxylase（カテコールアミン合成の律速酵素）の免疫染色により同定できる．

黒質 substantia nigra 内のドパミン作動性ニューロンの変化は，パーキンソン病や統合失調症の原因となる．ドパミン作動性ニューロンはおもに線条体ニューロンに投射してシナプスを形成する．一方で少数の軸索は前頭前野皮質 frontal cortex，帯状回皮質 cingulate cortex，側坐核 nucleus accumbens と嗅結節 olfactory tubercle に投射する．ドパミンは運動制御とともに報酬，警戒，意図的な行動などの感情に関係している．常習性のある薬剤（コカイン，ヘロイン，アンフェタミンおよびニコチン）やアルコールの濫用はドパミンシナプスのレベルを上昇させ，動物に自発運動を増加させる．コカインはドパミン再取込みを阻害することによってドパミン濃度を増加させる一方で，アンフェタミンはドパミン放出を刺激する．二つの主要なドパミン受容体サブファミリー（D_1, D_2）は，それぞれ生化学的，薬理学的特性が異なり，仲介する生理機能が異なる．D_1 および D_2 受容体サブタイプは G タンパク質であるが，それらのシグナル経路には異なる G タンパク質とエフェクター分子が関与する．

セロトニン［5-hydroxytryptamine（5-HT）］は，もう一つの中枢神経モノアミン神経伝達物質である．それは L-トリプトファン L-tryptophan のヒドロキシル化および脱炭酸反応によって合成される．セロトニンは，中枢神経内に広く分布している．その機能上の役割として，情緒性，運動能，食餌や空腹の度合，体温調節，睡眠や視床下部でのいくつかの神経内分泌機能の調節を含む．複数のセロトニン受容体が同定されており，これらは学習や記憶機能に密接に関連する．シナプスのセロトニンの濃度は，シナプス前終末への再取込みによって直接調節されている．複数のタイプのセロトニン受容体は G タンパク質結合型受容体であり，一部はイオンチャネル共役型である．

(3) GABA（γ-アミノ酪酸 γ-aminobutyric acid）：GABA は脳の主要な抑制性神経伝達物質で，グルタミン酸デカルボキシラーゼ glutamate decarboxylase によって触媒されるグルタミン酸塩の脱炭酸反応によって生成する．GABA 作動性のニューロンは，脊髄の背角の膠様質 substantia gelatinosa，網膜 retina や，脳では複数の部位に認められ，とくに，視床下部 hypothalamus，海馬，基底核 basal ganglia で高い密度で分布する．ほとんどの GABA 受容体は短い軸索突起をもつ抑制性の介在ニューロンに認められる．ただし，長い軸索経路にも少数分布している．GABA 機能の障害により，痙攣，テタニーなどの痙性の障害を生

じる．GABAには二つの異なったタイプの受容体が存在する．すなわち，イオンチャネル型のGABA$_A$受容体と代謝調節型のGABA$_B$受容体がある．GABA$_A$受容体は塩素イオンチャネルを形成し，受容体に対するGABAの結合によりシナプス前ニューロンの塩素イオン伝導度は増加し，過分極となる．GABA$_B$受容体はGタンパク質と共役し，カリウムチャネルの伝導度を増加させて機能する．

（4）**グリシン glycine**：グリシンは，脳幹の小さい抑制性介在ニューロンや脊髄の前角のレンショウ細胞 Renshaw cell の重要なシナプス後抑制の神経伝達物質である．グリシンは，おそらく脊髄および脳幹の反射調節に関与している．GABA$_A$受容体のように，グリシン受容体は塩素イオンチャネルを形成し，その活性化により過分極となる．ストリキニーネおよびペニトレムAに誘発されるてんかん発作は，グリシンに対して拮抗することで生じる．破傷風毒素は，グリシンの放出を阻害することによって，てんかん発作を誘発する．

（5）**グルタミン酸 glutamic acid**：グルタミン酸塩は脳における主要な興奮性神経伝達物質である．脳内のほとんどのニューロンは一つ以上のグルタミン酸受容体サブタイプを発現しており，そのいくつかはイオンチャネル型であり，NMDA，AMPA（α-アミノ3-ヒドロキシ5-メチル-4イソキサゾール・プロピオン酸）およびカイニン酸のサブタイプなどが挙げられる．グルタミン酸受容体のもう一方は代謝調節型であり，記憶形成に関係している．放出されたグルタミン酸の作用は，軸索終末およびグリア細胞への再取込みによって消失する．過剰量のグルタミン酸は，細胞内のカルシウム濃度の増加，興奮毒性，アポトーシスというカスケードを誘導する．脳虚血，頭部や脊髄損傷，持続性のてんかん発作は細胞外腔へのグルタミン酸の過剰放出を促し，グルタミン酸神経毒性を誘発する．その他に，グルタミン酸に誘導された興奮毒性は，ハンチントン病，パーキンソン病および筋萎縮性側索硬化症などの神経変性の発生に大きく関わると考えられる．

多くのニューロン興奮毒（たとえば，キスカル，ドウモイおよびカイニン酸）は，グルタミン酸受容体作動薬である．グルタミン酸に影響を受ける脳の部位は，BBBによって保護されていない．ドウモイ酸（東カナダの海岸沖のイガイに見出されたグルタミン酸類似体）は，ヒトおよびげっ歯類で海馬ニューロンを細胞死させる．この病変は，選択的な壊死といわれ，最初に樹状突起に影響を及ぼす．これらは"dendrosomatotoxic"または"ax-on-sparing"反応とよばれる．幼若期マウス，ラットまたはハムスターに対する高濃度グルタミン酸またはアスパラギン酸の全身投与は弓状核ニューロン arcuate neuron を傷害し，神経内分泌 – 視床下部不全症候群 neuroendocrine-hypothalamic deficiency syndrome をもたらし，成長遅延，肥満症および生殖障害を起こす．多数の興奮毒もまた，海馬，大脳皮質，線条体および小脳などのグルタミン酸作動性の求心性神経線維が多く投射している脳領域を標的とする．海馬もまた高密度にグルタミン酸受容体が分布し，それが興奮毒性の要因となる．幼若なげっ歯類は，成熟動物よりも興奮毒性の障害に敏感であり，母動物に対するこれらのアミノ酸の投与は児動物の急性の痙攣および網膜損傷をもたらす．一般に，NMDA拮抗薬の投与は神経毒性を改善する．

6.19.2　毒性メカニズム

神経毒性物質はその標的部位，神経病理学的影響あるいは作用機序によって分類される．これらの分類体系には若干の不都合が生じている．たとえば，強い毒性物質は軸索変性を引き起こし，二次的に脱髄 demyelination やニューロン脱落を起こす可能性がある．また，水銀のように血管傷害を起こす物質は，二次的に浮腫を生じさせる可能性もある．明らかにすべてのニーズを満たすような分類体系は存在しないことから，いくつかの典型的な神経毒性物質を選択して，共通する標的部位と神経病理学的影響を解説する[2〜4]．

a. 神経細胞傷害 neuronopathies

神経細胞傷害を引き起こす毒性物質の標的部位は神経細胞体である．ニューロンへの傷害は最終的に軸索や樹状突起の破綻を生じる．軸索の破綻

による二次的変性は，ワーラー変性 Wallerian degeneration として認識されている．神経末端の変性は非常にとらえにくい微妙な変化であるため，ルーティンの病理検査で見出すことは難しく，銀染色あるいは神経伝達物質の特異的な免疫染色が必要となる．軸索変性は二次的に髄鞘の変性を生じる．グリオーシス gliosis はニューロン傷害の初期に中枢と末梢のいずれにおいても認められる．そのため，ニューロンに対する直接的な傷害は，さまざまな種類のニューロンに病理学的に樹状突起などの神経突起の明らかな傷害を生じさせることになる．神経細胞傷害は一般的に従来の方法（パラフィン標本での HE 染色あるいは Bielchowsky 染色やクレシル紫染色といったニューロン特異的な染色）で容易に検出することができる．

（i） **TMT（トリメチルスズ trimethyltin）**
TMT は比較的選択性のある神経毒性物質であり，さまざまな工業用，農業用目的として使用されてきた．ヒトが TMT に曝露されると急性症状として，難聴，失見当識，健忘症，攻撃性，過食症，性行動障害，複雑部分発作および強直間代性発作，眼振，運動失調，軽度の感覚神経障害といった大脳辺縁系-小脳性の神経学的症候を示す．動物でも TMT に曝露されると同様の症状を呈するほか，振戦，自発運動の抑制とそれに続く多動，自発性発作，自傷行為 tail mutilation，発声，過剰興奮性や攻撃性といった症候に進展する．TMT に曝露されたヒトおよび動物の神経病理学的に特徴的な変化は，海馬歯状回 dentate gyrus における顆粒細胞 granular neuron およびアンモン角 ammon's horn（海馬）の錐体細胞 pyramidal neuron の変性性病変である．動物では，この病変は動物種および年齢により感受性が異なり，投与スケジュールにも影響を受ける．一般に，マウスはラットに比べて TMT 毒性に対して感受性が高い．マウスでは，アンモン角の錐体細胞に対する影響はほとんどなく，歯状回の病変が主体であるが，ラットはその逆でアンモン角の錐体細胞に対する影響が強い．アンモン角の錐体細胞の感受性は発達の時期により異なり，ラットで見られる病変は成熟ニューロンでのみ認められる（生後 7 日以降）．このことは，化学物質の神経毒性影響評価は脳発達のさまざまな段階で検討することが重要であることを示唆している．TMT の一次作用点は海馬であるが，大脳新皮質，基礎核，小脳，脳幹，脊髄，後根神経節，嗅神経皮質，網膜および内耳を含む他の脳領域でも影響は認められる．TMT は化学物質により誘発される海馬機能変化と行動影響の関連性を研究するうえでの，ラットにおける重要なモデル神経毒性物質と見なされている．しかし，記憶を含む行動影響に関するこのような研究には，研究者間で相違がある．とくに TMT 誘発性の組織学的変化と記憶障害の程度に関する用量相関性に関しては議論が分かれている．

毒性作用機序：TMT により誘発される病変は，ニューロンの過剰な興奮に起因するとされている．生化学的には，海馬におけるグルタミン酸の放出増加だけでなく，グルタミン酸と GABA の取込みと合成の抑制が認められている．TMT の神経障害による神経病変と標的部位は，他の興奮性神経毒性物質と同様に，長引く発作（たとえば，てんかん重積状態）による誘発病変と類似している．

（ii） **マンガン manganese** 部位選択性を示すもう一つの神経毒性物質としてマンガンが挙げられる．この金属による神経毒性影響は，大脳基底核にマンガンが蓄積することによって生じるパーキンソン病類似の錐体外路系 extrapyramidal system の運動性疾患が一般的に知られている．マンガン中毒の神経学的な兆候には，進行性の動作緩慢，筋失調症および歩行異常が含まれる．重篤な場合，ヒトではしばしば進行性かつ不可逆性のドパミン作動性ニューロンの消失が起こる．脳の MRI 検査では淡蒼球 globus pallidus，線条体および中脳 midbrain に画像信号の変化が認められる．神経病理学的傷害の標的部位は淡蒼球である．

マンガンの神経毒性には，その感受性に種差のあることが報告されている．たとえば，ニホンザルで認められる歩行および運動異常は，マンガンに曝露されたヒトで見られる症状と似ている．ヒトと同様に，MRI による検査により，マンガンの高用量曝露を受けたニホンザルでは，線条体，淡蒼球および中脳黒質に高濃度のマンガンが蓄積する．さらに，マンガン曝露サルでは，線条体および淡蒼球において，ドパミン作動性ニューロン

の消失に伴うドパミンおよびドパミンの代謝物質の3,4-ジヒドロキシフェニル酢酸の減少が認められ，この状態はマンガン中毒患者と類似している．一方，げっ歯類では，マンガン中毒患者やサルで見出される行動症状あるいは神経病理学的病変の誘発は認められていない．

毒性作用機序：ヒトやサルの大脳基底核におけるマンガンの局在は，脳内のマンガン輸送に関わるトランスフェリンの作用に影響を受けることが知られている．脳内におけるマンガンの高濃度蓄積部位は，トランスフェリン受容体が高密度に分布する部位にあたる．霊長類に対する選択的影響については，ニューロメラニンに対するマンガンの高親和性が関係し，脳内におけるマンガン親和性はげっ歯類で低く，霊長類では高いとされる（霊長類では，ドパミン作動性のニューロン部位でとくに親和性が高い）．マンガンにより誘発される神経毒性の推定メカニズムとして，高濃度の鉄およびドパミンとマンガン過剰の相乗活性による脳影響部位でのニューロンの酸化的損傷の誘導が考えられる．マンガン値の上昇は，ドパミンや他のカテコールアミンの酸化を加速し，さらに，活性酸素種の生成を促進する．

(iii) MPTP（1-methyl-4-phenyl-1,2,3,6-tetrahydropyridine） さまざまな違法医薬品の使用者に対して重篤な急性パーキンソン様症状を発症させたメペリジン類縁物質であるMPTPの知見は，新規神経毒性物質の同定へとつながり，また数少ない有用なパーキンソン病モデルの一つとなっている．ヒトと動物において，MPTPは中脳黒質のドパミン作動性ニューロンを選択的に傷害する．MPTPによる神経傷害では星状膠細胞が重要な役割を示し，最初は無害のMPTPは星状膠細胞に取り込まれ，モノアミン酸化酵素であるMAO-B（モノアミンオキシダーゼB）による2段階酵素反応により有害なピリジニウム代謝産物のMPP$^+$（1-methyl-4-phenylpyridinium）に変換される．産生された毒性物質は，モノアミントランスポーターによりドパミン作動性ニューロン中に積極的に取り込まれる．ラットは高濃度のMPTPに対して比較的感度が低い．ラットのMPTPに対する抵抗性のメカニズムの一つとして，脳血管内皮細胞中に高濃度のMAO-Bが存在することが挙げられている．すなわち，血管内皮細胞内で生成されたMPP$^+$は極性物質であるため，ごく微量しかBBBを通過することができない．しかしながら，その解釈は複雑であり，ラットでは高濃度のMPTPに曝露された後，MPP$^+$が黒質-線状体のドパミン作動性ニューロンの末端に蓄積することが見出されているが，ドパミン作動性ニューロンの消失は起こらない．このことは，ラットは本質的にMPP$^+$の神経毒性影響に対して感受性が低いことを示唆している．ラットではカテコールアミン作動性ニューロンが，エネルギー代謝障害によって細胞死を誘導するような毒性に対しては抵抗性を示す可能性が考えられる．

毒性作用機序：ニューロンの中でMPP$^+$はミトコンドリアに集まりNADH脱水素酵素作用を阻害し，細胞のエネルギーであるATPの生成を阻害する．ドパミン作動性ニューロンはMPP$^+$の蓄積・保持能力が高いために，とくに損傷を受けやすい．

(iv) メチル水銀 methyl mercury 水銀は各種工業でアセトアルデヒドなどの生産に触媒として使用する無機水銀に由来する神経毒性廃棄物である．メチル水銀は，1950年代に新潟県の水俣湾で数百人の人々が中毒し，初めて環境汚染物質として認識された．無機および有機水銀化合物は共に高用量で神経系全体におよぶ毒性を誘発するが，低用量では特定の細胞に選択的な毒性を誘発する．この傾向はラット，ブタ，ネコおよびサルで証明されており，病変の分布とタイプはヒトがメチル水銀に曝露されたときに認められるものと類似している．

ヒトと動物で認められる病変は，壊死に進展するニューロン変性とそれに伴う軸索変性と脱髄である．メチル水銀は大脳視覚野の第4層の顆粒層および小脳の顆粒細胞層，さらに後根神経節の感覚ニューロンを選択的に傷害する．メチル水銀に対するニューロンの感受性は，メチル水銀がとくにリボゾームや粗面小胞体などの細胞質成分に対する結合性に依存しており，結果的にタンパク質合成が阻害される．メチル水銀による脳傷害は血管内皮細胞傷害によるBBBの破綻によって拡大

し，浮腫，出血，血管周囲リンパ球浸潤，外膜の線維芽細胞増殖に伴う循環障害性の変化が加わる．生存例では，神経病変は星状膠細胞や血管周囲の間葉系細胞の増殖により修復され，瘢痕化する．ヒトがメチル水銀に生後曝露されると精神遅滞，学習障害およびその他の神経行動影響が認められるが，胎生期曝露されると脳の低形成を生じる．

毒性作用機序：メチル水銀の神経毒性は，いくつかの生化学的過程を介して生じることが知られている．未変化体あるいはその代謝物（第二水銀イオンおよびメチルフリーラジカル）の影響として，BBBの破綻とそれに続くニューロンの代謝障害，RNAおよびタンパク質合成阻害，酵素機能不全，細胞のタンパク質および膜変性が挙げられる．

b. 軸索変性症 axonopathies

軸索変性症は，最初の障害が軸索に起こる疾患である．概念的に，多くの中毒性軸索変性障害は，軸索の化学的切断を意味し，それより遠位部で変性が進行する．軸索輸送の障害は，多くの軸索障害誘発物質によって生じる毒性機序と考えられている．軸索に対する障害は，結果的に二次的な髄鞘変性 myelin degeneration を引き起こすが，その神経細胞体には影響を及ぼさない．軸索変性症では，長い軸索（脊髄や末梢神経軸索内の上行性の感覚神経や下行性運動軸索）が，最初に影響を受ける．もしその障害が短期間ならば，末梢神経軸索は再生されるが，障害を受けた中枢神経軸索は再生できない．軸索障害を誘発する化学物質として，アクリルアミド，3,3′-イミノジプロピオニトリル，二硫化炭素，n-ヘキサン，いくつかのジチオカルバミン酸塩 dithiocarbamate や有機リン酸系化合物などが代表的である．

軸索変性症は，通常，末梢神経の樹脂包埋薄切標本のトルイジンブルー染色によって現れた病理変化の観察により評価される．神経線維の解きほぐし標本を観察する手法は，標本作製に習熟する必要があるものの，1本1本の軸索やそれらの髄鞘の観察が可能であり，軸索病変の特定とその定量化が可能となる．

（ⅰ）IDPN（3-,3′-イミノジプロピオニトリル 3-,3′-iminodipropionitrile）　げっ歯類におけるIDPNの慢性投与により，特徴的な頭の振倒，回転運動，多動や音響驚愕反応などの異常行動が誘発される．これらの異常行動は，セロトニンもしくはドパミンアゴニストの急性投与後に観察される異常行動に類似している．IDPNの高用量投与により，数日以内に軸索のニューロン近位部の腫大が生じる．その変化は中枢神経系全体に及んで大型ニューロンとそれらの軸索を傷害する．時間の経過とともに，初期にできた軸索腫大 axonal swelling が，軸索遠位部まで広がる．しかしこのような病変は，ヘキサカーボンなどの薬剤によって誘発される遠位軸索変性 distal axonopathy とは異なる．高用量投与とは異なり，IDPNの低用量投与では軸索腫大は近位部に限局する．軸索腫大はニューロフィラメントの蓄積が緩徐性軸索内輸送の障害によって誘発されることで生じる．慢性傷害例では，運動ニューロンの近位軸索障害による不可逆的変性をもたらす．IDPNはげっ歯類動物に全身曝露すると嗅粘膜の変性を誘発する．IDPNは，ラットではβ-アミノプロピオニトリル，シアノ・アセト酸やβ-アラニンに代謝される．IDPNまたはその代謝産物が実験動物に対して興奮性行動症候群 excitatory behavioral syndrome と軸索変性を誘発する分子機構は完全に解明されていない．

（ⅱ）アクリルアミド acrylamide　ポリマー繊維や製紙工場で広く使われているビニルモノマーのアクリルアミドは，進行性末梢神経障害を誘発することが知られている有名な物質である．ヒトや動物への曝露によって生じる神経学的な症候と電気生理学的な変化はよく一致する．職業曝露において，感覚症状は四肢に最初に認められ，重症例においては，四肢筋は慢性的に脆弱化して萎縮する．病理学的検索により，末梢神経および延髄や小脳などの中枢神経の遠位軸索変性が見出される．アクリルアミドとヘキサカーボンによって誘発される軸索変性に共通して，ニューロフィラメント，ミトコンドリアおよび高電子密度の封入体が見出され，ランビエ絞輪の近位部に軸索膨化が現れるのが特徴である．

しかしながら，ヘキサカーボン病変と比べて，アクリルアミドによって誘発される軸索変化は軽

度であり，paranodal（神経線維髄鞘とランビエ絞輪の境界部位）の脱髄は稀である．アクリルアミドは，皮膚などに分布する機械感覚受容器であるパチニ小体の求心性感覚神経を構成する中型の有髄神経線維や，筋肉内の感覚受容器である筋紡錘の一次終末の求心性感覚神経である大型有髄神経線維を傷害する．パチニ小体は早期に影響を受ける．ヒトとサルはアクリルアミド曝露により接触刺激に対する感応性が減少する．サルでは，視力低下などの視覚機能障害が電気生理学的に証明されている．病理学的にも，ラットやサルで視索神経路と網膜神経節細胞変性が明らかにされている．しかし，ヒトでは視覚への影響は報告されていない．アクリルアミドを与えられたラットでは，脛骨運動神経伝導速度がわずかに減少する．アクリルアミドによって誘発される軸索変性に関する分子的機序はまだ解明されていないが，微小管のモータータンパク質であるキネシンとダイニンの関わる軸索内輸送に関連するタンパク質が標的であると考えられている．

c. 髄鞘障害 myelinopathies

髄鞘の破壊を標的とする神経毒性は，髄鞘自身に対する直接的な傷害性，もしくは髄鞘産生細胞に対する選択的な毒性によって誘発される可能性がある．多くの化学物質，たとえば，TAT（トリアルキルスズ trialkyltin），ヘキサクロロフェン hexachlorophene，ブロメタリン bromethalin，イソニアジド isoniazid，クプリゾン cuprizone（別名 biscyclohexanone oxalyldihydrazone）は，直接髄鞘に損傷を与え，髄鞘層板の分離が生じる．それらの病変が類似していることから化学物質に共通の作用機序が示唆されている．たとえば，ブロメタリン，トリアルキルチンやヘキサクロロフェンは，いずれもミトコンドリアにおける ATP 産生に必要な酸化的リン酸化反応の脱共役剤であり，それによるエネルギー産生低下の結果，髄鞘層板の間から水分を汲み出す機能が阻害される．これらの神経毒によって誘発される髄鞘層板間の水腫性変化は白質路で観察され，通常可逆性と考えられており，また著しい海綿状態（status spongiosus）によって特徴づけられている．

他の神経毒は，髄鞘の消失，すなわち，脱髄を誘発する．末梢神経の髄鞘を標的とする薬剤は，末梢神経変性症と同じ症状を誘発する．げっ歯類では，髄鞘はニューロン形成の二つの段階で神経毒性物質に対する感受性が高い．第一の段階は，急速なグリア細胞増殖期であり，生後 2 週目までの間に生じる．第二の段階は活発な髄鞘形成期であり，そのピークは出生後ほぼ 20 日目である．髄鞘形成は脳領域によって異なる時期に生じるので，髄鞘中毒性傷害の部位とその拡がりは曝露のタイミングによって変化する．髄鞘の傷害性を評価する方法として，組織染色（ルクソールファストブルー）や免疫組織化学的染色（ミエリン塩基性タンパク質）が有効である．

（ⅰ） **TET（トリエチルスズ triethyltin）** 有機スズはプラスチック・ポリマーの安定剤やシリコンないしエポキシ硬化の触媒として使用されていた．また木材や繊維製品の保存に必要な防かび剤，殺菌剤や殺虫剤としても広く利用されていた．1950 年代のフランスで，ヒトでの最も大きな TET 曝露中毒事故が起きた．ブドウ球菌抗菌剤の製造過程で TET 汚染が生じたのだ．曝露したヒトは，視覚障害，対麻痺や脳脊髄液圧の上昇を示した．実験的には，動物に TET を投与すると，大脳白質に限局する脳浮腫を特異的に誘発することが見出された．組織学的に，浮腫は脳梁，小脳と皮質下白質において最も強く認められたが，末梢神経にも認められた．超微細構造的に，空胞は髄鞘層板の周期間線 intraperiod line での解離 lamellar myelin splitting と見なされる．これらの膨張した髄鞘層板は後に破綻し，髄鞘膜の崩壊をもたらす．脳浮腫は，循環障害に伴わず非血管原性に生じる．空胞はニューロンやグリア細胞にも生じる．軸索は初期には保たれているが，後に変性が生じる．多発性硬化症 multiple sclerosis のように典型的な脱髄性疾患 demyelinating diseases で見られるような節性脱髄 segmental demyelination が認められなくても，生化学的に最高 50％程度の髄鞘の消失は見出される．希突起膠細胞とシュワン細胞体への影響は少なく，より強く影響を受けやすい星状膠細胞とともに，曝露後に回復する．

（ⅱ） **ヘキサクロルフェン hexachlorophene**

ヘキサクロルフェン誘発性の神経毒性は，ヒトにおいては，過去に抗菌剤溶液に浸かった幼児において見られた．その特徴的病変は髄鞘内水腫 intramyelinic edema であり，TET により誘発されるものと同等である．過剰量の曝露は重篤な髄鞘傷害を誘発し，二次的に軸索変性をきたす．ヒトにおけるヘキサクロルフェンの毒性による臨床症状は，高熱，筋振戦，失明，中枢神経系の興奮ないし抑制，てんかん発作，測定過大症，麻痺などである．ラットにおいては，病変は小脳が最も重篤であり，次いで脊髄で，脳幹が最も軽度である．視神経の空胞変性，萎縮，壊死も認められる．網膜神経節細胞層の変性は，視神経障害に続発すると考えられている．ラットでは，重篤な症例では病変は不可逆的である．

毒性作用機序：ヘキサクロルフェンによって誘発される髄鞘病変の生化学メカニズムは十分には解明されていない．ヘキサクロルフェンはミエリンに結合し，その局所濃度と髄鞘障害との間には相関のあることが報告されている．神経毒性は，ミトコンドリアにおける ATP 産生に必要な酸化的リン酸化反応の脱共役反応と，それに引き続く ATP の合成減少に起因して生じる．ヘキサクロルフェンはその曝露により，他の多くの生化学的過程にも影響を及ぼすことが知られ，たとえば，マウスでは脳内 GABA 濃度が上昇する．

d. 血管傷害

血管は神経組織内に密に張り巡らされており，これにより酸素やグルコースなどの栄養成分を供給し，老廃物を速やかに除去する．また，BBB により，血中の有害物質の侵入・透過を防いでいる．化学物質の中には，血管透過性を亢進させることにより，ある程度まで BBB を破綻させるものがある．血管傷害性の物質は BBB を破綻させて神経組織に分布する細胞を傷害することがある．

鉛 lead　成人男性の鉛中毒の原因は，職業的な曝露によるもので，鉛含有塗料，バッテリープレート，漆喰，アスファルト屋根材などが挙げられる．加えて，幼児への曝露の原因としては，汚染された食品，塗料，鉛入りのガソリンなどがある．子どもや幼若動物は，成人よりも鉛に対する感受性が高く，慢性的な低レベルでの鉛の曝露は，認知能力の低下をきたす．

鉛曝露による初期の神経症状は，ヒトにおいては頭痛，嘔吐であり，動物では不穏，高熱，頭の器物への持続する押しつけなどが認められる．末期の症状として，振戦，運動失調，失明，痙攣などが見られる．馬では，喉頭麻痺を随伴する進行性の麻痺が見られ，呼吸に雑音が混じるようになる．病変は中枢神経，末梢神経ともに観察される．

ヒトの鉛中毒において，急性の脳障害をきたす最初の病変は BBB の損傷である．脳の毛細血管は，拡張，狭窄，壊死，血栓形成，内皮細胞腫大を認める．その結果として血液の管外遊出が起こり，大脳と小脳の浮腫をきたす．これらの血管病変に伴い，神経壊死が起こり，その二次的な反応として，グリオーシスや星状膠細胞の瘢痕形成が見られる．神経病変は，血管機能の障害というよりも直接的な鉛の脳実質内への曝露によって生じる可能性があり，血管障害を伴わない神経壊死が実験的な鉛の急性毒性として認められている．

末梢神経においては，ヒトと実験動物における鉛の神経障害は，運動神経を主体としたワーラー軸索変性と節性脱髄として特徴づけられる．

e. 発達神経毒性 developmental neurotoxicity

他の臓器系と同様に，発達段階の神経系は毒性物質に対して感受性が高い．出生前の時期および，出生後初期における化学物質曝露により，強い脳発達障害が生じる．予想される作用としては，幹細胞のアポトーシス，前駆細胞の増殖や遊走の障害，増殖因子とそれらの受容体が不適切なタイミングで発現することなどが挙げられる．発達期の神経系は，BBB が完全に形成されておらず，代謝による解毒作用が十分に機能していないため，毒性物質の影響は一般に強く認められる．脳の領域によって発達する時期が異なるため，毒性物質が影響を及ぼす部位とその重篤性は，曝露量と同様に，時期に伴って変化する．

多くの薬剤は，発達期神経毒性物質として作用する（表 **6.44**）．多くの薬剤で見られる脳機能障害は，病理形態学的変化を伴う発達期神経毒性用量や成人の最低毒性量より下の用量で生じること

が多い．神経毒性物質には，発達の早い時期においてのみ一過性で可逆的影響を誘発するものがある一方で，特定の年齢で影響が再燃するものもある．近年の傾向として，動物で発達期神経毒性が見出されるケースは，ヒトに対して神経行動発達の変調を誘発する可能性が高いことを示唆している．しかし，動物に作出される特定のタイプの発達障害はヒトに外挿できない可能性もある．

　（i）メタノール methanol　メタノールは，正常な代謝過程で生じる副産物であるが，有機化学物質，塗料，ニス除去剤，プラスチック，塗装繊維などを合成する際のおもな溶媒成分でもあり，それらによる中毒が知られている．成人における急性のメタノール神経毒性は，1900年代初期からメタノールを事故もしくは故意に多量に摂取した人々で確認されている．急性の曝露により，成人においては，失明，中枢神経系抑制，衰弱，頭痛，嘔吐，重度の代謝性アシドーシスを起こす．メタノールのおもな毒性代謝産物であるギ酸塩の蓄積により，感受性のある種（成熟した霊長類動物）においては，強い代謝性アシドーシスと失明が生じる．成熟げっ歯類動物は，解毒酵素によるギ酸の除去が霊長類よりも速やかに行われるため，相対的にメタノールの眼毒性に対して感受性が低い．一方，これらの代謝経路が阻害されたげっ歯類では，メタノールの神経毒性に対して感受性となる．メタノールは，げっ歯類に催奇形性を示し，さまざまな部位で奇形を示す．神経胚形成期にメタノールに曝露されたマウスやラットでは，神経管異常および脳脱出などが生じる．構造的異常が生じるメカニズムには不明な部分が多いが，可能性としては，前駆細胞（中胚葉や神経堤の細胞）の数および増殖活性の変化が挙げられている．中胚葉細胞の変性とともに，神経堤細胞の細胞遊走が減少していく．

　（ii）エタノール ethanol　発達期におけるエタノール曝露のおもな原因は，妊婦が過度のアルコールを摂取することによる．神経胚形成期における高いエタノール濃度により，神経襞が神経管と融合できなくなり，神経管の欠損をきたす．妊娠後期における高用量曝露は，脳の低形成やニューロン遊走の異常などの形態学的な異常を起こす．これらの変化は行動や認知の異常に関係し，このような子どもの症状は胎児性アルコール症候群として知られる．実験的に，発達期のニューロン新生時期にエタノールを高用量曝露したげっ歯類で同様な変化が認められる．エタノールによる発達神経毒性のメカニズムの詳細は解明されていない．しかし，げっ歯類および鶏の胚を用いた検索では，複数の感受性の高い細胞集団が存在することが示されている．エタノールを曝露した胚の組織学的特徴として，メタノールを曝露した胚とは異なり，神経外胚葉を中心とした重篤な細胞変性が挙げられる．

f. 神経発癌 carcinogenesis

　多くの化学物質は，遺伝毒性もしくは非遺伝毒性メカニズムにより発癌を誘導する．いくつかの化学物質では，ラットにおいて神経系の癌を誘導し，この観点から最も重要な発癌物質は，アクリロニトリル，エチレンオキシド，MNU，ENUなどである．DNAに対して反応性の高いENUな

表 6.44　代表的な発達期神経毒性物質

アルコール
メタノール
エタノール
抗増殖剤（作用）
X線
アザシチジン
細胞毒性物質
シクロホスファミド
5-フルオロウラシル
殺虫剤
DDT
クロルデコン
金属
鉛
メチル水銀
カドミウム
変異原物質
BrdU（ブロモデジオキシウリジン）
ENU（エチルニトロソウレア）
MNU（メチルニトロソウレア）
ポリハロゲン化炭化水素
PCBs
PBBs

どのアルキル化剤を経胎盤的，ないし生後直後から継続的に曝露することにより，児動物に多発性の脳腫瘍を誘発する．これらの腫瘍は脳室下帯や皮質下白質に見出されることが多く，グリアとともにニューロンに対する不完全な分化能を示す．一方，MNUなどのアルキル化剤を成熟動物に対して長期に曝露することにより，大脳における悪性の神経膠腫 gliomas を起こす．大脳および小脳髄膜由来の顆粒細胞腫 granular cell tumors や悪性細網症 malignant reticuloses は，ともに化学物質曝露との関連性が知られている．これらの腫瘍は，ラットでは，成体の時期を通じて，これらの細胞集団の細胞増殖活性が低いながらも持続して維持することで生じる．このような細胞増殖は，成体のマウス，サルおよびヒトで同様の領域で生じることが知られている．ヒトにおいて，神経毒性物質の曝露による神経膠腫などの脳腫瘍の誘発性に関しては不明な点が多く，誘発する化学物質の種類とその発達期での臨界期に関する知見は得られていない．

6.19.3 障害反応

障害反応は，その発生部位によって神経細胞変性症，軸索変性症，髄鞘変性症，神経伝達毒性 neurotransmission toxicity などに分類される（図6.53）[4]．

a. 神経細胞変性症 neuronopathy

ニューロンを標的とする化学物質による変化で，神経細胞体の変性により二次的に樹状突起や軸索突起の変性が生じ，髄鞘も崩壊する．

（i）変性，壊死　変性の初期像は，ニッスル小体の崩壊による，いわゆる虎斑融解 chromatolysis である．軽度な虎斑融解は原因が除去されれば正常に戻る．他の変性像として，空胞変性および脂肪変性がある．TMTでは三叉神経核，またドキソルビシンでは背根神経節のニューロンに強い空胞形成を誘発する．また，クロロフェンタミン投与では，層板状小体の蓄積が認められる．一方，ニューロンの急性壊死は，乏血性変化ないし無酸素性変化であり，一種の凝固壊死と判断される．HE染色では核は一様に青く，細胞質ではニッスル小体が消失し，赤く染まり，全体的に萎縮する．一酸化炭素の亜急性中毒では大脳皮質，海馬，淡蒼球のニューロンに虚血性壊死が認められる．ニューロンはいったん消失すると再生されず，ニューロンが広範に消失した部分では組織が萎縮する．

（ii）ニューロン消失 neuron loss，グリア結節 glial nodule　ニューロンの消失に対して神経膠細胞および間葉系細胞が反応性に増殖し，グリア結節が形成される．グリア結節はニューロン消失のよい手がかりであり，この変化が慢性的経過をたどって生じた変化であることを示している．末梢神経の神経節ニューロンが消失した場合には，支持細胞である外套細胞が増殖し，いわゆるNageotte結節を形成する．

b. 髄鞘変性症 myelinopathy

中枢神経系では稀突起膠細胞が，末梢神経系ではシュワン細胞がそれぞれ髄鞘を形成しており，これらの細胞に対する毒性作用によって髄鞘の変性および脱髄が生じる．

（i）中枢神経系　稀突起膠細胞を選択的に障害する物質としてイソニコチン酸ヒドラジド，TET，ヘキサクロロフェンがある[2]．これらの毒性物質では大脳，小脳および幹脳白質の稀突起膠細胞の腫大に始まり，髄鞘の著明な拡張により海綿状変性が認められる．脱髄部では髄鞘球形成およびこれを処理するためのミクログリア（貪食細胞）の浸潤が認められる．

（ii）末梢神経系　シュワン細胞を障害する毒物としては鉛，テルルおよびヘキサクロロフェンなどが知られている[2]．変化はランビエ絞輪付近から始まり，髄鞘の膨化および崩壊後の髄鞘球形成が認められ，変化の最盛期には髄鞘球処理のための貪食細胞が神経線維内にも観察される．軸索変性が認められることもあるが二次的な変化である．その後，残存した軸索周囲でシュワン細胞の増殖が起こり，髄鞘が再生 remyelination される．脱髄と髄鞘再生が繰り返して生じた場合には，シュワン細胞が軸索をタマネギの皮のように取り囲んだ，いわゆるオニオンバルブ onion bulb 形成が認められる．

6.19 脳，脊髄，末梢神経　349

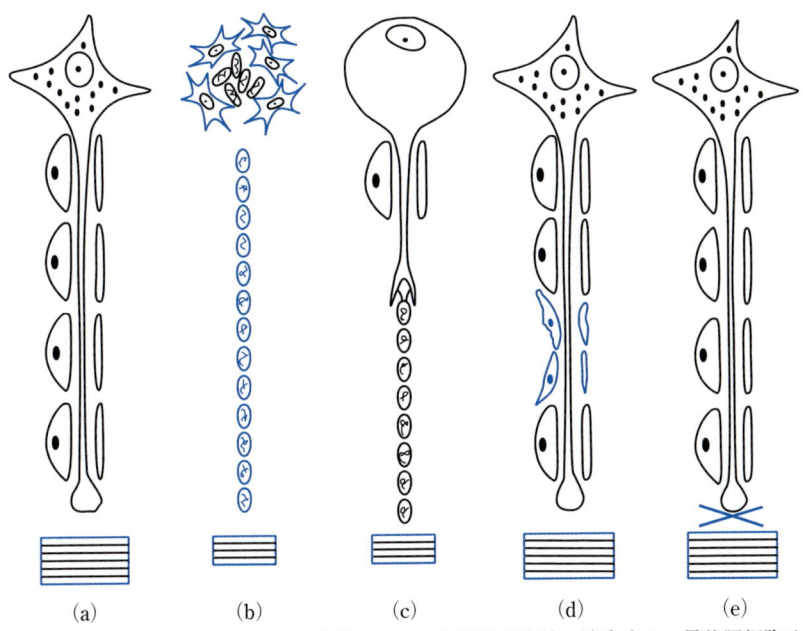

(a)　(b)　(c)　(d)　(e)

(a)正常な神経細胞．(b)神経細胞変性症では神経細胞が変性，消失する．星状膠細胞はしばしば神経細胞の消失に反応性に増殖してグリア結節を形成する．(c)軸索が一次的に障害された場合は，軸索が変性する．一方，神経細胞体では染色質融解と核の偏在化が認められる．(d)髄鞘変性症は髄鞘あるいは髄鞘形成細胞に対する障害によって発生する．脱髄部はすぐに隣接した髄鞘形成細胞によって被覆される．この作用は中枢神経系より末梢神経系のほうが強い．(e)いくつかの物質では神経細胞を障害することなく神経伝達の遮断，興奮阻止が生じる．

図 6.53　神経毒性物質の標的部位および障害反応の模式図

c. 軸索変性症 axonopathy

障害部位によって近位軸索変性症と遠位軸索変性症に分けられる．

（i）近位軸索変性症 proximal axonopathy
この病変を誘発する物質としてはIDPN（イミノジプロピルニトリル）が知られている[2]．IDPN投与により軸索近位部に紡錘状の腫脹が生じ，徐々に腫大がランビエ絞輪部および絞輪間に波及していく．腫脹部にはニューロンフィラメントが蓄積するほか，微小管，ミトコンドリア，滑面小胞体が認められる．IDPN中毒では，遅い軸索輸送の中の神経フィラメントの輸送が阻害されるが，速い軸索輸送は保たれるので，末梢部は崩壊性の変化を免れる．

（ii）遠位軸索変性症 distal axonopathy　有機リン製剤であるTOCP（トリオルトクレシルリン酸）およびn-ヘキサンがこの病変を誘発する[2]．これらの物質は中枢および末梢の太く長い神経線維を障害する．病変は神経線維の末端部から生じ次第に近位方向へ波及していくことからdying-back axonopathyともよばれている．病変部には肥大した小胞体やニューロンフィラメントの蓄積が認められる．

（iii）軸索の再生 axonal regeneration　軸索変性によって二次的に髄鞘が崩壊し，障害部位の遠位側はワーラー変性様の崩壊性の変化を示す．しかし，末梢神経では神経細胞が残存している場合には障害部位の近位側から再生性の軸索芽 axonal bud が生じ，シュワン細胞に誘導されながら神経線維が再生する．

d. 神経血管変性症 neurovascular degeneration

神経組織は酸素要求性およびエネルギー消費が高いため，循環障害に対して感受性が高い．また，神経組織はBBBによって毒物から保護されており，血管内皮細胞の障害はきわめて重大である．急性の鉛中毒では中枢神経系血管障害が誘発され

る．おもな変化は脳の浮腫と出血で，電顕的に内皮細胞間の密着結合 tight junction の解離が認められる．また，有機水銀でも同様な変化が認められる．

e. 神経系奇形 neuronal malformation

ビタミンA，フェニトイン，バルプロ酸の器官形成期胎仔への曝露は神経系の奇形を誘発する[2]．ビタミンAをマウスに大量投与すると小頭症が発生する．また，フェニトインでもヒトおよびマウスで小頭症が発生する．バルプロ酸はヒトでは二分脊椎が，マウスでは二分脊椎および水頭症が発生する．さらに，神経発癌物質で遺伝子障害性を有する MNU，ENU も神経系の奇形を誘発する．

6.19.4 腫瘍性病変および加齢性変化

a. 腫 瘍 性 病 変

ラット，マウスなどの実験動物における神経系腫瘍の自然発生はきわめて稀である．神経系腫瘍の自然発生はラットでは雌より雄に多く，またマウスはラットに比べその発生率は低い．実験動物の自然発生中枢神経系腫瘍の多くは神経膠腫であり，末梢神経系腫瘍は神経鞘腫である．

（i）神経細胞腫 gangliocytoma　分化あるいは未分化な神経細胞からなる腫瘍で，イヌにおいてごく稀に認められる．

（ii）星状膠細胞腫 astrocytoma　実験動物においてよく見られる神経系腫瘍で，核小体の明瞭な類円形の核を有し，エオジン好性の豊富な胞体を有する多形性の細胞のびまん性あるいは充実性増殖よりなる．血管や壊死巣を取り囲むように腫瘍細胞が配列した偽柵状配列が見られることもあるが，その頻度は膠芽腫に比べると非常に低い．亜型として，細胞の異型性が強く，退形成性星状膠細胞腫 anaplastic astrocytoma も見られる．

（iii）乏突起膠細胞腫 oligodendroglioma　定型的な組織像は，クロマチンに濃染する円形，小型の核を有し，胞体が明るく抜けた細胞のびまん性増殖を特徴とする．核分裂像は多くない．

（iv）混合型膠細胞腫 mixed glioma　星状膠細胞および乏突起膠細胞由来の腫瘍細胞が種々の程度に混合して見られるもので，ラットにおいて稀に見られる．

（v）膠芽腫 glioblastoma　クロマチンに富む類円形ないし紡錘形の核，エオジン好染の胞体を有し多形性，大型細胞のびまん性増殖からなる．多くの場合，出血，壊死を伴い，これらを取り囲むように腫瘍細胞の偽柵状配列が頻繁に見られる．細胞の異型性は強く核分裂像も多数観察される．巨細胞の出現を伴う場合もあり比較的稀な腫瘍である．

（vi）脳室上衣腫 ependymoma　脳室を覆っている上衣細胞より発生する腫瘍で，エオジンに淡染性の中等度の胞体および円形ないし卵円形の核を有する細胞の腺腔形成を伴う索状ないしリボン状配列を特徴とする．

（vii）髄膜腫 meningioma　くも膜上皮由来の腫瘍で紡錘形の細胞が一定の流れをもって，あるいは互いに錯走して増殖する．渦巻き様構造も見られるが，ヒトに見られるような砂粒小体の形成はない．ラットに自然発生する顆粒細胞腫も髄膜腫の一種と考えられており，組織学的には小型，円形の核，豊富な好酸性胞体を有する多形性細胞の結節状増殖を特徴とし，細胞質内にはエオジン好染，PAS 陽性の顆粒を有する．

（viii）神経鞘腫 schwannoma　脳神経，脊髄神経のいずれからも発生する腫瘍で，脳神経ではその大部分が三叉神経に発生する．脊髄神経では腰部神経根，腰仙神経叢，馬尾あるいは坐骨神経などに好発するが，それ以外にも顎下部などからの発生も少なくない．組織発生的にはシュワン細胞由来であり，クロマチンに富む卵円形の核とやや好酸性の胞体よりなる紡錘型の細胞の規則的な配列を特徴とするもの（Antoni A 型）と，そうでないもの（Antoni B 型）とがある．Antoni A 型では，腫瘍細胞核の観兵式様配列を示すこともある．

（ix）脊索腫 chordoma　脊索の遺残より発生する腫瘍で，尾仙骨部に最も好発する．組織学的には円形の核，エオジン好性あるいはアルシアンブルー陽性に染まる粘液を含み，明るく抜けたように見える胞体を有する細胞が蜂巣状に，あるいは索状に増殖している．核分裂像を見ることは比較的稀であるが，しばしば肺に移転し，血管内

に腫瘍塊の栓塞を見ることがある.

b. 加齢性変化

1年以上の慢性毒性試験においては，次のような加齢に伴う変化がラットやマウスなどの神経系に発現する.

（ⅰ）**神経細胞萎縮 neuronal atrophy**　神経細胞体および核は小さく，ニッスル小体を欠きHE染色で全体がエオジンに濃く染まる．アーティファクトとの鑑別が困難であるが，神経食現象が同時に見られる場合は，ニューロンの萎縮および壊死の証拠となる.

（ⅱ）**リポフスチン沈着 lipofuscin deposition**
黄褐色色素が神経細胞体に沈着する変化で，1年齢を超えたラットやマウスあるいはイヌによく認められる．とくに脊髄腹角細胞のような大型細胞に顕著に見られる．この色素はSchmorl染色で緑青色に，PAS染色で濃赤色に染まる.

（ⅲ）**軸索の膨化 axonal swelling**　系統に関係なくラットの延髄の背索核に好発する．組織学的には，軸索は著しく膨化し，エオジンに強染する．電顕的には神経フィラメントの著しい増加を特徴とする．同様の病変は老齢ラットの自律神経節の節前線維終末付近にも発現する.

（ⅳ）**スポンジ変性 spongy degeneration**
神経組織の細胞体以外の部分である神経網（ニューロパイル neuropile）に多数の小空胞が生じ海綿状を呈する状態で，主として神経細胞の樹状・軸索突起やシナプスが腫大したものである．稀突起膠細胞の空胞変性や髄鞘の著しい膨化によっても同様のスポンジ変性が発現する.

（ⅴ）**神経膠症 gliosis**　星状膠細胞が細胞質の腫大を伴って増殖する状態で，炎症，循環障害に対する反応として認められる．経過が遷延した場合，細胞成分の少ないエオジン好性の線維の集合巣として見られることがある．これはグリア線維のみが残存した病変であり，線維性グリオーシス fibrillary gliosis とよばれている．このような部位は，免疫組織学的にGFAP（グリア線維性酸性タンパク質 glial fibrillay acidic protein）に強陽性を示す.

（ⅵ）**軟化 malacia**　脳血管の閉塞性疾患により，その支配下域が乏血状態に陥り，脳組織が融解壊死に陥った状態を総称する．壊死組織の周辺には脂肪貪食細胞の出現が著しい．一般に脳梗塞と同義語に用いられるが，その慢性期の病態，とくに病理組織学的変化を指す.

（ⅶ）**神経根神経症 radiculoneuropathy**
老齢ラットの末梢神経系に頻発する自然発生性の変性疾患で，後躯麻痺の原因とされている．病変は部位によって大きく二つに分けられる．一つは脊髄神経根部のような末梢神経近位部に見られるもので，有髄神経線維における軸索の萎縮を伴う髄鞘の著しい膨化を特徴としている．もう一方の病変は坐骨神経や腋窩神経よりさらに遠位の末梢神経に見られるもので，ワーラー型の神経線維変性やそれによる神経線維の消失および間質の線維化が認められる.

6.19.5　障害が及ぼす影響

脳は解剖学的部位ごとに機能が分かれており，それらの機能分担に従って脳の各部位を構成する神経細胞の種類もまったく異なっている．中枢神経系の一部に障害が生じた場合には，障害を受けた部位や神経の種類に対応した支配領域に障害が引き起こされる．それらの症状の種類としては，運動麻痺（錐体路系症状），感覚麻痺のほかに，痙攣や振戦などの錐体外路系症状や生命・生活維持に関連する諸機能の障害などが発現する．また，末梢神経の構成細胞に障害が発現した場合には，その発現部位が体性運動神経のときは骨格筋の運動障害が，体性感覚神経のときは痛覚や触覚障害が生じる．さらに，立毛筋反射，発汗，血管運動反射，膀胱および直腸運動などに関連する自律神経（交感神経，副交感神経）が障害された場合には，全身の自律神経支配領域の諸臓器に多種多様な障害が起こる（表6.45）.

6.19.6　毒性の評価

a. 動物を用いる試験

（ⅰ）**ヒト神経毒性モデルとしての動物の利用**
神経毒性の疑いのある化学物質にヒトが曝露され

表 6.45　神経系の機能と障害による機能異常

部　位	おもな機能	障害による機能異常
大　脳	随意・不随意運動，条件反射，感覚，知覚，学習	運動失調，知覚麻痺，学習障害
間　脳	内分泌機能，水分代謝，体温調節，食欲，電解質代謝	食欲異常，代謝障害，睡眠障害
中　脳	姿勢反射，対光反射，角膜反射	運動障害，動眼神経麻痺
延　髄	呼吸，嚥下，血液循環	口唇，舌，咽頭麻痺
小　脳	運動制御機能	運動失調
脊　髄	中枢神経系と各組織および臓器との連絡	運動，知覚，反射障害
末梢神経	体性運動 体性感覚 内臓運動 内臓感覚	随意筋に対する運動障害 感覚障害，反射障害 不随意筋に対する運動障害 内臓反射障害

た場合のリスク評価には，ラットを用いる一般的な試験法が現在でも重要な神経毒性試験として位置づけられている．また試験のエンドポイントには，神経障害を形態学的に評価するための病理組織学的検査や神経系機能の統合性を評価するための機能検査バッテリー（神経行動学的検査，神経化学的検査，神経生理学的検査）がよく用いられている（表 6.46）．

　ヒトに対する神経毒性を予測するための動物種として，最適な動物を選定することは困難である．なぜならば，1種類の実験動物種ではヒトとよく似た神経毒性作用が認められるが，他の動物種ではそのような作用は認められないか，あるいは認められてもその作用は異なるからである．たとえば，有機リン誘発遅発性神経毒性は，ヒトと同様に雌のニワトリで誘発されるが，げっ歯類では認められない．すべての種において共通した神経毒性が認められないという事実は，神経発達や神経解剖学的な面，あるいは代謝や感受性の点で，種特異的な差異が存在することを示すものである．リスク評価では，実験動物とヒトの間には神経毒性影響に種差が存在することを前提とし，実験動物における神経毒性がヒトにおいてどの程度認められるのかを判断するためには，その病因や作用メカニズムを明確に理解する必要がある．

(ii)　神経系機能に関する試験

(1)　行動 behavior：行動とは，神経系で発生する感覚・運動の総和およびその統合プロセスであると定義されている．神経ネットワークが協調して機能した結果が行動として反映されることか

表 6.46　神経毒性評価指標の例

構造的・神経病理学的指標
　脳重量の変化を含む，形態学的な肉眼的変化
　神経細胞，神経膠細胞あるいは血管における組織学的変化
　（例：神経細胞障害，軸索変性症，髄鞘変性症）
神経化学的指標
　神経伝達物質の合成，放出，取込み，分解に関する変化
　セカンドメッセンジャーに関連したシグナル伝達経路における変化
　成熟動物におけるグリア線維性酸性タンパク質の増加
神経生理学的指標
　神経伝導速度，振幅，不応期の変化
　感覚誘発電位の振幅，潜伏時間の変化
　脳波パターンの変化
行動学的，神経学的指標
　自発運動量の増加あるいは減少
　触感覚，視覚，聴覚，味覚および嗅覚の変化
　強化スケジュール下の行動の反応率および時間パターンの変化
　学習，記憶および注意の変化
　神経毒性の明らかな臨床的徴候
発生神経学的指標
　発育過程における行動の時間的・質的変化
　神経構造学的要素あるいは神経化学的要素の成長・構成変化
　老化関連行動の早発

ら，行動における変化は神経毒性物質の曝露に対する比較的感受性の高い指標となりうる．行動を指標とした検査法は一般に非侵襲的であり，経時的な評価が可能である．通常の神経毒性試験に共通して用いられる検査法には，聴覚驚愕反応，自発運動量，学習・記憶に関する検査などがある．

さらにFOB(機能観察バッテリー)も神経毒性試験において広く用いられる検査法である．化学物質によって誘発される感覚，運動あるいは認識に関する機能障害を評価するためにどの検査法を選択すればよいのかについては，現時点で明確なコンセンサスは得られていない．さらに，行動毒性試験は神経系に対する特異性を欠いていることが多い．したがって，行動毒性試験から得られた結果は，他の神経毒性試験の結果や間接的な神経学的作用を伴う全身毒性(肝性脳症など)などの交絡因子の存在に留意しつつ，総合的に評価すべきである．

FOB(機能観察バッテリーfunctional observational battery) FOBは，簡便な一般症状変化を指標として神経毒性影響を検出・測定するために計画された試験法であり，実験動物，とくにラットの神経学的機能を総括的に評価するために計画された非侵襲的な試験法である．通常，後に続く検査結果に影響が出ないよう，動物に対する操作が最も少ない検査(ホームケージ内での観察など)から，操作が必要となる検査(屈筋反射，痛覚反応など)へと順に検査を実施する．本試験法のおもな利点は，各指標の検査結果が直ちに得られることや比較的低コストで実施可能な点にある．

自発運動量 motor activity 自発運動量(嗅ぎ回り，身づくろい，立ち上がり，区画移動など)に関連した行動には，感覚，運動およびその統合プロセスによる協調作業が関連している．自発運動量の評価は，自動測定装置を用いてケージ内で実施されるのが一般的である．ラットや他のげっ歯類では，通常，自発運動量レベルに著しい日内周期が存在するため，試験バッテリーのデザインや実験データの解釈には注意が必要である．末梢神経障害(アクリルアミドなど)や中枢神経障害は自発運動機能に影響を与える．自発運動量を減少させる神経毒性物質には，多くの農薬(カーバメート，有機塩素，有機リン，ピレスロイドなど)，重金属(鉛，スズ，水銀)および他の化合物(アクリルアミド)などがある．神経毒性物質の中には，自発運動量を一過性に増加させるもの(トルエン，キシレンなどもあるが，この作用はおそらく神経伝達物質の放出を刺激することによるものである．

また脳の特定領域(海馬など)を破壊することにより自発運動量の持続的な増加をもたらすものもある(TMTなど)．

聴覚驚愕反応 acoustic startle reflex 神経毒性物質の曝露により，外界からの刺激(音や動きなど)に対する反応性が変化することはよく知られている．聴覚驚愕反応とは，そのような自発運動の変化を感覚器に引き起こされた運動性の反射として測定することにより評価するものである．驚愕反射は，動物を箱の中に入れて触覚性の刺激(空気を一吹きする)か音刺激を与え，10～15分以上の間隔をおいて周期的に驚愕反応を記録することにより測定される．驚愕反応は，ほとんどすべての週齢の実験動物において自動測定装置により測定することが可能であることから，発生神経毒性や比較神経毒性試験に用いられている．また聴覚機能の検査や，刺激の強度をあらかじめ変化させることにより聴覚閾値を決定することも可能である．さらに，驚愕反応は，あらかじめ学習させることにより，個体が習慣，増感および変容を示すことから，学習・記憶の概括的な評価に用いることが可能である．

通常の聴覚驚愕反応は，複雑な神経回路(蝸牛，第8脳神経，蝸牛核，下丘，中脳網様核，網様体脊髄路，腹角神経細胞および四肢の運動神経)に依存して起きる．したがって，神経毒性物質が驚愕反応を変化させた場合，その化合物は感覚運動反射経路のいずれかの機能を変化させたと解釈できる．しかしながら，主要な驚愕反応経路とは別の脳領域における他の毒作用もまた驚愕反応を変化させる可能性がある．嗅球，前頭葉，下丘腕，中脳網様体，中隔野，中脳水道周囲灰白質および正中縫線核におけるいずれの障害も驚愕反応を増幅させる．反対に青斑核の損傷は，その活性を減弱させる．

学習・記憶検査：受動回避試験は，実験動物を用いた学習・記憶の評価に最も広く使用されている行動毒性試験である．明暗二つの区画に分けられたシャトル箱の明側にラットを置き，続いてラットが暗側のチャンバーに移動すると，適切な間隔(たとえば60秒)でその床に中程度の電気ショックが加えられる仕掛けであり，暗側のチャ

ンバーへの移動回避を学習させるものである（step-through 型受動回避とよばれる）．また，学習検査に用いられた動物を一定期間後に再検査し，不快体験の記憶を評価することもある．自動化されたシステムによりデータの記録および刺激の制御が可能である．

SCOB（強化スケジュール下の行動 schedule-controlled operant behavior）には，動機づけ（たとえば絶食）に続く間欠的な強化（餌による報酬など）が含まれる．SCOB は，学習行動を測定することが可能なことから，運動，感覚および認識機能に対する化学物質の影響を調べるのに有用である．主要な指標は，反応率，反応頻度の変化ならびに反応の時間パターンである．対照値は，各動物において測定された前値とすることが多い．訓練時間は比較的短期間で済むことから，試験期間もさほど要しない．実験動物を用いた SCOB は，メチル水銀，多くの農薬，有機・無機鉛，TET，TMT などの数多くの神経毒性物質の検索に利用されている．

（2）**神経化学**：神経毒性学的試験では，多くの神経化学的指標が用いられており，神経毒性の作用メカニズムを理解するうえでとくに有用であることが示されているものもある．

神経伝達物質 neurotransmitters 神経系が正常に機能するためには，神経伝達物質が適切に合成，放出，分解される必要がある．神経毒性物質は，神経伝達物質およびその前駆体の再取込み阻害，受容体の過剰刺激，神経伝達物質の放出・合成阻害あるいはその分解酵素活性の阻害を誘発することがある．神経系に作用する物質は，神経伝達物質のレベルを増加・減少させることがあるが，神経生理学的，神経病理学的あるいは神経行動学的な変化が同時に誘発されない限り，必ずしも神経毒性作用を示唆するものではない．神経伝達物質の代表的な測定法は，クロマトグラフィーを用いた神経伝達物質量の決定や分子生物学的手法など（リアルタイム RT-PCR 法による RNA レベルでの検索やウエスタンブロット法，ELISA 法によるタンパク質レベルでの検索など）の神経化学的な手法である．これらの測定法により，目的とする反応系における特定の物質の検出（アンフェタミンの反復投与による神経細胞におけるドパミン受容体レベルの減弱など）が行われる．

GFAP（グリア線維性酸性タンパク質 glial fibrillary acidic protein） 中枢神経障害に共通した反応として，星状膠細胞の肥大や，星状膠細胞の主要な中間径フィラメントタンパク質 intermediate filament protein である GFAP の発現亢進がある．GFAP の定量は，中枢神経系の障害の評価において感受性が高く，かつ簡便な方法である．GFAP 量は，病理組織学的な変化が認められない場合でも増加することがあり，成熟げっ歯類において対照群以上に GFAP 量の発現増加が認められた場合には，それを神経毒性の指標とすることが可能である．しかし，GFAP 発現の増加は，神経毒性障害以外の要因（コルチコステロイド量の増加や加齢など）でも生じることが知られている．成熟動物における GFAP 量の減少や新生児動物における GFAP 発現変動の意義についてはよくわかっていない．また，GFAP 発現量はラジオイムノアッセイやサンドイッチ ELISA，免疫組織学的手法により定量される．GFAP の発現量を増加させる神経毒性物質には，TMT，メチル水銀，カドミウム，MPTP，3-アセチルピリジンなどが知られている．

酵素組織化学 損傷の指標となる酵素的，代謝的変化を確認することは，その神経毒性メカニズムや，神経障害および神経修復の程度を知る手がかりとなる．酵素組織化学的反応は，細胞膜や代謝コンパートメントの完全性を確認するうえで有用であることが毒性学的研究により確認されている．たとえば，外因性の西洋ワサビペルオキシダーゼを用いた損傷の可視化は，血管内皮細胞に対する化学物質誘導性の障害や神経結合を解剖学的に確認するために広く利用されている．有機リン系，カーバメート系殺虫剤によるアセチルコリンエステラーゼ活性の阻害についても，酵素組織化学的手法を用いて評価が可能である．

（3）**神経病理学**：化学物質などの異物の曝露によってもたらされる神経解剖学的変化は，つねに有害影響と見なされ，神経毒性のリスク管理における参照用量の決定に用いられる．したがって，注意深い詳細な神経病理組織学的検査は，神経機

能学的検査で異常を認めないような神経毒性物質を検出する場合が多々ある．化合物の中には，肉眼的に変化が認められるものもあるが，ほとんどの神経毒性学的な構造変化は，光学顕微鏡下でのみ検出される．また，脳重量の変化は，脳障害の種類を特定することはできないものの，共通して用いられる指標であり，通常生物学的に意義のある影響として考えられている．これは，成熟動物において脳重量が低栄養や体重減少の影響を受けにくいという事実に基づいている．しかし，未成熟の動物では，化学物質の曝露により脳重量が減少することがある点に注意すべきである．

神経毒性物質の標的となる領域や神経毒性物質に感受性のある細胞集団は，神経病理学的検索によって同定される（表6.47）．損傷の種類は，神経細胞障害（神経細胞体の変化），軸索変性症（軸索の変化），髄鞘変性症（髄鞘の異常），樹状突起変性症（樹状突起への影響）および末梢神経変性症（末梢神経あるいは神経筋接合部の異常）に分類することができる．神経毒性物質の曝露によって，これらの変性病変にはさまざまな組織学的変化が生じている．たとえば，神経細胞体に認められる変化としては，虎斑融解，空胞変性および細胞死などがある．軸索では，膨化，変性，萎縮が発現し，髄鞘では，褶曲，髄鞘解離，脱髄が生じる．これらの変化の多くは，細胞内の特定要素の損傷に起因している．たとえば，アクリルアミドは神経線維の集積による軸索の膨化を誘発し，TETは浮腫による髄鞘の解離を誘発する．その他の代表的な変化として，神経毒性物質の曝露後に起きる再生性あるいは適応性変化，たとえばワーラー変性におけるビュングナー帯 Büngner band（増殖シュワン細胞の同心円状集簇）などがある．

神経病理学的の研究には段階的なアプローチ（表6.48）が必要であり，さらに採取した神経系の部位の違い，検体の週齢，性，体重変化の違い，さらには固定法の違いに留意すべきである[3]．固定法には，十分な固定液を用いた組織ブロックの浸

表6.47　代表的な神経毒性物質とその神経毒性学的標的部位

作用部位	神経毒性変化	神経毒性物質
神経細胞体	神経細胞障害	ドキソルビシン メチル水銀 キノリン酸 TMT ビンクリスチン
神経終末	神経終末破壊	1-メチル-4-フェニル-1,2,3,6-テトラヒドロピリジン
髄鞘（シュワン細胞，稀突起膠細胞）	髄鞘変性症	ブロメサリン クロウメモドキによる Buckthorn 神経症，Coyotillo 神経症 一酸化炭素 クプリゾン ヘキサクロロフェン イソニアジド 鉛 トリアルキルスズ
軸索中心部	中心軸索変性症	クリオキノール
軸索近位部	近位軸索変性症	3,3′-イミノジプロピオニトリル
中枢-末梢遠位軸索	遠位軸索変性症	アクリルアミド 二硫化炭素 n-ヘキサン
星状膠細胞	星状膠細胞の膨化 （アルツハイマーII型グリア）	アンモニア
脳毛細血管	毛細血管障害，大脳浮腫	ヒ素鉛

漬固定，灌流固定，あるいは生理食塩水を注入して血液を置換した後固定液を注入する方法などがある．中枢神経系の固定は，一般に浸漬固定よりも灌流固定のほうが優れているが，これは水溶性の固定液は脂質に富む脳組織に対して急激に浸透することができないことによる．また，灌流固定では，剖検後の細胞が低酸素状態に曝露されることによって生じる神経細胞萎縮や神経膠細胞の膨化のようなアーティファクトを生じにくい．したがって，神経毒性試験における神経病理学的検査には，一般的に灌流固定された組織が必要となる．脳組織は採取後，冠状面で組織ブロックが作製され，パラフィン包埋される．脳組織では，肉眼変化部を少し外して標本を作製すると，病変が観察されなくなる可能性が高いので，組織の切り出しおよび薄切には十分な注意が必要である．末梢神経の微細構造を観察するためには，樹脂包埋した薄切切片を用いるのが最適である．

神経毒性障害の特徴を明らかにするために，銀染色(変性の検出)，細胞や細胞内小器官の大きさ・体積の立体的解析(形態計測)ならびに磁気共鳴イメージングに代表される画像技術のようなさまざまな神経病理組織学的手法が現在までに開発されている．これらの技術を利用するためには，実験方法や結果の解釈に専門的な知識が必要である．その他，星状膠細胞を検出するためのGFAP免疫染色やアポトーシスの評価などの検討が可能である．また分子病理学的手法(免疫組織化学的手法あるいは in situ ハイブリダイゼーションによる神経細胞マーカーの検出など)は，神経解剖学上で特定分子の機能を明らかにできることから重要視されている．ただし，細胞体で産生されるタンパク質は神経終末へと輸送されるものもあることから，これらの手法により同定された部位は，必ずしもそれらが産生された部位と同じとは限らないことに注意すべきである．構造上の変化は，神経化学的，行動学的，電気生理学的な機能変化とともに認められることも多いが，一方で，識別可能な構造変化をもたらすことなく，重篤な機能的変化を誘発する神経毒性物質も数多く存在する．したがって，神経病理学的な検査結果のみから神経毒性物質の評価を行うと，その評価を誤る危険があることも認識しなければならない．

(4) トキシコキネティックスに関する考慮：毒作用は，標的臓器における化学物質の濃度とその曝露期間に依存しており，神経系における化学物質による影響は，薬物速度論的過程(吸収，分布，代謝，排泄)によって支配されている．さらに，神経系自体がもつ特異性がこれらの過程に影響を与え，化合物の神経毒性を修飾している．たとえば，BBBは，多くの化合物の中枢神経系への分布を制限しており，多くの脂溶性化合物を自由に通過させる一方で，高度にタンパク質結合した物質や水溶性の物質を除外している．とくに異物代謝を介して神経毒性が生じる場合には，神経系における化学物質の部位特異的な巨大分子への結合や代謝過程がその化学物質の脳内移行性の重要な決定因子となる．さらに神経細胞の代謝能には限界があることから，多くの異物代謝反応はゆっくりとしたものになる．したがって，種間外挿において種間および個体間の違いを明らかにするためには，中枢神経系への移行性や中枢神経系において化学物質の素性を決定している要素を同定することが必要である．この際，ヒトを含む複数の動物種において得られたトキシコキネティックスデータがきわめて有用となる．

b. 神経毒性試験における in vitro 試験の利用[5]

実験動物を用いた神経毒性学的試験の結果の解釈をたびたび困難なものにしているのは，脳の解剖学的(BBBを含む)，機能学的な複雑さや代償能である．それらの理由から，より複雑性の低い in vitro 試験系が神経毒性メカニズムを解析するために開発されている．in vitro 試験系で再現される神経系には，全胚(鶏卵曝露を含む)，器官(脊椎背根神経節など)，体外移植組織(脳スライスなど)，神経マイクロマス，分離初代培養および不死化神経細胞株などがある[5]．in vitro 試験系は，再現性の確認が容易であり，また被験物質およびその代謝物の特定の細胞集団(ヒト由来でも可能)への直接的な神経毒性影響を調べることができる．神経系の拮抗薬や神経系への保護作用を有する可能性がある化学物質は，それらを神経毒性影響の修飾要素として試験し，検出することが可能であ

表 6.48　神経組織の形態学的毒性検索のためのフローチャート

I. 肉眼的検索
　外観の確認，脳重量
　脳内部の確認（約 0.5～2 cm 厚の冠状断面，脳の大きさによる）
　　大脳，中脳（視蓋，小丘，水道），後脳，脊髄

II. 光学顕微鏡的検索
　A. 中枢神経系（出血，神経細胞壊死，空胞化，グリオーシスの検出）
　　1. パラフィン切片（6μm）：一般的な染色法（ヘマトキシリン-エオジン，銀，クレシル紫（神経細胞），ルクソール・ファスト青（髄鞘））
　　　大脳（大脳皮質，基底核，脳梁，海馬，視床，内包，視床下部），中脳（黒質，小丘，視蓋），後脳（小脳，橋，髄質），脊髄（頸・胸部，腰仙部）
　　2. 合成樹脂包埋切片（1μm）
　　　　II．A.1. の項目について細胞レベルで精査が必要な場合
　B. 末梢神経系（軸索，ミエリン，神経終末における障害部位の検出）
　　1. 合成樹脂包埋あるいはパラフィン包埋による横断切片および縦断切片坐骨神経（近位領域），脛骨神経あるいは腓骨神経（遠位領域）
　　2. 骨格筋のパラフィン切片による神経終末の検索
　　3. II B-1 で障害が認められたときは，脊髄腹根および後根神経節細胞の確認

III. 電子顕微鏡的検索
　A. 光学顕微鏡観察結果に基づいて実施
　　1. 神経細胞
　　　細胞質オルガネラ（とくにミトコンドリア，粗面小胞体，ゴルジ装置の膨化，空胞化），細胞質内封入体（髄鞘球，神経原線維変化），核（クロマチンの分布），核小体（線維成分および顆粒成分）
　　2. 星状膠細胞
　　　細胞質オルガネラ（膨化，数的変化），細胞質内封入体（グリコーゲン顆粒），核（クロマチンの分布）
　　3. 稀突起膠細胞（髄鞘）
　　4. 小膠細胞（またはマクロファージ）
　　5. 毛細血管（内皮細胞，周皮細胞の膨化）
　B. 光学顕微鏡観察結果に基づいて実施
　　1. 神経細胞における軸索膨化（神経細線維の集簇）
　　2. 脱髄（層状構造の解離）
　　3. 神経終末の崩壊
　C. 細胞レベルにおける細胞毒性変化の定量的解析：形態計測，三次元的立体解析

IV. その他の手法（光学顕微鏡観察結果に基づいて実施）
　A. 免疫組織化学的マーカー
　　1. 神経細胞
　　　ニューロフィラメントタンパク質（中間径フィラメント，全神経細胞に分布），Tau，細胞種特異的マーカー（神経伝達物質など），機能性マーカー（カテコールアミン生合成神経細胞のチロシンヒドロキシラーゼなど）
　　2. 神経膠細胞
　　　星状膠細胞（GFAP），稀突起膠細胞（ミエリン塩基性タンパク質），シュワン細胞（S100），小膠細胞
　　3. 血　管
　　　透過性の評価（西洋ワサビペルオキシダーゼの漏出），内皮細胞（第 VIII 因子関連抗原）
　　4. その他
　　　白血球マーカー，変性細胞（アポトーシスの評価）
　B. 酵素組織化学
　　1. 神経細胞：チトクロムオキシダーゼ
　　2. 神経膠細胞
　C. 形態計測

る．また，*in vitro* 試験系では，回収・定量が容易である化学的指標（受容体結合試験，酵素活性，神経伝達物質放出など）がよく用いられる．加えて，「神経病理学的」な検索としての「肉眼的」および組織学的検索の実施や，細胞機能変化を確認するための特殊染色の実施が可能である．

［渋谷　淳，三森国敏］

文献（6.19節）

1) Butler AB, *et al.* : Comparative Vertebrate Neuroanatomy: Evolution and Adaptation. Wiley-Liss, New York (1996).
2) Tilson HA, *et al.* : Neurotoxicology. 2nd Ed. Taylor and Francis, Philadelphia (1999).
3) Dorman DC : *Toxicol. Pathol.* **28** : 37-42 (2000).
4) Adams JH, *et al.* : Greenfield's Neuropathology, 5th Ed. Oxford Univ. Press, Oxford (1992).
5) Harry GJ, *et al.* : *Environ Health Perspect* **106** : Suppl 1, 131-158 (1998).

6.20　血液，骨髄

6.20.1　構造，生理，機能

a. 骨髄 bone marrow

骨髄は骨の中央部の髄腔および海綿質に存在し，赤血球，白血球および血小板になる造血幹細胞 hematopoietic stem cell を含む．骨髄は全身の骨格に分布し，総容量は重量として体重の約4％に相当する．骨髄は骨組織に囲まれた限られた空間にあってその容積は変わらないため，造血細胞が増加した場合は過形成が，減少した場合は血管拡張あるいは脂肪増加を伴う低形成が見られる．脂肪細胞は造血細胞の減少により生じたスペースを補填するはたらきをする．骨髄で産生された血球は血液となって全身を還流するのでもっぱら血液検査が行われるが，骨髄における血球産生と末梢血球数の変動傾向は必ずしも一致するとは限らない．したがって，造血系の毒性評価にあたっては血液と骨髄の両方を調べることが重要である．一方，骨髄には造血細胞のほかに間葉系幹細胞と血管内皮前駆細胞とよばれる細胞群が存在し，取り出して培養すると骨格筋，結合織，骨，毛細血管，心筋細胞などに分化する．

（i）造血幹細胞 hematopoietic stem cells

骨髄内には自己複製能および分化能を合わせもつ幹細胞が存在する．多能性造血幹細胞（CD34$^+$）はさまざまな分化段階の細胞を経て BFU-E（赤芽球前駆細胞），CFU-GM（顆粒球／マクロファージ前駆細胞），CFU-Meg（巨核球前駆細胞）およびリンパ球系幹細胞などに方向づけられて各種の成熟血液細胞となる（図 **6.54**）．これら造血細胞の分化誘導および増殖の過程においてさまざまなインターロイキンやコロニー刺激因子が複雑に関与している．

（ii）造血誘導微小環境 hematopoietic inductive microenvironment　造血の場である骨髄には線維芽細胞，脂肪細胞，マクロファージ，内皮細胞などで構成される間質細胞 stromal cell が存在し，微小環境を構築している．これを造血誘導微小環境とよんでいる．骨髄中に存在する造血幹細胞や造血前駆細胞は，間質細胞との相互作用によって血球の分化増殖がうながされ，造血が維持されている．骨髄腫細胞の増殖においてもこの間質細胞との相互作用が重要である．

（iii）赤芽球系細胞 erythroid cells　骨髄の赤芽球系細胞は，ヒトでは骨髄細胞の約20％（ラットは35～45％）を占める（表 **6.49**）．BFU-E，さらに，CFU-E を経て赤血球に分化する細胞で，BFU-E が成熟赤芽球になるまでに12～15日を要する．形態的に分類できる最も幼若な細胞は前赤芽球で，これが3～5回分裂し8～32個の成熟赤芽球を供給する．赤芽球は骨髄で脱核して，網赤血球を経て赤血球となる．

（iv）顆粒球系細胞 granulocytic cells　顆粒球系細胞はヒトで約50％（ラットは30～40％）を占める．細胞質内に顆粒をもつ細胞群で，特殊顆粒の染色性から好中性，好酸性，好塩基性に分けられる．形態的には最も幼若な骨髄芽球から前骨髄球，骨髄球，後骨髄球を経て成熟顆粒球になる．顆粒にはミエロペルオキシダーゼ，ライソソーム，ナフトール AS-D クロロアセテートエステラーゼなどが存在する．

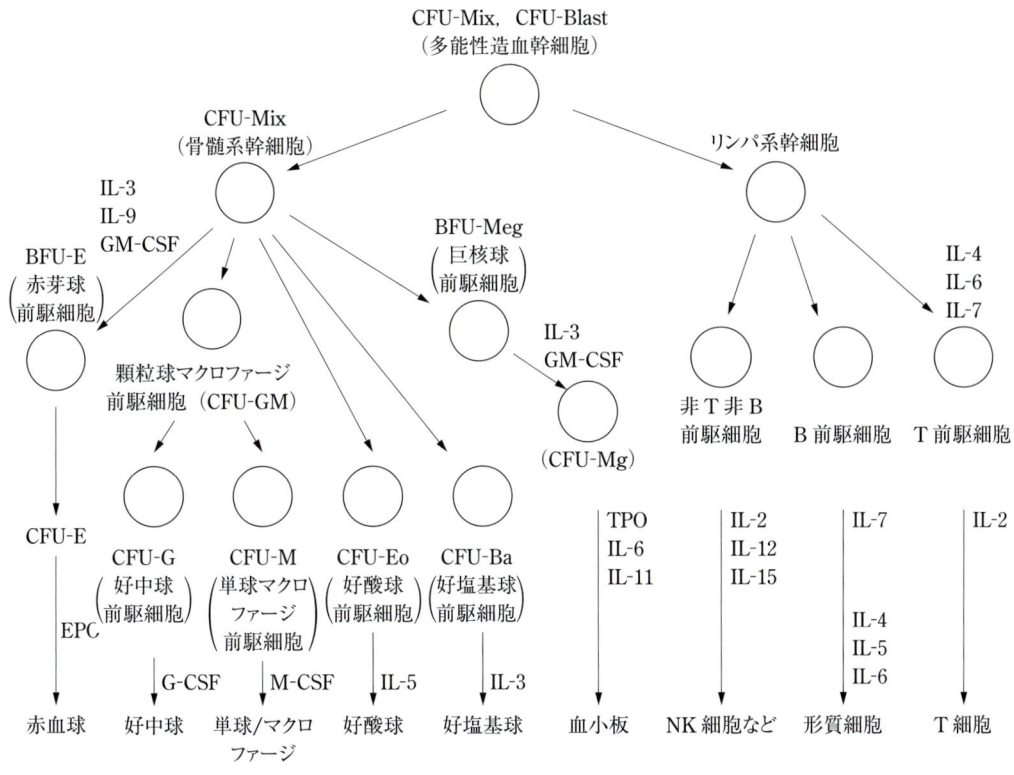

6.20 血液，骨髄

```
                    CFU-Mix, CFU-Blast
                    （多能性造血幹細胞）
                           ○
                   ／              ＼
              CFU-Mix              リンパ系幹細胞
             （骨髄系幹細胞）
```

図中のラベル:
- IL-3, IL-9, GM-CSF
- BFU-E 赤芽球前駆細胞
- 顆粒球マクロファージ前駆細胞（CFU-GM）
- BFU-Meg 巨核球前駆細胞
- IL-3, GM-CSF
- （CFU-Mg）
- 非T非B前駆細胞
- B前駆細胞
- T前駆細胞
- IL-4, IL-6, IL-7
- CFU-E, CFU-G（好中球前駆細胞）, CFU-M（単球マクロファージ前駆細胞）, CFU-Eo（好酸球前駆細胞）, CFU-Ba（好塩基球前駆細胞）
- EPC
- G-CSF, M-CSF, IL-5, IL-3
- TPO, IL-6, IL-11
- IL-2, IL-12, IL-15
- IL-7, IL-4, IL-5, IL-6
- IL-2
- 赤血球, 好中球, 単球/マクロファージ, 好酸球, 好塩基球, 血小板, NK細胞など, 形質細胞, T細胞

CFU（コロニー形成細胞 colony forming unit），BFU（バースト形成細胞 burst forming unit），CFU-Mix（混合コロニー形成細胞 mixed colony-forming unit），CFU-Blast（芽球コロニー形成細胞），E（赤芽球系 erythroid），G（好中性顆粒球 granulocyte），M（単球/マクロファージ monocyte/macrophage），Eo（好酸球 eosinophil），Ba（好塩基球 basophil），Meg（巨核球 megakaryocyte），IL（インターロイキン interleukin），CSF（コロニー形成刺激因子 colony stimulating factor），EPO（エリスロポエチン erythropoietin），TPO（thrombopoietin），CFU-E（赤芽球コロニー形成細胞 erythroid colony forming unit），GM-CSF（顆粒球・マクロファージコロニー形成刺激因子 granulocyte macrophage colony stimulating factor）

図6.54 造血幹細胞の分化

表6.49 ヒトとラットの骨髄細胞数および骨髄像

	ヒト	ラット*
骨髄細胞数	$15 \times 10^4/\mu L$	$219 \times 10^4/\mu L$
赤芽球系細胞	48.7%	36.0%
顆粒球系細胞	20.6%	39.4%
リンパ球・形質細胞	20.2%	19.7%
その他	10.5%	4.9%

＊ラットは9週齢のWistar雄．

(v) 単球系細胞 monocytic cells 単球およびマクロファージは免疫反応において重要な役割を演じる．骨髄には単芽球，前単球および単球がある．光顕的には骨髄芽球との鑑別が難しいが，顆粒球系細胞には存在しないα-ナフチルアセテートエステラーゼやα-ナフチルブチレートエステラーゼを有するのでこの点が単球系と骨髄系細胞の鑑別に利用される．末梢血中の単球は組織へ移行してマクロファージ（組織球）となる．肺胞マクロファージ，腹腔内マクロファージ，破骨細胞，ミクログリア細胞，クッパー細胞，ランゲルハンス細胞などである．マウスにおいて血中の単球は，肝(56.4%)，肺(14.9%)，腹腔(7.6%)，その他(21.1%)に分布する[1]．

(vi) 巨核球系細胞 megakaryocytic cells
巨核芽球，前巨核球を経て巨核球へ分化，成熟する．この過程は核内分裂によるため，成熟に伴い核の分節が進む．成熟巨核球は骨髄細胞の中では一番大きく直径が50μm以上で，細胞質には顆粒状の血小板を多数含む．

(vii) リンパ球，形質細胞系細胞 リンパ

芽球，形質芽細胞からそれぞれ成熟する．リンパ球はヒト，ラットともに骨髄細胞の約20％を占めるが，加齢に伴い低下する．リンパ芽球は骨髄芽球に似るが核クロマチンがやや豊富で網状構造がやや荒い．両者の鑑別は難しい．形質細胞は核が偏在し細胞質は塩基性に染まる特徴的な形態を有する．細胞質辺縁が糖質に富む免疫グロブリンの存在により好酸性に染まるものがあり炎状細胞 flaming cell とよばれる[2]．

b. 血 液

血液はタンパク質などを含む電解質溶液中に血液細胞 blood cells が浮遊している液体である．血液に抗凝固剤を加えて遠心分離すると，細胞成分（赤血球，白血球，血小板）と液体成分（血漿）の2層に分かれる．全血液量はおよそ体重の7〜8％に相当する．血球は酸素の運搬，免疫反応あるいは血液凝固に関与し，血漿は栄養成分，代謝産物，ホルモン，熱の運搬，酸塩基平衡の維持，組織間における水分代謝調節など生体の恒常性維持に重要な役割を担っている（表6.50）．

（ⅰ）血球

（1）赤血球 red blood cells：赤血球は柔軟性のある円盤状で中央が薄く両凹形を呈する．大きさは動物によって異なるが直径5〜7μm，厚さ約2μmで，鳥類，魚類などを除いて核をもたない．赤血球内のヘモグロビンはα鎖2本とβ鎖2本が合わさった色素タンパク質体，各鎖にヘムという鉄を含んだ分子を一つずつ含んでいる．酸素はこのヘムの鉄に結合して運ばれる．赤血球の生成にはこの鉄以外にDNA合成に関与するビタミンB_{12}や葉酸が必要で，赤血球生成の促進には腎臓でつくられるエリスロポエチンが関与する．赤血球の寿命はヒトが約120日，ラットが50〜60日，マウスが20〜30日程度で，動物のサイズが大きいほど寿命が長い傾向がある．

（2）白血球 white blood cells：白血球には好中球，好酸球，好塩基球などの顆粒球と単球，リンパ球があり，生体防御機構に深く関与している．

① 好中球　好中性顆粒をもつ細胞で遊走能，貪食能，殺菌能などの機能をもつ．組織の病巣に向かって遊走して細菌や異物を貪食し，胞体内のライソソームなどの酵素により分解する．

② 好酸球　胞体内に好酸性顆粒を多数もつ細胞で，寄生虫に対する特異的な貪食破壊作用を有し，また即時型アレルギー反応に関与し，ヒスタミンを不活化する．貪食能，殺菌能は好中球より弱い．

③ 好塩基球　ヒスタミンやヘパリンを含む好塩基性顆粒をもち細胞膜上に多数のIgE・Fc受容体が発現している．これにIgEが結合することで脱顆粒が生じ，アレルギー反応を引き起こす．

④ 単球　白血球の中では最も大きく，核は腎臓形，馬蹄形など独特のくびれをもつ．核の網状構造は繊細で細胞質に空胞をもつ．組織でマクロファージになる血球で活発な貪食能，殺菌能を有する．アメーバー運動により移動することができ細菌など異物を取り込み消化する．この時断片化した異物をもとにクラスⅡMHC分子と結合さ

表6.50　血液の構成成分

血液 （体重の7〜8％）	血漿 （55％）	水（91〜92％） タンパク質（7.5％）（血清アルブミン，血清グロブリン（α・β・γ）） 脂質（1％）（中性脂肪，遊離脂肪酸，コレステロール，リン脂質など） 糖質（0.1％）（グルコースなど） アミノ酸 無機塩類（0.9％）（Na, Cl, K, Ca, Mgなど） 尿素・その他の窒素化合物 ホルモン
	細胞成分 （45％）	赤血球 白血球（リンパ球，単球，好酸球，好中球，好塩基球） 血小板

せて細胞表面に提示(抗原提示)し，これをヘルパー細胞が認識して免疫反応が始まる．

⑤ リンパ球　免疫機能としては"細胞性免疫"と"液性免疫"がサイトカインを通じて密接に関わりあって免疫応答を形成している．この免疫機能を担当するのがリンパ球で，T細胞，B細胞，NK(natural killer)細胞などがある．T細胞は細胞性免疫に携わり移植免疫，腫瘍免疫，細胞障害などに関与する．B細胞は体液性免疫，抗体産生に関与し，異物(感染微生物，腫瘍細胞など)を排除する．Bリンパ球そのものには抗体産生能はなく，形質細胞に分化して初めて免疫グロブリンを産生するようになる．

(3)　**血小板 thrombocyte/platelet**：骨髄巨核球から産生される2μm程度の小さな血球で，止血に関与する．血小板には，濃縮顆粒，α顆粒，ミトコンドリア，グリコーゲン粒子があり，濃縮顆粒にはセロトニン，ADP，Ca^{2+}が含まれる．血管が損傷し血小板がコラーゲンに触れると粘着し(一次凝集)，セロトニン，ADPにより二次凝集を起こして血栓を形成する．血管内皮細胞が血栓を覆い血管壁の修復が完了する．血栓は線溶現象によって除去される．

(ii)　**血漿 blood plasma**

(1)　**血漿タンパク質 plasma proteins**：おもに肝臓で生成される．アルブミンとグロブリンに大分される．血漿からフィブリノーゲンを除いたものを血清という．血漿タンパク質は電気泳動によりその易動度からアルブミン，$α_1$，$α_2$，$β$，$γ$グロブリンに分かれ，$β$と$γ$の間に$φ$分画(フィブリノーゲン)がある．血漿タンパク質は，膠質浸透圧の維持(おもにアルブミン)，血液の粘性賦与(おもにグロブリン)，緩衝作用，栄養機能(おもにアルブミン)，担送機能(アルブミンは薬物などを運搬，グロブリンは脂肪，ステロイド，ビタミンなどの担体となる)，免疫機能($γ$グロブリン分画のIgG，IgA，IgM，IgD，IgE)，血液凝固機能(フィブリノーゲン)などの役割を担う．

(2)　**水，無機塩類，糖質，脂質など**：水分は血液の基体をなし，血圧や体温調節に関与している．糖質や脂質はエネルギー源，生体構成成分として重要である．Na塩，K塩，Ca塩などの無機塩類は血漿浸透圧の維持，酸塩基平衡の維持，CO_2運搬などの機能がある．0.9%の食塩水は血漿と等張(290±5 mOsm／L)である．

6.20.2　毒性メカニズム

医薬品や化学物質の造血系に対する毒性影響は，安全性試験のような化学物質の意図的過剰曝露により認められる．血液異常の発生機序としては，薬物の組織障害，代謝障害および変異原性などの直接作用ならびに酵素異常，代謝障害および免疫機序などを介するものがある．たとえば，抗腫瘍剤による造血器官への直接作用，あるいはシクロホスファミドのように肝臓における生物活性化を要するものなどである．職業的な曝露における骨髄毒性では細胞系の変化または汎骨髄症となって現れる．たとえば，クロロフルオロカーボンの代用品である2-ブロモプロパンやヒドロクロロフルオロカーボンは汎血球減少症をきたす．骨髄毒性は，電離放射線や細胞障害性物質による障害作用が，分裂の旺盛な細胞，たとえば幹細胞，前駆細胞，増殖細胞ならびに成熟細胞を標的としやすいことに起因する．このとき，増殖細胞は幹細胞や前駆細胞に比べて高率に分裂しているので化学物質による影響を受けやすい．

イヌでは稀に特異体質に起因する骨髄毒性が見られるが，これは免疫系を介した障害血球の除去および薬物依存性の抗体や免疫複合体などによって血中の好中球，赤血球または血小板が減少することによる．

a.　貧血 anemia

貧血は通常，全循環赤血球量が正常以下に減少した状態で，酸素運搬能が低下している．ヒトにおいても安全性試験などでも頻繁に見られる病的変化で，その原因は出血，赤血球の破壊の亢進あるいは産生の障害などによる．また，肝疾患，腎不全など各種疾患に随伴して認められる．おもな貧血の種類と所見の特徴は表6.51のとおりである．

(i)　**溶血性貧血 hemolytic anemia**　溶血性貧血とは化学物質やさまざまな疾患により赤血球寿命の短縮をきたす貧血である．成因は，① 自

己免疫性，②G6PD（グルコース-6-リン酸脱水素酵素 glucose-6-phosphate dehydrogenase）やピルビン酸キナーゼなどの酵素欠乏および，③化学物質（ナフタレン，アミノサリチル酸など酸化剤，ヒ化水素，銅など）が赤血球膜に直接傷害を与えて溶血させる場合に大別される．溶血性貧血で共通する特徴は，赤血球破壊の亢進，代謝性の赤血球造血亢進による網赤血球増多および鉄を含む赤血球破壊産物（ヘモグロビン，ビリルビンやヘモジデリンなど）の体内貯蔵が見られることである．骨髄は赤芽球過形成となり，末梢網赤血球数は増加する．高度の貧血では脾臓，肝臓などで髄外造血が認められる．

また，溶血は，血管内溶血と血管外溶血の二つに分けられる．血管内溶血は血液中に赤血球破壊によりヘモグロビンが溶出されるもの，血管外溶血は赤血球外に放出されたヘモグロビンが組織球（マクロファージ）系などに貪食されるものである．

血管内溶血では，血管内で赤血球が破壊されヘモグロビンが溶出し，これが代謝され血中にビリルビン（間接型）やヘモジデリンが大量に増える．溶血により大量に放出されたヘモグロビンはヘモグロビンの尿中への移行を阻止するはたらきを有するハプトグロビンと結合し，血中のハプトグロビンは低下する．そのため，血中に増えた大量のヘモグロビン，ビリルビンおよびヘモジデリンを処理できず，ヘモグロビン血症，ヘモグロビン尿症およびヘモジデリン尿症をきたす．また血管外溶血では，大量のヘモジデリンは脾臓，肝臓などの単球・組織球系細胞へ沈着し，ビリルビンは肝臓で処理しきれないため，黄疸（溶血性）を生じる．

(ii) 巨赤芽球性貧血 megaloblastic anemia

巨赤芽球性貧血は核酸合成に必要な葉酸あるいはビタミン B_{12} の欠乏によって起こる．これらは栄養障害性あるいは吸収障害によっても発症する．いずれも DNA 合成障害によって核の成熟や細胞分裂が遅延するが，RNAや細胞小器官の合成は普通に進むので，核と細胞質の成熟にズレが生じる．結果として大型化し巨赤芽球となり，大赤血球をつくる．巨赤芽球の中には DNA 合成異常が強く赤血球をまったく生産することなくアポトーシスに陥るものがある（無効造血）．顆粒球系前駆細胞も大型化し，過分節好中球を産生する．化学物質としては，抗マラリア薬，プリン拮抗物質（6MP，アザチオプリン），ピリミジン拮抗物質（5-FU，シトシンアラビノシド，ヒドロキシウレア）などがこの貧血の要因となる．

(iii) 再生不良性貧血 aplastic anemia 骨髄多能性造血幹細胞の抑制によって，貧血，血小板減少症，好中球減少症（汎血球減少症）をきたす疾患で，ヒトでは原因不明のものが多いために特発性とよばれる．これに対して化学物質や放射線の曝露によるものは続発性再生不良性貧血といわれ，抗腫瘍剤（アルキル化剤，代謝拮抗剤），ベンゼン，クロラムフェニコールなどにより骨髄障害が見られる．いずれも原因物質などが直接，あるいは造血微小環境を介して間接的に幹細胞に作用することによる．再生不良性貧血では通常脾腫が見られず，典型例では網赤血球は増加しない．

b. G6PD 欠損症

赤血球は酸化剤による傷害を受けやすい．正常では細胞内の GSH（還元型グルタチオン）が酸化剤を不活化するが，グルタチオン代謝などに関係する酵素に異常があると酸化傷害を受けて溶血す

表 6.51 貧血の種類と特徴

パラメーター	貧血		
	産生能の低下	失血（慢性）	溶血
網赤血球増多	−	+	+++
血色素多様化（ヘモグロビン含有量の変化）	−	+	+++
有核赤血球	−	+	+++
MCV（平均赤血球容積）	正常または↓	↓	↑
MCH（平均赤血球血色素量）	正常または↓	↓	正常または↑
骨髄細胞密度（数）	↓	不定	↑
血清タンパク質量	正常	↓	正常または↑
高ビリルビン尿症	−	−	±
ヘモグロビン血症	−	−	±

MCV：mean corpuscular volume
MCH：mean corpuscular hemoglobin

る．ヒトでは G6PD の欠損 deficiency がその典型であるが，起因薬剤として，抗マラリア剤（プリマキン），サルファ剤，ニトロフラントイン，フェナセチン，アスピリン，ビタミン K 誘導体などがある．これらは GSH を酸化し過酸化水素を産生，蓄積するため SH 基群の酸化によってグロビン鎖に変性が起こる．この変性ヘモグロビンはハインツ小体とよばれ赤血球内に蓄積して溶血をきたす．

c. メトヘモグロビン血症 methemoglobinemia

ヘモグロビンが酸化反応を受けて 2 価鉄から 3 価鉄に変化（鉄酸化）してメトヘモグロビンになると，酸素と結合できなくなる．グロビンの酸化では SH 基を含むアミノ酸がジスルフィド結合しハインツ小体（不溶性グロビンの沈澱）が生じる．メトヘモグロビン血症をきたす酸化剤には，亜硝酸塩，アセチルフェニルヒドラジン，アミノピリン，アニリン誘導体，サルファ剤などがあり，実験動物ではイヌで感受性が高い．これは G6PD とカタラーゼの活性が低いためである．

d. 顆粒球減少症 granulocytopenia

顆粒球の産生能低下または破壊亢進によるもので，おもに好中球の減少が見られる．前者は代謝拮抗剤，抗生剤，アルキル化剤あるいは放射線など造血細胞への直接障害によるもので，後者はアミノピリンなど免疫反応を介して顆粒球の破壊を亢進することによるものである．

e. 血小板減少症 thrombocytopenia

骨髄巨核球からの血小板産生抑制と末梢での消費ないし破壊亢進によるものがある．骨髄抑制による場合は顆粒球系や赤血球の減少を伴うことが多い．破壊亢進は，薬剤-血漿タンパク質複合体や免疫複合体を形成し，血小板 Fc 受容体と結合し，貪食されることによる．

f. 汎血球減少症 pancytopenia

骨髄における造血能の低下により骨髄および末梢血中の赤血球，顆粒球，血小板などすべての血球成分が減少する．汎血球減少症は放射線や化学物質たとえばベンゼン，シクロホスファミド，メトトレキサート，クロラムフェニコール，金製剤，代謝拮抗剤などで起こる．これらの造血幹細胞に対する障害作用には，① DNA などの分子と共有結合して（アルキル化剤など）造血細胞の分裂を阻害するもの，② 免疫学的機序を介するもの，③ 造血微小環境を障害するものなどがある．シクロホスファミドは肝臓のチトクロム P450 によりアクロレインとホスホラミドマスタードに代謝分解されるが，このホスホラミドマスタードが造血幹細胞に直接作用しその DNA に傷害を与える．ベンゼンの代謝物であるフェノール，ヒドロキノン，カテコール，ベンゾキノンおよび 1,2,4-トリヒドロキシベンゼンは骨髄ミトコンドリアの RNA 合成阻害により造血障害をきたす．一方，電離放射線は直接 DNA を傷害する場合と酸素分子に作用してスーパーオキシドのような遊離ラジカルを産生し，これが原子や分子と反応して細胞障害を起こす場合がある．前者の場合は，細胞回転率が高い骨髄やリンパ組織，消化管粘膜などが著しく感受性が高く早期に影響が発現するのに対して，後者では遅発性のことが多い．放射線により骨髄の前駆細胞が障害を受けるので，血中の顆粒球は初期に増加した後，1〜2 週にかけて減少する．赤血球は放射線に抵抗性であるが，2〜3 週間後に貧血となり，数ヵ月続く場合がある[3]．

g. 制限給餌の影響 restricted diet

動物実験において摂餌量を約 20％以上制限すると，その程度に応じた骨髄細胞数の減少が見られ（造血抑制），末梢血では白血球数および血小板が減少する．赤血球数は，血液濃縮によると考えられるいわゆる"見かけ上の増加"が生じる．高度の制限摂餌では骨髄赤芽球数が減少し，顆粒球系細胞対赤芽球系細胞比（M/E）比が上昇する．このとき，骨髄壊死を認めることがある．

6.20.3 障害反応

末梢血中での赤血球や汎血球の減少，あるいは血小板の消費や破壊の亢進，高濃度の毒性物質の投与などによる高度の炎症あるいは広範な壊死（直接骨髄組織内の線維芽細胞を刺激）に対して，

種々の反応性変化が認められる（表6.52）．

6.20.4 腫瘍性病変および加齢性変化

a. 腫瘍性病変

通常，骨髄球系およびリンパ球系の白血病[4,5]に大別される（表6.53(a), (b)）．ラットでは両者の発生を見るが，マウスではほとんどのものがリンパ球性で，骨髄性のものは少ない．つまり，ラットではリンパ球性白血病 lymphocytic leukemia のほか，骨髄芽球性白血病 myeloblastic leukemia，骨髄球性白血病 myelocytic leukemia，赤芽球性白血病 erythroblastic leukemia（あるいは赤血病 erythremia，赤白血病 erythroleukemia）があり，後三者はおのおの，ヒトの急性骨髄白血病，慢性骨髄性白血病，急性赤白血病に相当すると考えられる．また，ラットでは特殊な型の白血病として，単核細胞白血病 mononuclear cell leukemia，別名，大型顆粒リンパ球白血病 large granular lymphocytic leukemia が見られ，NK細胞由来と考えられている．

b. 加齢性変化

ラットおよびマウスでは加齢による変化はほとんどなく，イヌ[6]やウサギでは生後間もない時期には赤色骨髄が大部分を占めるが，加齢に伴って赤色骨髄は徐々に黄色骨髄に置換される（表6.54）．

6.20.5 障害が及ぼす影響

慢性的に貧血状態が継続する場合，諸臓器の循環血液量を増加させるために代償性心肥大を呈することが多い．血小板減少症の場合には全身諸臓器の出血傾向をきたし，出血死することがある．また白血病では白血病細胞の浸潤により肝臓，脾臓およびリンパ節の腫大をきたすことが多く，出血傾向も見られる．

6.20.6 毒性の評価

a. 末梢血液検査 complete blood count

造血系に対する毒性を評価するにあたっては，

表6.52 骨髄性疾患（反応性変化）

疾患名	成因	組織像
赤芽球系細胞過形成 erythroid hyperplasia	末梢血中での赤血球減少（溶血性貧血，巨赤芽球性貧血あるいは著しい出血など）	赤芽球系細胞（各成熟段階のもの）の過形成とマクロファージが取り囲んで形成される赤芽球小島を認める．なお巨赤芽球性貧血の場合は巨赤芽球を多数認める．M/E比は1より低値を示す
顆粒球系過形成 granulocytic hyperplasia	体内で高度の炎症あるいは広範な壊死（その程度は障害の程度，大きさによって異なる）	顆粒球系細胞が増加し成熟好中球が骨髄内に pooling される．過形成像を呈する顆粒球系細胞に異型は見られない．M/E比はしばしば高値を示す
巨核球系過形成 megakaryocytic hyperplasia	末梢血中での血小板の消費や破壊亢進	巨核球数が増加し，各分化段階（未熟〜成熟したものまで）の巨核球が観察される．骨髄有核細胞数は正常範囲内で，M/E比に変化は見られない
骨髄低形成 myeloid hypoplasia	末梢血中での汎血球減少	赤芽球系細胞，顆粒球系細胞および巨核球系細胞が減少．脂肪細胞間にはリンパ球，形質細胞，組織球などの浸潤．M/E比は1より低値を示す
骨髄壊死 bone marrow necrosis	高濃度の毒性物質の投与（炭化水素化合物，例：固体のアスファルト，液体の石油など）	多発性あるいは広範な壊死が見られる．細胞崩壊物を貪食した組織球が多数出現する
骨髄線維化 myelofibrosis	骨髄壊死に対する修復過程（瘢痕）骨髄組織内の線維芽細胞に対する投与物質（エストラジオールなど）による直接的刺激	線維化巣の形成．広範に及ぶ場合は骨髄における造血能が低下し，髄外造血がしばしば著明である

表 6.53 骨髄性疾患

(a) 腫瘍性病変：骨髄球系

疾患名	末梢血液像	組織像
骨髄芽球性白血病 myeloblastic leukemia	細胞質に乏しく類円形核をもつ芽球が主体をなす．好塩基性の細胞質を有し，細胞質にアズール顆粒はほとんど見られない．ペルオキシダーゼ反応は弱陽性を示す	骨髄：円形～楕円形で比較的細胞質に乏しい腫瘍細胞で置換される 肝臓：小葉全体に腫瘍細胞がびまん性に浸潤 脾臓：白脾髄は萎縮し，明るい核を有する未熟な細胞が赤脾髄に浸潤
骨髄球性白血病 myelocytic leukemia, 緑色白血病 chloroleukemia	前骨髄球から分化した好中性骨髄球に相当する骨髄系細胞が見られ，細胞質には豊富なアズール顆粒を有する	骨髄：好酸性の細胞質を有し，核は円形～腎形，時にドーナツ状のものと多彩に富み，種々の分化段階にある顆粒系細胞で置換される 肝臓：腫瘍細胞はグリソン鞘内あるいは周囲に集簇する 脾臓：赤脾髄にびまん性に浸潤し，ほとんどの白脾髄は萎縮ないしは消失する（種々の大きさ・成熟段階の細胞が混在し，その細胞は多様な核とやや赤色を有する細胞質を有する）
赤芽球性白血病 erythroblastic leukemia	種々の成熟段階の赤芽球系細胞の増殖とともに骨髄球系細胞の増生が見られる．好塩基性の強い細胞質と円形ないしやや楕円形の核を有する	肝臓：小葉内に腫瘍細胞（やや大型で未熟な細胞）が散在性に集塊を形成．大きな核小体が目立つ 脾臓：白脾髄で腫瘍細胞の増殖が著明，初期には赤脾髄で造血能が残存する

(b) 腫瘍性病変：リンパ球系

疾患名	末梢血液像	組織像
リンパ芽球性白血病 lymphoblastic leukemia	類円形ないしやや多角形を呈する核をもち，核細胞質比が大きい白血病細胞が主体をなす．大きさは大リンパ球程度である．細胞質は弱好塩基性を示し，アズール顆粒は見られない．ペルオキシダーゼ反応は陰性である	骨髄：楕円形の核で細胞質が乏しい腫瘍細胞が充実性に増殖する 肝臓：大小不同の核で細胞質の乏しい腫瘍細胞がおもにグリソン鞘周囲に浸潤増殖する 脾臓：白脾髄で腫瘍細胞が増殖し，増殖の程度に伴って他の白脾髄と融合したり，赤脾髄にも広がりを見せる（初期には赤脾髄で造血能が残存する）
リンパ球性白血病 lymphocytic leukemia	リンパ芽球性白血病細胞とほとんど変わりはないが，大きさは小リンパ球程度である（ラットでの発生はほとんど見られない）	骨髄：楕円形の核で細胞質が乏しい腫瘍細胞が充実性に増殖する 肝臓：大小不同の核で細胞質の乏しい腫瘍細胞がおもにグリソン鞘周囲に浸潤増殖する 脾臓：白脾髄で腫瘍細胞が増殖し，増殖の程度に伴って他の白脾髄と融合したり，赤脾髄にも広がりを見せる（初期には赤脾髄で造血能が残存する）
大型顆粒リンパ球白血病 large granular lymphocytic leukemia	豊富な細胞質をもち，細胞質内には多数のアズール顆粒や空胞をもつものが多い．核は通常類円形だが，不規則でくびれを有する核をもつ場合もある（F344ラットやW/Fラットでは高頻度（20～30％）に自然発生する腫瘍）	肝臓：類洞内に腫瘍細胞がびまん性に浸潤する 脾臓：脾腫大とともに赤脾髄と白脾髄が不明瞭となり，白脾髄周囲の辺縁帯ないし赤脾髄にリンパ球様の異型細胞が増殖し，進展に伴い，赤脾髄を中心とした腫瘍細胞の増殖とともに強いうっ血を伴う（腫瘍細胞間で赤血球の混入が多く，赤血球貪食像も見られる）

表 6.54 加齢性変化

動物種	末梢血像	骨髄像(肉眼像)	骨髄像(組織像)
ラット，マウス	赤血球数は，4〜6ヵ月齢まで増加傾向を示し，16ヵ月齢以上で徐々に減少（全経過を通じて，赤血球数は雄のほうが雌より多い） 白血球数は，出生直後高値を示し，その後18ヵ月齢まで徐々に減少．雌雄では，出生直後の雌で多く見られ，その後は逆に雄が高値を示す 血小板数は，雄で徐々に減少し，それ以降はプラトーになるのに対し，雌では加齢に従って減少していく	赤色骨髄が黄色骨髄に置換される率は少なく，生涯を通じて赤色骨髄が比較的多くの部分を占め，加齢による変化はほとんどない	骨髄線維化：加齢に伴い，散発的に小線維化巣が観察されるが，その出現頻度は非常に低い．成因は，局所的な炎症の修復の場合や老齢の雌マウスでのホルモン不均衡などにより形成されることが知られている 骨髄過形成 myeloid hyperplasia：2年齢のF344ラットで雌雄とも3〜5％の頻度で骨髄に見られ，SDラットではさらに高頻度に認められる
イヌ ウサギ	（イヌ） 赤血球数は，6〜7ヵ月齢まで増加傾向を示し，それ以降ほぼ一定に保たれる 白血球数は，出生直後やや高値を示すが，それ以降はほぼ一定に保たれる 血小板数は，出生直後と比較し，日齢あるいは月齢変動がわずかにあるものの，ほぼ一定に保たれている （ウサギ） 赤血球数は，出生時から20日齢まで成熟ウサギ(成体)に比べ低値を示すが，成体ではほぼ一定に保たれている 白血球数は，出生時が最も低く，それ以降3ヵ月齢まで漸増し，4〜6ヵ月齢の間でやや減少するが，12ヵ月齢以上では最も高値を示すようになる	生後間もない時期は赤色骨髄が大部分を占めるが，加齢に伴って赤色骨髄は上腕骨，大腿骨などの長管骨骨端部，肋骨，胸骨，頭蓋骨などの扁平骨，椎骨などの短小骨の海綿質腔に限局するようになり，長管骨幹部では徐々に黄色骨髄に置換される	イヌでは，骨髄様化生（異形成）myeloid metaplasia および骨髄線維化または本態性骨髄様化生という病名が記載されているが，その原因および病態は完全には理解されていない

表 6.55 採取方法および検査項目

採取方法		検査項目
一般採血	尾静脈 鎖骨下頸動脈 腹部大動脈 心　臓	赤血球 ヘマトクリット値 MCH(平均赤血球血色素量) MCV(平均赤血球容積)
経時的採血	尾静脈 鎖骨下静脈	MCHC(平均赤血球血色素濃度 mean corpuscular hemoglobin concentration)
その他	耳介動・静脈(ウサギ) 伏在静脈(イヌ，ウサギ) 頸静脈(イヌ，ウサギ) 前肢橈側皮静脈(イヌ)　など	白血球数 白血球百分率(リンパ球，桿状核好中球，分節核好中球，好酸球，好塩基球，単球) 血小板数

末梢血の血液成分の状態を知ることが必要不可欠である．採取方法および検査項目は，表6.55に示す．なお，採血部位が異なれば採取された血液成分も異なるため，採血部位は実験によってつねに一定にしておく必要がある．一般に尾静脈から採血された白血球数は腹部大動脈からのものより約2倍も高い値を示す．

b. 骨髄検査 bone marrow examination

骨髄検査のおもな目的は，次のようなことを調べるものである．

① 白血病
② 末梢血の血球成分減数の原因が骨髄にあるかどうか
③ 貧血の原因，とくに赤血球の成熟の障害の有無
④ 腫瘍の転移
⑤ 鉄欠乏性貧血が考えられる例で貯蔵鉄の不足があるか

動物を屠殺して骨髄組織を採取する場合は通常大腿骨を用いることが多く，屠殺せずに採取する場合は，麻酔下で穿刺針を用いて腸骨より採取する．採取した骨髄組織を希釈して，その浮遊細胞を用いて総有核細胞数を算定する．塗抹標本からは各成熟段階の造血細胞を算定して骨髄像 myelogram を作製し，M/E比を計算する．その例を表6.56に示す．その他，組織標本から造血実質容積比率 cellularity あるいは造血実質対脂肪細胞比率(P/E比)を算定するのもよい．

c. 造血能に関する検査 testing for the hematopoietic function

（i） **血清鉄 serum iron** 赤血球崩壊が亢進あるいは赤血球生成が減退しているときには血清鉄値は増加し，ヘモグロビン合成や赤血球生成が亢進しているときには逆に減少する(表6.57)．貧血がある場合には必ず実施すべき検査である．

（ii） **鉄回転 turn over of iron** 鉄の放射性同位体の一つである^{59}Feを静注し，血漿鉄消失率，血漿鉄交代率，赤血球鉄利用率および赤血球鉄交代率を測定する．血漿鉄交代率は骨髄でのヘモグロビン合成能の良否により影響されるので，この

方法は造血能を動的に把握するのに有用である．

d. 造血幹細胞の定量的検査 quantitative examination of hematopoietic stem cells

造血機構の病態を解明するうえで造血幹細胞の検索が必要不可欠であるが，検索には軟寒天培地を用いた半固形培養法による定量的解析が行われている．この方法によってCFU-E(赤芽球コロニー形成細胞)，BFU-E(赤芽球コロニー群形成細胞)，CFU-GM(顆粒球・マクロファージコロニー形成細胞)，CFU-Meg(巨核球コロニー形成細胞)およびCFU-Mix(混合コロニー形成細胞)など各種の幹細胞を培養し，そのコロニー形成を検索することで造血幹細胞レベルでの障害の程度を解析することが可能である．　　［松本清司，岩崎省吾］

表6.56　各種動物のM/E比

動物種	M/E比
マウス	1 : 1
ラット	1.3～1.9 : 1
ウサギ	1 : 1
ネコ	0.7～2.7 : 1
イヌ	0.8～1.4 : 1
ヒト	0.6～2.7 : 1

M/E比	
上　昇	低　下
白血球増多症	白血球減少
骨髄性白血病	赤血球造血系過形成
リンパ肉腫	
慢性間質性腎炎	
赤血球低形成	

M/E比＝顆粒球系細胞対赤芽球系細胞比率

表6.57　血清鉄の変化

血清鉄値	成　因
高値	多量の輸血 腸管からの鉄過剰吸収 肝臓の実質障害　など
低値	栄養不良 腸管吸収不良 慢性失血 感染症・悪性腫瘍・膠原病 トランスフェリンの減少(ネフローゼ症候群)　など

文献(6.20節)

1) Greer JP, *et al.* eds.：Wintrobe's Clinical Hematology, 11th Ed. Lippincott Wiliams & Wilkins, Philadelphia (2004).
2) 柴田　進ほか：カラーアトラス血球 Q&A．金芳堂 (1994).
3) Valli WE, *et al.*：Hematopoietic System. In: Handbook of Toxicologic Pathology 2nd ed. Vol. 2 (Haschek WM, *et al.* eds.), pp.647-679, Academic Press, San Diego (2003).
4) 日比野　進編：血液学．丸善(1985).
5) 小川哲平ほか編：血液学．中外医学社(1993).
6) 関　正利ほか：6．イヌ．実験動物の血液学．pp.362-370, ソフトサイエンス社(1981).

6.21　胸腺，脾臓，リンパ組織

6.21.1　構造, 生理, 機能

a．構　造, 生　理

（ⅰ）**免疫系組織の分類**　リンパ系組織は，大きく一次(中枢)および二次(末梢)リンパ系組織に分類される．この分類の背景には細胞の分化・増殖の抗原への依存性があり，骨髄と胸腺が一次，その他のリンパ節，脾臓，MALT(粘膜関連リンパ組織)などが二次リンパ組織に含まれる．

（ⅱ）**胸腺の構造, 生理**　Tリンパ球は，胸腺で前駆細胞から機能性の細胞にまで成熟し，この成熟段階と胸腺内での同細胞の存在領域とは深く関係している．まず幼若な細胞は血流から，各小葉の皮髄境界部へ進入後，皮質の被膜直下に移動し，ここで大型のリンパ芽球様の形態を呈する．これらの細胞は細胞質に乏しい小型リンパ球へと形態を変えながら，皮質内を髄質に向けて移動し，最終的に中型のリンパ球として髄質内に移行する．

胸腺内のTリンパ球の選別は，まず自己抗原を結合したMHC(主要組織適合遺伝子複合体 major histocompatibility complex)に対する結合性が中程度なTリンパ球が選別され(positive selection)，次いで自己抗原を結合したMHCに対して強い結合性を示すTリンパ球が排除される(negative selection)という2段階を経る．positive selection段階には，胸腺特有の上皮性細網細胞が関与する．これらの細胞はMHC class Iおよび II を発現しており，超微形態学的にリンパ球との接触が確認され，時にリンパ球を細胞質内に取り込んだ上皮性細網細胞 thymic nurse cell が見られる．一方 negative selectionには，上皮成分や，髄質の樹状細胞が関与する．

（ⅲ）**リンパ節の構造, 生理**　リンパ節は皮質および髄質よりなり，皮質にはリンパ濾胞が存在し，おもにBリンパ球により構成される．また，濾胞間は傍皮質とよばれ，ここにTリンパ球が存在する．動脈はリンパ節髄質より侵入し，傍皮質に至るが，この領域では高内皮性細静脈 high-endothelial venule という特徴的な形態をとる．リンパ球は特異的な受容体-リガンド結合を介した血管内皮細胞への結合後，この内皮の壁内を移行する．リンパ節実質に移行したリンパ球は，リンパ濾胞あるいは傍皮質へ移動する．

抗原や病原体の主要な侵入路は，輸入リンパ流であり，これは被膜下のマクロファージが豊富に存在する辺縁洞に注ぐ．Tリンパ球の活性化過程では，ここから抗原が傍皮質に移動し，傍皮質において抗原がヘルパーTリンパ球(Thリンパ球)に提示される．

一方Bリンパ球の活性化過程は，リンパ濾胞内で進行する．一次リンパ濾胞は，小型で休止したvirgin Bリンパ球(細胞膜表面にIgMおよびIgDを発現)により構成され，二次リンパ濾胞でBリンパ球は活性化して，胚中心とマントル層を構成する．リンパ濾胞内では，抗原が樹状細胞の細胞膜上に捕捉された免疫複合体としてBリンパ球に提示され，この過程をThリンパ球が支持する．

Bリンパ球系の反応の結果生じた形質細胞は，髄索に多く存在し，この後，髄質を経て輸出リンパ流あるいは血流に出る．また形質細胞の前駆細胞は骨髄に帰巣し，血液中の免疫グロブリンの主要な産生源となる．

（ⅳ）**脾臓の構造, 生理**　脾臓は赤脾髄と白脾髄に分けられ，赤脾髄は血液を貯留する脾洞と

脾索が見られ，マクロファージ，リンパ球，形質細胞などが存在する．マクロファージは老化した血球の処理や，とくにオプソニン化されていない粒子の食作用などを担う．この食作用は，病原性微生物感染に対する抗体産生と，それに続くオプソニン化以前の生体防御機構として機能する．また，肝臓の食細胞系と同様に脾臓マクロファージは補体系，とくに古典経路に関わる因子の産生源でもある．げっ歯類の赤脾髄は髄外造血の場としても機能する．

白脾髄はPALS（動脈周囲リンパ鞘periarterial lymphoid sheath）およびリンパ濾胞より構成される．PALSはTリンパ球領域であり，この領域の微小環境とリンパ節の傍皮質のそれとの類似性が指摘されている．また，Bリンパ球や抗原刺激後の形質細胞が，PALS周囲に認められ，隣接した濾胞にもBリンパ球が存在する．この脾臓の濾胞は構造的にも機能的にもリンパ節のそれと同一と考えられるが，とくに血液中に存在する抗原に対してIgMクラスの抗体を産生して液性免疫反応に主要な役割を果たす．

辺縁帯は赤脾髄と白脾髄の移行部に位置する．その微小環境は脾臓に特有のもので，ここに存在するBリンパ球は組織学的に中型で，一次および二次濾胞のマントルに存在するものより大型で淡明である．またこの領域のBリンパ球の表面抗体はIgM$^+$，IgD$^-$の形質を示し，濾胞のそれと異なる．辺縁帯の微小環境中に存在するマクロファージも，渡銀染色により染色されるなど特有の性質をもつものがある．辺縁帯はBリンパ球の免疫記憶に関与することが知られ，またこの部位の液性免疫応答にはTリンパ球が直接関与しない経路も知られている．

(ⅴ) **MALT（粘膜関連リンパ組織 mucosa-associated lymphoid tissue）** MALTとは，GALT（腸管関連リンパ組織 gut-associated lymphoid tissue），BALT（気管支関連リンパ組織 bronchus-associated lymphoid tissue），あるいはNALT（鼻咽頭関連リンパ組織 nasal-associated lymphoid tissue）を，その構造や機能の類似性から統合した概念である．

MALTの基本構造は，他のリンパ節と類似し，Bリンパ球を中心とした濾胞とTリンパ球を中心とした傍皮質領域からなる．これらのリンパ組織の特徴構造として，病原物質がこれを覆う粘膜から侵入してくるため，輸入リンパ管を欠いていること，髄質を欠いていることが知られている．また，リンパ組織を覆う粘膜上皮はM細胞microfold cellとよばれ，抗原の取込みに特殊化した機能をもっていることも知られている．

MALTで産生される抗体はIgAであり，これを産生する形質細胞前駆細胞が存在する点も，他のリンパ節と異なる．またMALTに存在するTリンパ球は，IgA産生性Bリンパ球/形質細胞へのBリンパ球のisotype switchを促進することも知られている．

b. **機 能**

外部環境からの病原体に対する防御反応は特異的反応と非特異的反応に大別される．特異的反応では，リンパ球の特異的抗原認識により，非特異的反応にはマクロファージや顆粒球のようなeffector cellあるいは補体システムなどが含まれる．

(ⅰ) **抗原提示および認識** 抗原の認識は，通常体内への侵入中あるいは侵入直後に起こる．これに対する最初の防御反応は，非特異的反応による不活化であり，これには非特異的キラー細胞，顆粒球やMPS（単核性食細胞系mononuclear phagocyte system）が参加する．また，この非特異的反応には，外因性抗原を取り込んだ樹状細胞やマクロファージのような抗原提示細胞が，通常MHCクラスⅡ分子を構成する際に，この分子と加工された抗原が結合され，CD4$^+$Tリンパ球（Thリンパ球）に提示される反応を含む．なお内因性抗原（ウイルス抗原，自己タンパク質，腫瘍関連抗原）については，通常MHCクラスⅠとともに，CD8$^+$Tリンパ球（細胞障害性Tリンパ球）に提示される．

(ⅱ) **特異性** 種々の抗原に対して免疫系は，特異的に反応する能力を備えており，この特異的反応の中心的役割を担うリンパ球は，その細胞膜表面に特定の抗原決定基に対する受容体をもつ．Bリンパ球の場合は，受容体あるいは抗体として

産生される免疫グロブリン分子がこれに相当する．とくに未感作Bリンパ球の場合は細胞表面にIgM，IgD分子を発現しているが，isotype switchが生じた後には，IgG，IgA，あるいはIgE分子が生成される．Tリンパ球の抗原受容体は，ヘテロダイマー分子（α-βヘテロダイマーあるいはγ-δヘテロダイマー）である．

Tリンパ球による特異的反応には，MHC分子が関与している．Th1（Thリンパ球）とDTH（遅延型過敏症 delayed-type hypersensitivity）Tリンパ球は，MHCクラスIIとともに抗原決定基が提示されたときのみ，これを認識し，この現象はMHCクラスII拘束とよばれている．これに対し，細胞障害性Tリンパ球（Tc）は，MHCクラスIによって拘束され，Bリンパ球はMHC拘束を受けない．

（iii）**エフェクター反応の選択** エフェクター反応は，液性免疫（抗体介在性）と細胞性免疫（細胞介在性）の2種に大別される．

液性免疫では，抗原によって活性化したCD4$^+$Tリンパ球が特定のBリンパ球の抗体産生可能な形質細胞への分化を促進することに始まり，この後，産生された抗体はさまざまな経路で外来物質の不活化に寄与する．

細胞性免疫では，CD4$^+$Tリンパ球がCD8$^+$TcリンパB球の前駆細胞を活性化させ，このTcリンパ球は抗原特異的な標的殺作用をもつ．またCD4$^+$Tリンパ球は，サイトカイン産生細胞（DTH細胞など）の前駆細胞も活性化し，このサイトカインはマクロファージを活性化させ標的への殺効果を引き起こす．

以上に加え，Thリンパ球の活性化が関与しない特異的な免疫反応としてLPS（リポ多糖 lipopolysaccharide）の抗原刺激によるTリンパ球非依存性のBリンパ球活性化および抗原特異的受容体をもつ細胞障害性Tリンパ球の直接的な活性化が知られる．

（iv）**免疫記憶** 免疫反応は，同一抗原への初回曝露に比べ，2度目以降でより早期に強い免疫系反応が立ち上がり，抗原に親和性の高い抗体が産生されることが知られ，この現象は免疫記憶とよばれる．細胞性免疫の記憶効果は，未感作Tリンパ球から記憶Tリンパ球への表現型の変化（CD45の変化およびCD44の発現増加）としてとらえることができる．このTリンパ球の記憶は，Bリンパ球とは異なり，長期間持続する．

（v）**免疫制御** エフェクター反応の発現は，免疫担当細胞と液性メディエーターの間，あるいは免疫担当細胞同士のcell-to-cell接触による相互作用により調節されている．

液性メディエーターが免疫反応を増強する例としてはIL-1，IL-2，およびBリンパ球刺激あるいは成長因子が挙げられる．これらは各種免疫担当細胞の表面に誘導・発現される受容体を介してその作用が発揮される．一方，これが抑制的にはたらく例としてはThリンパ球の刺激の後にTsリンパ球の前駆細胞が活性化される反応が知られ，この反応にはcell-to-cell接触および液性メディエーターの両者が関与する．

6.21.2 毒性メカニズム

免疫系の主要な機能の一つは，外来性因子の認識にあることから，多くの化学物質は免疫系に対し抗原特異的な反応を引き起こすことが知られている．一方，化学物質が抗原非特異的に免疫系に作用することもある．この場合，化学物質が免疫系の一部に直接的な毒性を発現した結果，免疫系全体としての機能不全に陥る場合，あるいは免疫調節系への毒性により免疫制御不全に陥る場合などが考えられる．

a. 化学物質と免疫系の抗原非特異的な相互作用

免疫系は，一般に直接毒性に対して脆弱な側面をもつが，これはその動的性質が影響しているものと考えられ，このため影響はとくに骨髄および胸腺でより明確に見られる．胸腺における未熟なTリンパ球は，Tリンパ球間あるいは周囲の微小環境との微妙な相互作用のうえに存在するため，胸腺への種々の影響が同細胞への毒性発現として現れる．また上記のリンパ球の動的な性質は，活発な遺伝子の増幅，転写および翻訳を反映している．多くの化学物質はこの過程へ影響し，血中やリンパ組織におけるリンパ球の減少がこの影響の

初期の毒性反応となることがある.

免疫系のもつ動的な側面は，その旺盛な回復能としても認められる．胸腺では，単一の前駆細胞が強い増殖力をもち，外来性物質への曝露により荒廃した場合にも比較的短期に再生する．

以上のような反応とは逆の抗原非特異的な相互作用として，多クローン性のBリンパ球活性化反応がある．この反応では，化学物質への曝露により過剰な抗体沈着が関節や腎糸球体に認められる．

b. 化学物質と免疫系の抗原特異的な相互作用

化学物質に対する免疫系への特異的な有害作用は，過敏性反応として認められる（表 6.58）．

この免疫反応の顕在化には，化学物質の生体内タンパク質と形成する免疫原性ハプテン−キャリアー複合体が関与する．複合体を形成する化学物質は，投与された化学物質自身（親化合物）である場合や，代謝物である場合がある．

過敏性反応の結果発生する症状は，全身性アナフィラキシー，溶血性貧血，血清病，血管炎，蕁麻疹，接触性皮膚炎，肝炎，腎炎などと多様で，活性化されるメカニズムに依存する．特殊な例として，ペニシリン，セファロスポリン，フェナセチン，キニンなどでは溶血性貧血など過敏性反応以外のメカニズムが関与するとされる．また，特異的免疫反応に類似した変化が他の原因で認められることもあり，たとえば，蕁麻疹ではコデインなどや物理的刺激（寒冷，温熱，圧力）などの直接作用によりマスト細胞の脱顆粒が生じ，IgE非依存的にType I様の変化が生じる[1]．

6.21.3 障害反応

a. 性ホルモン，ホルモン受容体

一般的に，雄性ホルモンは免疫刺激性をもち，雌性ホルモンは免疫抑制性であるとされる．妊娠期間中の血清 17β-エストラジオールの増加とリンパ球減少および細胞性免疫の抑制と相関性のあることが知られる．

また，雄性および雌性ホルモンのバランスも免疫反応に影響を与える．

エストロゲン様作用を示す化合物として o,p'-DDT，カビ毒 zearalenone や DES などが知られる．DES については実験動物を用い免疫毒性に関する詳しい検討がなされている．一方，ヒトでは明らかな免疫抑制が認められず，自己免疫疾患との関連や免疫制御系への影響などが疑われている．

b. グルココルチコイド類 glucocorticoids

グルココルチコイドは，細胞内に存在する受容体と結合し，これが複合体となってDNAと結合することにより作用を発揮する．

グルココルチコイドは中枢神経系と免疫系をつなぐ伝達者の役割も果たしている．ことに，下垂体の分泌するACTHが，副腎皮質においてグルココルチコイドの分泌を介して，免疫抑制を引き起こす．

c. TCDD（2, 3, 7, 8-tetrachlorodibenzo-p-dioxin）と関連物質

ダイオキシン類は，いずれもベンゼン環をもち，いくつかの塩素を有する．わが国では，PCDD，PCDF，コプラナーPCB をダイオキシンと総称す

表 6.58. 過敏性反応の分類とその機構

型		免疫機構
I	アナフィラキシー型	IgE の産生→好塩基球・マスト細胞膜表面 Fc 受容体と結合→抗原による IgE の架橋→炎症メディエーター（血管作動性アミンなど）
II	細胞毒性型	IgG，IgM の産生→標的細胞表面にある抗原に結合→活性化補体の C8，9 分画あるいは ADCC による標的細胞の貪食ないし破壊
III	免疫複合体型	抗原抗体複合体→補体活性化→好中球の遊走→ライソソーム酵素や他の毒性物質の遊離
IV	細胞介在型（遅延型）	感作Tリンパ球→抗原提示細胞の抗原を認識→サイトカインの遊離およびTリンパ球介在性細胞障害

る．広範な毒性作用が認められ，反応は，用量依存的で，種および臓器特異性がある．これらは，可溶性細胞質タンパク質である Ah（aryl hydrocarbon）と結合する．

最も検討が進んでいる TCDD による免疫抑制では，Tリンパ球が介在する反応に影響が見られ，その結果，さまざまな感染症に対する宿主抵抗性の低下が引き起こされることが示されている．また，マウスにおいては，TCDD に対する感受性が Ah 受容体に関連する遺伝子に依存することが示されており，高感受性系のマウスの胸腺に多く発現している．このことから TCDD の免疫毒性は，高い親和性のある Ah 受容体に依存する．TCDD による胸腺萎縮効果は，上皮系細胞のTリンパ球の成熟および増殖支持能の阻害の可能性もある．

d. HCB（hexachlorobenzene）

HCB の免疫系組織への影響には種依存性が認められ，マウスでは血清免疫グロブリン量と抗体反応の低下が報告されている．また感染抵抗性の低下や腫瘍移植片の拒絶能の低下も知られる．一方，ラットにおいては脾臓およびリンパ節重量，血中 IgM 量，末梢顆粒球および単球数の増加が認められ，脾臓では髄外造血の亢進，辺縁帯および濾胞における B リンパ球の過形成が認められる．ラットにおける免疫活性化反応は，自己免疫反応の結果生じている可能性が示唆されている．

ヒトにおける HCB への曝露症例の検討では，ポルフィリン症が認められることに加え，皮膚病変，無痛性の関節炎，甲状腺肥大などが認められることから，自己免疫性の変化の可能性が指摘されている．

e. 多環芳香族炭化水素類

多環芳香族炭化水素類への曝露により認められる変化は，免疫抑制的で，とくに液性免疫への影響が顕著であり，Tリンパ球依存性抗体産生能の低下，脾臓細胞数の減少，腹腔マクロファージの減少などが報告されている．これに加え，Tリンパ球が介在するエフェクター反応においてその機能が減弱するとされ，ラットに benzo[*a*]pyrene を投与した場合，胸腺毒性が認められることが知られている．

以上のような胸腺毒性とTリンパ球依存性の免疫系の異常に関しては，Ah 遺伝子が関与するとされ，benzo[*a*]pyrene の場合，TCDD と同様に Ah 受容体に結合能が証明されている．

多環芳香族炭化水素類にはがん原性のあるものが多いが，このメカニズムとして，化合物の直接作用の可能性に加え免疫抑制の結果，腫瘍に対する免疫監視機能低下の可能性も指摘されている．

f. 有機スズ化合物

ジアルキル化合物では肝毒性が，トリアルキル化合物では神経毒性がそれぞれ報告されている．一方，免疫毒性に関しては両者の TBTO（酸化物）あるいは DBTC（塩化物）においてリンパ球減少と胸腺および脾臓の重量減少が見られるとされ，この抑制にはTリンパ球依存性免疫反応の減弱を伴うことが知られている．

g. シクロスポリン

シクロスポリン A は，その強い免疫抑制作用から，移植医療時の拒絶反応あるいは GVHD（移植片対宿主病 graft versus host disease）の抑制や，自己免疫疾患の治療に用いられる．この免疫抑制作用において，シクロスポリンは，休止リンパ球には作用せず，とくにサイトカイン類の動態を変化させることで，免疫刺激後の反応を阻害する．また，胸腺では自己免疫性の変化を惹起し，胸腺髄質の樹状細胞の減少により，自己抗原と親和性の高いリンパ球への negative selection が減少したことによるものと説明されている[1]．

6.21.4　腫瘍性病変および加齢性変化

a. 腫瘍性病変

表 6.59 には，Pattengale, Frith, Taylor のマウス造血器系腫瘍の分類[2]を，表 6.60 には STP の推奨分類を記載した．

造血器系腫瘍は，悪性リンパ腫（顆粒性大リンパ球性白血病，リンパ芽球性，リンパ球性，形質細胞性，多形性），赤芽球性白血病，顆粒球性白血病（好塩基球性，好酸球性，好中球性），白血病

NOS，悪性肥満細胞腫，良性胸腺腫（上皮細胞型）および悪性胸腺腫（上皮細胞型）に分類される．

表面抗原を用いた表現形解析は，反応性のリンパ球と腫瘍細胞の鑑別や白血病細胞の由来および成熟段階の同定に応用できる．一方，純形態学的な分類と表現系解析の結果が相関しない場合もある．

b. 加 齢 性 変 化
（i）胸腺

萎縮 胸腺は，成熟前に最大容積となり，成長とともに漸次退縮する．組織は脂肪組織に置換されるが，上皮成分は退縮しないので，一見上皮成分が増加したように見えることがある．

出血 時に出血が見られるが，屠殺時の影響であることもある．ヘモジデリン沈着，貪食像などで出血の新旧を鑑別できる．

（ii）脾臓

色素沈着 脾臓は赤血球の処理を行うため，加齢に伴い赤脾髄にヘモジデリンなどの色素沈着が見られる．

萎縮 白脾髄では萎縮の程度が容易に判断できるが，赤脾髄での細胞減少は，うっ血や色素沈着により見落とされることがある．

（iii）リンパ節

濾胞萎縮 感染や炎症の影響を受けたリンパ節は，濾胞が発達しているが，加齢に伴い萎縮し線維成分が増加する．

表 6.59　Pattengale-Frith-Taylor のマウス造血器系腫瘍の分類

lymphoma	lymphoblast (B, T cell)
	small lymphocyte (B, T cell)
	immunoblast (B cell)
	plasma cell (B cell)
	follicular center cell : small, large, and mixed type
leukemia	granulocytic, erythrocytic, megakaryocytic
histiocytic sarcoma	
mast cell tumor	

表 6.60　STP から公表されている "International Harmonization of Rat Nomenclature" におけるリンパ系腫瘍の分類

推奨用語	出 典		
	WHO / IARC / RITA	NACAD	STP
malignant lymphoma (large granular lymphocyte leukemia：lymphoblastic：lymphocytic：plasmacytic：pleomorphic)	malignant lymphoma (large granular lymphocyte leukaemia：lymphoblastic：lymphocytic：plasmacytic：pleomorphic：NOS)	malignant lymphoma (large granular lymphocyte leukemia：lymphoblastic：lymphocytic：plasmacytic：pleomorphic：NOS)	lymphoma
erythroid leukemia	erythroid leukaemia	erythroid leukemia	erythroid leukemia
granulocytic leukemia (basophilic：eosinophilic：neutrophilic)	granulocytic leukaemia (basophilic：eosinophilic：neutrophilic：NOS)	granulocytic leukemia (basophilic：eosinophilic：neutrophilic：NOS)	granulocytic leukemia
leukemia, NOS	leukaemia, NOS	leukemia, NOS	
malignant mast cell tumor	malignant mast cell tumour	malignant mast cell tumor	mast cell tumor
histiocytic sarcoma	histiocytic sarcoma	histiocytic sarcoma	histiocytic sarcoma
benign thymoma (epithelial)	benign thymoma (epithelial)	benign thymoma (epithelial)	
malignant thymoma (epithelial)	malignant thymoma (epithelial)	malignant thymoma (epithelial)	

［WHO: World Health Organization, IARC: The International Agency for Research on Cancer, RITA: Registry of Industrial Toxicology Animal-data, NACAD: North American Control Animal Database, STP: Society of Toxicologic Pathology］

6.21.5 障害が及ぼす影響

a. 性ホルモンおよびホルモン受容体

性ホルモンのバランスの乱れによる影響として，クラインフェルター症候群 Klinefelter's syndrome 患者では，高エストロゲン血症が認められ，同時に SLE のような自己免疫疾患が見られることがある．また SLE やリウマチ関節炎のような自己免疫疾患は，女性で罹患率が高く，相対的にエストロゲンがアンドロゲンに対して多い場合（初潮，妊娠あるいはエストロゲン含有避妊薬の摂取）に悪化するので，性ホルモンバランスの関与が考えられる．

b. グルココルチコイド類

抗原提示細胞で障害が生じた場合，同細胞表面の MHC class II の発現量が減少することにより抗原提示能が低下する．またエフェクター反応も IL-1，インターフェロン，TNF のようなサイトカインの減少により低下する．グルココルチコイドは，細胞表面上の IL-2 受容体の発現量を調節し，その IL-2 との結合を低下させることも指摘されており，加えて胸腺細胞に対してアポトーシスを誘導することも in vitro 条件下で示されている．

下垂体からの ACTH による，副腎皮質からのグルココルチコイド分泌を介した免疫抑制の例として胸腺が挙げられる．つまり，反応が顕著に現れる胸腺は，いわゆるストレスホルモン標的臓器となり，ストレスの影響を強く受ける．毒性病理担当者が胸腺を観察する際，化学物質による直接的な影響以外に，化学物質によりストレスを生じ，これに伴う影響が発生することがあることを念頭におく必要がある．

6.21.6 毒性の評価

2005 年に STP の IWG (Immunotoxicity Screening Working Group) が免疫系組織の毒性病理学的評価の留意点をまとめた[2]．

とくに所見名に関しては，解釈的な表現を避け（たとえば「萎縮」），半定量的・記述的な所見とその細胞種の組合せ（たとえば「リンパ球数の減少」）により表現することを推奨している．

本項では STP Position Paper の内容について要約する．

a. 諸言

ここでは SPF げっ歯類のリンパ組織の採材・評価に特化したものとしているが，技術や考え方はイヌやサルなど他の動物種にもあてはまる．しかし，非げっ歯類の場合には，年齢・性・飼育条件により，リンパ組織の重量・形態・組織像に変動があることを認識する．加えて，イヌやサルでは，脾臓重量のバリエーションを小さくするために十分な放血操作が必要である．

b. 臨床病理評価

免疫毒性の初期評価には，定型的な血液学的および血液化学的パラメーターの解析が含まれる．各グロブリン分析，すなわち，タンパク質電気泳動は，標準的解析としては推奨されていないが，初期評価で免疫毒性を示唆する結果が得られた際には考慮すべきである．骨髄細胞診は，骨髄病理組織や血液学検査の結果に基づき実施を考慮する．とくに，定型的な HE 染色による骨髄標本では判別しにくいリンパ球系，骨髄球系，赤血球系の区別が必要な際には骨髄細胞診が有用である．

c. リンパ組織の採材と重量測定

胸腺重量および脾臓重量の解釈は，一般状態，病理組織所見，臨床病理データと関連づけて行う．これらの変化は，全身的な免疫毒性の有用な指標であり，末梢リンパ節の重量変化よりも信頼度が高い[4,5]．

d. 全身的な免疫毒性の指標としてのリンパ組織の病理組織検査法

リンパ系を全体的に肉眼観察し，胸腺，脾臓，リンパ節の変化を記録する．肉眼観察における胸腺，脾臓，外部接触領域リンパ節，in situ 骨髄およびリンパ系は，評価における最低限の観察器官である．また，病理検査では，胸腺，脾臓，骨髄の変化が，全身性免疫毒性検出に際し信頼性のある指標となる．骨髄は厳密にはリンパ系組織では

ないが，骨髄の評価は免疫系における非リンパ系要素の毒性評価として有用である．薬物曝露に関し最も近位にある局所リンパ節も組織学的に検査すべきである．

一般的に，経口投与薬物において影響を受ける外部接触領域リンパ節は，パイエル板や腸間膜リンパ節であり，標準的な組織学的検査手技を用いて病理組織検査を行う．皮内，皮下，あるいは経皮の場合でも近位の外部接触領域リンパ節の病理組織検査が適してはいるものの，リンパ液排出パターンや関連リンパ節数に関する文献が有用である[6]．

投与薬物の流入のない末梢リンパ節(たとえば膝窩，耳介，腋窩など)の正常組織像は大きく変化し得るものであり，時に薬物の影響を受けるリンパ節形態と重複することがあり，全身的な免疫毒性の指標として扱うことはできない．加えて，採材，包埋，薄切手技のばらつきが，リンパ節に内在するばらつきと重なり，末梢リンパ節の免疫毒性の評価における有用性は限定的である．

一方，脾臓，胸腺，骨髄の正常組織像は比較的一定であり，採材や標本作製過程の違いのばらつきは小さい．ゆえに，脾臓，胸腺，骨髄の組織変化は，全身的な免疫毒性の指標としては末梢リンパ節の変化よりも有用性が高い．

e. リンパ組織変化の半定量評価

リンパ組織の組織検査においては，特定のリンパ組織の機能領域や微細環境の変化についての半定量的な記載が有用である．

この手技においては，3点が重要視されている．
① 各リンパ組織を特定の免疫機能に関わる領域に分類する．
② これらの機能領域ごとに変化を評価する．
③ 解釈用語よりは記述的用語を用いる．

このような手技においては，リンパ組織の免疫組織化学や，盲検によるスコア化，形態計測，細胞のフローサイトメトリー評価など，特殊技術を要求するものではない(これらの特殊技術は，特異的なリンパ組織変化を解明するのに有用で，リンパ組織変化が検出された後に考慮すべきであり，科学的疑問に答える際に実施すべきである．すな わち，ルーチンでの実施は推奨されない)．

f. 領域ごとのリンパ組織評価

病理組織評価においてはリンパ組織を含め全組織の各領域を検査する．すべての領域が正常範囲内の変化に留まると考えられる場合には，「NAD(変化なし No Abnormality Determined)」あるいは他の用語が用いられる．病理担当者は慎重に体系的に各組織の各領域を検査し，適切な用語で変化を記載する．

このような検討は病理以外の研究者には容易ではないため，全組織の病理組織学検査方法についての詳細な記述を残すことが推奨される．陳述の文面としては，「全組織の病理組織検査には各領域の詳細な検査が含まれ，病理組織学的変化は観察された領域単位に記録される」という記載である．

g. 用　語

正確かつ一貫性のある有益な半定量的記述をするために，リンパ組織の変化を記述する用語統一が必要である．リンパ組織変化の記録では解釈用語(たとえば「リンパ萎縮」など)よりも半定量/記述的用語(たとえば「リンパ球数減少」)のほうが望ましい．胸腺の免疫毒性学的変化を例にとると「顕著な胸腺皮質のリンパ球減少」という用語のほうが「胸腺の退縮」よりも適切である．

萎縮，低形成，肥大，過形成といった用語は，肉眼所見と組織所見の両者で使用される．しかしながら多くの場合，より記述的な用語，たとえば「細胞の増加あるいは減少」を使用すると，より客観的な半定量的記述となる．また，「細胞密度の増加あるいは減少(および増加あるいは減少した細胞系)」という用語の場合，「細胞密度の変化」という用語のあいまいさを解消できる．変化をより明確に表現するために，細胞のタイプを記載する必要がある．たとえば，リンパ球，マクロファージ，マスト細胞などの数が増加/減少したかなどである．しかし，がん原性試験では，萎縮，低形成，肥大，過形成のほうが適切な場合もある．そのような用語を使用する際は，記載意義を増すためにも，病変の程度を記載したほうがよい．

下記のような視点でリンパ組織を評価する．

① リンパ組織が正常よりも大きいか小さいか：肉眼的なサイズの大小.
② どの機能領域が特異的に変化しているか.
③ 大きさの変化が，特異的な部位（たとえば細胞，間質，浮腫液など）の変化に起因するのか.
④ 大きさの変化が，単一あるいは複数の機能領域の細胞数変化に起因するのか（すなわち，組織学的な細胞数の増加あるいは減少．どの細胞が変化しているのか（リンパ球，マクロファージ，間質細胞など）.
⑤ 変化が，その部位における固有細胞に由来するのか，あるいは，その部位に遊走してきた細胞に起因するのか.
⑥ 重量，色，内容物が正常範囲あるいは対照群と異なっているか.

このような手技により所見の記載に関して記述的用語の有用性が高まる．

h. リンパ組織変化の記録

リンパ組織のルーチン検査において，病理担当者は各機能領域をそれぞれ評価したうえで器官あるいは組織全体として評価する．

免疫系は解剖学的および機能的に複雑かつ動的であることから，各リンパ器官／組織の包括的なスキームを作成することは難しいものの，これら組織のルーチン検査での主要部位の評価に関する基本概念を表6.61と6.62に示す．

i. 結 論

免疫毒性の検査において，リンパ組織の病理組織検査は重要である．リンパ組織の免疫組織化学，盲検でのスコアリング，形態計測，細胞のフローサイトメトリーといった特殊技術は変化の初期評価後の特殊なリンパ組織変化の検出に有用であるが，ルーチンでの実施は推奨されない．

リンパ組織で検出された全病変は血液学的データや血液化学的データと同様に別のリンパ組織や他の組織系と複雑に関連し合っていることが多い[1]．

［佐藤元信］

文献（6.21節）

1) Haschek WM, et al. : Handbook of Toxicologic Pathology, 2nd ed. : Academic Press (2002).
2) Pattengale PK, et al. : J. Natl. Cancer Inst. **70**(1) : 169-179(1983).
3) Haley P, et al. : Toxicol. Pathol. **33**(3) : 404-407(2005).
4) Schulte A, et al. : Reg. Toxicol. Pharm. **36** : 12-21

表6.61 病理組織検索を実施する際，確認すべきリンパ系組織の各機能区分

胸　腺	脾　臓	リンパ節	骨　髄
皮　質	白脾髄 PALS 濾　胞 胚中心	皮　質 辺縁洞 濾　胞 胚中心 高内皮性細静脈 傍皮質	赤血球系 顆粒球系 脂　肪 リンパ球系
髄　質 皮髄比	辺縁帯 赤脾髄	髄　質 髄　索 髄　洞	間　質 巨核球 その他の細胞成分

［Toxicol. Pathol. **33** : 404(2005)から改変］

表6.62 リンパ系組織の反応により認められる代表的な所見名

リンパ球：増加あるいは減少
顆粒球：増加あるいは減少
マスト細胞：増加あるいは減少
巨核球：増加あるいは減少
形質細胞：増加あるいは減少
赤血球系細胞：増加あるいは減少
顆粒球系細胞：増加あるいは減少
核片貪食マクロファージ
色素貪食マクロファージ
空胞マクロファージ
脂肪壊死
炎　症[a]
洞赤血球増多[b]
洞組織球増多[b]
壊死細胞[c]
梗　塞

a) 必要に応じて，炎症のタイプを示す（例：肉芽腫性炎）
b) 認められる洞を特定する.
c) 可能であれば細胞名を特定する.

［Toxicol. Pathol. **33** : 404(2005)から改変］

5) The ICICIS Group Investigators : *Toxicol.* **125** : 183-201(1998).
6) Tilney N : *J. Anat.* **109**(3) : 369-383(1971).

6.22 下垂体

6.22.1 構造，生理，機能

a. 構造

下垂体は脳とともに硬膜に包まれ，脳の腹側，視交叉の後方，細い下垂体茎により幹脳の視床下部とつながっており，蝶形骨のトルコ鞍 sella turcica の上にのっている．発生学的には口腔天蓋に由来する腺性下垂体と間脳底の突起に由来する神経性下垂体が合してできたものである(図 6.55).

（i） **腺性下垂体 adenohypophysis** 主部 pars principalis または前葉 pars distalis，隆起部 pars tubralis および中間部 pars intermedia よりなる．

（ii） **神経性下垂体 neurohypophysis** 神経葉 pars nervosa または後葉 pars posterior，漏斗 infundibulum，漏斗茎 infundibular stem(stalk)および灰白隆起 tuber cinereum よりなる．

内分泌器官である下垂体は血管が非常に発達しており，分泌されたホルモンが効率よく血流によって全身に運ばれるようになっている．すなわち，下垂体は，上および下下垂体動脈によって支配され，上下垂体動脈は下垂体茎に入り，正中隆起部 median eminence で一次毛細血管網を形成している．この血管網は，下垂体門脈系を経て下垂体前葉に達する．この視床下部-下垂体門脈系を介して，視床下部からの前葉ホルモン放出あるいは抑制ホルモンを下垂体前葉の第二次毛細血管網へ送り，視床下部の分泌調節ホルモンの刺激が下垂体前葉に伝わる．毛細血管は，集合静脈を経て下垂体周囲の静脈洞内に流出する．前葉ホルモンの放出ないし抑制を制御するホルモンは，視床下部の弓状核などに存在する神経細胞から軸索によって運ばれ，正中隆起部の毛細血管に放出される．下垂体後葉ホルモンは，視床下部の視索上核

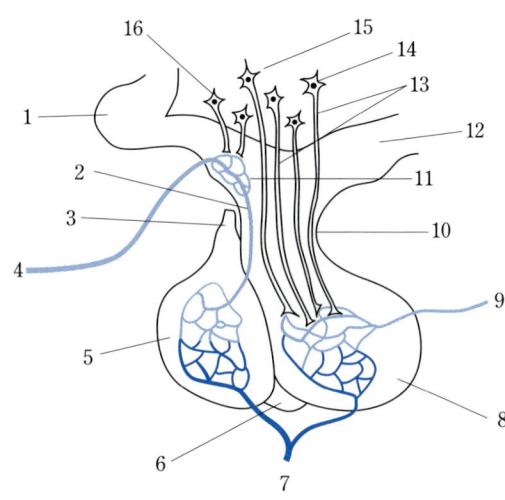

1. 視交叉
2. 下垂体門脈
3. 隆起部
4. 上下垂体動脈
5. 前葉
6. 中葉
7. 下垂体静脈
8. 後葉
9. 下下垂体動脈
10. 漏斗茎
11. 一次毛細血管
12. 灰白隆起部
13. 神経分泌細胞
14. 室傍核
15. 視床上核
16. 弓状核

図 6.55 視床下部および下垂体における神経分泌と血管の関係

および室傍核の神経細胞から下垂体後葉まで，神経細胞の軸索によって運ばれ，毛細血管に放出される．下垂体後葉は漏斗茎により，視床下部とつながっており，無髄神経線維，毛細血管およびグリア細胞(後葉細胞 pituicyte)からなる．

下垂体前葉を構成する細胞は，HE 染色における染色性の違いから好酸性細胞(α 細胞)，好塩基性細胞(β 細胞)，色素嫌性細胞(γ 細胞)に分類され，その比はそれぞれ 4：1：5 である．また，免疫組織化学的に好酸性細胞は GH(成長ホルモン)細胞および PRL(プロラクチン，乳腺刺激ホルモン)細胞，好塩基性細胞は LH(黄体ホルモン，間細胞刺激ホルモン)細胞，TSH(甲状腺刺激ホルモン)細胞，ACTH(副腎皮質刺激ホルモン)細胞および FSH(卵胞刺激ホルモン)細胞，色素嫌性細胞は MSH(メラニン細胞刺激ホルモン)細胞および ACTH(副腎皮質刺激ホルモン)細胞に分類される．また，これらホルモン分泌細胞のほかに，支持作用，貪食作用およびコロイド様物質を産生する星(濾胞)細胞とよばれる細胞が存在し，細長い突起

と明瞭な細胞質フィラメントを有し，S-100 タンパク質抗体で陽性に染色される．

b. 生理，機能

おもな下垂体ホルモンおよびその機能を表 6.63 に示す．

前葉からは，GH，PRL あるいは LTH，ACTH，FSH，LH および TSH が分泌される．GH は代謝の調整機能を有し，幼弱動物の成長に必須である．FSH および LH はそれぞれ，卵胞の成熟，精細管の発育促進作用を有する．TSH は甲状腺ホルモン分泌を促進する作用を有する．PRL は乳腺の発達と乳汁産生を促す．ACTH は副腎皮質を刺激し，糖質コルチコイドの分泌を促す．

TSH，LH，FSH および ACTH の産生は視床下部からの分泌促進ホルモンの支配を受けている．一方，PRL の産生は視床下部のおもにドパミンによって抑制されている．GH の産生は GH 放出ホルモンおよびソマトスタチンによって制御されている．また，TSH，LH，FSH および ACTH の産生はそれぞれの標的器官が産生するホルモンのネガティブフィードバックによって制御されている．すなわち，TSH は甲状腺が産生する T_4(サイロキシン，チロキシン)および T_3(トリヨードサイロキシン，トリヨードチロニン)によって，LH および FSH は精巣および卵巣が産生するアンドロゲンおよびエストロゲンによって，ACTH は副腎皮質が産生する糖質コルチコイドによって制御

表 6.63 下垂体ホルモンおよびその機能

存在部位	HE 染色の染色性	細胞名	ホルモン	作　用	放出ホルモン	抑制ホルモン
前　葉	好酸性	GH 細胞 (somatotrophs)	GH(成長ホルモン) [ST(ソマトトロピン)]	成　長 代謝機能	GRH (GH 放出ホルモン) [SRH(ST 放出ホルモン)]	ソマトスタチン
前　葉	好酸性	PRL 細胞 (mammotrophs)	PRL(プロラクチン) LTH (乳腺刺激ホルモン)	乳汁分泌 (乳腺発育促進) 黄体維持	不　明	PIF(プロラクチン抑制ホルモン)
前　葉	好塩基性	LH 細胞 (luteotrophs)	LH(黄体ホルモン) ICSH (間細胞刺激ホルモン)	黄体化促進 男性ホルモン分泌	LH-RH (LH 放出ホルモン)	不　明
前　葉	好塩基性	TSH 細胞 (thyrotrophs)	TSH (甲状腺刺激ホルモン)	甲状腺ホルモン分泌促進	TRH (TSH 放出ホルモン)	ソマトスタチン 甲状腺ホルモン
前　葉	好塩基性	FSH 細胞 (gonadotrophs)	FSH (卵胞刺激ホルモン)	グラーフ卵胞の成熟 精細管の発育促進	Gn-RH(性腺刺激ホルモン放出ホルモン)	不　明
中間葉／前葉	好塩基性 色素嫌性	ACTH 細胞 (corticotrophs)	ACTH(副腎皮質刺激ホルモン)	糖質コルチコイドの分泌	ACTH-RH(ACTH 放出ホルモン)	コルチゾール
中間葉／前葉	色素嫌性	MSH 細胞 (melanotrophs)	MSH(メラニン細胞刺激ホルモン)［メラノトロピン］	不　明	不　明	不　明
後　葉		視床下部 神経線維	バソプレッシン [ADH(抗利尿ホルモン)]	血圧上昇作用，抗利尿作用	不　明	不　明
後　葉		視床下部 神経線維	オキシトシン	子宮筋の収縮 乳汁排出	不　明	不　明

されている.

中間葉の細胞はMSHおよびACTHを産生する.また,中間葉の神経細胞は5-hydroxytryptamine,エンドルフィンなどの神経ペプチドを産生する.

オキシトシンおよびバソプレッシンは視床下部の神経細胞によって産生され,神経軸索を通って後葉に運ばれ,活性のあるホルモンとニューロフィジンに開裂する.また,これらの神経分泌物はクロムヘマトキシリンやアルデヒドフクシンなどでも染色される.オキシトシンは分娩時に子宮の平滑筋を収縮させ,また,乳腺の筋上皮細胞を刺激して乳汁を排出させる.バソプレッシンは血管平滑筋を収縮させ,末梢血管抵抗を増大させ,血圧を上昇させる.また,腎臓の遠位尿細管および集合管の水の透過性を増大させ,抗利尿作用を有する.

6.22.2 毒性メカニズム

a. 下垂体腫瘍の誘発

下垂体腫瘍は,下垂体ホルモンの合成および分泌を増加させる持続的な内分泌環境の変化により,容易に誘発される.すなわち,フィードバック機構の欠如により下垂体細胞の異常な増殖をきたす.下垂体腫瘍の誘発および抑制物質を表6.64に示す.

（ⅰ）**下垂体甲状腺系と下垂体腫瘍誘発** T_4（サイロキシン）やT_3（トリヨードサイロニン）が視床下部へのネガティブフィードバック機構を介して下垂体のTSHの分泌を調節しているため,甲状腺の外科的摘出,放射線障害,特異的な阻害剤による甲状腺ホルモン産生の阻害などは,TSH合成および分泌の刺激となる.形態学的には,細胞内にポリリボソームと粗面小胞体の増加を認め,典型的なものでは,粗面小胞体の層が拡張し,絨毛様のタンパク質物質を満たしている.これは,ゴルジ装置の小嚢および空胞数の増加と一致している.光顕的には細胞の肥大として観察される.抑制的フィードバック機構の欠如の結果,細胞肥大を伴ったTSH細胞の過形成が生じる.過形成は腺腫形成へと進行すると考えられる.

（ⅱ）**下垂体生殖腺系と下垂体腫瘍誘発** 下垂体腫瘍誘発における生殖腺摘出の影響は,マウスにおいて詳細に検討されている.マウスでの生殖腺摘出により誘発される下垂体腫瘍には,明らかな系統差が見られ,FSH,LHまたはその両者の陽性細胞の増加が見られる.

（ⅲ）**エストロゲンおよびエストロゲン活性を示す物質と下垂体腫瘍誘発** エストロゲンの投与は種々の実験動物に下垂体腫瘍を誘発する.外因性のエストロゲン投与は,プロラクチンの分泌を増加させ,プロラクチン分泌腫瘍を誘発する.高感受性を示す系統のラットにエストロゲンを投与すると,下垂体のプロラクチン細胞数の増加,DNA合成の増加および核分裂像の増加が見られる.卵巣摘除したF344ラットはDESの下垂体発癌作用に高感受性を示すことが報告されている.エストロゲンによる下垂体腫瘍誘発には,明らかなラットの系統差が見られる.たとえば,F344とHoltzmanラットでは投与2～4日において両系統とも,下垂体DNA合成を増加させる.投与7～10日後にF344ラットでは高い値を保ってい

表6.64 下垂体腫瘍誘発および抑制物質

物質名	生物活性	標的細胞	作用
DES（ジエチルスチルベストロール）	エストロゲン作用	PRL細胞	腺腫の誘発
エストラジオールジプロピオネート	エストロゲン作用	PRL細胞	腺腫の誘発
ゼアラレノン	エストロゲン作用	PRL細胞	腺腫の誘発（B6C3F$_1$系マウス）
リスリド	ドパミン作動薬	PRL細胞	腺腫の発生を抑制
ブロモクリプチン	ドパミン作動薬	PRL細胞	腺腫の発生を抑制
スルピリド	ドパミン拮抗薬	PRL細胞	PRL分泌増加,DNA合成増加
MNU（N-メチルニトロソウレア）	遺伝子傷害性？	?	腺腫の誘発（Wistar系ラット）
カフェイン	?	?	腺腫の誘発

るが，HoltzmanラットではDNA合成は通常のレベルまで減少する．これらのことから，F344ラットではエストロゲン誘発細胞増殖の抑制機構の欠損が示唆される．しかし，本腫瘍の正確な発癌機構は不明である．

Sarkarら[1]は，プロラクチン分泌細胞の機能を抑制する視床下部のドパミン作動性ニューロンの消失と下垂体腫瘍が関連していると報告している．プロラクチン産生腫瘍を皮下に移植すると，視床下部のドパミン作動性ニューロンの変性をもたらす．すなわち，プロラクチン自身に神経毒性作用のあることが示唆される．この神経毒性作用の発現は，まず性周期が頻回となり，その期間中にプロラクチンとエストロゲン作用を繰り返し受けることにより，次に性周期が正常に復した後も血中のプロラクチン濃度が高値を維持していることに起因すると考えられる．

一方，エストロゲンは腎被膜下に移植した下垂体にプロラクチン産生腫瘍を誘発させることから，その発癌作用は視床下部への作用のみでは説明できない．El Etrebyら[2]は，この腎被膜下に下垂体を移植する実験系を用いて，リスリドおよびブロモクリプチンなどのドパミン作動薬がプロラクチン細胞に対するエストロゲンの直接的な刺激作用を抑制することを示した．これらのドパミン作動薬は，移植された下垂体におけるドパミン受容体に直接作用している可能性がある．また，リスリドの予防的投与により，老齢ラットの下垂体腫瘍の発生頻度が減少することが報告されている．血清中のプロラクチン濃度はリスリド処置動物において明らかな低値を示す．スルピリドは，ラットの下垂体前葉からプロラクチンを放出させ，DNA合成を促進させると報告されている．また，選択的エストロゲン調節薬であるクロミフェンの投与は，スルピリドによるDNA合成を抑制する．これらの知見は，エストロゲンによって仲介される機構を介して，下垂体前葉細胞内のプロラクチン含量がDNA合成の制御に関係していることを示唆している．

（iv）カルシトニンによる下垂体腫瘍誘発

Jamesonら[3]はSDラットおよびF344ラットにサケ由来のカルシトニンを1年間投与すると，下垂体の過形成および腺腫の発生頻度が増加することを報告している．この作用はブタ由来のカルシトニンよりサケ由来のカルシトニンのほうが強い．発生する腫瘍はLH，FSHおよびTSHといった糖化タンパク質ホルモンに共通するαサブユニットを産生し，血清中のαサブユニット量が，雄のSDラットで20倍，雄のF344ラットで4倍に増加したとしている．このとき，血清GH，PRL，ACTH，LHおよびFSHには変化はなかった．TSHはF344ラットでは変化がなかったが，SDラットでは2.1倍増加した．興味深いことに，カルシトニンを投与したラットでは甲状腺重量の低下と組織学的な萎縮が認められ，免疫反応によって検出されたTSHが生物学的に不活性であることが示唆された．

カルシトニンの作用が下垂体または視床下部への直接作用か否かは不明であるが，後視床下部および正中隆起に多量のカルシトニンが含有されていることから，視床下部-下垂体軸に作用している可能性がある．また，視床下部および下垂体において，カルシトニン受容体の存在が確認されている．なお，本変化のヒトへの外挿性は不明であるが，カルシトニン投与を受けた患者および多発性内分泌腫瘍2型症候群においてカルシトニン上昇を示す患者において，下垂体腫瘍が発生したとの報告はない．また，ラットは系統によって下垂体腫瘍を高頻度に発症する動物種である．

（v）その他の化学物質による下垂体腫瘍誘発

カフェインおよびMNUが下垂体腫瘍を誘発することが知られている．

b．自然発生性下垂体腫瘍の疫学および病因論

ラットにおける下垂体腫瘍の発生頻度に明らかな系統差が存在することに対する説明として，多くの仮説が提案されている．遺伝的因子および性ステロイドの血中濃度が発癌メカニズムにおいて重要であることが示唆される．視床下部もまた下垂体腫瘍の発生に関与している．老齢による視床下部の変化として，プロラクチン抑制因子であるドパミン活性の減弱の可能性がある．最近の研究で，老齢ラットでは視床下部において，ドパミン，ノルアドレナリンおよびセロトニンの異常な蓄積

や代謝障害が認められ，プロラクチン抑制能が減弱することが報告されている．

6.22.3　障害反応

a. 非腫瘍性病変（表6.65）

（i）**囊胞 cyst**　Rathke囊の遺残に起因し，鏡検時に偶発的に観察されるが，しばしば大きなものも見られる．囊胞は前葉に限局しているか，あるいは頭蓋咽頭管に連続している．単発あるいは多発性で繊毛を有する立方〜円柱上皮によりなり，扁平上皮のものも見られる．また，しばしば囊胞内が好酸性のタンパク質様物質で満たされている．下垂体囊胞は，前葉のFSH細胞から発生する可能性が報告されている．

（ii）**管状構造 tubular structure**　Rathke囊遺残に起因する増殖性病変で，未熟な紡錘形小型暗調細胞が管状構造を示しながら増加する．前葉でも観察されるが，通常，中間部および後葉で観察される．

（iii）**グリオーシス gliosis（神経膠症）**　後葉におけるグリア細胞の限局性の増殖巣で，細胞異型は見られない．F344ラットにおいて，稀に観察される．

（iv）**囊胞状変性 cystic degeneration**　前葉細胞の欠損巣で，病巣は通常小さく，その辺縁は前葉の種々の細胞よりなり，病巣内には好酸性物質および細胞壊死塊がしばしば認められる．囊胞状変性は，過形成巣内および腫瘍内にも観察される．囊胞状変性の頻度は，DESを投与したC$_3$H・HeN系雌マウスで増加することが知られている．

（v）**梗塞 infarction, 壊死 necrosis**　ヘキサジメトリン投与により，前葉に循環障害による壊死が生じる．

（vi）**特定のホルモン分泌細胞の変化**　下垂体においてよく観察される非腫瘍性病変として，特定のホルモン分泌細胞の肥大，過形成，萎縮などが挙げられる．通常，末梢（下位）内分泌臓器の外科的な摘除あるいは化学物質による障害において，ホルモンの血中濃度が低下し，ネガティブフィードバック機構が作動せず，前葉の標的細胞に変化が生じる．

b. 前葉の増殖性病変 proliferative lesions of the anterior lobe

下垂体の自然発生腫瘍はおもに前葉腺腫 adenomaであり，マウスの発生頻度は低いがラットでは高率に発生する．ラットでは系統により発生率に差があり，多くの系統で雄より雌のほうが高い．加齢に伴い発生率は上昇し，2年齢のF344ラットでは腺腫の発生頻度が雄で21.7%，雌で44.0%，癌carcinomaの発生頻度が雄で2.4%，雌で3.5%との報告がある．NTPの試験データでは過形成が雄で10.4%，雌で10.3%，腺腫が雄で

表6.65　下垂体の非腫瘍性病変

発生部位および標的細胞	非腫瘍性病変	代表的誘発方法または誘発物質
全般	囊胞	自然発生
前葉	梗塞/壊死	ヘキサジメトリン
	囊胞状変性	DES（ジエチルスチルベストロール）
おもに中葉，後葉	管状構造	自然発生
後葉	グリオーシス	自然発生
TSH産生細胞 thyrotrophs	肥大，過形成	抗甲状腺剤，ヨウ素欠乏食，放射線，甲状腺摘除，スルホンアミド（イヌ）
	萎縮	酢酸シプロテロン，プロゲステロン（イヌ），ピリドキシン（ビタミンB$_6$類）欠乏食（ラット）
PRL細胞 mammotrophs	肥大，過形成	エストロゲン，DES（ジエチルスチルベストロール），フェノチアジン
GH細胞 somatotrophs	肥大，過形成	エストロゲン，プロゲスチン，酢酸シプロテロン（ビーグル犬）
FSH細胞 gonadotrophs	去勢細胞	生殖腺摘除ないし化学物質誘発生殖腺萎縮
ACTH細胞 corticotrophs	肥大	副腎摘除
MSH細胞 melanotrophs	過形成	エストロゲン

28.6％，雌で 43.3％との報告がある．また，ラットの下垂体腫瘍の発生には食餌の影響があることが知られており，低タンパク質飼料では通常飼料と比較して腫瘍の発生頻度が低下する．

免疫組織化学的にホルモンの存在や，*in situ* ハイブリダイゼーションを用いて mRNA の発現を見ると，前葉腺腫の多くが PRL 陽性細胞で，血清中のプロラクチンの上昇を伴っている．PRL 陽性細胞が FSH／LH，TSH，ACTH 陽性細胞と混在していることが，しばしば観察されるが，ACTH および FSH／LH 細胞からなる腺腫は稀である．また，電子顕微鏡による超微形態学的特長や免疫学的なホルモン局在の検索は，下垂体腫瘍の特性を知るうえで有用であり，たとえば PRL と GH を産生する腫瘍は両ホルモンが一つの細胞に発現するばかりではなく，同じ分泌顆粒内に存在を認めることがある．

限局性（結節性）過形成 focal (nodular) hyperplasia は限局性の単一細胞の増殖で，周囲の正常前葉細胞がわずかに混じっている．周囲組織への圧迫像は見られない．過形成は，しばしば，色素嫌性細胞からなり，少数の好酸性および好塩基性細胞も過形成内に見られる．過形成に細胞異型は見られないが，核分裂像がしばしば観察される．嚢胞や血管拡張の見られる過形成病変では，ごく軽度の圧迫像が見られることもあり，腺腫との鑑別が困難である．

6.22.4　腫瘍性病変および加齢性変化

a. 腫 瘍 性 病 変

腺腫は著しく増殖拡大すると脳底部を圧迫する．構成細胞は正常細胞よりやや大きく，HE 染色では淡い染色性（色素嫌性）を示すが，好酸性，好塩基性を示す場合もある．単一の細胞がシート状に配列し，周囲組織を圧迫する．血液貯留腔が存在することも多い．結節状，索状あるいは巨細胞を伴った多形性に富む組織像を呈する場合もある．

癌の発生率はラット，マウスともに低い．癌は細胞の多形性，分裂像の増加，異型核の存在などを特徴とするが，明らかに腺腫と思われるものでも浸潤を見ることがある．内分泌腺の腺腫と癌の区別は形態学的特徴からだけでは困難な場合があるが，腺管内浸潤，近接組織への浸潤，血管内血栓，遠隔転移が悪性度の指標となる．

（i）中間部腫瘍 tumor of the intermediate lobe 中間部腫瘍の発生率は，ラット，マウスともに低い．腺腫細胞は細胞質が豊富で淡い好塩基性を示し小葉構造をとるが，好酸性細胞を含んだり，シート状に増殖する場合もある．また，Long Evans などの有色ラットではメラニン色素を含有している．形態学的特徴から前葉腺腫との区別は容易で，免疫染色では α-メラニン細胞刺激ホルモン（α-MSH）陽性である．組織型のみで癌と腺腫を鑑別することは困難で，周囲組織への浸潤の有無が重要である．ラットにおいては，実験的に中間部腫瘍を誘発したとの報告はないが，シリアンハムスターではエストロゲン投与と過形成および腺腫形成との関係が示されている．

（ii）その他の腫瘍　頭蓋咽頭腫 craniopharyngioma がラットやマウスで稀に観察される．遺残構造物に由来し，腫瘍細胞は管状または索状に配列し，扁平上皮様の形態を示す．後葉（下垂体）細胞腫 pituicytoma はラットでは紡錘型細胞が交錯して増殖し，グリア細胞由来とされている．奇形腫 teratoma や神経節細胞腫 ganglioneuroma の報告もある．

b. 加 齢 性 変 化

ラットでは加齢に伴い前葉に嚢胞が増加する．嚢胞は，通常線毛上皮で覆われているが，時には扁平上皮や粘液細胞が見られタンパク質様物質を満たす．Rathke 嚢遺残組織または頭蓋咽頭管由来であるが，濾胞星状細胞由来の可能性も指摘されている．また，上皮をもたない嚢胞様変化も加齢に伴い出現する．

雌ラットでは PRL 細胞が加齢に伴ってびまん性に増加する．これは持続的なエストロゲン分泌刺激の増加と視床下部からのドパミン抑制作用低下の関与が指摘されている．また，雌イヌでは GH 細胞の増加が報告されている．

ラットの後葉では加齢に伴い電顕レベルの変化が起こる．神経終末やヘリング小体の神経分泌顆粒の減少，血管周囲などの結合組織の増加，後葉

細胞の脂肪沈着の増加が観察される.

6.22.5 障害が及ぼす影響

下垂体は, 視床下部からの指令を受けて数多くのホルモンを分泌し, 下位内分泌臓器である副腎, 甲状腺および上皮小体と互いに協調して, 細胞, 組織, 器官の恒常性維持に重要な役割を果たしている. したがって, 下垂体が障害を受けると, 病変は下垂体だけではなく, その分泌ホルモンの標的器官やそのホルモン分泌を調節している器官にも及ぶ.

下垂体はホルモン分泌機能にかなりの代償機能があるため, 下垂体前葉では 70% 以上の障害により初めて機能低下症と診断される. 下垂体前葉から分泌される ACTH が減少すると, 副腎皮質の束網状帯の萎縮が起こる. TSH の分泌が減少すると, 甲状腺内のホルモン合成能が低下し, サイロキシンが産生されなくなり, 甲状腺ホルモンの分泌量が低下して, 甲状腺機能低下症を起こす.

下垂体後葉から分泌されるバソプレッシンは腎臓の尿細管上皮細胞にはたらいて抗利尿作用を発揮することから, 下垂体後葉が障害されてこのホルモンが不足すると尿崩症を起こし, 脱水症状を呈する.

下垂体の機能亢進が長期にわたって持続した場合, フィードバック機構により下垂体のホルモン分泌が抑制され, 内分泌器官の機能低下をもたらす. ホルモン産生腫瘍により特定のホルモンが過剰に分泌された場合には, 当該ホルモンによる障害が生じる. たとえば, ヒトの好酸性細胞腫瘍あるいは色素嫌性細胞腺腫では, 成長ホルモンが過剰に分泌され, 臓器, 組織の成長が促進されて小児では巨人症, 成人では末端肥大症を起こす. 実験的には, TSH をモルモットやウサギなどに投与すると, 眼窩内の水分, 脂肪や結合組織の増加と外眼筋の肥大により, ヒトで見られるバセドウ病のような眼球突出をきたす. また, 下垂体より ACTH が過剰に分泌されると, 二次的に副腎皮質の機能亢進と過形成が生じ, クッシング症候群様の症状を呈することが知られている.

6.22.6 毒性の評価

a. 通常染色および特殊染色

ラットやマウスの下垂体は, 好酸性細胞 (α 細胞), 好塩基性細胞 (β 細胞) および色素嫌性細胞 (γ 細胞) に分類される. これらは HE 染色でも識別可能であるが, PAS-オレンジ G 染色を施すと, 好酸性細胞のうち GH 細胞および PRL 細胞はオレンジ G により橙赤色に染まり, 好塩基性細胞のうち分泌物が糖タンパク質である TSH 細胞および LH・FSH 細胞は PAS 反応陽性を示す. また, ハーラント・テクラクローム染色では, GH 細胞, PRL 細胞および LH・FSH 細胞が識別でき, HE 染色と組み合わせることにより, さらに詳細な診断が可能である.

b. 免疫組織化学的染色

ホルマリン固定後のパラフィン切片あるいは凍結切片に下垂体ホルモン抗体を用いて, ABC (アビチン-ビオチンペルオキシダーゼ・コンプレックス) 法や, PAP (ペルオキシダーゼ・アンチペルオキシダーゼ) 法を実施することにより, ホルモンの局在を観察することができる. これにより各種細胞の鑑別が容易になり, 腫瘍の分類などにおいて有用である.

c. 電顕的解析

電顕的解析は, 分泌ホルモンの種類と細胞の超微形態との関係を明らかにでき, 細胞の鑑別などに有用である. タンパク質系ホルモン産生細胞は, 粗面小胞体とゴルジ装置がよく発達しており, 一定の大きさと形態を示す分泌細胞が存在する. 一方, ステロイド産生細胞は管状の滑面小胞体, 管状ないし嚢状で大型の糸粒体や多数の脂肪滴を特徴としている. さらに, それぞれの構造上の特徴から各ホルモン分泌細胞の特定も可能である. たとえば, GH 細胞は電子密度の著しく高い直径 200〜500 nm の球形の顆粒を数多くもつ. LH 細胞は顆粒の形態が大小不揃いで不規則である. TSH 細胞は小型の細胞で, その顆粒は中等度の電子密度をもった直径 100〜150 nm の小さい球形で, 細胞の周辺部に集まる. ACTH 細胞は大型の

多角形の細胞で，その顆粒は少なく好塩基性が弱いので，色素嫌性細胞に分類されることもある．

[阿瀬善也]

文献（6.22 節）

1) Sarkar DK, *et al.* : *Science* **218** : 684-686(1982).
2) El Etreby MF, *et al.* : *Pathol. Res. Pract.* **183** : 645-650(1988).
3) Jameson JL, *et al.* : *Am. J. Pathol.* **140** : 75-84(1992).

6.23 甲状腺

6.23.1 構造，生理，機能

a. 構 造

甲状腺は，咽頭下部から気管上部前面に位置し，結合組織性の被膜に覆われた左右2葉とこれを結ぶ狭部からなる内分泌器官で，動物種によっては左右が完全に分離している場合もある．組織切片では，大小さまざまな濾胞 follicle とそれをつなぐ間質結合組織が観察される．濾胞は，濾胞上皮細胞 follicular cell とよばれる単層の上皮細胞により形成され，その内腔にはエオジン好性・PAS 陽性のコロイドが貯留している．濾胞上皮細胞は立方状で，核が中央に位置し，細胞質は染色性に乏しい．電顕的には，粗面小胞体が発達し，核上部に大きなゴルジ装置を有する．また，濾胞内への分泌を示す分泌小滴，コロイドの再吸収を示す吸収小滴とそれに関連した一次・二次ライソソームが観察される．濾胞上皮の内腔面には多数の微絨毛 microvilli が存在する．

甲状腺は，その機能（活動）を反映して形態が変化する．一般的に休止期の濾胞は，上皮細胞が扁平で，コロイドは好酸性が強く，含有量も多い．これに対し，活動期の濾胞は，上皮細胞の丈が増し，細胞質は好塩基性が強くなる．また，コロイドの好酸性は低下し，含有量も減少するため，濾胞の直径は小さくなる．

濾胞間の結合組織内には，毛細血管，神経のほか，カルシトニン calcitonin を分泌する C 細胞 C-cell（傍濾胞細胞 parafollicular cell と同義）が存在する．C 細胞は，円形の核，淡明な細胞質を有する類円形細胞で，それぞれの濾胞間隙を埋めるように分布する．C 細胞は，第四咽頭嚢から発生し，鰓後体 ultimobranchial body を形成した後，発達してきた甲状腺実質内に進入・定着する．哺乳類以外の鰓後体は，甲状腺の中に入らず独自の内分泌器官となる．哺乳類では，発生異常として鰓後体がしばしば甲状腺実質内に残存し，嚢胞を形成する場合がある（鰓後体遺残）．この嚢胞は，重層扁平上皮によって覆われ，嚢胞内には角化物や細胞残渣を含む．

その他発生異常として甲状腺原基に隣接した第三咽頭嚢から発生する胸腺の一部組織が甲状腺の周囲組織あるいは甲状腺組織内に迷入し，異所性胸腺 ectopic thymus を形成する場合がある．また，胎生期に発生した甲状腺原器が頸部に下降，発育して甲状腺の形態をつくる際に，この下降線に沿って甲状舌管 thyroglossal ducts という細い瘻孔を形成する．甲状舌管は甲状腺の完成期に吸収され消失するが，何らかの原因でそれが阻害されて残存し，粘液が貯留して嚢胞を形成する場合がある．

b. 生 理

甲状腺機能は上位器官である視床下部および下垂体によって調節される．視床下部から放出される TRH（甲状腺刺激ホルモン放出ホルモン thyrotropin releasing hormone）は下垂体を刺激し，下垂体から放出される TSH（甲状腺刺激ホルモン thyroid stimulating hormone）は甲状腺を刺激する．

（i）**甲状腺ホルモンの生合成・分泌** 甲状腺ホルモンの合成・分泌過程は，前駆物質が濾胞上皮細胞外（コロイド内）に貯留する点で独特であり，この合成・分泌過程が，甲状腺の特徴的な形態学的変動に反映されている（図 **6.56**）．

① 甲状腺の濾胞上皮細胞はサイログロブリン thyroglobulin を合成し，濾胞内に輸送する．サイログロブリンは分子量 670 kDa の糖タンパク質で，甲状腺ホルモン合成のもとになるチロシン残基を多数含む．

② 腸管から吸収された無機ヨウ素は，血液中

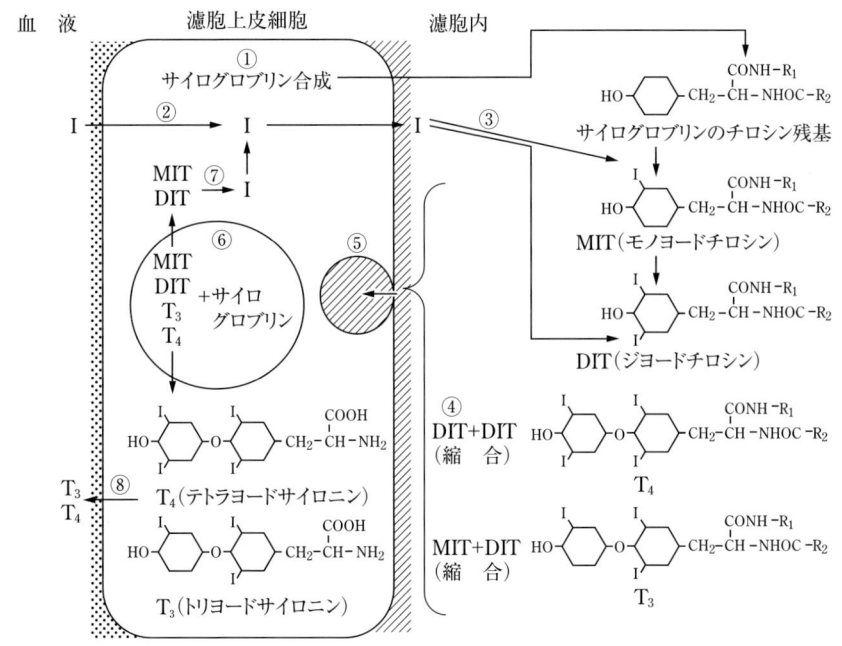

図6.56 甲状腺ホルモンの合成

から濾胞上皮に取り込まれ、濾胞内に輸送される.

③ 無機ヨウ素は、過酸化水素の存在下で、甲状腺ペルオキシダーゼにより酸化され、微絨毛の膜上で活性ヨウ素となる. 活性ヨウ素は、直ちにサイログロブリンのチロシン残基と結合してMIT(モノヨードチロシン monoiodotyrosine)となり、引き続いてDIT(ジヨードチロシン diiodotyrosine)が合成される.

④ MITとDITは共役酵素により、いずれかの組合せでT₄(テトラヨードサイロニン tetraiodothyronine, サイロキシン thyroxin), T₃(トリヨードサイロニン triiodothyronine)に縮合される. サイログロブリンに結合した状態で、これらのホルモンは濾胞のコロイド内に蓄えられる. なお、本過程でT₃の異性体であるrT₃(逆位トリヨードサイロニン reverse triiodothyronine)も合成されるが生物学的に不活性で合成量も少ない.

⑤ コロイド内に蓄えられたこれらのホルモンは、サイログロブリンと結合した状態で濾胞上皮細胞にエンドサイトーシス endocytosis によって取り込まれる.

⑥ コロイド小胞はライソソームと結合し、水解を受ける過程でサイログロブリンが消化され、MIT, DIT, T₃, T₄が生成される.

⑦ MIT, DITは分解して、無機ヨウ素は再利用される.

⑧ T₃, T₄は濾胞間の毛細血管に甲状腺ホルモンとして分泌される.

(ii) 甲状腺ホルモンの分布・代謝 血中に放出された甲状腺ホルモンは、ほとんどが血漿タンパク質であるTBG(サイロキシン結合グロブリン thyroxin binding globulin)と結合し、活性をもつ遊離甲状腺ホルモンはわずかである. げっ歯類はTBGをもたないためT₄はアルブミンあるいはプレアルブミン(トランスサイレチン transthyretin), T₃はアルブミンとおもに結合するが、その結合力はTBGに比べて弱い. T₄はおもに肝臓, 腎臓などで5′-脱ヨウ素酵素 5′-deiodinase によってT₃に変換される. T₄およびT₃は、肝臓で主としてUDP-GT(UDP-グルクロン酸転移酵素 UDP-glucuronyl transferase)によるグルクロン酸抱合, 硫酸転移酵素 phenol sulfotransferase による硫酸抱合をそれぞれ受け、胆汁中に排出される. 胆汁中に排泄された甲状腺ホルモンの大部分は、腸管内において加水分解を受け、再吸収されて血中に戻る.

c. 機　能

（i）**甲状腺ホルモン**　甲状腺ホルモンは，組織成長因子として作用するほか，全体として基礎酸素消費量や熱産生を増加させる組織作用を有する．細胞レベルでは，タンパク質合成の増加，細胞成長と成熟，細胞呼吸の増加として作用し，全身へは食物摂取の増加，酸素消費と代謝率の増加，心拍出量と換気の増加，熱産生の増加としての作用を有する．血中への分泌量は T_4 が大部分であり，次いで T_3，rT_3 であるが T_4 の大部分は T_3 に変換する．生物学的活性は T_3 が最も強く rT_3 には活性がない．

（ii）**カルシトニン calcitonin**　C細胞より分泌されるカルシトニンは，上皮小体から分泌されるパラトルモン parathormone と相補するホルモンで，血中カルシウムを減少させる作用を有する．血清中のカルシウムイオン含量が高くなるとカルシトニンの放出が促進され，破骨細胞の活動抑制による骨吸収減少，腎臓におけるカルシウム，リン酸排泄を増加させ，血中カルシウム濃度を減少させる．

6.23.2　毒性メカニズム

甲状腺の毒性メカニズムは，甲状腺へ直接作用し甲状腺ホルモンの合成・分泌過程を障害するもの，代謝酵素誘導など放出されたホルモンの代謝に影響を与えるものに大別される．これらの障害により血中甲状腺ホルモンレベルが低下すると，下垂体より TSH の分泌が代償的に増加する（ネガティブフィードバック negative feedback）．持続的な TSH 刺激により，甲状腺は濾胞上皮の肥大，過形成，腫瘍に至る増殖性の変化を引き起こす（図6.57）．また，遺伝子傷害性の化学物質は，濾胞上皮細胞に直接作用を及ぼす．

a. 甲状腺ホルモンの合成・分泌抑制

（i）**濾胞上皮細胞によるヨウ素取込み阻害**　種々の陰イオンは，甲状腺におけるヨウ素輸送に対して競合的な阻害物質として作用する．

（ii）**チロシン残基とヨウ素結合阻害（甲状腺ペルオキシダーゼ作用阻害）**　サイログロブリンのチロシン残基にヨウ素が結合する際には，無機ヨウ素が濾胞上皮細胞の微絨毛上に存在する甲状腺ペルオキシダーゼにより酸化され，活性ヨウ素になる必要がある．チオウレアなどの化合物は，甲状腺ペルオキシダーゼの阻害作用により，以後のサイログロブリンのヨウ素化，MIT，DIT の結合（T_3，T_4 の生成）を阻害する．抗甲状腺剤として使用される薬剤の多くは本メカニズムを有する．

（iii）**甲状腺ホルモンの分泌阻害**　ヨウ素過剰，リチウムは，コロイド小滴の形成，甲状腺ホルモンの分泌を抑制する．

（iv）**色素沈着によるコロイド小滴の変化**　ミノサイクリンは甲状腺に黒色変化を起こし，濾胞上皮細胞内に褐色のメラニン様の色素顆粒を形成する．色素沈着は，コロイド小滴あるいはライソソーム内で，ミノサイクリンの代謝によって生成した物質が蓄積することによる．

b. 甲状腺ホルモンの代謝に及ぼす影響

（i）**肝ミクロソーム酵素の誘導による甲状腺機能の撹乱**　肝臓のミクロソーム酵素は，甲状腺ホルモンの分解，排泄に重要な役割を担う．T_4 は UDP-GT によりグルクロン酸抱合を，T_3 は硫酸転移酵素により硫酸抱合を受け，それぞれ胆汁に排泄される．これら酵素の誘導は，甲状腺ホルモンの代謝・排泄を高め，血中レベルの低下を招く．

（ii）**脱ヨウ素酵素の抑制**　5′-脱ヨウ素酵素は T_4 を T_3 に変換する．エリスロシン erythrosine などは 5′-脱ヨウ素酵素を阻害し，T_3 の血中濃度減少をきたす．

c. 甲状腺発癌物質

DHPN（N-bis（2-hydroxypropyl）nitrosamine），MNU（N-methyl-N-nitrosourea）は遺伝子障害性発癌物質であり，甲状腺に直接作用して腫瘍を発生させ，甲状腺に対する発癌プロモーション作用や発癌メカニズムの評価に用いられる（表6.66）．

6.23.3　障害反応

a. 濾胞上皮細胞の褐色色素沈着 brown pigment deposition in follicular cells（褐色顆粒沈着

6.23 甲状腺   387

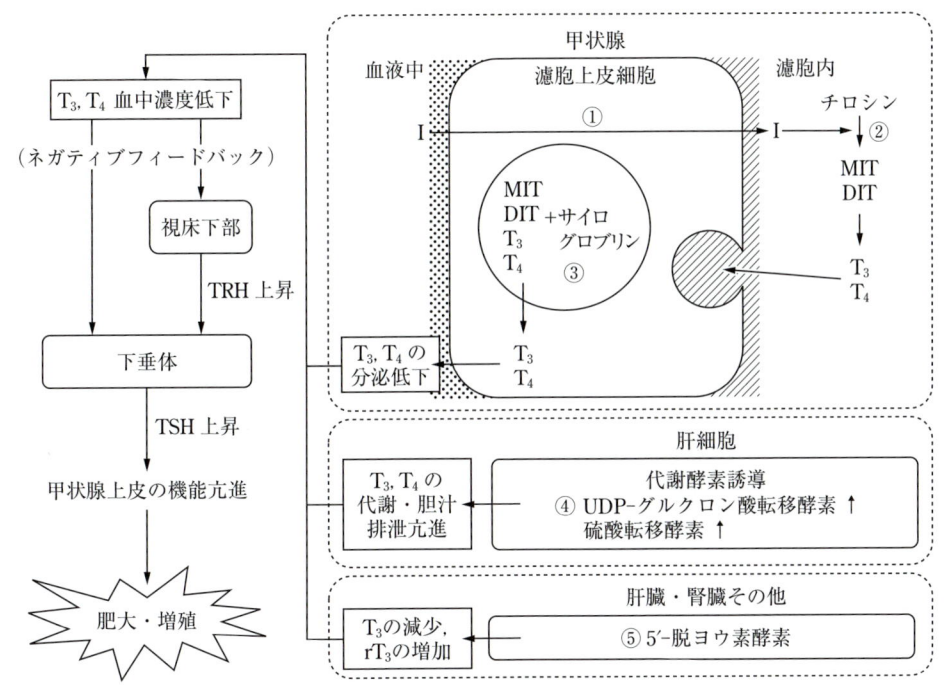

図6.57 甲状腺上皮の増殖メカニズム

① 濾胞上皮細胞によるヨウ素取込み阻害，② 甲状腺ペルオキシダーゼ阻害によるチロシン残基とヨウ素の結合阻害，③ サイログロブリンから甲状腺ホルモンの遊離阻害あるいは代謝異常による（色素）沈着，④ 肝臓での甲状腺ホルモンの代謝分解亢進，⑤ 5′-脱ヨウ素酵素阻害．これらの障害がいずれも血中 T_3，T_4 レベルを減少させ，ネガティブフィードバック機構により TSH を介した甲状腺機能亢進が生じる．これらが持続的に作用することにより甲状腺濾胞上皮は肥大・増殖する．

表6.66 甲状腺傷害作用と誘発物質

作　用	物　質
濾胞上皮によるヨウ素取込み阻害	過塩素酸，チオシアネート，過テクネチウム酸，塩素酸ナトリウムなど
チロシン残基とヨウ素結合阻害	チオアミド類（チオウレア，チオウラシル，PTU（プロピルチオウラシル），メチマゾール，カルビマゾール，ゴイトリンなど），アニリン誘導体および関連化合物（サルファ剤，パラアミノ安息香酸，パラアミノサリチル酸，アンフェノンなど），置換フェノール類（レゾルシノール，フロログルシノール，2,4-ジヒドロキシ安息香酸など），アミノトリアゾール，トリシアノアミノプロペン，アンチピリンなど
甲状腺ホルモンの分泌阻害	ヨウ素過剰，リチウムなど
色素沈着	ミノサイクリンなど
肝ミクロソーム酵素の誘導	中枢試験系作動薬（フェノバルビタール，ベンゾジアゼピンなど），カルシウム拮抗剤（ニカルジピン，ベプリジルなど），ステロイド（スピロノラクトンなど），塩素系炭化水素（クロルデン，DDT，TCDDなど），ポリハロゲン化ビフェニール（PCB，PBBなど），レチノイドなど
脱ヨウ素酵素の抑制	エリスロシンなど
甲状腺発癌物質	DHPN（N-bis(2-hydroxypropyl)nitorosamine, MNU（N-メチル-N-ニトロソウレア）など

brown granular deposition）

濾胞上皮が軽度に腫大し，細胞内に褐色の小体が多数観察される．肉眼的には，この小体の蓄積を反映して，甲状腺は褐色〜暗褐色を呈する．電顕的には，小体は高電子密度の物質を含む二次ライソソームに類似した構造で，再吸収後の甲状腺

ホルモン生成過程の障害（薬物との反応生成物の沈着）が考えられる．これらの沈着物については，自然発生的に見られるヘモジデリン沈着あるいはリポフスチン沈着との鑑別が重要である．

b. 甲状腺濾胞細胞の萎縮 follicular cell atrophy

TSH または TRH の放出抑制，甲状腺炎などの二次的変化として発現する．濾胞内にはエオジンに濃染するコロイドが充満し，濾胞上皮は扁平化する．

c. リンパ球性甲状腺炎 lymphatic thyroiditis, 慢性甲状腺炎 chronic thyroiditis

主としてリンパ球を主体とした間質への炎症性細胞浸潤で，形質細胞あるいは組織球浸潤も認められる．浸潤部位に残存する濾胞は小型で，時に濾胞内に浸潤細胞を認める場合もある．炎症細胞浸潤が著しい場合には，甲状腺実質組織は萎縮に陥る．その発生機序としては，ヒトにおける橋本病と同様にサイログロブリンなどを抗原とした自己免疫機構の関与が考えられている．

d. 濾胞上皮細胞過形成 follicular cells hyperplasia

濾胞上皮細胞の限局性過形成で，しばしば多中心性に発生する．被膜の形成はほとんどなく，周囲組織の圧排像はほとんど認めない．通常，濾胞の基本構造はよく保たれており，細胞異型や核異型は認められない．過形成巣は二つの型に大別できる．第一の型では，過形成巣内の濾胞は囊胞状に拡張し，濾胞の壁は1～2層の背の低い濾胞上皮で覆われ，しばしば濾胞内腔に向かって濾胞上皮細胞の乳頭状に増殖する像が観察される．第二の型では，やや背の高い，立方状あるいは円柱状の濾胞上皮で覆われ，コロイドを満たした不定形で小型の濾胞が結節状に集合した像を呈する．肉眼的に甲状腺は軽度腫大することが多い．濾胞細胞腺腫 follicular cell adenoma との鑑別が重要であるが，腺腫様甲状腺腫 adenomatous goiter を構成する細胞は細胞異型が乏しく，ほぼ均質で，原則として濾胞の基本構造が保たれており，周囲組織の圧排像もほとんど認めない．

e. C細胞過形成（傍濾胞細胞過形成 parafollicular cell hyperplasia）

加齢に伴いC細胞の数は増加し，ほぼ全体の濾胞に分散して増殖するびまん性過形成と，多中心性に数個の濾胞に限局して起こる結節性（限局性）過形成に分けられる．初期の過形成巣は数個から十数個のやや腫大したC細胞により形成されており，周囲組織の圧排像はほとんどなく，増殖細胞による濾胞構造の破壊も認められないが，大きな過形成巣においてはほぼ一つの濾胞を埋めつくすようにC細胞が増殖し，濾胞上皮細胞の萎縮も認められる．C細胞腺腫 C-cell adenoma と結節性C細胞過形成 C-cell hyperplasia との鑑別が重要であるが，その区別が困難である場合も少なくない．C細胞過形成は一つの濾胞の大きさを越えることはほとんどなく，その最大径はコロイドを含む平均的な甲状腺濾胞五つ分よりも小さく，周囲組織の圧排像がなく，増殖するC細胞は軽度腫大しているが，軽度の好酸性の顆粒状の胞体で，細胞異型が認められず，正常のC細胞とほとんど区別できない．イヌでは，正常な甲状腺においても数個のC細胞の結節性集積が主要な血管に沿って存在していることが多く，同年齢の対象動物と比較して診断する必要がある．

f. その他の変化

発生異常として鰓後体の遺残囊胞 ultimobranchial cysts，異所性胸腺，甲状舌管の遺残 persistent thyroglossal ducts，変性病変として鉱質化 mineralization，濾胞拡張 dilated follicles，囊胞性濾胞 cystic follicles が見られる．

6.23.4 腫瘍性病変および加齢性変化

A. 腫 瘍 性 病 変

甲状腺腫瘍はその発生母地より濾胞上皮由来とC細胞（傍濾胞細胞）由来とに大別される．ラットの自然発生腫瘍にはC細胞由来が多く認められ，実験的甲状腺腫瘍は濾胞上皮由来が多い．

a. 濾胞上皮由来の腫瘍性病変
（ⅰ）　濾胞細胞腺腫（濾胞（状）腺腫 follicular ad-

enoma, 乳頭状腺腫 papillary adenoma) 軽度の異型性を示す, やや大型で, 好塩基性の胞体を有する濾胞上皮細胞よりなる濾胞の比較的均一な結節性増殖巣で, 周囲組織を圧排し, 一般的には薄い線維性結合織皮膜で境界されている. ラットの濾胞腺腫では明瞭な被膜を欠くことが多い. 核分裂像は比較的少ない. 濾胞腺腫の亜型は細胞質の染色態度により, 明細胞型 clear cell type と好酸性細胞型 oxiphilic cell type (Hurthele cell type), 濾胞上皮細胞の増殖形態により, 乳頭状腺腫 papillary adenoma がある. 乳頭状腺腫は中等度との異型を示す濾胞上皮細胞の乳頭状増殖を伴う濾胞の増殖巣よりなり, 周囲への浸潤像を認めない. 電顕像では細胞間には細胞間結合 cell junction, 細胞表面には微絨毛 microvilli を認める. 濾胞細胞癌 follicular cell carcinoma との鑑別が重要であるが, 濾胞細胞癌は一般的に明瞭な線維性被膜を欠くことが多く, 周囲組織への浸潤像を伴い, 細胞異型や核異型が高度である. また, 腺腫様甲状腺腫や結節との鑑別は上皮細胞の均一性, 周囲との移行との欠如などの所見により区別され, また, 転移は認められない.

(ii) 濾胞細胞癌 follicular cell carcinoma, (濾胞状) 癌 follicular carcinoma, 乳頭状癌 papillary carcinoma) やや大型で, 中等度の異型性を呈す類円形の核を有する腫瘍細胞の結節性増殖巣よりなり, 線維性被膜で周囲と境界されていることが多く, 線維性皮膜あるいは被膜外への浸潤像を伴う. コロイドの乏しい小濾胞構造や乳頭状にまた充実性構造を示すことがある. 電顕像では細胞間には細胞管結合を認め, 微絨毛や細胞質の細胞小器官は少なく, ポリソーム型のリボソームが多い. ヒトでは石灰化物 psammoma body をよく認めるが, ラットでは少ない. また, 慢性炎症や線維化がしばしば合併して認められる. リンパ管や血管に浸潤して頸部リンパ節に転移することが多い. ラット, マウスでは肺への転移は稀である.

b. C細胞 (傍濾胞細胞) 由来の腫瘍性病変

(i) C細胞腺腫 C-cell adenoma, C細胞癌 C-cell carcinoma (傍濾胞細胞腺腫 parafollicular adenoma, 傍濾胞細胞癌 para-follicular carcinoma) C細胞腺腫は異型の乏しい, 円形, 卵円形, 梨状のやや好塩基性の C 細胞の密な, 限局性あるいは結節性増生巣よりなり, 周囲の濾胞組織とはしばしば不完全な線維性被膜で境界され, 種々の程度に周囲組織を圧排している. C細胞癌は高度の核の異型を示す腫瘍細胞の充実性増殖巣よりなり, 周囲への浸潤像を認める. しかし, C細胞腺腫とC細胞癌を組織構築, 構成細胞の形態学特徴から区別することが困難な例があり, C細胞腺腫とC細胞癌とを一括してC細胞腫瘍 C-cell tumor として取り扱う研究者も多い. 腫瘍細胞は細胞質にカルシトニンを豊富に有し, カルシトニン染色で細胞質に陽性像を示す. 電顕像では腫瘍細胞の細胞質に電子密度の高い分泌顆粒 (カルシトニン) を多数認める. 時にアミロイド沈着を認めることがある.

結節性C細胞過形成とC細胞腺腫やC細胞癌との鑑別は細胞異型の程度, 甲状腺濾胞外への圧排性増殖像の有無, 腺腫内の拡張した毛細血管の有無により, またC細胞癌との鑑別では血管内, あるいは周囲組織への浸潤像, または遠隔転移の有無によることが多い. しかし, これらの鑑別点については多くの議論がなされ, いまだ確定していない. なお, C細胞の判別が困難な場合には, 銀染色 grimerius, 免疫組織化学 (カルシトニンなど) が鑑別診断に有用になる (表 6.67)[1〜3].

B. 加齢性変化

ラットでは加齢とともに甲状腺全体のC細胞数が増加して, びまん性または結節性過形成の像を呈し, Long-Evans ラットでは24ヵ月齢のラットでは12ヵ月齢のラットに比較して, 約3倍にその数が増加しているといわれている.

一方, 非腫瘍性の加齢性病変はげっ歯類では非常に少なく, ICRマウスにアミロイド沈着が好発する程度である.

6.23.5 障害が及ぼす影響

甲状腺障害は, 甲状腺ホルモンの生理機能 (基礎代謝) の過大あるいは過小発現として個体に影響を及ぼすが, 一般的な毒性試験においては, 甲

表 6.67　げっ歯類における甲状腺増殖性病変の自然発生頻度

動物種・系統	増殖性病変	雄(%)	雌(%)
B6C3F1 マウス 104 週飼育	濾胞上皮細胞過形成	1.7	4.4
	濾胞状過形成	0.2	0.3
	C 細胞過形成	0.2	0.7
	濾胞上皮細胞腺腫	0.4	2.3
	C 細胞腺腫	0	0.1
	C 細胞腺癌	0.1	0.1
SD ラット 2 年間飼育	濾胞上皮腺腫	2.5	0.8
	濾胞上皮腺癌	0.2	0
	C 細胞腺腫	3.0	2.4
F344 ラット 104 週飼育	濾胞上皮過形成/嚢胞状過形成	4.4	1.4
	濾胞上皮細胞腺腫	1.8	1.7
	濾胞上皮細胞腺癌	0.9	0.7
	C 細胞過形成	22.8	33.2
	C 細胞腺腫	14.8	7.7
	C 細胞腺癌	0.5	0

状腺に器質的(病理学的)変化が認められて初めてその障害に気がつく場合が多い．

a. 甲状腺機能低下

　食欲の異常を伴わずに体重の増加が起こる．甲状腺機能低下が長期持続すると脂肪の代謝率が減少し，血中の脂肪量が上昇する．血中コレステロールの上昇は小動脈の動脈硬化や肝臓の脂肪沈着を促進する．ラットでは長期の甲状腺機能低下により肝臓に過剰の脂肪蓄積が起こり，肝腫大を起こす．また，血中コレステロールの著明な上昇を伴う甲状腺機能低下では，糸球体に脂肪塞栓を認めることがあり，その結果，腎不全が引き起こされる．

　甲状腺機能低下症の動物にはしばしば繁殖異常が見られる．雄ではリビドー(性欲)の消失や精子の減少が起こる．雌では受胎率の減少を伴った発情サイクルの欠如または異常が起こる．

b. 甲状腺機能亢進

　食欲が普通または増加しているのに，体重が減少する．臨床症状は多渇多尿のほか，排便量，生理活動の増加が見られる．

6.23.6　毒性の評価

　甲状腺毒性の有無の判定は，病理学的評価が最も重要であるが，個体に対する影響や発生機序を考察するうえで甲状腺ホルモン測定など甲状腺機能検査はきわめて有用である．甲状腺機能検査は，適正に採取された試料を使用し，必要に応じて複数の測定項目を組み合わせる必要がある．

a. 甲状腺の病理学的評価

　甲状腺の形態学的評価は，甲状腺に対する毒性作用の敏感な指標である．必要に応じて特殊染色，免疫組織化学を加えることにより，その評価は確実となる．C 細胞の過形成評価に対しては，分布の偏りがないように，イヌなどの標本作製には長軸に沿った切り出しが推奨される．また，甲状腺に見られる変化は基本的に刺激の増減とそれに伴う機能・形態の変動であるため，甲状腺の重量測定も客観的指標として有用である．左右(あるいはその合計)の重量とともに体重比あるいは脳重量比を算出し，これを比較する．小動物の場合は，新鮮組織での甲状腺の単離はアーティファクトを招く可能性があるため，気管とともに固定した後，甲状腺を注意深く分離して重量を測定する方法が推奨される．

増殖性変化の評価には，対照群の背景データも重要である．甲状腺の腫瘍発生には，種差，系統差があり，ラットではACI, Donryu系に比較してF344およびWistar系で多く，大部分がC細胞由来の腫瘍である[4]．

b. 甲状腺機能検査

（i）**TSH（甲状腺刺激ホルモン）**　下垂体前葉から分泌され，甲状腺ホルモンの分泌を刺激する糖タンパク質である．TSHは甲状腺濾胞上皮細胞の受容体に結合して，cAMPを介して甲状腺におけるヨウ素摂取，甲状腺ホルモンの分泌などを促進するはたらきをもつ．TSHは甲状腺ホルモンと組み合わせて測定される場合が多い．ラットでは，TSHレベルに性差が見られ，雌ラットよりも雄ラットにおいて高く，慢性毒性試験・がん原性試験において，種々の薬物や化学物質を投与された場合，雌より雄において濾胞細胞の過形成および腫瘍の発生率が高いことが知られている．

（ii）**T_4（サイロキシン）**　T_4は100%甲状腺でつくられる．血中でT_4は甲状腺結合タンパク質と結合しているが，T_4に対するTBGの親和性はプレアルブミンの約1000倍高く，生理活性をもつ遊離型T_4の割合は，TBGをもつ動物種（非げっ歯類）よりももたない動物種（げっ歯類）のほうが高い．そのため，甲状腺機能を除去したラットは，ヒト（2.2μg/kg体重）に比較して約10倍のT_4の置換（20μg/kg体重）を必要とする[1]．T_4は遊離型のみ生物活性をもつため，甲状腺機能の把握には結合型よりも遊離型T_4の測定が重要である．

（iii）**T_3（トリヨードサイロニン）**　T_3は80%が末梢組織で脱ヨウ素化によるT_4からT_3への変換で合成される．分子量が小さいために細胞透過性が強く，T_4の4〜5倍の生物活性がある．T_3とT_4の値が均等に変動しないことがあるため，T_4を同時測定して評価するのが一般的である．T_4と同様に，活性を示す指標としては遊離型T_3の測定が重要である．T_3はヒト，サル，イヌにおいてTBGおよびアルブミンと結合して輸送されるが，マウス，ラットではアルブミンのみに結合する．タンパク質との結合はT_4に比較してT_3は強固ではなく，結果的に代謝回転が速く，半減期が短い．上記半減期や輸送タンパク質の種差は，ラットが慢性のTSH刺激に対して甲状腺の増殖性変化発生の感受性が高い一つの要因である．

[山口修司]

文献（6.23節）

1) Hirouchi Y, *et al.*：*J. Toxicol. Pathol.* **7**：153-177（1994）．
2) Imai K, *et al.*：*J. Toxicol. Pathol.* **1**：7-12（1988）．
3) Iwata H, *et al.*：*J. Toxicol. Pathol.* **4**：1-24（1991）．
4) Maekawa A, *et al.*：*J. Toxicol. Pathol.* **1**：13-17（1988）．

6.24　上皮小体

6.24.1　構造，生理，機能

a. 構　造

上皮小体 parathyroid gland は甲状腺の背側面に接する第三および第四の咽頭嚢から発生する内胚葉由来の内分泌器官である．第三咽頭嚢から発生したものは外上皮小体となり，第四咽頭嚢から発生したものは内上皮小体となる．これらは薄い結合組織の被膜により包まれ，甲状腺と隔てられる．その数は動物種により異なり，多くの動物では2対4個である．これに対し，マウス，ラット，ハムスターは1対，イヌ，サルは複数を有する．上皮小体は非常に小さい器官であるので，解剖時には，紛失，剥脱，挫滅などを起こさないように十分に注意して採取すべきである．よい状態で標本を作製するには，まわりの筋層を丁寧に剥離し，上皮小体の存在を確認した後，ラットおよびマウスでは甲状腺の摘出前に気管から切り離さずに短時間ホルマリン固定を行うことが望ましい．

上皮小体は主細胞 chief cell と好酸性細胞 oxyphilic cell の2種類の細胞からなる．主細胞はやや明るい胞体を有する多角形の細胞で，電顕下では比較的豊富な粗面小胞体，遊離リボソーム，ゴルジ装置のほか，直径200〜300μmの分泌顆粒が観察される．この分泌顆粒はPTHとよばれるホル

モンを含有する．PTH産生が活発な時期の主細胞は細胞内小器官が発達し，グリコーゲンや脂肪顆粒は減少するため細胞質が濃染する（暗調細胞 dark cell）．一方，休止期の細胞は立方形で比較的大型の核を有し，細胞内小器官が乏しいため薄染する（明調細胞 clear cell）．これらは本質的には同種の細胞と考えられ，中間型も存在する．光顕下での観察時に，これら細胞を明確に区分することは困難である．好酸性細胞はサル，イヌおよびハムスターでは観察されるが，ラット，マウス，ニワトリなどにおいては観察されない．細胞質内は大きく不整形なミトコンドリアで満たされ，粗面小胞体やゴルジ装置などの細胞内小器官は十分に発達しておらず，分泌顆粒も少ない．このことは，好酸性細胞はPTHの生合成を行わないことを示唆している．また，酸化・加水分解酵素の活性が高く，これらの機能は不明であるがPTHの合成に関連したものではない．主細胞と好酸性細胞の中間の特徴を示す細胞も観察されており，好酸性細胞は加齢などに伴う代謝機能の変化により主細胞が変化したものであると考えられている．

b．PTH（上皮小体ホルモン parathyroid hormone），パラトルモン parathormone

PTHは上皮小体から分泌される84個のアミノ酸からなる分子量9500のポリペプチドホルモンである．主細胞の粗面小胞体のリボソームにおいて合成されたプレプロPTHは，小胞体でプロPTHとなり，ゴルジ装置においてPTHとなる．PTHは肝臓のクッパー Kupffer細胞においてN末端の活性のある部位（分子量2500）とC末端の活性のない部位（分子量7000）とに分けられ，最終的に腎臓において分解される．

c．生　理，機　能

PTHは血清中のCa^{2+}濃度を高め，リン酸塩の尿中排泄を増加させる．また，腎臓の近位尿細管で水酸化酵素を活性化させ活性型ビタミンDである$1,25-(OH)_2D_3$（1, 25-dihydroxyvitamin D_3）の合成を間接的に促進し，PTHとともに血清中のCa^{2+}濃度調節に関与する（図6.58）．

（i）**骨への作用**　PTHは骨表面を覆う骨芽細胞にある受容体に結合すると骨芽細胞が収縮して骨芽細胞間が離開する．これにより破骨細胞と骨表面の接触が容易になり，骨芽細胞から放出される生理活性物質，おもにサイトカインが破骨細胞に作用し，骨からのCa^{2+}放出を促し，血中のCa^{2+}濃度を上げる．$1,25-(OH)_2D_3$もまたCa^{2+}の骨からの遊離を促進する．

（ii）**腎臓への作用**　近位尿細管に直接的に作用することで，cAMPをセカンドメッセンジャーとしたリン酸の再吸収の低下が起こり，リン酸の排泄が増加する．遠位尿細管にはPTHの受容体が存在し，GTP結合タンパク質と共役し，cAMPをセカンドメッセンジャーとしてCa^{2+}の再吸収を促進する．$1,25-(OH)_2D_3$もまたCa^{2+}の再吸収を促進する．

（iii）**腸管への作用**　腸管（おもに十二指腸，空腸上部）でのCa^{2+}の吸収は，PTHの間接的な作用（$1,25-(OH)_2D_3$の合成）が関与する．$1,25-(OH)_2D_3$は腸管上皮細胞でのビタミンD結合タンパク質（DBP）の生合成を促進し，さらに腸管上皮細胞の基底膜からのCa^{2+}の吸収を促進する．

（iv）**分泌の調節**　血中のCa^{2+}濃度およびMg^{2+}濃度によりPTHの分泌が調節される．またPTHの分泌はアドレナリン作用およびcAMP増加物質（テオフェリン）によっても増加する．

6.24.2　毒性メカニズム

a．上皮小体機能亢進症 hyperparathyroidism

（i）**腎性上皮小体機能亢進症 renal hyperparathyroidism**　重度の腎機能障害により，とくにラットにおいては慢性腎症に伴う続発性上皮小体機能亢進症 secondary hyperparathyroidism が起こることがある[1]．腎機能不全は活性型ビタミンDの生成減退，糸球体の濾過機能低下を引き起こし，その結果，リン酸塩過剰症となる．しかし，血中のリン濃度はPTHの合成や分泌に直接は関与しない．一方，血中カルシウムは極度に低下し，PTHの過度の分泌亢進が起こるために，上皮小体の主細胞は肥大，増殖し，びまん性過形成 diffuse hyperplasia となる．また同時に腎機能不全によるビタミンDの代謝産物である1,25-

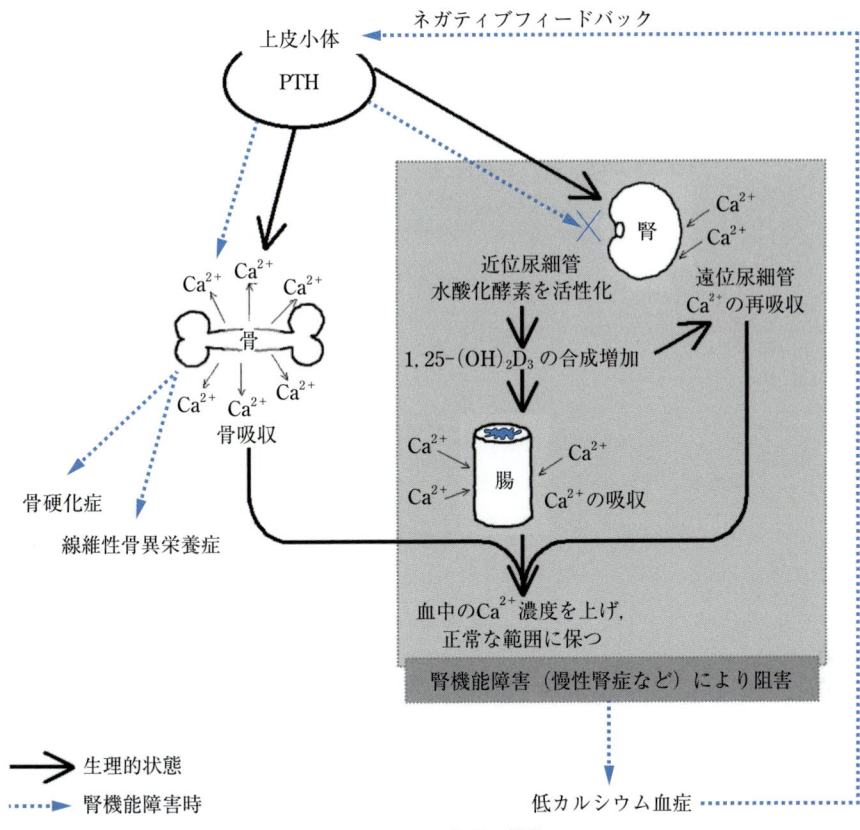

図6.58 PTHの生理・機能

$(OH)_2D_3$合成阻害が起こり，腸からのカルシウム吸収が抑制され，その結果，血中カルシウム濃度を低下させる一因となる．

(ii) 栄養性上皮小体機能亢進症 nutritional hyperparathyroidism 低カルシウム，過リン食ならびにビタミンD不足などによる低カルシウム血症などの栄養障害によって二次性上皮小体機能亢進症が起こる[1]．

(iii) 原発性上皮小体機能亢進症 primary hyperparathyroidism 機能性上皮小体腺腫などによりPTHの過剰分泌が起こり，その結果，原発性上皮小体機能亢進症となる[1]．この場合，フィードバックが関与しないのが特徴で，PTHの分泌は血清カルシウム値に関係なく増加する．

b. 上皮小体機能低下症 hypoparathyroidism

上皮小体機能低下症は代謝障害によるもので，PTHの分泌量が正常値以下である場合あるいは受容体となる細胞の機能が不十分である場合に起こる．前者はしばしば慢性びまん性リンパ球性上皮小体炎に関連して起こるが，その場合，主細胞は細胞質が減少し，強い好酸性化，間質の線維化，さらには全体的な変性を示し，上皮小体からのホルモンの分泌低下となる．

血中カルシウム濃度の上昇は，主細胞でのアミノ酸の取込み，前駆物質の合成と上皮小体ホルモンへの変換，貯蔵上皮小体ホルモン分泌を抑制し，機能低下となる．

6.24.3 障害反応

a. 先天異常

上皮小体の発生過程における異常により，異所性上皮小体 ectopic parathyroid として，時に頸部および胸腺もしくは甲状腺実質内に上皮小体が見られることがある．これは胚芽の移行性上皮細胞の分化遅延によるとされる．その他，発生異常の一つとして甲状腺内に鰓後体の遺残による囊胞

ultimobranchial cyst がある．

b．炎症および血管病変

リンパ球を主とした少数の単核球からなる炎症細胞が，間質に見られることがある．また，稀に血管の拡張が見られるが，組織学的には他の組織／器官と類似する．

c．多核合胞体巨細胞 multinucleated syncytial giant cell

老齢ラットでは，おもに腺の末端に合胞体巨細胞が見られることがある．合胞体巨細胞は隣接する主細胞の融合により形成され，その核は主細胞より小さく，クロマチンが濃く，楕円形で，細胞質は強好酸性均質である．合胞体細胞が間質の1/2ほどの領域を占めることもある．また電顕的に，細胞小器官の初期の変性が見られることもあるが，上皮小体の機能に影響を及ぼすことはない．

d．びまん性過形成 diffuse hyperplasia

過形成は，結節性過形成および，びまん性過形成に分けられる．このうち，びまん性過形成は，慢性腎不全や慢性栄養不良状態などで見られる．組織学的には，腫大した核を有する主細胞が均一に増殖し，血管および結合組織も増加し，分葉状構造を示すことがある．形態上，腺腫と鑑別が困難であるが，腺腫のように周囲組織を圧排しない．

6.24.4 腫瘍性病変および加齢性変化

a．腫瘍性病変

（i）**腺腫 adenoma**　ラットでは，多くの腺腫は甲状腺に接して見られるが，前縦隔付近に異所性上皮小体由来の腺腫が稀に見られる．大きさは肉眼で認められる程度から顕微鏡的なサイズまで大小さまざまで，片側性に単発で見られることが多い．

組織学的には，周囲組織との境界が明瞭で，線維性被膜の形成を見ることがある．また，結節の大きさによりさまざまな圧排像を示す．構成細胞は明るく好酸性で，やや大型の主細胞で，シート状または敷石状に増生することが多い．乳頭状増殖，細葉構造および囊胞形成が見られることもある．核は円形および卵円形で，明瞭な核小体をもち，わずかに多形性が見られる．核分裂像は少ない．ラットでは囊胞状の腺腫も見られる．

腺腫には機能性または非機能性の場合があるが，ラットでは非機能性の場合が多い．ヒトやイヌ，ネコなどでは機能性の腺腫が見られる．機能性腺腫では薄い線維隔壁により密に配列する細胞群に分かれる．また，機能性腺腫では PTH が分泌され，血清カルシウム値の上昇を見るが，腫瘍細胞のためそれによるフィードバック調節は受けず，残存する正常細胞は萎縮像を呈する．

NTP の 2 年間がん原性試験における F344 ラットの上皮小体腺腫の発生頻度は，雄で 0.42％（5／1186），雌で 0.45％（5／1123）である．また，B6C3F1 マウスでは確認されていない．

形態学的に甲状腺傍濾胞細胞腺腫と類似するが，免疫染色によりカルシトニン陽性である甲状腺傍濾胞細胞腺腫と鑑別できる．

（ii）**腺癌 adenocarcinoma**　通常，肉眼的に小結節として観察できる．大型化した結節では中心域に壊死巣または出血を伴う．近接する頸部骨格筋や甲状腺への浸潤を見ることもある．

組織学的には，大型の核をもつ主細胞が紡錘形を呈し細胞密度が増加する．核の多形性は増すが，核分裂像の増加は見られない．細胞質は明るい好酸性で，線維基質により区切られた細葉構造や類洞に沿った索状構造が見られる．被膜やリンパ管，血管および結合組織への浸潤が見られる．

b．加齢性変化

（i）**結節性過形成 nodular hyperplasia**　片側または両側の上皮小体で限局性および多発巣状性に主細胞が増加する．周囲との境界は不明瞭で被膜の形成は見られない．周囲への圧排像は見られないことが多いが，病巣が大きいと軽度の圧排像を示す．細胞はやや大型で，クロマチンに富んだ核をもち，核の多形性および分裂像はほとんど見られない．

（ii）**上皮小体囊胞 parathyroid cyst**　上皮小体の実質または近接する結合組織内に見られる囊胞で，とくにラットで見られる．被覆上皮は，

立方状および円柱状で線毛が見られることがある．管腔内に見られる好酸性のタンパク質様物質および被覆上皮細胞には，血清中に比べ高濃度のPTHが存在する．上皮小体嚢胞は，発生段階における上皮小体と胸腺を結ぶ管の遺残が拡張したもので前縦隔に見られることもある．また，前述した鰓後体遺残による嚢胞もあるが，被覆細胞が重層扁平上皮細胞であるので鑑別は容易である．

　（iii）　**間質の線維化 interstitial fibrosis**　硝子様物質の蓄積や線維性結合組織の増加により被膜や間質が肥厚する．

6.24.5　障害が及ぼす影響

a.　上皮小体機能亢進症

　上皮小体機能亢進では，血液生化学検査で高カルシウム血症および低リン血症が見られる．PTHは，破骨細胞による骨吸収の促進により骨のカルシウムを血中に遊離する．骨質の吸収が進むと，多数の血管と破骨細胞を含む線維性組織により置き換えられ線維性骨異栄養症 fibrous osteodystrophy を引き起こす．骨吸収は骨梁とともに皮質にも見られ，骨膜下吸収像が見られる．ALP（アルカリホスファターゼ）が高値となる．腎臓では尿細管からカルシウム再吸収およびリンの排出が促進され，高カルシウム血症，低リン血症となる．全身的に血中カルシウム濃度が増加することで，腎臓，動脈などの器官でカルシウムの病的沈着および結石などが見られるとともに，ヒトでは多渇症，多尿症，疲れやすいなどの症状が出る．また，十二指腸潰瘍や慢性膵炎などの消化器症状を呈する場合もある．

b.　上皮小体機能低下症

　上皮小体機能低下症の原因は，上皮小体からのホルモン分泌が減少する場合と，ホルモン分泌は低下していないが，本来の作用部位においてホルモンの感受性が低下する場合がある．上皮小体機能低下により，血中カルシウムの低下，血中無機リンの上昇が認められる．その結果，神経系の興奮性が過度に高まり，筋肉の痙攣，テタニーが起こる[2]．また，ヒトでは発育障害，皮膚，毛髪，爪などの外胚葉組織の萎縮，変性のほか白内障が見られる．

6.24.6　毒性の評価

a.　血液生化学検査

　上皮小体はPTHを介し，血清カルシウムおよびリン酸の濃度を調節するため，上皮小体障害が疑われる場合は，これらの濃度を測定することが有用である．また，PTHが骨代謝に関与することからALPの測定も同様に有用である．

　腺腫や過形成による原発性上皮小体機能亢進症では高カルシウム血症および低リン血症，ALPの高値が認められる．また，血清クロールおよび尿酸の高値，代謝性アシドーシスが見られる．慢性腎不全およびビタミンD欠乏による続発性上皮小体機能亢進症では低カルシウム血症および高リン血症，ALPの高値が認められる．一方，上皮小体機能低下症では，低カルシウム血症および高リン血症が認められる．また，血清マグネシウムは正常，ないしは軽度の低下，軽度の低カリウム血症，LDHおよびCPKなど筋肉由来酵素の高値，ALPの増加を見る場合がある．

b.　PTHの測定

　PTHはさまざまな機能障害要因により分泌の亢進あるいは抑制が見られるが，PTHの測定により上皮小体の機能障害を評価することができる．PTHの測定にはPTHの分解産物であるフラグメント（C末端，N末端）に対する各抗体を用いたRIA（放射性免疫測定法 radioimmunoassay）がこれまで用いられてきたが，近年，これらのフラグメントに対する抗体を用いたIRA（免疫放射定量法 immunoradiometric assay）が開発され精度や特異性の向上が見られている．

　（i）　**PTHが高値となる場合**
・原発性上皮小体機能亢進症：上皮小体腫瘍によるPTHの過剰分泌
・続発性上皮小体機能亢進症：慢性腎不全などによる低カルシウム血症に対する反応
・偽性上皮小体機能低下症：腎尿細管のPTH受容体異常症による反応性の分泌増加

(ⅱ) PTH が低値となる場合
・特発性や術後の上皮小体機能低下症
・悪性腫瘍などによる高カルシウム血症

c. 肉眼的評価

ラットでは，続発性機能亢進症によって起こるびまん性過形成では，両側性で均質な上皮小体の大型化が見られる．結節性過形成 nodular hyperplasia，腺腫および腺癌は単発性に見られることが多い．また，近接する組織との癒着や上皮小体病変の原因となる腎病変の有無についても注意する．

d. 組織学的評価

組織学的に留意すべき点は各増殖性病変の鑑別である．病変の組織像だけでなく，生化学データや，上皮小体病変に関連する他組織の病変から，総合的に評価することが重要である．

（ⅰ）結節性過形成 腺腫との鑑別が重要である．種々の大きさの結節が多発巣状性に発現し，均質の細胞が増殖し，周囲組織を圧排することがない．通常，周囲組織との境界は不明瞭で被膜形成が見られない．

（ⅱ）びまん性過形成 両側性に同程度の上皮小体の大型化と均一な細胞のびまん性増殖が特徴である．腎病変や栄養不良などによる低カルシウム血症に起因する．

（ⅲ）腺腫 腺腫の診断に際して，結節性過形成あるいは，腺癌との鑑別が重要である．結節性過形成と異なり，単発性に発現することが多い．周囲組織との境界は明瞭で一部で被膜形成が見られる．種々の程度の圧排像が見られ，構成する主細胞は結節性過形成と比較して，やや大型で核小体が明瞭である．

（ⅳ）腺癌 腺腫との鑑別が重要である．中心域の出血や壊死，周囲組織への浸潤，遠隔転移が見られる場合は容易に腺癌と診断できる．これらの変化が見られない場合は，細胞の多形性のみの判断では不十分で，腫瘍細胞の索状構造および小葉構造，血管や被膜への浸潤，核分裂像を手がかりに診断する． ［中村　厚，髙木みづほ］

文献（6.24 節）

1) Capen CC：*J. Toxicol. Pathol.* **15**：1-6(2002).
2) Furuto-Kato, *et al.*：*Internal Medicine* **44**：60-64 (2005).

6.25　副　　腎

6.25.1　構造，生理，機能

a. 構　造

副腎は表層を覆う皮質と中心部を占める髄質という機能，形態，組織発生のまったく異なる二つの組織からなる．皮質は中胚葉に由来し，腎臓および生殖器と関連する機能を有し，髄質は外胚葉の神経堤由来の組織である．表面は結合組織性の被膜により覆われている．

（ⅰ）皮質 被膜側より球状帯，束状帯，網状帯に区別される．球状帯の層は薄く，円柱状の細胞が球状をなして集合し，細胞質はやや好塩基性を示し，ゴルジ装置が豊富である．束状帯は最も厚い層で，細胞索をなして放射状に配列する．細胞質にはコレステロールやステロイド前駆物質を含む多量の脂肪滴を有し，空胞または泡沫状として観察される．小胞性のミトコンドリアと滑面小胞体が豊富である．網状帯は薄く，細胞索が網目様に不規則に配列する．細胞質は好酸性に強く染まり，細胞質には黄褐色のリポフスチン色素を含有し，ライソソームも豊富である．各層の境界は不明瞭で，これら細胞索間には洞様毛細血管が分布している．マウスでは他のげっ歯類と異なり，網状帯が不明瞭か，これを欠いている．その代わりに X-zone とよばれる組織が存在する．雄では思春期（5 週齢頃）に達すると，この組織は萎縮 atrophy・線維化して急激に消失する．雌では処女マウスは 30 週齢までゆっくりと退縮する．

（ⅱ）髄質 髄質の細胞は不規則な細胞索をつくり血管を伴った間質結合組織が取り巻く．大部分の髄質細胞は比較的大きく核はほぼ中心に位置し，細胞質は好塩基性を示し多数の微細顆粒を

含有する．また，クロム塩により黄褐色を呈することからクロム親和性細胞とよばれ，カテコールアミン catecholamine を産生，保持している．さらに，少数ながら神経節細胞，小顆粒含有細胞 small granule containing cell が存在する．

　(iii)　**副腎の血管と神経**　副腎への動脈血は横隔膜動脈，腎動脈および腰椎動脈から分枝して副腎の被膜に入り，血管叢を形成する．その血管叢から皮質に進入し，球状帯と束状帯を通って網状帯で毛細血管網を形成しいったん貯留して髄質へ流れ，中心静脈に注ぐ．もう一つの系統は分枝せずに皮質を貫通して髄質を養い，中心静脈に注ぐ．髄質へは2系統の血液供給路が形成されている．

　副腎の神経は交感神経と副交感神経があり，両者とも血管周囲腔を走行する．神経終末と髄質細胞との間には，多数のシナプスが観察される．

b. 生　理，機　能

　(i)　**副腎皮質**　副腎皮質から分泌されるホルモンはすべてステロイドホルモンで，次の3群に大別される．

　皮質のホルモン産生は下垂体と密接な関係がある．

　(1)　**ミネラルコルチコイド mineralocorticoids**：球状帯で合成され，電解質の代謝に関与するアルドステロン aldosterone が主体で下垂体前葉のACTH（副腎皮質刺激ホルモン adrenocorticotropic hormone）の影響を受けない．アルドステロンの分泌は，腎臓のレニン・アンギオテンシン系の調節を介して，体液中ナトリウムイオンとカリウムイオンとの濃度調節に関与する．アルドステロンは腎臓遠位尿細管に作用して，ナトリウム，塩素両イオンおよび水の再吸収を促し，カリウムイオンを管腔内へ放出する．すなわち血液量が減少すると，腎臓傍糸球体装置の細胞から，タンパク質分解酵素であるレニンが，直ちに循環血液中に放出される．レニンの放出はカリウム負荷あるいはナトリウム不足とも連動する．肝臓で合成されたアンギオテンシノーゲンをレニンはそのペプチダーゼ作用により，末梢血中でアンギオテンシンIに変換する．アンギオテンシンIはアンギオテンシン変換酵素により加水分解されてアンギオテンシンIIになる．このアンギオテンシンIIはアルドステロンの合成と分泌を刺激する．正常状態では，アンギオテンシンIIの上昇によりさらなるレニン放出が阻止されるし，腎臓において電解質（ナトリウムイオンと塩素イオン）および水の再吸収でもたらされる細胞外液容積の増量を阻止するためのネガティブフィードバックがはたらく．

　(2)　**糖質コルチコイド glucocorticoids**：束状帯で合成され，タンパク質，糖質，脂肪の代謝に関与する．また，抗炎症や抗アレルギー作用を示し，免疫反応を抑制する．そのおもなものはコルチゾン cortisone やコルチゾール cortisol であり，下垂体前葉のACTHによりホルモン産生は調節され，血中のグルコースで促進される．ある条件下ではACTHによりアルドステロンもごくわずかに分泌が促進される．糖質コルチコイドホルモンはグルコース産生を増加させるとともに，グルコース新生のためのタンパク質を分解し，グルコースの利用を減少させる．糖質コルチコイドによる炎症反応抑制の機序は貪食細胞のライソソーム膜の安定化，リンパ球機能の抑制，リンパ球の融解である．束状帯および網状帯における糖質コルチコイド産生はACTHにより制御される．ACTHの分泌は視床下部による制御の下でCRH（コルチコトロピン放出ホルモン corticotropin releasing hormone）の分泌により調節される．

　(3)　**アンドロゲン／エストロゲン**：網状帯で合成され，主として雄性ホルモンのデヒドロエピアンドロステロン dehydroepiandrosterone であるが，ごく少量のエストロゲン estrogen も合成され，生殖器官の二次性徴に関与するといわれている．

　(ii)　**副腎髄質**　副腎髄質のクロム親和性細胞で合成され貯蔵されるホルモンはアドレナリン（A細胞）とノルアドレナリン（N細胞）で，神経終末で分泌されるアセチルコリンによってその分泌が刺激される．髄質ではチロシン→ドパ→ドパミン→ノルアドレナリン→アドレナリンの順に生成される．A細胞にのみ*N*-メチル基転移酵素が存在し，ノルアドレナリンをアドレナリンに変換できる．アドレナリンは心機能の亢進と肝グリ

コーゲンを分解させ血糖値を上昇させる作用があり，ノルアドレナリンは血管を収縮させ，血圧を上昇させる作用がある．分泌を促す生理的条件としては疼痛，寒冷，疲労，低血糖などが挙げられる．また，エンケファリン enkephalin，ニューロテンシン neurotensin，ニューロペプチド Y neuropeptide Y といった神経ペプチド neuropeptide がクロム親和細胞に存在する．さらにセロトニン serotonin やヒスタミン histamine を含有しているが，細胞で合成されたものか，循環血液から供給されたものかは不明である．

6.25.2 毒性メカニズム

副腎を含む内分泌系器官は，体内や体外からの刺激に対応して生体のホメオスタシスを維持・調節している．したがって，他の関連臓器の機能異常により，影響を受けやすい（図 6.59）．また，副腎機能を直接的に調節する刺激伝達系を阻害あるいは亢進するような薬物やホルモン投与によっても障害を受ける．脂溶性の外来性化学物質は副腎皮質に集まりやすく，ステロイド合成過程でミトコンドリアや滑面小胞体にあるさまざまなチトクロム P450 分子種が関与するが，外来性化学物質がそれらの偽基質となって活性化代謝物となり，それらが細胞内高分子物質との強固な結合やフリーラジカル化された活性酸素種を介してさまざまな障害反応が起きる[1]．

a. 脂肪族化合物

炭素数が 3 ないし 4 の脂肪族化学物質は，網状帯や束状帯に壊死を起こすことが多い．塗料などの原料であるアクリロニトリル acrylonitrile や生体内物質のシステアミン cysteamine などが挙げられる[2]．

b. 脂質症誘発剤

ステロイド合成の阻害により束状帯，網状帯に中性脂肪の蓄積が生じ，その部位の機能低下や組織変化をもたらす．抗痙攣薬のアミノグルテチミド aminoglutethimide，抗真菌薬のクロトリマゾール clotrimazole，染料のアニリン aniline などがある．

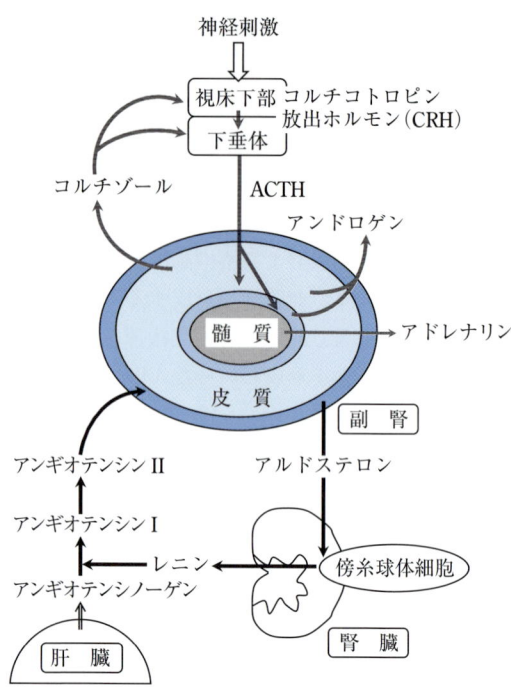

図 6.59　副腎のホルモン分泌と他臓器との関連

c. リン脂質症誘発剤

束状帯や網状帯細胞にリン脂質が蓄積する抗エストロゲン作用を有するタモキシフェン tamoxifen や，高コレステロール血症の治療薬トリパラノール triparanol などがある．

d. 合成ステロイドホルモン

合成コルチコステロイド系化合物の長期投与により，束状帯や網状帯の機能低下をきたし，萎縮をもたらす．また，エストロゲンやアンドロゲンは，実験動物において皮質の増殖性病変を引き起こし，長期投与により皮質の過形成や腺腫を誘発する．

e. 抗ステロイド化合物

ステロイド受容体に拮抗的に結合し，対応する部位の機能を低下させ障害をもたらす．抗鉱質コルチコイドのスピロノラクトン spironolactone は腎臓のアルドステロン受容体に拮抗的にはたらきアルドステロンの合成や分泌を抑制する．この状態が長期持続すると球状帯の萎縮をきたす．抗糖

質コルチコイドの 11-デオキシコルチゾール 11-deoxycortisol は網状帯や束状帯に影響を及ぼす.

f. その他の化合物

ミトコンドリアの機能やミクロソーム分画に影響を与える化合物は，副腎皮質を標的とする場合が多い．肝臓障害物質 CCl$_4$（四塩化炭素 carbon tetrachloride），抗癌剤 o,p'-DDD（ミトタン mitotane）や DMNM（α-(1,4-ジオキシド-3-メチルキノキサリン-2-イル)-N-メチルニトロン α-(1,4-dioxido-3-methylquinoxalin-2-yl)-N-methylnitrone）などが挙げられる．

また，カルシウムイオンチャネルをブロックするオキソデピン oxodipine をイヌに投与すると球状帯の肥厚をきたし，機能亢進をもたらす．アンギオテンシン変換酵素阻害薬のカプトプリル captopril はアンギオテンシンⅡの合成を阻害するため，球状帯の萎縮をきたす．

g. 腫瘍の誘発

マウスでは，雌雄にかかわらず去勢により副腎皮質腫瘍が誘発される．卵巣摘出による腫瘍発生は DES（ジエチルスチルベストロール diethylstilbestrol）投与によって抑制されたとの報告もある．ACTH，発癌物質や放射線照射によって副腎皮質腫瘍が誘発された例もあるが去勢と比較するとその発生は少ない．

肝発癌物質の N-ニトロソモルホリン N-nitrosomorpholine を長期間ラットに投与することにより皮質に小増殖巣が多発する．一般に皮質の腫瘍は機能，とくにホルモンの不均衡により生じた萎縮，肥大，壊死，出血などの変化が長期に持続することにより発生してくることが多い．

ラットでは F344 系にエストロンペレットの皮下埋植によって皮質腫瘍が誘発され，DMBA(7,12-dimethylbenz[a]anthracene) の 50 日間の経口投与で腺腫が観察されたという報告がある．

髄質細胞増殖性病変の自然発生要因として栄養素の関与が考えられている．吸収の悪い炭水化物を過剰に摂取すると，カルシウムやリンが必要以上に摂取され，血液中カルシウムイオン量が上昇し，その結果，クロム親和性細胞におけるカテコールアミンの産生が増すことから，褐色細胞腫 pheochromocytoma 発生との関連性が示唆されている．過剰のビタミン D やその活性型ビタミン D_3 は血液中カルシウムイオン量を上昇させることから，同様の機序でクロム親和性細胞を増殖させ，褐色細胞腫の発生につながると考えられている[3]．

6.25.3 障害反応

a. 皮 質

炎症 inflammation 急性炎症は，重篤な炎症性病変が他にある場合にしばしば観察される．

出血 hemorrhage およびうっ血 congestion 皮質の囊胞状変性に伴い観察される．また，ストレスに伴う動脈攣縮や腫瘍の圧迫による髄質静脈血栓による場合にも起こる．DMBA やポリブレン polybrene の投与で誘発される．

壊死 necrosis 出血，炎症，囊胞状変性 cystic degeneration などに伴い出現する．

髄外造血 extramedullary hematopoiesis 出血や腫瘍などにより貧血に陥った場合に，脾臓，リンパ組織，肝臓などと同様に二次的反応として観察される．炎症との鑑別が必要になる．

萎縮 atrophy 本病変はコルチコステロイドの投与や ACTH 産生性の下垂体腫瘍などのホルモン不均衡の長期持続によりもたらされ，球状帯や束状帯の細胞層が菲薄となり，個々の細胞が小さくなり，また被膜が肥厚することもあり，壊死巣を伴うこともある．

色素沈着 pigmentation 褐色萎縮 brown atrophy, 褐色変性 brown degeneration, セロイド沈着 ceroid deposition, リポフスチン蓄積 lipofuscin accumulation, ヘモジデリン沈着症 hemosiderosis などの病変を含む．褐色萎縮は老齢マウスではしばしば観察される．セロイド沈着はホルモン誘発の萎縮や褐色細胞腫などによる組織圧排の際に認められることがある．リポフスチンの蓄積は防かび剤のイミダゾール imidazole の投与で生じる．

脂肪変性 fatty change 束状帯細胞の細胞質に，局所性ないしはびまん性の空胞化 vacuolation として認められる．正常動物においても観察され

るため，その発現の程度が問題である．ラットではACTH産生性の下垂体腫瘍がある場合にときにびまん性の脂肪変性を見る．皮質過形成や腺腫，とくに過形成病変との鑑別が必要である．過形成病変では細胞数の増加や血液で満たされ拡張した類洞が観察される．

嚢胞状変性 cystic degeneration　毛細血管が嚢胞状に拡張し，しばしば血液を満たしていることがある．老齢の雌ラットでしばしば観察される．長期にわたるエストロゲンの分泌刺激により発生すると考えられている．巣状過形成や腫瘍では本病変を伴っていることが多い．

脂質消失（涸渇）lipid depletion　細胞質に存在する脂肪滴は消失し，びまん性の細胞肥大とエオジン好性の細胞質を特徴とする．束状帯に発生することが多く，副腎重量の増加を伴う．他の疾患によるストレスやACTHの持続的な刺激などで生じる．

鉱質沈着 mineralization，石灰化 calcification　皮質には抗炎症や抗肉芽作用をもつ糖質コルチコイドが多量に存在するため，壊死や出血巣の吸収や器質化が良好でなく，しばしば石灰沈着を引き起こす．

肥大 hypertrophy　皮質細胞の肥大は両側性でびまん性または巣状に観察される．両側性のびまん性肥大は，ACTH分泌増加やストレス負荷が原因のことが多い．副腎重量が増加し，束状帯の細胞を中心に細胞質が腫大する．細胞質の微小脂肪滴は消失し好酸性の傾向が強くなる．また，ステロイド合成阻害薬の投与によって脂質空胞を伴う肥大が観察される．巣状肥大は，球状帯または束状帯に見られる．周囲への圧排性は見られない．細胞質は好酸性または好塩基性顆粒状を呈し，脂質空胞はほとんど見られない．

巣状過形成 focal hyperplasia　巣状過形成は老齢のF344ラットやOsborne-Mendelラットで頻繁に観察される．束状帯に多く見られ，細胞構築はほぼ正常で，細胞異型はまったくないが，正常よりもやや小型となる傾向がある．核分裂像はきわめて稀であり，周囲組織を軽度ながら圧排する．本病巣の中央部には空胞化した細胞集団が頻繁に観察される．

b. 髄　質

壊死　ラットにシステアミンを単回投与すると早期に髄質細胞に一過性の巣状壊死を見る．また，ラットにサリノマイシン salinomycin を投与すると，10時間以内に急性壊死が起こる．

びまん性過形成 diffuse hyperplasia　結節をつくることなく，髄質細胞の増加を見る．細胞索は正常な髄質と比較してやや拡大する．核分裂像はきわめて稀で，周囲組織への圧排はない．

6.25.4　腫瘍性病変および加齢性変化

a. 腫 瘍 性 病 変
（i）副腎皮質腫瘍

腺腫 adenoma　腫瘍は，光顕的レベルから，大きなものでは皮質あるいは副腎全体を占める．腫瘍細胞には，細胞質が好酸性でクロマチンに富んだ核をもつ大型多形性の細胞，正常な束状帯細胞と類似した核を有し，細胞質に大小の脂質を満たした空胞をもつもの，細胞質は好酸性であるが，正常な束状帯細胞に類似するものなどがある．これらの細胞が1種類または混合して構成されている．正常組織を圧排して増殖するが，正常組織との移行は不明瞭なことが多い．

過形成との鑑別点は，周囲の正常皮質あるいは髄質への圧迫の強さや類洞の拡張の有無などが挙げられる．

A & B細胞腫 A & B cell tumor　おもにマウスで発生する．稀にハムスターでも観察され，卵巣機能の終了した老齢の雌に多い．組織学的には細長く紡錘形の核を有し，線維芽細胞様のA細胞と大型の類円形細胞で正常皮質細胞に似たB細胞が混在しており，多くは被膜直下から発生することが多い．大きいものでは副腎全体を占めるが，悪性像を呈するものは少ない．

癌 carcinoma　癌を構成する細胞は，基本的には束状帯細胞に類似しているが，強い異型性が認められ，未分化の像を示し，核分裂像も多数観察され，出血，壊死などをしばしば伴う．

（ii）副腎髄質腫瘍

褐色細胞腫 pheochromocytoma　副腎髄質腫瘍のほとんどが褐色細胞腫である．黄褐色また

は濃褐色の結節が副腎全体を置換し，正常の数倍の大きさを呈するものもある．一般には片側性である．組織学的には，腫瘍細胞は正常髄質細胞に類似しているが，大きさや形に異型性が認められる．腫瘍を構成する細胞は，豊富な好酸性の細胞質，円形の大きな核を有する細胞および紡錘形の細胞から，好塩基性の細胞質とクロマチンに富む核を有する円形ないし紡錘形の細胞など，その形態は多彩である．腫瘍細胞は，胞巣状，シート状・充実性あるいは策状の増殖を示す．

悪性褐色細胞腫 malignant pheochromocytoma　褐色細胞腫との鑑別点として，核/細胞質比の増大，異型性，核分裂像の増加，出血巣，壊死巣，被膜や血管への浸潤像が挙げられる．

神経節細胞腫 ganglioneuroma　ラットでの発生は稀である．神経節細胞と神経線維が混在し，神経節細胞は明瞭な1個あるいは数個の核小体を有する淡明な小型の核を有し，細胞質はニッスル小体を含む．シュワン細胞を含む神経線維は，神経節細胞の隙間を埋める形で存在する．神経節細胞腫のみの出現はきわめて稀で，通常，褐色細胞腫と混在して複合型褐色細胞腫 complex pheochromocytoma として見られる．

神経芽細胞腫 neuroblastoma　ラットやマウスでの発生頻度は低い．クロマチンに富んだ円形あるいは長楕円形ないし多角形の神経芽様細胞から構成される．腫瘍細胞は策状配列を示し，偽ロゼット様の配列を見ることがある．

b. 加 齢 性 変 化

（ⅰ）**アミロイド症 amyloidosis**　全身性の一部分現象として見られるアミロイドの沈着は初期では網状帯に発生し，アミロイドが増加すると束状帯に及び，さらに球状帯にも広がる．HE染色ではアミロイドはエオジンによって半透明の好酸性に染まる．

この変化はラットでは稀であるが，ICR，C3H，C57，CBAの各系マウスに高頻度に見られる．

（ⅱ）**セロイド沈着 ceroid deposition**　セロイドの沈着は初期には皮質と髄質の境界部に無定形の黄茶色顆粒として発生する．沈着が増すと細胞質は拡張し泡沫状を呈する．核は腫大し，しばしば多核巨細胞も観察される．色素はPAS陽性，ズダン親和性，自己蛍光を示す．

（ⅲ）**被膜下細胞過形成 subcapsular cell hyperplasia**[4]　副腎被膜下に発生する紡錘細胞 spindle cell の増殖で，老齢マウスに高頻度に観察される．細胞は卵円形または紡錘形で好塩基性の細胞質をもつ．腫瘍との鑑別が重要である．

（ⅳ）**巣状過形成 focal hyperplasia**　老齢ラットではしばしば観察される．髄質では細胞質は好塩基性を示すが，皮質では好酸性，好塩基性あるいは空胞化を示すものなどがあり，いずれも圧排性の増殖はあまり見られない．

6.25.5　障害が及ぼす影響

a. 機能亢進が及ぼす影響

皮質の過形成，腺腫，癌あるいは異所性ACTH産生腫瘍などによる皮質ホルモンの分泌亢進の結果，副腎皮質の機能亢進が生じ，ホルモン分泌過剰による症状が発現する．

（ⅰ）**糖質コルチコイド分泌過剰**　糖質コルチコイド（コルチゾール）の分泌過剰によって起こる一連の症状を呈する場合，クッシング様症候群という．原因として，副腎原発腫瘍，異所性ACTH産生腫瘍が挙げられ，ステロイドホルモンの過剰投与によっても発生する．本症は糖新生，タンパク質異化が促進され，多飲多尿，腹部膨満，筋肉萎縮，脱毛，皮膚の菲薄化，肝肥大をきたす．血中の電解質の異常は稀である．また，コルチゾールが卵巣および精巣に抑制的にはたらき，性腺機能は減退する．

（ⅱ）**ミネラルコルチコイド分泌過剰**　球状帯に原発するアルドステロン産生腫瘍により低カリウム血症となり，これに起因する筋力低下が見られる．さらに腎傍糸球体装置への血流低下により，この部位は萎縮をきたすことがある．

（ⅲ）**性ホルモンの過剰分泌**　副腎皮質からの性ステロイドの過剰分泌によって性器の形態あるいは機能に異常をきたす．副腎性器症候群とよばれる．皮質網状帯のホルモン分泌性腺腫，癌およびACTH過剰分泌による汎副腎皮質機能亢進，ステロイド産生過程での先天性酵素欠損などが原

因である.

b. 機能低下が及ぼす影響

特発性副腎萎縮がおもな原因となり,皮質の全層に及ぶ萎縮が見られる.血漿および尿中の 17-OHCS(17-ヒドロキシコルチコステロイド 17-hydroxycortico-steroid)は低値を示す.

6.25.6 毒性の評価

a. 副腎皮質

(i) **副腎皮質ステロイドの定量** 副腎皮質から血中に分泌される多くのステロイドホルモンのうち C11 位に OH 基を有するものを 11-OHCS といい,主としてコルチゾールとコルチコステロンがあり,コルチゾールが約 90% を占める.血中コルチゾール値はクッシング様症候群では上昇,急性副腎皮質不全では低下を示す.

(ii) **副腎皮質刺激試験** ACTH を静注し,血中 11-OHCS または尿中 17-OHCS を測定し,その増加の程度により副腎皮質の予備能を調べる試験法である.実験動物ではイヌがよく用いられる.特発性副腎萎縮では反応せず,下垂体性副腎皮質不全では軽度に上昇する.クッシング様症候群では,過形成の場合には増加反応が認められるが,腺腫では増減を認めない.

(iii) **形態学的検査** アミロイド症の病理組織学的鑑別にはコンゴー赤染色が一般的に用いられ,組織に沈着するアミロイドは赤橙色になる.セロイド沈着症には PAS 染色や好酸(アシッドファースト acid fast)染色が有用である.

b. 副腎髄質

(i) **カテコールアミンの定量** イヌの褐色細胞腫では,尿中にカテコールアミンとその代謝産物である VMA(バニリルマンデル酸 vanillyl mandelic acid)が多量に排泄され,尿中カテコールアミンおよび VMA の測定(クロマフィン反応)は診断に有用である.また,髄質過形成でも尿中カテコールアミンの増加が認められる.しかし,ラット褐色細胞腫ではクロマフィン反応を示さない場合が多い.

神経芽細胞腫では,尿中カテコールアミンの増加や VMA の著増に加えて,ノルアドレナリン,ドパミンの代謝産物 HVA(ホモバニリン酸 homovanillic acid)が尿中に著増する.

(ii) **形態学的検査** クロマフィン反応は二クロム酸塩カリウムによるカテコールアミンの酸化であり,組織学的には茶〜黄色の色素を呈する.近年,formaldehyde または glyoxylic acid 反応を応用し,蛍光顕微鏡下でカテコールアミン産生細胞の同定が可能になった.また,免疫組織化学的染色によって,アドレナリンやノルアドレナリンの局在を知ることができる. 〔玉野静光〕

文献(6.25 節)

1) Rosol TJ, et al.: Toxicol. Pathol. **29** : 41-48(2001).
2) Szabo S, et al.: Toxicol. Pathol. **17** : 317-329(1989).
3) Tischler AS, et al.: Toxicol. Sci. **51** : 9-18(1999).
4) Nyska A, et al.: Adrenal Gland(Chap.20). In : Pathology of the Mouse(Maronpot RR, et al. eds), pp. 509-536, Cache River Press, Vienna, IL, USA(1999).

6.26 松 果 体

6.26.1 構造,生理,機能

a. 構 造

哺乳類の松果体 pineal body は上衣板の膨出により発生し,イヌやヒトのような高等な哺乳類では,脳梁膨大と中脳上丘との間にはさまれたような位置をとり,大脳半球に覆われるが,ラットやマウスのような比較的下等な哺乳類や鳥類以下では,終脳の発達が悪く,脳の表面,すなわち頭蓋骨直下に存在する.松果体の表面は脳軟膜結合組織からなる被膜で包まれる.血管を伴った結合組織の中隔が被膜から実質に進入し,小葉を形成している.実質を構成する細胞は松果体細胞 pineal cell / pinealocyte とグリア細胞 glia cell の 2 種類に区別される.松果体細胞の細胞質は比較的豊富で明るく,鍍銀染色(Rio Hortega の方法)により観察すると,複雑に絡み合う細胞質突起をもち,

突起の多くが小葉間結合組織や血管周囲腔に肥大して終わる．松果体細胞は多くのミトコンドリアをもち，ゴルジ装置でつくられる暗調の分泌顆粒が少数見られる．グリア細胞はやや小型で核は染色質に富み濃染する．

b. 生 理

松果体は光情報を1日の明暗サイクルとして認知し，日周リズム circadian rhythm を生み出すとともに，日照時間の変動から，季節を認知し，個体のさまざまな行動および生理現象（代謝，ホルモン分泌，生殖腺発育，生殖行為など）に影響を与える．それを仲介する主要な物質のメラトニン melatonin を松果体は合成・分泌する（図 6.60）．メラトニンの作用は性腺発育調節作用，副腎皮質抑制作用，甲状腺抑制作用などである．性腺への作用では，ハムスターのような長日型季節繁殖動物にメラトニンを投与すると性腺の萎縮が起こることから，メラトニンは長らく抗性腺ホルモンと考えられてきた．しかし，めん羊やヤギなどの短日型季節繁殖動物ではメラトニンの投与により逆に性腺機能が賦活される．これらの作用機序として，松果体から分泌されたメラトニンが視床下部に作用して各種ホルモンのフィードバック系を刺激すると解釈されている．哺乳類では2種類のメラトニン受容体があり，視床下部前部のSCN（視交叉上核 suprachiasmatic nucleus），下垂体前葉，そして網膜に高い密度で存在する．近年，メラトニンは肝臓，腎臓，胸腺などの松果体以外の臓器にも存在することが証明され，そのはたらきも多様にわたると考えられている．メラトニンは正常細胞の増殖だけでなく腫瘍細胞の増殖を抑制するとの報告もある．

c. 機 能

網膜の光受容体で光刺激が電気的神経シグナルに変換され，網膜視床下部路を経由し，視床下部前部にあるSCNに伝えられる．シグナルは視床下部脊髄路を経由して上胸部脊髄の中間外側核の神経細胞に伝えられ，さらに上頸神経節を経由して松果体細胞に伝達される．シグナルは松果体細胞膜の β-アドレナリン受容体を介して，メラトニンの産生，代謝を支配する．ゆえに，β-アドレナリン拮抗薬によって代謝活性は抑制される．メラトニンは血中から取り込まれたトリプトファンからセロトニンを経て，NAT（N-アセチルトランスフェラーゼ N-acetyltransferase）を介し合成される．NAT は SCN からの刺激により合成が促進され，その活性は夜では昼の 50〜100 倍となる．すなわち，環境の明暗がメラトニンの合成，分泌

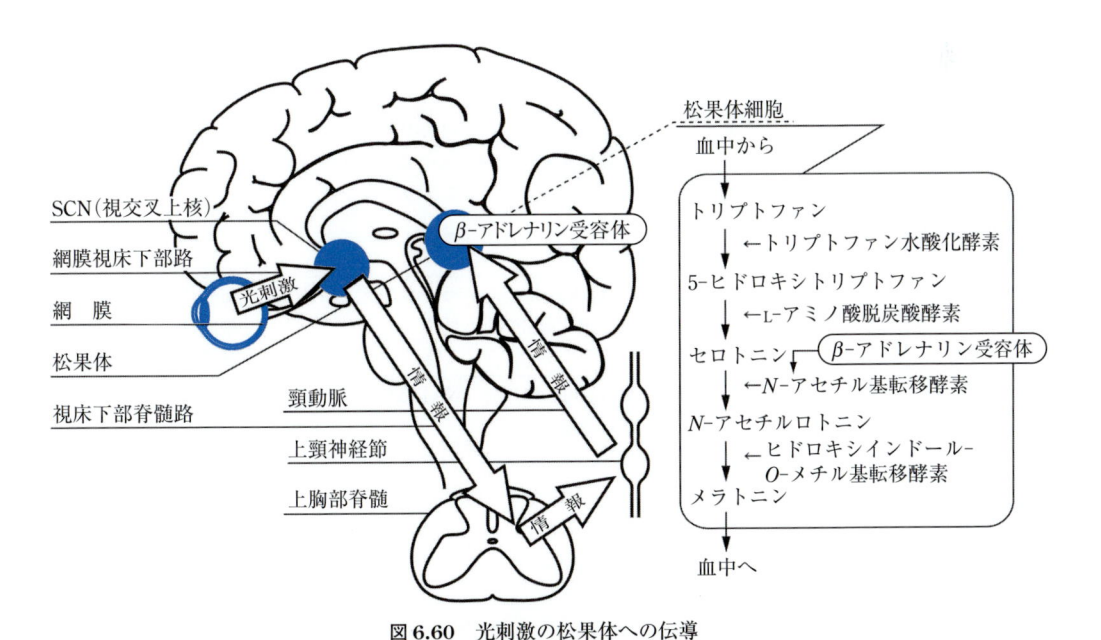

図 6.60 光刺激の松果体への伝導

量を変化させ中枢性の内因性リズムをつくり出す結果となる.

6.26.2 毒性メカニズム

a. 化学物質による反応

松果体に影響を及ぼす物質や変化などに関する報告は少ないが，化学物質の主作用，メラトニン分泌などに及ぼす影響，松果体の形態的変化を表 6.68 に掲げた.

b. 腫瘍

松果体腫瘍の発生頻度は稀であるため，その発生原因などに関する報告は少ない．ラットにおける腫瘍の発生頻度は 0.01～0.8% と報告されており[1] その形態的特徴として，ヒト実質細胞腫瘍に類似した松果体腫 pinealoma が主体である.

6.26.3 障害反応

a. 嚢胞 cyst

ヒトで類表皮嚢胞 epidermoid cyst，類皮嚢胞 dermoid cyst や神経膠嚢胞 glial cyst などが見られる.

b. 鉱質沈着 mineralization

松果体細胞間隙に石灰沈着が見られる.

c. 肥大 hypertrophy

ラットでは松果体細胞肥大が去勢後に見られるとの報告がある．また核や核小体の肥大がラットの低温飼育で観察されたとの記載もある.

6.26.4 腫瘍性病変および加齢性変化

a. 腫瘍性病変

松果体はラットおよびマウスの場合は上述したようにその解剖学的位置から，肉眼的に観察可能

表 6.68 松果体に影響を及ぼす化学物質

物質名	主作用	処置*	反応	松果体の形態変化
パラチオン parathion	抗アセチルコリンエステラーゼ	6.5 mg/kg 6 日間経口投与	NAT 活性上昇，血清メラトニン上昇，セロトニン低下	記載なし
カルバリン carbaryn	抗コリンエステラーゼ	8.33 mg/kg/day 6 日間経口投与	松果体内メラトニン上昇，血中メラトニン低下	変化なし
TCDD（テトラクロロジベンゾパラジオキシン tetrachlorodibenzo-*p*-dioxin）	ダイオキシン類	50μg/kg/day 28 日間腹腔内投与	血清中メラトニン低下，尿中 6-硫酸ヒドロキシメラトニン低下	変化なし
アクリルアミド acrylamide	タンパク質合成阻害（ロイシン取込み阻害）	50 mg/kg/day 1～2 週間腹腔内投与	セロトニン，NAT 活性低下	血管周囲性および松果体細胞間軸索の減失，交感神経軸索近位の腫脹
		50 mg/kg/day 10 日間腹腔内投与	NAT 活性低下	変化なし
アクチノマイシン D actinomycin D	タンパク質合成阻害（DNA 転写阻止）	0.5 mg/kg/day 3 日間腹腔内投与	松果体内メラトニン低下	シナプスリボンの個数減少
シクロヘキシミド cycloheximide	タンパク質合成阻害（RNA 翻訳阻止）	2 mg/kg/day 3 日間腹腔内投与	松果体内メラトニン低下	シナプスリボンの個数減少

＊使用動物はいずれもラット.
NAT：*N*-アセチルトランスフェラーゼ *N*-acetyltransferase

である．ラットでの松果体腫瘍は稀であり，比較的老齢ラット（2年またはそれ以上）に認められ，肉眼的に直径1cmを超える腫瘍を観察することもあり，淡色で時々暗色のまだら様を呈する．

（i） **松果体腫 pinealoma**　松果体腫瘍は，良性と悪性に分けられる．良性腫瘍は松果体実質細胞から発生したと考えられ，大型で淡明な上皮様細胞が主体をなし，その他に小型で円形核を有し，暗調な細胞からなる two cell pattern[1~3]をとる．two cell pattern を示すものはヒトでは松果体胚腫 pineal germinoma ともよばれる．良性腫瘍の腫瘍細胞は，充実性に増殖し，毛細血管および結合組織によって分割され，胞巣状ないし小葉構造を示し，好酸性の線維性領域を囲む偽ロゼット形成を伴うこともある．悪性腫瘍は多形性を示し，小葉構造は稀にしか見られず，壊死が観察されることが多く，壊死周囲に偽ロゼット形成が見られる場合もある．大脳や小脳などの周囲組織への浸潤性増殖は悪性腫瘍の診断根拠となる．

b. 加齢性変化

（i） **鉱質沈着 mineralization**　ラットでは鉱質沈着は加齢により発現頻度が増加し，とくに松果体周辺部の被膜下での発現が目立つようになる．沈着した鉱質の大きさは微細顆粒状から巣状を呈し[4]，松果体細胞内あるいは間質に沈着する．この変化はヒトにおいて松果体の加齢性病変として見られる間質での石灰沈着（脳砂）に類似している．

（ii） **線維化 fibrosis**　ラットでは鉱質沈着と同様に松果体周辺部で加齢に伴い線維の増加が認められる．

（iii） **核内封入体の増加 increased intranuclear inclusion body**　高齢ラットでは，松果体細胞に核内封入体が認められ，加齢により増加する．また，若齢ラットでも稀に観察されることがある．

（iv） **空胞化 vacuolation**　大小さまざまな大きさの空胞が松果体細胞内に観察され，核が辺縁に圧排されている場合もある．発現頻度は低いながら，加齢に伴い発現頻度の増加が見られる[5]．

6.26.5　障害が及ぼす影響

松果体の機能は，網膜への光刺激に対応したメラトニン分泌であるが，松果体の疾患としては松果体腫瘍および囊胞が知られるのみであり，松果体の機能的異常と諸疾患との関係は明らかではない．松果体腫瘍による障害は，周囲組織の圧排による中枢神経障害が考えられる．ヒトでは，松果体囊胞が増大し，中脳被蓋を圧迫し軽度の複視が発症したり，さらに中脳水道を狭窄して閉塞性水頭症となり，頭痛，嘔吐などの頭蓋内圧亢進症状を呈することもある．

松果体から分泌されるメラトニンは下垂体を介して，性腺，副腎，甲状腺などに作用し，ホルモンの産生または分泌を抑制する．ラットの松果体切除による諸臓器の変化としては，甲状腺におけるC細胞の増加，腟や卵巣の多囊胞性変化（多囊胞性卵巣症候群類似の変化）などが報告されている．

6.26.6　毒性の評価

松果体の機能形態学に関する知見は乏しいが，シナプスリボンの個数の減少や，腫瘍の病理組織学的診断が中心となる．胚細胞腫の診断には腫瘍マーカーである AFP（α-fetoprotein）と hCG-β (human chorionic gonadotoropin-β subunit) の測定が有効であり，これらのマーカーにより陽性反応を示す細胞が多いほど悪性度が高い傾向にある．

その他，血中または松果体内のメラトニン量の上昇あるいは NAT などが指標となる．

［中村　厚，安藤　亮］

文献（6.26節）

1) Furukawa S, *et al.* : *J. Vet. Med. Sci.* **61** : 41-44 (1999).
2) Heath JE, *et al.* : *Toxicol. Pathol.* **26** : 294-297 (1998).
3) Ulrich M (Editor-in-Chief) : International Classification of Rodent Tumours. Part I: The Rat Endocrine System, pp.12-14, IARC Scientific Publications No.122, Lyon, France (1994).
4) Majeed SK : *Arzeim-Forsch/Drug Res.* **47** : 1271-

1273(1997).
5) Tomonari Y, et al. : *J. Toxicol. Pathol.* **25** : 287-291 (2012).

6.27 膵臓（内分泌）

6.27.1 構造，生理，機能

膵臓は内分泌 endocrine，外分泌 exocrine の両機能を備えた臓器であり，内分泌組織であるランゲルハンス島 islet of Langerhans（膵島）はヒト，ラット，マウス，ハムスターで球形から卵円形をした内分泌細胞 endocrine cell の集合体として，外分泌組織内に島状（100〜200μm）に膵臓全体に分布し，その密度は膵頭部より尾部に多い．マウスでは500〜800個の膵島がある．

膵島はA細胞（α細胞）はグルカゴン glucagon，B細胞（β細胞）はインスリン insulin，D細胞（δ細胞）はソマトスタチン somatostatin，PP細胞（F細胞）はPP（膵（性）ポリペプチド pancreatic polypeptide）を分泌する．膵島は免疫染色により区別ができ，ラットおよびハムスターの膵島における内分泌細胞の構成細胞比はA：B：D：PPはおおよそ15：80：4：1である．

ヒトの膵島内の血管は，毛細血管が外側から膵島を包み，近縁部であるA細胞領域を灌流（膵島-腺房門脈系）した後，中心部へと向かい，途中D細胞領域を通り，最後に中心部のB細胞領域を通って，膵島外に輸出血管として流出，その後，周囲の外分泌部の腺房を還流することにより膵島で産生されたホルモンが周囲の外分泌腺に作用する．

a. A細胞（α細胞）

A細胞は水溶性顆粒保有細胞でグルカゴンを分泌する．肝臓のグリコーゲンの分解 glycogenolysis および糖新生 gluconeogenesis 作用を有する．また，脂肪の分解促進作用，インスリンやソマトスタチンの分泌抑制作用，血中グルコース濃度の低下によって分泌が増し，逆に血糖値の上昇はグルカゴンの上昇を抑制する．

b. B細胞（β細胞）

B細胞はアルコール溶性顆粒保有細胞でインスリンを分泌する．インスリン感受性をもつ組織細胞（肝細胞を中心として骨格筋や心筋，線維芽細胞や脂肪細胞）にはたらき，細胞膜を通して糖の取込みを促進するために血中グルコース値を下げる．グリコーゲンの生合成を促進し，脂肪組織では脂肪分解を抑制し，逆にグルコースからの脂肪への変換を促進する．細胞内へのアミノ酸の取込みおよびタンパク質合成を促進する．

c. D細胞（δ細胞）

D細胞はソマトスタチンを分泌する．ソマトスタチンはグルカゴン，インスリン，ガストリン gastrin，成長ホルモン growth hormone などの多くの内分泌，外分泌に対し抑制作用を示す．ソマトスタチンは，胃底腺の壁細胞における塩酸分泌，消化管内分泌細胞からのガストリンの放出，膵臓の外分泌腺における重炭酸イオンや消化酵素の分泌，胆嚢の収縮などを抑制する．

d. PP細胞（F細胞）

PP細胞は膵頭部の膵島に多く見られ，膵（性）ポリペプチド（PP）を分泌する．PPは膵臓の消化酵素の分泌を抑制し，胆嚢の収縮を抑えることによって，胆汁の放出を抑制する．PPの分泌は

図6.61 膵島内の内分泌細胞の分布

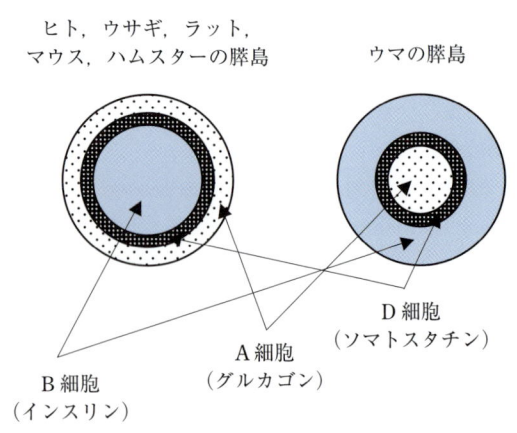

ラットやマウスでは膵島の中心部にB細胞，外周域にA細胞，その間にD細胞が分布し，ウマは中心部からA細胞，D細胞，B細胞の順に分布する．

CCK cholecystokinin によって促進される.

膵島の内分泌細胞の分布は動物種により異なるが，ラットやマウスでは中心部にB細胞，外周域にA細胞,その間にD細胞が分布する(図6.61).ホルモン分泌にはそれぞれが影響し合うフィードバック機構 feed back mechanism がある．その他に GRF(成長ホルモン放出因子 growth hormone releasing factor)，VIP(血管作用性腸ポリペプチド vasoactive intestinal polypeptide)，HGF(肝細胞成長因子 hepatocyte growth factor)，パンクレアスタチン pancreastatin がある.

6.27.2 毒性メカニズム

a. B細胞の障害

膵島の障害の多くはB細胞の障害であり，B細胞が障害を受けるとインスリン分泌の抑制，耐糖能に異常をきたし糖尿病を発症する．動物と障害物質について表6.69に示す．その他の薬剤ではチアジド系利尿薬であるクロロチアジド，抗ヒスタミンおよび抗セロトニン薬であるシプロヘプタジン，リンパ球性白血病治療薬であるL-アスパラギナーゼ，免疫抑制剤であるシクロスポリンに耐糖能異常は見られる.

（i）**ストレプトゾトシン streptozotocin による障害**　ストレプトゾトシン投与により DNA 塩基がアルキル化 alkylation され DNA の切断が起こり，ポリADP-リボース合成酵素が急激に増加する．これに反応して基質であるNAD(ニコチンアミドアデニンジヌクレオチド nicotinamide adenine dinucleotide)の細胞内レベルが激減することによりB細胞は壊死に陥る．この壊死はニコチンアミド nicotinamide や 3-アミノベンズアミド 3-aminobenzamide などの特異的阻害物質によりポリADP-リボース合成酵素の活性を抑えることで回避する.

（ii）**アロキサン alloxane による障害**　アロキサンによる障害には三つのメカニズムが考えられる．膵島内のB細胞のDNA切断はスーパーオキシドジスムターゼ superoxide dismutase とカタラーゼ catalase で阻止されることから，生成された活性酸素 active oxygen，とくにヒドロキシラジカル hydroxyl radical が障害を引き起こす．アロキサンはB細胞内のタンパク質酵素のSH基を不活性化すると考えられ，SH化合物が金属キレート剤であるため，B細胞中の亜鉛とアロキサンが結合しB細胞を障害する．アロキサンの構造がグルコースに類似するためB細胞の細胞膜のグルコース受容体にアロキサンが結合し，障害を引き起こす．一方，アロキサンの細胞障害はニコチン酸，ニコチンアミドの場合はグルコース受容体に作用することにより，またエピネフリン，エタノールは血中のグルコース値を上げることにより保護される.

（iii）**ストレプトゾトシン，アロキサンの臓器特異性**　B細胞におけるNADレベルは肝細胞の約1/2であり，B細胞が元来NADの減少に対して弱いこと，膵島のグルタチオンペルオキシダーゼ活性は肝臓の約1/20であり，B細胞のラジカル消去能がもともと低いことなどが考えられる.

b. A細胞の障害

塩化コバルト cobalt chloride，デカメチレンジグアニジンとフェニールエチルジグアニドなどがグルカゴン血症やA細胞の空胞化を引き起こす.

表6.69　動物種とB細胞の障害物質

障害物質	ヒト	ラット	マウス	イヌ	ウサギ	サル
アロキサン		○	○	○	○	○
ジチゾン					○	
オキシン					○	
ストレプトゾトシン	○	○	○	○		
クロロチアジド	○					
バコル	○					

c. D細胞の障害

塩化リチウム lithium chloride，ペンタガストリン pentagastrin は D 細胞の核を腫大させる報告がある．

d. 膵島の腫瘍発生

ラットにストレプトゾトシンやアロキサンを投与すると約7ヵ月で腫瘍が発生する．発生する腫瘍の多くは腺腫であり，構成される細胞はおもに B 細胞であるが A および D 細胞も散見される．

6.27.3 障害反応

a. 膵島細胞の壊死 necrosis of islet cells

B 細胞の障害は，まず細胞質の空胞化，それに続いて核濃縮，さらに進行すると核崩壊，壊死につながる．B 細胞が消失すると膵島は小さくなり，結合組織が周囲から膵島内へ進展する．

b. 膵島炎 insulitis

膵島に限局する炎症であり，多くの動物モデルがある．一般的にはリンパ球浸潤が主体であるが，時にはマクロファージの浸潤を特徴とする場合もある．稀に好酸球，形質細胞，好中球も認められる．ヒトの IDDM（インスリン依存性糖尿病 insulin-dependent diabetes mellitus）には膵島炎が見られ，自然発生の動物モデルとして BB ラットや NOD マウス non-obese diabetic mouse などがある．その初期病変は膵島周囲に多数のリンパ球を主体とした細胞浸潤が見られるが，すべての膵島に同時に起こるのではなく，時期をずらして，次々と別の膵島に波及する．細胞浸潤は膵島の周囲から徐々に，膵島の中心部にまで浸潤し，B 細胞を含めて A, D 細胞まで破壊する．リンパ球は T リンパ球が中心をなし，その多くは細胞障害性 T 細胞やサプレッサー T 細胞であり，また細胞膜に a 抗原（DR 抗原）をもつ活性化 T リンパ球である．その他に B リンパ球，マクロファージ，NK 細胞も出現する．NOD マウスにおける膵島炎と糖尿病の発症関連遺伝子（Idd1～Idd 16）の関与は，Idd1 遺伝子の関与が最も大きいとされている．

c. 膵島の再生 regeneration of islet

成熟ラットでは化学物質投与により破壊された B 細胞の再生はほとんど認められないが，新生仔ラットでは再生を認める．

d. 萎縮 atrophy

ジアゾキシドを投与するとインスリンの分泌が亢進され，B 細胞内の分泌顆粒が著しく減少し萎縮する．

e. 肥大 hypertrophy

高濃度の副腎皮質ホルモンを投与すると高血糖になり，インスリンの分泌が亢進し，B 細胞の肥大が起きる．

f. 線維化 fibrosis

内分泌細胞の脱落に続いて起こり，膵島の周辺部より内部にかけて線維増生を認め，膵島は不整形になる．

g. 血管の拡張 angioectasis

血管腔を中心に内分泌細胞がロゼット状に配列し，血管腔は拡張，内分泌細胞は枝状に残るかあるいは周囲に押しやられる．

h. 硝子化 hyalinization

エオジンに好染する硝子様物質（アミロイド）が膵島細胞に沈着し，進行すると膵島は瘢痕化する．Heidenhain's Azan 染色で青く染色される．

i. 膵島細胞症 nesidioblastosis

B 細胞が膵島を形成せずに外分泌部に散在性に増殖している状態をいう．イヌにしばしば観察される．

j. 膵島過形成 islet cell hyperplasia

卵円形ないしは不規則な形を呈し，直径約 500μm 以下である．膵島の内分泌細胞の分布には変化はないが，その割合は変わる．老齢ラットでよく見られ，雌よりも雄に多く，制限食により発生は抑制される．

6.27.4 腫瘍性病変および加齢性変化

a. 腫瘍性病変

膵島の腫瘍は，膵島細胞腺腫と腺癌に大別されるが，他に区別を要するものに過形成がある．

（ⅰ）**膵島細胞腺腫 islet cell adenoma** 正常の膵島組織に類似した索状ないし蜂巣状の細胞配列を示し，間質により小胞巣状に分画されるものや，毛細血管に富む間質に沿って索状，リボン状，柵状に配列するものがある．明らかな線維性被膜の形成を示すものや示さないものもある．腫瘍細胞は，類円形ないし立方形状のやや小型の細胞で，淡エオジン好染の細胞質からなる．浸潤性の増殖は示さず，分裂像は少ない．膵島細胞過形成とは異なり，A細胞とD細胞の配列が乱れ，腫瘍内にも散在する．血管の拡張や出血が見られることがあり，腫瘍自体は灰白色であるが，血管に富むため肉眼的には暗赤色調を呈する．

（ⅱ）**膵島細胞癌 islet cell carcinoma** 膵島構成細胞に類似する腫瘍細胞が毛細血管に接して索状およびリボン状に増殖し，ロゼットまたは偽ロゼットを形成する．膵島細胞腺腫に比べて多様性を示し，細胞の異型性に乏しく，分裂像が散見される．免疫組織化学的には膵島細胞癌はインスリン陽性で，その他グルカゴン，ソマトスタチンも陽性である．腫瘍は厚い線維性の被膜が見られるが，しばしば被膜を破り周囲組織へ浸潤する．しかし，遠隔転移は稀である．

（ⅲ）**膵島の自然発生腫瘍** Long-EvansおよびSDラットの自然発生膵島腫瘍の免疫染色ではほとんどがインスリン陽性で，グルカゴンやソマトスタチンも陽性を示す場合がある．Fischerラットは90％がインスリン陽性で，その約半数にグルカゴン陽性細胞が認められる．自然発生の膵島腫瘍に系統差はなく，また自然発生腫瘍とストレプトゾトシン誘発腫瘍では明らかな差は認められない．

b. 加齢性変化

（ⅰ）**炎症 inflammation** ある種の加齢ラットには膵臓の慢性炎症が見られ，外分泌腺の萎縮，線維化に関連している．リンパ球，形質細胞，マクロファージが膵島の周囲に認められる．

（ⅱ）**肥大 hypertrophy** 膵島の肥大はさまざまな原因で起こるが，その根底をなすのは高血糖であると考えられている．肥満動物では膵島は肥大しB細胞の増加が見られる．

（ⅲ）**出血 hemorrhage** 糖尿病の膵島内に小出血巣が認められ，毛細血管壁の部分的拡張が一因として考えられている．

（ⅳ）**ヘモジデリン沈着 deposit of hemosiderin** 出血により赤血球が壊れ，鉄が過剰になったときにタンパク質と結合したヘモジデリンが結合組織に沈着するが，膵島内には沈着しない．

（ⅴ）**アミロイド沈着 deposit of amyloid** 老齢マウスやハムスターの膵島にエオジン好染性の硝子様物質として観察されるアミロイド沈着が見られることがあるが，ラットでは稀である．C-ペプチドとの関連が示唆されている．

（ⅵ）**その他** 萎縮，線維化，過形成が見られる．

6.27.5 障害が及ぼす影響

ラットの自然発生糖尿病モデルでは飲水量の増加，尿量の増加とともに血糖および尿糖に異常が認められる．膵組織では著しい膵島の萎縮と個数の減少が認められる．眼球では白内障と網膜出血，腎臓は尿中アルブミンの増加，病理組織学的には糸球体基底膜の肥厚，糸球体メサンギウム領域の拡大を伴うびまん性糸球体硬化症を示す．またIgGの沈着がメサンギウム領域に認められる．神経病変は神経線維密度の低下，神経線維の小径化が認められる．

ラットのアロキサン糖尿病モデルでは，アロキサン投与約6週後に，ウサギでは8週後に白内障が認められ，3～4ヵ月後には網膜の出血が現れる．妊娠，分娩の異常や発育不全，不妊なども多い．しかし末梢神経の異常は認められない．腎臓のびまん性糸球体硬化症の発症には長期を要する．

糖尿病モデルとしてIDDM型には**表6.70**に示すように，BBラット，NODマウス，NIDDM（非インスリン依存性糖尿病 noninsulin-dependent diabetes mellitus）型にはGKラット，OLETFラット，Zucker fattyラット，A^yマウス，KKマウス，NZOマウス，NSYマウス，*ob/ob*マウス，*db/db*マ

ウス，食事性・薬剤性・視床下部破壊による肥満ラット・マウス，スンクスなど，その他にWBN/Kobラット，ストレプトゾトシン誘発糖尿病，アロキサン誘発糖尿病，SHRラット，Akitaマウス，ウイルス性糖尿病，遺伝子操作による糖尿病などがある[1]．

6.27.6 毒性の評価

a. *in vivo* の評価

B細胞機能とA細胞機能，D細胞機能を検索する方法がある（表6.71）．

形態学的には，免疫染色でインスリン，グルカゴン，ソマトスタチンの陽性細胞を認識し，膵島に対する各ホルモン陽性細胞の占有面積率を画像解析装置で計測する．

b. *in vitro* の評価

動物の種差による細胞毒性のメカニズムや薬物代謝の検討のための *in vitro* 試験はB細胞障害の解析に有用である．B細胞の培養系はラット，マウスおよびハムスター由来であり，グルコースに反応しインスリンを放出する能力を保持するが，感度は生体内のB細胞に比べ一般的に低い．

新生児B細胞を用いた方法が開発されている．成人の膵臓における膵島の割合は2％，新生児では約10％である．B細胞が約80％を占め，残りの20％はA，D，PP細胞である．機能的にはグルコース負荷によりインスリンを分泌し，負荷を解除すれば基礎値に戻る．培養B細胞はB細胞障害物質であるストレプトゾトシンやアロキサンで感受性があり，これらの細胞はB細胞の毒性スクリーニングやその作用機序の解明にも有用である．

［古川文夫］

表6.70　糖尿病モデル動物[1]

モデル動物	原因遺伝子	関連ヒト疾患	血中インスリン
ヒトIDDMモデル			
BBラット	polygenic	B細胞破壊，自己免疫	低　下
NODマウス	polygenic	B細胞破壊，自己免疫，雌に顕著	低　下
ヒトNIDDMモデル			
GKラット	polygenic	耐糖能障害	低　下
OLETFラット	polygenic	肥満，雄のみ発症	増加→低下
Zucker fattyラット	*fa*（劣性，レプチン受容体）	肥満著明，耐糖能障害	増　加
*ob/ob*マウス	*ob*（劣性，レプチン）	肥満著明	極度の増加
*db/db*マウス	*db*（劣性，レプチン受容体）	肥満著明	増加→低下
A^yマウス	A^y（優性，*agouti*）	肥　満	増　加
KKマウス	polygenic	肥　満	増加→低下
NZOマウス	polygenic	肥　満	軽度の増加
NSYマウス	polygenic	肥　満	軽度の増加

表6.71　膵島の機能評価

	検査法	説　明
B細胞機能	尿糖試験	簡便法としてテステープなどの試験紙を用いて測定する
	空腹時血中グルコース耐糖能試験	12時間絶食後グルコースを測定する
	耐糖能試験	腹腔内および胃内へグルコースを投与，2時間ごとに血中グルコース量を測定する（一般的には腹腔内投与）
	血漿インスリン測定	グルコース負荷後にラジオイムノアッセイによりインスリンを測定する
A細胞機能	血漿グルカゴン測定	ラジオイムノアッセイにより測定する
D細胞機能	血漿ソマトスタチン測定	ラジオイムノアッセイにより測定する

文献（6.27節）

1) 自然発症疾患モデル動物, *Molecular Medicine*, vol.**36**, 別冊, 中山書店(1999).

6.28 眼

眼は，眼球を中心とした複雑な器官であるが，ここでは眼球の生理，機能に携わる周辺器官を含めて述べる．

6.28.1 構造，生理，機能

視覚器は，光量を調節して網膜に焦点を合わせる中間透光体（角膜，眼房，水晶体，硝子体），光刺激を変換した電気信号を脳に伝える網膜および視覚伝達路，さらに視覚機能を維持するための付属器から構成されている（図6.62）．眼毒性の評価には，これらの生理機能と解剖に関する知識がきわめて重要である．

a. 眼窩 orbit，外眼筋 extraocular muscle

哺乳類の眼球はほぼ球形で，骨で形成される眼窩に収容されている．外眼筋は眼球運動を担い，四つの直筋（上直筋，下直筋，内直筋，外直筋），二つの斜筋（上斜筋，下斜筋），眼球後引筋，上眼瞼挙筋からなる．眼球後引筋は，イヌおよび一部の草食動物に発達している．外直筋，眼球後引筋は外転神経(CN VI)，上直筋，下直筋，内直筋，下斜筋，上眼瞼挙筋は動眼神経(CN III)，上斜筋は滑車神経(CN IV)の支配を受ける．眼球運動障害については神経支配の理解が重要である．

b. 眼瞼 eyelid，結膜 conjunctiva

眼瞼は，表皮外胚葉から発生する表皮 epidermis，睫毛 eyelash，涙腺 lacrimal gland，瞬膜腺 gland of nictitating membrane，鼻涙管系 nasolacrimal duct，マイボーム腺 meibomian gland のほか，間葉から発生する真皮 dermis，瞼板 tarsal plate から構成される．眼瞼は自由に動作して眼瞼裂を開閉することによって，涙膜と角膜の機能を維持している．瞼板は，眼瞼縁を構成するシート状の結合線維組織で，眼瞼縁に適度な硬さを与えている．

結膜は，可動性，弾力性のある粘膜で，眼瞼の内側（眼瞼結膜），瞬膜，眼球の前側（眼球結膜）を覆う．一部の動物種を除き，結膜に色素はない．結膜はリンパ組織に富み，眼球に対する免疫系細胞の供給源になっている．とくに無血管組織である角膜の炎症に対して重要な役割を果たしている．

c. 涙膜 tear film

涙膜は，脂質層 lipid layer，水・ムチン層 aqueous-mucin layer，の2層で構成され，角膜表面の環境変化に対する緩衝作用，角膜・結膜表面の洗浄作用・異物除去，角膜への酸素供給，眼瞼，瞬膜，角膜間の円滑な動作，表面の平滑性維持，微生物コントロールなどの機能をもっている．

脂質層は，おもにマイボーム腺から分泌され，涙膜の水性成分の蒸散を防いでいるほか，涙膜表面を平滑に保ち光学的な均一性を維持している．また，眼瞼の動作に対する潤滑作用も有する．

水・ムチン層は，涙液とムチンが混在した層で，外部からの刺激とは無関係に分泌される基礎涙液と，刺激に反応して分泌される反射性涙液，およびおもに結膜の杯細胞から分泌されるムチンから

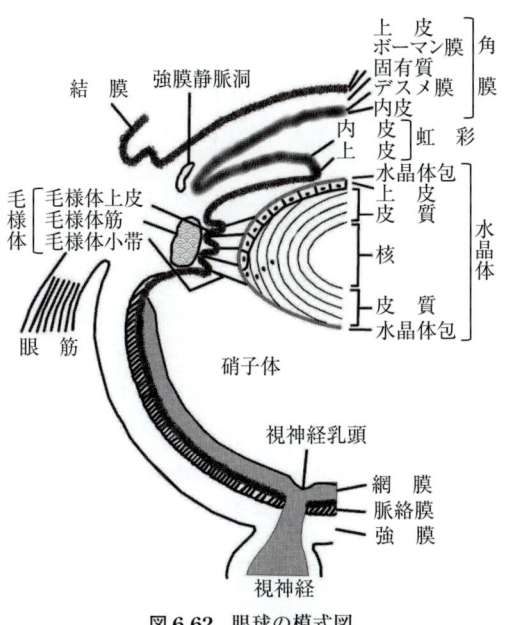

図6.62 眼球の模式図

なる．基礎涙液は副涙腺（ヴォルフリング腺，クラウゼ腺）から，反射性涙液は主涙腺，瞬膜腺からおもに分泌される．基礎涙液のターンオーバー比は 12〜16％／min であるが，反射性涙液分泌が加わると数十倍に達する．この層には，リゾチーム，ラクトフェリン，白血球，免疫グロブリンなどの抗菌性成分を含み，涙膜の微生物コントロール機能を担っている．

ハーダー腺 Harderian gland は，霊長類と肉食獣には見られないが，げっ歯類，ウシ，鳥類，爬虫類，両生類には認められる．げっ歯類では，ハーダー腺由来のポルフィリンが眼周囲の赤色分泌物としてしばしば観察される．

涙液は，おもに眼瞼の動作を推進力として，内眼角の二つの涙点から涙小管に入り涙囊で合流し鼻涙管を経て鼻腔へ排出される．しばしば認められる流涙の原因として産生過剰と排出障害が考えられるが，涙液の排出障害に基づくものが多い．産生過剰は，角膜への刺激に対する反応である可能性が高い．

d．角膜 cornea，強膜 sclera

角膜と強膜は，眼球の最外層を覆う線維膜で眼球を一定の形に維持している．線維膜前面の角膜は，無血管の透明組織で水晶体以上に強い屈折力をもち，強力なレンズとして機能している．

角膜上皮 corneal epithelium は表皮外胚葉由来で，8〜15 層の細胞で構成され活発な再生能を有し，迅速に障害部分を修復できる．角膜全体の上皮が障害されても輪部の幹細胞から分化し約 1 週間で修復する．角膜上皮は疎水性で涙膜からの水分の流入を防ぎ角膜固有質の脱水状態の維持に寄与している．コラーゲンで構成されるボーマン膜 Bowman's membrane は角膜上皮の基底膜ではなく，固有質の一部と考えられている．ヒト，サル，鳥類以外では発達していない．

角膜固有質 corneal stroma はおもに神経堤細胞由来で，角膜の厚さの約 80〜90％を占める．コラーゲン線維が規則的に配列することで光線を散乱させることなく通過させ，角膜の透明性を維持している．脱水状態を維持できなくなると，コラーゲン線維の配列に異常をきたし混濁を生じる．固有質の再生能は限定的である．また，修復期間が 7〜10 日間を越えるような深い損傷では血管新生を生じる．

角膜内皮 corneal endothelium は疎水性で，房水と接している．ウサギ以外では再生能がなく，障害時には残存細胞が伸展することで修復する．このため，角膜内皮細胞は加齢とともに数が減少する．角膜内皮は代謝的に活発で，イオンポンプによって水を汲み出し，固有質の脱水状態の維持に寄与している．デスメ膜は内皮細胞の基底膜で，おもにⅣ型コラーゲンで構成される．

正常な角膜は無血管組織であるので，グルコースは房水から，酸素は涙膜を通して大気から供給される．角膜には三叉神経に支配される痛覚受容体が豊富に分布し，角膜の保護に役立っている．

強膜は，神経堤細胞と間葉系に由来し，眼球の後方 3/4 ないし 5/6 を覆う線維膜である．おもにコラーゲンで構成されるが，その配列が不規則であるため不透明である．

e．ぶどう膜 uvea，房水 aqueous humor

ぶどう膜は眼球の外側から 2 番目の膜で，他の眼組織への血液供給を担う血管膜であり，虹彩 iris，毛様体 ciliary body，脈絡膜からなる．神経堤細胞と神経外胚葉に由来し，結合組織，メラノサイトとメラニン，血管，神経を豊富に含んでいる．

虹彩は，瞳孔散大筋と瞳孔括約筋のはたらきによって瞳孔径を変えて，眼球内に入る光の量を調節している．

毛様体は，房水の産生と排出，硝子体のヒアルロン酸産生，水晶体の位置の維持，血液眼関門の維持などの機能を有する．虹彩に連続する毛様体ひだ部 pars plana と後部の毛様体扁平部 pars plicata に分けられる．毛様体ひだ部の毛様体突起 processus ciliaris では，房水および硝子体のヒアルロン酸が産生される．毛様体筋 musculus ciliaris と，水晶体を懸垂している毛様体小帯 zonula ciliaris のはたらきによって，水晶体の屈折力が調節されているが，霊長類以外では毛様体筋が未発達で調節作用も十分ではない．また，毛様体筋の緊張は，隅角 irido-corneal angle および線維柱帯 trabecula meshwork における房水の排泄を亢

進させる.

脈絡膜 choroid は，外側から脈絡上板 suprachoroid，固有層 stroma およびブルッフ膜で構成される．脈絡上板は比較的疎な線維組織で房水の一部は脈絡上板と強膜を介して排泄される（ぶどう膜強膜経路）．脈絡膜血管は，網膜の無血管層への酸素供給の役割も担っている．

タペタム tapetum は脈絡膜が分化したもので，亜鉛とリボフラビンに富み光の反射性を高め，網膜を通過した光を網膜へ再び反射することで感受性を高めている．タペタムは，イヌで眼底全体の約30％を占め，底辺が視神経乳頭 optic papilla 付近を通過する三角形を形成し，眼底の上半球に位置する．タペタム部分の網膜色素上皮には色素がない．

房水は眼房 chamber を満たす透明な液体で，眼圧を維持することで眼球の形状を一定に保っている．また，無血管組織である角膜や水晶体へ栄養を供給している．房水は毛様体突起から受動性拡散，限外濾過，能動的分泌によって産生される．後眼房へ分泌された房水は，瞳孔を通って前眼房に入る．房水の排泄は，前述のぶどう膜強膜経路のほか，毛様体と角膜の間隙に存在する隅角から線維柱帯，強膜静脈叢へ排泄される経路（線維柱帯経路）がある．

f. 水晶体 lens，硝子体 vitreous body

水晶体は，表皮外胚葉由来で虹彩後面と硝子体の間に位置する凸レンズ状の透明組織である．網膜上に焦点を結ぶために，水晶体は屈折力を調節している．前面の水晶体上皮細胞が分裂し，赤道部で伸長して水晶体線維 lens fiber を形成する．水晶体線維は，若い線維で構成される皮質 cortex と，古い線維で構成される水晶体核 nucleus からなる．水晶体は生涯にわたって成長を続け，新しい線維は水晶体核のまわりを囲むように追加されていく．その過程で水晶体線維は脱水・凝縮することで水晶体の大きさをほぼ一定に保っている．水晶体包 lenticular capsule は，水晶体上皮細胞の基底膜で，水晶体全体を覆っている．水晶体は無血管で房水から栄養を供給され，水晶体線維が規則正しく配列して脱水状態を維持し，透明性を維持している．

視覚器は，その機能上，つねに光にさらされ光酸化による障害のリスクをもっている．これを回避するため，酸化障害防御機構が発達しているが，とくに水晶体のグルタチオン濃度はきわめて高い．

成体の硝子体は，99％の水分と粘性を与える1％のヒアルロン酸を主体とするムコ多糖類からなる．硝子体は，毛様体小帯および水晶体包に硝子体水晶体包靭帯を介して密着し，毛様体扁平部および視神経周囲で網膜と緩やかに接着している．発生過程の一次硝子体の遺残として，視神経乳頭付近から水晶体後極に延びる管腔（クロケー管 Cloquet's canal），および硝子体動脈遺残がしばしば観察される．硝子体動脈遺残が水晶体に接着する部位は，ミッテンドルフ斑 Mittendorf's dot とよばれる．

g. 網膜 retina，視神経 optic nerve（図 6.63）

網膜は，神経外胚葉由来の2層の細胞層からなる眼杯から発生する．これら2層は，成体では神経網膜と網膜色素上皮 retinal pigment epithelium に分化するが，その間の接着は生涯を通じて弱く，容易に網膜剥離が生じる．

眼杯の外層から分化した網膜色素上皮は，タペタム部分を除きメラニンを有する．神経網膜の光受容体細胞の外節 outer segment を取り込んで貪食し，ビタミンAを貯蔵して視物質（ロドプシン）を再生する．網膜色素上皮間の結合装置は，血液眼関門を形成している．

眼杯の内層から分化した神経網膜は，薄い透明な組織である．一次ニューロンである光受容体細胞は，光に対する感受性が高く薄暗いときにはたらく杆状体 rod と，詳細な視覚と色彩の認識にはたらく錐状体 cone からなる．杆状体の視物質，ロドプシンは，光を吸収して励起状態となり，Gタンパク質のはたらきによって過分極となり，電気信号が生じる．杆状体は網膜全体に分布するが，錐状体は中心窩 fovea centralis に密に分布している．光受容体細胞の数は，網膜の他の神経細胞より圧倒的に多く，その電気信号は二次，三次ニューロンに進む過程で集約・統合される．杆状体では100を超える光受容体細胞の信号が一つの神経細

414   6　標的器官の毒性病理

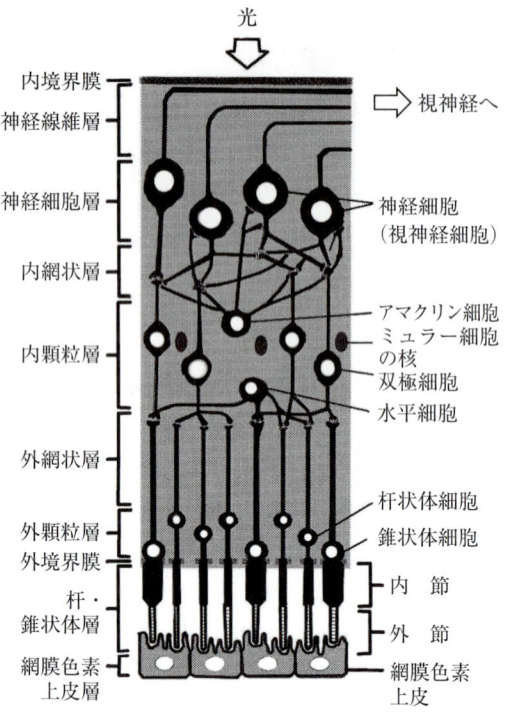

図6.63　網膜の模式図

（図中ラベル：光／内境界膜／神経線維層／神経細胞層／内網状層／内顆粒層／外網状層／外顆粒層／外境界膜／杆・錐状体層／網膜色素上皮層／視神経へ／神経細胞（視神経細胞）／アマクリン細胞／ミュラー細胞の核／双極細胞／水平細胞／杆状体細胞／錐状体細胞／内節／外節／網膜色素上皮）

胞 ganglion cell に集約されることもあるが，錐状体，とくに中心窩の錐状体は一つの細胞が複数の神経細胞に対応している．

　双極細胞 bipolar cell は二次ニューロンで，光受容体細胞から神経細胞へ縦方向の伝達を担うが，横方向に連絡する水平細胞 horizontal cell，アマクリン細胞 amacrine cell は信号の改変，フィードバックを担っている．

　ミュラー細胞 Müller cell は神経グリアに相当し，神経網膜の細胞を支持する骨格，栄養，細胞間の絶縁作用を有するが，信号の伝達には関与していない．

　三次ニューロンである神経細胞の軸索が網膜神経線維層 nerve fiber layer を形成し，眼球の後極に集まり視神経を構成する．視神経は，眼底像で視神経乳頭として観察され，篩状板で強膜を貫通し，信号を脳へ伝える．両眼の視神経は，視交叉で出会い左右の神経線維が交換される．ヒト・サルでは50％，イヌで75％の神経線維が交換され，両眼視に寄与している．髄鞘は，脳から形成され，イヌでは神経線維に沿って眼底にまで進入する．

6.28.2　毒性メカニズム

　薬物の生体投与によって誘発される眼の障害は，白内障と網膜症の二つに代表される．この他，角膜，結膜，眼瞼あるいは眼球付属器である涙腺やハーダー腺への毒性が認められることもある．

a.　白内障 cataract（表 6.72）

　水晶体は光を透過させるために，高度に規則的に配列した細胞と線維の組織構造を有する．その構造の維持は，水晶体内での活発なタンパク質合成や物質代謝，エネルギー産生，また房水との物質やイオンの交換など，さまざまな反応に依存しており，正常な反応の結果として水晶体が透明に保持されている．したがって，これらの反応に対する障害作用は，水晶体の混濁，すなわち白内障の誘発要因となり得る．実際に，薬物誘発性白内障の水晶体では，さまざまな誘発要因と考えられる現象が認められる．

b.　網膜症 retinopathy（表 6.73）

　網膜症誘発薬物は，網膜内の特定の種類の細胞を標的とする場合が多い．しかし，網膜内には異なった代謝を行うさまざまな種類の細胞が混在しており，特定の細胞に対する薬物の作用を明確に検索し得るよい手法はいまだ確立されていない．したがって，現在までにその毒性メカニズムが明らかとなっている薬物は少ない．またこの他，光量調節器である虹彩や毛様体を標的とする薬物においては，二次的に光による網膜障害が引き起こされる可能性も考えられ，網膜症の発生メカニズムについては，このような二次的障害の可能性も考慮する必要がある．

c.　薬物の接触曝露による障害

　眼の露出部分への酸，アルカリ，有機溶媒，洗浄剤，有毒ガスなどの刺激性薬物の接触曝露により，角膜の潰瘍形成や穿孔および炎症，また，涙道の障害による涙液の分泌や排出の障害などが引き起こされる．これらの眼球前部の障害は，その程度が軽度であれば限局性に終わるが，程度が強ければ，炎症領域の拡大，薬物の眼球内部への侵

表 6.72 白内障誘発薬物と毒性メカニズム

薬物名	動物種	メカニズム
ジコート	ラット，イヌ	フリーラジカルの生成と水晶体内アスコルビン酸の減少
メチオニンスルホキシミン	ラット	タンパク質合成阻害
ブスルファン	ラット，ヒト	水晶体上皮の分裂阻害
N^2-フェニル-β-ヒドラジノピオンニトリル	ラット	水晶体内 ATP 量の減少
セレニウム	ラット，ウサギ，モルモット	水晶体内の SH 基とグルタチオン含量の減少 水晶体内の不溶性タンパク質の増加 水晶体内含水量の増加 グルタチオン代謝の阻害
ストレプトゾトシン	ラット，サル	高血糖症による水晶体ソルビトール，グルコース，フルクトース含量の増加→浸透圧の変化
トリパラノール	ラット，イヌ，ヒト	水晶体内の SH 基含量の低下によるコレステロール生合成の抑制 ズダン親和性物質の蓄積→水やナトリウムの取込みによる水晶体線維の膨化や崩壊
ガラクトース	ラット	ガラクトースの代謝物であるズルシトールの蓄積→浸透圧の変化で水晶体内含水量が増加 水晶体内グルタチオン含量の低下 カチオンポンプの障害 糖代謝の抑制 ATP 含量の減少

表 6.73 ラットの網膜症誘発薬物と標的部位および推定される毒性メカニズム

薬物名	標的部位	メカニズム
ビタミン A	色素上皮 光受容細胞内節	アルコール脱水素系の抑制 ミトコンドリアの膜の変化
硫酸第一鉄	杆状体外節	フリーラジカルによる光受容細胞外節のリン脂質膜の酸化
フェンチオン	色素上皮	エステラーゼとプロテアーゼの抑制および DNA と RNA 合成の変化
カイニン酸	無軸索細胞	神経の脱分極の持続による細胞分裂刺激
グルタミン酸塩	網膜内層	神経の脱分極→Na^+，Ca^{2+}，Cl^- の流入→細胞の膨化と壊死
ドキソルビシン	網膜神経細胞	速度の遅い軸索輸送を抑制→ニューロフィラメントの蓄積による軸索の膨化と細胞死
グアニジノエタンスルホン酸塩および β-アラニン	光受容細胞外節	タウリンの輸送を抑制

入，房水の成分や浸透圧の変化，眼圧の変化などを招来し，眼球内部の虹彩や水晶体，さらには網膜や視神経にまで障害が及ぶ．

6.28.3 障害反応

a. 角　膜

（i）角膜・結膜障害　　角膜および結膜の上皮障害は点眼薬で最も頻繁に認められる代表的な眼毒性症状である．ゲンタマイシンなどのアミノ配糖体系抗生物質，オキシブプロカインなどの点眼麻酔薬では，眼瞼，結膜の充血などが生じる．また抗ウイルス薬であるアシクロビルや β ブロッカー，プロスタグランジン製剤，非ステロイド系抗炎症剤などにより角膜上皮障害が生じるほか，トロピカミドなどによる薬物アレルギー性の角結

膜上皮障害も知られている．点眼薬に防腐剤として用いられる塩化ベンザルコニウムやパラベン類なども角膜上皮細胞の障害を示す．また，酸，アルカリ，有機溶媒などの化学物質の眼曝露によっても角膜上皮障害が生じる．

（ii） ムコ多糖類症 mucopolysaccharidosis
硫酸化グリコサミノグリカンの代謝障害によるライソソーム内への蓄積性病変で，ラットへのチロロン投与などで認められる．ライソソームの膨化により，光顕的にも細胞質内に多数の空胞が認められる．

b．涙器

（i） 乾性角結膜炎 keratoconjunctivitis sicca
涙液の分泌不全による角膜および結膜の乾燥に基づく病変で，ラットおよびマウスへのクロニジン投与などで認められる．角膜および結膜では，上皮の剥離，潰瘍形成および炎症などが見られる．

c．ハーダー腺

（i） 萎縮 atrophy　ラットへの抗コリンエステラーゼ薬投与などによって，腺房の萎縮が認められる．おもな所見として，細胞質内空胞の減少，腺腔の拡張，単細胞壊死の増加などが見られる．

（ii） 色素涙（紅涙）chromodacryorrhea
眼瞼に付着する赤色あるいは黒色の分泌物を指すが，ハーダー腺から過剰に排泄分泌されたものである．ハーダー腺の分泌物に含まれるポルフィリンが光に反応して赤色を呈するもので血涙とよばれることもあるが，赤血球の色ではない．コリン作動薬の投与のほか，局所刺激やストレスによって生じる．色素涙をスコア化すれば，ラットの飼育環境，飼育管理，実験手技によるストレスを評価できる非侵襲的な方法として利用できる．

d．毛様体，虹彩

（i） 上皮の空胞形成 epithelial vacuolation
ウサギへの 6-アミノニコチンアミド投与などによって，毛様体や虹彩の上皮細胞に空胞形成が認められる．

e．水晶体

（i） 白内障 cataract　水晶体の混濁した状態の総称で，組織学的には，水晶体上皮の過形成，空胞形成および壊死などが，また，水晶体線維の空胞形成，膨化，破壊，液化，鉱質沈着など，さまざまな変化が認められる．水晶体混濁の発生部位には，原因や発症機序による特徴があることが知られており，薬物に起因する白内障は，水晶体上皮あるいは水晶体皮質など，水晶体の中でも比較的若い組織に多発する．プレドニゾロンやデキサメサゾンなどのステロイド全身投与によって後嚢下混濁が生じる．発症機序は明らかではないが，酸化障害の関与が示唆されている．

f．網膜

（i） 網膜症 retinopathy　網膜の変性病変の総称．特定の細胞を標的とする薬物が多く，早期には光顕的に標的細胞の存在する網膜層の菲薄化あるいは消失が認められるが，最終的には障害が網膜全層に及ぶ場合が多い．クロロキン，キノホルム，エタンブトールでは網膜・視神経障害が認められ，クロロキン網膜症では，網膜への遊走を伴う網膜色素上皮異常，光受容体細胞の壊死が観察される．

（ii） タペタムの変性 degeneration of tapetum
イヌには脈絡膜内にタペタムとよばれる層があり（ラットやヒトなどにはない），ジチゾンなどの投与で，この層の変性および壊死を起こす．障害が強い場合には網膜症を伴う．

（iii） 血管病変 vascular changes　ラットへの β,β'-イミノジプロピオニトリル投与で網膜の動脈に PAS 陽性物質の沈着や内皮の増殖が，また，ラットへのブチルヒドロキシトルエン投与で出血が認められる．

g．視神経

（i） 乳頭浮腫 papilloedema　頭蓋内圧の亢進によって見られることが多く，イヌへのサリチルアニリド投与などで認められる．視神経乳頭部は浮腫性に腫脹して硝子体腔内に突出し，持続すれば視神経萎縮を続発する．

（ii） 乳頭腫脹 optic papilla swelling　ハム

スター，イヌおよびサルへのβ, β'-イミノジプロピオニトリル投与により，光顕的に乳頭浮腫に類似した乳頭部の腫脹が観察される．電顕的にはニューロフィラメントの大量蓄積に基づく病変である．

(iii) **視神経萎縮 atrophy，視神経の脱髄 demyelination** キノホルム投与により視神経萎縮および球後神経炎が，エタンブトール投与により視神経の脱髄が認められる．網膜・視神経障害は一般的に薬物の投与を中止しても回復しない，あるいは症状の進行が止まらないことが多い．エタンブトールの視神経障害は VEP 検査でも確認されている．

h. **眼 球**

(i) **脂質症 lipidosis** 極性脂質の代謝障害によるライソソーム内への蓄積性病変で，ラット，マウス，ウサギ，イヌおよびヒトなどへのクロロキン投与などで認められる．電顕的に層板状，結晶様，あるいは網状の封入物を蓄積し，膨化したライソソームが角膜，水晶体および網膜の種々の細胞に認められる．

(ii) **緑内障 glaucoma** 房水の排泄障害は，原因が何であれ，眼圧を上昇させ（緑内障），その影響は，眼球全域に及ぶ．網膜・視神経では，網膜神経細胞と神経線維が最初に侵され，網膜全体に変性が拡大すると失明に至ることがある．角膜内皮機能に対する影響のため，びまん性の角膜浮腫が認められる．急性緑内障では疼痛（頭痛），うっ血，羞明，眼瞼痙攣，流涙，結膜充血などが，慢性緑内障では角膜血管新生，瞳孔散大，水晶体脱臼，眼球癆 phthisis bulbi などが観察される．ヒトでは，ステロイドによる緑内障が高頻度に認められることが知られている．

(iii) **炎症 inflammation** 薬物の毒性により，眼のさまざまな部位に浸出性あるいは肉芽腫性の炎症が誘発されることが多く，その発生部位により角膜炎 keratitis，結膜炎 conjunctivitis，虹彩毛様体炎 iridocyclitis，脈絡膜炎 choroiditis，網膜炎 retinitis など，さまざまな診断名がつけられる．また，これら局所の炎症は，他の部位に波及する場合が多く，炎症が眼球全体に及んだ場合には全眼球炎 panophthalmitis, さらに，全眼球炎により眼球全体が萎縮した状態を眼球癆という．

6.28.4 腫瘍性病変および加齢性変化

a. **腫瘍性病変**（表 6.74）

眼および周囲組織には自然発生腫瘍が見られるが，部位によって腫瘍の種類に特徴がある．

(i) **扁平上皮乳頭腫 squamous cell papilloma，扁平上皮癌 squamous cell carcinoma** 角膜，結膜，眼瞼に見られ，悪性の場合には腫瘍細胞が角膜固有質の中へ浸潤性に増殖し，癌真珠を形成することもある．

(ii) **悪性黒色腫 malignant melanoma** 紡錘形細胞あるいは類上皮細胞の増殖よりなり，紡錘形細胞は錯綜状，渦巻き状あるいはシート状の配列を呈する．核分裂像も多く周囲の角膜や強膜へ浸潤する．有色動物ではメラニン色素を有するが，白色動物では色素を有しない，いわゆるメラニン無形成性黒色腫 amelanotic melanoma が発生する傾向がある．

(iii) **平滑筋腫 leiomyoma** 類円形核と好酸性細胞質を有する紡錘形細胞が密に交錯する束状パターンを呈して増殖し，血管周囲には腫瘍細胞の柵状配列が見られる．

(iv) **網膜芽細胞腫 retinoblastoma** マウスやラットの眼球内にヒトアデノウイルス12型を接種することにより，網膜芽細胞腫が発生すると報告されている．腫瘍細胞は円形あるいは類円形の濃染する核と境界不明瞭な細胞質を有し，管状あるいは円柱状配列を呈して増殖する．多数の不完全ロゼットが認められ，核分裂像が目立ち，大

表 6.74 眼球の腫瘍性病変

腫瘍名	発生部位	動物種
扁平上皮癌	角膜，結膜，眼瞼	ラット
黒色腫	眼瞼，虹彩，毛様体，脈絡膜	マウス，ラット，イヌ
平滑筋腫	虹彩	ラット
網膜芽細胞腫	網膜	マウス，ラット
腺腫／腺癌	ハーダー腺	マウス，ラット
	涙腺	マウス，ラット，イヌ
悪性神経鞘腫	動眼神経	ラット

部分において出血あるいは壊死を伴う．

(v) 腺腫 adenoma ハーダー腺の腺腫は，立方あるいは高円柱状細胞が小葉構造を呈して眼窩内で増殖し，泡沫状の細胞質と基底側の円形核を有する腫瘍細胞の乳頭状増殖を特徴とする．

(vi) 腺癌 adenocarcinoma ハーダー腺の腺癌は，腺構造を有する分化型腺癌と腺分化をほとんど示さない低分化型腺癌に分けられ，眼窩内およびその周囲の組織へ浸潤する．涙腺の腺癌も，分化型と低分化型に分類され，細胞異型や核分裂像を伴った腫瘍細胞が充実性に，かつ周囲組織へ浸潤性に増殖することから腺腫とは区別される．マウスでは肺転移が見られることがある．

(vii) 悪性神経鞘腫 malignant schwannoma 好酸性の胞体と細長い核を有する紡錘形細胞が密に増殖し核の柵状配列を呈する型と，胞体の乏しい紡錘形細胞が疎に増殖し壊死や囊胞を形成する型があり，周囲組織へ浸潤増殖する．

ラットおよびマウスでは，ぶどう膜から，黒色腫，平滑筋腫，神経鞘腫が発生することがある．悪性ぶどう膜黒色腫 malignant uveal melanoma, ぶどう膜平滑筋腫 uveal leiomyoma とよばれ，眼球内に発生した神経鞘腫は，悪性眼球内神経鞘腫 malignant intraocular schwannoma とよばれる．

b. 加齢性変化

実験動物には種々の加齢性変化および自然発生性病変が観察される（表6.75）．

(i) 結膜炎 conjunctivitis 実験動物において感染，塵，ほこりや汚染物質に対する反応として発生し，角膜炎を併発することがある．

(ii) 角膜の石灰沈着 calcification, 角膜炎 keratitis 角膜の石灰沈着は帯状角膜症 calcific band keratopathy，あるいは角膜ジストロフィー corneal dystrophy ともよばれる．眼科学的検査において，微細顆粒状あるいは斑状の角膜混濁として観察され，組織学的には角膜上皮基底膜あるいは基底膜直下への石灰沈着巣として認められる．マウス，ラットおよびハムスターなどに認められ，加齢性に発生頻度が増加する．角膜炎が関与するとされているが，病理発生には不明な点も多い．角膜炎は，臨床的には角膜表面の混濁あるいは粗造化を特徴とし，血管新生を伴うこともある．外傷，栄養的因子，塵，感染症などが発生要因の一つとされており，さらにラットでは，唾液腺涙腺炎ウイルス感染が関与することが知られている．

(iii) 虹彩毛様体炎 iridocyclitis 虹彩あるいは毛様体そのものの炎症は稀であるが，角膜の炎症性病変が波及し病変が形成されやすい．

(iv) 白内障 水晶体変化はマウス，ラットおよびイヌなどで好発し，限局性あるいはびまん性の白濁を特徴とする．初期は水晶体皮質あるいは核に空胞や混濁が見られ，進行すると水晶体全体が強く混濁する．組織学的には水晶体線維の配列異常，膨化，変性・壊死として認められる．

(v) 網膜萎縮 retinal atrophy 実験動物の網膜の加齢性変化として最もよく発生する．ラットではびまん性あるいは網膜の辺縁部に認められることが多く，網膜の外顆粒層あるいは全層が菲薄化する．また，アルビノのげっ歯類では飼育室の照明により網膜萎縮が生じることが知られてい

表6.75 眼球の加齢性変化および自然発生性病変

病変名	発生部位	動物種	おもな組織所見
結膜炎	結膜	マウス，ラット	炎症性細胞浸潤
角膜の石灰沈着，角膜炎	角膜	マウス，ラット，イヌ	角膜上皮下に鉱質沈着，炎症性細胞浸潤，潰瘍
虹彩毛様体炎	虹彩，毛様体	マウス，ラット	炎症性細胞浸潤，出血，線維化，癒着
白内障	水晶体	マウス，ラット，イヌ	水晶体線維の空胞変性・脱落，線維の膨化・崩壊
網膜萎縮	網膜	ラット，イヌ	内・外顆粒層細胞の消失
黄斑変性	網膜（黄斑）	サル	ドルーゼンの形成
強膜の軟骨化生，骨化生	強膜	ラット	軟骨あるいは骨の形成
ハーダー腺の変性・炎症	ハーダー腺	ラット	ポルフィリンの沈着，炎症性細胞浸潤
涙腺炎	涙腺	ラット	炎症性細胞浸潤

る．眼球内の炎症性病変，緑内障，網膜の血管病変などにより二次的に網膜萎縮に陥る場合もある．限局性網膜脈絡膜萎縮は，若齢ラットにも見られる病変で，眼科学的には境界が明瞭な明るく反射する帯状の病巣として認められ，組織学的には網膜と脈絡膜の限局的な萎縮が観察される．

（vi）**黄斑変性 macular degeneration**　黄斑を有するサルおよびヒト特有の加齢性病変で，進行の遅い萎縮型と血管新生を伴い視力障害が急速に進行する滲出型に分類される．サルでは萎縮型のみ発生するとされており，眼底検査では，黄斑部の白色あるいは黄白色の微細顆粒状病変として観察され，組織学的には網膜色素上皮とブルッフ膜の間に認められるドルーゼンとよばれる好酸性無構造物質の沈着を特徴とする．

（vii）**強膜の軟骨化生 cartilaginous metaplasia，骨化生 osseous metaplasia**　骨化生は加齢ラットに頻発し，強膜における限局性の未熟な骨形成として見られる．軟骨化生は稀に認められる．

（viii）**ハーダー腺および涙腺の炎症性変化**　唾液腺涙腺炎ウイルスの感染によっても発生することがあり，びまん性の壊死，浮腫，炎症性細胞浸潤を伴う．また，ハーダー腺では色素沈着を伴う炎症反応が見られることもある．

6.28.5　障害が及ぼす影響

眼障害は，光透過器である角膜と水晶体，光量調節器である毛様体と虹彩，光受容器である網膜とそのインパルスを脳に伝達する視神経などの障害に大別できる．いずれの部位の障害も視覚障害を引き起こし，重篤な場合には失明に至る．メタノール中毒などで網膜の神経細胞に障害が生じればその影響が視神経に波及するように，その支配下領域に二次的障害が引き起こされるが，眼障害が他の臓器に対して影響を及ぼすことはない．

6.28.6　毒性の評価

a．眼科検査法

眼科検査に用いる器具の多くは，光源と拡大レンズの組合せで構成される生体顕微鏡機器（細隙灯顕微鏡 slit lamp biomicroscope，倒像検眼鏡 indirect ophthalmoscope，直像検眼鏡 direct ophthalmoscope など）と電気信号を解析する電気生理学的検査機器に大別される．生体顕微鏡に属する機器は，光源の大きさ，形，色，観察対象への光の照射方法，レンズの使い方を工夫することで，さまざまに活用することができる．

（i）**一般的検査**　まず，動物の姿勢，行動，全体的外観から，視覚への影響を把握する．次に眼球および付属器について，大きさ，位置，色などについて左右の対称性を確認する．また，分泌物の有無と異常，眼瞼，結膜，角膜など，眼の外観を観察する．ここまでの検査には特別な検査器具は必要ないが，倒像検眼鏡の手持ちレンズを拡大鏡として使用することもできる．細隙灯顕微鏡検査は，スリット状の光を観察対象に照射し，レンズで拡大して観察するもので，三次元的観察が可能である．角膜，眼房，水晶体，硝子体前部などの透明組織の観察に適する．倒像検眼鏡は，手持ちレンズと観察者の間につくられた倒像を観察するもので，広い視野の観察が可能である．とくに双眼倒像鏡は，立体視が可能で，さらに片手を自由に使えるため，動物の観察に適している．主として眼底の観察を行う．直像検眼鏡は，視野は狭いが拡大率を大きくすることができるので詳細に観察したい場合には有用である．

（ii）**特殊検査**　シルマー検査 Schirmer test は涙液量を評価するもので，ドライアイ dry eye（乾性角結膜炎）の診断に有用である．角膜障害を診断する角膜蛍光染色，緑内障の診断に用いる眼圧検査，眼底血管の観察に用いる蛍光眼底検査なども，目的に応じて実施する．X線検査，CT（コンピュータ断層撮影検査），MRI（磁気共鳴断層像検査），超音波検査などは，現在のところ，実験動物領域では一般的ではないが，水晶体が混濁したときの眼球内部の評価は一般的検査では不可能であり，将来においてはこれらの非侵襲的検査が活用されることが期待される．

（iii）**神経眼科学的検査**　瞳孔反射 pupil reflex は，眼に光を照射したときに瞳孔が収縮することを確認する検査で，左右の瞳孔を観察することで，視覚の求心路と遠心路を評価する手段とし

て有用である．神経眼科学的検査として，不意に視野に入ったものに対する反応を観察し，視覚を評価するメナス反射検査，眼角部分に接触があったときの眼瞼の反応を観察する瞬目反応の求心路と遠心路を評価する眼瞼反射検査などが知られている．

(iv) 電気生理学的検査 ERG（網膜電図検査 electroretinogram）は，光刺激に対する網膜の反応を角膜と網膜の電位差より測定し，網膜の機能を評価するものであり，a 波は光受容体細胞，律動様小波はアマクリン細胞，c 波は網膜色素上皮に由来すると考えられている．b 波はミュラー細胞由来と考えられていたが，最近の報告では双極細胞に由来するとされている．VEP（視覚誘発電位 visual evoked potentials）は，頭皮上の電極で記録した脳波で，網膜の神経細胞から視覚伝達路を経由して視覚皮質に至る信号を評価する．網膜中心部に由来する神経線維が後頭葉皮質の浅い部位に投影されるため，網膜中心部の機能の診断に有用である．

(v) 組織学的検査 光顕的に毒性反応の作用部位を検出し，さらに必要に応じて電顕的検査で超微形態変化を観察することにより，毒性発現メカニズムの解明を行う．眼球の組織検査においては，臨床眼科検査において認められた所見が組織標本でも観察されることが重要である．また，眼球の各組織は固定液の種類により異なる像を呈するため，目的に応じた固定液を選択することも必要である．

眼球の固定液としては，通常のホルマリン液ではなく，Zenker 液か Davidson 液が用いられ，その後で，パラフィン切片を作り HE 染色を施す．切片上には，眼球，視神経，眼窩内の涙腺やハーダー腺が現れるのが理想的である．

b. 評価上の問題点

薬物誘発性の眼変化は質的に非常に異なる．たとえば，抗痙攣剤の治療の際に見られる複視は動物実験から予測するのは困難である．抗不整脈剤のアミオダロンの投与後に発現する角膜沈着物は投与を中止することにより消失し一般に視覚障害を伴わない．一方，クロロキンの大量投与による網膜変化は不可逆的で，休薬後にも進行し視覚障害を伴う．

また，実験動物における薬物誘発性眼変化の正しい評価は，眼の構造および生理機能に種差があるため複雑なものとなっている．たとえば，プロピレングリコールモノプロピルエーテル蒸気の角膜反応性には種差および系統差が認められる．種々の実験動物で結膜炎および角膜炎が引き起こされるが，F344 系ラットにおいてのみ不可逆性の角膜の鉱質沈着，血管新生，間質の亀裂および線維化が誘発される．さらに，網膜における毒性反応はげっ歯類，イヌおよび霊長類で異なる．アルビノラットおよびマウスでは網膜にメラニン色素はなく，メラニン色素と結合することにより毒性を発現する化合物の有害作用を検出できない．

眼に所見が認められた場合，他の臓器における毒性所見と同じく，薬物の一次的な作用によるものか，あるいは他の要因を介した続発的なものかを判断することはいうまでもなく重要であるが，眼についてはさらに環境要因に起因するものかどうかを見極める必要がある．後者の例として，げっ歯類の角膜混濁の場合，飼育中の外傷，床敷や餌などのダスト，あるいはアンモニアのような刺激物が原因であることがある．

〔田中浩二，友廣雅之，河内眞美〕

文献（6.28 節）

1) Gopinath C, et al.: The eye and ear. In: Atlas of Experimental Toxicologic Pathology, Current Histopathology (Gresham GA, ed), Vol 13, p.145, MTP Press, Lancaster (1987).
2) Millichamp NJ: Toxicity in specific ocular tissues. In: Ophthalmic Toxicology, Target Organ Toxicology Series (Chiou GCY, ed), p.17, Raven Press, New York (1992).
3) Berman ER, ed.: Biochemistry of the Eye, Plenum Press, New York (1991).

6.29 耳

6.29.1 構造，生理，機能

耳は外耳 external ear・中耳 middle ear・内耳 inner ear の三部に分かれる（図 6.64）.

外耳は音波を受ける装置であり，内胚葉由来の中耳には音波を内耳に伝える装置で鼓膜 tympanic membrane / drum membrane と耳小骨 ossicles がある．ツチ骨につく鼓膜張筋は三叉神経に支配され，この筋が収縮すると鼓膜は内側に緊張を増す．アブミ骨頭につくアブミ骨筋は顔面神経に支配され，アブミ骨から卵円窓（前庭窓）に伝わる音の強さを調節する．

内耳位置は，モルモット蝸牛では骨胞内に突き出ていることから容易に確認できるが，他の動物ではアブミ骨と接している卵円窓と正円窓（蝸牛窓）の位置を見出してから，硬い側頭骨内に埋もれた蝸牛の位置，前庭および三半規管の位置を確認する．

内耳は振動を神経刺激に変換して，中枢神経系に送る装置であり，側頭骨の中耳骨胞内で蝸牛，前庭および三半規管からなる．内耳には，中胚葉由来の外リンパ腔とその中に外胚葉由来の内リンパ腔がある．蝸牛は基底膜と前庭膜により① 前庭階，② 中央階，③ 鼓室階に分かれる．①と③内に外リンパ液（Na^+ 150 mEq／L）があり，①と③は蝸牛の頂盲端 coecum cupulare にある蝸牛孔で交通する．②に内リンパ液（K^+ 150 mEq／L）とらせん器がある．らせん器は基底膜上に支持細胞がある．その細胞の上に1層に並ぶ3列の外有毛細胞 outer hair cell があり，蝸牛軸側に1列の内有毛細胞がある．有毛細胞上部の繊毛はその上に蓋膜 tectorial membrane と接触する．有毛細胞は神経細胞と同様に死後変化を受けやすい．

内有毛細胞の下部には知覚神経の求心性神経末端（グルタミン酸作動性）が接し，その末端の横に蝸牛神経の遠心性神経末端（アセチルコリン作動性）が接する．外有毛細胞の下部には知覚神経の求心性神経末端（アセチルコリン作動性）と遠心性神経末端（γアミノ酪酸作動性）が別々に接している．求心性神経の90％が内有毛細胞に分布し，10％が外有毛細胞に分布する．遠心性神経の多くは外有毛細胞に分布し，その神経の緊張により受容器の感度は下がる．

三半規管の内リンパ腔にある膨大部，卵形嚢と球形嚢の3か所に平衡斑があり，その上に前庭迷路の受容体である有毛細胞がある．有毛細胞上部の繊毛の上に，炭酸カルシウムを含む耳石のゼラチン膜がある．

外リンパ液の分泌と吸収は鼓室階の外リンパ腔血管系で，内リンパ液のそれらは蝸牛管内の血管条で行われる．有毛細胞に影響する酸素，栄養素および薬物は内耳動脈から内耳内の血管条（毛細血管）へ，さらに内リンパ液を経て有毛細胞に取り込まれる．また，外リンパ腔は髄膜のクモ膜下腔と連絡する．

a．聴　覚

外耳で，収拾した音を中耳の鼓膜を介して耳小骨で振動に変換する．卵円窓（前庭窓）に近い基底膜は細く薄く，高音と低音が伝わる．蝸牛の頂盲端に近い基底膜は太く厚く低音が伝わる．内外の有毛細胞は音の振動を CM 電位（cochlear microphone 電位）へ変換する．内有毛細胞が音を受容し，外有毛細胞は感度を調節する．内有毛細胞から情報が蝸牛神経（聴神経）を経て，脳幹，大脳へ中継されることを ABR（聴性脳幹反応 auditory brainstem response）という．

b．平衡感覚

内耳にある前庭器官と三半規管にて体位の変化を感じる．前庭と三半規管を流れる内リンパ液流の発生と耳石移動を，前庭器官にある有毛細胞が電気信号に変換する．その信号は蝸牛神経を経て，大脳に伝わる．有毛細胞の機能は耳石の消失や内リンパ液成分の変化に影響される．

6.29.2 毒性メカニズム

内耳障害を引き起こす化合物は，腎障害型：アミノ配糖体抗生物質，シスプラチン，神経毒型：トルエン，スチレン，メチル水銀，臭素酸塩，ルー

プ利尿剤型：フロセミド，エタクリン酸，その他：サリチル酸塩，クロルヘキシジン，ヒ素，キニーネに大別される．多くの内耳障害物質は不可逆性障害を引き起こす．サリチル酸塩や利尿剤による聴覚障害は，薬剤血中濃度が高い時間にのみ現れる．

不可逆性障害を引き起こすアミノ配糖体とシスプラチンによる有毛細胞障害に関する研究が最も進んでいる．汎用動物はモルモット，ラットおよびマウスである．

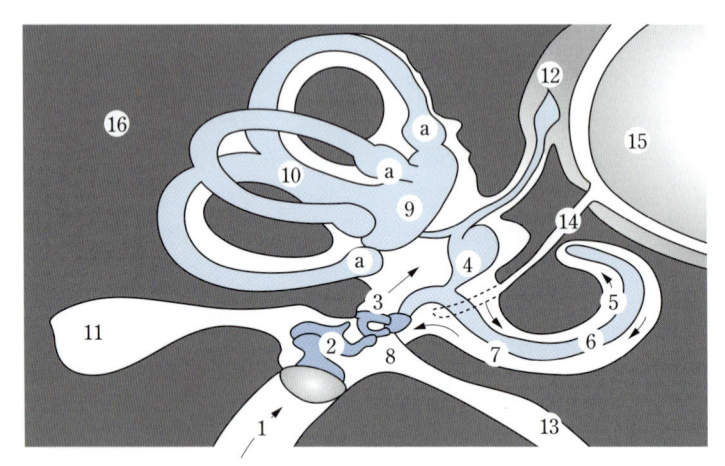

図 6.64　内耳の模型図

① 外耳道 external auditory meatus.
② 中耳（鼓膜 tympanic membrane，ツチ骨 malleus，キヌタ骨 incus，アブミ骨 stapes）：音波は鼓膜を振動させ，鼓膜から三つの骨を介して，③ 卵円窓を振動させる．
③ 卵円窓 oval window（前庭窓）：アブミ骨と⑦ 前庭階の間にある膜である．
④ 球形嚢 saccule：耳石膜 otilitic membrane を載せている有毛細胞の集合体の平衡斑（卵形嚢斑）がある．
⑤ 前庭階 scala vestibuli，⑥ 中央階および⑦ 鼓室階は蝸牛 cochlea を構成する．⑤ 前庭階は，卵円窓から蝸牛孔 helicotrema までであり，外リンパ液を音波が伝導する．
⑥ 中央階 scala media（蝸牛管 cochlear duct）：ライスネル膜 Reissner's membrane（Vestibular membrane），血管条 stria vascularis および基底板 basilar membrane に囲まれた三角形の内腔に内リンパ液がある．その内腔には有毛細胞からなるらせん器（コルチ器）がある．音波は外リンパ液を介して，基底板を振動させる．その振動は基底板の上にある2種類の有毛細胞 hair cells（感覚細胞 sensory cells）の聴毛とそれに接する蓋膜 tectorial membrane の部位で感受され，その刺激が有毛細胞を興奮させ，電気信号を発生させる．その電気信号の集合体はマイクロホン電位として測定できる．
⑦ 鼓室階 scala tympani：蝸牛孔から正円窓までであり，内部には外リンパ液がある．音波は蝸牛孔から正円窓まで伝導する．
⑧ 正円窓 round window（蝸牛窓）：鼓室階と中耳の間にある膜である．正円窓の表面に平坦，凹凸があるかどうかは，外リンパ液の圧が高いかどうかを知る所見となる．また，外リンパ液はモルモット，ラット，マウス，イヌ，サルでは正円窓および卵円窓からマイクロピペットチップにて採取できる．
⑨ 卵形嚢 utricle：内リンパ液がある．耳石膜を載せている有毛細胞の集合体の平衡斑（球形嚢斑）がある．耳石 otolith（平衡砂）の主成分は炭酸カルシウムである．
⑩ 三半規管 semicircular canals：前半規管，外側半規管，後半規管の基部には膨大部があり，内リンパ液がある．
　ⓐ 膨大部 ampullae の内部には，ゼラチン様物質で構成されているクプラに包まれる半規管膨大部稜があり，その中に感覚細胞である2種類の有毛細胞がある．
⑪ 乳突洞 mastoid antrum（mastoid cavities）．
⑫ 内リンパ嚢 endolymphatic sac：内リンパ管 endolymphatic duct を介して，球形嚢へ続く．
⑬ 耳管 auditory tube.
⑭ 蝸牛導水管 cochlear aqueduct（外リンパ管）：くも膜下腔 subarachnoid space から前庭部に開口する．
⑮ 脳 brain.
⑯ 骨 bone.

6.29.3 障害反応

a. 聴覚障害の機序(図 6.65)

(i) アミノ配糖体　外リンパ液から内リンパ液へ移行したアミノ配糖体に曝露された有毛細胞内では Myosin VIIA のはたらきによりアミノ配糖体が蓄積する．それが有毛細胞の機能維持に必要なタンパク質の産生を低下させ，細胞膜のカルシウムチャネルを障害し，大量のカルシウムが細胞内に流入し，有毛細胞のアポトーシス apoptosis を発生させる．このアポトーシスは c-Jun NH$_2$-terminal kinase 阻害剤により阻止される[1,2]．

聴覚機能障害モルモットで，蝸牛内の有毛細胞を再生させる Math1 遺伝子導入療法が成功し，また，ラットの卵形嚢の有毛細胞は TGFα とインスリン曝露により細胞分裂したとの報告がある．

(ii) シスプラチン　内リンパ液に移行したシスプラチンはアミノ配糖体と同様に，有毛細胞のアポトーシスをもたらすが，caspase や c-Jun NH$_2$-terminal kinase 阻害薬の投与により阻止される．

(iii) ループ利尿薬　ループ利尿薬(エタクリン酸，フロセミド)は血管条に作用し，さらに内リンパ液を介して，有毛細胞の機能を障害する．この障害は軽度の場合には一過性であるが，障害が持続した場合には非可逆的な聴覚障害となる．また，アミノ配糖体とループ利尿薬との相互作用による非可逆的な聴覚障害も発生する．

b. 動物種差が聴覚障害に対する感受性に及ぼす影響

アミノ配糖体抗生物質，利尿薬，およびシスプラチンなど多くの物質による聴覚障害に対する感受性は通常，モルモットが最も高い．一方，トルエンやスチレンなど有機溶媒による聴覚障害に対する感受性はモルモットやチンチラではないが，ラットやマウスでは高い．その原因には薬物代謝酵素の違いが関与している[3](表 6.76)．

c. 前庭障害

前庭障害を起こす薬物は内リンパ液を介して，前庭器内にある感覚細胞である有毛細胞に到達する．有毛細胞の種類にはフラスコ型の I 型および円柱状の II 型がある．I 型有毛細胞がとくに障害を受けやすい．

炭酸カルシウムを主成分とする耳石が減少，消失しても，前庭障害は発生する．内外のリンパ液圧の上昇は有毛細胞の機能を低下させる．

6.29.4 腫瘍性病変および加齢性変化

内耳や中耳に原発する自然発生の腫瘍についての論文は見られない．

加齢性変化として，蝸牛の有毛細胞の 20〜

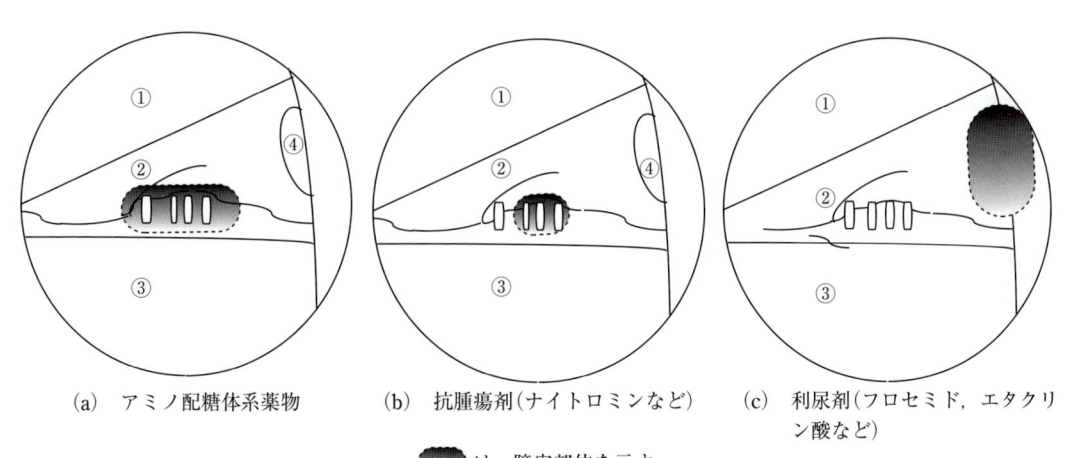

(a) アミノ配糖体系薬物　(b) 抗腫瘍剤(ナイトロミンなど)　(c) 利尿剤(フロセミド，エタクリン酸など)

　　　は，障害部位を示す．
① 前庭階，② 中央階，③ 鼓室階，④ 血管条

図 6.65 蝸牛主要障害部位

表 6.76 耳毒性物質と動物種(PubMed 検索でのヒット数)

動物種		モルモット	ラット	マウス	チンチラ	スナネズミ	サル	イヌ	ネコ	ウサギ	ハムスター
聴器毒性		362	174	159	63	22	3	7	47	13	4
難聴		84	47	72	13	1	0	0	6	1	2
*医薬品	アミノ配糖体	232	66	28	23	8	1	2	25	8	0
	シスプラチン	82	44	1	14	16	1	1	0	0	2
	フロセミド	12	6	1	8	1	1	1	8	1	0
	サリチル酸塩	9	6	1	9	1	0	0	3	0	0
	バンコマイシン	2	0	0	0	0	0	0	0	0	0
	キニン	1	1	0	0	0	0	0	1	0	0
	ビンブラスチン	0	0	1	0	0	0	0	0	0	0
	アジスロマイシン	1	0	0	0	0	0	0	0	0	0
	アゾセミド	0	0	0	0	0	0	0	1	0	0
	ジクロフェナクナトリウム	1	0	0	0	0	0	0	0	0	0
その他	トルエン	2 (−)	12	1	1 (−)	0	0	0	0	0	0
	スチレン	1 (−)	9	1	0	0	0	0	0	0	0
	メチル水銀	3	0	1	0	0	0	0	0	0	0

＊医薬品：使用上の注意に，聴覚障害，第 8 脳神経障害，難聴聴器障害あるいは平衡感覚障害の記載がある医薬品.
(−)：陰性成績.

30％消失が 30 ヵ月齢以上のラットで報告されている．高齢のラットでは，聴覚や平衡感覚の障害を検出することは通常困難である．行動異常がある個体に全身灌流固定あるいは内耳や中耳の局所灌流固定ができる場合のみ，中耳および内耳の障害を病理組織学的に検査できる．

6.29.5 障害が及ぼす影響

聴覚障害は，難聴を発症させ，その後遺症は音情報の獲得の欠落につながり，日常生活を困難にさせる．前庭障害は，平衡感覚に影響し，回転性めまいを発症させ，その後遺症は歩行障害および姿勢制御異常(体位異常)がある．

6.29.6 毒性の評価

一般毒性試験での最高用量を 2〜5 週間連続投与した動物において，内耳機能障害の自覚的観察法で陽性である場合には，他覚的検査法の ABR を実施する．ラットでの神経毒性試験，長期投与試験および繁殖試験には内耳障害検査用の群を設ける．

聴覚障害のスクリーニングとして，モルモットやラットにおける ABR と Nitro-BT 染色の SPOC (コルチ器の表面処理 surface preparation of the organ of corti)による有毛細胞の検査が有用である．

a. 内耳機能障害の観察法
（i） 自覚的観察法
（1） 聴覚：モルモット，マウス，ラット，およびイヌの聴覚は，突然の音刺激に両耳介を振る

わせる驚愕行動の耳介反射（Preyer 反射）で観察できる．耳介反射消失は，モルモットでは蝸牛内3列の外有毛細胞のみの障害で発生するが，それと異なり，マウス，ラットおよびイヌでは外有毛細胞と内有毛細胞の消失後に発生する．

（2）　**平衡感覚**：平衡感覚の有無には，モルモットやラットでは，位置反射（代償性眼球偏位，頭部向正位反射，および四肢の緊張性反射）の消失を観察する．代償性眼球偏位は頭位が変化しても正常頭位の際の眼位を保とうとする反射で，眼球は規則正しい偏位を表す．頭部向正位反射は身体が傾いても頭を正常位に戻す現象である．その反射が正常の場合には，体幹を横臥位にすると，頭は横臥位前の状態に戻そうとする．四肢の緊張性反射では口裂が水平面と 45 度となるように動物の体幹をもって背位にすると，四肢を強く進展し，腹位にすると緩んで曲がる．後天性および先天性の平衡感覚障害を早期発見するために，マウスおよびラットのケージ交換時に頭部向正位反射の有無を観察できるように訓練しておくことが大切である．

（ii）　**他覚的聴覚検査法**　聴覚検査には CM 電位や ABR または BAER（brain stem auditory evoked response）などの測定法がある．ABR はその感度および精度がともに高くかつ安定していること，ヒトを含めた多くの動物で実施，短時間の可逆性の聴覚機能障害を繰り返し測定（少数の動物で実施可能），および聴覚機能障害の無作用量を求める試験に有用である．ABR は試験前に電極装着手術および音源と同期化した観察装置を必要とする．電極装着手術の熟練度は電極の安定性に大きく影響する．電極は側頭骨（骨胞）と頭上骨の上におく．電位の測定は音源に同期させた装置にて記録する．モルモットやラットにおける 4 週間静脈内点滴投与試験の際には，電極を慢性的に歯科用セメントにて電極を固定し，頸静脈への留置カニューレも同時に設定すると，CM 電位と同時にABR を経時的に測定できる．

b．内耳障害の病理組織学検査法

（i）　**脱灰連続切片組織標本**　全身あるいは頭部を還流固定し，内耳を含む側頭骨の脱灰連続セロイジン・パラフィン切片組織標本を作製する．長所は耳障害全体の把握であり，短所は有毛細胞の可逆性機能障害を検出できないことである[4]．

（ii）　**非脱灰内耳の有毛細胞標本**　動物の中耳側から正円窓と卵円窓（鐙骨）を開放し，正円窓から外リンパ液内に生体染色液を注入し染色完了した後，固定液を注入し，内耳がある側頭骨を採取する．染色液には，① OsO_4 固定液（有毛細胞の繊毛の障害程度を観察できる永久標本），② Nitro-BT 染色（ミトコンドリアでの ATP 産生の障害），および ③ 核や各種酵素抗体の蛍光染色がある．15 週齢未満のモルモット，マウスおよびラットでは薄い蝸牛骨の外側から蛍光染色された有毛細胞列の全体が観察できる．実体顕微鏡下で加工したノミ状の縫い針，ピンセットおよび先端に強い弾力性がある黒色睫毛付き棒（蓋膜の剥離用）を用いて，蝸牛から有毛細胞の層を摘出し，有毛細胞の障害の有無を記録し，SPOC による蝸牛鳥瞰図 cyto cochleogram を作成する．同様に，平衡感覚の平衡斑の上にある有毛細胞の有無を観察する．Nitro-BT 染色法は，CM 電位と同時に ABR の測定とともに用いると，ループ利尿剤のような短時間で回復する変化（可逆性機能障害）を検出できる[4,5]．

［森　聖］

文献（6.29 節）

1) Wang J, et al.：*Cancer Res.* **64**(24)：9217-9224(2004)．
2) Yokota M, et al.：*Chemotherapy.* **30**(4)：248-254 (1984)．
3) Gagnaire F, et al.：*Arch. Toxicol.* **79**(6)：346-354 (2005)．
4) 秋吉正豊ほか 編：聴覚障害　基礎と臨床，朝倉書店(1978)．
5) Spector GJ：*J Histochem. Cytochem.* **23**(3)：216-34 (1975)．

6.30　骨格筋

6.30.1　構造，生理，機能

骨格筋 skeletal muscle は，体重の 40〜50％ を

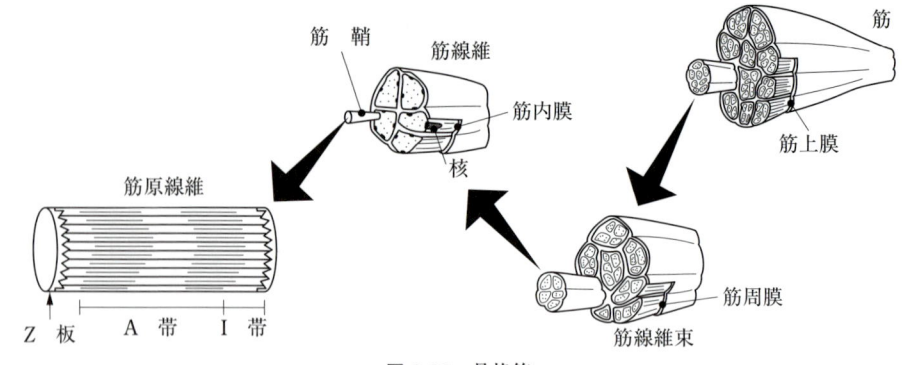

図 6.66　骨格筋

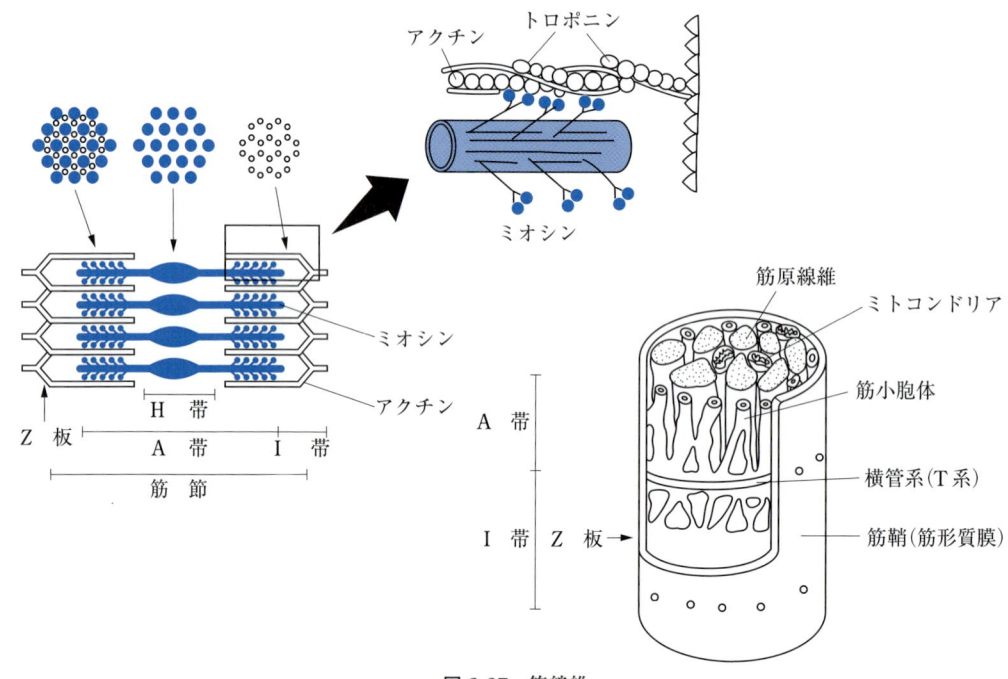

図 6.67　筋線維

占め，腱 tendon を介して骨格に付着している筋のほか，皮筋，横隔膜および食道筋層などを構成し，主として身体の支持および運動機能をつかさどっている．骨格筋は，収縮速度から遅筋（I 型筋線維または赤筋）と速筋（II 型筋線維または白筋），関節との関係から屈筋と伸筋などに分けられることがある．I 型筋線維と II 型筋線維の各骨格筋における分布は，動物種，系統，年齢，機能状態あるいは筋の疾病などにより異なる．

組織学的に骨格筋は，筋上膜 epimysium に覆われ，その内部は，筋上膜に連続する筋周膜 perimysium で分けられた多くの筋線維束（筋束）fascicle で構成される．筋線維束も，筋内膜 endomysium に覆われた多数の筋線維（筋細胞）から構成される（図 6.66）．筋線維は，組織学的に横紋筋 striated muscle であり，個々の筋線維の細胞質（筋形質）では規則的な横紋を示す筋原線維（筋細線維）が細胞体積全体の約 80％ を占めている．骨格筋は運動神経と密接な関係にあり，1 本の運動神経に支配される筋線維を神経筋単位とよぶ．

a. 筋線維 myofiber / muscle fiber

筋線維は，太さ 20〜100μm，長さ数 mm 以上の円柱状上で細長い形状を示す多核の合胞体細胞で

ある（図 6.67）．筋線維の細胞膜は，とくに筋鞘 sarcolemma（筋形質膜）とよばれている．核は，円形ないし楕円形で，筋線維の周縁部に押しやられて筋鞘と接するように存在する．筋線維の表面は基底膜に覆われ筋内膜に接する．

　筋線維の太さは，一般的に雌より雄が太く，発育により太さと長さが増大する．

b. 筋原線維 myofibril

　筋原線維の太さは約1μmであり，筋原線維の収縮フィラメントは，直径約160Åのミオシンからなる太いフィラメントと直径約60Åのアクチンを主体としトロポニンとトロポミオシンからなる細いフィラメントから構成される．筋原線維の縦断面は，暗調で細い横線構造であるZ板 intermediate disk で区切られる．Z板で挟まれる部分を筋線維の収縮単位区間と見なして筋節 sarcomere とよぶ．筋節の辺縁部（I帯 isotropic band）はZ板を起点とした細いフィラメントが存在する部分で明調を示し，中央部（A帯 anisotropic band）はZ板と接触しない太いフィラメントと細いフィラメントがかみ合う部分で幅が広くやや暗調を示す．A帯の中央では，やや明るいH帯（太いフィラメントしか存在しない部分）が観察される場合もある．横断面では太いフィラメントの周囲を細いフィラメントがほぼ六角形を形成するように取り囲んでいる．

c. 筋形質 sarcoplasm

　筋原線維のほかに，ゴルジ装置，ミトコンドリア，グリコーゲン顆粒，脂肪滴が存在し，筋小胞体 sarcoplasmic reticulum とよばれる滑面小胞体が発達している．筋小胞体は，筋原線維のA帯付近で複雑な網状の連絡をとりながら，筋原線維の長軸に添って筋原線維を取り囲むように発達し，I帯の高さで相互に癒合し，I帯を囲むように終末槽 terminal cisternae を形成する．一方，二つの筋節で形成された終末槽の間をぬうように細胞膜から陥入した横管系 transverse tubular system（T系）とよばれる細管が，細胞膜に対して垂直方向に細胞内に向かって走っており，T系と終末槽が寄り添いながら相互に向かい合ってつくられる構造をトリアド triad とよぶ．I型筋線維は，II型筋線維と比較してミトコンドリアやミオグロビンが豊富で，グリコーゲンが少ない．

d. 間質 interstitium

　結合組織性の筋膜 fascia（筋上膜，筋周膜および筋内膜）が間質を構成し，血管，リンパ管および神経線維が分布する．

　また，筋鞘とその基底膜の間には，扁平な紡錘形の筋衛星細胞 satellite cell とよばれる小型の細胞が存在する．筋衛星細胞は筋芽細胞へ分化して正常な筋線維の発育や障害を受けた筋線維の再生にあずかる骨格筋の幹細胞と考えられており，成熟動物の筋では筋線維の基底膜内に存在する核の5～10％が筋衛星細胞の核と考えられている．

e. 神経筋接合 neuromuscular junction

　骨格筋に分布する運動神経は，脊髄灰白質の腹根あるいは脳幹の運動神経核から起こる．その終末は，I型筋線維を支配するβ線維およびII型筋線維を支配するα線維により，筋線維に到達すると，1本の神経線維と1本の筋線維との間で神経線維の軸索終末が筋線維と接着する神経筋接合を形成する．運動終板 motor end plate は，狭義には軸索終末が筋線維に接する部位の筋細胞膜の特殊部位を指すが，広義には神経筋接合と同義語として用いられる．シナプス synapse は軸索細胞膜と筋細胞膜の機能的接合部を指し，アセチルコリン acetylcholine が豊富である．

　一方，脊髄の背根神経節 dorsal root ganglion から起こった知覚神経および一部の運動神経（脊髄前角細胞からでたγ-遠心性線維）は2～15個の特殊な筋細胞が集合した筋紡錘 muscle spindle と結合する．筋紡錘は，骨格筋の伸縮の程度を感受する．

f. 筋収縮の機序

　軸索終末のシナプス小胞から遊離されたアセチルコリンは，細胞膜の脱分極を引き起こし，T系を通して筋小胞体の終末槽へ刺激が伝えられる．終末槽ではカルシウムイオンが筋形質や筋原線維へ流れ出る．このカルシウムイオン濃度の増加に

より，ミオシン上でATPase活性化を介したエネルギー産生が起こり，筋節の収縮（アクチンフィラメント（I帯）がミオシンフィラメント（A帯）に沿って滑り込む現象）が引き起こされ，活動電位が消失する．

遅筋のI型筋線維は，速筋のII型筋線維と比較すると，ミトコンドリアが豊富で酸化酵素の活性も高いが，ATPaseの活性は比較的低く，グリコーゲン含量も少ない．

6.30.2 毒性メカニズム

a. 直接作用（表6.77）

骨格筋を構成する細胞内の膜系，微小管，筋原線維，ライソソームなどの細胞構成成分に機能的あるいは器質的変化をもたらすものと，骨格筋の筋原線維内の代謝過程を乱すことにより障害を引き起こすものなどがある．

（i）**筋鞘/筋小胞体** 細胞膜の筋鞘を過剰に興奮させる物質（リチウムなど）により筋痙攣が引き起こされる．低カリウム血症は細胞膜の興奮性を低下させて筋線維の空胞変性および壊死を引き起こす．クロフィブレートは筋線維の壊死を引き起こす．コレステロール合成阻害剤ジオキソコレステロールを投与すると，筋鞘にコレステロール前駆物質が蓄積して，塩素イオンに対する膜の透過性が亢進するため筋硬直myotoniaが起こる．この他，モネンシンの過剰投与により，蝋様あるいは硝子様変性および筋壊死，モノカルボン酸で筋硬直，A型ウェルシュ菌毒素は骨格筋の萎縮，アドリアマイシンは筋小胞体の拡張を引き起こす．

（ii）**微小管 microtubule/筋原線維** コルヒチンあるいはビンカアルカロイドの投与では，微小管の機能障害により筋鞘直下あるいは筋原線維間に，弱好塩基性で不整形の空胞形成を主体としたspheromembranous myopathyとよばれる筋病変が認められる．空胞は，変性した膜成分を取り込んだautophagic vacuoleである．スタチン系化合物（HMG-CoA還元酵素阻害薬）では筋原線維の融解，エメチンでは横紋の消失を主体とする筋原線維の変性が認められる．

（iii）**ライソソーム lysosome** クロロキンのような両親媒性陽イオン性化合物amphiphilic cationic agentsは，その物理化学的性質から細胞膜などの細胞膜系のリン脂質と強固に結合して，複合体を形成してその代謝を阻害し，ライソソーム内に蓄積をもたらす．筋線維においてもこのような機序によるリン脂質の沈着を主体とする萎縮が認められる．

（iv）**エネルギー産生阻害/タンパク質合成阻害** ゲルマニウムはミトコンドリアの電子伝達系阻害により脱共役剤uncoupler作用を有する2,4-ジニトロフェノールやエメチンはミトコンドリアの酸化的リン酸化反応阻害により，骨格筋の障害を引き起こすと考えられている．また，合成ステロイドを含む副腎皮質ホルモンでは筋ホスホリラーゼ活性阻害により，とくにII型筋線維を障害する．

（v）**局所刺激による障害** 強酸性や強アルカリ性物質などの腐蝕作用を有する化学物質，アドレナリンなどの血管収縮作用を有する化学物質を直接筋肉内に投与すると，投与局所に筋肉の変性・壊死，出血，線維化などが認められる．クロルプロマジン，一部の消炎鎮痛剤，抗生物質によっても局所刺激作用による筋肉障害が生じることがある．なお，酢酸（通常は0.75％および6％溶液）は，注射剤の筋肉内投与による局所刺激性試験の陽性対照物質として用いられ，その障害および修復過程はよく知られている．

b. 間接作用（表6.77）

（i）**神経原性の骨格筋障害** 運動神経障害に続発して骨格筋の萎縮・壊死が発現する．運動神経が広範囲に遮断された場合，その支配領域の筋には群萎縮group atrophyが生じ，さらに病変が進行すると筋線維は消失し，脂肪組織や結合組織に置換される．骨格筋の障害としては，神経筋接合部遮断薬を連続投与すると支配領域の骨格筋の萎縮が起こることがよく知られている．この他に，パラオキソン，ヘロイン，アンフェタミン，フェニルサイクリジンなどによりアセチルコリンを介して過剰な骨格筋の収縮が起こると骨格筋に壊死が生じる．

表 6.77　骨格筋毒性の発現機序

1. 直接作用
   a. 膜系の障害
      リチウム，シメチジン，サルブタモール，クロフィブレート，ジオキソコレステロール，アドリアマイシン
   b. 微小管の障害
      ビンクリスチン，コルヒチン
   c. 筋原線維の障害
      スタチン系化合物（HMG-CoA 還元酵素阻害薬，プラバスタチンなど），プラスモシド，エメチン
   d. ライソソームの障害
      クロロキン，アミオダロン，パーヘキシリン，クロルフェンテルミン，クロルサイクリジン
   e. 細胞代謝機構の障害
      1) 細胞内カルシウム濃度の変化：ハロセン
      2) エネルギー産生あるいはタンパク質合成の阻害：ゲルマニウム，2,4-ジニトロフェノール，副腎皮質ホルモン（コルチコステロイド，デキサメタゾン），6-メルカプトプリン，エメチン 2,4-ジクロロフェノキシ酢酸，カルニチン欠乏
   f. 局所刺激による障害
      強酸（酢酸など），強アルカリ，ペニシリン，フェノバルビタール，ハロペリドール，ジアゼパム，ヒダントイン，メトロクロパマイド，ペンタゾシン，クロルプロマジン，アドレナリン，ブピバカイン
   g. その他
      甲状腺ホルモン，タンパク質同化ホルモン，成長ホルモン
2. 間接作用
   a. 神経原性
      1) 神経筋接合部遮断薬：
         アミノグリコシド抗生物質（ネオマイシン，カナマイシン，ストレプトマイシン）
         ポリペプチド抗生物質（ポリミキシン B，コリスチン）
         その他の抗生物質（オキシテトラサイクリン，リンコマイシン）
         抗リウマチ薬（D-ペニシラミン，クロロキン）
         心血管薬（プロプラノロール，キニジン）
         抗痙攣薬（トリメタジオン，フェニトイン）
         麻酔薬（ケタミン）
         コリンエステラーゼ阻害薬（パラチオン，サリン）
         その他（ブスルファン，ACTH，コルチコイド）
      2) 末梢神経障害薬：
         抗微生物薬（イソニアジド，サルファ剤，メトロニダゾール，アンホテリシン B）
         抗腫瘍薬（ビンクリスチン，プロカルバジン，ニトロフラゾン，クロラムブシル）
         抗リウマチ薬（コルヒチン，インドメタシン，クロロキン，フェニルブタゾン）
         向精神薬（サリドマイド，グルテチミド）
         心血管薬（パーヘキシリン，ヒドララジン，クロフィブレート）
         その他（フェニトイン，エルゴタミン，メチルチオウラシル，ジチオビウレット）
   b. 免疫機能の変化
      D-ペニシラミン，プロカインアミド

(ii) その他の骨格筋障害　免疫機序が関与することもあり，臨床的にはD-ペニシラミン投与による皮膚筋炎，多発性筋炎の結果として炎症性萎縮が発生する．しかし，動物実験では，免疫機序が関与した骨格筋障害の報告はない．

タンパク質，カリウム，マグネシウムなどの電解質，セレニウム，ビタミン E，ビタミン D あるいはタンパク質の欠乏などの栄養障害により筋の退行性変化（栄養性筋症 nutritional myopathy）が引き起こされ，このうち，セレニウムおよびビタミン E の欠乏で誘発される病変は肉眼像から白筋症 white muscle disease とよばれる．この他，

甲状腺ホルモンの増加など内分泌異常，糖尿病などの代謝異常などで筋肉の萎縮・壊死が起きることが明らかにされている．

c. 腫瘍発生

化学物質誘発骨格筋由来腫瘍の例として，7,12-ジメチルベンズ[a]アントラセン，3-メチルコラントレン，ニッケル，コバルト，カドミウムなどの筋肉内投与により横紋筋肉腫が発生することが明らかにされている．

6.30.3 障害反応

a. 萎縮 atrophy

核の縮小を伴う筋線維の小型化により，筋線維の容積が減少するため，切片上の単位面積あたりの核の数は増加する．神経原性 denervation の萎縮の場合には，萎縮に陥った筋肉が主として障害された神経の支配領域に限られているので，障害が軽度な場合には筋萎縮は限局性であり，筋線維の大小不同が目立つ．この他，不使用 disuse，血行不全 vascular insufficiency，悪液質 cachexia・消耗 emaciation・低栄養 undernutrition，圧迫 compression あるいは老齢 senile の萎縮も認められる．

b. 肥大 hypertrophy

筋線維の容積は増大し，核の腫大も認められる．筋線維の肥大は代償性に起こるほかに，タンパク質同化ホルモン（筋肉増強剤）や成長ホルモンの投与によっても引き起こされる．

c. 変性 degeneration / 壊死 necrosis

筋線維の退行性病変については，可逆性変化（変性）あるいは不可逆性変化（壊死）によって判別されてきた．しかし，病理組織学的検査において，長大な筋線維における退行性病変について，標本作製範囲が限定された切片上で，変性か壊死かを厳密に断定することが困難な場合がある．

筋線維の退行性変化には，蝋様変性，硝子様変性 waxy or hyaline degeneration，混濁腫脹 cloudy swelling，顆粒変性 granular degeneration，絮状変性，空胞変性 vacuolar degeneration，水腫性変性，脂肪変性 fatty degeneration などに分類され，重篤な場合は壊死に陥る．

蝋様あるいは硝子様変性は，化学物質投与に起因する筋線維の退行性変化の中で，最も頻繁に認められる変化である．組織学的には，筋線維は腫大・膨化して好酸性が増加し，横紋は消失し，さらに塊状に細片化する．同様の変化は家畜にモネンシンを投与した場合に発生することが知られている．電顕的には，変性した筋原線維のほか崩壊したミトコンドリア，筋小胞体などが凝塊を形成し，しばしばカルシウム塩と考えられる電子密度の高い物質の沈着も認められる．変性した筋線維におけるカルシウム塩の沈着が強度になると，筋形質は好塩基性顆粒状を呈する．

混濁腫脹はミトコンドリアの水腫性膨化を主体としており，顆粒変性はミトコンドリアの石灰化を主体としている．絮状変性は，筋形質が雲母状に断片化した状態である．

空胞変性は，筋線維の筋形質内に微細な空胞が出現する変化であり，多くの場合，筋小胞体あるいはT系の拡張に由来する．アドリアマイシン投与の場合は筋小胞体の拡張が主体である．コルヒチン投与の場合には空胞に一致して筋原線維間に変性した膜成分を多数取り込んだ自家食胞 autophagic vacuole として観察される．

脂肪変性では，筋原線維間に小型の脂肪滴が多数出現する変化である．非特異的変化として認められるほか，カルニチン欠乏でも認められる．空胞変性と区別しにくい場合は，脂肪染色などで鑑別できる．

横紋筋融解 rhabdomyolysis は，筋線維が高度に壊死・崩壊した状態であり，多量のミオグロビンが血中に逸脱することから，ミオグロビン尿を伴う．実験動物における横紋筋融解は，HMG-CoA 還元酵素阻害薬の大量投与で誘発されることが知られている．

d. 沈着 deposition

鉱質沈着 mineralization あるいは石灰沈着 calcification は，カルシウム塩が筋線維に沈着する現象であり，変性あるいは壊死した筋線維にカルシウム塩が二次的に沈着する異栄養性 dystrophic と，

ビタミンDの過剰投与など血中のミネラルバランスの異常に起因する転移性 metastatic に分けられる．

リン脂質沈着 phospholipid deposition は，両親媒性陽イオン化合物などの投与による全身性リン脂質症の一環として認められる．電顕的には，ライソソーム内にリン脂質に特徴的な多層板構造物 lamellar body が観察される．空胞変性と区別しにくい場合は，オスミウム染色などで鑑別できる．

このほか，筋形質では，糖原沈着 glycogen deposition が高血糖状態で，リポフスチン沈着 lipofuscin deposition が加齢により認められる．

e. 再生 regeneration

骨格筋の再生能力は比較的強く，再生は障害を受けた筋線維の束の中あるいはそれに接する部分の筋芽細胞 myoblast の増殖から始まる．

筋芽細胞は単核の細胞であり，障害から生き残った筋線維あるいは筋衛星細胞に由来する．増殖した筋芽細胞は，合胞体を形成し，筋管 myotube となり，最終的に筋線維へと成熟する．再生過程の筋線維は，核小体の明瞭な大型の核が筋線維の中央に位置し，筋形質はタンパク質産生を反映して好塩基性が増加している．

f. 筋ジストロフィー muscular dystrophy

筋線維の退行性変化と再生が繰り返されながら次第に筋線維が減少していく遺伝性疾患である．ヒトプロト型 c-Ha-*ras* 遺伝子導入された (CB6F1) マウスのほぼ100%で加齢性に発現することが知られている．また，マウス，シリアンハムスター，イヌでも報告されている．

g. 炎症 inflammation

炎症性変化 (筋炎 myositis) は，二次的な筋線維自体の変化を伴って認められることが多く，家畜家禽では，動物の輸送，ストレスなどで引き起こされることが知られている．

寄生虫性病変として，トリヒナ (イヌ・げっ歯類)，回虫 (イヌ)，住肉胞子虫 (サル・イヌ・げっ歯類)，レプトスピラ (げっ歯類) が知られている．ヒトではトリプトファン製剤による好酸球性筋炎が知られており，ラットでも同病変の報告がある．

この他，イヌでは自然発生性の炎症として，好酸球筋炎，萎縮性筋炎，多発性筋炎が報告されている．

6.30.4 腫瘍性病変および加齢性変化

a. 腫瘍性病変

骨格筋由来の腫瘍は，ほとんどが悪性腫瘍すなわち横紋筋肉腫であるが，ヒトおよび実験動物ともに自然発生横紋筋肉腫はきわめて稀な腫瘍とされている．

（i）横紋筋肉腫 rhabdomyosarcoma　実験動物における自然発生の横紋筋肉腫の発生率はきわめて低く，F344系ラットのがん原性試験における発生率は雌雄とも0.1%未満である．SD系およびWistar系ラットのほか，マウス (B6C3F1, BALB./c および (A/J × CBA/J) F1)，アカゲザルで自然発生の報告がある．

横紋筋肉腫は組織学的に，長円形ないし紡錘形で好酸性に富む細胞質と大型の核を有する多形性の細胞が密に錯綜し，しばしば多核巨細胞を伴うのを特徴としているが，HE染色標本からは他の軟部組織腫瘍，とくに悪性線維性組織球腫との鑑別が困難な場合が多い．腫瘍細胞内に明らかな横紋の存在が確認されれば確実に横紋筋肉腫と診断される．横紋を検出する特殊染色 (PTAH染色など)，ミオグロビン，デスミンなどの生化学的マーカーを対象とした免疫組織化学的手法などが診断の補助手段として有用である．

b. 加齢性変化

一般的な変化は，全身の骨格筋の萎縮であるが，ラットの場合は加齢によりとくにII型筋線維の萎縮が著明である．SD系ラット，Wistar系ラットあるいは (WAG × BN) F1 ラットでは加齢に伴って後肢の脱力から始まり，後躯麻痺に至る筋肉障害が発生するが，形態学的にはとくに後肢の骨格筋の萎縮，変性・壊死が見られ，障害の進展に伴って筋線維は消失して脂肪組織が増加する (脂肪浸潤 fatty infiltration)．原因として，脊髄，神経根，末梢神経の軸索変性あるいは脱髄が疑われている．加齢に伴う同様の骨格筋萎縮はマウス

あるいはシリアンハムスターでも報告されているが，その原因については明らかでない．

また，老齢動物あるいは萎縮した筋線維ではリポフスチン沈着が認められる．

6.30.5 障害が及ぼす影響

骨格筋は全身各部の運動機能をつかさどることから，障害を受けた筋肉の解剖学的な位置に依存した運動障害が起こる．毒性変化として，四肢に分布する骨格筋の障害による脱力あるいは麻痺，稀に呼吸筋の障害による呼吸麻痺，舌筋あるいは咬筋の障害による摂食障害などが認められる．

6.30.6 毒性の評価

a. 形態学的検査

骨格筋組織は，体重の40～50%を占め体内で広範囲に分布することから，通常行われる病理解剖ではそのすべてを肉眼的に観察することは不可能である．したがって，骨格筋組織のごく一部を採取して行われる通常の病理学組織学的検査では，特定の筋肉に限局した病変が見落とされる危険性が高いことに留意すべきである．

骨格筋の障害に伴って運動機能も障害されることから，化学物質投与により持続性の運動障害が現れた場合には，機能障害に関連があると思われる骨格筋を注意深く観察しなければならない．通常のHE染色のほかにPTAH染色を加えると，骨格筋の横紋の変化がより明瞭となり，ミオシンATPase染色により，I型およびII型筋線維の同定ができる．さらに，酵素組織化学や免疫組織化学的手法などを駆使してミオシン，NADH-テトラゾリウム還元酵素などの酵素活性，ミオシン，デスミン，アクチン，ミオグロビンなどの骨格筋に存在するマーカーを染色することは，骨格筋線維の代謝活性あるいは再生能力などを類推するうえで貴重な情報を提供してくれる．また，ドリコスマメ Dolichos biflorus レクチンがラットなどの神経筋接合部を特異的に染色することが知られており，その利用は毒性評価に有用と考えられる．

b. 生化学的検査

骨格筋組織内にはCPK（クレアチンホスホキナーゼ），3-メチルヒスチジン，ミオグロビンなどの筋組織に特異的に存在する酵素や生体構成成分が局在しているほか，AST（アスパラギン酸アミノ転移酵素），LDH（乳酸脱水素酵素）なども多量に含まれている．これらの生体内物質は，筋線維が障害を受けると細胞外へ逸脱し，血中に入る．このうち，CPKおよびLDHはisoenzymeを解析することで骨格筋由来か心筋由来かを判別可能である．とくに血中のCPK濃度の変化は，筋線維の障害との相関が高く，血中濃度がほぼ10倍以上にまで上昇すると，まず障害を疑うことができるが，激しい運動の後などにもわずかな上昇を見ることがある．毒性試験において血清生化学検査項目の中にCPKの測定を加えることは，きわめて意義深い．

また，ミオグロビンは分子量が小さいため容易に尿中に排泄され，ミオグロビン尿症は筋融解など高度の筋線維壊死の指標となる．

近年では，血漿中のmicroRNA（miR-133a）量も骨格筋障害の特異的バイオマーカーとして注目されている．

［木本直哉，髙場克己］

6.31 骨，軟骨，関節

6.31.1 構造，生理，機能

a. 骨

（i）発生　骨の発生は，膜内骨化および軟骨内骨化の2種類に分類される．

（1）**膜内骨化** intramembranous ossification：胎生期に結合組織内の間葉組織に骨基質が産生され，骨基質の表面に未分化間葉細胞が集合し骨芽細胞となる．さらに骨芽細胞により類骨が形成され，類骨にリン酸カルシウムが沈着することで類骨は石灰化する．骨芽細胞は類骨の小腔内で骨細胞となる．頭蓋の扁平骨や下顎骨の一部などがある．

（2）**軟骨内骨化** endochondral ossification：硝子軟骨が骨組織に置換されることを軟骨内骨化

という．胎児期では軟骨により骨格が形成されているが，軟骨細胞は破骨細胞により処理され，未分化間細胞から骨芽細胞が発生し，石灰沈着を伴うことで骨組織が形成される．椎骨や四肢骨などがある．

（ii）**構造**　骨組織は，緻密骨 compact bone または皮質骨 cortex bone および海綿骨 spongy bone に分類される．

緻密骨は層板状骨 lamellar bone であり，骨小窩内に骨細胞が存在する多数の骨単位 osteon から構成される．また，骨単位の間は介在層板があり，血管路としてハバース管 Havers canal およびフォルクマン管 Volkmann canal が認められる．

海綿骨は層板状骨で構成されるが，血管や骨単位は認められず，骨組織中の細胞外液から栄養が供給される．

（iii）**生理**　骨は，構造と機能を維持するために破骨細胞による骨再吸収と骨芽細胞による骨形成を繰り返しているが，この過程を再構築 remodeling とよぶ．また，生体の維持および骨細胞は，ホルモン，栄養および局所で産生される因子により調節される．

（1）**PTH（上皮小体ホルモン（副甲状腺ホルモン）parathyroid hormone）**：受容体は腎臓および骨芽細胞に存在する．血中カルシウム濃度および 1,25-(OH)$_2$ビタミン D$_3$ 1,25-dihydroxy vitamin D$_3$ 濃度の低下により，上皮小体（副甲状腺）で産生・分泌が促進される．破骨細胞を増加あるいは活性化させ，骨芽細胞のコラゲナーゼ合成促進とコラーゲンの合成抑制を誘導し，さらに骨のカルシウムを細胞外液中に遊離させる．腎臓の近位尿細管に作用して 1,25-(OH)$_2$ビタミン D$_3$ 合成を促進し，リン再吸収を低下させ，PTH 受容体を介して遠位尿細管のカルシウム再吸収を促進させることで，血液カルシウム濃度を一定に保つ．また，腸管に対しては間接的に作用する．

（2）**カルシトニン calcitonin**：甲状腺のC細胞（傍濾胞細胞）から分泌され，受容体は腎臓と破骨細胞に存在する．PTH とともに骨および腎臓の細胞に作用し，破骨細胞の分化誘導の抑制，および活性の抑制，腎臓からのカルシウム，リンの排泄を促進させることで，血液中のカルシウム濃度を調節する．

（3）**1,25-(OH)$_2$ビタミン D$_3$**：食物などの経口摂取あるいは紫外線により皮膚で生合成されたビタミン D が，肝臓で 25 位の水酸化を受けた後，腎臓の近位尿細管で 1α位が水酸化されることで合成される．受容体は骨芽細胞に存在し，骨芽細胞の ALP（アルカリホスファターゼ）活性誘導およびコラーゲン合成誘導，腎臓でのカルシウム再吸収，および小腸でのカルシウム吸収を促進し，血液および組織内のカルシウム濃度を正常に維持し，また骨の鉱質化に関与する．

1,25-(OH)$_2$ビタミン D$_3$ および PTH は，骨芽細胞膜上に RANKL（receptor activator of NF-χB ligand）発現を誘発する．RANKL は単球系の破骨細胞の前駆細胞膜上の RANK と結合することにより破骨細胞を形成し，骨融解を促進する．

（4）**エストロゲン**：骨芽細胞の増殖や機能を亢進させ，骨形成を促進する．

（iv）**機能**　緻密骨は体の支持組織としてはたらき，筋組織とともに運動機能に重要な組織であるとともに，神経系や脈管系を保護する防御組織としての機能をもつ．また，海綿骨はカルシウムやリンの貯蔵庫としての役割を果たし，血中のカルシウム濃度を正常に維持する．

b. 軟　骨

（i）**構造**　軟骨は胎児期に支持組織として形成され，その後ほとんどの軟骨は骨組織へと置換されるが，一部は体の各所に残る．軟骨組織は，基質の量，膠原線維および弾性線維の取合せにより硝子軟骨，弾性軟骨および線維軟骨に分類される．

（1）**硝子軟骨**：骨端軟骨板，関節軟骨，肋軟骨，および耳，鼻，喉頭，気管の軟骨を形成する．

（2）**弾性軟骨**：軟骨基質中に多量の弾性線維を含む軟骨組織であり，外耳道，耳管および喉頭蓋に認められる．

（3）**線維軟骨**：線維芽細胞が軟骨細胞に分化することにより形成され，線維性結合組織の一部として存在する．組織内には多量の膠原線維が含まれ，恥骨結合，靭帯，腱と骨の結合部に認められる．

（ii）**生理**　初期発生において，レチノイド retinoid は軟骨形成発生の刺激因子であり，骨誘導因子，BMP（骨形成タンパク質 bone morphogenetic protein）は未分化間葉細胞から軟骨細胞への分化を促進する．さらに，成長ホルモンは骨端軟骨の成長を誘発し，骨の長さを増加させる．またグルココルチコイドは，増殖軟骨細胞から成熟軟骨への変換を促進する．

c. **関　節**
（i）**構造**　関節は，その運動性から可動関節および不動関節に分類される．
（1）**可動関節**：関節包，靱帯，滑膜，関節腔および骨端を覆う関節軟骨により形成され，前肢および後肢の関節に観察される．関節腔の内面は滑膜により覆われ，関節軟骨には血管はなく，滑液を介して栄養されている．
（2）**不動関節**：頭部関節および胸骨に見られ，とくに頭部では薄い結合組織により結合するため，頭蓋縫合とよばれる．

6.31.2　毒性メカニズム

骨組織は，骨形成と骨吸収による再構築が繰り返されているが，この平衡状態が崩れることにより，さまざまな毒性が発現する（表 6.78）．

（i）**ビタミン A vitamin A**　ビタミン A の代謝物であるレチノール retinol およびイソトレチノイン isotretinoin の投与により過剰症が発生し，ビタミン A の大量投与では骨芽細胞の活性化および骨形成率が低下し，病的骨折が引き起こされる．また，骨端軟骨の成熟と変性を促進し，早期骨端閉鎖を誘発する．レチノイン酸 retinoic acid のラットへの大量投与では，骨粗鬆症 osteoporosis が発生する．

（ii）**ビタミン D vitamin D**　ヒトでは，ビタミン D 中毒により骨硬化症が発生する．1,25-(OH)$_2$ ビタミン D$_3$ を投与すると，破骨細胞が減少し，さらに骨芽細胞は肥大し過形成となり，活発に基質を産生することで皮質骨の内外表面および骨梁表面での石灰化骨の過剰形成が生じる．

（iii）**エストロゲン estrogen**　エストロゲンの投与により，大理石骨症 osteopetrosis に類似した病変が形成され，骨幹端の肥厚や骨梁増加が発生する．メカニズムとしては骨吸収の抑制と骨形成の促進による．一方，エストロゲンの欠乏により骨粗鬆症が発生する．

（iv）**コルチコステロイド corticosteroid**　ステロイドは骨粗鬆症を引き起こすことが知られている．メカニズムとしては，腸管におけるカルシウム吸収の低下，尿中カルシウム排泄の増加，二次的に発生する副甲状腺ホルモン過剰症，およびグルココルチコイドの抗同化作用または異化作用によるものと考えられている．また，グルココルチコイドは，骨芽細胞に対して直接的な抑制作用をもつ．

（v）**甲状腺ホルモン thyroid hormone**　過剰投与により骨粗鬆症が発現する．メカニズムとしては，骨芽細胞と破骨細胞を活性化させるが，骨吸収率が骨形成率を上回るため，骨量および骨カルシウム量が減少する．

（vi）**PTH（副甲状腺ホルモン parathyroid hormone）**　パラトルモン parathormone（上皮小体ホルモン）ともいう．骨芽細胞による線維状骨産生を刺激し，骨量を増加させる．メカニズムとしては，骨細胞の活性化による．PTH 製剤の大量投与や腎障害に伴う高 PTH 血症では，骨に線維性骨異栄養症 fibrous osteodystrophy が誘発される．

（vii）**ヘパリン heparin**　長期投与することで，ヒトでは骨粗鬆症が発生することが知られている．

（viii）**プロスタグランジン prostaglandin**　プロスタグランジン投与により，イヌおよびラットで骨硬化症が発生することが知られている．

（ix）**ビスホスホネート bisphosphonate**　ラットで骨軟化症が発生する．メカニズムとしては，消化管からのカルシウム吸収を障害し，さらに破骨細胞による骨吸収および骨回転率を低下させることによる．

（x）**EHDP（ethane-1-hydroxy-1, 1-diphosphonate）**　低用量を幼若ラットに投与すると，骨梁が肥厚し，骨端軟骨の石灰化基質の吸

表 6.78 骨および関節毒性の作用メカニズム

生理学的変化	形態学的変化	作用メカニズム	原因化学物質，因子
上皮小体機能亢進症	線維性骨異栄養症	高リン血症による血清カルシウム濃度の減少 骨からのカルシウム吸収の抑制	リン過剰摂取，腎疾患による血清リン上昇によるカルシウム：リン比の低下 ガリウム gallium
カルシウムの過剰吸収	軟部組織の石灰化	血清中 1,25-(OH)$_2$ ビタミン D$_3$ の上昇 食餌中の浸透圧の増加，膜に対する直接作用	ビタミン D 中毒，ビタミン D 代謝産物の摂取 乳糖やある種のポリマーによるカルシウム吸収の増加，ポリエン系抗生物質フィリピン，イオノフォア A23187
カルシウム吸収の減少	骨軟化症	カルシウムのキレート 能動的吸収の減少 膜のカチオン輸送への直接作用	シュウ酸塩 カドミウム，バナジウム，鉛，スズ，ストロンチウム，抗痙攣薬による腎疾患あるいは 1,25-(OH)$_2$ ビタミン D$_3$ の合成阻害 抗痙攣薬
リン吸収の減少	骨軟化症	腸輸送の障害	硫酸アルミニウム，あるいは高カルシウム：リン比の食餌
軟骨細胞増殖の誘導	軟骨過形成	軟骨細胞の増加	成長ホルモン，ソマトプロピン，ソマトメジン，ジエチルニトロソアミン
軟骨基質の減少	軟骨軟化症	ライソーム膜の脆弱化による基質消化 プロテオグリカンやコラーゲン合成の阻害，あるいはコラーゲンの架橋反応の阻害	ビタミン A，ポリエン系抗菌剤によるライソームの不安定化 カドミウム，タリウム，シクロホスファミド，メトトレキサート，亜鉛，β-アミノプロピオニトリル，セミカルバジド，銅拮抗薬
骨基質の減少	骨粗鬆症	再構築における骨形成／骨吸収の減少 コラーゲン架橋反応の阻害 不明	グルココルチコイド，アルミニウム カドミウム，タリウム，シクロホスファミド，メトトレキサート，亜鉛，β-アミノプロピオニトリル，セミカルバジド，銅拮抗薬 ヘパリン
基質石灰化の減少	骨軟化症	コラーゲン架橋反応の阻害 基質石灰化の阻害	カドミウム，タリウム，シクロホスファミド，メトトレキサート，亜鉛，β-アミノプロピオニトリル，セミカルバジド，銅拮抗薬 フッ化物，アルミニウム，テトラサイクリン，金属イオン(ストロンチウム，マグネシウム)，酸／塩基バランス，重リン酸塩，1,25-(OH)$_2$ ビタミン D$_3$，フェニトイン，カドミウム
骨吸収の亢進	骨減少症	破骨細胞の増加 骨量減少	パスツレラ D 型毒素 原発性上皮小体機能亢進症，エチレングリコール誘発シュウ酸症などの二次性上皮小体機能亢進症，ビタミン A，レチノイド
骨吸収の減少	骨硬化症	破骨細胞機能の抑制 骨塩結晶の溶解性の減少	重リン酸塩，カルシトニン，アクチノマイシン，ガリウム，ミスラマイシン，鉛，黄リン，チオナフテン 2-カルボン酸 重リン酸塩，フッ化物
長軸方向の骨成長の増加	成長板幅の増加	増殖細胞数の増加	成長ホルモン(ソマトトロピン)，ソマトメジン，アンドロゲン，カルシトニン，インスリン，甲状腺ホルモン

表 6.78（つづき）

生理学的変化	形態学的変化	作用メカニズム	原因化学物質，因子
長軸方向の骨成長の減少	骨発育遅延	細胞増殖の減少	栄養失調，テトラサイクリン，メチルフェニデート，フロセミド，PGE_2，コルチコステロイド，シクロホスファミド，メチオニン
		軟骨代謝障害	プレモリン
		骨端板の閉鎖	キノン系，ワルファリン，ビタミンA
活性化の増加	可逆性の骨量の減少	活性化オステオンの増加	甲状腺ホルモン，甲状腺機能亢進症を誘発する薬物，PTH，フッ化物
活性化の減少	骨量の維持	活性化オステオンの減少	エストロゲン，カルシトニン，グルカゴン，プロタミド，非ステロイド系抗炎症薬
骨基質形成の増加	過類骨症	吸収を超えるオステオン（骨皮質を形成する構造単位を骨単位）での骨形成	PTH，エストロゲン，骨髄機能低下
		吸収を伴わない骨形成	フッ化物，アルミニウム，PGE_2，PGE_1，1,25-$(OH)_2$ビタミンD_3，ルリヤナギ（*Solanum malacoxylon*）
骨髄線維症	骨髄線維化および硬化	貧血（骨髄機能低下），吸収を超えるオステオン（骨皮質を形成する構造単位を骨単位での骨形成）	ベンゼン，酢酸鉛，骨親和性放射性核種などの慢性的な骨髄機能低下を誘発する毒性物質
腫瘍誘発	骨肉腫	DNA傷害	骨親和性放射性同位元素
		不明	ベリリウム塩，重リン酸塩，メチルコラントレン，第二銅キレート-*N*-ヒドロキシ-2′-アセチルアミノフルオレン
関節変性	関節軟骨の消失	軟骨細胞の壊死	キノロン系抗菌剤（ナリジクス酸，シプロフロキサシン，オフロキサシン），マグネシウム欠乏
		軟骨基質の変性と合成阻害	カドミウム，タリウム，シクロホスファミド，メトトレキサート，亜鉛，β-アミノプロピオニトリル，セミカルバジド，銅拮抗薬，コルチコステロイド，免疫抑制剤
関節の炎症	滑膜炎および肥大	免疫介在性関節炎	ペニシリンを含む多数の薬物
		非免疫性機序	ライソソーム膜の不安定化（ストレプトリジンS，ポリエン系抗生物質フィリピン）
	尿酸結晶の沈着	高尿酸血症	荷電分子（ポリDリジン，硫酸デキストラン），酵素（コラゲナーゼ，パパイン），その他（ザイモザン，二本鎖 polyriboinosinate-polycytidylate），6-スルファニルアミドインダゾール，ペルフルオロカーボン造影剤，細胞傷害性薬物，利尿薬，エタンブトール，ニコチン酸，ピラジナミド，サリチル酸
腱変性	細胞/基質の壊死	腱断裂	キノロン系抗生剤

収が抑制される．大量投与では，骨および軟骨の石灰化抑制により類骨が増加し，骨端軟骨では肥大軟骨細胞帯の肥厚が発生する．

　　（xi）**カドミウム cadmium**　骨芽細胞および破骨細胞の両方の機能を抑制する．ヒトのカドミウム中毒では，骨粗鬆症，骨軟骨症および腎障害が観察される．メカニズムとしては，タンパク質と結合したカドミウムが腎尿細管上皮細胞のミトコンドリアに集積し，ミトコンドリアの機能障害を引き起こす．その結果，ATP産生の低下により尿細管上皮細胞の能動輸送能を低下させ，リンの再吸収障害により低リン血症を引き起こす．

（xii）　**アルミニウム aluminum**　骨軟化症を引き起こすことが知られている．メカニズムとしては，類骨と鉱質化骨の境界におけるアルミニウム沈着および類骨沈着による．

（xiii）　**フッ素 fluoride**　骨芽細胞の増殖および機能を刺激し，ラットでは骨軟化症が発生することが知られている．メカニズムとしては，骨の吸収と再構築活性を高めることで，皮質骨が粗鬆となる．

（xiv）　**鉛 lead**　成長期の動物において，骨幹端骨梁で破骨細胞活性が低下し，骨硬化が現れる．

（xv）　**アドリアマイシン adriamycin**　骨端軟骨の菲薄化，微小骨折による骨端軟骨の破片化が，ウサギやラットで観察される．

（xvi）　**シクロホスファミド cyclophosphamide**　骨細胞の分裂に影響することで，骨の形成および成長を抑制する．

（xvii）　**アルコール alcohol**　ラットにアルコールを長期投与すると，骨芽細胞による骨基質産生の抑制および基質鉱質化率の低下が認められ，この現象は骨芽細胞への直接作用と解釈される．

6.31.3　障害反応

栄養状態，ホルモン，カルシウムなどの代謝性の疾患として，壊死，骨軟化症，骨硬化症，骨粗鬆症，線維性骨異栄養症などが発生する．また，関節疾患としては関節炎や滑膜炎，骨関節症などが報告されている．

（i）　**壊死 necrosis**　無菌性骨壊死 aseptic bone necrosis ともいわれ，ICR マウスの脛骨に発生することが知られている．その他，マウスおよびラットの半月板骨化部位の壊死，老齢ラットの胸椎後彎曲症，ラットやイヌの大腿骨骨頭壊死が知られている．

（ii）　**骨軟化症 osteomalacia**　骨軟化症は，骨基質の不完全な石灰化と類骨の増加によるものであり，ビタミンD，カルシウムまたはリンの摂取不足，あるいはそれらの代謝異常が原因である．成長期の動物ではくる病 rickets とよばれる．初期病変として，骨端軟骨板が成熟帯の軟骨細胞の増加によって著しく肥厚し，後期では肥厚した軟骨が骨幹端内に舌状に伸び，骨端軟骨には毛細血管が侵入する．成長期ラットの脛骨に観察される．

（iii）　**骨硬化症 osteosclerosis**　過骨症 hyperosteosis あるいは大理石骨症ともよばれる．骨芽細胞による骨基質産生の増加あるいは破骨細胞や骨細胞による骨吸収の減少によって生じ，骨髄腔の減少，場合によっては消失が認められる．化学物質によって本病変が引き起こされることは稀である．雄に比べて雌での発生頻度が高く，とくに雌マウスに好発し，エストロゲンの不均衡が原因として考えられている．

（iv）　**骨粗鬆症 osteoporosis**　骨萎縮 bone atrophy ともよばれる．骨形成の減少や過剰な骨吸収により骨梁の減少や骨の菲薄化が生じ，全体として骨量が減少することにより特徴づけられる．

（v）　**線維性骨異栄養症 fibrous osteodystrophy**　上皮小体機能亢進症と関連した線維性骨異栄養症は，自然発生性の慢性腎症を発症するラットにおいて高頻度に見られることから，腎性骨異栄養症 renal osteodystrophy ともよばれる．発生機序としては，慢性腎不全によるリンの腎排泄低下→高リン酸血症→血中カルシウム／リン比の低下→相対的なカルシウム低血症，および 25-(OH)ビタミン D_3 の水酸化障害→ 1,25-$(OH)_2$ ビタミン D_3 の欠乏→腸管からのカルシウム吸収減少→血中カルシウムの低下により，PTH（上皮小体ホルモン）の分泌亢進→骨細胞性骨溶解および破骨細胞性骨吸収による．大腿骨，上腕骨などの長管骨や脊柱，頭蓋骨が侵されることが多い．病理組織学的には，骨小管の拡大と融合，破骨細胞と侵食窩の増加，骨細胞の増大および緻密骨の萎縮が認められる．

（vi）　**関節炎 arthritis**　F344 系ラットの手関節および足関節に関節炎が稀に発生する．慢性関節炎が進行すると，関節の癒合や強直により非可動性となることもある．

6.31.4　腫瘍性病変および加齢性変化

a. 腫瘍性病変

（i）　**骨腫 osteoma**　長骨，椎骨あるいは扁

平骨などに見られる骨芽細胞由来の良性腫瘍である．骨芽細胞の増生を伴う類骨の形成が著しく，多くの例では骨形成はほとんど見られず，正常なハバース管構造が消失している．マウス，ラットでは，頭蓋骨，大腿骨，上腕骨，椎骨，肩甲骨および骨盤に発生する．

（ii）**骨肉腫 osteosarcoma**　骨腫瘍の中では最もよく認められる悪性腫瘍である．組織像は多彩で，クロマチンに富む核を有する紡錘形，多角形あるいは卵円形の腫瘍細胞の増殖よりなる．核分裂像は多数見られ，類骨あるいは軟骨の形成を認める．肺，肝臓，腎臓あるいはリンパ節への転移が見られる場合もある．組織形態により，骨形成型，線維芽細胞型，骨芽細胞型および血管拡張型に分類される．マウス，ラットでは，頭蓋骨，椎骨，大腿骨，上腕骨および骨盤に発生する．

（iii）**軟骨腫 chondroma**　大腿骨，上腕骨，骨盤，肩甲骨などの軟骨組織より発生する良性腫瘍であり，実験動物での自然発生はきわめて稀である．軟骨小囊を有する比較的よく分化した軟骨細胞が数個あるいはそれ以上の単位で増殖し，粘液様あるいは硝子様軟骨基質により小葉状に分割されている．腫瘍細胞の核は小型で，異型性は認められず，核分裂像も見られない．マウス，ラットでは，鼻甲介，椎骨，大腿骨および上腕骨に発生する．

（iv）**軟骨肉腫 chondrosarcoma**　実験動物の自然発生性骨原発性悪性腫瘍の中では骨肉腫に次いでよく認められる．軟骨芽細胞および異型軟骨細胞が分葉状増殖を示し，粘液性あるいは硝子様物質よりなる豊富な基質内に散在する．これらの腫瘍細胞は部位により円形，星芒状，紡錘形など種々の形態をとる．石灰化巣や軟骨組織の分化または化生による骨形成が認められるものもある．軟骨腫型，粘液腫型および粘液線維腫型に分類される．ラットでは，鼻甲介，椎骨，大腿骨および上腕骨に発生する．

（v）**滑膜肉腫 synovial sarcoma**　関節あるいは腱鞘，滑膜嚢などの滑膜より発生する悪性腫瘍である．二相性と単相性の二つの亜型に分類される．一般に上皮様成分（滑液膜上皮細胞）と線維肉腫様成分からなる二相性が多く認められる．上皮様成分より構成される部分は腫大した多面形細胞が裂隙や嚢胞を囲むように配列する．線維肉腫様成分よりなる部分は，紡錘形細胞が帯状あるいはシート状に増殖する．周囲の筋肉や骨への浸潤性を示し，肺や肝臓などに転移することがある．ラットの関節に発生する．

b．**加齢性変化**

（i）**骨軟骨症 osteochondrosis**　関節軟骨および骨端軟骨の局所的な石灰化の欠如など，軟骨内骨化障害により発生する．CD（SD）ラットでは，両側の大腿骨内側顆および上腕骨頭に円形の白色病変として認められる．組織学的には，病巣部に接する骨髄組織の線維性組織による置換，小型軟骨細胞の増生を伴う小壊死巣の形成が観察される．とくに加齢により正常な軟骨は菲薄化するため，異常な軟骨は骨端部の骨髄に突出する．

（ii）**骨硬化症 osteosclerosis**　ラットおよびマウスの長骨，胸骨，椎骨，顔面骨などに発生し，とくに子宮や卵巣の疾患を伴う雌に好発するが，加齢との関連性も報告されている．

（iii）**腎性骨異栄養症 renal osteodystrophy**　腎糸球体硬化など腎不全を有する老齢ラットの長骨，脊椎および胸骨に発生する．線維性骨異栄養症ともよばれる．発生原因としては，慢性腎不全に関連した二次性上皮小体機能亢進症や低カルシウム血症が考えられている．

（iv）**変性性骨関節症 degenerative osteo-arthrisis**　高齢のラットやマウスの大腿骨および膝蓋骨に発生する．発生原因は関節軟骨基質からの粘液多糖体の消失であり，軟骨細胞の変性，壊死，関節軟骨のびらん，骨髄線維化などが認められる．

6.31.5　障害が及ぼす影響

骨および軟骨障害により，歩行異常や歩行障害，骨折が発生し，運動機能障害を引き起こす．関節炎では腫脹や疼痛により運動機能が制限され，変形や癒合，強直なども認められる．また，高／低カルシウム血症，高／低リン血症，ALPの上昇，上皮小体ホルモンの高値など生化学的な異常が認

められる.

6.31.6 毒性の評価

骨格系の維持は骨組織の吸収と再構築によって行われているので，毒性試験ではこれらへの影響を評価しなければならない.

a. 形態学的評価法

（i） **X線検査** X線による検査は，病変の分布と部位を確認する必須の検査である．とくにテクネチウム(99^mTc)などのラジオアイソトープを用いた骨シンチグラフィーでは，骨代謝が活性化した部位に集積する特徴を利用し，さまざまな骨病変を発見することが可能である.

（ii） **肉眼的観察** 関節を観察する場合はハサミを用いて切開し，メスは使用しない．関節軟骨は大きく開き，全体の色調を観察する．また，滑液の性状，靱帯や関節包についても検査を行う.

（iii） **組織学的検査** 骨組織の固定は中性ホルマリン液が一般に用いられ，脱灰は酵素活性を保持できるEDTA(エチレンジアミン四酢酸)を使用する．組織標本は，滑膜および関節軟骨が観察できるように関節を含めて作製する．組織検査では，類骨の量と厚さの検索は薬物性の骨軟化症の評価のためには重要である.

（iv） **超微形態学的検査** 電子顕微鏡による検索では，細胞の成長や構築系に対する薬物の影響を検索する有用な方法である．また，X解回析，BSI(back-scatter imaging)，あるいはエネルギー分散型X線微量分析などの手法も，毒性評価に貢献している.

（v） **組織化学的検査** 異なる基質の区別は，PAS反応(過ヨウ素酸シッフ反応)，トルイジンブルー染色，あるいはアルシアンブルー染色により行われる．軟骨のグリコサミノグリカンはサフラニンOにより染色することができ，半定量的な評価が可能である．類骨と石灰化骨基質はコッサ反応により区別される．骨芽細胞と前骨芽細胞はALP染色で，破骨細胞は酒石酸抵抗性酸ホスファターゼで活性を示す．レクチンはその糖結合特異性により軟骨の組織化学的な特性の検索に用いられる．その他，サイトケラチンなどの細胞表面抗原は免疫組織化学染色により検索が可能である.

（vi） **骨形態計測** 骨の長軸方向への成長，長骨骨幹端の形態変化，骨モデリング活性，皮質骨リモデリング，海綿骨リモデリングおよび関節軟骨の形態変化などの定量的な測定が可能である.

（vii） **骨疾患動物モデル** くる病，骨軟化症，線維性骨炎(線維性骨異栄養症)，壊血病，悪性腫瘍による高カルシウム血症などの骨代謝疾患に対する有用な動物モデルが利用されている.

（viii） **生化学的評価法** 骨由来ALPおよびビタミンK依存性タンパク質であるBGP(bone gla-protein，オステオカルシン)は骨芽細胞に特異的であるため，骨形成によりこれらは高値を示す．また，PINP(I型コラーゲン N-プロペプチド)およびPICP(I型コラーゲン C-プロペプチド)も骨形成のマーカーとなる．一方，ヒドロキシプロリン，TRAP(酒石酸抵抗性酸ホスファターゼ)，DPD(デオキシピリジノン)，NTX(I型コラーゲン架橋 N-テロペプチド)は骨吸収のマーカーとなる．　　　　　　　　　　　　　　　［尾崎正和］

6.32 皮膚，皮下

6.32.1 構造，生理，機能

a. 構造，生理

皮膚は表皮，真皮，皮下組織の3層からなり，血管系，リンパ管系，神経系を有し，皮膚付属器

表6.79　ヒトおよびげっ歯類の体幹皮膚*のおもな違い

	ヒト	げっ歯類
表皮の厚さ	およそ80〜100μm	およそ20〜30μm
表皮層の数	通常10層以上 顆粒層：目立つ 角質層：厚い	10層以下 顆粒層：薄い 角質層：薄い
分裂能をもつ細胞	基底細胞および傍基底細胞	基底細胞
毛の分布	さまざまで通常乏しい	均一
汗腺	多数	なし，または乏しい

＊掌や足底などの特殊部位を除く.

として毛包，汗腺 sweat gland および皮脂腺 sebaceous gland を有する．ヒトとげっ歯類の皮膚のおもな違いを表 6.79 に示す．

（ⅰ） **表皮 epidermis** 表皮は重層扁平上皮を主体とし，これにランゲルハンス細胞 Langerhans cell，メルケル細胞 Merkel cell およびメラノサイト melanocyte が混在し，下層の真皮とは薄い基底膜によって隔てられる．重層扁平上皮は下層から上層に向け，基底層 stratum basal，有棘層 stratum spinosum，顆粒層 stratum granulosum，淡明層 stratum lucidum，角質層 stratum corneum に区分され，基底層の基底細胞は細胞分裂能を有し，分裂した細胞は上方に向かって形態変化を伴いながら徐々に移動し，最終的に角化細胞となり，角質層の上端に達した後，順次落屑する．基底細胞が角質層に達するまでに約 2 週間，落屑するまでにさらに 2 週間かかる．基底層には表皮幹細胞 stem cell が存在する．

（ⅱ） **真皮 dermis** 真皮は乳頭層 papillary layer と網状層 reticular layer に区分される．線維成分が主体をなし，その間隙を基質と細胞成分が埋める．線維成分の大部分は膠原線維で，これに弾力線維および細網線維が混在する．真皮には皮膚付属器および，多数の神経・血管・リンパ管がある．

（ⅲ） **皮下組織 subcutis** 皮下組織は疎性結合組織の層で，膠原線維と弾力線維がつくる粗大な網工の中に脂肪組織の集団が認められる．

（ⅳ） **毛組織 hair tissue** 毛組織は毛と毛包 hair follicle からなり，脂腺と立毛筋が付随する．毛は絶えず伸び続けるのではなく，成長期 anagen，退行期 catagen，休止期 telogen を周期的に繰り返しながら成長する．これを毛周期 hair cycle という．マウス，ラット，ハムスター，ウサギなどでは，全身の体毛の毛周期に同調化が見られ，ある一定区域の体毛はほぼ一斉に生え変わる．日本ウサギなどの系統では島状に成長期の領域が発現し，いわゆるアイランドスキンを形成する．

（ⅴ） **皮膚腺 cutaneus gland** 皮膚腺は表皮が落ち込んでできた腺組織で，汗腺，皮脂腺がある．乳腺は脂腺（アポクリン腺）の一種である．

（ⅵ） **非上皮性表皮細胞** 非上皮性表皮細胞にはランゲルハンス細胞，メルケル細胞およびメラノサイトがある．ランゲルハンス細胞は基底層の直上に位置する骨髄由来の大型の樹状細胞であり，表皮の 2〜8％ を占め，ATPase，Fc および C_3 受容体，class II molecule などを発現し，抗原提示細胞としてはたらき，アレルギー性接触性反応に重要な役割を果たす．皮膚の免疫応答性を有する他の細胞として近年 Thy^+ 細胞が同定された．これは，形態的には樹状細胞であるが，$γ/δ$ T 細胞受容体を有する T 細胞由来であり，その機能については不明な点が多い．メルケル細胞は表皮の基底層に介在する明るい細胞で，神経内分泌顆粒を有する単細胞性の触覚受容細胞であり，狭い領域での持続的な圧刺激を検出する．ヒトでは毛盤の基底部，ネコやげっ歯類などでは触毛（太いヒゲ）の根元に多く認められる．メラノサイトはメラニン産生能をもつ淡明な樹状細胞であり，おもに基底層および毛包に存在する．メラノサイトはチロシナーゼによりチロシンから DOPA(dihydroxyphenylalanine) を経てメラニン melanin を産生し，基底細胞にメラニン顆粒を分配する．紫外線はメラノサイトのメラニン形成を刺激し，産生された多量のメラニンは基底細胞および有棘細胞に分配される（日焼け）．メラノサイトは色素沈着や色素脱失に関与している．

（ⅶ） **血管，神経** 真皮と皮下組織には血管が豊富に分布し，体温調節のうえで重要な役割を演じる．また，知覚神経系と自律神経系がともに分布し，前者は知覚（温覚，冷覚，触覚，圧覚，運動，痛み，痒み）を，後者は血管，エクリン汗腺，立毛筋などを支配する．

b．皮膚の機能

皮膚は微生物の侵入，物理的（外力，乾燥，浸透圧変化，温度変化，光線，紫外線）および化学的な刺激からの生体の保護・防御作用，体温調節，知覚作用などの機能をもつ．その他，皮脂，汗，老廃物，生体異物を分泌・排泄する．表皮，皮脂腺および毛包にはさまざまな薬物代謝酵素（CYP などの Phase I 酵素および Phase II 酵素など）[1]が存在し，内因性物質（ステロイド，プロスタグラ

ンジン，脂肪酸およびロイコトリエンなど）ならびに薬物などの外因性物質の酸化，還元，加水分解，抱合に関与する．

6.32.2 毒性メカニズム

a. 化学物質あるいはその代謝物の直接的な障害（刺激性皮膚炎 irritant dermatitis）

皮膚に対する直接の刺激作用（例：強酸，強アルカリ），過剰な薬力学的作用発現（過剰量摂取や蓄積毒性，個々のアレルギー体質などに起因），皮膚における正常代謝様式の阻害，分裂能の高い基底細胞の障害（遺伝毒性物質）など，免疫機構の関与なしで皮膚炎を起こすものを指す[2]．刺激作用には，有害物質に単回接触して障害を引き起こす急性刺激作用と，繰返しまたは持続的に接触して生じる蓄積性刺激作用がある．

b. アレルギー性反応による障害（アレルギー性皮膚炎 allergic dermatitis）

一般に化学物質はハプテン hapten としてはたらき，生体タンパク質と結合して完全抗原として作用する結果，抗体もしくは細胞性免疫が誘導される．皮膚におけるアレルギー反応は，IgE 抗体を介した I 型反応（例：蕁麻疹），IgG／IgM 抗体を介した免疫複合体による III 型反応（例：アルツス反応），および T 細胞を介した遅延型の IV 型アレルギー反応がある．接触性皮膚炎の主要反応は遅延型アレルギー delayed allergy であり，過去に化学物質に曝露された個体が，再度その化学物質もしくは類縁物質に皮膚曝露された場合に起こり得る．感作された個体が再び同一抗原（ハプテン）にさらされると 12 時間前後から接触部位に炎症反応が出現し，24～72 時間後に炎症はピークに達する（表 6.80）．

c. 光線毒性反応あるいは光アレルギー反応による障害（光毒性皮膚炎 phototoxic dermatitis，光アレルギー性皮膚炎 photoallergic dermatitis）（表 6.81）

皮膚の局所に到達した薬剤が，太陽光線の曝露により光化学反応を受け，皮膚に障害性を示すも

表 6.80　代表的なアレルギー性接触感作物質

金属	ニッケル，クロム，水銀，コバルト
医薬品類	抗生物質（スルホンアミド類，ネオマイシン），抗ヒスタミン薬（ジフェンヒドラミン，プロメタジン），麻酔薬（アミノ安息香酸エチル：ベンゾカイン），防腐剤（チメロサール）
工業製品	エポキシレジン，ホルムアルデヒド，キシレン，カルボキシメチルセルロース，ジフェニルグアニジン，イソシアネート類，BHA（ブチルハイドロキシアニソール），BHT（ブチルハイドロキシトルエン）
植物成分	ペンタデシルカテコール（漆のウルシオールの成分），プリミン（サクラソウ），ペルーバルサム，天然ラテックスゴム

のである．免疫機序を介さず発症する光毒性皮膚炎と，免疫成立に必要な潜伏期間をおいて発症する光アレルギー性皮膚炎がある．光毒性化学物質は容易に紫外線を吸収し，より高エネルギーの励起状態になるが，励起分子が基底状態に戻る際にエネルギーを酸素に与え，高反応性のフリーラジカルを形成し，これが細胞障害を引き起こすと考えられる．光アレルギー反応では，光線はハプテンの生体タンパク質への共有結合を高め完全抗原にすることで IV 型アレルギーを引き起こすと考えられている．

d. その他のメカニズムによる障害

（i）**蕁麻疹 urticaria**　化学物質に曝露された後，数分後から 1 時間以内に起こる発赤と発疹で，免疫系を介さない化学物質の直接的作用により，あるいは IgE の介在する即時型（I 型）の免疫反応により引き起こされる．ヒスタミンなどの血管作動性物質の放出により，急速な血管透過性の増加を引き起こす．

（ii）**色素沈着異常 abnormal pigmentation**
メラノソームの蓄積異常や生成異常が数多くの化学物質で誘発され，種々の色素沈着症や色素脱失などが生じる．

色素沈着症は接触性皮膚炎や光毒性皮膚炎に伴って認められることが多い．コルチコトロピン，経口避妊薬，エストロゲン，ヒダントインなどの投与は，直接的にあるいは下垂体ホルモンを介してメラノサイトを活性化させ，全身あるいは生殖

表6.81 光毒性物質および光アレルギー感作物質

光毒性物質	サルファ剤(スルファニルアミドなど)
	スルホニル尿素剤(トルブタミド，クロルプロパミド)
	利尿薬(クロロチアジド，フロセミド，メチクレン)
	フェニチアジン誘導体(クロルプロマジン，プロメタジン，ペルフェナジン)
	テトラサイクリン系薬物(ジメチルクロルテトラサイクリン)
	フロクマリン類(8-メトキシソラレン，トリメチルソラレン)
	多環芳香族炭化水素(アントラセン，ベンツピレン，アクリジン)
	ナリジスク酸
	染料(エオジン，アクリジンオレンジ)
	ポルフィリン誘導体
光アレルギー感作物質	抗菌剤，殺菌剤(スルホンアミド剤，ハロゲン化サリチルアニリド)
	抗真菌剤(グリセオフルビン，フェンチクロル)
	抗ヒスタミン剤(プロメタシン，ジフェンヒドラミン)
	利尿薬(クロロチアジド，フロセミド，メチクレン)
	血糖降下剤(トルブタミド，クロルプロパミド)
	甘味剤(シクラメート)
	日焼け止め(p-アミノ安息香酸)
	精神安定剤(クロルプロマジン，チオリダシン)
	抗癌剤(テガフール)

器，乳腺を中心とする局所に色素沈着の増加をきたす．

この他，クロロキノン，クロルプロマジン，β-カロチン，金塩，ミノサイクリンは薬物そのものが皮膚の生体成分と結合し，メラニン非依存性の色素沈着症をきたす．

ヒドロキノン，フェノール類およびカテコール類は，チロシンと構造的に類似しており，メラニンの主要な生成過程を阻害することにより，選択的にメラノサイトに毒性を有し，色素脱失の原因となる．

(iii) 痤瘡 acne　痤瘡とは，毛孔に一致して丘疹や膿疱を生じる慢性の炎症性病変を呈するものの総称であり，石油，機械油，パラフィンなどへの接触やPCB，TCDDなどのハロゲン化芳香族炭化水素への曝露によって生じる．また，イソニアチド，フェノバルビタールなどの薬剤やテストステロン，副腎皮質ホルモンの投与によっても誘発される．

(iv) 脱毛 epilation　シクロホスファミド，ドキソルビシン，ビンクリスチンなどの細胞分裂阻害作用を有する薬物(おもに抗癌剤)やコルヒチンは，成長期毛包の細胞分裂能の高い毛母細胞を直接障害する．成長期の毛に作用する薬物による脱毛は，薬物の投与後1～2週後より生じる．

脱毛をきたす物質の多くは，休止期の毛に作用して休止期脱毛を促進する．その作用機序はさまざまであるが，脱毛は薬物の処置後2～4ヵ月後より生じる．ヘパリン，ヘパリノイド，クマリンなどの抗凝固剤は毛乳頭の血管または結合組織に作用して，毛の発育に必要な栄養供給を阻害する．向神経薬であるトリパラノール，フルオロブチロフェノンはコレステロール合成を抑制し，ケラチン合成を阻害する．タリウムはシステインのケラチンへの取込みを阻害し，過剰量のビタミンAはケラチンとムコ多糖の平衡関係に異常をきたし脱毛を誘発する．この他，経口避妊薬，抗甲状腺剤(チオウラシル，カルバミゾール)も休止期脱毛を促進する．フェニールグリシジルエーテル，ジキシラジンは成長期，休止期のいずれの毛に対しても障害作用を示す．

(v) 萎縮 atrophy　表皮の萎縮は，副腎皮質ホルモンの全身あるいは局所投与により起こる．副腎皮質ホルモンは，基底細胞および線維芽細胞を脆弱化させることや，タンパク質の分解・代謝を亢進させ，コラーゲンや酸性ムコ多糖産生を抑制することにより皮膚の萎縮を引き起こす．皮脂腺の萎縮は炎症時あるいはスピロノラクトンなど

のホルモン剤の投与により認められる.

e. 皮膚発癌 carcinogenesis

スス,コールタール,頁岩油(けつがんゆ:原油を含む堆積岩を乾留して得られる油),鉱物油はヒトおよび動物に,ヒ素はヒトに皮膚癌を発生させる.タールより分離・同定された多環芳香族炭化水素をはじめ,きわめて多数の化学物質が実験動物の皮膚に発癌性を示す.また,放射線や紫外線も皮膚癌の原因となる.二段階発癌説はマウス皮膚モデルによって確立され,TPA(12-O-テトラデカノイルホルボール-13-アセテート)は発癌プロモーターの代表的物質である.

f. 異物発癌 foreign body carcinogenesis

皮下に埋没された異物により腫瘍が誘発される.合成有機ポリマーを中心とするバイオマテリアルをラットあるいはマウスの皮下に長期間埋没すると,局所に肉腫が発生する.異物による発癌のメカニズムは明らかではないが,異物の物理的要因(形態,大きさ,硬さ,表面の形状)が大きく関与するとされている.

6.32.3 障害反応

皮膚はさまざまな構築から成り立っているため,毒物による障害の重篤度は,毒物自体の性質(用量,濃度,pH)および曝露の状況(曝露回数,曝露時間,曝露間隔)に依存する.

a. 発疹 eruption

皮膚の障害反応の評価においては,肉眼的所見が重要となる.皮膚に現れた肉眼的な変化を発疹という.

（i）**斑 macula** 立体的変化(隆起,陥凹)を伴わない色調の変化である.紅斑 erythema は真皮上層の血管の拡張によって生じ,圧診により退色する.紫斑 purpura は皮膚組織内の出血による変化で圧診で消退しない.色素斑 pigmentary macule,白斑 leucoderma はメラニンの増加あるいは脱出による色調の変化である.

（ii）**丘疹 papule,結節 nodule** 皮膚面から隆起した充実性の発疹で,小さなもの(ヒトではエンドウ豆大までのもの)を丘疹,それ以上の大きさのものを結節という.

（iii）**小水疱 vesicle,水疱 bulla,膿疱 pustule** 表皮内または表皮直下に透明な液体を貯留し隆起したもので,小型のものを小水疱(ヒトではエンドウ豆大までのものを指す),それ以上のものを水疱という.水疱の内容が膿の場合は膿疱という.

b. 表皮の組織変化(図 6.68)

有害物質の曝露により,まず表面に退行性の変化を生じ,表皮内あるいは表皮下に水疱を認める.有棘層では,有棘細胞間の離解で細胞間橋が容易に認められ,進行すると細胞間に組織液が貯留する(細胞間浮腫 intercellular edema あるいは海綿状変化 spongiosis).角質層と有棘層の間に水疱を認めることもある.基底細胞は,水腫性ないしは空胞変性を示し,単細胞性あるいは巣状の壊死に陥る.マスタードガス[3],T2 toxin,抗Fas抗体[4]などによる基底細胞の細胞死にはアポトーシスが関与すると報告されている.破壊された基底細胞と真皮との間は解離し,組織液を貯留する(表皮下水疱 subepidermal edema).壊死した表皮は

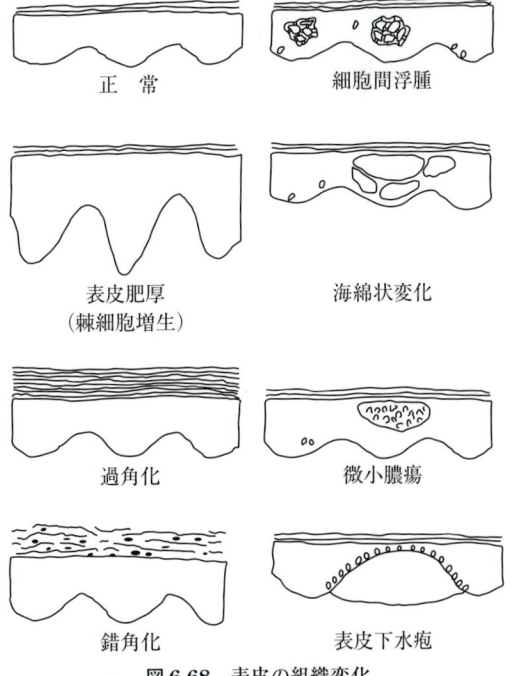

正常　　　　　　細胞間浮腫

表皮肥厚　　　　海綿状変化
(棘細胞増生)

過角化　　　　　微小膿瘍

錯角化　　　　　表皮下水疱

図 6.68 表皮の組織変化

剥離欠損する．組織の欠損が表皮に限られる場合はびらん erosion，真皮以下を含む場合は潰瘍 ulcer という．表皮内に微小膿瘍 microabscess を形成することもある．

毒物の作用が消失するか，低レベルの障害に組織が適応すると，肥大，過形成などの進行性変化が主体となる．表皮はさまざまな構成細胞の増生で厚さが増すが，有棘細胞の増数による場合は表皮肥厚 acanthosis（棘細胞増生），角質層の肥厚によるものは過角化 hyperkeratosis という．表皮肥厚は細胞間浮腫，海綿状変化を伴うことが多い．基底細胞が特異的に増生する場合もあり，基底細胞過形成 basal cell hyperplasia とよぶ．角化の分化過程に異常があると，核が角質層内にも認められることがあり，錯角化 parakeratosis といわれる．

c. 真皮と皮下組織の組織変化

腐蝕性物質への曝露により，真皮および皮下組織の広範な凝固壊死 coagulative necrosis が引き起こされる．刺激作用が軽度であれば，巣状の凝固壊死，急性炎症，膿瘍が認められる．

急性アレルギー反応（急性接触性皮膚炎 acute contact dermatitis）では，表皮および真皮のびまん性の浮腫とうっ血，水疱形成，リンパ球，好中球および好酸球の浸潤が認められる．接触性皮膚炎の慢性期では，血管周囲から真皮全域にわたるさまざまな程度の単核細胞浸潤，真皮乳頭層を中心とする毛細血管の増生が見られる．

軽度な障害の持続時や，重篤な障害後には，血管新生と線維芽細胞の増殖により肉芽組織が形成され，やがて乳頭層から網状層にわたり広範な線維化に陥る．

脂肪壊死 fat necrosis は腹部の皮下組織に好発し，剖検時に黄褐色の結節として認められる．壊死した脂肪細胞を中心に，マクロファージ，異物巨細胞の出現，コレステリン結晶，石灰沈着，出血が認められる．

d. 皮膚付属器の組織変化

有害物質の曝露に対し，表皮と同様の退行性変化を示す．障害作用が重篤な場合は，皮膚付属器は高度に破壊され曝露領域より消失する．

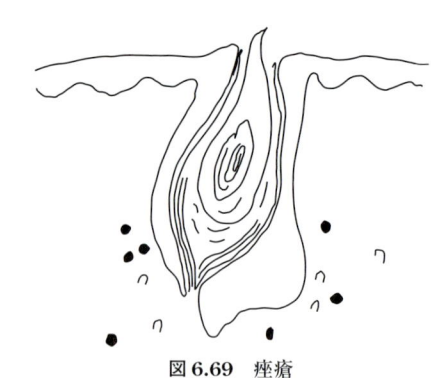

図 6.69 痤瘡
毛包上皮の肥厚と過角化，角栓形成が見られ，毛包腔は囊腫状に拡張する．

（i）**痤瘡** 毛包上皮の過角化により，ケラチンや皮脂が毛包腔に貯留して拡張したもの（面皰（めんぽう）形成）であり，病変が進行すると炎症細胞浸潤を伴い，毛包炎，毛包周囲炎および膿疱の形成を見る（図 6.69）．面皰の内容物が長期にわたり排泄されないと，脂腺は萎縮，破壊され，毛包壁の破壊が生じ，内容物の真皮内への逸脱に対する異物反応が起こる．化学物質により引き起こされる痤瘡としては，石油による油性痤瘡およびハロゲン化炭化水素による塩素痤瘡が知られている．

（ii）**脱毛 alopecia** 障害作用の原因，その程度により組織像は異なるが，毛包の変性，萎縮，消失が種々の程度に認められる．初期病変として，細胞分裂像の消失，角化異常，空胞化が認められる．さらに病変が進行すると，毛母基の核濃縮，毛幹における核残渣の出現，毛幹の狭小化を伴う毛母基の萎縮が見られる．最も進行した場合には，毛包の壊死，線維組織による置換が見られる．病変が軽度な例では，萎縮した毛包や実際の毛幹を有さない休止期様の毛包が認められる．表皮は完全な再生能を有するが，皮膚付属器を再生することはできないため，毛包が重度に障害された場合には永久脱毛となる．

6.32.4 腫瘍性病変および加齢性変化

a. 腫瘍性病変（表 6.82）

（i）**扁平上皮乳頭腫 squamous cell papilloma** 間質の結合組織を伴った表皮の乳頭状の

表6.82 皮膚および皮下組織由来の腫瘍性病変の組織学的分類

上皮系／付属器上皮系		
扁平上皮	扁平上皮乳頭腫	squamous cell papilloma
	扁平上皮癌	squamous cell carcinoma
	角化棘細胞腫	keratoacanthoma
基底細胞	基底細胞腫	benign basal cell tumor
	基底細胞癌	malignant basal cell tumor
皮脂腺	皮脂腺腫	sebaceous cell adenoma
	皮脂腺癌	sebaceous cell carcinoma
毛包	良性毛包腫瘍	benign hair follicle tumor
非上皮系		
メラノサイト	黒色腫	benign melanoma
	黒色肉腫	malignant melanoma
組織球／組織球様細胞	線維性組織球腫	benign fibrous histiocytoma
	悪性線維性組織球腫	malignant fibrous histiocytoma
	組織球肉腫	histiocytic sarcoma
シュワン細胞	神経鞘腫	schwanoma
	悪性神経鞘腫	malignant schwannoma
血管	血管腫	hemangioma
	血管肉腫	hemangiosarcoma
	血管周皮腫	hemangiopericytoma
白色脂肪	脂肪腫	lipoma
	脂肪肉腫	liposarcoma
褐色脂肪	褐色脂肪腫	hibernoma
	褐色脂肪肉腫	malignant hibernoma
単核細胞	単核細胞性白血病	mononuclear cell leukemia
	リンパ腫	lymphoma
肥満細胞	肥満細胞腫	mastocytoma
結合組織	線維腫	fibroma
	線維肉腫	fibrosarcoma
乳腺系		
乳腺	線維腺腫	fibroadenoma
	腺腫	adenoma
	腺癌	adenocarcinoma

外向性増殖を主体とする良性腫瘍であり，結合組織と毛細血管よりなる間質の周囲に扁平上皮の増殖が見られる．基底層，有棘層，顆粒層の3層構造および基底膜が明瞭に認められる．

　(ii) **扁平上皮癌 squamous cell carcinoma**
異型性を示す扁平上皮細胞から構成され，真皮から組織の深部まで浸潤性増殖を示す．高分化型の腫瘍では角化を伴うが，低分化型の腫瘍では角化はほとんど認められず，線維肉腫様を呈するものもある．

　(iii) **基底細胞腫瘍 basal cell tumor**　基底細胞に由来する暗調な小型細胞が表皮あるいは毛包の基底部より真皮の深部へ向かってリボン状，索状あるいは充実性に増殖する．増殖巣が大きくなると胞巣を形成し，また未成熟な脂腺や毛包への分化を示すことがある．

　(iv) **悪性黒色腫 malignant melanoma**　真皮から皮下組織にかけて，メラニン顆粒を細胞内に満たしたメラノサイトが浸潤性に増殖し，胞巣を形成する．腫瘍細胞は紡錘形，上皮様，未分化型やそれらの混合からなり，核異型や核分裂像が高頻度に認められる．細胞質内のメラニン顆粒は

大小不同が見られ，細胞により顆粒の量にばらつきが認められる．成熟したメラニン顆粒を有さないものもある(メラニン欠乏性黒色腫 amelanotic melanoma)．

(v) **線維腫 fibroma，線維肉腫 fibrosarcoma**　線維腫は紡錘形細胞および膠原線維の束状増殖からなる．紡錘形細胞は成熟した線維芽細胞に類似し，異型性は認められない．周辺部との境界も明瞭である．線維肉腫では細胞異型が明らかで，細胞の大小不同，多形性が著明である．これらの細胞が互いに交錯して不規則に配列し，特徴的な杉綾模様 herringbone-pattern を示す部位も認められる．

(vi) **悪性線維性組織球腫 malignant fibrous histiocytoma**　豊富な線維成分と組織球様細胞の増殖で構成され，組織学的に多彩な像を示す．大きく三つのタイプに分けられ，紡錘形細胞の増殖を中心とし，特徴的な花むしろ様構造 storiform pattern をしばしば認めるもの(fibrous type)，エオジン好性の豊富な細胞質を有する組織球様細胞の増殖を主体とし，多角形の奇怪な形をした巨細胞を多く認めるもの(pleomorphic type)，粘液腫様形態をとるもの(myxoid type)が見られる．細胞の強い異型性が認められ，核分裂像も豊富であり，浸潤性の増殖および転移を示す．

b. 加 齢 性 変 化

　ブラケットケージ飼育のラットでは，1年〜1年半を超えると，後肢の足根関節を中心に足蹠(そくせき)皮膚炎 pododermatitis が認められる．持続的に圧力がかかる足蹠に角質の肥厚(胼胝(べんち) callositas)が見られ，仮骨形成や関節炎を認める．潰瘍形成，二次感染をしばしば伴う．皮膚炎，毛包炎や脱毛が加齢に伴い増加するが，その発生率は飼育形態に大きく依存する．

6.32.5　障害が及ぼす影響

a. 痒みと疼痛

　皮膚障害では，痒みと疼痛を主体に，局所の熱感，緊張感，牽引痛，知覚麻痺や過敏などの知覚異常が起こる．痒みは皮膚疾患特有の症状であり，ストレスの原因となる．動物は削痩し，局所をかきむしり，症状の悪化，潰瘍形成，二次感染などを引き起こす．

b. 体 液 の 損 失

　皮膚の重要な機能は，身体成分の構成要素や組成を維持することであり，重篤な化学熱傷の際には致死的な体液の損失が生じる．

c. 皮膚・皮下腫瘍

　扁平上皮癌や悪性線維性組織球腫は全身諸臓器への転移を伴うことが多い．肥満細胞腫 mastocytoma はイヌでは最もよく認められる自然発生腫瘍の一つであるが，腫瘍細胞からの生理活性物質（ヒスタミン，セロトニンなど）の放出により，胃および十二指腸潰瘍，巣状糸球体腎炎，免疫不全，血液凝固不全を伴うことがある．

6.32.6　毒 性 の 評 価

　多くの化学物質は偶発的もしくは意図してヒトの皮膚に接触する可能性があることから，実験動物を用いた皮膚に対する安全性を評価する方法が数多く開発されている．

a. 動物の皮膚を対象とした毒性試験法

(i) **皮膚一次刺激性試験**　ウサギが汎用され，Draize 法は基本的な方法として各方面に応用されている．化粧品原料のような弱い刺激性物質や，その累積的な刺激反応を検出するためには，反復適用する方法(累積刺激性試験)がとられる．

(ii) **皮膚感作性試験**　モルモットが用いられることが多く，maximization テストはその代表的な方法である．本方法はフロイントの完全アジュバントを用い，感受性が高く，微弱な抗原物質を検出することができる．

(iii) **光毒性・光アレルギー性試験**　被験物質の投与皮膚部位に，最小紅斑量 minimum erythema dose 以下の紫外線を照射する．光毒性試験法には，マウス，モルモットの耳，ヘアレスマウス，モルモット，ウサギの背部を用いる方法がある．光アレルギー試験法にはモルモット背部

を用いる Adjuvant and Strip 法，Vinson 法，Harber 法などがある．

（i）〜（iii）の試験の判定は，曝露された皮膚局所を肉眼的に観察し，紅斑，浮腫，痂皮のような変化を点数化することによって評価を行う．

（iv）痤瘡，色素脱失 痤瘡形成能のスクリーニングモデルとしてウサギの外耳道に化学物質を塗布し，毛包中の過角化の程度を組織学的に評価する方法がある．

化学物質による色素脱失の評価には，黒色モルモットや黒色マウスが用いられる．

b．皮膚発癌モデル

実験動物を用いた皮膚発癌モデルは，発癌機構に関する研究や，化学物質の発癌性に関する安全性評価に広く利用されている[5]．腫瘍発生に影響を及ぼす要因として，以下のような項目が挙げられる．

（i）動物種，系統 マウス，ラット，ハムスターが通常用いられるが，マウスが最も感受性が高く，SENCAR, ICR, Swiss, NMRl などが高感受性の系統として知られている．一般にマウスでは，扁平上皮乳頭腫，扁平上皮癌の発生が多く，ラットでは基底細胞腫瘍，ハムスターでは黒色腫が発生しやすい．

（ii）毛周期 発癌物質をマウスの背部皮膚に塗布して腫瘍発生を見る場合，休止期の皮膚に作用させたほうが成長期より発癌物質に対する感受性が高く，高率な腫瘍発生を認める．

（iii）投与方法 腹腔内投与，経胎盤法などもあるが，剪毛（せんもう）した皮膚に直接塗布する方法が最も有効で，一般的である．腫瘍発生は溶媒によっても影響を受け，また，使用する発癌物質によっては特定の皮膚腫瘍が高率に誘発される．

［正田俊之，宮川義史］

文献（6.32 節）

1) Katiyar SK, et al. : *J. Invest. Dermatol.* **114** : 328-333 (2000).
2) Kimura T, et al. : *Toxicol. Pathol.* **27** : 528-535 (1999).
3) Kan RK, et al. : *Toxicol. Pathol.* **31** : 185-190 (2003).
4) Kakinuma C, et al. : *Toxicol. Pathol.* **27** : 412-420 (1999).
5) Humble MC, et al. : *Oncogene* **24** : 8217-8228 (2005).

6.33 ジンバル腺，包皮腺，陰核腺

6.33.1 構造，生理，機能

a．構　造

（i）ジンバル腺 zymbal's glands 外耳道に存在する脂腺群（外耳道脂腺 auditory sebaceous gland）は，げっ歯類でジンバル腺とよばれる．ラットでは三つの脂腺群からなり，主体をなす部分は外耳道の腹側壁の深部に存在する．ジンバル腺は分岐複合腺房腺で3〜4小葉に分かれ，小葉は数十個の細長い袋状の腺房により構成される．脂肪を含む細胞が胞巣状に集積して腺房を構成し，腺房は小葉内導管に連絡する．小葉内導管は集合して1本の分泌管となり鼓膜付近の外耳道に開口する．他の二つの脂腺群は鼓膜近辺の外耳道の腹側壁および背側壁の上皮直下に認められる．

マウスでも外耳道の深部に主体をなす腺が存在し，外耳道上皮直下にも単純脂腺が存在する．イヌでは脂腺のほかにアポクリン汗腺の一種である耳道腺 ceruminous gland が存在する．

（ii）包皮腺 preputial gland, 陰核腺 clitoral gland ラットやマウスの包皮腺または陰核腺は，陰茎および陰核の基部の皮下に一対存在する肥大・特殊化した皮脂腺である．包皮腺の分泌管は表皮境界部付近の包皮壁側面に開口し，陰核腺の分泌管は陰核包皮に開口する．陰核腺は包皮腺より小さい．包皮腺および陰核腺は分岐複合腺房腺で腺房と導管からなる．腺房は扁平な基底細胞と細胞質内に多量の分泌顆粒をもつ腺細胞からなる．導管は重層扁平上皮からなり，開口部付近では角化が見られる．ラットの包皮腺では大小不同でPAS陽性の特徴的な好酸性顆粒が見られるが，マウスではPAS陽性顆粒は見られない．イヌでは大きな塊としての腺はない．

b．生　理，機　能

いずれの腺も基底細胞層で細胞分裂が起こり，

成熟するにつれて腺房中心部に向かい，成熟した腺房細胞は変性，崩壊し，分泌物となって導管内に全分泌 holocrine secretion される．細胞質内の小胞の数は細胞の成熟に伴い増加し，ラットのジンバル腺では脂肪酸，コレステロール，リン脂質を，包皮腺・陰核腺では糖タンパク質，リン脂質を産生し脂肪滴内に貯留する．包皮腺および陰核腺はテストステロン，下垂体ホルモン，副腎皮質刺激ホルモンなどによって成長や分泌活性が制御されている．ラットの包皮腺および陰核腺に見られる好酸性顆粒はフェロモン様物質（脂肪族アルコール）や β-グルクロニダーゼを含む．フェロモン様物質は性行動や縄張り行動などに関与すると考えられている．マウスの包皮腺・陰核腺にはエストロゲン受容体 α が発現するとされる．

6.33.2 毒性メカニズム

a. ホルモンの影響 hormonal effect

包皮腺および陰核腺は，テストステロン，下垂体ホルモン，副腎皮質刺激ホルモン，成長ホルモン，プロラクチンなどによって発達や分泌が制御される．テストステロンの投与によりラットでは包皮腺，陰核腺の肥大や過形成が，またジンバル腺でもびまん性の過形成が誘発される．雄ラットでは去勢や下垂体除去により包皮腺の腺房細胞萎縮を引き起こす．下垂体除去ラットにテストステロンを投与すると細胞増殖や分泌が起こる．ラットにエストロゲンを投与しても包皮腺や陰核腺の肥大や過形成は誘発されない．

b. 低形成 hypoplasia，萎縮 atrophy

薬物の大量投与などの原因によって著しく衰弱，体重減少したラットでは，非特異的に包皮腺，陰核腺の萎縮または低形成が見られる．これらのラットは多くの場合，生殖器および副生殖器の萎縮あるいは低形成が見られることから，包皮腺・陰核腺の萎縮または低形成は性腺の萎縮に伴う二次的な変化とみられる．また，マウスを2匹飼いすると劣位雄の包皮腺の腺細胞が萎縮するとされる．

c. 肥大 hypertrophy，過形成 hyperplasia

ジンバル腺，包皮腺，陰核腺ともにテストステロンや 2-AAF（2-acetylaminofluorene），MNU（1-methyl-1-nitrosourea），ベンゼン，2,4-DAA（2,4-diaminoanisole sulfate）などの各種発癌物質により肥大や巣状の過形成が誘発される．

d. 拡張 dilatation

炎症や腺房細胞の変性・萎縮に伴い，小葉間導管や分泌管に腺房からの分泌物を貯留した拡張が認められることがある．嚢胞状に拡張し膠原線維で囲まれた肉芽を形成することもある．

e. 炎症 inflammation

ラットの包皮腺，陰核腺およびマウスの包皮腺で頻繁に認められ，とくに雄ラットでは膿瘍を形成する．包皮腺，陰核腺では下腹部の擦過による機械的な刺激や，雄マウスの闘争（ファイティング）による外傷により炎症が起こる．とくに雄マウスを群飼いした場合，しばしば闘争により包皮腺に重篤な障害を受ける．中枢に作用する薬物では行動の抑制や亢進が引き起こされ，外傷の発生率の減少／増加に影響し，「炎症の発生率」に差が生じることがある．

ジンバル腺では重篤な炎症が見られることは稀である．

f. 化学発癌 chemical carcinogenesis

ラットのジンバル腺は MNU，DMBA（7,12-ジメチルベンズ[a]アントラセン），2-AAF，各種芳香族アミンなどの遺伝毒性発癌物質に対し感受性が高いとされる．ラットのジンバル腺に発癌性を示す化学物質の多くは同時に包皮腺，陰核腺，皮膚，乳腺に対しても腫瘍を誘発する．マウスのジンバル腺ではベンゼンで腫瘍発生の報告があるが，一般に腫瘍は誘発されにくいとされる．

芳香族アミンなどのジンバル腺における発癌感受性の種差には，チトクロム P450 依存性の酵素的代謝経路による水酸化能力の差やアセチルトランスフェラーゼ活性の差などのジンバル腺局所における発癌物質の代謝の差が関与するとされる．

包皮腺・陰核腺の腫瘍は，マウスでは DMH

(dimethylhydrazine)，ラットでは 5-nitroacenaphthene，2,4-diaminoanisole sulfate，Glu-P-1 (2-amino-6-methyldipyrido[1, 2-a：3′, 2′-d]-imidazole)などで誘発される．

6.33.3　障害反応

a．萎　縮

　加齢やホルモンなどの影響により腺細胞の変性が起こると，腺細胞の分泌類粒の数と細胞質の体積が減少し，腺房全体が徐々に萎縮する．時に，萎縮した腺房細胞の細胞質内に黄褐色の顆粒状色素(リポフスチン)の沈着を見る．萎縮が高度であると，腺房上皮は単層の立方上皮あるいは菲薄な扁平上皮となり，導管は濃縮した分泌液や炎症細胞が貯留して拡張する．分泌管の上皮は過形成，角化亢進を示すことがある．間質には膠原線維が代償性に増殖し，単核細胞浸潤を伴うこともある．包皮腺，陰核腺の場合，萎縮がさらに高度になると，腺房はほとんど消失し拡張した導管のみとなり，間質は高度な線維化に陥る．

b．炎　症

　ラットやマウスでは加齢に伴い，包皮腺および陰核腺の結合組織でリンパ球浸潤が見られる．老齢ラットでは，ほとんどの動物で間質にびまん性または巣状のリンパ球浸潤を認め，形質細胞浸潤も散見される．急性炎症では結合組織や腺房内に好中球集簇が見られ，高度な例では腺全体が膿瘍となる．老齢雄ラットでは腺組織内に小さな膿瘍を見ることが多い．炎症に伴って実質細胞の壊死も認められる．慢性の炎症病巣では，好中球，マクロファージ，リンパ球，形質細胞が混在して認められる．類上皮細胞や異物巨細胞を伴った肉芽腫性の炎症が見られることもある．炎症の長期化により線維化が見られる．

c．過形成

　ジンバル腺の過形成は自然発生的にも化学物質誘発でも見られ，腺房細胞や導管上皮に巣状の過形成を認める．腺上皮の過形成では腺房は肥大し，部分的に腺房同士が融合し腺房の配列が不明瞭となる．腺房の辺縁部から中心部にかけて成熟していく腺細胞の成熟過程も規則性を失う．細胞質内の脂肪滴は減少し，細胞質は好塩基性を増し，核は腫大して明瞭な核小体を認める．導管上皮の過形成では管腔を覆う扁平上皮が巣状に肥厚し，内腔に向かいヒダ状あるいは小乳頭状に突出する．また，テストステロンを投与したラットでは腺房細胞のびまん性過形成を認めると報告されている．

　包皮腺，陰核腺でも同様に腺上皮と導管を覆う扁平上皮の過形成を認める．腺上皮過形成では，核内にヘテロクロマチンの凝集が見られ，細胞質内には特徴的な好酸性顆粒や小空胞が見られるが異形性は乏しい．巣状過形成では周囲を扁平な基底細胞に取り囲まれている．導管上皮の過形成は巣状に見られることもあれば広範に見られることもある．導管の扁平上皮の有棘層肥厚や過角化症は炎症に伴い二次的に見られる．

6.33.4　腫瘍性病変および加齢性変化

a．腫瘍性病変

　(i)　**ジンバル腺腫瘍**　ラット，マウスともジンバル腺腫瘍の自然発生頻度は低い．ラットでは化学発癌物質により腫瘍が誘発される．

　皮脂腺腫 sebaceous cell adenoma　皮脂腺細胞由来で，脂腺様組織の充実性増殖または重層扁平上皮の乳頭状増殖が見られる．増殖巣は正常な小葉よりも大きく，周辺組織との境界は明瞭である．中心部に拡張した嚢胞が形成され，好酸性の分泌物，壊死した細胞成分，炎症細胞などが認められる．増殖した脂腺様組織は正常組織に類似するが，細胞の成熟過程や小葉構造が不規則で，好塩基性の基底細胞様細胞や中間型の細胞がさまざまな割合で認められる．核分裂像が見られることもある．腫瘍細胞は正常細胞より小さいことが多く，核濃縮 pyknosis が散見される．

　扁平上皮乳頭腫 squamous cell papilloma　導管上皮由来で，間質を伴った扁平上皮が管腔内に乳頭状に増殖する．細胞異型は少なく，腺の増殖を伴う場合が多い．

　皮脂腺癌 sebaceous cell carcinoma　外耳の下方に隆起する皮下腫瘤または外耳道内に乳頭

腫状に突出した腫瘍として認められ，潰瘍形成を伴うことが多い．導管は見られず，囊胞内に皮脂，ケラチン，扁平上皮，壊死した細胞などを含む．1～2個の円形または卵円形の核と明るい顆粒状または空胞状の細胞質を有し，核分裂像も多い．腺腫 adenoma ほど周囲と境界が明瞭でなく，周辺組織への浸潤性増殖を示す．皮脂腺細胞の扁平上皮化生も見られ，扁平上皮と皮脂腺細胞がさまざまな割合で混在する．

扁平上皮癌 squamous cell carcinoma 導管上皮由来で，巣状または索条の扁平上皮が基底膜を貫き，周囲の真皮や平滑筋に浸潤性に増殖する．角化を伴うことも伴わないこともある．

(ii) 包皮腺・陰核腺腫瘍 自然発生腫瘍は，F344系およびWistar系ラットでは数～十数％程度認められるが，SD（Sprague-Dawley）系ラットやマウスでは稀である．腺房細胞，基底細胞あるいは導管の扁平上皮から発生する．

腺腫 adenoma 囊胞腺腫 cystadenoma ともよばれる．腺上皮細胞由来で下腹部の生殖器近辺に腫瘤を形成する．圧排性に増殖し周囲の正常組織と明瞭に区別できる．正常の組織構造に類似するが，腺房の形や大きさに構造異型が見られる．腺房が融合して充実性の増殖形態を示すこともあり，囊胞状に拡張した導管様構造や扁平上皮を認めることも多い．ラットでは腫瘍細胞の細胞質内に特徴的な好酸性の分泌顆粒を認める．組織配列により充実性 solid，囊胞状 cystic，乳頭状 papillary，乳頭状／囊胞状の亜型に分類される．

扁平上皮乳頭腫 squamous cell papilloma 導管上皮由来で，間質を伴った扁平上皮が管腔内に乳頭状に増殖する．細胞異型はなく，腺の増殖を伴う場合が多い．

腺癌 adenocarcinoma 腺細胞由来で不規則な腺細胞巣が薄い結合組織で取り囲まれており，腺腫よりは大きい．核分裂像が多く，細胞異型および構造異型も強く，明瞭な腺房様構造を示すことは少ない．組織配列により充実性，囊胞状，乳頭状，乳頭状／囊胞状の亜型に分類される．周辺結合組織への浸潤傾向を示すが，転移は稀である．腫瘍が大きくなると体表面に露出し，その部分の機械的な擦過により潰瘍を形成し炎症や出血を伴う．

悪性基底細胞性腫瘍 malignant basal cell tumor 基底細胞癌 basal cell carcinoma ともよばれる．細長い，または卵円形の核と好塩基性の暗い細胞質をもつ腫瘍細胞が，間葉組織に取り囲まれて増殖する．核分裂像が多い．

b. 加齢性変化

ラットでは，包皮腺，陰核腺の重量が出生後3～4ヵ月齢までは増加し，その後，徐々に減少する．これらの重量変化は，腺の機能状態を反映し，血中のテストステロンや下垂体ホルモンの量的変化およびホルモン受容体数の減少などに起因しており，加齢に伴う腺房の萎縮が起こる．腺房の萎縮に伴い，導管の拡張，間質の線維化が認められる．包皮腺，陰核腺の炎症性変化はいずれの週齢でも認められるが，老齢雄ラットでは高度かつ高頻度に観察される．マウスでも雄で加齢による腺房萎縮，炎症，膿瘍が見られる．

ジンバル腺でも加齢により腺房萎縮，導管拡張，囊胞が見られる．

6.33.5　障害が及ぼす影響

a. 炎症・膿瘍形成が及ぼす影響

包皮腺・陰核腺では炎症が上行性に広がり，腎盂腎炎など泌尿生殖器系の炎症や閉塞を引き起こすことがある．また，マウスでは，包皮腺の炎症は泌尿器症候群 urologic syndrome（膀胱に尿を膨満した状態で，一見健常な雄マウスが突然死する．B6C3F1系マウスでは死因の数～30％程度を占める）の一因と考えられている．

b. 腫瘍が及ぼす影響

ラットで化学発癌物質によって誘発されるジンバル腺腫瘍の多くは悪性腫瘍であり，急速に発育して皮膚表面や外耳道まで到達し，皮膚表面への自壊や外耳道の閉塞を招き，片側の顔全体に広がることもある．腫瘍の表面は出血，潰瘍形成により不整となり，周辺組織や骨への浸潤性増殖を示す．リンパ節，肺をはじめ全身諸臓器への転移を認めることもある．

一方，包皮腺・陰核腺腫瘍の多くは良性腫瘍で

あり，増殖速度は遅い．初期には下腹部皮下の小結節として認められ，時間をかけて大きさを増し，徐々に皮膚表面に隆起し，外傷性の擦過も加わって潰瘍，出血が誘発される．潰瘍部分からの持続的な出血により，動物は高度な貧血に陥り衰弱する．このような動物では髄外造血による脾臓の腫大を認める．

6.33.6 毒性の評価

ジンバル腺・包皮腺・陰核腺ともに ICH（日米欧医薬品規制調和国際会議）の反復投与毒性試験およびがん原性試験ガイドラインに病理検査を実施する臓器として記載されておらず，医薬品開発のために実施される毒性試験でこれらの臓器の病理検査をするケースは稀である．しかし，がん原性試験などの長期反復投与試験では，これらの脂腺についても肉眼的に病変を見逃さないよう剖検時に注意深く観察を行う必要がある．また，包皮腺や陰核腺に膿瘍や腫瘍が発生している場合は触診時に物理的な破綻をきたさぬよう注意が必要である．さらに，包皮腺および陰核腺は鼠径部乳腺の近くにあるため，包皮腺・陰核腺病変と乳腺病変との鑑別が必要である．

がん原性試験ではとくに変異原性を有する化合物において，いずれかの脂腺で腫瘍の増加傾向が認められる場合，他の脂腺や皮膚・乳腺などの腫瘍発生も注意して観察する必要がある．［田川義章］

6.34 乳　腺

6.34.1 構造，生理，機能

乳腺は乳汁を分泌する下垂体や卵巣などの上位ホルモン依存性の外分泌組織で，性周期や妊娠によりさまざまな形態的変化を示す．また，乳腺の分布や構造は動物種によって大きく異なる．乳腺における毒性学的・病理学的研究は，ラットやマウスなどのげっ歯類を用いた発癌研究や生理学的分野で多くなされているが，イヌやサルなどの非げっ歯類においてはきわめて少ない．

a. 発　生

乳腺の原基は，胎生期に表皮が肥厚した乳腺堤 mammary ridge である．

ラットでは胎生 11 日齢までに正中線の側面の外胚葉の二つの並行した乳腺堤が肩から鼠径部に広がり，左右対称の線状の乳腺原基を形成している．ここから外胚葉上皮が下方に萌芽し，乳腺に成長する．生後第 1 週めには皮下脂肪組織が成長中の乳腺組織を取り囲み支えながら乳腺脂肪塊を形成するように頸部，胸部，腹部および鼠径部に蓄積し，その後それぞれの乳腺では 1 本の乳汁分泌する主乳管と 3〜5 本の二次乳管が成長する．第 2 週めには二次乳管が，三次，四次，五次の乳管へと二分裂性に分かれる結果，乳腺の表面積は体表面積に匹敵するほどに増大する．乳管は，終末細乳管 terminal ductule あるいは水滴状の形をした TEB（terminal end bud）として終わっている．TEB の数が生後 20 日で最大に達すると，その後は終末細乳管や腺芽 alveolar bud に分化するため TEB の数は減少する．個々の TEB は小葉を形成する前に 3〜5 の小さな腺芽に分化する．つまり，TEB と腺芽は，乳腺の形態形成と細胞分化の主要な場である．生後第 3 週の終わり近くになると雌の乳腺の発育速度は増大し，腺芽は卵巣機能の開始と性周期の開始に合わせ，5〜6 週齢で腺房に分化を開始する．85 日までに未経産の雌ラットでは，TEB，腺芽や小葉の数がほぼ一定となる．1 年後，乳腺は退縮しはじめ，TEB は消失し終末細乳管になり，小葉は次第に小さくなる．若い成熟ラットが妊娠すると TEB から小葉の分化が急激に起こり，分娩時には，TEB がほとんど完全に消失する．離乳後に小葉の大きさが 1/3 になるほど乳腺組織は退縮するが，小葉の数は減少せず，未経産の同じ週齢の雌ラットと同じ分化レベルに戻ることはない．雄の乳腺は未発達のままである．すなわち，乳管の成長は約 8 週齢で終了し，少数の不規則に分岐した乳管が見られる．

ヒトでは前胸部に 1 対，ラット，マウス，ハムスターでは頸・胸部から鼠径部にかけて 5〜6 対（図 6.70），ウサギでは胸部から鼠径部にかけて 4 対，モルモットでは鼠径部に 1 対，イヌでは 4〜6 対（ビーグル種は 5 対）である．

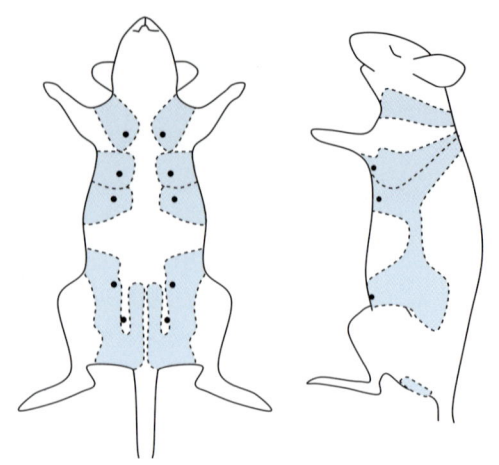

図 6.70 乳腺組織の分布（マウス）
腹側表面の左右の黒い点は乳頭で，5対の乳頭が認められる．水色の領域は乳腺組織の広がりを示す．

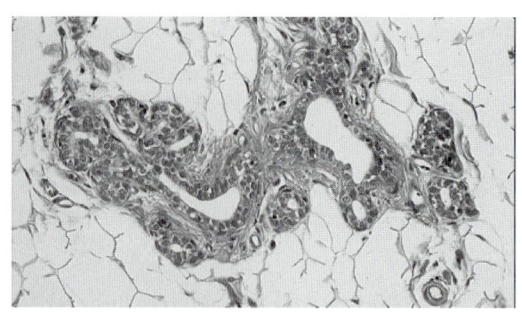

図 6.71 雌 SD 系ラットの乳腺
ラット雌 CrjCD（SD 系），21 週齢，HE 染色，×40，休止期乳腺，乳管が枝分かれしているが分泌腺房形成は認められない．

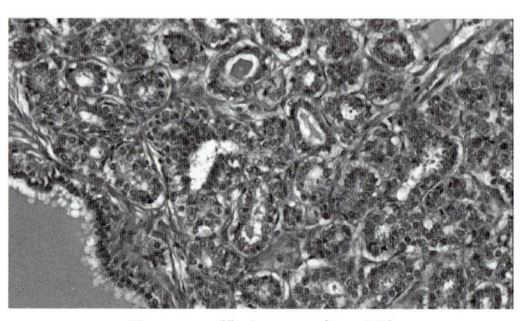

図 6.72 雌ビーグル犬の乳腺
ビーグル犬雌，12ヵ月齢，HE 染色，×40，発情期乳腺，発達した腺房形成と一部の腺房と乳管には乳汁様物を認める．

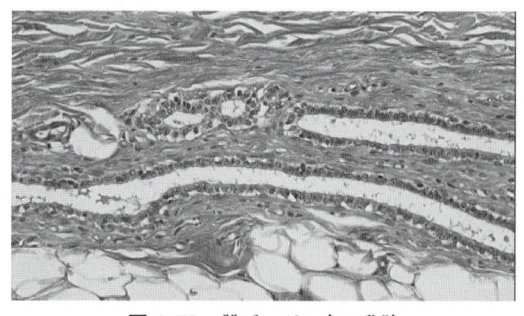

図 6.73 雌ビーグル犬の乳腺
ビーグル犬雌，12ヵ月齢，HE 染色，×40，休止期乳腺，結合組織中に導管が認められる．腺房形成は認められない．

b. 正常構造

乳腺の正常構造は年齢，性によって異なる．また雌性乳腺でも動物種によりやや異なるが，いずれも性周期により構造の変化が起こる．

乳腺は放射状に走る線維状の結合組織によって複数の錐体状の葉に分かれている．各小葉は，樹枝状に分岐して多くの小葉に分かれる．ヒトの乳腺は独立した腺がそれぞれ独立して乳頭に開口しているが，げっ歯類ではそれぞれの腺が乳頭に入っていく1本の主乳汁分泌乳管を有している．乳管は，乳頭洞を形成し広くなっており，乳頭乳管を通って表面に開口している．乳頭，乳頭乳管，および乳頭洞は扁平上皮で覆われており，表皮へと続いている．

乳管と腺房の組織学的形態は，腺の中の部位，年齢，性周期のステージ，妊娠状態などで異なる．雄ラットおよび若い未経産の雌ラットにおいては乳管系が最もはっきりした構成要素であり，腺房の小葉は疎で小さい．乳頭により近い小葉は一般的に大きく，発達している．乳管は1層の立方あるいは円柱上皮細胞より構成され，細胞質が少ない細長い1層の筋上皮細胞に取り囲まれている．乳管は枝分かれして細乳管となり，終末部は数個の上皮細胞が集合しボタン状に膨らんだ乳芽が見られる．

乳腺組織の発育には種差や性差が見られる．

げっ歯類でも，ラットでは若齢から雄で乳腺の腺房が見られるが，雌では休止期の乳腺構造に留まる（図 6.71）のに対して，マウスでは，雌でラットの雌と同様の組織形態を示すが，雄は乳腺組織そのものが発生段階から抑制されており，成熟雄マウスの乳腺組織を検索することは非常に困難とされている．イヌでは，雌で発情期に乳腺のさか

んな発達を示す(図 **6.72**)が，休止期では雄と同じく乳腺内に乳管を認める程度である(図 **6.73**)．

c. 妊娠および授乳時の構造

妊娠時には腺房細胞が増殖するため多くの核分裂像が観察される．腺房は，細胞質内に多くの脂肪滴を入れた立方状に腫大した腺房細胞が小腺腔構造を形成し，腺腔はエオジンに淡染する分泌物で満たされている．

授乳時には腺腔が拡張し，乳管上皮あるいは腺房上皮は内腔へ向かって乳頭状に増生している．

d. 生理，機能

乳腺の機能は，血液中の栄養素を乳汁に変えて分泌し，出生仔に栄養補給することである．

乳腺の発育および乳汁の分泌には多くのホルモンが関与している．一般に乳管の発達には主としてエストロゲン estrogen が作用し，腺小葉や腺房の発達にはプロゲステロン progesterone が作用する．ラット，マウスでは成熟期の乳腺発育に下垂体前葉由来のプロラクチン prolactin (催乳ホルモン) が必要で，さらに糖質コルチコイド，インスリン，成長ホルモン growth hormone が関与するとされている (図 **6.74**)．イヌでは成長ホルモンとプロゲステロンとの組合せが，乳腺の成長・発育により重要である．

乳腺はエストロゲンやプロゲステロンによって発育するが，乳汁分泌にはプロラクチンが重要であり，プロラクチンが乳腺細胞の発達を促し，乳汁生成を可能にする．プロラクチンはエストロゲンとプロゲステロンの血中濃度によって制御されている．妊娠中にはこれらホルモンが胎盤から出されているが，分娩とともにその分泌が停止する一方で，下垂体からのプロラクチン分泌が促進される．プロラクチンによって乳汁分泌が可能になった乳腺組織に対して，乳房刺激により下垂体後葉からオキシトシン oxytocin が分泌され，オキシトシンの作用で筋上皮細胞の収縮が起こり射乳が起こる．

6.34.2 毒性メカニズム

乳腺の発育と機能 (乳汁分泌) には各種のホルモンが関与する．このため，ホルモン様作用物質は乳腺にさまざまな変化を引き起こすとともに，性周期も乳腺に多様な組織学的変化を引き起こす．また，乳腺における毒性発現機序は腫瘍発生メカニズムと密接な関連がある．

a. 抗エストロゲン物質投与による乳腺の萎縮

タモキシフェンなどの抗エストロゲン作用を有する物質を投与すると，乳腺の萎縮が起こる．長期間の抗エストロゲン物質投与により，乳管のサイズは小さくなり，腺房内腔は扁平な上皮により裏打ちされ，周囲は同心性に線維組織により取り囲まれる．

b. エストロゲン，プロゲステロン様物質投与による嚢胞状変化

嚢胞状変化はエストロゲンやプロゲステロンなどの過剰な女性ホルモンあるいはそれらに過剰反応する乳腺組織の不完全な退縮の結果起こると考えられ，視床下部-下垂体-性腺軸への影響を示唆している．経口避妊薬であるノルレスチンあるいはエストロゲンやプロゲステロン様成分を長期間にわたってラットやサルに投与すると，乳汁分泌能が増強し，乳腺の嚢胞状変化が起こる．しかし，老齢ラットでは自然発生変化としてよく見られる変化であり，薬物処置をした動物の乳腺に嚢胞状変化が認められた場合には，その変化の程度や上皮に過形成性変化が認められるかなどについて留意する必要がある．

c. げっ歯類におけるエストロゲンによる増殖性・腫瘍性病変の発生

エストロゲンは視床下部におけるドパミン dopamin ニューロンを直接抑制するため，PIF (プロラクチン分泌抑制因子 prolactin inhibiting factor) の産生を抑制する．プロラクチンはげっ歯類において黄体機能を刺激するため，プロゲステロン合成が起こり，雌ラットでは偽妊娠の状態となる．エストロゲンとプロラクチン，プロゲステロンは乳腺の増殖に対して協調的に作用し (乳腺刺激ホルモンの相乗効果)，これらによる長期的な過剰刺激により，げっ歯類では乳腺腫瘍が発生す

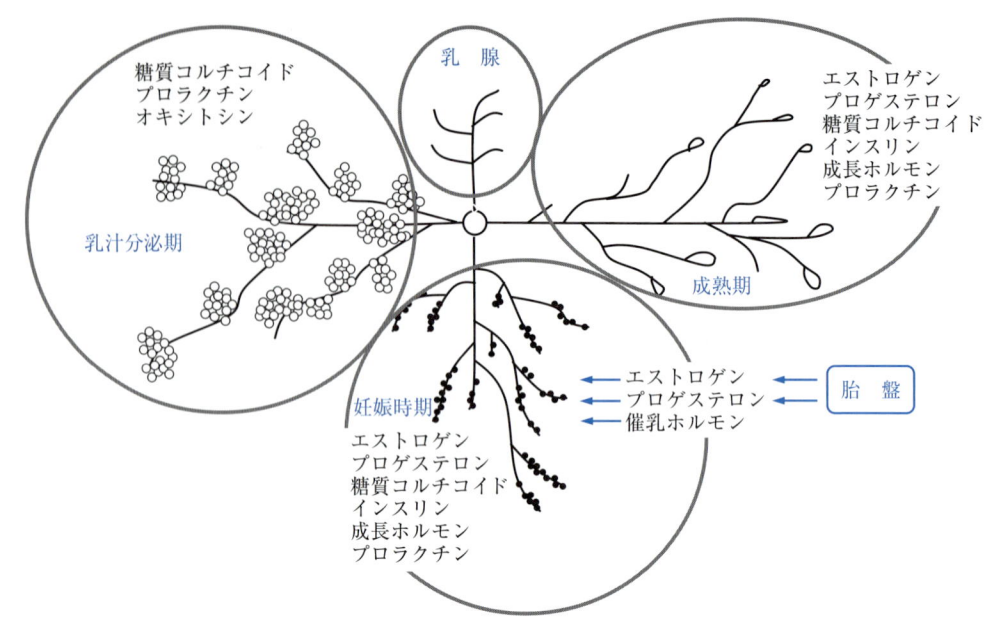

図 6.74 げっ歯類における乳腺の発育と乳汁分泌に対するホルモン調節

る(図 6.75).

ヒトでは，プロラクチンに黄体刺激作用はなく，エストロゲンによって高プロラクチン血症が誘発されても，黄体におけるプロゲステロンの産生は刺激されず，乳腺腫瘍は発生しないと考えられている.

d. げっ歯類におけるドパミン拮抗薬・作動薬による乳腺病変の発生

エストロゲンと同様の機序による乳腺組織の増生と腫瘍発生が，ドパミン拮抗薬であるレゼルピンやハロペリドール，フェノチアジン誘導体などの向精神薬によってもげっ歯類で報告されている．これは薬物が視床下部からのドパミン分泌を抑制することにより，下垂体からのプロラクチン分泌が亢進するためである(図 6.75).

逆に，ブロモクリプチンなどのドパミン作動薬(プロラクチン分泌抑制薬)は，ラットの自然発生乳腺腫瘍や DMBA(7,12-ジメチルベンズ[a]アントラセン 7,12-dimethyl benz[a]anthracene)投与によるラットの乳腺腫瘍の発生を抑制する．また，エストロゲンと同時に投与するとプロラクチン産生およびプロラクチン産生細胞の増殖が抑制されて，エストロゲンによる乳腺腫瘍の発生率が低下する．このブロモクリプチンなどのドパミン作動薬の乳腺組織増生に対する作用は，視床下部からのドパミン分泌の促進によって，プロラクチン分泌が抑制される結果と考えられている(図 6.75).

e. イヌにおけるプロゲステロン類による乳腺の増殖性・腫瘍性病変の発生

経口避妊薬として使用されているプロゲステロン類あるいはプロゲステロン-エストロゲン合剤をイヌに長期間投与すると，乳腺組織の過形成および腫瘍性変化が発生する．プロゲステロンをイヌに投与することによって下垂体の成長ホルモン産生細胞の著しい増生が認められるが，イヌでは成長ホルモンに乳腺刺激作用および乳汁分泌刺激作用があり，プロゲステロンは成長ホルモンを介して乳腺の増殖を誘発すると考えられている(図 6.75).他の動物種では，プロゲステロン類単独で乳腺の増殖を刺激することはない．

f. マウスにおける乳癌ウイルスによる腫瘍の発生

MMTV(マウス乳癌ウイルス mouse mammary tumor virus)に感染した動物のすべてに乳腺腫瘍が発生するわけではないが，C3H, A, DBA, DD などの系統のマウスでは乳汁中に存在する MMTV と乳腺発癌の関係が知られている．したがって，

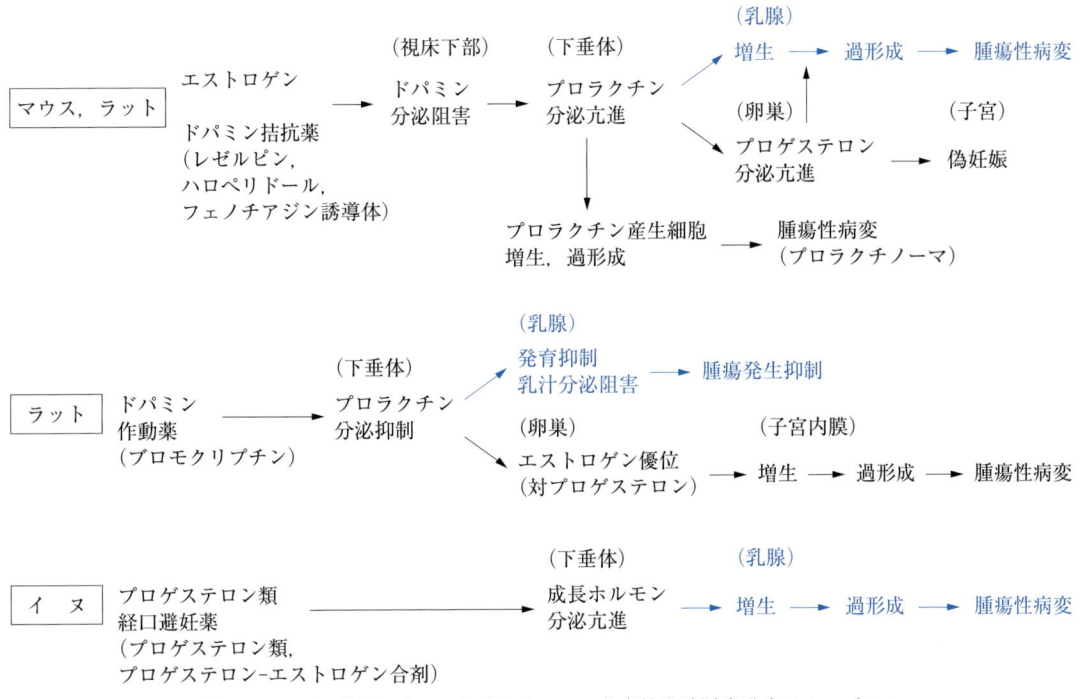

図6.75　げっ歯類，イヌにおけるホルモン依存性乳腺腫瘍発生メカニズム

マウスにおいて薬物の乳腺腫瘍発生に及ぼす影響を調べる際には，MMTVの有無が結果に重大な影響を及ぼす可能性があることに留意する必要がある．

6.34.3　障害反応

a. 乳腺組織の腫大 mammary gland enlargement

乳腺組織全体のサイズの増加として認められ，生理的には性周期に依存して妊娠期あるいは授乳期に認められる．

b. 乳腺萎縮 mammary gland atrophy

小葉構造および乳管，細乳管は不明瞭で，小葉中の腺房細胞は扁平かつ小型で細胞質は比較的乏しい．核は小型で核濃縮状を呈し，一部の腺房あるいは乳管内には変性した上皮細胞，脂肪滴を入れる場合もある．

c. 嚢胞状変化 cystic change

乳腺の嚢胞状変化は乳管，細乳管あるいは腺房のいずれからも発生する．形態的には，非薄な上皮により裏打ちされ，上皮の増生を伴わないことが多い．嚢胞状病変が崩壊した場合，隣接の脂肪組織に炎症性変化が二次的に生じる場合もある．嚢胞状変化で拡張した内腔の大半が乳汁様物質により占められている場合には，乳汁瘤 galactocele の用語が用いられることもある．

（ⅰ）**乳管・細乳管由来の嚢胞**　正常な乳管に比べ直径が10～100倍の大きさで，1層の圧排された立方上皮により裏打ちされる．筋上皮細胞も基底膜側に圧排されて存在する．拡張した腔は顆粒状のエオジン好性のタンパク質様物質で満たされ，しばしばマクロファージや脂肪を取り込んだ組織球の浸潤や細胞崩壊物などが認められる．コレステリン結晶やHE染色で好酸性に染色される同心円状の層板構造物である類デンプン様小体 corpora amylacea がしばしば嚢胞状変化とともに認められる．この類デンプン様小体は組織化学あるいは超微形態学的所見よりアミロイド細線維であることが判明している．

（ⅱ）**乳腺腺房由来の嚢胞**　基底膜側に圧迫された類円形あるいは卵円形の核を有する丈の低

い立方上皮に裏打ちされる．上皮細胞のあるもの
は大型の空胞を有している．

d. 過形成 hyperplasia

乳腺の過形成は囊胞状変化，線維化などの病変
と混在して認められる．毒性試験では乳腺過形成
の程度と質に十分な注意を払う必要がある．

e. 小葉過形成 lobular hyperplasia

乳腺小葉内の腺房の大きさおよび数の増加で，
通常比較的正常な腺房より構成された肥大した小
葉に用いられる．腺房細胞はよく分化しており，
通常単層の腺房細胞より構成されている．腺房細
胞の大きさは分泌能の程度や脂肪滴の量によりさ
まざまである．細胞異型は乏しく，間質の結合組
織成分はきわめて粗である．小葉内の腺房は，細
かな膠原線維や線維芽細胞により周囲の境界と仕
切られているが，明瞭な膠原線維の間質がないた
め線維腺種とは区別できる．小葉過形成の原因や
生物学的意義は不明であるが，これらの病変は腺
腫あるいは線維腺腫の前駆病変と考えられている．
幼若ラットでは，正常の乳腺小葉の大きさにかな
りのばらつきがあり，軽度あるいは中等度の小葉
過形成と正常を区別することが困難な場合がある
ので注意が必要である．イヌでは乳腺の小葉過形
成がプロゲステロンの長期投与で起こることが報
告されている．

f. 囊胞状過形成 cystic glandular hyperplasia

イヌで観察され，リンパ球浸潤を伴う豊富な結
合組織中に拡張した囊胞および腺房として認めら
れる．

g. 前 癌 性 病 変

（ⅰ）　異型過形成 atypical hyperplasia　ラッ
トに認められる変化で，乳管，細乳管あるいは腺
房細胞の不規則な増生からなる．細胞異型のある
限局性過形成, focal hyperplasia with cellular atypia
で，その増殖形態は乳頭状，巣状，櫛状などさま
ざまであり，小さな腺房では増殖した細胞で内腔
が満たされる．細胞は過染性の核や好酸性あるい
は好塩基性に強く染まる大型の細胞からなる．好
酸性細胞は分泌細胞に類似し，明調の脂肪滴を
もっている．一方，好塩基性細胞は明らかな空胞
をもたず腺管上皮細胞に類似する．

化学発癌物質である DMBA をラットに投与す
ると，TEB や終末細乳管の異型過形成が起こるが，
DMBA により誘発された腺癌はこの腺管内増殖
巣から発生するものと考えられており，ラットの
前癌病変として重要である．

（ⅱ）　HAN（過形成性胞状結節 hyperplastic al-
veolar nodule）　マウスに認められる変化で，
肉眼的には直径 0.3～1.5 mm 程度の小結節性病変
で，組織学的には腺房が多数集まったブドウの房
状構造を示す．囊胞形成あるいは腺房拡張は稀で，
炎症細胞の浸潤を伴わず，周囲とは結合組織性成
分により境界されている．この病変は，C3H，A，
DBA，R3 および DD 系などの乳癌好発系マウス
で多発することが報告されている．HAN 上皮内
には多数の MMTV 粒子が見出されており，
MMTV は HAN の発生を促進および増強する可
能性が指摘されている．

（ⅲ）　プラーク plaques　妊娠中に増殖し，
分娩後に退縮する直径 5～10 mm 程度の円盤状病
変である．組織学的に，プラークの中心部では粗
な脂肪細胞に富んだ結合組織中にほぼ正常な乳管
が散在し，周辺では放射状に分岐した細管が密に
配列し，終端部が腺房状に増生する．マウスでは，
妊娠を繰り返すうちにプラークの妊娠依存性が消
失し，ホルモン依存性乳癌となる．

6.34.4　腫瘍性病変および加齢性変化

乳腺の発癌性を評価するには，腫瘍の発生時期，
個数，大きさが重要であり，触診および剖検を慎
重に実施しなければならない．また，特定の組織
型の腫瘍性変化が誘発される場合もあるので，組
織型にも注意を払う必要がある．加齢性病変に関
しては，乳腺はホルモン依存性の組織のため，他
のホルモン産生組織の病変との関連にも考慮する
必要がある．毒性試験で使用されるビーグル犬は
若齢（2 歳以下）であるため，通常は腫瘍および加
齢性病変は観察されない．

a. 腫瘍性病変

（i） 良性腫瘍

（1） **線維腺腫 fibroadenoma**（図 6.76）：乳管ないし腺房細胞由来の上皮成分と間質の線維性結合組織成分の双方の腫瘍性増殖が認められる良性腫瘍である．ラットではよく観察される乳腺腫瘍であるが，マウスでは稀である．腺上皮は1層に配列し，腺房は正常構造を示す．上皮成分と間質成分の増殖割合は個々の腫瘍で大きな差が見られ，同一腫瘍内においても差が認められる場合がある．腺腫 adenoma とは間質の腫瘍性増殖があること，線維腫 fibroma とは上皮成分の腫瘍性増殖があることより区別できる．一部で異型上皮成分の増殖巣が認められ，その部分から腺癌が出現する可能性が示唆されている．

（2） **腺腫 adenoma**：肉眼的にはほとんどが小さい腫瘍塊で，乳管あるいは腺房上皮細胞由来の良性腫瘍である．腫瘍細胞は通常立方〜円柱状で，多層化することなく，細胞異型はほとんど見られない．分泌物が多い場合には腫瘍細胞内に脂肪滴空胞が観察される．間質には少量の膠原線維が見られる．さらに，ラットでは腫瘍細胞の増殖パターンにより表 6.83 のように分類される．

また，間質の結合組織の増殖を伴う場合には線維腺腫に移行することもある．さらに，腺腫の一部で異型性のある増殖巣が観察される場合があり，その部分から腺癌が出現する可能性が示唆されている．腺腫の発生は，ラットに比べてマウスで稀である．

（3） **線維腫 fibroma**：間質の線維性結合組織成分のみが増殖した良性腫瘍である．乳腺小葉の構造を保って増殖している場合，あるいは正常乳腺組織が増殖した結合組織中に残存している場合を乳腺由来の線維腫と診断し，皮下組織から出現する線維腫と区別される．

（4） **腺脂肪腫 adenolipoma**：腺上皮細胞，成熟脂肪組織および線維性結合組織成分からなる良性腫瘍である．ほとんどの部位では，それぞれの構成成分は混在しているが，いずれかの成分が優位になっている部位もある．きわめて稀な腫瘍で，ラットでその発生が報告されている．

（5） **混合腫瘍 mixed tumor of mammary gland**：イヌの乳腺腫瘍としては最も一般的に見られ，上皮成分および間葉系成分の双方が腫瘍性増殖を示す．腺組織，筋上皮，浮腫状の結合組織，軟骨組織および骨細胞が種々の割合で混在している．線維腺腫の一亜型とも考えられる．

（ii） 悪性腫瘍

（1） **腺癌 adenocarcinoma**（図 6.77）：乳管あるいは腺房上皮細胞由来の悪性腫瘍である．

① ラット　　腫瘍細胞は円柱〜扁平状で，多層化を示し，細胞異型，核/細胞比の増大，クロマチンの異常，核小体の明瞭化，基本的腺房構造の消失，細胞・核の大小不同，核分裂像の増加，壊死などの悪性所見が観察されるが，周囲組織への浸潤や転移は比較的少ない．さらに，腫瘍細胞の増殖パターンにより表 6.83 のように分類される．

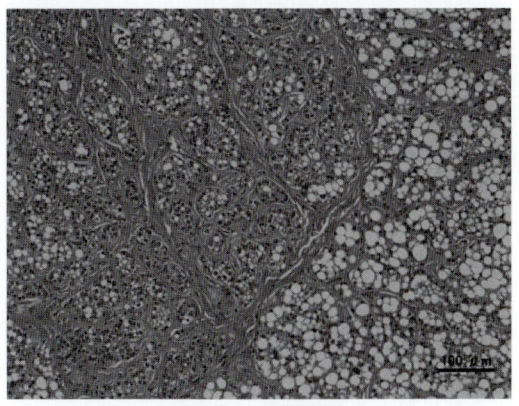

図 6.76　線維腺腫
ラット雌 CrjCD（SD），26ヵ月齢（106週齢），皮下腫瘤，自然発生，HE 染色，×20），小型の腺管構造を示して増殖する上皮成分を取り囲むように膠原線維に富む結合組織が増殖している．線維成分および上皮成分に含まれる脂肪滴の量は部位により異なっている．

表 6.83　ラットの腫瘍性病変の分類

腫瘍種	組織型
腺　腫	1. 管内乳頭腫 intraductal palilloma 2. 乳頭状嚢胞 papillary cyst adenoma 3. 管状腺腫 tubular adenoma 4. 分泌腺腫 secretory adenoma
腺　癌	1. 乳頭状型 papillary type 2. 櫛状型 cribriform type 3. 面皰型 comedo type 4. 管状型 tubular type

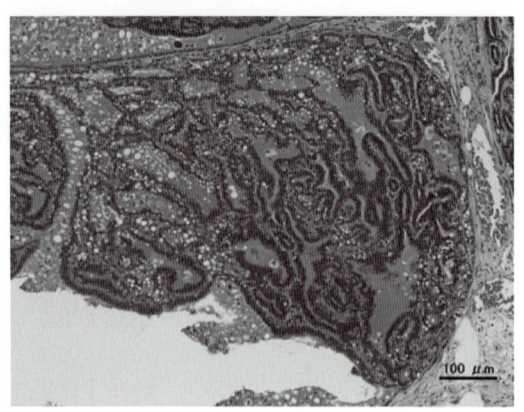

図6.77 腺癌
ラット雌 CrjCD(SD)，26ヵ月齢(106週齢)，皮下腫瘤，自然発生，HE 染色，×20，異型上皮細胞が拡張した管腔内に乳頭状に増殖している（乳頭状腺癌 papillary adenocarcinoma）．

また，腺癌の一部に扁平上皮化生が観察される場合があり，腫瘍が扁平上皮成分のみの場合は扁平上皮癌 squamous cell carcinoma と診断される．

② マウス　以下の3種類に分類される．

type A　大きさの一定した比較的小さい腺腔が増殖し，腫瘍細胞は小型の立方状で，多形性および異型性はなく，核分裂像はほとんど観察されず，良性像を示す．分泌が亢進している腫瘍細胞では空胞が認められる．腺腫と分類される場合もある．

type B　腺房構造，囊胞構造，乳頭状増殖，充実性増殖などの多様な組織像を示すのが特徴である．囊胞内には血液あるいは分泌物が観察され，通常，壊死あるいは出血が認められる．

type C　非常に小さな囊胞状腺管と種々の量の結合組織からなり，多様性は認められない．囊胞状腺管は1層の立方体上皮が配列し，外側を筋上皮と考えられる紡錘形細胞が取り込む．間質は浮腫状を呈することが多い．

マウスにおいても腫瘍の一部が扁平上皮化生を示す場合があり，その部分がおよそ25%以上の場合，腺棘細胞腫 adenoacanthoma と分類される．

（2）　**紡錘細胞癌 spindle cell carcinoma**：紡錘形細胞が肉腫様に増殖した悪性腫瘍である．一部で腺管構造あるいは上皮様配列が見られ，それらの部分と紡錘形細胞との間に連続性が認められる．紡錘形細胞は上皮由来と考えられている．これらには筋上皮由来の腫瘍が含まれる．これは癌肉腫 carcinosarcoma あるいは未分化癌 anaplastic carcinoma と分類される場合もある．

（3）　**紡錘細胞肉腫**：紡錘形胞が密に増殖し，上皮様形態のまったく見られない間質由来の腫瘍である．

b．加齢性変化

（i）　**囊胞状変化 cystic change**　乳管あるいは腺房が高度に拡張するが，上皮細胞の増殖はなく，扁平化し，囊胞形成が見られる．囊胞内には分泌物，細胞崩壊物あるいは炎症細胞などが見られる．囊胞壁が崩壊し，周囲に炎症反応が見られる場合もある．この囊胞状変化の発生と下垂体腫瘍の発生とに相関が見られる場合が多い．

（ii）　**過形成 hyperplasia**　構造異型を示さない腺房あるいは乳管上皮の増殖である．乳頭状増殖を示し，軽度の細胞異型あるいは核分裂像が見られる場合もある．

（iii）　**炎症 inflammation**　囊胞が破裂した場合に，その周囲で強い炎症反応が見られる場合がある．しばしば肉芽形成を伴う．

（iv）　**線維化 fibrosis**　腫瘍性変化を示さない腺房あるいは乳管の周囲に見られる正常な線維組織の増殖である．

6.34.5　障害が及ぼす影響

a．二次的障害発生の問題

腫瘍塊の大型化に伴い，擦れによる皮膚の創傷，痂皮や潰瘍形成，出血による貧血がしばしば観察され，担腫瘍個体の一般状態は悪化し，衰弱を呈する．このような動物では剖検時髄外造血の亢進による脾腫が見られることが多い．試験途中でこのような状態を呈する動物が見られた場合は，一定基準をもって動物福祉の観点から試験途中で切迫屠殺される．実際問題として，このような動物が多数出現すると動物数が減少してしまうことになる．

b．個体の栄養状態の問題

ラットにカロリー制限食を与えると，自然発生

乳腺腫瘍の発生頻度および発生個数の減少や出現時期の遅延が起こる．同様のカロリー制限や制限食による乳腺腫瘍発生抑制はマウス（DBA, C3H系）でも報告されている．したがって，体重増加抑制が強く見られる物質の発癌性試験では，乳腺腫瘍発生率のデータ評価には十分に注意を払う必要がある．

6.34.6 毒性の評価

a. 形態学的評価

（i）乳腺の whole mount preparation 法　乳腺組織全体を摘出し，固定，脱脂，染色した後標本化する方法で，通常の組織切片に比べて乳管から腺房まで連続性に観察できるため，乳腺組織の発育や，乳腺に対する化学物質の影響を解析するうえで有用な方法である（図 6.78）．本法は通常，マウスの乳腺の形態学的評価に用いられる．また，形態学的計測により，各乳頭あたりの乳腺実質組織の総面積，乳腺の各組織成分の数，面積，あるいは構成比率，実質と間質の面積比率などを求めることにより，定量的評価も可能である．

（ii）免疫組織化学的マーカー　乳腺組織や，その他の組織成分に存在するマーカーを免疫組織化学的手法を用いて検出することにより，その細胞や組織成分の同定を行うことができる（表 6.84）．これらのマーカーは，乳腺腫瘍の構成細胞や構成成分の同定にも応用でき，腫瘍の鑑別を容易にする．ただし，正常組織においては，週齢・年齢あるいは妊娠などによる乳腺の発達程度によって，また，腫瘍組織においては，細胞の分化度によっても，検出されるマーカーの種類やその発現量が変動するので，評価の際にはとくに留意する必要がある．

（iii）細胞増殖活性の検索　チミジンのアナログである BrdU（ブロモデオキシウリジン），核内で合成される PCNA（増殖細胞核抗原），細胞周期のおもに G_1 期，さらに S から M 期までの細胞の核内に認められる Ki-67 抗原を認識する MIB-1 抗体などを免疫組織化学的に標識することにより，DNA 合成期の細胞を同定することができる．種々の発達段階の乳腺組織や非腫瘍性病変あるいは腫瘍性病変における細胞増殖活性の検索に応用できる．

b. 発癌の評価

（i）発癌物質の投与期間と乳腺腫瘍の発生　ラットにおける乳腺腫瘍の発生頻度およびその組織型は，発癌物質を投与した時期により大きく異なることが知られている．とくに腺癌の頻度は卵巣からのエストロゲン分泌がさかんになる 35 日齢以後，つまり TEB から腺芽さらに腺房に分化する時期に高率となり，細胞増殖能の乏しい 150 日齢では乳腺腫瘍はほとんど発生しない．したがって乳腺腫瘍の実験には生後 50（～55）日齢のラットが用いられる．

（ii）乳腺腫瘍のラット系統差　ラットでは，SD, Wistar の系統は，F344, Lewis, ACI, COP

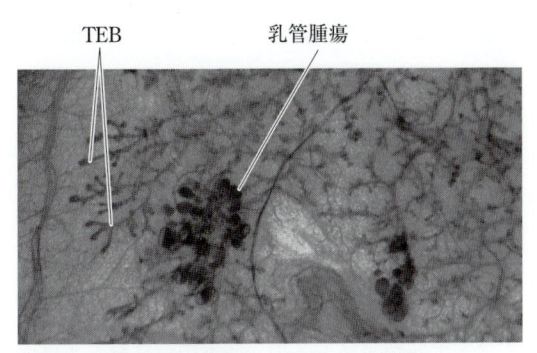

図 6.78 乳腺の whole mount 標本
雌 SD ラット，10 週齢，カルミンアルミニウム染色，×4．TEB（terminal end bud）．

表 6.84 ラット乳腺のおもな免疫組織化学的マーカー

乳腺上皮細胞	MFGM（乳脂質滴膜 milk fat globule membrane）
	カゼイン casein
	チオエステラーゼ II thiolesterase II
	サイトケラチン（7, 14, 17, 18, 19) cytokeratin
筋上皮細胞	ミオシン myosin
	α-SMA（α-smooth muscle actin）
	ビメンチン vimentin
	CLLA（common acute lymphoblastic leukemia antigen）
	ヤマゴボウレクチン pokeweed lectin
基底膜	ラミニン laminin
	IV 型コラーゲン collagen type IV
間質	フィブロネクチン fibronectin

(Copenhagen)系に比べて，自然発生性の乳腺腫瘍の発生頻度が高いだけでなく，化学物質や放射線投与による乳性腫瘍発生に対しても感受性が高い．この感受性の相違は，発癌物質の種類あるいは投与経路を変えても同様である．これらの系統の異なるラットに DMBA を投与した場合，DMBA の活性化や DNA 結合性に系統差が見られないことから，発癌イニシエーション以降のプロモーションの時期に何らかの系統差が発現していると考えられる．

(iii) 乳腺腫瘍のマウス系統差 マウスにも自然発生乳腺腫瘍が多く発生する．しかしその頻度は系統，MMTV の有無，妊娠・出産歴の有無，妊娠・偽妊娠状態などにより大きく左右される．一般に処女マウスの発生頻度は低く，妊娠・育仔歴のある個体，妊娠歴のみある個体，の順に発生頻度は高くなる．好発系マウスでは1年以内に種々の乳癌が 70〜100% に発生するが，嫌発系では 20% 以下にすぎない．しかし，嫌発系でも DMBA，ウレタンなどの発癌物質の投与により高頻度に腺癌や腺扁平上皮癌が発生するようになる．したがって，マウスの場合，実験に適した系統を選択することが重要である． 〔青木豊彦，津田洋幸〕

6.35 体　腔

6.35.1 構造，生理，機能

a. 構　造

(i) 解剖 胸腔 thoracic cavity は胸壁と横隔膜に囲まれた空間であり，おもに肺をおさめる．胸腔は正面を胸骨で，背面を胸椎で，背面から側面にかけて肋骨で形成される胸郭 thorax によってさらに囲まれている．すなわち胸郭の内腔が胸腔である．胸腔の上面は頸部に開口し，下面は横隔膜によって腹腔と仕切られる．胸腔の正中部には肺を左右に分離する縦隔 mediastinum があり，そこに心臓，胸腺，リンパ節，気管，気管支が存在する．また，胸腔には血管（大動脈，大静脈，奇静脈など），胸管，リンパ管，食道，神経（迷走神経，横隔神経，交感神経）などが存在する．左右の胸腔の内面は胸膜 pleura（組織学的に漿膜 serous membrane）に覆われる．胸膜は，胸腔内壁を裏打ちする壁側胸膜 parietal pleura と肺の表面を覆う肺胸膜 pulmonary pleura よりなり，これらが対向してできる間隙を胸膜腔 pleural cavity という．胸膜腔は肺が広がっているかぎり肺で占められ，空間として存在するわけではない．壁側胸膜は，部位により，肋骨胸膜，横隔胸膜，縦隔胸膜とよばれる．壁側胸膜は心臓のみが漿膜に覆われ，心膜胸膜とよばれる．

腹腔 abdominal cavity は，腹壁によって囲まれ，体で最も大きい腔であり，ヒトの腹腔の面積は約 $1.8\,m^2$ で，ほぼ体表の面積と同じくらいである．腹腔は，消化管，肝臓，膵臓，脾臓，生殖器系，泌尿器系と内分泌系の一部，脈管系，神経系，副腎，リンパ系組織を包含する．腹腔の上面は横隔膜で仕切られ，前面は腹壁で覆われ，背面には腰椎があり，下面は骨盤腔と骨盤前口で交通している．雄の精巣をおさめる腔を陰嚢腔という．横隔膜には胸腔から続く食道（迷走神経，食道血管を含む），後大静脈および大動脈が通過する．そのため横隔膜には三つの孔，すなわち食道孔，大静脈孔および大動脈孔がある．腹腔，骨盤腔および陰嚢腔の内面を覆う漿膜を壁側腹膜 parietal peritoneum とよび，臓器の表面を覆う漿膜を臓側腹膜 visceral peritoneum とよぶ．壁側と臓側腹膜の間隙を腹膜腔 peritoneal cavity という．各臓器間の連絡網である血管，神経，リンパ管は臓側と壁側腹膜が二重膜になって覆っている．さらに二重膜は臓器を体壁に固定する帯状の構造をとり，間膜とよばれる．間膜には小腸の腸間膜や肝臓の鎌状間膜がある．また，胃の大弯から発し横行結腸に及ぶ大網や肝門から胃の小弯および十二指腸に達する小網も間膜である．

(ii) 組織および超微形態 体腔内面を覆う漿膜は1層の中皮 mesothelium と基底膜および結合組織で構成される．下層の結合組織は部位によりその厚さが異なる．中皮細胞は中胚葉由来でビメンチンやデスミンを発現するが，上皮の性質を示すサイトケラチンの発現も見られる．したがって中皮細胞は上皮系と間葉系の性質を兼ね備え，場合により両者の形質を転換させる．透過および走査型電子顕微鏡の観察で中皮細胞の最も特

徴的な形態は，細胞表面の微絨毛 microvilli で，長さは 3 μm，太さは 0.1 μm に及ぶ．中皮細胞は 2 種の異なった細胞すなわち扁平状の細胞と，立方状の細胞が存在し，両者の分布は部位により異なる．扁平状の中皮細胞は壁側の漿膜に比較的広く分布する．立方状の中皮細胞は可動する心臓や肺，管腔臓器（胃，結腸，膀胱，子宮など）に分布する．正常では中皮細胞のターンオーバーは遅く，細胞分裂像は中皮細胞層の全体の 0.16〜0.5% に見られる[1]．

中皮細胞はお互いに密着結合 tight junction により結合している．細胞間には小孔 stomata が所々存在し，液状成分（胸水，腹水）や細胞成分はこの小孔からリンパ管を経て近隣のリンパ節へ排出される．小孔は円形から楕円あるいはスリット状で，横隔膜や大網腹腔壁に多く存在する．

大網内の血管周囲脂肪組織には乳斑 omental milky spots とよばれるリンパ系組織があり，毛細血管周囲にマクロファージやリンパ球の集積が見られる．乳斑は，胸腔や心内膜腔のおもに壁側膜にも存在する．乳斑の近傍には小孔が多く存在する．

b. 生　理，機　能

中皮細胞の表面には微絨毛があり，ムコ多糖類やレシチン lecithin（ホスファチジルコリン phosphatidylcholine）を含む体液がこれらを覆うことにより，各臓器間を潤滑にして組織の摩擦，癒着，感染を防御し臓器の活動を保持する．ムコ多糖類の中ではグリコサミノグリカン glycosaminoglycan，とくにヒアルロン酸が豊富である．中皮細胞は摩擦を軽減する作用のほかに，腔内のホメオスタシスを維持する作用，すなわち腔内の液状または粒状成分の透過，炎症性メディエーターの生成，白血球遊走の調節，サイトカイン，成長ホルモンや細胞外マトリックス成分の生成などを担う．中皮の微絨毛は細胞表面積を増加させ，液成分の輸送を促進させる．とくに飲作用 pinocytosis による取込みはタンパク質と塩分の平衡にとって重要である．各腔内の免疫防御としては，リンパ系装置ないし排出路が存在する．とくに腹腔内では大網や腸間膜に散在する乳斑が腹腔液とリンパ球・マクロファージを供給し，異物に対して貪食処理の役割を担い，腔内の防御機構として機能する．中皮細胞間隙の小孔は腔内の水溶性成分（胸水や腹水）や異物の各リンパ系への排出路となっている．胸腔の特徴として，肺の呼吸機能を維持するために内圧が陰圧に保たれている．

胸水は胸膜の毛細血管から胸膜腔に入り，胸水の 10〜20% は壁側胸膜のリンパ管に吸収される．タンパク質などの高分子の成分は直接リンパに，細胞成分や微粒子などはおもに壁側胸膜の縦隔下部や肋間に存在する小孔から排出される．これらの排出は壁側胸膜が主体で，臓側の肺胸膜からの排出はない．胸水は，胸膜腔への液体の流入が多すぎる場合，または，胸膜腔からの流出が少なすぎる場合に蓄積する．腹腔内の微粒子は横隔膜のリンパ管に再吸収される[1]．

6.35.2　毒性メカニズム

化学物質の経口ないし静脈内投与などによる全身曝露によって体腔が毒性の標的になることは一般的に稀である．しかし，化学物質ないし異物の体腔内への直接投与あるいはアスベスト（石綿）や鉱質繊維の吸入により，中皮の病変が発生する．

a. 炎症反応

体腔はさまざまな障害性の刺激（外科手術による侵襲，感染，異物，放射線，アレルギー反応，化学物質）に対して炎症を生じる．体腔の炎症の特徴は腔内を裏打ちする中皮（漿膜）が炎症の場となる．漿膜のほぼ全面を覆う中皮細胞は免疫担当細胞とともにさまざまな因子を放出し，炎症発現に関与する（表 6.85）．炎症は場合により中皮間（壁側と臓側あるいは臓側間）に癒着を生じ，包含する臓器の機能に影響を与える．癒着の原因となるフィブリン塊 fibrin clot の形成は滲出する血漿成分によるものである．これら血漿成分は障害部位の血管透過性亢進により浸潤する多核白血球の遊走とともに滲出する．癒着は障害部位の線維芽細胞の増殖により産生されるコラーゲンや細胞外マトリックス成分がフィブリン塊に沈着することにより進行する．これら成分は徐々に器質化され，線維芽細胞，中皮細胞，

表 6.85 体腔の炎症時に産出されるおもな因子

産出される因子	おもな作用
グリコサミノグリカン，サーファクタント	漿膜間の摩擦を軽減し，癒着を予防
サイトカイン/ケモカイン	
インターロイキン-1, -6, -8	初期炎症反応の促進，腹水中に増加
TNF-α	中皮細胞間隙に好中球やマクロファージの遊走を促進し，体腔内に供給
TGF-β	プラスミンによって活性化，炎症性細胞の遊走化因子，血管新生の促進，線維芽細胞由来のフィブロネクチンの生合成およびコラーゲンの産生の促進
酵素	
プラスミン	フィブリンを分解
tPA（組織プラスミノーゲン活性化因子）	プラスミノーゲンをプラスミンに変換
PAIs（プラスミノーゲン活性化因子阻害因子）	tPAの活性を抑制
MMP-3（マトリックスメタロプロテアーゼ-3）	コラーゲン分解酵素
細胞接着因子	
ICAM-1（細胞間接着分子-1），インテグリン	抗原提示，炎症性細胞の遊走化
細胞外マトリックス	
コラーゲン（Ⅰ型，Ⅲ型，Ⅳ型），エラスチン，フィブロネクチン，ラミニン	組織の修復
その他	
一酸化窒素	血管拡張，癒着予防
プロスタグランジン	内因性発痛

マクロファージ（巨細胞を含む）も見られるようになる．フィブリン塊は通常プラスミンにより分解されるが，そのはたらきが低下し治癒過程に変化が生じた場合，癒着は存続する．癒着の転帰に影響する因子はプラスミノーゲンをプラスミンに変換するtPA(tissue plasminogen activator)とそのtPA作用を抑制するPAIs(plasminogen activator inhibitors)のバランスである．これらの因子は線維芽細胞，中皮細胞，マクロファージにより産生される[2]．

中皮細胞は種々の炎症性メディエーターを産生し組織の修復と炎症の終息に関与する．中皮細胞の再生は，障害部辺縁や接触部位からの細胞の移動または漿液中に浮遊する中皮細胞が障害部位表面に取り込まれることにより生じる．

b. アスベストによる障害

(i) ヒトにおける障害 ヒトではアスベスト粉塵の吸入により肺および胸膜に障害が生じる．アスベストの曝露期間と曝露量が比較的軽度な場合は壁側胸膜の病変として胸膜プラーク（限局性胸膜肥厚斑 pleural plaque）があり，臓側胸膜の病変では，びまん性胸膜肥厚が発生し，癒着などにより呼吸器症状を伴う．これら胸膜病変は曝露から10年以上で発生するが，中皮腫 mesothelioma に移行することは少ない．組織像はいずれも硝子化を伴う線維組織を主体とし，症例により胸膜プラーク内にアスベスト小体 asbestos body が検出される．

腫瘍性病変である中皮腫は，アスベストの中でもとくに角閃石系であるクロシドライト crocidolite（青石綿）やアモサイト amosite（茶石綿）の吸入曝露から約40年の潜伏期間を経過して発症する．これら異物による病変の発生機序はまだ十分に解明されていない．

(ii) 腫瘍性病変の発生メカニズム アスベストの曝露により体腔の中皮細胞が腫瘍へと進展するメカニズムにはさまざまな因子の関与がある．

培養細胞にアスベスト(クロシドライト)を曝露すると，酸化作用に起因した細胞障害と遺伝毒性が生じる．この酸化的ストレスによる損傷はマクロファージによるアスベスト繊維の貪食作用により，あるいは繊維表面の鉄によるハーバーワイス Harber-Weiss 反応を介して発生したヒドロキシルラジカルによって引き起こされる．酸化的ストレスによる細胞障害の指標である脂質過酸化はアスベストの曝露によっても生じる．アスベストの曝露により，ラットの中皮細胞では DNA における酸化的傷害である 8-OHdG(8-hydroxydeoxyguanosine) のレベルが上昇する．DNA の 8-OHdG レベルの変化は化学発癌過程，あるいは放射線による障害でも見られる変化である．さらに，アスベストは中皮細胞の障害と引き続く増殖に伴いシグナル伝達系 ERK 経路に影響する[2]．

生体においてアスベストの障害反応はアスベストが肺から胸膜腔へ到達することにより生じる．アスベストを含め異物による毒性はその体内動態(吸収，分布，蓄積，分解)が重要である．アスベストの種類により発癌性の強さが異なる．アスベスト繊維の大きさ(長さ，厚さ)，表面の特性，体内での滞留性や異物としての細胞と組織に対する反応性が関係する．とくに繊維の長さはその毒性発現に影響する．吸入曝露によるラットの長期がん原性試験では，長い繊維で腫瘍の発生が見られたが，短い繊維では見られなかった．

吸入された繊維が肺実質から胸膜腔に達する経路は十分に解明されていない．繊維の長さが約 5 μm 未満のものはマクロファージや上皮細胞によって貪食され排除されやすい．一方，長い繊維が気管支内に入った場合，3 日後には炎症が生じ，上皮は剥離し，繊維はさらに気管支の基底膜を貫き，平滑筋や間質の線維芽細胞の収縮により肺内を移動し胸腔に到達する．吸入された繊維は約 6〜12ヵ月かけて胸膜へ達する．走査型電子顕微鏡で繊維が臓側胸膜を貫いている像が観察される．胸膜腔に排出された繊維，とくに長い繊維あるいは生体内で分解されず残留する繊維は持続的な酸化作用により中皮細胞の遺伝子に影響を与え，その結果，腫瘍に至る[3]．

(iii) **ヒト中皮腫の遺伝子変化**　アスベストの吸入が中皮腫発生のおもな危険因子とされていることがヒトでの疫学調査などから判明している．中皮腫は吸入したアスベストが原因で遺伝子が多段階に変異し，その変異の蓄積によって癌抑制遺伝子の不活性化が生じ発生する．悪性中皮腫の遺伝子変化の特徴は，他の固形癌で見られる癌抑制遺伝子(*p53* や *RB*)の直接的変異ではなく，間接的にそれらの機能を抑制することである．

ヒトの中皮腫でよく見られる遺伝子の異常は染色体 9p21 領域に局在する癌抑制遺伝子の中でおもにサイクリン依存性キナーゼ阻害機能をもつ *CDKN2A/ARF*(*p16INK4a*)と *CDKN2B*(*p15INK4b*)の遺伝子座の欠失で，これら癌抑制遺伝子の機能が損なわれることにより細胞が癌化する．

(iv) **遺伝子改変動物モデルによる実験的アスベスト発癌**　ヒトにおいては *NF2*(神経線維腫症 2 型 neurofibromatosis type 2)機能の不活性化変異も悪性中皮腫の要因の一つである．*Nf2* ノックアウトマウスを用いたアスベストの腹腔内投与による発癌性試験では，ヒト類似の病態を示す．アスベスト(クロシドライト)を *Nf2* ノックアウトマウスと野生型マウスに投与したとき，*Nf2* ノックアウトマウスに発生した腫瘍は野生型に比較して顕著に悪性化する．ヒトの中皮腫に見られるように *Nf2* ノックアウトマウスの腫瘍では *Cdkn2a/Arf* の遺伝子座や連座する *Cdkn2b* の癌抑制遺伝子の欠失が見られた[4]．

6.35.3　障害反応

体腔は化学物質，異物，微生物の感染など，さまざまな障害性の刺激により炎症を引き起こす．炎症は体腔の発症部位により腹膜炎 peritonitis，胸膜炎 pleuritis とよばれる．

a. 初期の反応

実験的な障害(肺切除による胸膜炎，緑膿菌感染や溶解したパラフィンの注入による腹膜炎)による初期変化(1 日以内)の電顕像では，中皮細胞の細胞質内に小胞が増加し，表面では微絨毛が増加する．さらに中皮細胞間および中皮細胞と基底膜の間に多数の間隙が生じる．これらの反応は，

膜の表面積を増大させる作用で，分泌物や細胞間の物質の輸送を円滑にする．また，中皮細胞は腔内へ突出するなど表面の形態変化とともにライソソーム lysosome が増加する．これらは食作用 endocytosis の活発化と酵素産生の増加を示している．侵襲が強度で連続すると，中皮細胞は萎縮し，微絨毛が消失して，細胞間隙はさらに拡大し，基底膜から剥脱する．その後，炎症性細胞浸潤（好中球やマクロファージ）が活発化し，光顕的に確認される炎症反応となる[1]．

b. 異物（繊維状の異物）に対する反応

実験的に腹腔内に投与された異物は，直ちに横隔膜から胸腺周囲のリンパ節へ排出される．横隔膜には約 10 μm の小孔が存在し，異物はこの小孔から腹腔下のリンパ節に排出される．繊維状の異物の中でも網状で小さいまたは短い繊維はこれら小孔からリンパ系に排出されるが，長い繊維は横隔膜表面の小孔周囲に滞留し，中皮の炎症や肉芽腫様の変化が生じる．

一方，胸腔ではこれら小孔（直径 3〜10 μm）は壁側胸膜に存在し，胸水は小孔からリンパ管を経てリンパ節に流出する．胸腔内に投与された異物は通常この胸水の流出経路に乗り，肺門，縦隔，胸骨周囲などの各リンパ節に排出される．一部の異物は小孔の周囲の間隙に集積して黒点 black spot を形成する．長い繊維状の異物は小孔から排出されにくいため胸腔のマクロファージに貪食されることにより活性酸素を生じ，その障害による炎症は線維化や遺伝子毒性を誘導し中皮腫の原因となる[3]．

6.35.4 腫瘍性病変および加齢性変化

A. 腫瘍性病変

体腔で重要な腫瘍性変化は中皮腫である．アスベストおよび類似の異物の吸入，あるいは直接体腔内投与（腹腔内や陰囊内）することにより中皮腫が発生する．体腔を用いた毒性試験はナノマテリアルや新素材などの異物のヒトへの健康障害を評価するのに利用される．

a. ヒトの中皮腫

（i）中皮腫の原因 疫学的にヒトの悪性中皮腫のおもな原因はアスベストの曝露である．それ以外の発生原因として，放射線療法や SV40（Simian virus 40）の感染が指摘されている．SV40 と中皮腫の発生との関連性は疫学調査から明確ではないが，実験的には SV40 によりげっ歯類に中皮腫が発生する．アスベストの中皮腫発生に SV40 が補助的に関与した可能性はある[4]．

（ii）病理発生，組織型および免疫組織化学的マーカー 中皮腫は中皮細胞由来とされているが，中皮下の多形潜在的間葉系細胞由来の可能性もある．中皮腫の病理発生は他の悪性腫瘍でも観察されるのと同様に，過形成から異型性を経て悪性腫瘍へと多段階的に進展する．中皮腫は病理組織学的に良性のアデノマトイド腫瘍 adenomatoid tumor と悪性腫瘍に分けられ，悪性では腺癌様の形態を示す上皮型 epithelioid type と肉腫様の形態を示す肉腫型 sarcomatoid type，および両者が混在する二相型 biphasic type に大別される．

上皮型中皮腫に見られる免疫組織化学的マーカーとしては calretinin, mesothelin-1, WT-1 protein, keratin 5/6, D2-40(padoplanin) などが特異的に発現する．一方，肺腺癌で発現する MOC-31, CEA, TTF-1, BG8 などは陰性を示す[5]．

b. げっ歯類の自然発生腫瘍

マウスでは胸腔の自然発生の腫瘍性病変がない．ただし，リンパ行性および血行性に二次的な肺腫瘍の転移が見られることはある．胸膜の線維化は加齢性に見られるが，肺炎や肺腫瘍を伴う．ラットでは腹腔の中皮腫がおもに雄に自然発生的に見られる．通常，褐色の腹水を伴い腹腔内に播種性であり，ほとんどは悪性と考えられる．おもな発生部位は陰囊の中皮で，初期像が精巣と精巣上体間の腹膜に認められることがある．雌の中皮腫は卵巣周囲から発生するが，雄より発生率は低い．中皮の過形成も陰囊に見られ，中皮腫と鑑別困難な場合が多い．ラットの中皮腫はおもに上皮型で豊富な間質（おもに膠原線維）を伴う．

c. げっ歯類の異物による中皮腫

体腔の中皮腫は，アスベストのほか，人工的な鉱物繊維や異物を体腔内へ直接投与することにより発生する．組織学的に中皮細胞が上皮と間葉系の両性質をもつことから，上皮型と肉腫型のさまざまな中皮腫が発生する．上皮型では乳頭状の発育が見られ，血管結合織の茎を軸とした間質に1層ないし多層の中皮腫瘍細胞で覆われ，核は円形ないし楕円形である．肉腫型では大きな紡錘形の腫瘍細胞が密に増殖し線維肉腫様の像を示し，骨形成を伴うこともある．

B. 加齢性変化

a. 癒着

体腔内の癒着は体壁(壁側漿膜)と臓器(臓側漿膜)あるいは臓器同士が線維性組織によって接着する現象で，胸腔や腹腔内臓器の運動を抑制する．体腔の炎症の転帰で最も影響する反応は癒着である．癒着は外科手術後に最も起こりやすく，また，刺激性薬物や異物の体腔内への直接投与や消化管の穿孔によっても生じる．癒着の結果，腹腔では腸管閉塞や不妊になる．壁側には知覚神経があり疼痛の原因ともなる．癒着のおもな原因は炎症により生じるフィブリンの析出(凝固)である．フィブリンが速やかに吸収されない場合，線維芽細胞の増殖を招き癒着が生じる．さらに，癒着は腔内の各臓器の炎症(肺炎や肋膜炎，結核など)の波及，中皮腫など腫瘍性病変や腫瘍の転移・浸潤によっても生じる．

b. 体腔内液成分の貯留(腹水 ascites, 胸水 pleural fluid)

体腔内の液体成分の停滞，すなわち腹水や胸水の原因として，全身性に影響して生じるもの(うっ血性心不全，ネフローゼ症候群，肝硬変など)と体腔壁の液成分の産出量が増して生じるもの(炎症，腫瘍，腫瘍の転移)，また，リンパ液の流れが停滞するもの(胸膜壁の線維性肥厚など)がある．

液成分の性状はこれらの原因ごとに異なる．全身性の場合は漏出性で低比重の血漿成分が主体である．炎症あるいは腫瘍からの液成分の場合は滲出性で，炎症細胞，タンパク質，線維素を含み高比重である．出血があれば血性となり腫瘍による癌性腹膜炎などに見られる．中皮腫では粘性の腹水が貯留する．

6.35.5 障害が及ぼす影響

体腔の障害は，内部に存在する臓器に機能的な障害を与える．各臓器を保護する漿膜は各器官にとって障壁であるので，漿膜の障害は重篤な変化と見なされる．

非腫瘍性病変で各器官の炎症が漿膜に波及し胸膜炎や腹膜炎になると，これら炎症の転帰は胸水や腹水の程度のほか，器官同士あるいは臓器と体腔壁の癒着の程度に左右される．体腔内の液貯留や癒着は各臓器の正常な運動を妨げ，胸腔では呼吸困難，腹腔では腸管の閉塞が生じ重篤な場合は致死的な影響となる．とくに各器官の腫瘍が漿膜に達し，腔内へ播種性に転移すると，癌性胸膜炎あるいは癌性腹膜炎となり，末期像で重篤である．

6.35.6 毒性の評価

a. 剖検所見

毒性試験で薬物投与により剖検時に胸水や腹水の貯留を見ることがある．体腔内の液体成分の貯留は，炎症に伴い発現する場合と，心不全や肝臓および腎臓障害などに伴い発現する場合がある．とくに毛細血管透過性の亢進に基づく場合は末梢性の浮腫とともに体液貯留(胸水・腹水・心嚢水)を生じる．薬物の副作用では胸膜炎に伴う胸水の貯留により胸痛や呼吸困難を生じることがある．原因薬物として，心血管系薬，抗不整脈薬，血管収縮薬，抗癌剤，抗けいれん薬および生物学的製剤(G-CSF, IL-2)などがある．これらの薬物では短期の毒性試験でも体腔液の貯留に注意して剖検する必要がある．長期試験では，腫瘍発生に伴う胸水や腹水(腹部膨満)が観察されることがあるが，おもに中皮腫およびリンパ腫によるものである．中皮腫の場合，腹水は血性の場合が多く，腹壁や腹腔臓器に小結節が播種性に認められ，とくに肝臓と横隔膜間に腫瘍による癒着が見られる．

剖検時に胸水や腹水が見られた場合には，肉眼的に正確な所見をとり，必要に応じて液量測定や

性状の検査を実施し，非炎症性の漏出液あるいは炎症性によって生じた滲出液かを検査する（表 6.86, 6.87）．滲出液は肉眼的な判断で原因が予測可能である．細菌検査が必要な場合は穿刺による採取が必要である．

b. 障害の評価

(i) **腹膜炎 peritonitis**　通常の毒性試験で腹腔が直接的に化学物質の標的となることは稀である．しかし，腹腔内臓器に毒性が発現した場合，それらの障害性変化に合併して腹膜炎が生じることがある．さらに，異物や化学物質を腹腔内へ直接投与することによって障害が生じる．腹腔内投与では，過誤で注射針により腸管を穿刺することもある．また，投与により急性腹膜炎を起こしたり，消化管潰瘍が漿膜に達し穿孔したりすると，腹腔内に腸管内容物が漏出し細菌感染を引き起こす．また，肝炎や膵炎など腹腔内臓器の障害や，血腫，嚢胞，膿瘍の破裂などの波及によっても生じる．初期には触診により腹壁が緊張しているが，進行すると板状強直（板状硬）となる．

慢性腹膜炎では炎症が遷延することにより腹腔内臓器ないし組織（おもに腸や大網）が癒着し，線維化が進行すると癒着部位が肉芽腫様となる．

腫瘍が播種性に腹膜へ転移すると，癌性腹膜炎や腹部リンパ管閉塞，門脈圧の亢進，下大静脈圧迫などにより腹水が貯留し腸閉塞や尿管閉塞を引き起こす．

(ii) **胸膜炎 pleuritis**　胸膜炎では胸膜に炎症が及び，胸膜腔に胸水が貯留する．胸膜からの胸膜炎は少なく，多くは肺や近隣の臓器（肝臓，膵臓），横隔膜などの炎症が波及して生じる．医薬品や農薬の毒性試験において胸水が生じた場合，肉眼的に滲出液の性状を確認するとともに必要に応じて原因を特定する生化学検査を行う．また，吸入試験の際に，肺から胸膜に達した異物に起因する胸膜炎が見られることがある．これらの胸膜炎は長期にわたると線維化し，増殖性病変となり中皮腫の原因となる．　　　　　［倉田　靖］

表 6.86　貯留した体腔液の性状

性状	漏出性	滲出性
外観	水様性透明	原因により異なる（表 6.87）
リバルタ反応	陰性	陽性
比重	低い（1.015 以下）	高い（1.018 以上）
タンパク質濃度	低い（2.5 g/dL 以下）	高い（3 g/dL 以上）
線維素析出	微量	多量
細胞成分	少数（中皮細胞，組織球）	多数（100 個/μL 以上）．急性では好中球，慢性ではリンパ球，単球

表 6.87　体腔に貯留する滲出液の性状

	肉眼所見，性状ないし原因
血性	赤色ないし赤褐色，体腔内の臓器あるいは体腔壁および悪性腫瘍からの出血，胸腔では血胸 hemothorax ともいう
乳糜	乳白色調．リンパ管の閉塞や乳糜管の破裂が原因．悪性リンパ腫や悪性腫瘍の転移によるリンパ管の障害によっても生じる
膿性	膿性でおもに細菌感染により体腔に膿が貯留した状態．胸腔では膿胸という．化膿性腹膜炎，真菌性腹膜炎など
粘液性	腹膜仮性粘液腫，悪性中皮腫など
胆汁性	急性胆嚢炎など

文献（6.35 節）

1) Michailova KN, *et al.* : *Adv. Anat. Embryol. Cell Biol.* **183** : i-vii, 1-144 (2006).
2) Mutsaers SE : *Int. J. Biochem. Cell Biol.* **36** : 9-16 (2004).
3) Donaldson K, *et al.* : *Part. Fibre Toxicol.* **7** : 5 (2010).
4) Kane AB : *Inhal. Toxicol.* **18** : 1001-1004 (2006).
5) Husain AN, *et al.* : *Arch. Pathol. Lab. Med.* **133** : 1317-1331 (2009).

巻末総合文献

1) Atlas of tumor pathology of Fischer rat (Stinson SF, Schuller HM, Reznick G, eds), CRC Press, Bocca Raton(1990).
2) Casarett & Doul's Toxicology: The Basic Science of Poisons, 7th ed. (Klaassen CD ed), MacGraw-Hill, New York(2007).
3) Casarett & Doull's Toxicology: The Basic Science of Poisons, 6th ed. (Klaassen CD, ed), McGraw-Hill, New York(2001).
4) Fundamentals of Toxicologic Pathology, 2nd ed. (Haschek WM, Rousseaux CG, Wallig MA, eds), Elsevier, Amsterdam(2010).
5) Handbook of Toxicologic Pathology, 2nd ed. (Haschek WM, Rousseaux CG, Wallig MA, eds), Academic Press, San Diego(2002).
6) International Classification of Rodent Tumors, 6. Endocrine System(Mohr U), IARC Scientific Publications, Lyon (1994).
7) International Classification of Rodent Tumors, The Mouse (Mohr U, ed), Springer-Verlag, Berlin(2001).
8) Monographs on Pathology of Laboratory animals. Digestive System, 2nd ed. (Jones TC, Mohr U, Hunt RD, eds), Springer-Verlag(1996).
9) Pathobiology of the Aging Rat, Vol.2(Mohr U, Dungworth DL, Capen CC), ILSI Press, Washington, D.C. (1994).
10) Pathology of the Fischer Rat: Reference and Atlas (Boorman GA, *et al.*, eds), Academic Press, San Diego(1990).
11) Pathology of the Mouse: Reference and Atlas (Maronpot RR, ed), Cache River Press, Vienna, IL (2002).
12) Pathology of Tumours in Laboratory Animals, Volume 1 – Tumours of the Rat(Turusov VS, Mohr U, eds), International Agency for Research on Cancer, Lyon, France(1990).
13) Pathology of Tumours in Laboratory Animals, Volume 2 – Tumours of the Mouse (Turusov VS, Mohr U, eds), International Agency for Research on Cancer, Lyon, France(1994).
14) 最新毒性病理学(伊東信行 編), 中山書店(1994).
15) [新版]トキシコロジー(日本トキシコロジー学会 編), 朝倉書店(2009).
16) 毒性病理組織学(日本毒性病理学会 編), 日本毒性病理学会(2000).

索　引

1. 和文索引は，五十音順に配列した．濁音・半濁音，促音・拗音，長音は，配列のさい無視した．
2. 欧文索引は，アルファベット順に配列した．
3. アルファベットで始まる用語は欧文索引に収めた．
4. 化合物名において，α-，β-，γ-，N-，O-，S-，1-，2-，D-，L-，o-，m-，p-，n-，s-，t-，cis-，trans- などはその読みを無視して配列した．

和文索引

あ

アウエルバッハ神経叢 Auerbach's plexus ……… 210
亜　鉛 zinc……………………………………… 257, 307
亜鉛欠乏……………………………………………… 133
亜急性脊髄視神経症 subacute myelo-opticoneuropathy 131
悪性褐色細胞腫 malignant pheochromocytoma ……… 401
悪性奇形腫 malignant teratoma ……………………… 310
悪性基底細胞性腫瘍 malignant basal cell tumor ……… 450
悪性血管内皮腫 malignant hemangioendothelioma……… 207
悪性黒色腫 malignant melanoma ………………… 417, 445
悪性細網症 malignant reticuloses ………………… 348
悪性神経鞘腫 malignant schwannoma ……… 332, 418, 445
悪性神経内分泌腫瘍 malignant neuroendocrine tumor 181
悪性線維性組織球腫 malignant fibrous histiocytoma
　　（MFH）……………………… 216, 230, 431, 445, 446
悪性中皮腫 malignant mesothelioma………………… 181
アクチノマイシン D　actinomycin D ………… 257, 404
アクリジン…………………………………………… 442
アクリジンオレンジ………………………………… 442
アクリルアミド acrylamide ………… 77, 344, 353, 355, 404
アクリロニトリル acrylonitrile ………………… 347, 398
アクロソーム acrosome …………………………… 305
アザチジン………………………………………… 347
アザセリン…………………………………… 257, 258
アザチオプリン……………………………………… 362
アザン（Azan）染色 ………………………………… 110
アザン・マロリー（Azan-Mallory）染色 ………… 223
アシクロビル acyclovir ……………………… 415, 279
足細胞 podocyte…………………………………… 274
アジスロマイシン…………………………………… 424
アシドーシス……………………………………… 232
亜硝酸塩…………………………………………… 363
アスコルビン酸……………………………………… 39
L-アスコルビン酸ナトリウム sodium L-ascorbate
　　……………………………………………… 18, 290, 294
アストロサイト astrocyte（星状膠細胞）………… 336
L-アスパラギナーゼ………………………………… 407
アスパラギン酸 aspartate ………………………… 339
アスパラギン酸アミノトランスフェラーゼ，アスパラ

ギン酸アミノ転移酵素 aspartate aminotransferase
　　（AST）=GOT ……………………… 107, 251, 254, 432
アスピリン aspirin …………………………………… 363
アスベスト………………………………… 168, 178, 179, 462
アスベスト小体 asbestos body …………………… 462
アセタゾラミド acetazolamide ……………… 219, 279, 291
2-アセチルアミノフルオレン（2-AAF）……… 258, 307
アセチルコリン acetylcholine …………… 339, 339, 427
アセチルコリンエステラーゼ acetylcholine esterase … 339
N-アセチルトランスフェラーゼ，N-アセチル転移酵素
　　N-acetyltransferase ………………………… 8, 242, 403
3-アセチルピリジン……………………………… 354
アセチルフェニルヒドラジン……………………… 363
アセトアミド acetamide …………………………… 246
アセトアミノフェン acetaminophen（paracetamol）
　　……………………… 10, 11, 15, 169, 239, 240, 245, 282
アセトアルデヒド acetaldehyde…………………… 169
アゾキシメタン（AOM）………………………… 224
アゾセミド………………………………………… 424
アデニル酸シクラーゼ adenylate cyclase ……… 219, 266
アデノシン三リン酸 adenosine triphosphate（ATP）…… 6
アデノシントリホスファターゼ…………………… 248
アデノマトイド腫瘍 adenomatoid tumor ………… 464
アトピー性皮膚炎 atopic dermatitis ………………… 88
アドメトックス（薬物動態および毒性）試験（ADME/Tox）
　　…………………………………………………… 5
アドリアマイシン adriamycin… 265, 278, 306, 428, 429, 437
アトルバスタチン atorvastatin …………………… 246
アドレナリン adrenaline………………… 265, 266, 340, 429
β アドレナリン…………………………………… 403
β アドレナリン作動薬…………………………… 265
β アドレナリン受容体 β-adrenergic receptors ……… 340
　　──の刺激薬 …………………………………… 197
アナフィラキシー型……………………………… 371
アニリン aniline ……………………………… 245, 398
アニリン誘導体…………………………………… 363
アビチン-ビオチンペルオキシダーゼ・
　　コンプレックス（複合体）法（ABC法）………… 383
アブミ骨 stapes…………………………………… 422
アフラトキシン aflatoxin………… 159, 161, 239, 241, 245
アフラトキシン B_1………………………………… 8, 10, 226
アポタンパク質 apoprotein………………………… 238
アポトーシス apoptosis ……… 17, 36, 51, 52, 205, 259
アポリポタンパク質 B…………………………… 234
アマクリン細胞 amacrine cell……………………… 414

アマニチン amanitin 239, 240
亜慢性神経毒性試験 subchronic neurotoxicity study 76
アミオダロン amiodarone 113, 420, 429
アミトリプチリン 180, 265
p-アミノ安息香酸 442
アミノ安息香酸エチル 441
アミノグリコシド系抗生物質 aminoglycoside antibiotics
  279
アミノグルテチミド aminoglutethimide 306, 398
アミノサリチル酸 362
2-アミノ-4,5-ジフェニルチアゾール
  2-amino-4,5-diphenylthiazole 282
2-アミノ-3,8-ジメチルイミダゾ[4,5-f]キノキサリン
  2-amino-3,8-dimethylimidazo[4,5-f]quinoxaline
  (MeIQx) 242
アミノトリアゾール 387
6-アミノニコチンアミド 416
アミノヌクレオシド aminonucleoside 278
アミノ配糖体 423, 424
アミノ配糖体抗生物質 421
4-アミノピアゾロピリミジン 239
α-アミノ3-ヒドロキシ5-メチル-4 イソキサゾール・
  プロピオン酸 341
アミノピリン 363
アミノプテリン aminopterin 13
β-アミノプロピオニトリル 179, 344
3-アミノベンズアミド 3-aminobenzamide 407
2-アミノ-1-メチル-6-フェニルイミダゾ[4,5-b]
  ピリジン (PhIP) 319
γ-アミノ酪酸 γ-aminobutyric acid 142, 339, 340
アミラーゼ消化試験 amylase digestion test 110
アミロイドーシス amyloidosis(アミロイド症) ... 231, 286
アミロイド症(アミロイドーシス amyloidosis) ... 286, 401
アミロイド沈着 amyloid deposition, deposit of amyloid
  .... 310, 409
アモキシシリン amoxicillin 239, 291
アモサイト amosite 462
アラキドン酸 22
β-アラニン 344, 415
アラニンアミノトランスフェラーゼ 251, 254
アリルアルコール 239, 245
アルカリ(性)ホスファターゼ alkaline phosphatase
  (ALP) 107, 118, 240, 251, 254
アルカリホスファターゼ活性誘導 433
アルキル化剤 362
アルコール alcohol 234, 437
アルシアンブルーPAS(Alcian blue / PAS)染色 ... 110, 232
アルドステロン aldosterone 397
アルドステロン症 132
アルブトシン 245
α細胞 383, 406
アルブミン albumin 237
アルミニウム aluminium, aluminum 437
アレルギー性肝障害 132
アレルギー性接触皮膚炎 133
アレルギー性皮膚炎 allergic dermatitis 88, 441
アロキサン alloxan(e) 229, 407
アロマターゼ aromatase 327
アンギオテンシン angiotensin 277
アンギオテンシンⅡ angiotensin Ⅱ 274
アンギオテンシンⅡ受容体拮抗薬

angiotensin Ⅱ antagonist 281
アンギオテンシン変換酵素
  angiotensin-converting enzyme(ACE) 281, 397
安全係数(SF) 64
安全性試験室実施規範 Good Laboratory Practice(GLP)
  2
安全性データシート safety data sheet(SDS) 144
α₁-アンチキモトリプシン α₁-antichymotrypsin ... 242
アンチピリン 387
安定剤 stabilizer 138
アントラキノン 221
アントラセン 442
アンドロゲン androgen 239, 306, 316
  ――の濃度 19
アンドロゲン結合タンパク質 androgen binding protein
  302
アンドロゲン受容体 androgen receptor 314
アンドロゲン受容体拮抗薬 308, 317
アンピシリン ampicillin 291
アンフェタミン 265, 428
アンフェノン 387
アンホテリシン B 429
アンモニア ammonia 250, 355
アンモン角 ammon's horn(海馬) 342
安楽死処置 27

い

異栄養性 dystrophic 430
異栄養性石灰化，異栄養性石灰沈着
  dystrophic calcification(mineralization) 281, 310
イェーツ補正 101
イオンチャネル型受容体 ionotropic receptor 339
異型過形成 atypical hyperplasia, hyperplasia with atypia
  .... 173, 194, 201, 206, 456, 295
異形成 dysplasia 41, 213
異型腺房細胞結節 atypical acinar cell nodule 260
移行上皮 transitional epithelium 166
移行上皮過形成 transitional cell hyperplasia,
  hyperplasia of transitional epithelium 140, 173, 285
移行上皮癌 transitional cell carcinoma 285
移行上皮乳頭腫 transitional cell papilloma 285
胃酸分泌抑制剤 135
意識障害 133
萎　縮 atrophy 198, 408, 416, 430, 448
異常陰窩巣 aberrant crypt foci(ACF) 227
移植片対宿主病 372
異所性肝組織 211
異所性胸腺 ectopic thymus 384, 388
異所性上皮小体 ectopic parathyroid 393
異所性膵組織 ectopic pancreas 211, 223
異所性(転移性)石灰化 metastatic calcification 281
異所性増殖性腺管 heterotopic proliferative glands ... 213
異数性 aneuploidy 96
イスランジシン 245
胃腺窩上皮細胞 foveolar epithelial cell 209, 210
イソシアネート類 441
イソトレチノイン isotretinoin 434
イソニアジド isoniazid 10, 239, 242, 345, 355, 429, 442
イソニコチン酸ヒドラジド 348
イソプロテレノール 263, 265, 266

和文索引

イタイイタイ病 Itai-itai disease ……………… 140
I 型筋線維 …………………………………… 426, 428
I 型コラーゲン C-プロペプチド ………………… 439
I 型コラーゲン N-プロペプチド ………………… 439
I 型コラーゲン架橋 N-テロペプチド …………… 439
I 型細胞 stellate cell …………………………… 277
I 型肺胞上皮細胞 type I alveolar cell …… 176, 177
一元配置分散分析 ………………………………… 99
一次卵胞 primary follicle ……………………… 322
1 日摂取許容量 acceptable daily intake（ADI）
　　………………………………… 63, 101, 139, 141
一価不飽和脂肪酸 monounsaturated fatty acid … 22
一酸化炭素 carbon monoxide ………………… 144
一般飲食物添加物 both generally provided for eating or drinking as foods and used as food additives ……… 138
一般の腫瘍 common tumor …………………… 48
胃底腺の過形成 hyperplasia of fundic glands … 214
遺伝子突然変異 gene mutation ………………… 40, 93
遺伝子突然変異試験 in vitro mammalian cell gene mutation test ………………………… 96
遺伝子翻訳産物 ………………………………… 123
遺伝毒性発癌物質 genotoxic carcinogen(s) … 36, 42
伊東細胞 Ito cell ………………………… 236, 237
伊東モデル（肝中期発癌性試験）………………… 73
イニシエーション initiation ……………… 34, 242
イヌリン ………………………………………… 9
異物性鼻炎 foreign body inflammation ……… 174
異物肉芽腫 foreign-body granuloma ………… 203
異物発癌 foreign body carcinogenesis ……… 443
4-イポメノール ………………………………… 179
3,3'-イミノジプロピオニトリル（β,β'-イミノジプロピオニトリル） 3,3'-iminodipropionitrile … 344, 355, 416
イミノジプロピルニトリル …………………… 349
イメージングバイオマーカー imaging biomarker … 122
医薬品 …………………………………………… 131
胃　葉 gastric lobe（膵臓）…………………… 256
医療機器 ………………………………………… 149
医療機器規制国際整合化会議 Global Harmonization Task Force ………………………………… 149
陰核腺 clitoral gland ………………………… 447
陰窩上皮細胞 crypt epithelial cell …………… 218
印環細胞癌 signet-ring cell carcinoma ……… 215
陰　茎 penis …………………………………… 90
インジナビル indinavir ……………………… 291
インスリン insulin …………………………… 406
インスリン依存性糖尿病 insulin-dependent diabetes mellitus ………………………………… 408
インターフェロン ……………………………… 374
インターロイキン interleukin ………… 226, 359
インターロイキン-1, -6, -8 …………………… 462
インテグリン ………………………………… 462
咽　頭 pharynx ………………………… 165, 190
咽頭呼吸器部 pharynx respiratorius ………… 190
咽頭消化器部 pharynx digestoxria …………… 190
インドシアニングリーン indocyanine green … 253, 254
インドメタシン indomethacin ………… 221, 429
インヒビン inhibin …………………………… 325
インポテンツ …………………………………… 134

う

ウエスタンブロット法 western blotting ……… 116
ウェルチ検定 …………………………………… 99
ウォルフ管 Wolffian duct …………………… 314
うっ血 congestion …………………………… 229
うっ血性心筋症 congestive cardiomyopathy … 265
ウラシル uracil ……………………………… 291
ウリジン二リン酸グルクロニルトランスフェラーゼ（UDP-GT）……………………………… 38
ウリジン二リン酸-α-グルクロン酸（UDPGA）… 8
ウルソデオキシコール酸 ursodeoxycholic acid … 248
ウレタン urethane ………………… 178, 179, 183, 245
運営管理者 facility management ……………… 55
運動終板 motor end plate …………………… 427

え

エアロゾル（粒子状物質）aerosols …………… 91
エイコサペンタエン酸 eicosapentaenoic acid … 22
栄養性筋症 nutritional myopathy ……………… 429
栄養性上皮小体機能亢進症 nutritional hyperparathyroidism ……………… 393
エオジン ………………………………………… 442
エオジン好性変化 eosinophilic inclusions, eosinophilic globules（droplets）, hyaline degeneration … 174
疫学研究 epidemiological study ……………… 61
液性免疫（抗体介在性）………………………… 370
壊　死 necrosis ……… 180, 198, 205, 259, 308, 400, 430, 437
壊死後性肝硬変 post necrotic cirrhosis ……… 245
17β-エストラジオール ………………………… 371
エストラジオールジプロピオネート …………… 379
エストロゲン estrogen, 17β-estradiol
　　…… 239, 265, 306, 316, 317, 324, 379, 381, 397, 433, 434, 453
エストロゲン受容体 estrogen receptor ……… 326
エストロゲン様作用 …………………………… 371
エタクリン酸 ………………………………… 422, 423
エタノール ethanol …………… 39, 239, 257, 347
エタン-1,2-ジメタンスルホン酸 ethane-1,2-dimethane sulfonate …… 307, 308, 309, 316
エタンブトール ……………………………… 416, 417
エチオニン ethionine ………………… 229, 238, 257
エチニルエストラジオール …………………… 135
4-(エチルスルホニル)-1-ナフタレンスルホンアミド 4-ethylsulfonylnaphthalene-1-sulfonamide（ENS）……………………………… 134, 291
エチルニトロソウレア（ENU）………………… 347
エチルニトロソグアニジン N-ethyl-N'-nitro-N-nitrosoguanidine …… 258, 259
エチルベンゼン ethyl benzene ………………… 144
エチレンオキシド ……………………………… 347
エチレングリコールアルキルエーテル ethylene glycol alkyl ethers ……………… 306
エチレングリコールモノメチルエーテル ethylene glycol monomethyl ether ………… 327
X　線 …………………………………………… 347
エトキシレゾルフィン O-脱エチル化酵素 …… 254
エナメル質 enamel …………………………… 185
エナメル上皮腫 ameloblastoma ……………… 187
エナメル上皮線維歯牙腫 ameloblastic fibroodontoma … 187
エナメル上皮線維腫 ameloblastic fibroma …… 187
n-3 系脂肪酸 …………………………………… 22
n-6 系脂肪酸 …………………………………… 22

エピクロロヒドリン･････････････････････････････････ 178
エフェクター反応･･････････････････････････････････ 370
エブネル腺 von Ebner's gland･･････････････････････ 190
エプーリス epulis ･････････････････････････････････ 191
エポキシド加水分解酵素 epoxide hydrolase ････････ 236
エポキシドヒドラーゼ ･･････････････････････････････ 254
エポキシレジン ･･･････････････････････････････････ 441
エームス試験 Ames test ･････････････････････････････95
エメチン ･･････････････････････････････････････ 428, 429
エメチン 2,4-ジクロロフェノキシ酢酸･･･････････････ 429
エラスチカワンギーソン(elastica van Gieson)染色 ･･･ 110
エラスチン ･･･････････････････････････････････････ 462
エリスロシン erythrosine ･････････････････････････ 386
エリスロポエチン erythropoietin ･････････････ 277, 359
エリスロマイシンエステル erythromycin esters ･････ 229
エリソルビン酸ナトリウム sodium erythorbate ･･･････ 294
エルカ酸･･･ 265
エルゴタミン ･････････････････････････････････････ 429
遠位軸索変性(症)distal axonopathy ･･･････････ 344, 349
遠位尿細管 distal convoluted tubule ･･････････････ 274
塩化コバルト cobalt chloride ････････････････ 257, 407
塩化水銀 mercury chloride ･･････････････････････ 280
塩化第二水銀(昇汞 HgCl$_2$)･･･････････････････････ 148
塩化ナトリウム sodium chloride ･･････････････････ 294
塩化ビニル････････････････････････････････････ 10, 239
塩化ビニルモノマー vinyl chloride monomer
　　　　　　　　　　　　　　　　 178, 242, 272
塩化ベンザルコニウム benzalkonium chloride ･･････ 221
塩化メチル methyl chloride ･････････････････････ 308
塩化リチウム lithium chloride ･･･････････････････ 408
嚥下性肺炎 aspiration pneumonitis ･････････････ 201
エンケファリン enkephalin ･･･････････････････ 398, 339
炎　症 inflammation ･･･････････ 194, 205, 213, 297, 409, 458
炎症細胞浸潤 inflammatory cell infiltration ･････････ 246
炎症性病変 inflammation ････････････････････････ 198
延　髄 medulla oblongata ･･･････････････････････ 334
円錐乳頭 conical papilla ････････････････････････ 190
塩素酸ナトリウム ･････････････････････････････････ 387
円　柱 cast･････････････････････････････････････ 282
エンテログルカゴン enteroglucagon･･････････････ 209
エンドサイトーシス endocytosis ･････････････････ 385
エンドルフィン ････････････････････････････････････ 379
β-エンドルフィン β-endorphin ････････････････････ 339

お

オイルレッド O(Oil red O)染色 ･･･････････････････ 110
横隔膜結節 diaphragmatic herniation ･････････････ 243
横管系 transverse tubular system(T系) ････････････ 427
欧州代替法評価(バリデーション)センター European
　　Centre for the Validation of Alternative Methods
　　(ECVAM) ･････････････････････････････････ 88, 93
黄体化ホルモン，黄体形成ホルモン
　　luteinizing hormone ････････････････83, 303, 317, 323
黄体腫 luteoma/benign ･････････････････････････ 331
黄体ホルモン･･････････････････････････････････ 377, 378
横断研究 cross-sectional study ･･････････････････････61
嘔　吐 ･･････････････････････････････････････ 131, 133
横紋筋腫 rhabdomyoma ･･･････････････････････ 267
横紋筋肉腫 rhabdomyosarcoma ･･･････ 173, 195, 215, 431
横紋筋融解(症) rhabdomyolysis ･･････････････ 133, 430

オキサミド oxamide ･････････････････････････････ 291
オキシテトラサイクリン ･･･････････････････････････ 429
オキシトシン oxytocin ･･･････････････････････ 378, 453
オキシブプロカイン ･･････････････････････････････ 415
オキシン ･･ 407
オキセンドロン oxendolone ･････････････････ 316, 318
オキソデピン oxodipine ････････････････････････ 399
オクトパミン octopamine ･･････････････････････ 250
オクラトキシン ochratoxin ･･････････････････････ 160
オクラトキシン A ･･･････････････････････････････ 161
悪　心 ･･････････････････････････････････････ 131, 133
オステオカルシン bone gla-protein ･･･････････････ 439
オゾン ･･･ 169
オッディの括約筋 sphincter of Oddi ･･･････････････ 238
オートラジオグラフィー autoradiography ･････････ 253
オニオンバルブ onion bulb ･････････････････････ 348
オミクス技術 omics technology ････････････････ 123
ω-3(n-3)脂肪酸 ･･･････････････････････････････ 22
ω-6(n-6)脂肪酸 ･･･････････････････････････････ 22
オリゴデンドロサイト oligodendrocyte(稀突起膠細胞) 336
オルサラジン olsalazine ････････････････････････ 301
オルトフェニルフェノールナトリウム
　　sodium o-phenylphenate ･･････････････････ 294
オルニチンカルバモイルトランスフェラーゼ ･･････････ 251
オロチン酸 orotic acid ･････････････････････ 239, 291
オンコサイト oncocyte ････････････････････････ 199
オンコサイトーマ oncocytoma ･･･････････････････ 284

か

外眼筋 extraocular muscle ･････････････････････ 411
介在部 intercalted portion ･････････････････････ 197
外　耳 external ear ････････････････････････････ 421
外耳道 external auditory meatus ････････････････ 422
外耳道脂腺 auditory sebaceous gland ･･･････････ 447
カイ 2 乗[χ^2]検定･･･････････････････････99, 100, 101
カイニン酸･････････････････････････････････ 337, 341, 415
海　馬 hippocampus ･･････････････････････ 334, 336
外胚葉･･･84
灰白質 gray matter ･････････････････････････････ 334
灰白隆起 tuber cinereum ･･････････････････････ 377
海馬歯状回 dentate gyrus ･･････････････････････ 342
蓋　膜 tectorial membrane ････････････････････ 421
海綿骨 spongy bone ･･･････････････････････････ 433
海綿状血管腫 cavernous hemangioma ･･････････ 250
海綿状態 status spongiosus･･･････････････････ 345
海綿状変化 spongiosis ････････････････････････ 443
潰　瘍 ulcer, ulceration ･･･････････ 180, 194, 206, 213, 228
潰瘍壊死性歯肉炎 ulceronecrotizing gingivitis ･･･ 191
潰瘍性口内炎 ulcerative stomatitis ･･･････････････ 191
潰瘍性腸炎 ulcerative enteritis ･･･････････････ 228
改良 OECD テストガイドライン 407 試験
　　enhanced OECD test guideline 407 ･････････ 154
過塩素酸･･･ 387
過角化(症) hyperkeratosis ･････････ 171, 194, 200, 201, 444
化学的酸素要求量 chemical oxygen demand ･････ 155
化学物質特異的補正係数 chemical specific adjustment
　　factor ･････････････････････････････････････ 64
蝸　牛 cochlea ･････････････････････････････････ 422
蝸牛孔 helicotrema ･･･････････････････････････ 422
芽球コロニー形成細胞 ･･･････････････････････････ 359

和文索引

蝸牛鳥瞰図 cyto cochleogram ································ 425
蝸牛導水管 cochlear aqueduct ······················· 422
架　　橋 crosslink ··93
角　　化 keratinization（cornification）·········· 189
角化棘細胞腫 keratoacanthoma ······················ 445
顎下腺 submandibular glands ·························· 196
角化嚢胞 keratinic cyst ····································· 206
核　　酸 nucleic acid ··13
核磁気共鳴画像法 magnetic resonance imaging ··· 122
角質層 stratum corneum ··································· 440
学習・記憶検査··· 353
核タンパク質··· 35
拡　　張 dilatation ································· 229, 448
拡張性心筋症 dilated cardiomyopathy ··········· 265
核糖原 karyoglycogen ·· 243
核内封入体 inclusion body, intranuclear inclusions
　　　　　　　　　　　　　　　　　 243, 279
　　　──の増加　increased intranuclear ── 405
核の大小不同性 anisonucleosis ······················· 243
角　　膜 cornea ··· 412
　　　──の石灰沈着··· 418
角膜炎 keratitis ······································· 417, 418
角膜・結膜障害··· 415
角膜固有質 corneal stroma ······························· 412
角膜障害··· 133
角膜上皮 corneal epithelium ····························· 412
角膜内皮 corneal endothelium ························· 412
過形成性胃炎 hypertrophic gastritis ················ 214
過形成 hyperplasia ······· 41, 206, 214, 318, 448, 456, 458, 295
過形成性腺房(胞状)結節 hyperplastic alveolar nodules
　　　（HAN）··· 456
加工デンプン modified starch ·························· 139
過誤腫 hamartoma ························· 181, 187, 284
過骨症 hyperosteosis ··· 437
傘細胞 umbrella cell ·· 289
過剰色素沈着··· 133
過剰な肋骨（腰肋）··85
化審法··· 57
ガス(気体)gasses ··91
下垂体腫瘍··· 379
下垂体前葉細胞腫瘍··46
ガスクロマトグラフィー gas chromatography ···92
ガストリン gastrin ······················· 209, 211, 406
化　　生 metaplasia ································40, 296
仮性半陰陽 pseudohermaphroditism ···············85
カゼイン casein ···
カタラーゼ catalase ·································· 278, 407
カタル性胃炎 catarrhal gastritis ······················· 214
カタル性腸炎 catarrhal enteritis ······················· 228
褐色萎縮 brown atrophy ··································· 399
褐色顆粒沈着 brown granular deposition ······· 386
褐色細胞腫 pheochromocytoma ······· 133, 134, 139, 399, 400
褐色脂肪腫 hibernoma ······································· 445
褐色脂肪肉腫 malignant hibernoma ················ 445
褐色変性 brown degeneration ·························· 399
活性化型ミクログリア activated microglia ··· 337
活性酸素 reactive oxygen species ··················· 277
活性酸素除去剤 radical scavenger ··················· 212
活動電位 action potential ·································· 338
滑膜肉腫 synovial sarcoma ······························· 438
滑面小胞体 ·· 16, 113

過テクネチウム酸··· 387
カテコール catechol ································ 200, 363
カテコールアミン catecholamine ········· 340, 397, 402, 265
βカテニン　βcatenin ····················· 232, 234, 227
βカテニン蓄積陰窩巣　βcathenin accumulated foci ··· 227
可動関節··· 434
カドミウム cadmium ······· 147, 307, 347, 354, 430, 436, 279
カドミウムによる尿細管機能障害性骨軟化症
　　cadmium−induced renal tubular osteomalacia ··· 141
カナマイシン··· 224, 429
カニクイザル··· 313
化膿性肺炎 purulent pneumonitis ···················· 203
カーバメート··· 353
カーバメート系化合物 carbamate compounds ··· 142
カーバメート系殺虫剤······································· 354
痂皮性膀胱炎 incrusted cystitis ························ 293
カビ毒··· 158
過敏性血管炎 hypersensitivity vasculitis ········ 271
過敏性心筋炎 hypersensitivity myocarditis ··· 265
カフェイン ·· 379, 380
カフェ酸 caffeic acid ·· 204
カプロン酸ゲストノロン gestonorone caproate ··· 316, 318
カーボンナノチューブ······································· 163
カーボンブラック··· 162
過マンガン酸カリ酸化（potassium permanganate）法··· 110
噛みタバコ dipping tobacco ······························ 192
ガラクトサミン galactosamine ························ 245
ガラクトース··· 415
硝子化 hyalinization ·· 408
硝子体 vitreous body ··· 413
硝子滴沈着，(硝子滴) hyaline droplets, hyaline droplet
　　deposition ······························· 279, 280, 281, 286
硝子軟骨··· 433
硝子膜 hyaline membrane ································· 180
硝子様変性 waxy or hyaline degeneration ···· 430
カリウム塩··· 290
カリウム枯渇··· 239
顆粒球··· 369
顆粒球・マクロファージコロニー形成細胞····· 367
顆粒球・マクロファージコロニー形成刺激因子
　　granulocyte macrophage colony stimulating factor
　　（GM−CSF）··· 359
顆粒球・マクロファージ前駆細胞····················· 358
顆粒球系過形成 granulocytic hyperplasia ······ 364
顆粒球系細胞 granulocytic cells ······················ 358
顆粒球減少症 granulocytopenia ······················ 363
顆粒細胞 granular cell ······································ 276
顆粒細胞腫(瘍) granular cell tumor(s) ··· 332, 333, 348
顆粒状円柱 granular cast ·································· 282
顆粒性間膜腺細胞 granular maternal gland（GMG）cells
　　　　　　　　　　　　　　　　　　　　 323
顆粒層 stratum granulosum ······························ 440
顆粒層増生 hypergranulosis ····························· 194
顆粒変性 granular degeneration ······················ 430
顆粒膜黄体(ルテイン)細胞 granulosa lutein cells ··· 322
顆粒膜細胞腫 granulosa cell tumor ················ 309
カルシウム拮抗薬ニフェジピン······················· 191
カルシトニン calcitonin ···················· 380, 384, 386, 433
カルチニン欠乏··· 429
カルチノイド carcinoid ···································· 215
カルチノイド腫瘍 carcinoid tumor ·················· 135

カルバマゼピン carbamazepine ····················· 239, 241
カルバミゾール ·· 442
カルバリン carbaryn ································ 404
カルビマゾール ······································· 387
カルボキシメチルセルロース ························· 441
カルボニルニッケル ··································· 178
β-カロチン ··· 442
カロリー需要 caloric demand ························· 64
癌 carcinoma ·· 400
眼圧上昇 ·· 133
癌遺伝子 ··· 34, 35
眼窩 orbit ·· 411
肝海綿状変性 spongiosis hepatis ·················· 245
感覚誘発電位検査 ······································· 79
肝芽腫 hepatoblastoma ······························ 249
眼球結膜 ··· 411
眼球癆 phthisis bulbi ································ 417
環境汚染物質 environmental pollutant ·········· 154
環境汚染物質排出移動登録 pollutant release and
　　transfer register(PRTR) ························ 154
環境保健科学研究所 Health and Environmental Sciences
　　Institute(HESI) ································ 4, 273
眼　瞼 eyelid ·· 411
還元型グルタチオン ··································· 362
眼瞼結膜 ··· 411
5α-還元酵素の阻害(5α-還元酵素阻害薬) ······ 317, 318
肝硬変 cirrhosis ································ 241, 246
肝細胞 hepatocyte ···································· 236
肝細胞萎縮 hepatocellular atrophy ··············· 244
肝細胞過形成 hepatocellular hyperplasia ······· 247
肝細胞癌 hepatocellular carcinoma ··············· 249
肝細胞死 hepatocyte necrosis ····················· 240
間細胞刺激ホルモン ······························ 378, 377
間細胞腫 interstitial cell tumor ············· 309, 307
肝細胞成長因子 hepatocyte growth factor ··· 252, 407
肝細胞腺腫 hepatocellular adenoma ·············· 249
肝細胞・胆管混合型肝腫瘍
　　mixed hepatocholangiocellular tumor ········ 249
肝細胞肥大 hepatocellular hypertrophy ····· 240, 243
肝細胞膜障害 ·· 132
間　質 interstitium ····························· 257, 427
　　――の線維化 interstitial fibrosis ············· 395
間質(組織) interstitial tissue ···················· 302
間質性腎炎 interstitial nephritis ············ 131, 282
間質性肺炎 interstitial pneumonitis ········· 178, 180
間質腺空胞化 vacuolation of interstitial gland cells ····· 330
間質腺増生 interstitial gland hyperplasia ····· 330
間質肉腫 stromal sarcoma ·························· 333
肝紫斑病 peliosis hepatis ··························· 247
患者・対照研究 case-control study ················ 61
管状型(腺癌) tubular type ························· 457
管状間質細胞癌 tubulostromal carcinoma ······ 331
管状間質腺腫 tubulostromal adenoma ··········· 331
管状腺癌 tubular adenocarcinoma ········· 215, 331
管状腺腫 tubular adenoma ··············· 230, 331, 457
杆状体 rod ·· 413
乾性角結膜炎 keratoconjunctivitis sicca ········ 416
肝星細胞 hepatic stellate cell ······················ 236
関節炎 arthritis ······································· 437
汗　腺 sweat gland ·································· 440
肝線維症 fibrosis ······································ 241

"完全"(型)発癌物質 ································· 242
肝臓のうっ血 congestion of the liver ············ 247
肝臓の小胞体 ··· 7
肝中期発癌性試験(伊東法) liver medium-term
　　carcinogenesis bioassay ··················· 73, 117
冠動脈拡張剤(DH 剤) ······························· 136
管内乳頭腫 intraductal palilloma ················· 457
癌肉腫 carcinosarcoma ······························ 458
γ 細胞 ··· 383
甘味料 sweetener ···································· 138
関　門 ·· 7
間葉系腫瘍 mesenchymal tumor(s) ········ 215, 298
癌抑制遺伝子 tumor suppressor gene ············ 34

き

器官形成期 ··· 84
気管支関連リンパ組織 bronchus-associated lymphoid
　　tissue ·· 369
気管支痙攣 ·· 131
気管支肺胞上皮幹細胞 bronchioalveolar stem cell ····· 176
気管支肺胞洗浄液 bronchoalveolar lavage fluid ····· 184
気管内投与 intratracheal administration ········· 93
奇　形 malformation ································· 85
奇形腫 teratoma ························· 309, 332, 382
危険性ガス状物質 hazardous gaseous substances ······ 144
キシレン xylene ···························· 144, 353, 441
キスカル ··· 341
既存添加物 existing food additives ··············· 138
既存添加物名簿 list of existing food additives ····· 138
気体(ガス)gasses ···································· 91
既知遺伝子 previously-identified gene ·········· 128
基底核 basal ganglia ································ 340
基底細胞過形成 basal cell hyperplasia
　　··································· 173, 194, 201, 206, 444
基底細胞癌 basal cell carcinoma, malignant basal cell
　　tumor ·· 207, 445
基底細胞腫瘍(良性) benign basal cell tumor ····· 445
基底層 stratum basal ································ 440
基底板 basilar membrane ··························· 422
稀突起膠細胞(オリゴデンドロサイト) ········· 336, 357
キニジン ··· 429
キニーネ ··· 422
キニン ·· 371, 424
キヌタ骨 incus ······································· 422
機能観察バッテリー(検査) functional observational
　　battery(FOB) ································ 76, 353
キノホルム ······································ 416, 417
キノリン酸 ·· 355
γ-キノンイミン体 ······································ 10
帰無仮説 ·· 100
ギムザ(Giemsa)染色 ································· 111
逆位トリヨードサイロニン reverse triiodothyronine ····· 385
逆流性食道炎 reflux esophagitis ·················· 200
吸飲作用 pinocytosis ································ 224
嗅覚器障害 ·· 133
嗅　球 olfactory bulb ······························· 166
球形嚢 saccule ······································· 422
嗅結節 olfactory tubercle ·························· 340
吸光度 optical density ······························ 117
嗅細胞 olfactory cell ································ 166

休止期 telogen	440
吸　収 absorption	5, 6
吸収上皮細胞 enterocyte	218
弓状核ニューロン arcuate neuron	341
弓状動脈 arcuate artery	276
嗅上皮 olfactory epithelium	166, 167, 168
嗅上皮過形成 hyperplasia, olfactory epithelium	173
嗅小胞 olfactory vesicle	166
丘　疹 papule	443
急性胃炎	131
急性炎症 acute inflammation	170
急性吸入毒性試験－急性毒性等級法 acute toxic class method	93
急性神経毒性試験 acute neurotoxicity study	76
急性接触性皮膚炎 acute contact dermatitis	444
急性遅発性神経毒性試験 acute delayed neurotoxicity study	79
急性肺障害	177
嗅　腺 olfactory gland	166
吸入毒性試験 inhalation toxicity study	90
偽幽門腺 pseudopylorc glands	214
橋 pons	334
胸　郭 thorax	460
強化スケジュール下の行動 schedule controlled operant behavior	354
胸　腔 thoracic cavity	460
凝固壊死 coagulative necrosis	17, 444, 265
狭　窄 stenosis	202
狭心症	131
胸　水 pleural fluid	465
強　膜 sclera	412
——の軟骨化生	419
胸　膜 pleura	460
胸膜炎 pleuritis	203, 466
莢膜細胞腫 thecoma benign/malignant	331
胸膜プラーク pleural plaque	462
共有結合 covalent binding	13
巨核球 megakaryocyte	359
巨核球系過形成 megakaryocytic hyperplasia	364
巨核球系細胞 megakaryocytic cells	359
巨核球コロニー形成細胞	367
巨核球前駆細胞	358
虚　血 ischemia	14, 16, 272
巨　指 dactylomegaly	85
去勢細胞 castration cell	310
巨赤芽球性貧血 megaloblastic anemia	132, 362
巨大化胃腸炎 megaloileitis	229
巨大結腸 megacolon	229
巨大食道症 megaesophagus	200
巨大盲腸症 cecomegaly	229
起立性低血圧	134
近位軸索変性症 proximal axonopathy	349
筋萎縮性側索硬化症	341
近位尿細管 proximal tubule	274, 275
筋衛星細胞 satellite cell	427
金　塩	442
筋芽細胞 myoblast	431
筋形質 sareoplasm	427
筋原線維 myofibril	427
銀好性核小体形成部位関連タンパク質 argyrophil nucleolar organizer region associated protein	50

筋硬直 myotonia	428
筋ジストロフィー muscular dystrophy	431
筋周膜 perimysium	426
筋　鞘 sarcolemma（筋形質膜）	427
筋小胞体 sarcoplasmic reticulum	427
筋上膜 epimysium	426
金製剤	363
近赤外線分光法 near-infrared spectrocopy	122
筋　節 sarcomere	427
筋線維 myofiber, muscle fiber	426
筋線維芽細胞 myofibroblast	247
筋線維束（筋束）fascicle	426
筋線維変性 myofibrillar degeneration	265
金チオリンゴ酸ナトリウム sodium aurothiomalate	280
銀ナノ粒子	162
筋紡錘 muscle spindle	427
筋　膜 fascia	427

く

グアニジノエタンスルホン酸塩	415
グアニジン系殺菌剤	309
隅　角 irido-corneal angle	412
空気力学的個数中位径 count median aerodynamic diameter	92
偶然発見腫瘍 other incidental context	105
空胞化 vacuolation	244, 310, 405, 280
空胞変性 vacuolar degeneration	430
クエン酸カルシウム	290
クエン酸ナトリウム sodium citrate	294
櫛状型（腺癌）cribriform type	457
口　唇 lip	189
苦痛度分類	28
クッシング症候群	132
クッパー細胞 Kupffer cell	237, 236
クッパー細胞過形成 Kupffer cell hyperplasia	250
クッパー細胞肉腫 Kupffer cell sarcoma	250
クプリゾン cuprizone	345, 355
クマリン	442
くも膜下腔 subarachnoid space	422
グライコミクス glycomics	123
クラインフェルター症候群 Klinefelter's syndrome	374
クラスカル・ワリス検定	99
グラフェン酸 glafenic acid	291
グラーフ卵胞 graafian follicle	322
グラム（Gram's）染色	111
クララ細胞 Clara cell	12, 176, 178
グリア結節 glial nodule	348
グリア細胞 glia cell	335, 402
グリア線維（性）酸性タンパク質 glial fibrillary acidic protein（GFAP）	337, 351, 354
クリオキノール	355
グリオーシス gliosis（神経膠細胞症）	337, 342, 346, 381
グリコーゲンの分解 glycogenolysis	406
グリコサミノグリカン glycosaminoglycan	461
グリコサミノグリカンサーファンクタント	462
グリシン glycine	339, 341, 291
グリセオフルビン griseofulvin	239, 246, 442
グリセミック指数 glycemic index	22
グリメリウス（Grimelius'）染色	110
クリューバー・バレラ（Klüver-Barrera's）染色	111

グルカゴン……………………………………… 406
グルカゴン血症………………………………… 407
βグルクロニダーゼ β-glucuronidase ……… 223
グルクロン酸 glucuronic acid ………………… 238
グルクロン酸転移酵素 glucuronosyltransferase … 237
グルクロン酸抱合 glucuronidation …………10, 237, 385
グルココルチコイド類 glucocorticoids ……… 371, 374
βグルコシダーゼ β-glucosidase …………… 223
グルコース 6-ホスファターゼ glucose 6-phosphatase … 248
グルコース輸送担体阻害薬 glucose transport inhibitors … 229
グルコース-6-リン酸脱水素酵素 glucose-6-phosphate
　　dehydrogenase ……………………………… 362
グルタチオン還元酵素………………………… 278
グルタチオン S-トランスフェラーゼ，グルタチオン転移
　　酵素 glutathione S-transferase
　　　　　　　　　　 8, 10, 236, 237, 251, 254
グルタチオンの枯渇……………………………… 10
グルタチオンペルオキシダーゼ……………… 278
γ-グルタミルトランスフェラーゼ …………… 251, 254
γ-グルタミルトランスペプチダーゼ
　　γ-glutamyltranspeptidase ………………… 247
グルタミン酸 glutamic acid …………………… 339, 341
グルタミン酸塩………………………………… 415
グルタミン酸デカルボキシラーゼ
　　glutamate decarboxylase ………………… 340
グルタルアルデヒド・ホルマリン・酢酸法…… 311
グルテチミド …………………………………… 429
クレアチニン…………………………………… 9
クレアチンホスホキナーゼ…………………… 432
p-クレシジン p-cresidine …………………… 172
クレシル紫……………………………………… 357
クレシル紫染色………………………………… 342
クロケー管 Cloquet's canal …………………… 413
グロコット（Methenamine silver-nitrate-Grocott's
　　variation）染色…………………………… 111
クロシドライト crocidolite …………………… 462
クロトリマゾール clotrimazole ……………… 398
クロフィブレート clofibrate ………………… 113, 428, 429
$α_{2u}$ グロブリン ………………………………19, 279, 294
$α_{2u}$ グロブリン結合物質 ………………………… 43
$α_{2u}$ グロブリン腎症 $α_{2u}$-globulin nephropathy …… 279
クロマフィン反応……………………………… 402
クロミフェン…………………………………… 380
クロム…………………………………………… 441
クロム親和性細胞の増殖活性………………… 133
クロモグラニン A ……………………………… 232
クロラムフェニコール………………………… 131, 362, 363
クロラムブシル………………………………… 429
クロルサイクリジン…………………………… 180, 429
クロルデコン…………………………………… 347
クロルフェンテルミン………………………… 180, 429
クロルプロパミド……………………………… 442
クロルプロマジン chlorpromazine
　　　　　　　　 239, 246, 328, 428, 429, 442
クロルヘキシジン……………………………… 422
クロロキノン…………………………………… 442
クロロキン……… 131, 180, 257, 420, 428, 429, 264, 265, 416
クロロチアジド………………………………… 257, 407, 442, 442
α-クロロヒドリン α-chlorohydrin …………… 308
クロロフェンタミン…………………………… 348
クロロプレン…………………………………… 245

クロロプロパン………………………………… 245
クロロベンゼン………………………………… 245
クロロホルム…………………………………… 245
群萎縮 group atrophy ………………………… 428

け

ケイ酸…………………………………………… 179
憩　室 diverticulum, diverticula ……………… 223, 296
経皮吸収性 percutaneous absorption ………… 88
痙　攣…………………………………………… 134
ケタミン………………………………………… 429
血液化学的検査 clinical chemistry …………… 107
血液学的検査 hematology …………………… 107
血液精巣関門 blood-testis barrier …………… 302
血液胎盤関門…………………………………… 7
血液脳関門 blood-brain barrier ………………7, 12, 337
血　管 blood vessel …………………………… 90
　　——の拡張 angioectasis …………………… 408
血管炎 vasculitis ……………………………… 271
血管拡張症 angiectasis, hemangiectasis …… 248, 250
血管極 vascular pole ………………………… 274
血管原性脳浮腫 vasogenic brain edema …… 337
血管作用性腸ポリペプチド vasoactive intestinal
　　polypeptide ………………………………… 407
血管腫 hemangioma ………… 216, 250, 310, 445, 266, 271
血管周皮腫 hemangiopericytoma …………… 445, 271
血管腫瘍 vascular tumors …………………… 173
血管条 stria vascularis ………………………… 422
血管透過性の変化 altered permeability of vessel … 272
血管内皮腫 hemangioendothelioma ………… 332
血管内皮肉腫 hemangioendothelial sarcoma … 207
血管肉腫 angiosarcoma, hemangiosarcoma
　　　　　　　 207, 216, 250, 266, 271, 272, 332, 445
血管肉腫……………………………………… 332
血管病変 vascular changes …………………… 416
血漿インスリン………………………………… 410
血漿グルカゴン………………………………… 410
血漿ソマトスタチン…………………………… 410
血漿タンパク質 plasma proteins ……………… 361
結晶沈着 crystal deposition / crystalluria …… 282
結晶尿…………………………………………… 134
血小板 thrombocyte/platelet ………………… 361
血小板活性因子 platelet activating factor …… 226
血小板減少症 thrombocytopenia …………… 132, 363
血小板数………………………………………… 366
げっ歯類における神経毒性試験 neurotoxicity study in
　　rodents …………………………………… 75
血清鉄 serum iron …………………………… 367
結　石…………………………………………… 134
結　節 nodule ………………………………… 443
結節性過形成 nodular hyperplasia …………… 174, 394
結節性汎動脈炎 panarteritis nodosa ………… 272
血栓症 thrombosis …………………………… 271
結節性多発性動脈炎 polyarthritis nodosa …… 261
結節性白斑症 nodular leukoplakia …………… 192
血中ホルモン値の変動 change of blood hormone levels … 153
結腸炎モデル…………………………………… 233
結腸抗原 3 ……………………………………… 232
結腸特異抗原…………………………………… 232
欠乏食…………………………………………… 381

結　膜 conjunctiva ………………………… 411
結膜炎 conjunctivitis…………………… 417, 418
ゲニスタイン genistein ………………………… 27
ケノデオキシコール酸 chenodeoxycholic acid ……… 248
ゲノミクス genomics …………………………… 128
ケラチン……………………………………… 232
ケラチンシスト keratinizing cyst ……………… 182
下　痢 diarrhea ………………………………… 227
ゲル化剤 gelling agent ………………………… 138
ゲルマニウム………………………………… 428, 429
腱 tendon ……………………………………… 426
限局性過形成 focal hyperplasia ………… 194, 201
限局性胸膜肥厚斑 pleural plaque ……………… 462
限局性分節性糸球体硬化症 focal segmental
　　glomerulosclerosis ……………………… 281
原子間力顕微鏡法 atomic force microscopy …… 123
原始卵胞 primordial follicle …………………… 321
減成カラギーナン degraded carrageenan ……… 226
ゲンタマイシン gentamicin …………… 279, 415
原発性上皮小体機能亢進症
　　primary hyperparathyroidism ……………… 393
瞼　板 tarsal plate ……………………………… 411

こ

ゴイトリン …………………………………… 387
抗アンドロゲン作用 antiandrogenic activity ……38, 306
抗エストロゲン物質 …………………………… 453
好塩基球 basophil …………………………… 359, 360
好塩基性化 basophilic degeneration ………… 310
好塩基性細胞（β細胞） ……………………… 383
好塩基性細胞腫 basophilic cell tumor ………… 283
好塩基性細胞巣 basophilic cell foci ………… 248
好塩基性腺房細胞小増殖巣 basophilic acinar cell focus 261
口　蓋 palate …………………………………… 189
口蓋裂 cleft palate ……………………………… 85
膠芽腫 glioblastoma …………………………… 350
高カルシウム血症 ……………………………… 134
交感神経幹 sympathetic trunk ……………… 334
工業化学物質 industrial chemicals …………… 144
口　腔 oral cavity ……………………………… 189
口腔粘膜 oral mucosa …………………………… 90
高血圧 hypertension ………………………… 131, 287
高血圧自然発症ラット spontaneousy hypertensive rat
　　（SHR） …………………………………… 30
抗原抗体反応 antigen-antibody reaction ……… 88
抗原提示細胞 antigen presenting cells ……… 88
抗原賦活化法 antigen retrieval method ……… 116
硬口蓋 hard palate ……………………………… 189
抗鉱質コルチコイド …………………………… 398
抗甲状腺剤 ……………………………………… 381
光コヒーレンス断層画像化法 optical coherence
　　tomography ……………………………… 122
虹　彩 iris ……………………………………… 412
虹彩コロボーマ iris coloboma ………………… 85
虹彩毛様体炎 iridocyclitis …………… 417, 418
交雑種 hybrid 系統 …………………………… 126
好酸球 eosinophil …………………………… 359, 360
好酸球性肺炎 pulmonary infiltration with eosinophilia
　　syndrome …………………………………… 131
好酸小体 councilman body …………………… 245

好酸性細胞（α細胞） ………………………… 383
好酸性細胞巣 eosinophilic（acidophilic）cell foci ……… 247
好酸性主細胞 eosinophilic（acidophilic）chief cell……… 214
好酸性腺房細胞小増殖巣 eosinophilic acinar cell focus …… 260
好酸性変化 eosinophilic or acidophilic changes
　　（alterations） ……………………………… 244
高次試験…………………………………………79
子ウシ小腸由来 ALP …………………………… 118
鉱質沈着，鉱質化 mineralization
　　………… 214, 270, 296, 310, 388, 400, 404, 405
甲状舌管 thyroglossal ducts ………………… 384
　　――の遺残 persistent thyroglossal ducts ……… 388
甲状腺機能抑制剤 ……………………………… 135
甲状腺刺激ホルモン thyroid stimulating hormone（TSH）
　　……………………… 38, 135, 377, 378, 384, 391
甲状腺刺激ホルモン放出ホルモン thyrotropin releasing
　　hormone ………………………………… 384
甲状腺 C 細胞腫瘍 ………………………………46
甲状腺の機能異常 ……………………………… 133
甲状腺ホルモン thyroid hormone ………… 386, 434
甲状腺濾胞細胞の萎縮 follicular cell atrophy ……… 388
構造異常 structural aberration ………………95
構造活性相関 structure activity relationship ……… 60, 98
高速液体クロマトグラフィー high performance liquid
　　chromatography ……………………… 92, 299
酵素阻害剤 enzyme inhibitor …………………13
抗体介在性 ……………………………………… 370
好中球 …………………………………………… 360
好中性顆粒球 granulocyte …………………… 359
喉　頭 larynx ………………………………… 175
高内皮性細静脈 high-endothelial venule ……… 368
紅　斑 erythema ……………………………… 443
広範壊死 massive necrosis …………………… 245
黄斑変性 ………………………………………… 419
紅皮症 …………………………………………… 133
高プロラクチン血症 ………………………… 135, 307
高分化型扁平上皮癌 …………………………… 207
興奮性行動症候群 excitatory behavioral syndrome …… 344
咬　耗 attrition ……………………………… 188
肛門性器間距離 anogenital distance ………… 152
後　葉 pars posterior ………………………… 377
後葉（下垂体）細胞腫 pituicytoma …………… 382
後葉細胞 pituicyte …………………………… 377
膠様質 substantia gelatinosa ………………… 340
膠様腺癌 mucinous adenocarinoma ………… 215
交絡因子 confounding factor …………………61
抗利尿ホルモン antidiuretic hormone ……… 378, 276
香　料 flavoring agent ……………………… 138
コカイン ……………………………………… 340
呼吸上皮 respiratory epithelium ………… 166, 168
呼吸上皮過形成 hyperplasia, respiratory epithelium … 171
呼吸上皮化生 respiratory metaplasia ……… 171, 174
国際癌研究機関 International Agency for Research on
　　Cancer（IARC） ……………………… 42, 140
国際実験動物管理公認協会 Association for Assessment
　　and Accreditation of Laboratory Animal Care
　　International（AAALAC） …………………57
国際生命科学研究機構 International Life Sciences
　　Institute（ILSI） ……………………………… 4
国際毒性病理学会連合 International Federation of
　　Societies of Toxicologic Pathology（IFSTP） ………… 3

国際毒性病理専門家協会 International Academy of
　　Toxicologic Pathology(IATP) ································ 4
国際標準化機構 International Organization for
　　Standardization(ISO) ·· 149
国際労働機関(ILO) ···69
黒　質 substantia nigra ·· 340
黒色肉腫 malignant melanoma ······························· 445
(米国)国立(保健)衛生研究所(NIH) ························· 2
国連環境計画(UNEP) ··69
国連食料農業機関 Food and Agriculture Organization
　　of the United Nations(FAO) ··························· 138
鼓室階 scala tympani ·· 422
骨格筋 skeletal muscle ·· 425
骨化生 osseous metaplasia ····························· 230, 419
国家毒性事業(NTP) ·· 2
骨形成異常症 osteodystrophy ································· 287
骨形成タンパク質 bone morphogenetic protein ······· 434
骨硬化症 osteosclerosis ··························· 393, 437, 438, 287
コッサ(van Kossa's)染色 ······································ 110
骨・歯牙形成不全 ·· 133
骨　腫 osteoma ··· 437
骨　髄 bone marrow ··· 358
骨髄壊死 bone marrow necrosis ···························· 364
骨髄芽球性白血病 myeloblastic leukemia ········ 365, 364
骨髄過形成 myeloid hyperplasia ···························· 366
骨髄球性白血病 myelocytic leukemia ············· 364, 365
骨髄検査 bone marrow examination ····················· 367
骨髄線維化 myelofibrosis ································ 364, 366
骨髄像 myelogram ·· 367
骨髄低形成 myeloid hypoplasia ······························ 364
骨髄様化生 myeloid metaplasia ······························ 366
骨粗鬆症 osteoporosis ································ 133, 434, 437
骨髄検査 bone marrow examination ····················· 109
骨軟化症 osteomalacia ··························· 133, 141, 437, 287
骨軟骨症 osteochondrosis ······································ 438
骨肉腫 osteosarcoma ·· 438
固定疹 ·· 133
コデイン ··· 371
コーデックス委員会 Codex Alimentarius Commission 138
　　──の添加物部会　── of Food Additives ····· 139
ゴナドトロピン gonadotropin ································ 324
コネクシン 32 connexin32 ······························· 36, 250
コハク酸ナトリウム sodium succinate ··················· 294
コバルト ·· 430, 441
虎斑状型細胞巣 tigroid cell foci ···························· 248
虎斑融解 chromatolysis ·· 348
コプラナーポリ塩化ビフェニル，コプラナー PCB
　　(Co-PCB) ·· 155, 371
コホート研究 cohort study ·······································61
鼓　膜 tympanic membrane ································· 422
コメットアッセイ comet assay ····················· 95, 97, 232
ゴモリのアルデヒド・フクシン(Gomori's aldehyde
　　fuchsin)染色 ··· 223
固有筋層 muscularis propria ································ 209
コラーゲン(Ⅰ型，Ⅲ型，Ⅳ型) ································· 462
コリスチン ·· 429
糊　料 thickener ··· 138
コリンアセチルトランスフェラーゼ
　　choline acetyltransferase ······························· 339
コリンエステラーゼ ··· 251
コリンエステラーゼ阻害剤 cholinesterase inhibitor ····· 13

ゴルジ装置 ·· 113
コルチコイド ··· 429
コルチコステロイド corticosteroid ·················· 429, 434
コルチコトロピン放出ホルモン corticotropin releasing
　　hormone ·· 397
コルチゾール cortisol ·· 397
コルチゾン cortisone ····································· 257, 397
コルヒチン ··· 428, 429, 429, 442
ゴールマティヒ細胞 Goormaghtight cell ················ 276
コレシストキニン cholecystokinin ········· 134, 238, 257
コレスチラミン cholestyramine ···························· 224
コレステロール結石 cholesterol calculus(stone) ··· 243
コロイド鉄(colloidal iron)染色 ······························ 110
コロニー形成細胞 colony forming unit ················· 359
コロニー形成刺激因子 colony stimulating factor ······ 359
コンカナバリン A パラドックス染色(Ⅲ型粘液染色) ······ 210
混合型膠細胞腫 mixed glioma ······························ 350
混合型細胞巣 mixed cell foci ································ 248
混合型腺房島細胞腺腫 mixed acinar-islet adenoma ··· 261
混合結石 mixed calculus(stone) ···························· 243
混合コロニー形成細胞 mixed colony-forming unit ····· 359, 367
混合腫瘍 mixed tumor of mammary gland ·········· 457
混合腺 mixed glands ·· 196
コンゴーレッド(Congo red)染色 ···························· 110
コンジェニック(congenic)系統 ······························ 126
混濁腫脹 cloudy swelling ····································· 430
コンピュータ断層撮影法，コンピュータ断層撮影検査
　　computed tomography(CT) ················· 122, 419

さ

細気管支肺胞上皮過形成 bronchioloalveolar hyperplasia 181
細気管支肺胞腺腫/癌 bronchioloalveolar adenoma/
　　carcinoma ·· 181
催奇形性試験 ···87
サイクリン cyclins ···50
サイクロスポリン cyclosporine ······························ 279
細隙灯顕微鏡 slit lamp biomicroscope ················· 419
鰓後体 ultimobranchial body ································ 384
鰓後体遺残嚢胞 ultimobranchial cyst(s) ······ 384, 388, 393
ザイゴテン期 zygotene spermatocytes ················· 304
最終報告書 final report ···56
細小血管障害 microangiopathy ····························· 271
最小紅斑量 minimum erythema dose ··················· 446
最小毒性量 lowest observed adverse effect level ······ 59
再　生 remyelination ··· 348
再生不良性貧血 aplastic anemia, hypoplastic anemia
　　·· 132, 144, 362
最大耐量(MTD) ··· 71
サイトカイン産生細胞(DTH 細胞) ························· 370
サイトケラチン cytokeratin ··································· 459
細胞介在性(型) ··· 370, 371
細胞外マトリックス extracellular matrix ·············· 246
細胞間コミュニケーション ···36
細胞間浮腫 intercellular edema ··························· 443
細胞骨格 ··· 18
細胞骨格フィラメントの蓄積 accumulation of
　　cytoplasmic filaments ··································· 336
細胞死 cell death ·· 336
細胞質チロシンキナーゼ ··35
細胞質内顆粒 cytoplasmic granule ······················· 297

細胞質内好酸性小体 intracytoplasmic eosinophilic body 174
細胞質の腫大 cytoplasmic swelling ……… 336
細胞障害性Tリンパ球 ……… 369
細胞傷害性物質 ……… 38
細胞性円柱 cellular cast ……… 282
細胞性免疫(細胞介在性) ……… 370
細胞増殖 cell proliferation ……… 35, 48
細胞増殖マーカー ……… 49
細胞毒性型 ……… 371
細胞分裂阻害剤 inhibitor of cell division ……12
細胞膜 ……… 18
細胞膜傷害 ……… 13
サイロキシン thyroxin ……… 379, 385, 391
サイロキシン結合グロブリン thyroxin binding globulin ……… 385
サイログロブリン thyroglobulin ……… 384
杯細胞 goblet cell ……… 218, 219
杯細胞過形成 goblet cell hyperplasia ……… 171
錯角質化 parakeratinization ……… 189
酢酸クロルマジノン ……… 316, 318
酢酸シプロテロン cyproterone acetate ……306, 316, 318, 381
酢酸メドロキシプロゲステロン ……… 316, 318
鎖　肛 aproctia ……… 85
痤　瘡 acne ……… 442
錯角化(症) parakeratosis ……… 200, 201, 444
サッカリンナトリウム(Na)　sodium saccharin
　……… 39, 139, 289, 291, 294
殺菌剤 fungicides ……… 141, 143
刷子縁 brush border ……… 275
殺鼠剤 ……… 141, 143
殺虫剤 ……… 141
ザフィルルカスト zafirlukast ……… 301
サブスタンスP　substance P ……… 339
作用様式 mode of action ……… 63
サリチル酸塩 ……… 422, 424
サリドマイド ……… 7, 8, 131, 429
サリノマイシン salinomycin ……… 400
サリン ……… 429
サルファ剤 sulfonamides ……291, 363, 363, 387, 429, 442
サルブタモール ……… 429
酸化亜鉛 ……… 162, 257
酸化アルミニウム ……… 162
酸化セリウム ……… 162
III型細胞 ……… 277
III型粘液 ……… 210
III型肺胞上皮細胞 ……… 176
IIIa拮抗薬(xemilofiban) ……… 279
酸化的ストレス oxidative stress ……… 14, 15
酸化的ストレス誘発物質 ……… 39
酸化防止剤 antioxidant ……… 138
産業中毒 industrial poisoning ……… 144
暫定TDI ……… 64
サンドイッチELISA ……… 354
三半規管 semicircular canals ……… 422
残留農薬基準値 ……… 141

し

ジアゼパム ……… 429
シアノ・アセト酸 ……… 344
3, 4-ジアミノトルエン　3, 4-diaminotoluene ……… 233

3, 3′-ジアミノベンチジン　3, 3′-diaminobenzidine(DAB) ……… 116
ジアルキルニトロサミン dialkyl nitrosamine ……… 242
ジエチルスチルベストロール diethylstilbestrol
　……… 152, 318, 328, 379, 381, 399
N,N-ジエチルニトロサミン(DEN) ……… 40
ジエチルヘキシルフタレート
　di-(2-ethylhexyl)phthalate ……… 327
ジエチレングリコール diethylene glycol ……… 291
シェール(油頁岩)ダスト ……… 182
四塩化炭素 carbon tetrachloride
　……… 10, 20, 31, 238, 239, 241, 245, 257, 399
1, 4-ジオキサン　1, 4-dioxane ……… 169
α-(1,4-ジオキシド-3-メチルキノキサリン-2-イル)-N-メチルニトロン　α-(1,4-dioxido-3-methylquinoxalyn-2-yl)-N-methylnitrone ……… 399
ジオキソコレステロール ……… 428, 429
耳介反射(Preyer反射) ……… 425
視覚障害 ……… 133
視覚誘発電位 visual evoked potentials ……… 420
歯牙腫 odontoma ……… 187
自家食胞 autophagic vacuole ……… 430
耳下腺 parotid glands ……… 196
────の好塩基性細胞巣 basophilic focus ……… 198
磁気共鳴断層像検査 ……… 419
色素嫌性細胞(γ細胞) ……… 383
色素性乾皮症 xeroderma pigmentosum ……… 194
色素性乾皮症A群タンパク質 xeroderma pigmentosum group a protein ……… 32
色素性結石 bilirubin calculus(stone) ……… 243
色素沈着 pigmentation, pigment accumulation
　……… 245, 261, 286, 386, 399
色素沈着異常 abnormal pigmentation ……… 441
色素斑 pigmentary macule ……… 443
子宮増殖試験 uterotrophic assay ……… 154
糸球体 glomerulus ……… 273
糸球体硬化 glomerulosclerosis ……… 282
糸球体ネフローシス glomerular nephrosis ……… 281
子宮内膜 endometrium ……… 323
軸　索 axon ……… 336
────の再生 axonal regeneration ……… 349
────の膨化 axonal swelling ……… 351
軸索芽 axonal bud ……… 349
軸索腫大 axonal swelling ……… 344
軸索障害 ……… 344
軸索変性症 axonopathy, axonopathies ……… 344, 349, 355
軸索末端 axon terminal ……… 336
シクラメート ……… 442
シクロオキシゲナーゼ cyclooxygenase ……… 225
シクロオキシゲナーゼ-1　cyclooxygenase-1 ……… 212
シクロスポリン ……… 191, 407
シクロスポリンA ……… 239, 372
ジクロフェナク diclofenac ……… 239, 242
ジクロフェナクナトリウム ……… 424
シクロヘキシミド cycloheximide ……… 239, 404
シクロホスファミド cyclophosphamide
　……… 186, 239, 265, 295, 306, 347, 363, 437, 442
1,1-ジクロロエチレン ……… 239
ジクロロジフェニルトリクロロエタン
　dichlorodiphenyltrichloroethane(DDT) ……245, 317, 338
ジクロロフェニルメチルスルホン

dichlorophenylmethylsulfone ………………… 169
刺激性皮膚炎 irritant dermatitis …………87, 133, 441
刺激伝導系 impulse conducting system ……………… 263
試験計画書 ……………………………………………………55
歯原性腫瘍 odontogenic tumor ……………………… 187
試験責任者 study director ………………………… 55, 55
視交叉上核 suprachiasmatic nucleus ………………… 403
ジゴキシゲニン digoxigenin ……………………………… 223
篩骨甲介 ethmoturbinate ……………………………… 165
ジコート ………………………………………………… 415
脂　質 lipid ……………………………………………… 22
脂質症 lipidosis ………………………………………… 417
脂質消失（涸渇）lipid depletion ………………………… 400
脂質層 lipid layer ……………………………………… 411
視　床 thalamus ……………………………………… 334
視床下部 hypothalamus ……………………………… 340
自傷行為 tail mutilation ……………………………… 342
糸状乳頭 filiform papilla ……………………………… 189
茸状乳頭 fungiform papilla …………………………… 190
視神経交叉部 optic chiasm …………………………… 334
視神経萎縮 ……………………………………………… 417
視神経の脱髄 demyelination ………………………… 417
視神経障害 …………………………………………… 133
歯　髄 pulp …………………………………………… 185
システアミン cysteamine ……………………… 233, 398
シスプラチン ……………………………… 421, 423, 424
ジスルフィラム disulfiram ……………………… 239, 242
耳　石 otolith ………………………………………… 422
耳石膜 otilitic membrane ……………………………… 422
自然発生腫瘍 …………………………………………… 46
舌 tongue ……………………………………………… 189
ジチオカルバミン酸塩 dithiocarbamate ……………… 344
ジチオビウレット ……………………………………… 429
シチスン cystine ……………………………………… 291
ジチゾン ………………………………………………… 407
実質安全量 virtually safe dose(VSD) ……… 63, 66, 101
実測濃度 actual concentration ………………………… 92
指定添加物 designated food additives ……………… 138
自動車排ガス …………………………………………… 158
耳道腺 ceruminous gland …………………………… 447
シトシンアラビノシド ………………………………… 362
シナプス間隙 synaptic cleft …………………………… 338
シナプス後膜 postsynaptic membrane ……………… 338
シナプス前膜 presynaptic membrane ……………… 338
シナプトフィジン ……………………………………… 232
歯　肉 gingiva ………………………………………… 189
歯肉炎 gingivitis ……………………………………… 191
歯肉過形成, 歯肉増生 gingival hyperplasia ……… 191, 194
歯肉線維化 gingival fibrosis …………………………… 191
歯肉増殖症（エプーリス epulis） ……………………… 191
ジニトロフェノール dinitrophenol ……………13, 428, 429
1,3-ジニトロベンゼン 1,3-dinitrobenzene …………… 305
自発運動量（検査）mortor activity ………………77, 353
紫　斑 purpura ………………………………………… 443
2,4-ジヒドロキシ安息香酸 …………………………… 387
ジヒドロテストステロン dihydrotestosterone ……314, 317
ジフェニルグアニジン ………………………………… 441
ジフェンヒドラミン ……………………………… 441, 442
シプロヘプタジン ……………………………………… 407
1,2-ジブロモエタン 1,2-dibromoethane …………… 173
1,2-ジブロモ-3-クロロプロパン

1,2-dibromo-3-chloropropane ……………… 169, 172
脂　肪 ……………………………………………………22
脂肪壊死 fat necrosis ………………………………… 444
脂肪肝 fatty liver ……………………………………… 238
脂肪浸潤 fatty infiltration …………………………… 431
脂肪腫 lipoma ………………………………………445, 284
脂肪肉腫 liposarcoma ……………………………445, 284
脂肪変性 fatty degeneration, fatty change
……………………………16, 244, 259, 265, 399, 430
シメチジン ……………………………………… 316, 429
ジメチルアミノビフェニル dimethylaminobiphenyl … 243
3,2′-ジメチル-4-アミノビフェニル ………………258, 319
ジメチルアルシン酸(DMA) ………………………… 147
ジメチルクロルテトラサイクリン …………………… 442
ジメチルニトロソアミン dimethylnitrosamine
……………………………………………241, 245, 247
1,2-ジメチルヒドラジン　1,2-dimethylhydrazine
(DMH) ……………………………………… 40, 221
7,12-ジメチルベンズ[a]アントラセン　7,12-dimethyl
benz[a]anthracene(DMBA) ………… 430, 448, 454
ジメチルホルムアミド dimethylformamide ………… 144
縦　隔 mediastinum ………………………………… 460
縦隔炎 mediastinitis …………………………………… 203
臭化メチル methyl bromide, bromomethane …… 169, 204
周期間線 intraperiod line ……………………………… 345
重金属 heavy metal …………………………………… 279
集合管 collecting ducts ……………………………… 276
集合性歯牙腫 compound odontoma ………………… 187
シュウ酸塩 oxalate …………………………………… 291
シュウ酸カルシウム calcium oxalate ……………… 279
収縮帯を伴う壊死 necrosis with contraction bands …… 265
重層扁平上皮 stratified squamous epithelium ………… 189
臭素酸塩 ……………………………………………… 421
重炭酸ナトリウム sodium bicarbonate ……………… 294
十二指腸腺(Brunner 腺) ……………………………… 218
十二指腸葉 duodenal lobe …………………………… 256
周皮細胞 pericyte ……………………………………… 277
修復機構 ………………………………………………… 12
周辺域（門脈周囲域）periportal lobular ……………… 236
終末細乳管 terminal ductule ………………………… 451
終末槽 terminal cisternae ……………………………… 427
絨毛萎縮 villous atrophy, mucosal atrophy ………… 228
絨毛癌 choriocarcinoma ………………………… 310, 332
絨毛腺腫 villous adenoma …………………………… 231
宿主抵抗性試験 ………………………………………… 82
主細胞 chief cell ……………………………………… 210
主細胞萎縮 chief cell atrophy ………………………… 213
樹状突起 dendrite …………………………………… 336
樹状突起変性症 ……………………………………… 355
主膵管 main pancreatic duct ………………………… 256
酒石酸抵抗性酸ホスファターゼ ……………………… 439
出　血 hemorrhage …………………………………… 409
出血性腸炎 hemorrhagic enteritis …………………… 228
10%過剰発癌リスクの 95%信頼下限値

lower confidence limit on the effective dose 10 ……… 66
出発点 point of departure ……………………………… 65
主　部 pars principalis ………………………………… 377
シュモール（Schmorl）染色 …………………………… 110
主要組織適合遺伝子複合体 major histocompatibility

complex …………………………………………… 368
受容体チロシンキナーゼ ……………………………… 35

シュワン細胞 Schwann cell	337, 357
シュワン細胞腫 schwannoma（神経鞘腫）	267
瞬膜腺 gland of nictitating membrane	411
上衣細胞 ependymal cell	337
漿液腺 serous gland	196
漿液半月 serous demilune	197
生涯平均1日摂取量 lifetime average daily dose	67
消化管間葉系腫瘍 gastrointestinal stromal tumor	207
上顎甲介 maxilloturbinate	165
小核試験 micronucleus test	96
上顎洞 maxillary sinus	166
上顎洞腺 maxillary gland	166
消化性炭水化物	21
松果体 pineal body	402
松果体細胞 pineal cell, pinealocyte	402
松果体腫 pinealoma	404, 405
昇汞（塩化第二水銀）	148
小膠細胞（ミクログリア）microglia	336, 357
証拠の重みづけ weight of evidence	63
小柴胡湯	131
消失胆管症候群 vanishing bile duct syndrome	241
小水疱 vesicle	443
脂溶性 lipophilicity	6, 12
脂溶性薬物	9
小唾液腺 minor salivary gland	196
小腸の潰瘍モデル	233
小頭 microcephalus	85
小脳 cerebellum	334
小脳性運動失調	134
上皮遺残 Malassez	187
上皮過形成 epithelial hyperplasia	180, 282
上皮型（中皮腫）epithelioid type	464
上皮小体 parathyroid gland	391
──の過形成	287
上皮小体機能亢進症 hyperparathyroidism	287, 392, 395
上皮小体機能低下症 hypoparathyroidism	393, 395
上皮小体嚢胞 parathyroid cyst	394
上皮小体ホルモン parathyroid hormone	392, 437
上皮性細網細胞 thymic nurse cell	368
上皮性腫瘍 epithelial tumor	297
上皮性腎芽腫 epithelial nephroblastoma	284
上皮成長因子（EGF）	293
上皮内癌 carcinoma in situ	192, 207, 297
上皮の空胞形成 epithelial vacuolation	416
小胞体 endoplasmic reticulum	17, 18, 233
漿膜 serosa	209
漿膜下層 subserosa	209
照明時間	20
小葉過形成 lobular hyperplasia	456
小葉間導管，小葉間膵管 interlobular duct	197, 256
小葉間動脈 interlobular artery	276
小葉内導管，小葉内膵管 intralobular duct	197, 256
初回通過効果 first pass effect	6
初期リスク評価（SIAM）	69
食作用 phagocytosis, endocytosis	224, 464
食餌性コリン欠乏 choline	239
食道餌詰め込み esophageal impaction	201
食道周囲膿瘍 periesophageal abscess	201
食道破裂 esophageal rupture	201
食品添加物 food additives	137
植物由来女性ホルモン作用物質	26

女性ホルモン作用相対力価	27
除草剤 herbicides	141, 143
ジヨードチロシン diiodotyrosine	385
鋤鼻器 vomeronasal organ	166, 167
自律神経障害	134
自律神経節 autonomic ganglion	337
飼料組成	26
シルマー検査 Schirmer test	419
腎盂 renal pelvis	277
腎盂腎炎 pyelonephritis	282
心外膜 epicardium	262
腎芽細胞性腎芽腫 nephroblastic nephroblastoma	284
腎芽腫 nephroblastoma	284
腎間葉性腫瘍 renal mesenchymal tumor	284
腎機能障害（腎後性障害）	132
心筋炎 myocarditis	265
心筋梗塞 myocardial infarction	131, 265, 265
心筋症 cardiomyopathy	265
心筋層 myocardia	262
心筋の線維化 myocardial fibrosis	267
心筋肥大 myocardial hypertrophy	265
腎クリアランス	9
神経芽細胞腫 neuroblastoma	401
神経筋接合（部）neuromuscular junction	336, 427
神経系奇形 neuronal malformation	350
神経血管変性症 neurovascular degeneration	349
神経原性 denervation	430
神経膠細胞症（グリオーシス gliosis）	337
神経膠症 gliosis	351
神経膠線維酸性タンパク質 glial fibrillary acidic protein (GFAP)	77
神経膠嚢胞 glial cyst	404
神経根神経症 radiculoneuropathy	351
神経細胞	357
神経細胞萎縮 neuronal atrophy	351
神経細胞腫 gangliocytoma	350
神経細胞障害 neuronopathies	341, 355
神経細胞変性症 neuronopathy	348
神経障害標的エステラーゼ neuropathy target esterase	340
神経鞘腫 schwannoma	332, 350, 445
神経性下垂体 neurohypophysis	377
神経節細胞腫 ganglioneuroma	382, 401
神経線維腫症2型 neurofibromatosis type 2	463
神経線維束 nerve bundle	166
神経伝達毒性 neurotransmission toxicity	348
神経伝達物質 neurotransmitter(s)	336, 338, 354
神経毒性試験 neurotoxicity test	74
神経毒性試験ガイドライン neurotoxicity test guidelines	74, 75
神経毒性スクリーニングバッテリー neurotoxicity screening battery	75
神経内分泌-視床下部不全症候群 neuroendocrine-hypothalamic deficiency syndrome	341
神経内分泌細胞 neuroendocrine cell	176, 177
──由来の腫瘍	215
神経病理学的検査 neuropathology	77
神経ペプチド neuropeptide	398
神経変性症標的エステラーゼ neuropathy target esterase	79
神経網（ニューロパイル neuropile）	351
神経葉 pars nervosa	377

腎後性障害(腎機能障害)················· 132
腎細胞癌 renal cell carcinoma················· 283
腎細胞腫 renal cell tumor················· 283
腎細胞腺腫 renal cell adenoma················· 283
心室中隔欠損 ventricular septal defect·········85
腎　症 nephropathy················· 281
腎性骨異栄養症 renal osteodystrophy·········437, 438
新生児げっ歯類試験·········40
腎性上皮小体機能亢進症 renal hyperparathyroidism···392
腎性貧血 renal anemia················· 287
腎単位(ネフロン nephron)················· 273
シンチレーションカウンター scintillation counter······· 253
浸透圧性ネフローゼ osmotic nephrosis················· 281
人道の指標 humane endpoint·········27
心内膜 endocardium················· 262
心内膜間葉系腫瘍／心内膜神経線維腫症／心内膜神経
　　　鞘腫 endocardial mesenchymal tumor,
　　　endomyocardial neurofibromatosis,
　　　endocardial schwannoma················· 266
心内膜肥厚 endocardial thickening················· 267
腎乳頭壊死 papillary necrosis················· 279, 282
腎尿細管性アシドーシス renal tubular acidosis········· 287
ジンバル腺 zymbal's glands················· 447
ジンバル腺腫瘍················· 449
真　皮 dermis················· 440
心肥大 cardiac hypertrophy················· 265
心不全················· 131
蕁麻疹 urticaria················· 88, 133, 441
信頼性保証部門 quality assurance unit·········55
信頼性保証部門責任者 quality assurance management···55

す

髄外造血 extramedullary hematopoiesis········· 247, 399
膵　管 pancreatic duct················· 256
膵管介在部 intercalated duct················· 256
膵管拡張 dilatation of pancreatic duct················· 261
膵管上皮細胞 pancreatic ductal cells················· 257
膵管上皮の扁平上皮化生 squamous metaplasia········· 260
膵管腺癌 ductal carcinoma················· 260
水　銀 mercury················· 148, 279, 353, 441
水質汚染 water pollution················· 155
水　腫 edema················· 309
水腫状変性 hydropic degeneration················· 259
水腫変性 hydropic degeneration················· 16, 244, 265
髄鞘(ミエリン myelin)················· 337, 348
髄鞘障害 myelinopathies················· 345
水晶体 lens················· 413
錐状体 cone················· 413
水晶体障害················· 133
水晶体線維 lens fiber················· 413
髄鞘内水腫 intramyelinic edema················· 346
推奨必要量 recommended dietary allowance·········21
髄鞘変性 myelin degeneration················· 344
髄鞘変性症 myelinopathy················· 348, 355
水腎症················· 290
膵臓肝細胞 pancreatic hepatocyte················· 260
錐体外路系 extrapyramidal system················· 342
錐体外路系障害················· 134
錐体細胞 pyramidal neuron················· 342
錐体路 pyramidal tract················· 334

推定環境濃度 predicted environmental concentration······67
膵　島
　　──の再生 regeneration of islet················· 408
　　──の自然発生腫瘍················· 409
膵島炎 insulitis················· 408
膵島過形成 islet cell hyperplasia················· 408
膵島細胞癌 islet cell carcinoma················· 409
膵島細胞腫瘍·········46
膵島細胞症 nesidioblastosis················· 260, 408
膵島細胞腺腫 islet cell adenoma················· 409
膵島細胞の壊死 necrosis of islet cells················· 408
水尿管症 hydroureter················· 290, 296
水平細胞 horizontal cell················· 414
水　疱 bulla················· 443
水疱形成性口内炎 vesiculobullous stomatitis········· 191
膵(性)ポリペプチド pancreatic polypeptide········· 406
髄膜腫 meningioma················· 350
睡眠障害················· 133
数的異常 numerical aberration·········95
頭蓋咽頭腫 craniopha ryngioma················· 382
スケジュール制御オペラント行動検査
　　schedule-controlled operant behavior·········75, 79
ス　ズ················· 353
スタチン系化合物(HMG-CoA 還元酵素阻害薬)······ 428
ズダン(Sudan III)染色················· 110
ズダン黒 B(Sudan black B)染色················· 110
スチール検定·········99, 100
スチレン················· 421, 423, 424
頭　痛················· 133
スティーブンス・ジョンソン症候群
　　(粘膜皮膚眼症候群)················· 133
ストリキニーネ················· 341
ストレプトゾトシン streptozotocin················· 407, 415
ストレプトマイシン················· 131, 429
スナネズミ Mongolian gerbils (*Meriones unguiculatus*)
　　················· 212
スーパーオキシドジスムターゼ superoxide dismutase
　　················· 278, 407
スピロノラクトン spironolactone··· 316, 318, 387, 398, 442
スポリデスミン················· 239, 245
スポンジ変性 spongy degeneration················· 351
3R の原則·········24
ずり応力 shear stress················· 269
スルピリド sulpiride················· 306, 379
スルファニルアミド················· 442
スルホニル尿素剤················· 442
スルホンアミド(類)················· 381, 441
スルホンアミド剤················· 442

せ

ゼアラレノン zearalenone (ZEA, ZON, ZEN)···27, 161, 379
正円窓 round window················· 422
正角質化 orthokeratinization················· 189
制限給餌 restricted diet················· 363
精細管 seminiferous tubule(s)·········83, 302
　　──の萎縮 tubular atrophy················· 308
精子形成 spermatogenesis·········83, 304
精子形成サイクル················· 312
精子細胞の停滞 spermatid retention················· 308
精子数の変動 change of sperm counts················· 153

精子肉芽腫 sperm granuloma ……………… 309, 310
性周期の異常 abnormal estrous cycle ……………… 153
星状膠細胞（アストロサイト astrocyte）……… 336
星状膠細胞腫 astrocytoma ……………… 350, 357
星状膠細胞の瘢痕形成 ……………… 346
精上皮腫 seminoma ……………… 309
生殖・副生殖器官の形態異常 morphological
　　abnormalities of sex and/or accessory sex organs
　　……………… 153
生殖器官の奇形 malformation of sex organs ……… 152
生殖行動の異常 abnormal mating ……………… 153
生殖細胞
　——の枯渇 germ cell depletion ……………… 308
　——の分化 differentiation of germ cells ……… 303
　——の変性 degeneration ……………… 308
生殖毒性 reproductive toxicity ……………… 83
生殖発生毒性 reproductive and developmental toxicity … 83
生殖・副生殖器官の重量変化 weight changes of sex
　　and/or accessory sex organs ……………… 153
性成熟の異常 abnormal sex maturation ……… 152
性腺刺激ホルモン（ゴナドトロピン gonadotropin）317, 324
性腺刺激ホルモン放出（分泌）ホルモン
　　gonadtropin-releasing hormone ……… 317, 303, 323
性腺刺激ホルモン抑制 inhibition of the release of
　　gonadotropins ……………… 307
精巣間細胞腫 Leydig cell tumor ……………… 46
精巣決定因子 sex-determining region on chromosome Y
　……………… 313
精巣上体 epididymis ……………… 305
精巣のホルモン制御 hormonal regulation ……… 303
精巣網癌 rete testis carcinoma ……………… 310
精巣網腺腫 rete testis adenoma ……………… 310
精巣網の過形成 hyperplasia of rete testis ……… 310
精巣輸出管 efferent ducts ……………… 305
精祖細胞 spermatogonia ……………… 303
生体材料（バイオマテリアル biomaterials）…… 149
生体内変化 biotransformation ……………… 221
正中隆起部 median eminence ……………… 377
成長期 anagen ……………… 440
成長ホルモン growth hormone ……… 377, 378, 406, 453
成長ホルモン放出因子 growth hormone releasing
　　factor ……………… 407
精　嚢 seminal vesicle ……………… 315
生物価 biological value ……………… 21
生物化学的酸素要求量 biochemical oxygen demand … 155
性ホルモン ……………… 401
西洋ワサビ（由来の）ペルオキシダーゼ…… 118, 357
生理学的薬物動態（PBPK）……………… 64
赤芽球系 erythroid ……………… 359
赤芽球系細胞 erythroid cells ……………… 358
赤芽球系細胞過形成 erythroid hyperplasia ……… 364
赤芽球コロニー群形成細胞 ……………… 367
赤芽球コロニー形成細胞 erythroid colony forming unit
　……………… 359, 367
赤芽球性白血病 erythroblastic leukemia ……… 364, 365
赤芽球前駆細胞 ……………… 358
赤　筋 ……………… 426
背　索 dorsal funiculus ……………… 334
脊索腫 chordoma ……………… 350
脊髄 spinal cord ……………… 334
脊髄神経 spinal nerve ……………… 334

脊髄神経節 spinal ganglion ……………… 334, 334, 337
脊髄中心管 spinal central canal ……………… 337
赤白板症 erythroleukoplakia ……………… 192
赤白血病 erythroleukemia ……………… 364
赤痢菌 ……………… 224
セクレチン secretin ……………… 211, 238, 257
セサモール sesamol ……………… 204
石灰化 calcification ……………… 400
石灰化物 psammoma body ……………… 389
石灰沈着 mineralization, calcification, nephrocalcinosis
　……………… 281, 286
舌下腺 sublingual glands ……………… 196
舌　筋 lingual muscle ……………… 190
赤血球 red blood cells ……………… 360
赤血病 erythremia ……………… 364
切歯管 incisive duct ……………… 165
接触アレルギー原性試験法 contact allergen test ……… 88
接触性皮膚炎 ……………… 444
節性脱髄 segmental demyelination ……………… 345
舌　腺 lingual gland ……………… 190
セネシフィリン seneciphylline ……………… 241
セファロスポリン ……………… 371
セファロスポリン系抗生物質 ……………… 278
セメント芽細胞腫 cementoblastoma ……………… 187
セメント質 cementium ……………… 185
セメント質腫 cementoma ……………… 187
セリンスレオニンキナーゼ ……………… 35
セルトリ-間（ライディッヒ）細胞腫 Sertoli-interstitial
　　(Leydig) cell tumor ……………… 310
セルトリ細胞腫 Sertoli cell tumor ……… 309, 331
セルトリ細胞バリア sertoli cell barrier ……… 302
セルロプラスミン ceruloplasmin ……………… 251
セレニウム ……………… 415
セロイド沈着 ceroid deposition ……………… 399, 401
セロトニン serotonin［5-hydroxytryptamine（5-HT）］
　……… 209, 228, 328, 339, 340, 380, 398
線維化 fibrosis ……… 246, 405, 408, 458, 265
線維腫 fibroma ……… 207, 215, 230, 445, 446, 457, 284
線維性グリオーシス fibrillary gliosis ……… 351
線維性骨異栄養症 fibrous osteodystrophy
　……… 393, 395, 434, 437, 439
線維性骨炎（線維性骨異栄養症）……………… 439
線維腺腫 fibroadenoma ……………… 445, 457
線維素性腸炎 fibrinous enteritis ……………… 228
線維柱帯 trabecula meshwork ……………… 412
線維軟骨 ……………… 433
線維肉腫 fibrosarcoma 195, 207, 216, 230, 445, 446, 267, 284
腺　芽 alveolar bud ……………… 451
腺　癌 adenocarcinoma
　……… 171, 198, 215, 231, 394, 418, 445, 450, 457, 458
全眼球炎 panophthalmitis ……………… 417
腺管増殖型 tubular proliferation type ……… 283
腺筋症 adenomyosis ……………… 326, 330
腺頚部粘液細胞 mucous neck cell ……………… 209
線形マルチステージモデル linearized multi-stage model
　……………… 66
穿　孔 perforation ……………… 194, 213
穿孔性潰瘍 perforating ulcer ……………… 213
腺棘細胞腫　adenoacanthoma ……………… 458
前シナプス末端 presynaptic terminal ……………… 336
腺脂肪腫 adenolipoma ……………… 457

索引

腺　腫 adenoma
　　…… 171, 198, 215, 230, 332, 394, 400, 418, 445, 450, 457
腺腫様過形成 adenomatous hyperplasia　216
腺腫様ポリープ adenomatous polyp　332
線条体 striatum　336
線条部 striated portion　197
染色質融解 chromatolysis　336
染色体異常 chromosomal aberration　93
染色体異常試験 chromosomal aberration test　95
腺性下垂体 adenohypophysis　377
腺性化生　289
腺性嚢胞 glandular cysts　211
腺性膀胱炎　296
選択的エストロゲン受容体修飾物質 selective estrogen receptor modulators　326
穿通性潰瘍 penetrating ulcer　213
前庭階 scala vestibuli　422
前頭前野皮質 frontal cortex　340
全反射照明蛍光顕微鏡法 total internal reflection fluorescence microscopy　123
全分泌 holocrine secretion　448
腺扁平上皮癌 adenosquamous carcinoma　172, 181, 207
腺　房 acinus, acini　256
腺房細胞 acinar cell　257
腺房細胞癌 acinar cell carcinoma　261
腺房細胞腺腫 acinar cell adenoma　260
腺房中心細胞 centroacinar cell　256
線毛上皮細胞 ciliated epithelium　175
線毛の運動　167
前　葉 anterior lobe, pars distalis　314, 377
――の増殖性病変　proliferative lesions of the ――　381
前立腺 prostate　314
前立腺癌 prostatic cancer（adenocarcinoma）　320

そ

臓器特異的発癌性試験法　40
早期反応遺伝子 early response genes　126
双極細胞 bipolar cell　414
双極神経細胞 bipolar neuron　166
象牙芽細胞 odontoblast　185
象牙質 dentin　185
造血幹細胞 hematopoietic stem cell（s）　358
造血誘導微小環境 hematopoietic inductive microenvironment　358
走査型電子顕微鏡 scanning electron microscope（SEM）　111
巣状壊死 focal necrosis　245
巣状過形成 focal hyperplasia　400, 401
増殖細胞核抗原 proliferating cell nuclear antigen（PCNA）　49, 233, 300
臓側腹膜 visceral peritoneum　460
総タンパク質（TP）　108
増粘剤 thickening agent　138
層板状小体　348
総ビリルビン（T-Bil）　108
速筋（II 型筋線維または白筋）　426
側坐核 nucleus accumbens　340
足蹠（そくせき）皮膚炎 pododermatitis　446
側　腺 lateral gland　166

塞栓症 embolism　271
側脳室 lateral ventricle　334
続発性上皮小体機能亢進症 secondary hyperparathyroidism　392
側　葉 lateral lobe　314
組織アレイ解析法 tissue array analysis　233
組織球（性）肉腫 histiocytic sarcoma　250, 310, 332, 445
組織プラスミノーゲン活性化因子　462
ソマトスタチン somatostatin　211, 406
ソマトトロピン　378
粗面小胞体　113
ソリブジン　131
ソルビトールデヒドロゲナーゼ　251, 254

た

第 I 相酵素　7
第 I 相反応 phase I reaction　7
ダイオキシン受容体　226
ダイオキシン類（PCDF（ポリ塩化ジベンゾフラン））　155
大（大型）顆粒リンパ球白血病 large granular lymphocytic leukemia（LGL 白血病）　364, 365
大気汚染 air pollution　154
退形成性星状膠細胞腫 anaplastic astrocytoma　350
退行期 catagen　440
第 III 相代謝　9
第三脳室　3rd ventricle　334
胎児性癌 embryonal carcinoma　310
胎児発育期　84
代　謝 metabolism　5, 7, 13
代謝拮抗剤　362, 363
代謝性アシドーシス　232
代謝調節型受容体 metabotropic receptor　339
代謝的活性化 metabolic activation　9
帯状壊死 zonal necrosis　245
帯状回皮質 cingulate cortex　340
大腿四頭筋拘縮症 quadriceps contracture　90
大唾液腺 major salivary gland　196
大腸炎 colitis　228
大腸癌モデル　234
大腸菌群数 total coliform　155
大動脈体腫瘍 aortic body tumor　266
タイトジャンクション tight junction　7
第二象牙質 secondary dentin　185
第 II 相（抱合）酵素　8
第 II 相反応 phase II reaction　9
大脳皮質 cerebral cortex　334
第 VIII 因子関連抗原　357
胎盤型グルタチオン S-トランスフェラーゼ glutathione S-transferase placental form　116, 247
体表面積修正法　64
耐容 1 日摂取量 tolerable daily intake　63
第四脳室　4th ventricle　334
ダイレクト・ファースト・スカーレット（Direct fast scarlet（DFS））染色　110
タウロコール酸 taurocholic acid　221
唾液腺 salivary glands　196
唾液への排泄　9
たが応力 hoop stress　269
多核肝細胞 polyploidy　243
多核合胞体巨細胞 multinucleated syncytial giant cell　394

多価不飽和脂肪酸 polyunsaturated fatty acid ……………22
多環芳香族炭化水素類…………………………………372
多形腺腫 pleomorphic adenoma, mixed tumor…………198
多形微絨毛 pleomorphic microvilli ……………294, 301
多　指 polydactylism ……………………………………85
多染性赤血球 polychromatic erythrocyte ………………96
多層カーボンナノチューブ……………………………161
多層板構造物 lamellar body ……………………………431
脱　髄 demyelination ……………………………………341
脱髄性疾患 demyelinating diseases ……………………345
脱　毛 epilation …………………………………………442
脱　毛 alopecia …………………………………………444
5′-脱ヨウ素酵素　5′-deiodinase ………………………385
脱落膜反応 decidual reaction …………………………331
ダナゾール ……………………………………………239
ダネット検定 ……………………………………………99
多能性造血幹細胞 ……………………………………358
多発性結節性血管炎 polyarteritis nodosa ……………271
多発性硬化症 multiple sclerosis ………………………345
たぶん偶然発見腫瘍 probably incidental context ……105
たぶん致命的腫瘍 probably fatal context ……………105
タペタム tapetum ………………………………………413
　　　　――の変性　degeneration of ――……………416
タモキシフェン tamoxifen ……………326, 328, 398, 453
タリウム …………………………………………………442
多量ミネラル macro-minerals ……………………………23
単一光子放射断層撮影 single photon emisison computed
　　　　tomography ……………………………………122
単核細胞(性)白血病 mononuclear cell leukemia …364, 445
単核性食細胞系 mononuclear phagocyte system ……369
胆管炎 cholangitis ………………………………………248
胆管過形成 bile duct hyperplasia ………………………248
胆管癌 cholangiocarcinoma ……………………………250
胆管線維症 cholangiofibrosis ……………………………248
胆管腺腫 cholangioma …………………………………250
単　球 monocyte …………………………………359, 360
単球系細胞 monocytic cells ……………………………359
短均一微絨毛 short, uniform microvilli …………294, 301
単細胞死 single cell necrosis …………………………245
炭酸脱水酵素阻害剤 carbonic anhydrase inhibitor ……279
炭酸脱水素酵素(4-エチルスルファニルフタレン-1-
　　　　スルファンアミド，ENS) …………………134
胆汁うっ滞 cholestasis …………………………………246
胆汁酸 ………………………………………………224, 234
胆汁酸塩 …………………………………………………236
胆汁色素 bile pigment …………………………………281
胆汁性肝硬変 primary biliary cirrhosis ………………240
胆汁排泄 …………………………………………………9
単純(性)過形成 simple hyperplasia, simple squamous
　　　　hyperplasia …………173, 194, 201, 206, 285, 295
単純炭水化物 simple carbohydrate ………………………22
炭水化物 carbohydrate ……………………………………21
弾性軟骨 …………………………………………………433
胆　石 gallstone …………………………………………248
単層カーボンナノチューブ……………………………161
淡蒼球 globus pallidus …………………………………342
タンパク質 protein …………………………………12, 20
タンパク尿 proteinuria …………………………………279
淡明性細胞腫 clear cell tumor …………………………284
淡明層 stratum lucidum …………………………………440

ち

チエニル酸…………………………………………………239
遅延型過敏症 delayed-type hypersensitivity……………370
チオアセトアミド，チオアセタミド thioacetamide
　　　　…………………………………………239, 241, 245
チオウラシル ……………………………………387, 442
チオウレア ………………………………………………387
チオエステラーゼⅡ　thiolesterase Ⅱ ………………459
チオシアネート …………………………………………387
チオリダシン ……………………………………………442
遅筋(Ⅰ型筋線維または赤筋) ………………………426
致死性腫瘍 fatal tumor …………………………………48
窒素酸化物(NO_x) ……………………………………155
腟粘膜 vaginal mucosa …………………………………90
チトクロム P450　cytochrome P450……125, 177, 234, 236
チトクロムオキシダーゼ………………………………357
遅発性神経障害 organophosphate-induced delayed
　　　　neuropathy ……………………………………339
遅発性神経毒性試験 delayed neurotoxicity study ………79
緻密骨 compact bone …………………………………433
緻密斑 macula densa …………………………………276
チミン thymine …………………………………………291
致命的腫瘍 fatal context ………………………………105
チメロサール ……………………………………………441
チモーゲン顆粒 zymogen granule ……………………256
　　　　――の消失 ……………………………………259
着床前期…………………………………………………84
着色料 food coloring …………………………………138
中央階 scala media ……………………………………422
中間域 midzonal lobular ………………………………236
中間径フィラメント………………………………………17
中間径フィラメントタンパク質 intermediate filament
　　　　protein …………………………………………354
中間部 pars intermedia …………………………………377
中間部腫瘍 tumor of the intermediate lobe …………382
中期二段階発癌性試験 …………………………………73
中期発癌性試験法 ………………………………………40
中　耳 middle ear …………………………………421, 422
中心域 central lobular …………………………………236
中心窩 fovea centralis …………………………………413
中枢神経障害 …………………………………………133
中枢-末梢遠位端軸索神経症 central/peripheral distal
　　　　axonopathy ……………………………………339
中毒性肝障害 …………………………………………132
中毒性血管炎 toxic vasculitis …………………………271
中毒性心筋炎 toxic myocarditis ………………………265
中毒性心筋症 toxic cardiomyopathy …………………265
中毒性腎障害 …………………………………………132
中毒性表皮壊死症 ……………………………………133
中　脳 midbrain …………………………………………342
中胚葉……………………………………………………84
中　皮 mesothelium ……………………………………460
中皮腫 mesothelioma ……………216, 310, 332, 462, 266
中分化型扁平上皮癌 …………………………………207
中　膜
　　　　――の出血壊死 medial hemorrhagic necrosis………271
　　　　――の増殖 medial proliferation …………………270
腸　炎 enteritis …………………………………228, 231
聴覚器障害 ……………………………………………133

聴覚驚愕反応 acoustic startle reflex ………………… 353
聴覚障害 ……………………………………………… 133
聴覚毒性試験………………………………………………30
腸管関連リンパ組織 gut-associated lymphoid tissue
　　（GALT） ……………………………………… 369
腸肝循環 enterohepatic circulation …………………… 9
腸肝循環モデル ……………………………………… 234
腸管リンパ組織（腸管関連リンパ組織）
　　gastrointestinal-associated lymphoid tissue ……… 220
腸クロム親和性細胞 ………………………………… 219
腸重積症 intussusception …………………………… 231
腸上皮化生 intestinal metaplasia ……………… 213, 216
聴性脳幹反応 auditory brainstem response ………… 421
超低密度リポタンパク質 very low density lipoprotein
　　（VLDL） ……………………………………… 238, 239
腸内細菌による代謝 …………………………………… 8
腸内分泌細胞 enteroendocrine cell …………… 218, 219
調味料 seasoning …………………………………… 138
直接ビリルビン（D-Bil） …………………………… 108
直像検眼鏡 direct ophthalmoscope ………………… 419
直腸粘膜 rectal mucosa ………………………………90
チールネルゼン（Ziehl-Neelsen）染色 …………… 111
チロシン水酸化酵素 tyrosine hydroxylase ………… 340
沈　着 deposition …………………………………… 430

つ

椎前交感神経節 prevertebral sympathetic ganglion … 334
ツチ骨 malleus ……………………………………… 422

て

低カルシウム血症 …………………………………… 393
ディキシラジン ……………………………………… 442
低形成 hypoplasia …………………………………85, 448
低酸素症 ……………………………………………… 224
低酸素誘導因子（HIF-1α） ………………………… 273
ディーゼル燃焼排出ガス …………………………… 182
ディッセ腔 …………………………………………… 235
ディプロテン期 diplotene spermatocytes ………… 304
低分化型扁平上皮癌 ………………………………… 207
低分化腺癌 poorly differentiated adenocarcinoma … 215
停留精巣 cryptorchism ………………………………85
ディルドリン …………………………………… 316, 318
デオキシコール酸 …………………………………… 238
デオキシニバレノール deoxynivalenol（DON） …… 159
デオキシピリジノン ………………………………… 439
テガフール …………………………………………… 442
デカメチレンジグアニジン ………………………… 407
デキサメタゾン，デキサメサゾン ……………… 416, 429
デキストラン硫酸 dextran sulfate ……………… 226, 234
テストステロン testosterone ……………………302, 442
テストステロン合成阻害（作用）
　　inhibition of the synthesis of testosterone …… 38, 307
テストステロン水酸化酵素 ………………………… 254
デスミン ………………………………………… 431, 287
17,20-デスモラーゼの阻害 ………………………… 318
鉄 ……………………………………………………… 239
鉄回転 turn over of iron …………………………… 367
鉄ナノ粒子 …………………………………………… 162
鉄ニトリロ酢酸 ferric nitrilotriacetate …………… 283

テトラクロロジベンゾ-p-ダイオキシン
　　tetrachlorodibenzo-p-dioxin（TCDD） ………13, 404
テトラサイクリン tetracycline（s） ……………… 186, 229
12-O-テトラデカノイルホルボール-13-アセテート … 443
テトラヨードサイロニン tetraiodothyronine ……… 385
デヒドロエピアンドロステロン
　　dehydroepiandrosterone ……………………… 397
δ 細胞 …………………………………………… 406, 406
テルル ………………………………………………… 348
テレフタル酸 terephthalic acid …………………… 291
テレフタル酸ジメチル dimethylterephthalate ……… 291
テロメア ………………………………………………36
テロメラーゼ telomerase ……………………… 36, 193
電位依存性カリウムチャネル voltage-dependent
　　potassium channel …………………………… 338
電位依存性ナトリウムチャネル voltage-dependent
　　sodium channel ……………………………… 338
転移性（異所性）石灰化 metastatic calcification …… 281
転移性石灰沈着 metastatic calcinosis ……………… 287
電子顕微鏡 electron microscope …………………… 111
デンドリマー ………………………………………… 162
天然香料 natural flavoring agents ………………… 138
天然ラテックスゴム ………………………………… 441
点変異 point mutation ……………………………… 192

と

糖アルコール sugar alcohol ………………………… 139
透過型電子顕微鏡 transmission electron microscope
　　（TEM） ………………………………………… 111
糖原沈着 glycogen deposition ……………………… 431
瞳孔反射 pupil reflex ……………………………… 419
糖質コルチコイド glucocorticoids ……………… 397, 401
導出管 excretory duct ……………………………… 197
糖新生 gluconeogenesis …………………………… 406
倒像検眼鏡 indirect ophthalmoscope ……………… 419
動態学的（PD） ……………………………………… 64
糖尿病 diabetes mellitus …………………………… 281
動物飼育環境 …………………………………………25
動物飼育環境条件 ……………………………………20
動物の愛護および管理 ………………………………25
豆腐用凝固剤 coagulant for tofu …………………… 138
洞房（SA）結節 ……………………………………… 263
動脈幹遺残 persistent truncus arteriosus ……………85
動脈硬化 atherosclerosis …………………………… 270
動脈周囲炎 periarteritis …………………………… 310
動脈周囲リンパ鞘 periarterial lymphoid sheath（PALS）
　　……………………………………………………… 369
動脈中膜の石灰沈着 ………………………………… 287
動脈壁のフィブリノイド変性 fibrinoid arteriopathy … 310
動脈瘤 aneurysms …………………………………… 270
ドウモイ酸 …………………………………………… 341
投与可能最大量（MFD） ……………………………71
動力学的（PK） ……………………………………… 64
トキシコキネティックス ………………………… 5, 356
トキシコゲノミクス toxicogenomics ……………… 127
ドキソルビシン ………………………… 348, 355, 415, 442
毒性学的懸念の閾値 threshold of toxicological
　　concern ……………………………………… 67, 68
毒性等価係数 toxicity equivalency factors ……………61
毒性病理学会 Society of Toxicologic Pathologists ……… 2

毒性物質の停滞 ·· 19
特定物質 ·· 158
毒物動態学的 toxicokinetics ···························· 124
ドコサヘキサエン酸 docosahexaenoic acid ········ 22
ドパミン dopamine ················· 307, 328, 340, 380
ドパミン-1(DA1)受容体 ··································· 269
ドパミン拮抗薬 ·· 454
ドパミン作動薬(プロラクチン分泌抑制薬)····38, 454
ドパミン阻害剤 ·· 135
デュタステリド ·· 316
ドライアイ dry eye ··· 419
トランス型脂肪酸 trans-unsaturated fatty acid ········ 22
トランスクリプトミクス transcriptomics ········· 123
トランスフェリン transferrin ·························· 251
トランスフォーミング増殖因子α transforming growth
 factor-α ·· 252
トリアムテレン triamterene ···························· 291
トリアルキルスズ trialkyltin ··················· 345, 355
トリオルトクレシルリン酸······························· 349
トリグリセリド ·· 238
トリグリセリドサイクル ·································· 238
トリクロロメチルラジカル································· 11
ドリコスマメ(Dolichos biflorus)レクチン ········ 432
トリコテセン類 ·· 161
トリシアノアミノプロペン······························· 387
トリニトロ安息香酸·· 224
トリパラノール triparanol ················ 398, 415, 442
1,2,4-トリヒドロキシベンゼン ·························· 363
トリプシンインヒビター ·································· 134
L-トリプトファン L-tryptophan ······················ 340
トリフルオペラジン·· 265
トリメタジオン ·· 429
トリメチルスズ trimethyltin ················ 77, 337, 342
トリメチルソラレン·· 442
トリメチルペンタン ··· 19
トリヨードサイロニン triiodothyronine ··· 379, 385, 391
トルイジンブルー(toluidine blue)染色 ············ 110
トルエン toluene ························ 144, 353, 421, 423, 424
トルコ鞍 sella turcica ······································ 377
トルブタミド ·· 442, 442
トログリタゾン troglitazone ······················ 240, 273
トロトラスト thorotrast ··································· 242
トロンボキサン ··· 22

な

内因性酵素処理 endogenous enzyme quenching ········ 118
内 耳 inner ear ·· 421
内胚葉 ··· 84
内皮細胞 endothelial cell ································· 237
内分泌細胞の過形成 hyperplasia of enterochromaffin-like
 (ECL) cells ·· 214
内膜間質肉腫 endometrial stromal sarcoma ········ 332
内膜間質ポリープ endometrial stromal polyp ········ 332
内膜腺癌 endometrial adenocarcinoma ············ 332
内膜の増殖 intimal proliferation ····················· 270
内有毛細胞·· 421
内リンパ管 endolymphatic duct ······················ 422
内リンパ嚢 endolymphatic sac ························ 422
ナイルブルー(Nile blue)染色 ·························· 110
ナウタ(Nauta's)染色 ······································· 111

ナガセ無アルブミンラット(NAR) ··················· 294
ナトリウム/カリウム ATP 分解酵素 sodium/potassium
 ATPase ·· 338
ナノクレイ·· 162
ナノマテリアル ·· 161
ナフタレン ·· 177, 362
α-ナフチルイソチアネート······························· 239
α-ナフチルイソチオシアネート
 α-naphthylisothiocyanate(ANI)··················· 248
α-ナフチルチオウレア alpha-naphthyl-thiourea ········ 143
α-ナフトールチオウレア ·································· 179
生データ raw data ··· 56
鉛 lead ························· 148, 346, 347, 348, 353, 355, 437, 279
鉛中毒 ·· 346
ナリジスク酸 ·· 442
軟 化 malacia ·· 351
軟口蓋 soft palate ·· 189
軟骨腫 chondroma ··· 438
軟骨内骨化 endochondral ossification ············· 432
軟骨肉腫 chondrosarcoma ······························· 438
難消化性炭水化物 non-digestive carbohydrate ········ 21

に

II 型筋線維 ·· 426, 428
II 型細胞 monocyte ·· 277
II 型粘液 ··· 210
II 型肺胞上皮細胞 type II alveolar cell ······ 176, 177
ニカルジピン ·· 387
肉芽腫 granuloma ·· 246
肉芽性炎症 granulomatous inflammation ········ 170
肉腫型(中皮腫) sarcomatoid type ···················· 464
ニコチンアミド nicotinamide ·························· 407
ニコチンアミドアデニンジヌクレオチド nicotinamide
 adenine dinucleotide ······························· 15, 407
ニコチンアミドアデニンジヌクレオチドリン酸
 nicotinamide adenine dinucleotide phosphate ········ 13
ニコチン様受容体 nicotinic receptor ··············· 339
二細胞説 two cell compartment theory ·········· 324
二酸化ケイ素 ·· 162
二酸化チタン ·· 162, 163
二酸化トリウム ·· 239
二次胆汁酸·· 238
二臭化エチレン ·· 245
28 日間反復投与遅発性神経毒性試験 28-day repeated
 dose delayed neurotoxicity study ·················· 79
二次卵胞 secondary follicle ······························ 322
二次リンパ濾胞 secondary lymphoid follicle ······ 220
2 世代繁殖毒性試験 ·· 87
二相型(中皮腫) biphasic type ·························· 464
日米欧医薬品規制調和国際会議 International Conference
 on Harmonisation of Technical Requirements for
 Registration of Pharmaceuticals for Human Use(ICH)
 ·· 31, 69, 71, 86, 451
ニッケル ·· 430, 441
ニッケル粉末 ·· 178
日周リズム circadian rhythm ·························· 403
ニッスル(Nissl)染色 ·· 111
ニトリロ三酢酸 nitrilotriacetate ······················ 291
ニトロソアミン類 ··· 239
N-ニトロソジメチルアミン ································ 10

索引

N-ニトロソノルニコチン　N-nitrosonornicotine …… 173
N-ニトロソビス(2-オキソプロピル)アミン
　　　　N-nitrosobis(2-oxopropyl)amine …… 258, 319
N-ニトロソビス(2-ヒドロキシプロピル)アミン
　　　　N-nitrosobis(2-hydroxypropyl)amine …… 258
ニトロソプロピルアミン nitrosopropylamine …… 243
N-ニトロソモルホリン　N-nitrosomorpholine … 245, 399
ニトロフラゾン …… 429
ニトロフラントイン nitrofurantoin …… 242, 327, 363
二分脊椎 schistorrhachis …… 85
日本毒性病理学会 Japanese Society of Toxicologic
　　Pathology …… 2
乳化剤 emulsifier …… 138
乳酸デヒドロゲナーゼ，乳酸脱水素酵素(LDH)
　　　　…… 109, 251, 254, 432
乳脂質滴膜 milk fat globule membrane …… 459
乳汁中への排泄 …… 9
乳汁瘤 galactocele …… 455
乳腺萎縮 mammary gland atrophy …… 455
乳腺刺激ホルモン …… 377, 378
乳腺腫瘍 …… 46, 135
乳腺組織
　　──の腫大 mammary gland enlargement …… 455
　　──の分布 …… 452
乳腺堤 mammary ridge …… 451
乳頭・乳輪の残遺 nipple/areola remnants …… 152
乳頭腫 papilloma, squamous cell papilloma
　　　　…… 140, 195, 202, 297, 332, 333
乳頭腫症 papillomatosis …… 207
乳頭腫脹 optic papilla swelling …… 416
乳頭状あるいは(または)結節状過形成 papillary nodular
　　(PN)hyperplasia …… 206, 295
乳頭状過形成 papillary hyperplasia …… 173, 194
乳頭状腺癌 papillary adenocarcinoma …… 215, 457
乳頭状腺腫 papillary adenoma …… 389
乳頭状嚢胞 papillary cyst adenoma …… 457
乳頭浮腫 papilloedema …… 416
乳突洞 mastoid antrum(mastoid cavities) …… 422
乳　斑 omental milky spots …… 461
ニューフクシン new fucshin …… 116
ニューロテンシン neurotensin …… 398
ニューロパイル neuropile …… 351
ニューロパシー neuropathy(末梢神経障害) …… 134
ニューロフィラメントタンパク質 …… 357
ニューロペプチドY　neuropeptide Y …… 398
ニューロン …… 335, 338
ニューロン興奮毒 …… 341
ニューロン消失 neuron loss …… 348
ニューロン脱落 …… 341
尿　極 urinary pole …… 274
尿細管
　　──の壊死 tubular necrosis …… 281
　　──の拡張(嚢胞性変化)(cystic)dilatation of tubules …… 282
尿細管萎縮 tubular atrophy …… 282
尿細管過形成 tubular hyperplasia …… 282
尿細管空胞化 tubular vacuolation …… 281
尿細管産生糖タンパク質
　　(Tamm-Horsfall糖タンパク質) …… 282
尿細管上皮増殖型 epithelial proliferation type …… 283
尿細管肥大 tubular hypertrophy …… 282, 286
尿酸塩 urate …… 291

尿生殖洞 genitourinary sinus …… 314
尿中排泄 …… 9
尿道下裂 hypospadias …… 152
尿道球腺 bulbourethral gland …… 315
尿毒症 uremia …… 287
尿路上皮癌 urothelial carcinoma …… 297
二硫化炭素 …… 344, 355

ぬ

5′-ヌクレオチダーゼ …… 251

ね

ネオマイシン …… 224, 429, 441
ネガティブフィードバック negative feedback …… 386
ネフロン nephron(腎単位) …… 273
粘液枯渇 mucus depletion …… 213
粘液枯渇巣 mucin depleted foci …… 227, 229
粘液細胞過形成 mucous cell hyperplasia …… 171, 180
粘液重炭酸バリア mucous-bicarbonate barrier …… 211
粘液腺 mucous gland …… 196
粘液線毛運動 mucociliary function …… 167, 169
粘液嚢腫(ガマ腫)mucocele …… 199
粘膜萎縮 mucosal atrophy …… 213, 215
粘膜下間葉系腫瘍 submucosal mesenchymal tumor …… 298
粘膜過形成 mucosal hyperplasia …… 215
粘膜下腺の変性 submucosal gland degeneration …… 180
粘膜下層 submucosa …… 209
粘膜関連リンパ組織 mucosa-associated lymphoid
　　tissue(MALT) …… 220, 369
粘膜筋板 muscularis mucosae …… 209
粘膜固有層 lamina propria …… 218
粘膜層 mucosa …… 209
粘膜の鉱質沈着，石灰化 mucosal mineralization,
　　calcification …… 230
粘膜肥大 mucosal hypertrophy …… 229
粘膜皮膚眼症候群
　　(スティーブンス・ジョンソン症候群) …… 133
粘膜網目層 mucoareolar layer …… 189
粘膜リン脂質症 mucosal phospholipidosis …… 229
粘膜類脂質症 mucosal lipidosis …… 229

の

脳 brain …… 334
脳下垂体障害 …… 132
脳室 cerebral ventricle …… 337
脳室周囲器官 circumventricular organs …… 337
脳室上衣腫 ependymoma …… 350
脳　症 …… 134
脳脊髄液 cerebrospinal fluid …… 337
嚢　胞 cyst …… 381, 404
膿　疱 pustule …… 443
嚢胞状過形成 cystic glandular hyperplasia …… 456
嚢胞状変化 cystic change …… 458, 455
嚢胞状変性 cystic degeneration …… 381, 400
嚢胞性角化上皮腫 cystic keratinizing epithelioma …… 183
嚢胞性水腎症 …… 30
嚢胞性濾胞 cystic follicles …… 388
嚢胞腺癌 …… 331

嚢胞腺腫 cystadenoma	331
農薬	141
脳梁 corpus callosum	334
ノコギリヤシ	318
ノコギリヤシ抽出物	316
ノルアドレナリン noradrenaline	228, 277, 328, 339, 340, 380
ノンパラメトリック型ダネット検定	99, 100

は

肺うっ血 pulmonary congestion	180
ばい煙	158
肺炎 pneumonitis	203
バイオマーカー biomarker	122, 125, 126, 272
バイオマテリアル（生体材料）biomaterials	149
肺気腫 pulmonary emphysema	179, 181
肺胸膜 pulmonary pleura	460
背根神経節 dorsal root ganglion	427
胚細胞由来の腫瘍 germ cell tumor	332
肺出血 pulmonary hemorrhage	180
肺水腫 pulmonary edema	179, 180
倍数性 polyploidy	96
肺性心 cor pulmonale	183
排泄 excretion	5, 9
排泄型トランスポーター	6
肺線維症 pulmonary fibrosis	179, 180
排尿障害	134
ハイブリドーマ hybridoma	116
肺胞 alveolus	176
肺胞タンパク症 alveolar proteinosis	180
肺胞マクロファージ alveolar macrophage	176, 177
背葉 dorsal	314
排卵 ovulation	325
ハインツ小体	363
パキテン期 pachytene spermatocytes	304
パーキンソン病	341
白筋	426
白筋症 white muscle disease	429
白質 white matter	334
バクテリア毒素	179
白内障 cataract	414, 416, 418
白斑 leucoderma	443
白板（斑）症 leukoplakia	192
曝露アセスメント	57
曝露評価 exposure assessment	59
曝露量分布の95％タイル値に相当する摂取量 high-end exposure estimate	67
バコル	407
ハザードアセスメント	57
ハザードの特定	57
ハーシュバーガー試験 Hershberger assay	154
バースト形成細胞 burst forming unit	359
バゾプレッシン vasopressin［ADH（抗利尿ホルモン）］	276, 378
ハーダー腺 Harderian gland	412
──の炎症性変化	419
パチニ小体	345
発育遅延 retardation	85
発癌性試験代替法	40
発癌プロモーター tumor promoter	39
白血球 white blood cells	360
白血球数	366
白血球百分率	366
白血球マーカー	357
発色剤 color fixative	138
発生毒性 developmental toxicity	83
発達神経毒性 developmental neurotoxicity	346
発達神経毒性試験 developmental neurotoxicity study	75
パツリン patulin	159, 161
バートレット検定	99
花むしろ様構造 storiform pattern	446
パネート細胞 Paneth cell	218, 219
パネート細胞化生 Paneth cell metaplasia	229
パパイン	179
ハバース管 Havers canal	433
ハーバーワイス（Harber-Weiss）反応	463
パーヘキシリン	429, 429
パラアミノ安息香酸	387
パラアミノサリチル酸	387
パラオキソン	428
パラコート paraquat	12, 177, 179, 179, 245
パラジクロロベンゼン para-dichlorobenzene	279
パラチオン parathion	404, 429
パラトルモン parathormone	392, 386
ハーラント・テクラクローム染色	383
バルビタールナトリウム sodium barbital	294
バルビツール酸 barbituric acid	246
バルプロ酸 valproic acid	240, 242, 239
破裂 rupture	194
バレット食道 Barrett's esophagus	200
ハロゲン化サリチルアニリド	442
ハロセン	429
ハロタン halothane	10, 239, 242
ハロペリドール	328, 429, 454
斑 macula	443
パンクレアスタチン pancreastatin	407
汎血球減少症 pancytopenia	361, 363
バンコマイシン	424
播種性紅斑丘疹（薬疹）	133
斑状歯 mottled teeth	186
半接着斑（ヘミデスモソーム hemidesmosome）	289
ハンチントン病	341

ひ

非アルコール性脂肪性肝炎 non-alcoholic steatohepatitis	244
非遺伝毒性発癌物質 non-genotoxic carcinogen(s)	37, 43
非インスリン依存性糖尿病 noninsulin-dependent diabetes mellitus	409
鼻咽頭管 nasopharyngeal duct	165
鼻咽頭関連リンパ組織 nasal-associated lymphoid tissue	369
非栄養素 non-nutrient	23
鼻海綿状静脈叢	167
非角化重層扁平上皮 nonkeratinized stratified squamous epithelium	189
非角質化 nonkeratinization	189
皮下組織 subcutis	440
光アレルギー性皮膚炎 photoallergic dermatitis	441
光過敏症	133

光毒性・光アレルギー性試験 446
光毒性皮膚炎 phototoxic dermatitis 441
鼻　腔 nasal cavity 165
鼻腔神経芽細胞腫 esthesioneuroblastoma, olfactory neuroblastoma, neuroepithelial carcinoma 172
鼻腔粘膜関連リンパ組織 nasal associated lymphoid tissue (NALT) 166
被験物質濃度(曝露濃度) exposure concentration 92
鼻甲介 nasoturbinate 165
鼻口蓋管 nasopalatine duct (切歯管 incisive duct) 165
皮脂腺 sebaceous gland 440
皮脂腺癌 sebaceous cell carcinoma 445, 449
皮脂腺腫 sebaceous cell adenoma 445, 449
皮質骨 cortex bone 433
微絨毛 microrilli 384
尾状核 caudate nucleus 334
微小管 microtubule 18
微小膿瘍 microabscess 444
非心原性肺水腫 131
ヒスタミン histamine 209, 306, 398
非ステロイド性(系)抗炎症薬 non-steroidal antiinflammatory drugs (NSAIDs) 131, 212, 225
N-ビス(2-ヒドロキシプロピル)ニトロサミン 40
ビスフェノール A　bisphenol A 154
ビスホスホネート bisphosphonate 434
ピースミール壊死 piecemeal necrosis 245
鼻　腺 nasal gland 166
鼻前庭 nasal vestibule 165
非線毛上皮細胞 non-ciliated epithelium 176, 177
ヒ　素 arsenic 147, 239, 242, 245, 282, 422
ヒ素鉛 355
ヒ素剤 224
ヒ素ミルク事件 140
肥　大 hypertrophy 40, 198, 318, 400, 404, 408, 409, 430, 448
ビタミン vitamin 23
ビタミン A　vitamin A 237, 415, 434
ビタミン A 欠乏 316
ビタミン D　vitamin D 434
　　――の過剰投与 431
1,25-(OH)$_2$ビタミン D$_3$　1,25-dihydroxy vitamin D$_3$ 433, 434
ビタミン K 誘導体 363
ヒダントイン 429
非致死性腫瘍 non-fatal tumor 48
鼻中隔 nasal septum 165
ヒツジ赤血球 sheep red blood cell 82
必須アミノ酸 essential amino acid 21
必須栄養素 essential nutrient 20
必須ミネラル essential minerals 23
ピット細胞 Pit cell 236
ヒト H-ras 遺伝子導入ラット 30
ヒト NIDDM モデル 410
非特異的キラー細胞 369
非特異的反応 non-specific reaction 117
一腹子数 litter size 30
ヒドララジン 429, 265
ヒドロキシアパタイト hydroxyapatite 185
4-ヒドロキシアミノキノリン 1-オキシド 258, 258
ヒドロキシウレア 362
8-ヒドロキシグアノシン 8-hydroxyguanosine 10

17-ヒドロキシコルチコステロイド　17-hydroxycorticosteroid 402
ヒドロキシブチルアニソール butylated hydroxyanisol 29
ヒドロキシプロリン hydroxyproline 181, 246, 439
ヒドロキノン hydroquinone 200, 363, 442
ヒドロクロロフルオロカーボン 361
泌尿器症候群 urologic syndrome 450
4-ビニルシクロヘキサン　4-vinylcyclohexene (VCH) 327
鼻粘膜 nasal mucosa 90
皮膚アレルギー性血管炎 allergic cutaneous vasculitis 88
皮膚一次刺激性試験 446
ビフェニル biphenyl 291
ビフェンスリン bifenthrin 298
皮膚感作性試験 446
皮膚感作性試験(法) skin sensitization test 88, 446
被覆上皮細胞 surface mucous cell 209, 210
皮膚刺激性試験 dermal irritation test 88
皮膚腺 cutaneus gland 440
被膜下細胞過形成 subcapsular cell hyperplasia 401
肥満細胞腫 mastocytoma 445, 446
びまん性胃炎 diffuse gastritis 214
びまん性過形成 diffuse hyperplasia 392, 394
びまん性乳頭腫症 diffuse papillomatosis 295
びまん性肺胞障害 diffuse alveolar damage 180
ビメンチン vimentin 119, 459
ピューロマイシン puromycin 229, 239, 240, 278
ビュングナー帯 355
脾　葉 splenic lobe 256
表在性腫瘍 mortality-independent context 105
標準操作手順書 standard operating procedure 56
漂白剤 bleaching agent 138
表　皮 epidermis 440
表皮下水疱 subepidermal edema 443
表皮肥厚(症)(棘細胞増生)acanthosis 194, 444
標　本 specimen 56
びらん erosion 206, 180, 194, 213
びらん性白板症 erosive leukoplakia 192
ピリドキシン(ビタミン B$_6$類) 381
ビリベルジン biliverdin 238
ピリミジン二量体 pyrimidine dimmer 93
微量ミネラル trace-minerals 23
ビリルビン bilirubin 236, 238, 281
鼻涙管(系) nasolacrimal duct 166, 411
ビルダグリプチン 273
ビルハルツ住血吸虫 (Schistosoma haematobium) 293
ピルビン酸キナーゼ 362
ピレスロイド 353
ピレスロイド系化合物 pyrethroid compounds 142
ピロリジジンアルカロイド pyrrolizidine alkaloid 239, 241, 245
ビンカアルカロイド 428
ビンクリスチン 355, 429, 429, 442
貧　血 anemia 361
ビンブラスチン 257, 424

ふ

ファゴソーム 113
ファーストレッド Fast red 116
ファーマコキネティックス(薬物動態) pharmacokinetics 5
ファロイジン phalloidin 9, 239, 240, 245

ブアン固定	300	ブチルヒドロキシトルエン(BHT)	416
フィードバック機構 feed back mechanism	407	N-ブチル-N-(4-ヒドロキシブチル)ニトロサミン(BBN)	18, 40
フィブリノーゲン fibrinogen	237	フッ化物	23
フィブロネクチン fibronectin	246, 459, 462	復帰突然変異試験 reverse mutation assay, Ames test	95
封入体 inclusion body	281	フッ素 fluorine, (フッ化物 fluoride)	186, 437
封入嚢胞 inclusion cyst	224	不定期 DNA 合成試験 unscheduled DNA synthesis test(UDS)	94, 96
α-フェトプロテイン	251	太い上行脚 thick ascending limb	275
フェナセチン phenacetin	168, 169, 177, 363, 371	不動関節	434
フェニトイン phenytoin (ジフェニルヒダントイン)	191, 239, 242, 429, 429	ぶどう膜 uvea	412
フェニールエチルジグアニド	407	ブトキシエタノール	273
フェニールグリシジルエーテル	442	ブピバカイン	429
フェニルサイクリジン	428	不飽和脂肪酸 unsaturated fatty acid	22
N²-フェニル-β-ヒドラジノピオンニトリル	415	フモニシン fumonisin	160, 161
フェニルブタゾン	429	浮遊物質量 suspended solids	155
フェノチアジン phenothiazine	328, 381	プラーク plaques	456
フェノチアジン誘導体	454	プラスミノーゲン活性化因子阻害因子	462
フェノバルビタール phenobarbital	43, 36, 239, 240, 254, 387, 429, 442	プラスミン	462
フェノバルビタールナトリウム sodium phenobarbital	294	プラスモサイド	265
フェノール	363	プラスモシド	429
フェロモン	167	プラバスタチン	429
フェンチオン	415	フラーレン	161
フェンチクロル	442	プリマキン	363
フェンバレレート fenvalerate	246	プリミン	441
フェンレチニド	273	フリーラジカル free radical	177, 212
フォルクマン管 Volkmann canal	433	フリーラジカル SO₄	178
フォンタナ・マッソン(メラニン色素)染色 Fontana-Masson method for melanins	110	5-フルオロウラシル(5-FU)	131, 347
フォンタナ・マッソン漂白法 Bleaching method for melanins	110	フルオロブチロフェノン	442
不確実係数 uncertainty factor(UF)	63, 64	フルタミド flutamide	306, 316
付加体 adduct	124	フルルビプロフェン flurbiprofen	225
不均一単位膜 asymmetric unit membrane	294	ブルン細胞巣 von Brunn's nest	295
複合型褐色細胞腫 complex pheochromocytoma	401	ブレオマイシン	177, 179
副甲状腺機能亢進症	188	プレガバリン	273
副甲状腺ホルモン parathyroid hormone	433, 434	プレドニゾロン	416
複合炭水化物 complex carbohydrate	22	フレームシフト型の突然変異 flameshift mutation	95
副細胞 mucous neck cell	210	プレレプトテン期精母細胞 preleptotene spermatocytes	304
腹索 ventral funiculus	334	プロカインアミド	429
複雑性歯牙腫 complex odontoma	187	プロカルバジン procarbazine	306, 429
副腎髄質	132	プログレッション progression	34, 242
——のクロム親和性細胞	134	プロゲスチン	381
副腎摘除	381	プロゲステロン progesterone	316, 324, 326, 381, 453, 454
副腎皮質機能障害	132	プロゲステロン様物質	453
副腎皮質機能不全	132	フローサイトメトリー flow cytometry	253
副腎皮質刺激ホルモン adrenocorticotropic hormone	377, 377, 378, 397	プロスタグランジン prostaglandin	22, 211, 225, 434, 462
副腎皮質の脂質異常蓄積	132	プロスタグランジン E₂	227
副腎皮質ステロイド	402	プロスタグランジン製剤	415
副腎皮質ホルモン	442	プロスタサイクリン	22
腹水 ascites	465	フロセミド	422, 423, 424, 442, 442
腹膜炎 peritonitis	466	プロテインキナーゼ C protein kinase C	13
腹葉 ventral lobe	314	プロテオミクス proteomics	123, 128
浮腫 edama	286	プロトコール protocol	55
ブスルファン busulfan	306, 327, 415, 429	プロトロンビン prothrombin	237
不整脈	131	プロピオニトリル propionitrile	233
フタル酸エステル phthalate (esters)	243, 305	プロピオン酸テストステロン testosterone propionate	319
N-ブチル-N-ニトロソウレタン	202	プロピルチオウラシル	387
ブチルヒドロキシアニソール butylated hydroxyanisole (BHA)	39	N-プロピル-N-ニトロソウレタン(PNUR)	202
		プロピレンオキシド propylene oxide	173
		プロピレングリコールモノプロピルエーテル	420
		プロプラノロール	429

プロポキスル propoxur ………………………… 294
ブロムスルファレイン bromsulphalein……………… 253, 254
ブロメサリン ………………………………………… 355
プロメタジン ………………………………… 441, 442
ブロメタリン bromethalin ……………………… 345
ブロモクリプチン bromocriptine ……… 328, 379, 380, 454
プロモーション promotion ………………………… 34, 242
ブロモデオキシウリジン bromodeoxyuridine(BrdU)
 ……………………………………… 233, 253, 300, 347, 459
2-ブロモプロパン ………………………………… 361
ブロモベンゼン ………………………………… 239, 245
プロラクチン prolactin ……………… 326, 377, 378, 380, 453
プロラクチン濃度 ………………………………… 19
プロラクチン分泌の亢進 stimulation of the production of
 prolactin ………………………………………… 307
プロラクチン分泌抑制因子 prolactin inhibiting factor 453
プロラクチン分泌抑制薬 ………………………… 454
プロラクチン抑制因子 prolactin inhibiting factor …… 324
フロログルシノール ……………………………… 387
分子イメージング molecular imaging ……………… 122
粉塵(じん) ………………………………………… 158
分泌腺腫 secretory adenoma …………………… 457
分泌阻害 ……………………………………………… 386
分　布 distribution ……………………………… 5, 6
分布容積 distribution volume ……………………… 7

へ

平滑筋腫 leiomyoma ………… 207, 215, 230, 310, 332, 417
平滑筋肉腫 leiomyosarcoma ……… 195, 207, 215, 230, 332
平均赤血球血色素濃度 mean corpuscular hemoglobin
 concentration ………………………………… 366
平均赤血球血色素量 ……………………………… 366
平均赤血球容積 …………………………………… 366
平衡感覚障害 ……………………………………… 133
閉鎖卵胞 atretic follicle(atresia of follicle) ……… 322
閉塞性腎症 obstructive nephropathy …………… 282
壁細胞 parietal cell ………………………… 209, 210
ヘキサカーボン …………………………………… 344
ヘキサクロロフェン hexachlorophene ……… 345,348, 355
ヘキサクロロベンゼン hexachlorobenzene ………… 246
ヘキサジメトリン ………………………………… 381
n-ヘキサン …………………………………… 344, 349, 355
2,5-ヘキサンジオン　2,5-hexanedione ……… 144, 306
壁側胸膜 parietal pleura ………………………… 460
壁側腹膜 parietal peritoneum …………………… 460
β細胞 ……………………………………… 383, 406
βブロッカー ……………………………………… 415
D-ペニシラミン　D-penicillamine ……… 280, 429
ペニシリン ………………………………… 371, 429
ペニシリン過敏症 ………………………………… 131
ペニトレム A ……………………………………… 341
ヘモジデリン沈着 deposit of hemosiderin ……… 409
ヘパリノイド ……………………………………… 442
ヘパリン heparin ………………………… 434, 442
ペプシノーゲン pepsinogen ……………………… 209
ペプシノーゲン変異幽門腺 ……………………… 217
ペプリジル ………………………………………… 387
ヘマトキシリン・エオジン(hematoxylin eosin(HE))
 染色 ……………………………………………… 110
ヘマトクリット値 ………………………………… 366

ヘミデスモソーム(半接着斑)hemidesmosome ……… 289
ヘモグロビン血症 ………………………………… 362
ヘモグロビン尿症 ………………………………… 362
ヘモクロマトーシス hemochromatosis……………… 242
ヘモジデリン hemosiderin ……………………… 281
ヘモジデリン沈着症 hemosiderosis ……………… 399
ヘモジデリン尿症 ………………………………… 362
ヘリコバクター・ピロリ Helicobacter pylori(H. pylori) 212
ベリリウム ………………………………… 179, 245
ヘリング管 Hering duct ………………………… 236
ペルオキシソーム peroxisome …………… 17, 113, 233
ペルオキシソーム増殖剤 peroxisomal proliferator …… 253
ペルオキシソーム増殖剤応答配列
 peroxisome proliferator-activated receptor ……… 113
ペルオキシソーム増生剤 ………………………… 20, 135
ペルオキシゾーム増生作用 ……………………… 43
ペルオキシダーゼ・アンチペルオキシダーゼ ……… 383
ペルーバルサム …………………………………… 441
ペルフェナジン …………………………………… 442
ベルリンブルー(Berlin blue)染色 ……………… 110
ヘロイン …………………………………………… 428
弁 valve …………………………………………… 262
変　異 variation …………………………………… 85
変異肝細胞巣 focus (foci) of cellular alterations …… 247
変異尿細管 altered tubules ……………………… 282
変　性 degeneration ………………… 198, 205, 430
変性性骨関節症 degenerative osteoarthrisis ………… 438
ベンゼン …………………………………… 10, 362, 363
ベンゼン代謝物 …………………………………… 144
ベンゾカイン ……………………………………… 441
ベンゾキノン ……………………………………… 363
ベンゾジアゼピン ………………………………… 387
ベンゾ[a]ピレン ……………………………………… 10
ペンタガストリン pentagastrin ………………… 408
ペンタゾシン ……………………………………… 429
ペンタデシルカテコール ………………………… 441
胼胝(べんち)callositas ………………………… 446
ベンチマークドース，ベンチマーク用量 benchmark
 dose(BMD)…………………………………… 64, 101
ベンツピレン ……………………………………… 442
ペントキシレゾルフィン O-脱ペンチル化酵素 ……… 254
弁の類粘液変性 myxomatous change of valve ……… 267
便　秘 constipation ……………………………… 227
扁平上皮 squamous epithelium ………………… 166
　――の空胞化　vacuolation of ―― ………… 201
扁平上皮過形成 squamous cell hyperplasia
 ……………………………………… 171, 173, 178, 180, 194
扁平上皮化生 squamous metaplasia, squamous cell
 metaplasia …………… 171, 178, 180, 198, 229, 289, 318
扁平上皮癌 squamous cell carcinoma, squamous
 carcinoma … 171, 181, 195, 199, 202, 207, 231, 285, 332,
 333, 417, 445, 450
扁平上皮乳頭腫 squamous papilloma, squamous cell
 papilloma ……… 171, 181, 195, 206, 444, 445, 449, 450
扁平上皮嚢胞 squamous cyst(s) ……………… 200, 224
ヘンレ係蹄 loop of Henle………………………… 274, 275

ほ

防かび剤 antimold agent ………………………… 138
膀胱腫瘍 …………………………………………… 134

芳香族アミン··10
芳香族炭化水素水酸化酵素 aromatic hydrocarbon
　　enzyme hydroxide·····································13
傍糸球体細胞 juxtaglomerular cell···············276
傍糸球体装置 juxtaglomerular apparatus 276, 285
房室(AV)結節··263
房室束(His 束)··263
放射性免疫測定法 radioimmunoassay ··········395
房　水 aqueous humor ·······················412, 413
紡錘(形)細胞癌 spindle cell carcinoma 207, 458
傍胆管部 parabilialy lobe ·····························256
乏突起膠細胞腫 oligodendroglioma ·············350
乏　尿 oliguria ··286
包皮腺 preputial gland ·······························447
包皮腺腫瘍··450
傍濾胞細胞 parafollicular cell ······················384
傍濾胞細胞過形成 parafollicular cell hyperplasia ······388
傍濾胞細胞癌 parafollicular carcinoma ········389
傍濾胞細胞腺腫 parafollicular adenoma ······389
飽和脂肪酸 saturated fatty acid ····················22
頬 cheek ··189
頬　嚢 cheek pouch ···································189
補酵素··13
ポジティブリスト制度 positive list system ······137
ポジトロン断層法 positron emission tomography ······122
ホスゲン phosgene ······································144
ホスファチジルコリン phosphatidylcholine ·········461
3′-ホスホアデノシン-5′-ホスホ硫酸(PAPS) ·········8
ホスホジエステラーゼ III 阻害剤(薬)
　　phosphodiesterase III inhibitor ········197, 269
ホセチルアルミニウム fosetyl Al ···················291
ボセンタン bosentan ···································240
細い下行脚 thin descending limb ················275
保存料 preservative ···································138
発　疹 eruption ··443
ボディアン(Bodian's)染色·······························111
ボーマン腺 Bowman's gland ························166
ボーマン嚢 Bowman's capsule ····················273
　　──の化生··280
ボーマン膜 Bowman's membrane ················412
ホモシステイン homocysteine ·······················291
ホモバニリン酸 homovanillic acid ·················402
ポリウレタン塵··178
ポリ塩化芳香族化合物 polychlorinated aromatics ······229
ポリ塩化ジベンゾジオキシン
　　polychlorinated dibenzo-p-dioxin(PCDD) ···155, 225
ポリ塩化ジベンゾフラビン
　　polychlorinated dibenzofurabin ············140
ポリ塩化ビフェニル polychlorinated biphenyl ······140, 317
ポリエン脂肪酸 polyenoic fatty acid ···············13
ポリオキシエチレン(8)ステアレート
　　polyoxyethylene-8-stearate ···················291
ポリクローナル抗体 polyclonal antibody ·······116
ポリゲナン···226, 234
ポリスチレン··162
ポリープ様腺腫 polypoid adenoma ···············230
ポリミキシン B··429
ホルツァー(Holzer)染色·································111
ポルフィリン誘導体······································442
ホルミシス効果····································43, 52
ホルムアルデヒド··········168, 169, 178, 182, 234, 441

ホルモンの影響 hormonal effect ···················448

ま

マイクロアレイ microarray ····························127
マイクロフィラメント microfilament ··················18
マイコトキシン mycotoxin ·····························158
埋植試験··150
埋植物質 implant ··149
マイトマイシン··179
マイボーム腺 meibomian gland ···················411
マウス乳癌ウイルス mouse mammary tumor virus ···454
マウス尿タンパク質 mouse urinary protein ···290
膜性糸球体腎症 membranous glomerulo-nephropathy ···281
膜性増殖性糸球体ネフローシス
　　membrano-proliferative glomerulonephrosis ······280
膜内骨化··432
膜ナトリウム伝導度 membrane sodium conductance ···338
マクロファージ macrophage ·························359
マスタードガス··443
睫　毛 eyelash ··411
末梢血液検査 complete blood count ···········364
末梢神経炎···134
末梢神経機能検査 peripheral nerve function ······75, 79
末梢神経系 peripheral nervous system ·······334
末梢神経終末 peripheral nerve ending ·······334
末梢神経障害(ニューロパシー) neuropathy ······134
末梢神経変性症··355
末梢膵管増生 ductular proliferation ············260
マッソントリクローム(Masson's trichrome)染色 ······110
マトリックスメタロプロテアーゼ····················462
麻痺性イレウス··132
磨　耗 abrasion··188
マラッセ(Malassez)上皮遺残·························185
稀な腫瘍 rare tumor······································48
マンガン manganese ··························239, 342
マンガン化合物··245
慢性炎症 chronic inflammation ···················170
慢性炎症性反応 chronic inflammatory reaction ···214
慢性活動性炎症 chronic active inflammation ···170
慢性気管支炎 chronic bronchitis ·················178
慢性甲状腺炎 chronic thyroiditis ·················388
慢性進行性腎症 chronic progressive nephropathy(CPN)
　　··147, 286
慢性腎症··46, 188
慢性肺障害··177

み

ミエリン myelin(髄鞘) ·································337
ミオグロビン ·····································431, 432
ミオシン myosin ···459
ミオパシー myopathy ··································133
味覚障害··133
ミクログリア microglia(小膠細胞) ·················336
ミクロシスチン microcystin ············239, 239, 240
密着結合 tight junction ·······················302, 461
ミッテンドルフ斑 Mittendorf's dot ················413
ミトコンドリア ····························17, 18, 113
　　──内のチトクロム酸化酵素
　　mitochondrial cytochrome oxidase ·······338

494　索　引

ミトタン mitotane ……………………………… 399
水俣病 Minamata disease ……………………… 140
ミネラル(無機質)mineral ……………………… 23
ミネラルコルチコイド mineralocorticoids …… 397, 401
ミノキシジル …………………………………… 265
ミノサイクリン ………………………………… 387, 442
未分化癌 anaplastic carcinoma ……………… 458
脈絡上板 suprachoroid ………………………… 413
脈絡叢 choroid plexus ………………………… 337
脈絡膜 choroid ………………………………… 413
脈絡膜炎 choroiditis …………………………… 417
ミュラー管 Müllerian duct …………………… 314
ミュラー管抑制因子 Müllerian inhibiting substance … 313
ミュラー細胞 Müller cell ……………………… 414
味　蕾 taste bud ………………………………… 190

む

無機質(ミネラル)mineral ……………………… 23
無機水銀(Hg) ………………………………… 148
無機ヨウ素 ……………………………………… 384
無菌性骨壊死 aseptic bone necrosis ………… 437
ムコ多糖類 ……………………………………… 461
ムコ多糖類症 mucopolysaccharidosis ……… 416
ムスカリン様受容体 muscarinic receptor …… 339
ムチカルミン(mucicarmine)染色 …………… 110
無毒性量 no observed adverse effect level … 59, 139
無　尿 anuria …………………………………… 286
無発生 agenesis ………………………………… 85

め

明細胞化生 clear cell metaplasia …………… 244
明細胞性細胞巣 clear cell foci ……………… 247
メサンギウム mesangium ……………………… 274
メサンギウム基質 mesangial matrix ………… 274
メサンギウム細胞 mesangial cells …………… 274
メサンギウム星細胞 mesangial stellate cell … 274
メサンギウム増殖性ネフローシス
　mesangial proliferative glomerulonephrosis … 280
メサンギウム融解 mesangiolysis ……………… 279
メタノール methanol …………………………… 347
メタボロミクス metabolomics ………………… 123, 129
メタロチオネイン metallothionein …………… 148, 234, 279
メチオニン ……………………………………… 257
メチオニンスルホキシミン …………………… 415
メチクレン ……………………………………… 442, 442
メチマゾール methimazole …………………… 169, 387
N-メチル-N-アミルニトロソウレタン ……… 202
4-メチルカテコール　4-methylcatechol …… 204
3-メチルコラントレン　3-methylcholanthrene(3-MC)
　…………………………………………… 239, 240, 430
メチル水銀 methyl mercury 12, 343, 347, 354, 355, 421, 424
メチルチオウラシル …………………………… 429
N-メチル-N-ニトロソアニリン ……………… 202
N-メチル-N-ニトロソウレア(MNU)
　…………………………… 40, 258, 319, 347, 379, 387
N-メチル-N-ニトロソウレタン ……………… 202
3-メチルヒスチジン …………………………… 432
N-メチル-N-ビニルニトロソアミン ………… 202
1-メチル-4-フェニル-1,2,3,6-テトラヒドロピリジン

1-methyl-4-phenyl-1,2,3,6-tetrahydropyridine 233, 355
N-メチル-N-ブチルニトロソアミン ………… 202
3-メチルフラン　3-methylfuran ……………… 169
N-メチル-N-ベンジルニトロソアミン ……… 202
メチルメタンスルホン酸 methyl methanesulfonate … 306
メチレンジアニリン …………………………… 239
鍍銀(silver impregnation)染色 ……………… 110
メッケル憩室 Meckel's diverticulum ………… 223
8-メトキシソラレン …………………………… 442
4-メトキシフェノール　4-methoxyphenol …… 204
メトトレキサート methotrexate ……… 12, 13, 191, 363
メトヘモグロビン血症 methemoglobinemia … 132, 363
メトクロプラミド ……………………………… 429
メトロニダゾール ……………………………… 429
メナジオン ……………………………………… 239
メネトリエ病 Menetrier's disease(giant hypertrophic
　gastritis) ……………………………………… 234
メラトニン melatonin …………………………… 403
メラニン欠乏性黒色腫 amelanotic melanoma … 446
メラニン細胞刺激ホルモン …………………… 377, 378
α-メラニン細胞刺激ホルモン(α-MSH) …… 382
メラニン色素 …………………………………… 420
メラノサイト melanocyte ……………………… 440
メラノトロピン ………………………………… 378
メラミン melamine ……………………………… 291
6-メルカプトプリン …………………………… 429
メルケル細胞 Merkel cell ……………………… 440
メルファラン …………………………………… 234
免疫関連反応 immune-mediated response …… 241
免疫グロブリン immunoglobulin …………… 114, 280
免疫グロブリンA ……………………………… 220
免疫組織化学(immunohistochemistry)染色 … 113
免疫組織化学的マーカー ……………………… 464
免疫毒性試験 …………………………………… 80
免疫複合体型 …………………………………… 371
免疫放射定量法 immunoradiometric assay …… 395
面疱型(腺癌)comedo type …………………… 457
面疱(めんぽう)形成 …………………………… 444

も

毛細血管 ………………………………………… 357
毛細血管腫 capillary hemangioma …………… 250
毛細胆管性胆汁うっ滞 canalicular cholestasis … 240
毛周期 hair cycle ……………………………… 440, 447
毛組織 hair tissue ……………………………… 440
盲腸炎 cecitis …………………………………… 228
毛　包 hair follicle …………………………… 440
網膜萎縮 retinal atrophy ……………………… 418
網膜炎 retinitis ………………………………… 417
網膜芽細胞腫 retinoblastoma ………………… 417
網膜症 retinopathy …………………………… 414, 416
網膜障害 ………………………………………… 133
網膜神経線維層 nerve fiber layer …………… 414
網膜電図検査 electroretinogram ……………… 420
毛様体 ciliary body …………………………… 412
毛様体筋 musculus ciliaris …………………… 412
毛様体小帯 zonula ciliaris …………………… 412
毛様体突起 processus ciliaris ………………… 412
毛様体ひだ部 pars plana ……………………… 412
毛様体扁平部 pars plicata …………………… 412

和文索引

モニタリング対象微生物 …………………………… 25
モノアミン(類) monoamines ……………… 328, 340
モノアミンオキシダーゼ monoamine oxidase …… 340
モノアミンオキシダーゼB …………………………… 343
モノアミンオキシダーゼ阻害薬 monoamine oxidase … 328
モノカルボン酸 ……………………………………… 428
モノクロタリン monocrotaline ……………… 177, 241
モノクローナル抗体 monoclonal antibody ……… 116
モノヨードチロシン monoiodotyrosine ………… 385
モルヒネ ……………………………………………… 328
モンテカルロ手法 …………………………………… 67
門脈域 portal triad(三つ組) ……………………… 236

や

薬疹(播種性紅斑丘疹) ……………………………… 133
薬物アレルギーによる腎障害(薬物性間質性腎炎) …… 132
薬物結合タンパク質 ………………………………… 19
薬物性間質性腎炎 …………………………………… 132
薬物性下痢 …………………………………………… 132
薬物性大腸炎 ………………………………………… 132
薬物代謝酵素 ………………………………………… 440
薬物代謝酵素誘導 …………………………………… 43
薬物代謝酵素誘導剤 ………………………………… 135
薬物代謝酵素誘導物質 ……………………………… 38
薬物動態(ファーマコキネティックス) pharmacokinetics
　……………………………………………………… 124
薬物誘発性リン脂質症 drug induced phospholipidosis … 136
ヤコブソン器官 Jacobson's organ ………………… 166
ヤマゴボウレクチン pokeweed lectin …………… 459

ゆ

融解壊死 liquefaction necrosis …………………… 17
有害性確認 …………………………………………… 59
有害性の確認 hazard identification ……………… 59
有害大気汚染物質 …………………………………… 158
有郭乳頭 vallate papilla …………………………… 190
有機塩素 ……………………………………………… 353
有機塩素系化合物 organochlorine compounds … 142
有機水銀(Hg) ………………………………………… 148
有機溶剤 organic solvents ………………………… 144
有機リン ……………………………………………… 353
有機リン系化合物 organic phosphorus compounds … 141
融合腎 fused kidney ………………………………… 85
有棘細胞癌 prickle cell carcinoma ……………… 195
有棘層 stratum spinosum ………………………… 440
有髄線維 myelinated fiber ………………………… 334
疣贅性白板症 verrucous leukoplakia …………… 192
誘導放出抑制顕微鏡法 stimulated emisison depletion microscopy … 123
幽門腺細胞 pyloric gland cell …………… 209, 210
輸出細動脈 efferent arteriole ……………………… 277
輸送担体 ……………………………………………… 7
輸入細動脈 afferent arteriole ……………………… 277

よ

陽イオン両親媒性剤 cationic amphiphilic drug …… 137
葉間動脈 interlobar artery ………………………… 276
溶血性貧血 hemolytic anemia …………… 132, 361
葉状乳頭 foliate papilla …………………………… 190
葉膵管 lobar duct …………………………………… 256
ヨウ素過剰 …………………………………………… 387
ヨウ素結合阻害 ……………………………………… 386
ヨウ素欠乏食 ………………………………………… 381
ヨウ素取込み阻害 …………………………………… 386
用量反応関係 ………………………………………… 12
用量反応性 …………………………………………… 42
用量反応評価 dose-response assessment ……… 59
腰肋(過剰な肋骨) …………………………………… 85
IV型コラーゲン collagen type IV ……………… 459

ら

ライスネル膜 Reissner's membrane …………… 422
ライソソーム lysosome ……………… 17, 113, 428, 464
ライディッヒ細胞 Leydig cell …………………… 302
　──細胞の萎縮　── atrophy ………………… 309
　──細胞の壊死　── necrosis ………………… 309
　──細胞(間細胞)の過形成　──(interstitial cell) hyperplasia ………………………… 309, 310
　──の空胞化　── vacuolation ……………… 309
ライディッヒ細胞腫 Leydig cell tumor ………… 307
ラウリン酸水酸化酵素 ……………………………… 254
ラジオイムノアッセイ ……………………………… 354
ラジオカルピン lasiocarpine ……………………… 247
ラジカルスカベンジャー(活性酸素除去剤 radical scavenger) ……………………………………… 212
ラット肝中期発癌性試験法(伊東法) ……………… 117
ラット膀胱線虫(*Trichosomoides crassicauda*) …… 293
ラミニン laminin ……………………… 246, 459, 462
ラロキシフェン raloxifen ………………………… 327
卵円形細胞過形成 oval cell hyperplasia ………… 248
卵円窓(前庭窓) oval window …………………… 422
卵黄嚢腫瘍 yolk sac tumor ……………………… 332
卵黄嚢腺癌 yolk sac carcinoma ………………… 310
卵黄嚢腺腫 yolk sac adenoma …………………… 310
卵形嚢 utricle ……………………………………… 422
ランゲルハンス細胞 Langerhans cell(s) …… 88, 440
ランゲルハンス島(膵島) islet of Langerhans …… 406
卵子形成 oogenesis ………………………………… 83
卵巣萎縮 ovarian atrophy ………………………… 330
卵巣間膜の平滑筋腫 mesoovarian leiomyoma …… 331
卵巣腫瘍 ovarian tumor …………………… 328, 331
卵巣嚢 ovarian bursa ……………………………… 321
卵巣嚢胞 ovarian cyst ……………………………… 329
卵巣門細胞 ………………………………………… 321
卵　胞 ovarian follicle …………………………… 321
卵胞刺激ホルモン follicle stimulating hormone(FSH)
　……………………………… 83, 317, 323, 377, 378

り

リシノレイン酸 ……………………………………… 234
リシン ricin ………………………………………… 224
リスクアセスメント risk assessment ………… 57, 58
　──の手順 ………………………………………… 59
リスク管理者などの利害関係者 stakeholder …… 59
リスク判定 risk characterization ……………… 59, 67
リスクマネジメント risk management ………… 59, 69
リスリド ……………………………………… 379, 380

リチウム ··· 387, 429
リッサ lyssa ··· 189
リトコール酸(二次胆汁酸)······················· 238
リトコール酸ナトリウム sodium lithocholate ··· 247
リノール酸 ··· 22
リノレン酸 ··· 22
リピドミクス lipidomics ··························· 123
リファンピシン rifampicin ······················ 240
リボソーム ·· 18, 113
リポ多糖 lipopolysaccharide ··················· 370
リポタンパク質 lipoprotein ····················· 238
リポタンパク質受容体 lipoprotein receptor ··· 237
リポフスチン lipofuscin ···················· 245, 281
リポフスチン蓄積(沈着) lipofuscin accumulation
　　(deposition) ··············· 265, 310, 351, 399, 431
d-リモネン d-limonene ··························· 279
硫化水素 hydrogen sulfide ······················ 144
隆起部 pars tubralis ································ 377
硫酸第一鉄 ··· 415
硫酸第二鉄 ··· 245
硫酸転移酵素 sulfotransferase, phenol sulfotransferase
　　··· 8, 237, 385
硫酸ベリリウム ······································· 178
硫酸抱合 ··· 385
粒子径分布 particle-size distribution ·········· 92
粒子状物質 pariculate matter ············ 91, 155
両親媒性陽イオン性化合物 amphiphilic cationic agents ··· 428
良性奇形腫 benign teratoma ··················· 310
良性基底細胞腫瘍 benign basal cell tumor ··· 445
良性黒色腫 benign melanoma ················· 445
良性線維性組織球腫 benign fibrous histiocytoma ··· 445
良性毛包腫瘍 benign hair follicle tumor ··· 445
両染性細胞巣 amphophilic cell foci ········· 248
緑色蛍光タンパク質 green fluorescent protein ··· 123
緑色白血病 chloroleukemia ······················ 365
緑茶カテキン ·· 316
緑内障 glaucoma ····································· 417
リン ·· 239
リンコマイシン ······································· 429
リン酸カルシウム calcium phosphate ··· 279, 291
リン酸緩衝グルタルアルデヒド ············· 300
リン酸三ナトリウム trisodium phosphate ··· 294
リン酸トリブチル tributylphosphate ······ 292
リン酸ベリリウム ··································· 178
リン脂質症 phospholipidosis ··· 180, 181, 244, 279
リン脂質沈着 phospholipid deposition ··· 431
輪状ヒダ(Kerckring弁) ··························· 218
リンパ芽球性白血病 lymphoblastic leukemia ··· 365
リンパ球 ··· 361
リンパ球サブセット検査 ··························· 82
リンパ球性甲状腺炎 lymphatic thyroiditis ··· 388
リンパ球性白血病 lymphocytic leukemia ··· 364, 365
リンパ腫 lymphoma ································ 445
リンパ濾胞過形成 lymphoid hyperplasia ··· 230

る

類上皮癌 epidermoid carcinoma ············· 195
累積χ²検定 ····································· 100, 101
累積刺激性試験 cumulative irritation test ··· 88
涙腺 lacrimal gland ································· 411

――の炎症性変化 ································· 419
類線維素壊死 fibrinoid necrosis ·············· 271
るい痩 emaciation ···························· 202, 231
類デンプン様小体 corpora amylacea ······ 455
類デンプン様の好塩基性物質の沈着 corpora amylacea ··· 174
類洞拡張 sinusoidal dilatation ················ 247
類洞の障害 sinusoidal disorder ··············· 241
類皮嚢胞 dermoid cyst ···························· 404
類表皮嚢胞 epidermoid cyst ··················· 404
涙膜 tear film ··· 411
ルクソール・ファスト青 ························ 357
ループ利尿薬 ··· 423

れ

レーザーマイクロダイセクション
　　laser microdissection ················· 121, 233
レシチン lecithin ····································· 461
レシチンコレステロールアシルトランスフェラーゼ ··· 251
レセルピン reserpin(e) ············· 306, 328, 454
レゾルシノール ······································· 387
レチノイド retinoid ·························· 387, 434
レチノイン酸 retinoic acid ······················ 434
レチノール retinol ·································· 434
レトロルシン retrorsine ·························· 241
レバミゾール試薬 levamisole solution ···· 118
レプトテン期 leptotene spermatocytes ··· 304
レンショウ細胞 Renshaw cell ·················· 341
レンズ状乳頭 lenticular papilla ·············· 190
連邦食品医薬品化粧品法 Federal Food Drug and
　　Cosmetic Act ···································· 138

ろ

ロイコトリエン ··· 22
ロイシンアミノペプチダーゼ ················ 251
漏斗 infundibulum ··································· 377
漏斗茎 infundibular stem(stalk) ············· 377
蝋様変性 ··· 430
ロドプシン ··· 413
ロープ状あるいは葉脈状微細皺壁
　　ropy or leafy microridges ················ 301
濾胞 follicle ··· 384
濾胞拡張 dilated follicles ························ 388
濾胞(上皮)細胞癌 follicular cell carcinoma ··· 389
濾胞細胞腺腫 follicular adenoma ············ 388
濾胞刺激ホルモン follicle stimulating hormone ··· 303
濾胞上皮細胞 follicular cell(s) ················ 384
――の褐色色素沈着 brown pigment deposition
　　in ·· 386
濾胞上皮細胞過形成 follicular cells hyperplasia ··· 388

わ

ワーラー軸索変性 ··································· 346
ワラビ抽出物 ·· 226
ワーラー変性 Wallerian degeneration ···· 342
ワルチンスターリー銀(Warthin-Starry silver)染色 ··· 111
ワンギーソン(van Gieson)染色 ·············· 110

欧文索引

A

A 細胞（α 細胞） A cell 210, 406
A^y マウス 410
A & B 細胞腫 A & B cell tumor 400
aberrant crypt foci（ACF）異常陰窩巣 227
abnormal estrous cycle 性周期の異常 153
abnormal mating 生殖行動の異常 153
abnormal pigmentation 色素沈着異常 441
abnormal sex maturation 性成熟の異常 152
abrasion 磨耗 188
absorption 吸収 5
acanthosis 表皮肥厚（症）（棘細胞増生） ... 194, 444
acceptable daily intake（ADI） 1 日摂取許容量
.... 63, 101, 139, 141
accumulation of cytoplasmic filaments
　　細胞骨格フィラメントの蓄積 336
acetaldehyde アセトアルデヒド 169
acetamide アセトアミド 246
acetaminophen（paracetamol）アセトアミノフェン
.... 10, 169, 240, 282
acetazolamide アセタゾラミド 219, 291, 279
2-acetylaminofluorene 2-アセチルアミノフルオレン
　　（2-AAF） 18, 29, 197, 293, 307, 448
N-acetyl-p-benzoquinone imine 10
acetylcholine アセチルコリン 339, 339, 427
acetylcholine esterase アセチルコリンエステラーゼ ... 339
N-acetyltransferase N-アセチルトランスフェラーゼ,
　　N-アセチル転移酵素 8, 242, 403
acinar cell 腺房細胞 257
acinar cell adenoma 腺房細胞腺腫 260
acinar cell carcinoma 腺房細胞癌 261
acinus, acini 腺房 256
ACI 系 30
acne 痤瘡 442
acoustic startle reflex 聴覚驚愕反応 353
acrosome アクロソーム 305
acrylamide アクリルアミド 344, 404
acrylonitrile アクリロニトリル 398
ACTH 細胞 corticotrophs 381, 383
actinomycin D アクチノマイシン D 404
action potential 活動電位 338
activated microglia 活性化型ミクログリア 337
actual concentration 実測濃度 92
acute contact dermatitis 急性接触性皮膚炎 444
acute delayed neurotoxicity study
　　急性遅発性神経毒性試験 79
acute inflammation 急性炎症 170
acute neurotoxicity study 急性神経毒性試験 76
acute toxic class method
　　急性吸入毒性試験-急性毒性等級法 93
acyclovir アシクロビル 279
adduct 付加体 124
adenoacanthoma 腺棘細胞腫 458
adenocarcinoma 腺癌
.... 171, 198, 215, 231, 394, 418, 445, 450, 457, 458
adenohypophysis 腺性下垂体 377
adenolipoma 腺脂肪腫 457
adenoma 腺腫 171, 198, 215, 230, 332, 394, 400, 418, 445, 450, 457
adenomatoid tumor アデノマトイド腫瘍 464
adenomatous hyperplasia 腺腫様過形成 216
adenomatous polyp 腺腫様ポリープ 332
adenomyosis 腺筋症 326, 330
adenosine triphosphate（ATP）アデノシン三リン酸 6
adenosquamous carcinoma 腺扁平上皮癌 172, 181, 207
adenylate cyclase アデニル酸シクラーゼ 219
ADH（抗利尿ホルモン） 378
Adjuvant and patch 法 89
Adjuvant and Strip 法 447
ADME/Tox アドメトックス（薬物動態および毒性）試験
.... 5
adrenaline アドレナリン 340
β-adrenergic receptors β-アドレナリン受容体 340
adrenocorticotropic hormone 副腎皮質刺激ホルモン ... 397
adriamycin アドリアマイシン 278, 306, 437
aerosols エアロゾル（粒子状物質） 91
afferent arteriole 輸入細動脈 277
aflatoxin アフラトキシン 159, 241
agenesis 無発生 85
Ah 受容体（ダイオキシン受容体） 226
air pollution 大気汚染 154
alanine aminotransferase（ALT=GPT） 251
albumin アルブミン 237, 287
Alcian blue（アルシアンブルー）/ PAS 染色 ... 110, 232
alcohol アルコール 437
aldosterone アルドステロン 397
alkaline phosphatase（ALP）アルカリ（性）ホスファ
　　ターゼ 107, 118, 222, 240
allergic cutaneous vasculitis 皮膚アレルギー性血管炎 ... 88
allergic dermatitis アレルギー性皮膚炎 88, 441
alloxan（e）アロキサン 229, 407
allylamine 269
ALP（アルカリホスファターゼ）活性誘導 433
alopecia 脱毛 444
altered permeability of vessel 血管透過性の変化 ... 272
altered tubules 変異尿細管 282
aluminium, aluminum アルミニウム 437
alveolar bud 腺芽 451
alveolar macrophage 肺胞マクロファージ 176
alveolar proteinosis 肺胞タンパク症 180
alveolus 肺胞 176
amacrine cell アマクリン細胞 414
amanitin アマニチン 240
amelanotic melanoma メラニン欠乏性黒色腫 ... 446
ameloblastic fibroma エナメル上皮線維腫 187
ameloblastic fibroodontoma エナメル上皮線維歯牙腫 ... 187
ameloblastoma エナメル上皮腫 187
American College of Veterinary Pathologists（ACVP） 2
Ames test エームス試験 95
3-aminobenzamide 3-アミノベンズアミド 407
γ-aminobutyric acid γ-アミノ酪酸 142, 339, 340
2-amino-3,8-dimethylimidazo［4,5-f］quinoxaline
　　2-アミノ-3,8-ジメチルイミダゾ［4,5-f］キノキサリン
　　（MeIQx） 242
4-aminodiphenyl 226
2-amino-4,5-diphenylthiazole

2-アミノ-4,5-ジフェニルチアゾール ………… 282
aminoglutethimide アミノグルテチミド ………… 306, 398
aminoglycoside antibiotic アミノグリコシド系抗生物質
　　…………………………………………………… 279
2-amino-6-methyldipyrido[1, 2-a:3′,2′-d]-imidazole
　　…………………………………………………… 449
aminonucleoside アミノヌクレオシド ………… 278
β-aminoproprionitrile …………………………… 269
aminopterin アミノプテリン ……………………… 13
amiodarone アミオダロン ……………………… 113
ammon's horn アンモン角（海馬） …………… 342
ammonia アンモニア …………………………… 250
amosite アモサイト ……………………………… 462
amoxicillin アモキシシリン ……………………… 291
amphiphilic cationic agents 両親媒性陽イオン性化合物
　　…………………………………………………… 428
amphophilic cell foci 両染性細胞巣 …………… 248
ampicillin アンピシリン ………………………… 291
amylase digestion test アミラーゼ消化試験 …… 110
amyloid deposition アミロイド沈着 …………… 310
amyloidosis アミロイドーシス（アミロイド症）
　　………………………………………… 231, 286, 401
anagen 成長期 …………………………………… 440
anaplastic astrocytoma 退形成性星状膠細胞腫 … 350
anaplastic carcinoma 未分化癌 ………………… 458
androgen アンドロゲン ………………………… 306
androgen binding protein アンドロゲン結合タンパク質
　　…………………………………………………… 302
androgen receptor アンドロゲン受容体 ……… 314
anemia 貧血 ……………………………………… 361
aneuploidy 異数性 ………………………………… 96
aneurysms 動脈瘤 ……………………………… 270
angiectasis 血管拡張症（血管の拡張） …… 250, 408
angiosarcoma 血管肉腫 ………………………… 332
angiotensin アンギオテンシン ………………… 277
angiotensin II　アンギオテンシン II …………… 274
angiotensin II antagonist
　　アンギオテンシン II 受容体拮抗薬 ………… 281
angiotensin-converting enzyme (ACE)
　　アンギオテンシン変換酵素 ………………… 281
aniline アニリン ………………………………… 398
anisonucleosis 核の大小不同性 ………………… 243
Anitschkow cell sarcoma アニチコフ細胞肉腫 … 266
anogenital distance 肛門性器間距離 …………… 152
anterior lobe 前葉 ……………………………… 314
antiandrogenic activity 抗アンドロゲン作用 … 306
α_1-antichymotrypsin　α_1-アンチキモトリプシン … 242
antidiuretic hormone 抗利尿ホルモン ………… 276
antigen-antibody reaction 抗原抗体反応 ……… 88
antigen presenting cells 抗原提示細胞 ………… 88
antigen retrieval method 抗原賦活化法 ……… 116
antimold agent 防かび剤 ……………………… 138
antioxidant 酸化防止剤 ………………………… 138
Antoni A 型（神経鞘腫） ……………………… 350
Antoni B 型（神経鞘腫） ……………………… 350
anuria 無尿 ……………………………………… 286
aortic body tumor 大動脈体腫瘍 ……………… 266
aplastic anemia 再生不良性貧血 ……………… 362
apoprotein アポタンパク質 …………………… 238
apoptosis アポトーシス …………… 17, 36, 51, 205, 259
aproctia 鎖肛 ……………………………………… 85

aqueous humor 房水 …………………………… 412
arcuate artery 弓状動脈 ………………………… 276
arcuate neuron 弓状核ニューロン ……………… 341
argyrophil nucleolar organizer region associated protein
　　銀好性核小体形成部位関連タンパク質 ……… 50
aromatase アロマターゼ ……………………… 327
aromatic hydrocarbon enzyme hydroxide
　　芳香族炭化水素水酸化酵素 ……………………13
arsenic ヒ素 …………………………… 147, 242, 282
arthritis 関節炎 ………………………………… 437
aryl hydrocarbon receptor (AhR) ……………… 253
As ヒ素 …………………………………………… 147
as low as reasonably achievable (ALARA) …… 66
asbestos body アスベスト小体 ………………… 462
ascites 腹水 ……………………………………… 465
aseptic bone necrosis 無菌性骨壊死 …………… 437
aspartate アスパラギン酸 ……………………… 339
aspartate aminotransferase アスパラギン酸アミノトラ
　　ンスフェラーゼ（AST=GOT） ………… 107, 251
aspiration pneumonitis 嚥下性肺炎 …………… 201
Association for Assessment and Accreditation of
　　Laboratory Animal Care International
　　国際実験動物管理公認協会（AAALAC） …… 57
astrocyte アストロサイト（星状膠細胞） …… 336
astrocytoma 星状膠細胞腫 ……………………… 350
asymmetric unit membrane 不均一単位膜 …… 294
atherosclerosis 動脈硬化 ……………………… 270
atomic force microscopy 原子間力顕微鏡法 … 123
atopic dermatitis アトピー性皮膚炎 …………… 88
atorvastatin アトルバスタチン ………………… 246
ATP-binding cassette トランスポーター ……… 6
ATP-dependent ion pump　ATP 依存性イオンポンプ … 338
atretic follicle (atresia of follicle) 閉鎖卵胞 …… 322
atrophy 萎縮 …………………… 198, 408, 416, 430, 448
attrition 咬耗 …………………………………… 188
atypical acinar cell nodule 異型腺房細胞結節 … 260
atypical hyperplasia/hyperplasia with atypia
　　異型過形成 …………… 173, 194, 201, 206, 456, 295
auditory brainstem response 聴性脳幹反応 …… 421
auditory sebaceous gland 外耳道脂腺 ………… 447
Auerbach's plexus アウエルバッハ神経叢 … 210, 221
autonomic ganglion 自律神経節 ……………… 337
autophagic vacuole 自家食胞 ………………… 430
autoradiography オートラジオグラフィー … 253
axon 軸索 ………………………………………… 336
axon terminal 軸索末端 ………………………… 336
axonal bud 軸索芽 ……………………………… 349
axonal regeneration 軸索の再生 ……………… 349
axonal swelling 軸索腫大，軸索の膨化 …… 344, 351
axonopathy, axonopathies 軸索変性症 …… 344, 349
Azan（アザン）染色 …………………………… 110
Azan-Mallory（アザン・マロリー）染色 …… 223
azoxymethane (AOM) …………………………… 226

B

B 細胞（β 細胞） ………………………………… 406
B57BL 系 ………………………………………… 30
B6C3F1（系）マウス ………………………… 30, 46
barbituric acid バルビツール酸 ……………… 246
Barrett's esophagus バレット食道 …………… 200

欧文索引　499

basal cell carcinoma 基底細胞癌 207
basal cell hyperplasia 基底細胞過形成
　　　　　　　　　　　　173, 194, 201, 206, 444
basal cell tumor 基底細胞腫瘍 445
basal ganglia 基底核 340
basilar membrane 基底板 422
basophil 好塩基球 359
basophilic acinar cell focus 好塩基性腺房細胞小増殖巣
 261
basophilic cell foci 好塩基性細胞巣 248
basophilic cell tumor 好塩基性細胞腫 283
basophilic degeneration 好塩基性化 310
basophilic focus 耳下腺の好塩基性細胞巣 198
BB ラット 410
benchmark dose（BMD）
　　　ベンチマークドース，ベンチマーク用量 64, 101
benchmark dose lower confidence limit（BMDL） 62
Benchmark Response（BMR） 64
benign basal cell tumor 良性基底細胞腫 445
benign fibrous histiocytoma 良性線維性組織球腫 445
benign hair follicle tumor 良性毛包腫瘍 445
benign melanoma 良性黒色腫 445
benign teratoma 良性奇形腫 310
benzalkonium chloride 塩化ベンザルコニウム 221
benzo[a]pyrene 178, 179, 183, 192
Berlin blue（ベルリンブルー）染色 110
Bielchowsky 染色 342
bifenthrin ビフェンスリン 298
Big Blue マウス（lacI 遺伝子を挿入） 33, 234
bile duct hyperplasia 胆管過形成 248
bile pigment 胆汁色素 281
bile salt export pump 240
bilirubin ビリルビン 236
bilirubin calculus（stone）色素性結石 243
biliverdin ビリベルジン 238
biochemical oxygen demand 生物化学的酸素要求量 155
biological value 生物価 21
biomarker バイオマーカー 122
biomaterials バイオマテリアル 149
biotransformation 生体内変化 221
biphasic type 二相型（中皮腫） 464
biphenyl ビフェニル 291
bipolar cell 双極細胞 414
bipolar neuron 双極神経細胞 166
birilubin ビリルビン 281
bis（chlorometyl）ether 178
N-bis（2-hydroxy-N-propyl）nitrosamine（DHPN）
　　　　　　　　　　　　179, 183, 284, 386, 387
bisphenol A ビスフェノール A 154, 326
bisphosphonate ビスホスホネート 434
bleaching agent 漂白剤 138
Bleaching method for melanins（Masson-Fontanastain）
　　　フォンタナ・マッソン漂白法 110
blood-brain barrier 血液脳関門 12, 337
blood-testis barrier 血液精巣関門 302
blood vessel 血管 90
BN（Brown Norway）系 30
Bodian's（ボディアン）染色 111
bone gla-protein 439
bone marrow 骨髄 358
bone marrow examination 骨髄検査 109, 367

bone marrow necrosis 骨髄壊死 364
bone morphogenetic protein 骨形成タンパク質 434
bosentan ボセンタン 240
both generally provided for eating or drinking as foods
　　　and used as food additives 一般飲食物添加物 138
Bowman's membrane ボーマン膜 412
Bowman's capsule ボーマン嚢 273
Bowman's gland ボーマン腺 166
brain 脳 334
brain stem auditory evoked response 425
British Anti-Lewisite（BAL） 147
bromethalin ブロメタリン 345
bromocriptine ブロモクリプチン 328
5-bromo-4-chloro-3'-indolylphosphatase p-toluidine salt
　　　（BCIP） 116
bromodeoxyuridine（BrdU）ブロモデオキシウリジン
　　　　　　　　　　　　　　35, 49, 114, 233
bromomethane 臭化メチル 204
bromsulphalein ブロムスルファレイン 253
bronchioalveolar stem cell 気管支肺胞上皮幹細胞 176
bronchioloalveolar adenoma / carcinoma
　　　細気管支肺胞腺腫／癌 181
bronchioloalveolar hyperplasia
　　　細気管支肺胞上皮過形成 181
bronchoalveolar lavage fluid 気管支肺胞洗浄液 184
bronchus-associated lymphoid tissue
　　　気管支関連リンパ組織 369
brown atrophy 褐色萎縮 399
brown degeneration 褐色変性 399
brown granular deposition 褐色顆粒沈着 386
Brown Norway（BN）系 30
brown pigment deposition in follicular cells
　　　濾胞上皮細胞の褐色色素沈着 386
Brunner 腺（十二指腸腺） 218
brush border 刷子縁 275
Buehler 法 89
bulbourethral gland 尿道球腺 315
bulla 水疱 443
burst forming unit バースト形成細胞 359
busulfan ブスルファン 306, 327
butylated hydroxyanisole ブチルヒドロキシアニソール
　　　　　　　　　　　　　　　　29, 39, 204
butylated hydroxytoluene（BHT） 179, 200
butylbenzyl phthalate 153
N-butyl-N-（4-hydroxybutyl）nitrosamine（BBN）
　　　　　　　　　　　　　　　　31, 293, 297
N-butylnitrosourea 187

C

C 細胞　C-cell 384
C 細胞過形成 388
C 細胞癌　C-cell carcinoma 389
C 細胞腺腫　C-cell adenoma 389
C3H 系（マウス） 30
cadmium カドミウム 147, 307, 436, 279
cadmium-induced renal tubular osteomalacia
　　　カドミウムによる尿細管機能障害性骨軟化症 141
caffeic acid カフェ酸 204
calcification 石灰化，石灰沈着 281, 286, 400, 418
calcitonin カルシトニン 384, 386, 433

calcium oxalate シュウ酸カルシウム ……………… 279
calcium phosphate リン酸カルシウム ………… 279, 291
callositas 胼胝（べんち） ……………………………… 446
caloric demand カロリー需要 ……………………………64
canalicular cholestasis 毛細胆管性胆汁うっ滞 …… 240
capillary hemangioma 毛細血管腫 ………………… 250
carbamate compounds カーバメイト系化合物 …… 142
carbamazepine カルバマゼピン …………………… 241
carbaryn カルバリン ………………………………… 404
carbohydrate 炭水化物 …………………………………21
carbon monoxide 一酸化炭素 ……………………… 144
carbon tetrachloride 四塩化炭素 ……………… 11, 238, 399
carbonic anhydrase inhibitor 炭酸脱水酵素阻害剤 … 279
carcinogenic potency database (CPDB) ………… 67, 68
carcinoid カルチノイド ……………………………… 215
carcinoid tumor カルチノイド腫瘍 ………………… 135
carcinoma 癌 ………………………………………… 400
carcinoma in situ 上皮内癌 ……………… 192, 207, 297
carcinosarcoma 癌肉腫 ……………………………… 458
cardiac hypertrophy 心肥大 ………………………… 265
cardiomyopathy 心筋症 ……………………………… 265
carrageenan, degraded 減成カラギーナン ………… 226
case-control study 患者・対照研究 ……………………61
casein カゼイン ……………………………………… 459
cast 円柱 ……………………………………………… 282
castration cell 去勢細胞 ……………………………… 310
catagen 退行期 ……………………………………… 440
catalase カタラーゼ …………………………………… 407
cataract 白内障 ……………………………………… 414, 416
catarrhal enteritis カタル性腸炎 …………………… 228
catarrhal gastritis カタル性胃炎 …………………… 214
catechol カテコール ………………………………… 200
catecholamine カテコールアミン ……………… 340, 397
catecholamine-O-methyltransferase ……………… 340
β-cathenin accumulated foci βカテニン蓄積陰窩巣 … 227
cationic amphiphilic drug 陽イオン両親媒性剤 …… 137
caudate nucleus 尾状核 ……………………………… 334
caveolin ……………………………………………… 272
cavernous hemangioma 海綿状血管腫 …………… 250
CCl₄ 四塩化炭素 …………………………………… 399
Cd カドミウム ……………………………………… 147
CD-1（系）マウス ……………………………………46
CD4⁺ Tリンパ球（Thリンパ球） ……………… 369, 370
CD8⁺ Tcリンパ球（細胞障害性Tリンパ球）…… 369, 370
CD8 細胞（cytotoxic/suppressor cell）…………… 220
CDK インヒビター ……………………………………49
cecitis 盲腸炎 ………………………………………… 228
cecomegaly 巨大盲腸症 ……………………………… 229
cell death 細胞死 …………………………………… 336
cell proliferation 細胞増殖 ……………………………35
cellular cast 細胞性円柱 ……………………………… 282
cementium セメント質 ……………………………… 185
cementoblastoma セメント芽細胞腫 ……………… 187
cementoma セメント質腫 …………………………… 187
central lobular 中心域 ……………………………… 236
central / peripheral distal axonopathy
　　　中枢-末梢遠位端軸索神経症 ……………… 339
centroacinar cell 腺房中心細胞 ……………………… 256
cerebellum 小脳 ……………………………………… 334
cerebral cortex 大脳皮質 ……………………………… 334
cerebral ventricle 脳室 ……………………………… 337

cerebrospinal fluid 脳脊髄液 ………………………… 337
ceroid deposition セロイド沈着 ………………… 399, 401
ceruloplasmin セルロプラスミン …………………… 251
ceruminous gland 耳道腺 …………………………… 447
change of blood hormone levels 血中ホルモン値の変動 153
change of sperm counts 精子数の変動 …………… 153
cheek 頬 ……………………………………………… 189
cheek pouch 頬嚢 …………………………………… 189
chemical oxygen demand 化学的酸素要求量 …… 155
chemical specific adjustment factor
　　　化学物質特異的な補正係数 …………………………64
chenodeoxycholic acid ケノデオキシコール酸 …… 248
chief cell 主細胞 …………………………………… 210
chief cell atrophy 主細胞萎縮 ……………………… 213
α-chlorohydrin α-クロロヒドリン ………………… 308
chloroleukemia 緑色白血病 ………………………… 365
chlorpromazine クロルプロマジン ……………… 246, 328
Chochran-Armitage（の）検定 …………………… 100, 103
cholangiocarcinoma 胆管癌 ………………………… 250
cholangiofibrosis 胆管線維症 ……………………… 248
cholangioma 胆管腺腫 ……………………………… 250
cholangitis 胆管炎 …………………………………… 248
cholecystokinin コレシストキニン …… 134, 238, 257, 407
cholestasis 胆汁うっ滞 ……………………………… 246
cholesterol calculus (stone) コレステロール結石 …… 243
cholestyramine コレスチラミン ……………………… 224
choline 食餌性コリン欠乏 …………………………… 239
choline acetyltransferase
　　　コリンアセチルトランスフェラーゼ ………… 339
cholinesterase ……………………………………… 251
cholinesterase inhibitor コリンエステラーゼ阻害剤 ……13
chondroma 軟骨腫 …………………………………… 438
chondrosarcoma 軟骨肉腫 ………………………… 438
chordoma 脊索腫 ………………………………… 350
choriocarcinoma 絨毛癌 ………………………… 310, 332
choroid 脈絡膜 ……………………………………… 413
choroid plexus 脈絡叢 ……………………………… 337
choroiditis 脈絡膜炎 ………………………………… 417
chromatolysis 染色質融解，虎斑融解 …………… 336, 348
chromogenic in situ hybridization ………………… 118
chromosomal aberration 染色体異常 …………………93
chromosomal aberration test 染色体異常試験 ………95
chronic active inflammation 慢性活動性炎症 …… 170
chronic bronchitis 慢性気管支炎 …………………… 178
chronic inflammation 慢性炎症 …………………… 170
chronic inflammatory reaction 慢性炎症性反応 …… 214
chronic progressive nephropathy (CPN) 慢性進行性腎症
　　　…………………………………………… 147, 286
chronic thyroiditis 慢性甲状腺炎 …………………… 388
ciliary body 毛様体 ………………………………… 412
ciliated epithelium 線毛上皮細胞 …………………… 175
cingulate cortex 帯状回皮質 ………………………… 340
circadian rhythm 日周リズム ……………………… 403
circulating endothelial cells (CEC) ………………… 272
circumventricular organs 脳室周囲器官 …………… 337
cirrhosis 肝硬変 ………………………………… 241, 246
Clara cell クララ細胞 ……………………………… 176
Clara cell secretory protein (CCSP) ……………… 176
class II molecule …………………………………… 440
clear cell foci 明細胞性細胞巣 ……………………… 247
clear cell metaplasia 明細胞化生 …………………… 244

clear cell tumor 淡明性細胞腫	284	cortex bone 皮質骨	433
cleft palate 口蓋裂	85	corticosteroid コルチコステロイド	434
clinical chemistry 血液化学的検査	107	corticotrophs ACTH 細胞	381
clitoral gland 陰核腺	447	corticotropin releasing hormone	
clofibrate クロフィブレート	113	コルチコトロピン放出ホルモン	397
Cloquet's canal クロケー管	413	cortisol コルチゾール	397
clotrimazole クロトリマゾール	398	cortisone コルチゾン	397
cloudy swelling 混濁腫脹	430	councilman body 好酸小体	245
CM (cochlear microphone) 電位	421	count median aerodynamic diameter	
coagulant for tofu 豆腐用凝固剤	138	空気力学的個数中位径	92
coagulation necrosis (coagulative necrosis) 凝固壊死		covalent binding 共有結合	13
	17, 444, 265	craniopha ryngioma 頭蓋咽頭腫	382
cobalt chloride 塩化コバルト	407	*p*-cresidine *p*-クレシジン	172
cochlea 蝸牛	422	cribriform type 篩状型 (腺癌)	457
cochlear aqueduct 蝸牛導水管	422	crocidolite クロシドライト	462
cochlear microphone 電位	421	cross-sectional study 横断研究	61
Cochran-Armitage test	48	crosslink 架橋	93
Codex Alimentarius Commission コーデックス委員会	138	crypt epithelial cell 陰窩上皮細胞	218
Codex Committee of Food Additives		cryptorchism 停留精巣	85
コーデックス委員会の添加物部会	139	crystal deposition / crystalluria 結晶沈着	282
cohort study コホート研究	61	cumulative irritation test 累積刺激性試験	88
colitis 大腸炎	228	cuprizone クプリゾン	345
collagen type IV IV型コラーゲン	459	cutaneus gland 皮膚腺	440
collecting ducts 集合管	276	cycasin サイカシン	226
colloidal iron (コロイド鉄) 染色	110	cyclic adenosine monophasphate	327
colony forming unit コロニー形成細胞	359	cyclins サイクリン	50
colony stimulating factor コロニー形成刺激因子	359	cycloheximide シクロヘキシミド	404
color fixative 発色剤	138	cyclooxygenase シクロオキシゲナーゼ	225
comedo type 面皰型 (腺癌)	457	cyclooxygenase-1 シクロオキシゲナーゼ-1	212, 280
comet assay コメットアッセイ	95, 97, 232	cyclooxygenase-2 (COX-2)	280
common acute lymphoblastic leukemia antigen	459	cyclophosphamide シクロホスファミド	186, 306, 437, 295
common tumor 一般的腫瘍	48	cyclosporine サイクロスポリン	279
compact bone 緻密骨	433	cyproterone acetate 酢酸シプロテロン	306, 318
complete blood count 末梢血液検査	364	cyst 嚢胞	381, 404
complex carbohydrate 複合炭水化物	22	cystadenoma 嚢胞腺腫	331
complex odontoma 複雑性歯牙腫	187	cysteamine システアミン	233, 398
complex pheochromocytoma 複合型褐色細胞腫	401	cystic change 嚢胞状変化	455, 458
compound odontoma 集合性歯牙腫	187	cystic degeneration 嚢胞状変性	381, 400
computed tomography (CT) コンピュータ断層撮影法	122	cystic dilatation of tubules 尿細管の拡張 (嚢胞性変化)	282
cone 錐状体	413	cystic follicles 嚢胞性濾胞	388
confounding factor 交絡因子	61	cystic glandular hyperplasia 嚢胞状過形成	456
congenic コンジェニック系統	126	cystic keratinizing epithelioma 嚢胞性角化上皮腫	183
congestion うっ血	229	cystine シチスン	291
congestion of the liver 肝臓のうっ血	247	cyto cochleogram 蝸牛鳥瞰図	425
congestive cardiomyopathy うっ血性心筋症	265	cytochrome P450 チトクロム P450	7, 125, 234, 236
Congo red (コンゴーレッド) 染色	110	cytokeratin サイトケラチン	459
conical papilla 円錐乳頭	190	cytoplasmic granule 細胞質内顆粒	297
conjunctiva 結膜	411	cytoplasmic swelling 細胞質の腫大	336
conjunctivitis 結膜炎	417, 418	cytotoxic/suppressor cell (CD8 細胞)	220
connexin32 コネクシン 32	250		
constipation 便秘	227	**D**	
constitutive androstane receptor (CAR)	38, 253		
contact allergen test 接触アレルゲン原性試験法	88	D 細胞 (δ 細胞) D cell	210, 211, 406
CONTEXT	105	DA1 (ドパミン-1) 受容体	269
cor pulmonale 肺性心	183	dactylomegaly 巨指	85
cornea 角膜	412	*db/db* マウス	410
corneal endothelium 角膜内皮	412	decidual reaction 脱落膜反応	331
corneal epithelium 角膜上皮	412	degeneration 変性	198, 205, 308, 430
corneal stroma 角膜固有質	412	degeneration of tapetum タペタムの変性	416
corpora amylacea 類デンプン小体	174, 455	degenerative osteoarthrisis 変性性骨関節症	438
corpus callosum 脳梁	334	dehydroepiandrosterone	

　　　　　　　　　　　　デヒドロエピアンドロステロン ……………… 397
5′-deiodinase　5′-脱ヨウ素酵素 ………………… 385
delayed neurotoxicity study 遅発性神経毒性試験 ………79
delayed-type hypersensitivity 遅延型過敏症 ………… 370
demyelinating diseases 脱髄性疾患 …………………… 345
demyelination 脱髄 ……………………………… 341, 417
dendrite 樹状突起 ……………………………………… 336
denervation 神経原性 ………………………………… 430
dentate gyrus 海馬歯状回 …………………………… 342
dentin 象牙質 ………………………………………… 185
deoxynivalenel(DON) デオキシニバレノール ……… 159
deposit of amyloid アミロイド沈着 ………………… 409
deposit of hemosiderin ヘモジデリン沈着 ………… 409
deposition 沈着 ……………………………………… 430
dermal irritation test 皮膚刺激性試験 …………………88
dermis 真皮 …………………………………………… 440
dermoid cyst 類皮嚢胞 ……………………………… 404
designated food additives 指定添加物 ……………… 138
developmental neurotoxicity 発達神経毒性 ………… 346
developmental neurotoxicity study 発達神経毒性試験 …75
developmental toxicity 発生毒性 ………………………83
dextran sulfate デキストラン硫酸 …………………… 226
DFS(ダイレクト・ファースト・スカーレット Direct
　　fast scarlet)染色 …………………………… 110
DH剤(冠動脈拡張剤) ………………………………… 136
diabetes mellitus 糖尿病 …………………………… 281
dialkyl nitrosamine ジアルキルニトロサミン ……… 242
2,4-diaminoanisole sulfate ………………… 448, 449
3,4-diaminotoluene　3,4-ジアミノトルエン ……… 233
diaphragmatic herniation 横隔膜結節 ……………… 243
diarrhea 下痢 ………………………………………… 227
1,2,5,6-dibenzanthracene …………………………… 226
1,2-dibromo-3-chloropropane
　　　1,2-ジブロモ-3-クロロプロパン ……… 172, 178, 169
1,2-dibromoethane　1,2-ジブロモエタン …………… 173
di-n-buthyl phthalate ……………………………… 153
dichlorodiphenyltrichloroethane(DDT)
　　　ジクロロジフェニルトリクロロエタン ………… 317
2,4-dichlorophenol ………………………………… 153
dichlorophenylmethylsulfone
　　　ジクロロフェニルメチルスルホン …………… 169
diclofenac ジクロフェナク …………………………… 242
dicyclohexyl phthalate ……………………………… 153
diethyl phthalate …………………………………… 153
4,4′-diethylaminoethoxyhexestrol
　　　(冠動脈拡張剤, DH剤) ………………………… 136
diethylene glycol ジエチレングリコール …………… 291
di-(2-ethylhexyl)phthalate
　　　ジエチルヘキシルフタレート ………………… 327
diethylnitrosamine(DEN) ……………………… 73, 179
diethylstilbestrol(DES) ジエチルスチルベストロール
　　　……………………………… 26, 152, 153, 328, 329, 399
differentiation of germ cells 生殖細胞の分化 ……… 303
diffuse alveolar damage びまん性肺胞障害 ………… 180
diffuse gastritis びまん性胃炎 ……………………… 214
diffuse hyperplasia びまん性過形成 …………… 392, 394
diffuse papillomatosis びまん性乳頭腫症 ………… 295
digoxigenin ジゴキシゲニン ………………………… 223
5α-dihydrotestosterone 5α-ジヒドロテストステロン … 314
1,25-dihydroxy vitamin D$_3$　1,25-(OH)$_2$ビタミンD$_3$ … 433
　　　dihydroxyphenylalanine ………………………… 440

diiodotyrosine ジヨードチロシン …………………… 385
dilatation 拡張 ………………………………… 229, 448
dilatation of pancreatic duct 膵管拡張 …………… 261
dilatation of tubules 尿細管の拡張(嚢胞性変化) …… 282
dilated cardiomyopathy 拡張性心筋症 …………… 265
dilated follicles 濾胞拡張 …………………………… 388
dimethylaminobiphenyl ジメチルアミノビフェニル … 243
3,2′-dimethyl-4-aminobiphenyl(DMAB) ………… 226
9,10-dimethyl-1,2-benzanthracene(DMBA) ……… 192
7,12-dimethyl benz[a]anthracene
　　7,12-ジメチルベンズ[a]アントラセン(DMBA)
　　　……………………………………… 198, 399, 454
dimethylcarbamoyl chloride ……………………… 178
dimethylformamide ジメチルホルムアミド ………… 144
1,2-dimethylhydrazine　1,2-ジメチルヒドラジン
　　　……………………………………… 221, 226, 448
dimethylnitrosamine(DMN) ジメチルニトロソアミン
　　　……………………………………… 241, 247, 266
dimethylterephthalate テレフタル酸ジメチル ……… 291
1,3-dinitrobenzene　1,3-ジニトロベンゼン ………… 305
dinitrophenol ジニトロフェノール ……………………13
1,4-dioxane　1,4-ジオキサン ……………………… 169
α-(1,4-dioxido-3-methylquinoxalin-2-yl)-N-
　　methylnitrone　α-(1,4-ジオキシド-3-メチルキノ
　　キサリン-2-イル)-N-メチルニトロン ………… 399
diplotene spermatocytes ディプロテン期 ………… 304
dipping tobacco(moist snuff)噛みタバコ ………… 192
direct ophthalmoscope 直像検眼鏡 ……………… 419
disaccharidase ……………………………… 222, 232
distal axonopathy 遠位軸索変性(症) ………… 344, 349
distal convoluted tubule 遠位尿細管 ……………… 274
distribution 分布 ………………………………………5
distribution volume 分布容積 …………………………7
disulfiram ジスルフィラム …………………………… 242
dithiocarbamate ジチオカルバミン酸塩 …………… 344
diverticulum 憩室 …………………………… 223, 296
DNA 損傷　DNA damage …………………………35
DNA 付加体 ………………………………………… 124
DNA マイクロアレイ ………………………………… 127
DNA ラダー法 …………………………………………52
DNA damage　DNA 損傷 …………………………35
docosahexaenoic acid ドコサヘキサエン酸 …………22
Dolichos biflorus ドリコスマメレクチン …………… 432
dopamine ドパミン …………………………… 307, 328
dorsal 背葉 …………………………………………… 314
dorsal funiculus 背索 ………………………………… 334
dorsal root ganglion 背根神経節 …………………… 427
dose-response assessment 用量反応評価 ……………59
drug induced phospholipidosis 薬物誘発性リン脂質症 … 136
dry eye ドライアイ …………………………………… 419
DTH 細胞 …………………………………………… 370
ductal carcinoma 膵管腺癌 ………………………… 260
ductular proliferation 末梢膵管増生 ……………… 260
duodenal lobe 十二指腸葉(膵臓) …………………… 256
dysplasia 異形成 ………………………………… 41, 213
dystrophic 異栄養性 ………………………………… 430
dystrophic calcification(mineralization)
　　異栄養性石灰化, 異栄養性石灰沈着
　　　(鉱質沈着) ………………………………… 281, 310

E

early response genes 早期反応遺伝子 ……………… 126
ECL 細胞　enterochromaffin-like cell, ECL cell
　　　　　　　　　　　　　　　　…… 135, 210, 215
ectopic pancreas 異所性膵組織 …………………… 223
ectopic parathyroid 異所性上皮小体 ……………… 393
ectopic thymus 異所性胸腺 ………………………… 384
edema 浮腫, 水腫 …………………………… 286, 309
efferent arteriole 輸出細動脈 ……………………… 277
efferent ducts 精巣輸出管 ………………………… 305
eicosapentaenoic acid エイコサペンタエン酸 ……… 22
elastica van Gieson（エラスチカワンギーソン）染色 … 110
electron microscope 電子顕微鏡 ………………… 111
electroretinogram 網膜電図検査 ………………… 420
emaciation るい痩 …………………………… 202, 231
embolism 塞栓症 …………………………………… 271
embryonal carcinoma 胎児性癌 …………………… 310
emulsifier 乳化剤 …………………………………… 138
enamel エナメル質 ………………………………… 185
endocardial mesenchymal tumor 心内膜間葉系腫瘍 … 266
endocardial schwannoma 心内膜神経鞘腫 ……… 266
endocardial thickening 心内膜肥厚 ……………… 267
endocardium 心内膜 ……………………………… 262
endochondral ossification 軟骨内骨化 …………… 432
endocytosis エンドサイトーシス, 食作用 …… 385, 464
endogenous enzyme quenching 内因性酵素処理 …… 118
endolymphatic duct 内リンパ管 …………………… 422
endolymphatic sac 内リンパ嚢 …………………… 422
endometrial adenocarcinoma 内膜腺癌 ………… 332
endometrial stromal polyp 内膜間質ポリープ …… 332
endometrial stromal sarcoma 内膜間質肉腫 …… 332
endometrium 子宮内膜 …………………………… 323
endomyocardial neurofibromatosis
　　　　心内膜神経鞘腫症 ………………………… 266
endoplasmic reticulum 小胞体 …………………… 233
β-endorphin　β-エンドルフィン ………………… 339
endothelial cell 内皮細胞 ………………………… 237
endothelial microparticles（EMPs）……………… 272
enhanced OECD test guideline 407
　　　改良 OECD テストガイドライン 407 試験 ……… 154
enkephalin エンケファリン ………………… 339, 398
enteritis 腸炎 ………………………………… 228, 231
enterochromaffin-like cell　ECL 細胞 …… 135, 215
enterocyte 吸収上皮細胞 ………………………… 218
enteroendocrine cell 腸内分泌細胞 ……………… 219
enteroglucagon エンテログルカゴン …………… 209
enterohepatic circulation 腸肝循環 ………………… 9
environmental pollutant 環境汚染物質 ………… 154
enzyme inhibitor 酵素阻害剤 ……………………… 13
eosinophil 好酸球 ………………………………… 359
eosinophilic acinar cell focus 好酸性腺房細胞小増殖巣 … 260
eosinophilic（acidophilic）cell foci 好酸性細胞巣 …… 247
eosinophilic（acidophilic）changes（alterations）
　　　好酸性変化 …………………………………… 244
eosinophilic（acidophilic）chief cell 好酸性主細胞 …… 214
eosinophilic inclusions, eosinophilic globules（droplets）
　　　エオジン好性変化 ………………………………… 174
ependymal cell 上衣細胞 ………………………… 337
ependymoma 脳室上衣腫 ………………………… 350

epicardium 心外膜 ………………………………… 262
epidemiological study 疫学研究 …………………… 61
epidermal growth factor receptor ……………… 182
epidermis 表皮 …………………………………… 440
epidermoid carcinoma 類上皮癌 ………………… 195
epidermoid cyst 類表皮嚢胞 ……………………… 404
epididymis 精巣上体 ……………………………… 305
epilation 脱毛 ……………………………………… 442
epimysium 筋上膜 ………………………………… 426
epithelial hyperplasia 上皮過形成 ………… 180, 282
epithelial nephroblastoma 上皮性腎芽腫 ……… 284
epithelial proliferation type 尿細管上皮増殖型 …… 283
epithelial tumor 上皮性腫瘍 ……………………… 297
epithelial vacuolation 上皮の空胞形成 ………… 416
epithelioid type 上皮型（中皮腫）………………… 464
epoxide hydrolase エポキシド加水分解酵素 …… 236
epulis エプーリス …………………………………… 191
erosion びらん …………………………… 180, 194, 206, 213
erosive leukoplakia びらん性白板症 ……………… 192
eruption 発疹 ……………………………………… 443
erythema 紅斑 ……………………………………… 443
erythremia 赤血病 ………………………………… 364
erythroblastic leukemia 赤芽球性白血病 …… 364, 365
erythroid 赤芽球系 ………………………………… 359
erythroid cells 赤芽球系細胞 …………………… 358
erythroid colony forming unit
　　　赤芽球コロニー形成細胞 ………………… 359
erythroid hyperplasia 赤芽球系細胞過形成 …… 364
erythroleukemia 赤白血病 ………………………… 364
erythroleukoplakia 赤白板症 …………………… 192
erythromycin esters エリスロマイシンエステル …… 229
erythropoietin エリスロポエチン ………………… 359
erythrosine エリスロシン ………………………… 386
esophageal impaction 食道餌詰め込み ………… 201
esophageal rupture 食道破裂 …………………… 201
essential amino acid 必須アミノ酸 ……………… 21
essential minerals 必須ミネラル ………………… 23
essential nutrient 必須栄養素 …………………… 20
esthesioneuroblastoma/olfactory neuroblastoma/
　　　neuroepithelial carcinoma 鼻腔神経芽細胞腫 …… 172
17β-estradiol（E2）　エストロゲン …………… 153, 324
estrogen エストロゲン ………………… 306, 397, 434, 453
estrogen receptor エストロゲン受容体 ………… 326
ethane-1,2-dimethane sulfonate
　　　エタン-1,2-ジメタンスルホン酸 ……………… 307
ethane-1-hydroxy-1,1-diphosphonate …………… 434
ethanol エタノール ………………………… 239, 347
ethinyl estradiol …………………………………… 153
ethionine エチオニン ……………………… 229, 238
ethmoturbinate 篩骨甲介 ………………………… 165
ethyl benzene エチルベンゼン …………………… 144
N-ethyl-N-hydroxyethylnitrosamine（EHEN）…… 283, 284
N-ethyl-N'-nitro-N-nitrosoguanidine …… 204, 212
N-ethyl-N-nitrosourea（ENU）………… 187, 266, 284
ethylene glycol alkyl ethers
　　　エチレングリコールアルキルエーテル ……… 306
ethylene glycol monomethyl ether
　　　エチレングリコールモノメチルエーテル ……… 327
N-ethyl-N'-nitro-N-nitrosoguanidine（ENNG）
　　　エチルニトロソグアニジン …………………… 259
4-ethylsulfonylnaphthalene-1-sulfonamide（ENS）　4-（エチル

スルホニル)-1-ナフタレンスルホンアミド……… 291
EU の曝露評価システム(EUSES) ……………………67
European Centre for the Validation of Alternative Methods
　　欧州代替法評価(バリデーション)センター
　　(ECVAM)…………………………………… 88, 93
European Food Safety Authority(EFSA) ……………68
excitatory behavioral syndrome 興奮性行動症候群 …… 344
excretion 排泄 ……………………………………………5
excretory duct 導出管 ………………………………… 197
existing food additives 既存添加物…………………… 138
exposure assessment 曝露評価 …………………………59
exposure concentration 被験物質濃度(曝露濃度) ………92
external auditory meatus 外耳道 …………………… 422
external ear 外耳 …………………………………… 421
extracellular matrix 細胞外マトリックス …………… 246
extramedullary hematopoiesis 髄外造血 ………… 247, 399
extraocular muscle 外眼筋 ………………………… 411
extrapyramidal system 錐体外路系 ………………… 342
eyelash 睫毛 ………………………………………… 411
eyelid 眼瞼 …………………………………………… 411

F

F 検定……………………………………………………99
F 細胞………………………………………………… 406
F344 系(ラット) ………………………………… 29, 46
facility management 運営管理者…………………………55
Fanconi 貧血 ……………………………………… 194
FAO/WHO 合同食品添加物専門家会議
　　Joint FAO/WHO Expert Committee on Food Additives
　　……………………………………………… 66, 139
Fas リガンド　Fas ligand …………………………… 240
fascia 筋膜 …………………………………………… 427
fascicle 筋線維束(筋束) ……………………………… 426
Fast red ファーストレッド ………………………… 116
fat necrosis 脂肪壊死 ……………………………… 444
fatal context 致命的腫瘍 …………………………… 105
fatal tumor 致死性腫瘍………………………………… 48
fatty change 脂肪変性 ……………………………… 399
fatty degeneration 脂肪変性 ………… 16, 244, 259, 265, 430
fatty infiltration 脂肪浸潤 ………………………… 431
fatty liver 脂肪肝 …………………………………… 238
Federal Food Drug and Cosmetic Act
　　連邦食品医薬品化粧品法 ……………………… 138
feed back mechanism フィードバック機構………… 407
fenvalerate フェンバレレート ……………………… 246
ferric nitrilotriacetate 鉄ニトリロ酢酸 ……………… 283
α-fetoprotein ………………………………………… 251
fibrillary gliosis 線維性グリオーシス ……………… 351
fibrinogen フィブリノーゲン ……………………… 237
fibrinoid arteriopathy 動脈壁のフィブリノイド変性 … 310
fibrinoid necrosis 類線維素壊死 …………………… 271
fibrinous enteritis 線維素性腸炎…………………… 228
fibroadenoma 線維腺腫 ………………………… 445, 457
fibroma 線維腫 ………… 207, 215, 230, 445, 446, 457, 284
fibronectin フィブロネクチン ………………… 246, 459
fibrosarcoma 線維肉腫
　　………………… 195, 207, 216, 230, 445, 446, 267, 284
fibrosis 線維症，線維化 ……… 241, 246, 405, 408, 458, 265
fibrous osteodystrophy 線維性骨異栄養症 … 395, 434, 437
filiform papilla 糸状乳頭 …………………………… 189

final report 最終報告書 …………………………………56
finasteride フィナステリド ………………………… 153
first pass effect 初回通過効果 ……………………………6
Fisher 検定 ………………………………………99, 100, 101
flameshift mutation フレームシフト型の突然変異 ……95
flavoring agent 香料 ………………………………… 138
flow cytometry フローサイトメトリー …………… 253
N,N'-2,7-fluorenylene-bisacetamide(2,7-FAA) … 226, 266
fluorescein isothiocyanate(FITC) ………………… 116
fluorescent in situ hybridization …………………… 118
fluoride(フッ素) ……………………………… 186, 437
flutamide フルタミド ………………………38, 153, 306
focal hyperplasia 限局性過形成，巣状過形成
　　………………………………… 194, 201, 400, 401
focal necrosis 巣状壊死 …………………………… 245
focal segmental glomerulosclerosis
　　限局性分節性糸球体硬化症………………………… 281
focus(foci) of cellular alterations 変異肝細胞巣 ……… 247
foliate papilla 葉状乳頭 …………………………… 190
follicle 濾胞 …………………………………………… 384
follicle stimulating hormone(FSH) 卵胞刺激ホルモン，
　　濾胞刺激ホルモン………………………83, 303, 317
follicular adenoma 濾胞細胞腺腫 ………………… 388
follicular carcinoma(濾胞状)癌 …………………… 389
follicular cell 濾胞上皮細胞 ………………………… 384
follicular cell atrophy 甲状腺濾胞細胞の萎縮 ……… 388
follicular cell carcinoma 濾胞細胞癌 ……………… 389
follicular cells hyperplasia 濾胞上皮細胞過形成 …… 388
Fontana-Masson method for melanins
　　(フォンタナ・マッソン)(メラニン色素)染色…… 110
food additives 食品添加物 ………………………… 137
Food and Agriculture Organization of the United Nations
　　(FAO) 国連食料農業機関 ……………………… 138
food coloring 着色料 ………………………………… 138
foreign body carcinogenesis 異物発癌 …………… 443
foreign body inflammation 異物性鼻炎 …………… 174
foreign-body granuloma 異物肉芽腫……………… 203
fosetyl Al ホセチルアルミニウム ………………… 291
fovea centralis 中心窩 ……………………………… 413
foveolar epithelial cell 胃腺窩上皮細胞 ………… 209, 210
free radical フリーラジカル ……………………… 212
frontal cortex 前頭前野皮質 ………………………… 340
FSH 細胞 gonadotrophs ……………………………… 381
FSH サージ ………………………………………… 325
Fugacity モデル …………………………………………67
fumonisin フモニシン ……………………………… 160
functional observational battery(FOB)
　　機能観察バッテリー(検査)……………………76, 353
fungicides 殺菌剤 …………………………………… 143
fungiform papilla 茸状乳頭 ………………………… 190
fused kidney 融合腎 ……………………………………85

G

G 細胞　G cell ……………………………………… 210, 211
G タンパク質………………………………………35, 340
G6PD 欠損症………………………………………… 362
GABA 作動性のニューロン………………………… 340
β-Gal 遺伝子 ………………………………………… 109
galactocele 乳汁瘤 ………………………………… 455
galactosamine ガラクトサミン …………………… 245

gallstone 胆石 ……………………………………… 248
gangliocytoma 神経細胞腫 ……………………… 350
ganglioneuroma 神経節細胞腫 …………… 382, 401
gas chromatography ガスクロマトグラフィー ………… 92
gasses ガス（気体） …………………………………… 91
gastric lobe 胃葉 …………………………………… 256
gastrin ガストリン ………………………… 209, 406
gastrointestinal-associated lymphoid tissue（GALT）
　　腸管リンパ組織（腸管関連リンパ組織）…………… 220
gastrointestinal stromal tumor 消化管間葉系腫瘍 … 207, 216
gelling agent ゲル化剤 …………………………… 138
gene mutation 遺伝子突然変異 ……………………… 93
genistein ゲニスタイン ……………………………… 27
genitourinary sinus 尿生殖洞 …………………… 314
genomics ゲノミクス …………………………… 128
genotoxic carcinogen(s) 遺伝毒性発癌物質 …… 36, 42
gentamicin ゲンタマイシン ……………………… 279
germ cell depletion / necrosis 生殖細胞の変性／壊死 308
germ cell tumor 胚細胞由来の腫瘍 ……………… 332
gestonorone caproate カプロン酸ゲストノロン …… 318
GFA（グルタルアルデヒド・ホルマリン・酢酸）法…… 311
GH 細胞 somatotrophs ……………………… 381, 383
giant hypertrophic gastritis …………………… 234
Giemsa（ギムザ）染色 ……………………………… 111
gingiva 歯肉 ……………………………………… 189
gingival fibrosis 歯肉線維化 ……………………… 191
gingival hyperplasia 歯肉増生，歯肉過形成 …… 191, 194
gingivitis 歯肉炎 ………………………………… 191
GK ラット（インスリン非依存性糖尿病モデル）……… 410
glafenic acid グラフェン酸 ……………………… 291
gland of nictitating membrane 瞬膜腺 ………… 411
glandular cysts 腺性嚢胞 ………………………… 211
glaucoma 緑内障 ………………………………… 417
glia cell グリア細胞 ……………………………… 402
glial cyst 神経膠囊胞 ……………………………… 404
glial fibrillary acidic protein（GFAP）神経膠線維
　　酸性タンパク質，グリア線維(性)酸性タンパク質
　　　………………………………… 77, 337, 351, 354
glial nodule グリア結節 ………………………… 348
glioblastoma 膠芽腫 ……………………………… 350
gliosis 神経膠症，神経膠細胞症，グリオーシス
　　　………………………………… 337, 342, 351, 381
Global Harmonization Task Force
　　医療機器規制国際整合化会議 ………………… 149
Globally Harmonized System of Classification and
　　Labeling of Chemicals（GHS）……………… 58, 144
α_{2u}-globulin nephropathy　α_{2u} グロブリン腎症 …… 279
globus pallidus 淡蒼球 …………………………… 342
glomerular nephrosis 糸球体ネフローシス ……… 281
glomerulosclerosis 糸球体硬化 …………………… 282
glomerulus　糸球体 ……………………………… 273
GLP 適合性の確認 …………………………………… 56
glucocorticoids 糖質コルチコイド，グルココルチコイド類
　　　……………………………………………… 371, 397
gluconeogenesis 糖新生 ………………………… 406
glucose 6-phosphatase グルコース 6-ホスファターゼ … 248
glucose-6-phosphate dehydrogenase（G6PDH）
　　グルコース-6-リン酸脱水素酵素 …………… 284, 362
glucose transport inhibitors グルコース輸送担体阻害薬 229
β-glucosidase　β グルコシダーゼ ……………… 223
glucuronic acid グルクロン酸 ……………………… 238

β-glucuronidase　β グルクロニダーゼ ………… 223
glucuronidation グルクロン酸抱合 ……………… 237
glucuronosyltransferase グルクロン酸転移酵素 …… 237
glutamate グルタミン酸 ………………………… 339
glutamate decarboxylase
　　グルタミン酸デカルボキシラーゼ ……………… 340
glutamic acid グルタミン酸 ……………………… 341
γ-glutamyltranspeptidase
　　γ-グルタミルトランスペプチダーゼ ………… 247
glutathione S-transferase　グルタチオン S-トランス
　　フェラーゼ，グルタチオン S-転移酵素 … 8, 109, 236
glutathione S-transferase placental form
　　胎盤型グルタチオン S-トランスフェラーゼ …73, 116
glycemic index グリセミック指数 ………………… 22
glycine グリシン ……………………… 339, 341, 291
glycogen deposition 糖原沈着 …………………… 431
glycogenolysis グリコーゲンの分解 ……………… 406
glycomics グライコミクス ……………………… 123
glycoprotein IIb /IIIa 拮抗薬（xemilofiban）…… 279
glycosaminoglycan グリコサミノグリカン ……… 461
GMG 細胞（顆粒性間膜腺細胞 granular maternal gland
　　cells）………………………………………… 323
goblet cell 杯細胞 ………………………………… 219
goblet cell hyperplasia 杯細胞過形成 …………… 171
Gomori's aldehyde fuchsin（ゴモリのアルデヒド・フク
　　シン）染色 ……………………………………… 223
gonadotrophs（FSH 細胞）……………………… 381
gonadotropin ゴナドトロピン …………………… 324
gonadotropin-releasing hormone
　　性腺刺激ホルモン放出（分泌）ホルモン … 303, 317, 323
Good Laboratory Practice（GLP）安全性試験室実施規範
　　　…………………………………………………… 2, 55
Goormaghtight cell ゴールマティヒ細胞 ………… 276
gpt Δ 遺伝子改変マウス／ラット …………………… 33
graafian follicle グラーフ卵胞 …………………… 322
Gram's（グラム）染色 …………………………… 111
granular cast 顆粒状円柱 ………………………… 282
granular cell 顆粒細胞 …………………………… 276
granular cell tumor(s) 顆粒細胞腫（瘍）…… 332, 348
granular degeneration 顆粒変性 ………………… 430
granular maternal gland（GMG）cells 顆粒性間膜腺細胞
　　　…………………………………………………… 323
granulocyte 好中性顆粒球 ………………………… 359
granulocyte macrophage colony stimulating factor
　　（GM-CSF）顆粒球・マクロファージコロニー
　　形成刺激因子 …………………………………… 359
granulocytic cells 顆粒球系細胞 ………………… 358
granulocytic hyperplasia 顆粒球系過形成 ……… 364
granulocytopenia 顆粒球減少症 ………………… 363
granuloma 肉芽腫 ………………………………… 246
granulomatous inflammation 肉芽性炎症 ……… 170
granulosa cell tumor 顆粒膜細胞腫 ……………… 309
granulosa lutein cells 顆粒膜黄体（ルテイン）細胞 …… 322
GRAS（一般に安全と認められる generally recognized as
　　safe）物質 ……………………………………… 138
gray matter 灰白質 ……………………………… 334
green fluorescent protein 緑色蛍光タンパク質 ……… 123
Grimelius'（グリメリウス）染色 ………………… 110
griseofulvin グリセオフルビン …………………… 246
group atrophy 群萎縮 …………………………… 428
growth hormone 成長ホルモン ……………… 406, 453

growth hormone releasing factor
　　成長ホルモン放出因子 ……………………… 407
GST-P 陽性細胞巣 ……………………………………40
gut-associated lymphoid tissue (GALT)
　　腸管関連リンパ組織 ……………………… 369

H

H. pylori の長期感染 …………………………… 216
hair cycle 毛周期 ……………………………… 440
hair follicle 毛包 ……………………………… 440
hair tissue 毛組織 ……………………………… 440
halothane ハロタン …………………………… 242
hamartoma 過誤腫 ……………… 181, 187, 284
Harber-Weiss (ハーバーワイス) 反応 ……… 463
Harber 法 ……………………………………… 447
hard palate 硬口蓋 …………………………… 189
Harderian gland ハーダー腺 ………………… 412
Havers canal ハバース管 …………………… 433
hazard identification 有害性の確認 …………59
hazardous gaseous substances 危険性ガス状物質 …… 144
HE (ヘマトキシリン・エオジン hematoxylin eosin) 染色
　　……………………………………………… 110
Health and Environmental Sciences Institute (HESI)
　　環境保健科学研究所……………………… 4, 273
heavy metal 重金属 …………………………… 279
Helicobacter pylori (H. pylori)
　　ヘリコバクター・ピロリ菌……………… 212
helicotrema 蝸牛孔 …………………………… 422
hemangiectasis 血管拡張症 ………………… 248
hemangioendothelial sarcoma 血管内皮肉腫 ……… 207
hemangioendothelioma 血管内皮腫 ………… 332
hemangioma 血管腫 ……… 216, 250, 266, 271, 310, 445
hemangiopericytoma 血管周皮腫 ……… 271, 445
hemangiosarcoma 血管肉腫 207, 216, 250, 445, 266, 271, 272
hematology 血液学的検査 …………………… 107
hematopoietic inductive microenvironment
　　造血誘導微小環境………………………… 358
hematopoietic stem cell(s) 造血幹細胞 …… 358
hemidesmosome 半接着斑 (ヘミデスモソーム) …… 289
hemochromatosis ヘモクロマトーシス …… 242
hemolytic anemia 溶血性貧血 ……………… 361
hemorrhage 出血 ……………………………… 409
hemorrhagic enteritis 出血性腸炎 ………… 228
hemosiderin ヘモジデリン …………………… 281
hemosiderosis ヘモジデリン沈着症 ………… 399
heparin ヘパリン ……………………………… 434
hepatic stellate cell 肝星細胞 ……………… 236
hepatoblastoma 肝芽腫 ……………………… 249
hepatocellular adenoma 肝細胞腺腫 ……… 249
hepatocellular atrophy 肝細胞萎縮 ………… 244
hepatocellular carcinoma 肝細胞癌 ………… 249
hepatocellular hyperplasia 肝細胞過形成 … 247
hepatocellular hypertrophy 肝細胞肥大 240, 243
hepatocyte 肝細胞 …………………………… 236
hepatocyte growth factor 肝細胞成長因子 … 252, 407
hepatocyte necrosis 肝細胞死 ……………… 240
herbicides 除草剤 ……………………………… 143
Hering duct ヘリング管 ……………………… 236
Hershberger assay ハーシュバーガー試験 … 154
heterotopic proliferative glands 異所性増殖性腺管 …… 213

hexachlorobenzene ヘキサクロロベンゼン … 186, 246, 372
hexachlorophene ヘキサクロロフェン ……… 345
2,5-hexanedione 2,5-ヘキサンジオン ……… 144, 306
Hg …………………………………………………… 148
HgCl$_2$ ……………………………………………… 148
hibernoma 褐色脂肪腫 ………………………… 445
high performance liquid chromatography
　　高速液体クロマトグラフィー………………92
high-end exposure estimate
　　曝露量分布の 95%タイル値に相当する摂取量 ……67
high-endothelial venule 高内皮細静脈 …… 368
hippocampus 海馬 …………………………… 334
His 束 (房室束) ………………………………… 263
histamine ヒスタミン ……………… 209, 306, 398
histiocytic sarcoma 組織球(性)肉腫 …… 250, 310, 332, 445
HMG-CoA 還元酵素阻害薬 (スタチン系化合物) 428, 429
holocrine secretion 全分泌 ………………… 448
Holzer (ホルツァー) 染色 …………………… 111
homocysteine ホモシステイン ……………… 291
homovanillic acid ホモバニリン酸 ………… 402
hoop stress たが応力 ………………………… 269
horizontal cell 水平細胞 ……………………… 414
hormonal effect ホルモンの影響 …………… 448
hormonal regulation 精巣のホルモン制御 … 303
horseradish peroxidase
　　西洋ワサビ由来のペルオキシダーゼ…… 118
Hras128 ………………………………………………32
humane endpoint 人道的指標 …………………27
hyaline degeneration ………………………… 174
hyaline droplet deposition 硝子滴沈着 …… 280
hyaline droplets 硝子滴, 硝子滴沈着 …… 279, 281, 286
hyaline glomerulopathy ……………………… 280
hyaline membrane 硝子膜 …………………… 180
hyalinization 硝子化 ………………………… 408
hybrid 交雑種系統 …………………………… 126
hybridoma ハイブリドーマ ………………… 116
hydrogen sulfide 硫化水素 ………………… 144
hydropic degeneration 水腫(性)変性, 水腫状変性
　　………………………………… 16, 244, 259, 265
hydroquinone ヒドロキノン ………………… 200
hydroureter 水尿管症 ………………………… 296
hydroxyapatite ヒドロキシアパタイト …… 185
17-hydroxycorticosteroid
　　17-ヒドロキシコルチコステロイド……… 402
8-hydroxydeoxyguanosine …………………… 463
2-hydroxyestradiol …………………………… 329
4-hydroxyestradiol …………………………… 329
8-hydroxyguanosine 8-ヒドロキシグアノシン ……10
hydroxyproline ヒドロキシプロリン ……… 246
5-hydroxytryptamine (5-HT) ……………… 340, 379
hypergranulosis 顆粒層増生 ………………… 194
hyperkeratosis 過角化(症) …… 171, 194, 200, 201, 444
hyperosteosis 過骨症 ………………………… 437
hyperparathyroidism 上皮小体機能亢進症 ……… 287, 392
hyperplasia 過形成 ……41, 206, 214, 318, 448, 456, 458, 295
　　── of enterochromaffin-like (ECL) cells
　　　　内分泌細胞の── …………………… 214
　　── of fundic glands 胃底腺の── …… 214
　　── of rete testis 精巣網の── ……… 310
　　── with atypia/atypical hyperplasia
　　　　異型過形成……………………………… 173

欧文索引　507

――, olfactory epithelium 嗅上皮過形成 ………… 173
――, respiratory epithelium 呼吸上皮過形成 ……… 171
hyperplasia, transitional epithelium 移行上皮過形成 … 173
hyperplastic alveolar nodules(HAN)
　　　過形成性腺房(胞状)結節 …………………… 456
hypersensitivity myocarditis 過敏性心筋炎 ………… 265
hypersensitivity vasculitis 過敏性血管炎 …………… 271
hypertention 高血圧 ………………………………… 287
hypertrophic gastritis 過形成性胃炎 ………………… 214
hypertrophy 肥大
　　　………… 40, 198, 318, 400, 404, 408, 409, 430, 448
hypoparathyroidism 上皮小体機能低下症 ………… 393
hypoplasia 低形成 ………………………………… 85, 448
hypoplastic anemia 再生不良性貧血 ………………… 144
hypospadias 尿道下裂 ……………………………… 152
hypothalamus 視床下部 ……………………………… 340

I

IARC 発癌分類 ………………………………………… 42
ICAM-1 細胞間接着分子 …………………………… 462
in situ ハイブリダイゼーション(ISH 法)
　　　……………………………… 120, 233, 287, 356
imaging biomarker イメージングバイオマーカー …… 122
3-, 3′-iminodipropionitrile
　　　3-, 3′-イミノジプロピオニトリル …………… 344
immune-mediated response 免疫関連反応 ………… 241
immunoglobulin 免疫グロブリン ……………… 114, 280
immunohistochemistry 免疫組織化学染色 ………… 113
immunoradiometric assay 免疫放射定量法 ………… 395
implant 埋植物質 …………………………………… 149
impulse conducting system 刺激伝導系 …………… 263
imunotactoid glomerulopathy ……………………… 280
in situ nick translation(ISNT) ……………………… 36
in vitro mammalian cell gene mutation test
　　　遺伝子突然変異試験 ………………………… 96
incisive duct 切歯管 ………………………………… 165
inclusion body 封入体 ………………………… 243, 281
inclusion cyst 封入囊胞 …………………………… 224
increased intranuclear inclusion body 核内封入体の増加
　　　…………………………………………………… 405
incrusted cystitis 痂皮性膀胱炎 …………………… 293
incus キヌタ骨 ……………………………………… 422
indinavir インジナビル ……………………………… 291
indirect ophthalmoscope 倒像検眼鏡 ……………… 419
indocyanine green インドシアニングリーン ……… 253
indomethacin インドメタシン ……………………… 221
industrial chemicals 工業化学物質 ………………… 144
industrial poisoning 産業中毒 ……………………… 144
inflammation 炎症 ………… 194, 198, 205, 213, 409, 458, 297
inflammatory cell infiltration 炎症細胞浸潤 ……… 246
infundibular stem(stalk) 漏斗茎 …………………… 377
infundibulum 漏斗 …………………………………… 377
inhalation toxicity study 吸入毒性試験 ……………… 90
inhibin インヒビン …………………………………… 325
inhibition of the release of gonadotropins
　　　性腺刺激ホルモン抑制 ……………………… 307
inhibition of the synthesis of testosterone
　　　テストステロン合成阻害 …………………… 307
inhibitor of cell division 細胞分裂阻害剤 ……………… 12
initiation イニシエーション …………………… 34, 242

inner ear 内耳 ……………………………………… 421
inspection GLP 適合性の確認 ……………………… 56
insulin インスリン ………………………………… 406
insulin-dependent diabetes mellitus
　　　インスリン依存性糖尿病 …………………… 408
insulitis 膵島炎 ……………………………………… 408
Interagency Coordinating Committee on the Validation
　　　of Alternative Methods(ICCVAM) ………… 89
intercalated duct 膵管介在部 ……………………… 256
intercalted portion 介在部 ………………………… 197
intercellular edema 細胞間浮腫 …………………… 443
interleukin インターロイキン ……………………… 359
interlobar artery 葉間動脈 ………………………… 276
interlobular artery 小葉間動脈 …………………… 276
interlobular duct 小葉間導管，小葉間膵管 ……… 197, 256
intermediate disk Z 板 ……………………………… 427
intermediate filament protein
　　　中間径フィラメントタンパク質 ……………… 354
International Academy of Toxicologic Pathology(IATP)
　　　国際毒性病理専門家協会 …………………… 4
International Agency for Research on Cancer(IARC)
　　　国際癌研究機関 ………………………… 42, 140
International Conference on Harmonisation of Technical
　　　Requirements for Registration of Pharmaceuticals for
　　　Human Use 日米欧医薬品規制調和国際会議 … 31, 71
International Conference on Harmonization(ICH) ……… 61
International Federation of Societies of Toxicologic
　　　Pathology(IFSTP) 国際毒性病理学会連合 …… 3
International Life Sciences Institure's Risk Sciences
　　　Institute(ILSI/RSI) ……………………………… 43
International Life Sciences Institute(ILSI)
　　　国際生命科学研究機構 ………………………… 4
International Organization for Standardization(ISO)
　　　国際標準化機構 ………………………………… 149
International Programme on Chemical Safety(IPCS) …… 43
interstitial cell tumor 間細胞腫 …………………… 307
interstitial fibrosis 間質の線維化 …………………… 395
interstitial gland hyperplasia 間質腺増生 ………… 330
interstitial nephritis 間質性腎炎 …………………… 282
interstitial pneumonitis 間質性肺炎 ………… 178, 180
interstitial tissue 間質(組織) ……………………… 302
interstitium 間質 …………………………………… 257, 427
intestinal metaplasia 腸上皮化生 ……………… 213, 216
intimal proliferation 内膜の増殖 …………………… 270
intracytoplasmic eosinophilic body 細胞質内好酸性小体 … 174
intraductal palilloma 管内乳頭腫 ………………… 457
intralobular duct 小葉内導管，小葉内膵管 …… 197, 256
intramyelinic edema 髄鞘内水腫 …………………… 346
intranuclear inclusions 核内封入体 ………………… 279
intraperiod line 周期間線 …………………………… 345
intratracheal administration 気管内投与 …………… 93
intussusception 腸重積症 ………………………… 231
ionotropic receptor イオンチャネル型受容体 …… 339
irido-corneal angle 隅角 …………………………… 412
iridocyclitis 虹彩毛様体炎 …………………… 417, 418
iris 虹彩 …………………………………………… 412
iris coloboma 虹彩コロボーマ ……………………… 85
irritant dermatitis 刺激性皮膚炎 …………………… 441
ischemia 虚血 ………………………………… 14, 272
islet cell adenoma 膵島細胞腺腫 …………………… 409
islet cell carcinoma 膵島細胞癌 …………………… 409

islet cell hyperplasia 膵島過形成 ……………… 408
islet of Langerhans ランゲルハンス島（膵島） ………… 406
ISO 10993 ……………………………………… 149
ISO 10993-1 …………………………………… 149
ISO 10993-6 …………………………………… 150
ISO 10993 規格 ………………………………… 150
isoniazid イソニアジド ………………… 242, 345
isotretinoin イソトレチノイン ……………… 434
Itai-itai disease イタイイタイ病 …………… 140
Ito cell 伊東細胞 ………………………………… 236

J

Jacobson's organ ヤコブソン器官 ……………… 166
Japanese Society of Toxicologic Pathology（JSTP）
　日本毒性病理学会 …………………………… 2
Joint FAO/WHO Expert Committee on Food Additives
　FAO/WHO 合同食品添加物専門家会議 ………… 139
Jonckheere の傾向検定 ………………… 100, 102
juxtaglomerular apparatus 傍糸球体装置 ……… 276, 285
juxtaglomerular cell 傍糸球体細胞 …………… 276

K

karyoglycogen 核糖原 ………………………… 243
keratinic cyst 角化嚢胞 ……………………… 206
keratinization（cornification）角化 ………… 189
keratinizing cyst ケラチンシスト …………… 182
keratitis 角膜炎 ………………………… 417, 418
keratoacanthoma 角化棘細胞腫 ……………… 445
keratoconjunctivitis sicca 乾性角結膜炎 …… 416
Kerckring 弁 ………………………………… 218
ketoconazol …………………………………… 153
keyhole limpet hemocyanin（KLH）…………… 82
kim-1 …………………………………………… 287
KK マウス ……………………………………… 410
Klinefelter's syndrome クラインフェルター症候群 … 374
Klüver-Barrera's（クリューバー・バレラ）染色 …… 111
Kupffer cell クッパー細胞 …………………… 236
Kupffer cell hyperplasia クッパー細胞過形成 …… 250
Kupffer cell sarcoma クッパー細胞肉腫 ……… 250

L

lacrimal gland 涙腺 …………………………… 411
lamellar body 多層板構造物 ………………… 431
lamina propria 粘膜固有層 …………………… 218
laminin ラミニン ……………………… 246, 459
Langerhans cell(s) ランゲルハンス細胞 ……… 88, 440
lansoprazole …………………………………… 38
large granular lymphocytic leukemia
　大（大型）顆粒リンパ球白血病（LGL 白血病）… 364, 365
larynx 喉頭 …………………………………… 175
laser microdissection
　レーザーマイクロダイセクション ……… 121, 233
lasiocarpine ラシオカルピン ………………… 247
lateral gland 側腺 …………………………… 166
lateral lobe 側葉 ……………………………… 314
lateral ventricle 側脳室 ……………………… 334
LDL コレステロール …………………………… 22
lead 鉛 ………………………… 148, 346, 437, 279

lecithin レシチン ……………………………… 461
lecithin cholesterol acyltransferase ………… 251
leiomyoma 平滑筋腫 ………… 207, 215, 230, 310, 332, 417
leiomyosarcoma 平滑筋肉腫 ……… 195, 207, 215, 230, 332
lens 水晶体 …………………………………… 413
lens fiber 水晶体線維 ………………………… 413
lenticular papilla レンズ状乳頭 ……………… 190
leptotene spermatocytes レプトテン期 ……… 304
leucoderma 白斑 ……………………………… 443
leukoplakia 白板（斑）症 …………………… 192
levamisole solution レバミゾール試薬 ……… 118
Leydig cell ライディッヒ細胞 ……………… 302
Leydig cell atrophy ライディッヒ細胞の萎縮 …… 309
Leydig cell（interstitial cell）hyperplasia
　ライディッヒ細胞（間細胞）の過形成 …… 309
Leydig cell necrosis ライディッヒ細胞の壊死 …… 309
Leydig cell tumor ライディッヒ細胞腫 ……… 307
Leydig cell vacuolation ライディッヒ細胞の空胞化 … 309
LGL 白血病 ……………………………………… 46
LH 細胞 ………………………………………… 383
LH サージ ……………………………………… 333
LH・FSH 細胞 ………………………………… 383
Li-Fraumeni 症候群 …………………………… 194
Lieberkühn の陰窩 …………………………… 218
lifetime average daily dose 生涯平均 1 日摂取量 …… 67
d-limonene d-リモネン ………………… 43, 279
linearized multi-stage model 線形マルチステージモデル 66
lingual gland 舌腺 …………………………… 190
lingual muscle 舌筋 ………………………… 190
linuron ………………………………………… 153
lip 口唇 ………………………………………… 189
lipid 脂質 ……………………………………… 22
lipid depletion 脂質消失（涸渇）…………… 400
lipid layer 脂質層 …………………………… 411
lipidomics リピドミクス …………………… 123
lipidosis（リン）脂質症 ……………… 181, 417
lipofuscin リポフスチン ……………… 245, 281
lipofuscin accumulation リポフスチン蓄積 …… 399
lipofuscin deposition リポフスチン沈着 … 351, 431
lipofuscinosis リポフスチン沈着 ……… 265, 310
lipoma 脂肪腫 …………………………… 284, 445
lipophilicity 脂溶性 …………………………… 12
lipopolysaccharide リポ多糖 ………………… 370
lipoprotein リポタンパク質 ………………… 238
lipoprotein receptor リポタンパク質受容体 … 237
liposarcoma 脂肪肉腫 …………………… 284, 445
5-lipoxygenase 系アラキドン酸代謝 ………… 225
liquefaction necrosis 融解壊死 ………………… 17
list of existing food additives 既存添加物名簿 …… 138
lithium chloride 塩化リチウム ……………… 408
litter size 一腹子数 …………………………… 30
LLNA-BrdU …………………………………… 89
LLNA-DA 法 …………………………………… 89
LMS モデル（線形マルチステージモデル linearized
　multi-stage model）…………………………… 66
lobar duct 葉膵管 ……………………………… 256
lobular hyperplasia 小葉過形成 ……………… 456
local lymph node assay（LLNA）……………… 89
loop of Henle ヘンレ係蹄 ……………… 274, 275
lower confidence limit on the effective dose 10
　10％過剰発癌リスクの 95％信頼下限値 ……… 66

lowest observed adverse effect level（LOAEL）最小毒性量 ………………………………………… 59, 62
lowest observed effect level（LOEL） ……………………… 62
luteinizing hormone 黄体化ホルモン，黄体形成ホルモン ……………… 38, 83, 303, 317
luteoma/benign 黄体腫 …………………………… 331
lymphatic thyroiditis リンパ球性甲状腺炎 ……… 388
lymphoblastic leukemia リンパ芽球性白血病 …… 365
lymphocytic leukemia リンパ球性白血病 … 364, 365
lymphoid hyperplasia リンパ濾胞過形成 ………… 230
lymphoma リンパ腫 ……………………………… 445
lysosome ライソソーム ……………………… 428, 464
lyssa リッサ ……………………………………… 189

M

M 細胞 microfold cell ……………………… 219, 369
macrophage マクロファージ ……………………… 359
macro-minerals 多量ミネラル ……………………… 23
macula 斑 ………………………………………… 443
macula densa 緻密斑 ……………………………… 276
magnetic resonance imaging 核磁気共鳴画像法 … 122
main pancreatic duct 主膵管 ……………………… 256
major histocompatibility complex 主要組織適合遺伝子複合体 ……………… 368
major salivary gland 大唾液腺 …………………… 196
malacia 軟化 ……………………………………… 351
Malassez（マラッセ）上皮遺残 …………… 185, 187
malformation 奇形 ………………………………… 85
malformation of sex organs 生殖器官の奇形 …… 152
malignant basal cell tumor 悪性基底細胞性腫瘍，基底細胞癌 …………………………… 445, 450
malignant fibrous histiocytoma（MFH）悪性線維性組織球腫 …………… 216, 230, 445, 446
malignant hemangioendothelioma 悪性血管内皮腫 …… 207
malignant hibernoma 悪性褐色脂肪腫 ………… 445
malignant melanoma 悪性黒色腫，黒色肉腫 … 417, 445
malignant mesothelioma 悪性中皮腫 …………… 181
malignant neuroendocrine tumor 悪性神経内分泌腫瘍 … 181
malignant pheochromocytoma 悪性褐色細胞腫 … 401
malignant reticuloses 悪性細網症 ……………… 348
malignant schwannoma 悪性神経鞘腫 … 332, 418, 445
malignant teratoma 悪性奇形腫 ………………… 310
malleus ツチ骨 …………………………………… 422
mammary gland atrophy 乳腺萎縮 ……………… 455
mammary gland enlargement 乳腺組織の腫大 … 455
mammary ridge 乳腺堤 …………………………… 451
mammotrophs PRL 細胞 ………………………… 381
manganese マンガン ……………………………… 342
MAO（モノアミンオキシダーゼ monoamine oxidase）阻害薬 ……………………………………… 328
margin of exposure（MOE） ……………… 65, 68
margin of safety（MOS） ………………………… 143
mass median aerodynamic diameter 空気力学的質量中位径 …………………………… 92
massive necrosis 広範壊死 ……………………… 245
Masson's trichrome（マッソントリクローム）染色 …… 110
mastocytoma 肥満細胞腫 …………………… 445, 446
mastoid antrum（mastoid cavities）乳突洞 …… 422
matrix metalloproteinase …………………………… 241
maxillary gland 上顎洞腺 ………………………… 166

maxillary sinus 上顎洞 …………………………… 166
maxilloturbinate 上顎甲介 ………………………… 165
Maximization（マキシミゼーション）法 ………… 89
mean corpuscular hemoglobin …………………… 362
mean corpuscular hemoglobin concentration 平均赤血球血色素濃度 …………………………… 366
mean corpuscular volume ………………………… 362
Meckel's diverticulum メッケル憩室 …………… 223
medial hemorrhagic necrosis 中膜の出血壊死 … 271
medial proliferation 中膜の増殖 ………………… 270
median eminence 正中隆起部 …………………… 377
mediastinitis 縦隔炎 ……………………………… 203
mediastinum 縦隔 ………………………………… 460
medium-term liver carcinogenesis bioassay ラット肝中期発癌性試験法（伊東法） ………… 117
medulla oblongata 延髄 …………………………… 334
megacolon 巨大結腸 ……………………………… 229
megaesophagus 巨大食道症 ……………………… 200
megakaryocyte 巨核球 …………………………… 359
megakaryocytic cells 巨核球系細胞 …………… 359
megakaryocytic hyperplasia 巨核球系過形成 …… 364
megaloblastic anemia 巨赤芽球性貧血 ………… 362
megaloileitis 巨大化胃腸炎 ……………………… 229
meibomian gland マイボーム腺 ………………… 411
Meissner 神経叢 …………………………………… 221
melamine メラミン ……………………………… 291
melanocyte メラノサイト ………………………… 440
melanotrophs MSH 細胞 ………………………… 381
melatonin メラトニン …………………………… 403
membranoproliferative glomerulonephrosis 膜性増殖性糸球体ネフローシス ………………… 280
membrane sodium conductance 膜ナトリウム伝導度 … 338
membranous glomerulo-nephropathy 膜性糸球体腎症 … 281
Menetrier's disease（giant hypertrophic gastritis）メネトリエ病 ………………………………… 234
meningioma 髄膜腫 ……………………………… 350
mercury 水銀 …………………………… 148, 279
mercury chloride 塩化水銀 ……………………… 280
Meriones unguiculatus …………………………… 212
Meriones ungui unguiculatus …………………… 212
Merkel cell メルケル細胞 ………………………… 440
mesangial cells メサンギウム細胞 ……………… 274
mesangial matrix メサンギウム基質 …………… 274
mesangial proliferative glomerulonephrosis メサンギウム増殖性ネフローシス ……………… 280
mesangial stellate cell メサンギウム星細胞 …… 274
mesangiolysis メサンギウム融解 ………………… 279
mesangium メサンギウム ………………………… 274
mesenchymal tumor(s) 間葉系腫瘍 ………… 215, 298
mesoovarian leiomyoma 卵巣間膜の平滑筋腫 …… 331
mesothelioma 中皮腫 ……… 216, 266, 310, 332, 462
mesothelium 中皮 ………………………………… 460
mesulergine ………………………………………… 38
metabolic activation 代謝的活性化 ………………… 9
metabolism 代謝 ……………………………… 5, 13
metabolomics メタボロミクス ……………… 123, 129
metabotropic receptor 代謝調節型受容体 ……… 339
metallothionein メタロチオネイン …………… 148, 279
metaplasia 化生 ……………………… 40, 280, 296
metastatic calcification 異所性（転移性）石灰化 …… 281
metastatic calcinosis 転移性石灰沈着 …………… 287

methanol メタノール … 347
methemoglobinemia メトヘモグロビン血症 … 363
Methenamine silver-nitrate-Grocott's variation （グロコット）染色 … 111
methimazole メチマゾール … 169
methotrexate メトトレキサート … 12
2-methoxy acetic acid … 327
methoxychlor … 153
4-methoxyphenol 4-メトキシフェノール … 204
methyl bromide 臭化メチル … 169
1-methyl-2-butylhydrazine … 226
methyl chloride 塩化メチル … 308
methyl mercury メチル水銀 … 12
methyl methanesulfonate メチルメタンスルホン酸 … 306
N-methyl-N'-nitro-N-nitrosoguanidine … 204, 212, 226
N-methyl-N-nitrosoaniline … 202
N-methyl-N-nitrosourea (MNU)
　… 12, 187, 200, 212, 226, 266, 293, 386, 448
1-methyl-1-nitrosourethane (MNUR) … 179
1-methyl-4-phenyl-1, 2, 3, 6-tetrahydropyridine
　1-メチル-4-フェニル-1, 2, 3, 6-テトラヒドロピリジン
　… 233, 337, 343
1-methyl-4-phenylpyridinium … 343
methylazoxymethanol (MAM) acetate … 226
N-methylbenzylnitrosamine … 200
4-methylcatechol 4-メチルカテコール … 204
3-methylcholanthrene (3-MC) 3-メチルコラントレン
　… 179, 192, 198, 226, 240
3-methylfuran 3-メチルフラン … 169
methylmercury メチル水銀 … 343
4-(methylnitrosamine)-1-(3-pyridyl)-1-butanone 179, 183
MHC class II … 374
MIB-1 抗体 … 233
microabscess 微小膿瘍 … 444
microangiopathy 細小血管障害 … 271
microarray マイクロアレイ … 127
microcephalus 小頭(症) … 85
microcystin ミクロシスチン … 240
microfilament マイクロフィラメント … 18
microfold cell M 細胞 … 369
microglia ミクログリア（小膠細胞） … 336
β_2-microglobulin … 287
micronucleus test 小核試験 … 96
microvilli 微絨毛 … 384
microRNA (miRNA) … 129
microtubule 微小管 … 18
midbrain 中脳 … 342
middle ear 中耳 … 421
midzonal lobular 中間域 … 236
milk fat globule membrane 乳脂質滴膜 … 459
Minamata disease 水俣病 … 140
mineral ミネラル（無機質） … 23
mineralization 鉱質沈着, 鉱質化
　… 214, 270, 281, 296, 310, 388, 400, 404, 405
mineralocorticoids ミネラルコルチコイド … 397
minimum erythema dose 最小紅斑量 … 446
minor salivary gland 小唾液腺 … 196
mitochondrial cytochrome oxidase
　ミトコンドリア内のチトクロム酸化酵素 … 338
mitotane ミトタン … 399
Mittendorf's dot ミッテンドルフ斑 … 413

mixed acinar-islet adenoma 混合型腺房島細胞腺腫 … 261
mixed calculus (stone) 混合結石 … 243
mixed cell foci 混合型細胞巣 … 248
mixed colony-forming unit 混合コロニー形成細胞 … 359
mixed glands 混合腺 … 196
mixed glioma 混合型膠細胞腫 … 350
mixed hepatocholangiocellular tumor
　肝細胞・胆管混合型肝腫瘍 … 249
mixed tumor of mammary gland 乳腺の混合腫瘍 … 457
mode of action 作用様式 … 63
modified starch 加工デンプン … 139
molecular imaging 分子イメージング … 122
Mongolian gerbils スナネズミ … 212
mono-(2-ethylhexyl) phthalate … 327
monoamine oxidase モノアミンオキシダーゼ … 340
monoamine oxidase（モノアミンオキシダーゼ）阻害薬 … 328
monoamines モノアミン（類） … 328, 340
monoclonal antibody モノクローナル抗体 … 116
monocrotaline モノクロタリン … 241
monocyte 単球 … 359
monocyte II 型細胞 … 277
monocytic cells 単球系細胞 … 359
monoiodotyrosine モノヨードチロシン … 385
mononuclear cell leukemia 単核細胞(性)白血病 … 364, 445
mononuclear phagocyte system 単核性食細胞系 … 369
monooxygenase … 222
monounsaturated fatty acid 一価不飽和脂肪酸 … 22
morphological abnormalities of sex and/or accessory
　sex organs 生殖・副生殖器官の形態異常 … 153
mortality-independent context 表在性腫瘍 … 105
motor activity 自発運動量, 自発運動量検査 … 77, 353
motor end plate 運動終板 … 427
mottled teeth 斑状歯 … 186
mouse mammary tumor virus マウス乳癌ウイルス … 454
mouse urinary protein マウス尿タンパク質 … 290
mRNA … 123
MSH 細胞 melanotrophs … 381
mucicarmine ムチカルミン染色 … 110
mucin depleted foci 粘液枯渇巣 … 227
mucinous adenocarinoma 膠様腺癌 … 215
mucoareolar layer 粘膜網目層 … 189
mucocele 粘液嚢腫（ガマ腫） … 199
mucociliary function 粘液線毛運動 … 167
mucopolysaccharidosis ムコ多糖類症 … 416
mucosa 粘膜層 … 209
mucosa-associated lymphoid tissue (MALT)
　粘膜関連リンパ組織 … 220, 369
mucosal atrophy 粘膜萎縮 … 213, 215, 228
mucosal hyperplasia 粘膜過形成 … 215
mucosal hypertrophy 粘膜肥大 … 229
mucosal lipidosis 粘膜類脂質症 … 229
mucosal mineralization, calcification
　粘膜の鉱質沈着, 石灰化 … 230
mucosal phospholipidosis 粘膜リン脂質症 … 229
mucous-bicarbonate barrier 粘液重炭酸バリア … 211
mucous cell hyperplasia 粘液細胞過形成 … 171, 180
mucous gland 粘液腺 … 196
mucous neck cell 腺頸部粘液細胞, 副細胞 … 209, 210
mucus depletion 粘液枯渇 … 213
Müller cell ミュラー細胞 … 414
Müllerian duct ミュラー管 … 314

Müllerian inhibiting substance ミュラー管抑制因子	313
multinucleated syncytial giant cell 多核合胞体巨細胞	394
multiple sclerosis 多発性硬化症	345
muscarinic receptor ムスカリン様受容体	339
muscle fiber 筋線維	426
muscle spindle 筋紡錘	427
muscular dystrophy 筋ジストロフィー	431
muscularis mucosae 粘膜筋板	209
muscularis propria 固有筋層	209
musculus ciliaris 毛様体筋	412
Muta マウス	33, 234
mycotoxin マイコトキシン	158
myelin ミエリン（髄鞘）	337
myelin degeneration 髄鞘変性	344
myelinated fiber 有髄線維	334
myelinopathies 髄鞘障害	345
myelinopathy 髄鞘変性症	348
myeloblastic leukemia 骨髄芽球性白血病	364, 365
myelocytic leukemia 骨髄球性白血病	364, 365
myelofibrosis 骨髄線維化	364
myelogram 骨髄像	367
myeloid hyperplasia 骨髄過形成	366
myeloid hypoplasia 骨髄低形成	364
myeloid metaplasia 骨髄様化生	366
myoblast 筋芽細胞	431
myocardia 心筋層	262
myocardial fibrosis 心筋の線維化	267
myocardial hypertrophy 心筋肥大	265
myocardial infarction 心筋梗塞	265, 265
myocarditis 心筋炎	265
myofiber 筋線維	426
myofibril 筋原線維	427
myofibrillar degeneration 筋線維変性	265
myofibroblast 筋線維芽細胞	247
myopathy ミオパシー	133
myosin ミオシン	459
myotonia 筋硬直	428
myxomatous change of valve 弁の類粘液変性	267

N

NADPH-P450 還元酵素	8
α-naphthylisothiocyanate (ANI) α-ナフチルイソチオシアネート	248
α-naphthylthiourea α-ナフチルチオウレア	143
nasal-associated lymphoid tissue (NALT) 鼻腔粘膜関連リンパ組織，鼻咽頭関連リンパ組織	166, 369
nasal cavity 鼻腔	165
nasal gland 鼻腺	166
nasal mucosa 鼻粘膜	90
nasal septum 鼻中隔	165
nasal vestibule 鼻前庭	165
nasolacrimal duct 鼻涙管（系）	166, 411
nasopalatine duct 鼻口蓋管	165
nasopharyngeal duct 鼻咽頭管	165
nasoturbinate 鼻甲介	165
National Academic Advising Association	194
natural flavoring agents 天然香料	138
natural killer	361
natural killer (NK) 細胞活性検査	82
Nauta's (ナウタ) 染色	111
NCI-Black-Reiter ラット (NBR)	294
near-infrared spectrocopy 近赤外線分光法	122
necrosis 壊死	180, 198, 205, 259, 308, 430, 437
—— of islet cells 膵島細胞の——	408
—— with contraction bands 収縮帯を伴う——	265
negative feedback ネガティブフィードバック	386
negative selection	368
nephroblastic nephroblastoma 腎芽細胞性腎芽腫	284
nephroblastoma 腎芽腫	284
nephrocalcinosis	281
nephron ネフロン（腎単位）	273
nephropathy 腎症	281
nerve bundle 神経線維束	166
nerve fiber layer 網膜神経線維層	414
nesidioblastosis 膵島細胞症	260, 408
neuroblastoma 神経芽細胞腫	401
neuroendocrine cell 神経内分泌細胞	176, 215
neuroendocrine-hypothalamic deficiency syndrome 神経内分泌－視床下部不全症候群	341
neurofibromatosis type 2 神経線維腫症2型	463
neurohypophysis 神経性下垂体	377
neuromuscular junction 神経筋接合（部）	336, 427
neuron loss ニューロン消失	348
neuronal atrophy 神経細胞萎縮	351
neuronal malformation 神経系奇形	350
neuronopathies 神経細胞傷害	341
neuronopathy 神経細胞変性症	348
neuropathology 神経病理学的検査	77
neuropathy ニューロパシー	134
neuropathy target esterase 神経変性症標的のエステラーゼ，神経障害標的エステラーゼ	79, 340
neuropeptide 神経ペプチド	398
neuropeptide Y ニューロペプチドY	398
neuropile ニューロパイル	351
neurotensin ニューロテンシン	398
neurotoxicity screening battery 神経毒性スクリーニングバッテリー	75
neurotoxicity study in rodents げっ歯類における神経毒性試験	75
neurotoxicity test 神経毒性試験	74
neurotoxicity test guidelines 神経毒性試験ガイドライン	74
neurotransmission toxicity 神経伝達毒性	348
neurotransmitter(s) 神経伝達物質	336, 338, 354
neurovascular degeneration 神経血管変性症	349
new fucsin ニューフクシン	116
nicotinamide ニコチンアミド	407
nicotinamide adenine dinucleotide ニコチンアミドアデニンジヌクレオチド	15, 407
nicotinamide adenine dinucleotide phosphate ニコチンアミドアデニンジヌクレオチドリン酸	13
nicotinic receptor ニコチン様受容体	339
Nile blue (ナイルブルー) 染色	110
nipple/areola remnants 乳頭・乳輪の残遺	152
Nissl (ニッスル) 染色	111
nitrilotriacetate ニトリロ三酢酸	291
nitro-blue tetrazolium chloride (NBT)	116
5-nitroacenaphthene	449
nitrofurantoin ニトロフラントイン	242, 327

索引

N-[4-(5-nitro-2-furyl)-2-thiazolyl] formamide(FANFT) ……… 293
4-nitroquinoline 1-oxide ……… 179, 183, 212, 332
N-nitrosobis(2-hydroxypropyl)amine(BHP)
　　N-ニトロソビス(2-ヒドロキシプロピル)アミン… 258
N-nitrosobis(2-oxopropyl)amine(BOP)
　　N-ニトロソビス(2-オキソプロピル)アミン
　　　　……… 169, 226, 258
N-nitrosomorpholine　N-ニトロソモルホリン
　　　　……… 245, 284, 399
N-nitrosornicotine　N-ニトロソノルニコチン ……… 173
nitrosopropylamine ニトロソプロピルアミン ……… 243
NK(natural killer)細胞活性検査 ……… 82
NMDA型グルタミン酸受容体
　　NMDA glutamate receptor ……… 338
No Abnormality Determined(NAD) ……… 375
no observed adverse effect level(NOAEL)無毒性量
　　……… 59, 62, 139
no observed effect level(NOEL)無影響量 ……… 62
NOD(系)マウス non-obese diabetic mouse……… 30, 408, 410
nodular hyperplasia 結節性過形成 ……… 174, 394
nodular leukoplakia 結節性白板症 ……… 192
nodule 結節 ……… 443
non-alcoholic steatohepatitis
　　非アルコール性脂肪性肝炎 ……… 244
non-ciliated epithelium 非線毛上皮細胞 ……… 176
non-digestive carbohydrate 難消化性炭水化物 ……… 21
non-fatal tumor 非致死性腫瘍 ……… 48
non-genotoxic carcinogen(s)非遺伝毒性発癌物質 ……… 37, 43
noninsulin-dependent diabetes mellitus
　　非インスリン依存性糖尿病 ……… 409
nonkeratinization 非角質化 ……… 189
nonkeratinized stratified squamous epithelium
　　非角化重層扁平上皮 ……… 189
non-nutrient 非栄養素 ……… 24
non-obese diabetic mouse　NODマウス ……… 408
non-specific reaction 非特異的反応 ……… 117
non-steroidal antiinflammatory drugs
　　非ステロイド性(系)抗炎症薬 ……… 212
nonylphenol ……… 153, 326
noradrenalin(e)ノルアドレナリン ……… 277, 328, 339
normalization ……… 119
NO$_x$(窒素酸化物) ……… 155
NSYマウス ……… 410
nucleic acid 核酸 ……… 13
5′-nucleotidase(5′-NT) ……… 109
nucleus accumbens 側坐核 ……… 340
numerical aberration 数的異常 ……… 95
nutritional hyperparathyroidism
　　栄養性上皮小体機能亢進症 ……… 393
nutritional myopathy 栄養性筋症 ……… 429
NZOマウス ……… 410

O

ob/obマウス ……… 410
obstructive nephropathy 閉塞性腎症 ……… 282
ochratoxin(OTA)オクラトキシン ……… 160
octopamine オクトパミン ……… 250
octylphenol ……… 326, 328
odontoblast 象牙芽細胞 ……… 185
odontogenic tumor 歯原性腫瘍 ……… 187
odontoma 歯牙腫 ……… 187
ODSラット ……… 30
Oil red O（オイルレッドO）染色 ……… 110
OLETFラット ……… 410
olfactory bulb 嗅球 ……… 166
olfactory cell 嗅細胞 ……… 166
olfactory epithelium 嗅上皮 ……… 166
olfactory gland 嗅腺 ……… 166
olfactory tubercle 嗅結節 ……… 340
olfactory vesicle 嗅小胞 ……… 166
oligodendrocyte オリゴデンドロサイト(稀突起膠細胞)
　　……… 336
oligodendroglioma 乏突起膠細胞腫 ……… 350
oliguria 乏尿 ……… 286
olsalazine オルサラジン ……… 301
omental milky spots 乳斑 ……… 461
omics technology オミクス技術 ……… 123
oncocyte オンコサイト ……… 199
oncocytoma オンコサイトーマ ……… 284
oncogene 癌遺伝子 ……… 34
onion bulb オニオンバルブ ……… 348
oogenesis 卵子形成 ……… 83
optic chiasm 視神経交叉部 ……… 334
optic papilla swelling 乳頭腫脹 ……… 416
optical coherence tomography
　　光コヒーレンス断層画像化法 ……… 122
optical density 吸光度 ……… 117
oral cavity 口腔 ……… 189
oral mucosa 口腔粘膜 ……… 90
orbit 眼窩 ……… 411
organic anion-transporting polypeptide ……… 240
organic phosphorus compounds 有機リン系化合物 ……… 141
organic solvents 有機溶剤 ……… 144
organochlorine compounds 有機塩素系化合物 ……… 142
organophosphate-induced delayed neuropathy
　　遅発性神経障害 ……… 339
orotic acid オロチン酸 ……… 239, 291
orthokeratinization 正角質化 ……… 189
osmotic nephrosis 浸透圧性ネフローゼ ……… 281
osseous metaplasia 骨化生 ……… 230
osteochondrosis 骨軟骨症 ……… 438
osteodystrophy 骨形成異常症 ……… 287
osteoma 骨腫 ……… 437
osteomalacia 骨軟化症 ……… 437, 287
osteoporosis 骨粗鬆症 ……… 434, 437
osteosarcoma 骨肉腫 ……… 438
osteosclerosis 骨硬化症 ……… 437, 438, 287
other incidental context 偶然発見腫瘍 ……… 105
otilitic membrane 耳石膜 ……… 422
otolith 耳石 ……… 422
oval cell hyperplasia 卵円形細胞過形成 ……… 248
oval window 卵円窓(前庭窓) ……… 422
ovarian atrophy 卵巣萎縮 ……… 330
ovarian bursa 卵巣嚢 ……… 321
ovarian cyst 卵巣嚢胞 ……… 329
ovarian follicle 卵胞 ……… 321
ovarian tumor 卵巣腫瘍 ……… 328, 331
ovulation 排卵 ……… 325
oxalate シュウ酸塩 ……… 291
oxamide オキサミド ……… 291

oxendolone オキセンドロン ……………………… 318
oxidative stress 酸化的ストレス ………………………14
oxodipine オキソデピン ……………………………… 399
oxytocin オキシトシン ……………………………… 453

P

P糖タンパク質 ……………………………………… 6
P450 …………………………………………………… 7, 8
p53ヘテロノックアウトマウス ……………………31
pachytene spermatocytes パキテン期 ………… 304
palate 口蓋 …………………………………………… 189
panarteritis nodosa 結節性汎動脈炎 …………… 272
pancreastatin パンクレアスタチン ……………… 407
pancreatic duct 膵管 ………………………………… 256
pancreatic ductal cells 膵管上皮細胞 …………… 257
pancreatic hepatocyte 膵臓肝細胞 ……………… 260
pancreatic polypeptide 膵(性)ポリペプチド …… 406
pancytopenia 汎血球減少症 ……………………… 363
Paneth cell パネート細胞 ………………………… 219
Paneth cell metaplasia パネート細胞化生 …… 229
panophthalmitis 全眼球炎 ………………………… 417
PAP(ペルオキシダーゼ・アンチペルオキシダーゼ)法 383
papillary adenocarcinoma 乳頭状腺癌 …… 215, 457
papillary adenoma 乳頭状腺腫 …………………… 389
papillary cyst adenoma 乳頭状嚢胞 ……………… 457
papillary hyperplasia 乳頭状過形成 ……… 173, 194
papillary necrosis 腎乳頭壊死 ………………… 279, 282
papillary(and/or)nodular(PN)hyperplasia
　　乳頭状あるいは(または)結節状過形成 …… 206, 295
papillary type 乳頭状型(腺癌) …………………… 457
papilloedema 乳頭浮腫 …………………………… 416
papilloma 乳頭腫 ……………………… 140, 195, 332, 297
papillomatosis 乳頭腫症 …………………………… 207
papule 丘疹 …………………………………………… 443
parabilialy lobe 傍胆管部 ………………………… 256
paracetamol ………………………………………… 169
para-dichrobenzene パラジクロロベンゼン …… 279
parafollicular adenoma 傍濾胞細胞腺腫 ……… 389
parafollicular carcinoma 傍濾胞細胞癌 ……… 389
parafollicular cell 傍濾胞細胞 …………………… 384
parafollicular cell hyperplasia 傍濾胞細胞過形成 … 388
parakeratinization 錯角質化 ……………………… 189
parakeratosis 錯角化(症) ………………… 200, 201, 444
paraquat パラコート ………………………………… 12
parathion パラチオン ……………………………… 404
parathormone パラトルモン ………………… 386, 392
parathyroid cyst 上皮小体囊胞 …………………… 394
parathyroid gland 上皮小体 ……………………… 391
parathyroid hormone 副甲状腺ホルモン,
　　上皮小体ホルモン ………………………… 392, 433
pariculate matter 粒子状物質 …………………… 155
parietal cell 壁細胞 ………………………… 209, 210
parietal peritoneum 壁側腹膜 …………………… 460
parietal pleura 壁側胸膜 …………………………… 460
parotid glands 耳下腺 ……………………………… 196
pars distalis 前葉 …………………………………… 377
pars intermedia 中間部 ……………………………… 377
pars nervosa 神経葉 ………………………………… 377
pars plana 毛様体ひだ部 …………………………… 412
pars plicata 毛様体扁平部 ………………………… 412

pars posterior 後葉 ………………………………… 377
pars principalis 主部 ……………………………… 377
pars tubralis 隆起部 ………………………………… 377
particle-size distribution 粒子径分布 ……………92
PAS(periodic acid Schiff)染色 …………… 110, 233
PAS 反応(Schiff試薬) ……………………………… 232
patulin パツリン …………………………………… 159
Pb ……………………………………………………… 148
PDE III 阻害剤 ……………………………………… 269
peliosis hepatis 肝紫斑病 ………………………… 247
penetrating ulcer 穿通性潰瘍 …………………… 213
D-penicillamine D-ペニシラミン ……………… 280
penis 陰茎 ……………………………………………90
pentagastrin ペンタガストリン ………………… 408
pepsinogen ペプシノーゲン ……………………… 209
pepsinogen 1(Pg1)altered pyloric gland(PAPG)
　　Pg1 変異幽門腺 ……………………………… 215
percutaneous absorption 経皮吸収性 ……………88
perforating ulcer 穿孔性潰瘍 …………………… 213
perforation 穿孔 ……………………………… 194, 213
periarterial lymphoid sheath(PALS)動脈周囲リンパ鞘
　　…………………………………………………… 369
periarteritis 動脈周囲炎 ………………………… 310
pericyte 周皮細胞 …………………………………… 277
periesophageal abscess 食道周囲膿瘍 ………… 201
perimysium 筋周膜 ………………………………… 426
periodic acid methenamine silver(PAM)染色 … 110
periodic acid Schiff(PAS)染色 …………… 110, 233
peripheral nerve ending 末梢神経終末 ……… 334
peripheral nerve function 末梢神経機能検査 …75
peripheral nervous system 末梢神経系 ……… 334
periportal lobular 周辺域(門脈周囲域) ……… 236
peritonitis 腹膜炎 …………………………………… 466
permitted daily exposure(PDE) ……………………64
peroxisomal proliferator ペルオキシソーム増殖剤 …… 253
peroxisome ペルオキシソーム …………………… 233
peroxisome-activated receptor α ……………… 253
peroxisome proliferator-activated receptor
　　ペルオキシソーム増殖剤応答配列 ………… 113
peroxisome proliferator-activated receptorα(PPARα) …38
persistent thyroglossal ducts 甲状舌管の遺残 … 388
persistent truncus arteriosus 動脈幹遺残 ………85
Peto 検定 ……………………………… 100, 101, 104
Pg1 変異幽門腺 pepsinogen 1(Pg1)altered pyloric gland
　　(PAPG) ……………………………………… 215
pH 分配仮説 ……………………………………………6
phagocytosis 食作用 ……………………………… 224
phalloidin ファロイジン …………………… 9, 240
pharmacokinetics
　　ファーマコキネティックス(薬物動態学的) … 5, 124
pharynx 咽頭 ………………………………… 165, 190
pharynx digestoxria 咽頭消化器部 …………… 190
pharynx respiratorius 咽頭呼吸器部 ………… 190
phase I reaction 第 I 相反応 ……………………… 7
phase II reaction 第 II 相反応 ……………………… 7
phenacetin フェナセチン ………………………… 168
phenobarbital フェノバルビタール ……………… 240
phenol sulfotransferase 硫酸転移酵素 ……… 385
phenothiazine フェノチアジン …………………… 328
phenytoin フェニトイン(ジフェニルヒダントイン)
　　……………………………………………… 191, 242

索引

pheochromocytoma 褐色細胞腫 ············ 139, 399, 400
phosgene ホスゲン ························· 144
phosphatidylcholine ホスファチジルコリン ···· 461
phosphodiesterase III inhibitor
　　ホスホジエステラーゼ III 阻害剤 ········· 269
phospho-epidermal growth factor receptor ···· 193
phospholipid deposition リン脂質沈着 ········ 431
phospholipidosis リン脂質症 ······ 180, 244, 279
phosphotungstic acid hematoxylin(PTAH)染色 ···· 110
photoallergic dermatitis 光アレルギー性皮膚炎 ···· 441
phototoxic dermatitis 光毒性皮膚炎 ·········· 441
phthalate フタル酸エステル ················· 243
phthalate esters フタル酸エステル ············ 305
phthisis bulbi 眼球癆 ······················ 417
phytoestrogen ·························· 26
PIE 症候群(好酸球性肺炎 pulmonary infiltration with
　　eosinophilia syndrome) ················ 131
piecemeal necrosis ピースミール壊死 ·········· 245
pigment accumulation 色素沈着 ············· 286
pigmentary macule 色素斑 ·················· 443
pigmentation 色素沈着 ············ 245, 261, 399
pineal body 松果体 ······················· 402
pineal cell, pinealocyte 松果体細胞 ··········· 402
pinealoma 松果体腫 ···················· 404, 405
pinocytosis 吸飲作用 ······················ 224
Pit cell ピット細胞 ························ 236
pituicyte 後葉細胞 ························ 377
pituicytoma 後葉(下垂体)細胞腫 ············ 382
plaques プラーク ·························· 456
plasminogen activator inhibitors ············· 462
platelet activating factor 血小板活性因子 ······ 226
platelet-derived growth factor ·············· 241
platelet-derived growth factor receptor ······· 216
pleomorphic adenoma, mixed tumor 多形腺腫 ···· 198
pleomorphic microvilli 多形微絨毛 ······ 294, 301
pleura 胸膜 ····························· 460
pleural fluid 胸水 ························ 465
pleural plaque 限局性胸膜肥厚斑 ············ 462
pleuritis 胸膜炎 ····················· 203, 466
pneumonitis 肺炎 ························ 203
PN 過形成 ························· 292, 295
podocyte 足細胞 ·························· 274
pododermatitis 足蹠(そくせき)皮膚炎 ········ 446
point mutation 点変異 ···················· 192
point of departure 出発点 ···················65
pokeweed lectin ヤマゴボウレクチン ·········· 459
pollutant release and transfer register(PRTR)
　　環境汚染物質排出移動登録 ············· 154
Poly-3(Poly-k)検定 ·······················48
polyarteritis nodosa 結節性多発性動脈炎,
　　多発性結節性血管炎 ··············· 261, 271
polychlorinated aromatics ポリ塩化芳香族化合物 ···· 229
polychlorinated biphenyl ポリ塩化ビフェニル
　　························ 140, 186, 317
polychlorinated dibenzo-p-dioxin
　　ポリ塩化ジベンゾジオキシン ············· 155
polychlorinated dibenzofurabin
　　ポリ塩化ジベンゾフラビン ··············· 140
polychlorinated dibenzofuran ポリ塩化ジベンゾフラン
　　(ダイオキシン類)······················ 155
polychromatic erythrocyte 多染性赤血球 ·······96

polyclonal antibody ポリクローナル抗体 ······· 116
polydactylism 多指 ························85
polyenoic fatty acid ポリエン脂肪酸 ···········13
polyoxyethylene-8-stearate
　　ポリオキシエチレン(8)ステアレート ······ 291
polyploidy 倍数性 ··························96
polyploidy 多核肝細胞 ···················· 243
polypoid adenoma ポリープ様腺腫 ············ 230
polyunsaturated fatty acid 多価不飽和脂肪酸 ···· 22
pons 橋 ································ 334
poorly differentiated adenocarcinoma 低分化腺癌 ···· 215
portal triad 門脈域(三つ組) ··············· 236
positive list system ポジティブリスト制度 ····· 137
positive selection ························ 368
positron emission tomography ポジトロン断層法 ···· 122
post necrotic cirrhosis 壊死後性肝硬変 ········· 245
postsynaptic membrane シナプス後膜 ········· 338
PPAR-γ 作動薬 ·························· 273
PP 細胞(F 細胞) ························ 406
predicted environmental concentration 推定環境濃度 ······67
pregnane X receptor ······················ 253
preleptotene spermatocytes プレレプトテン期精母細胞
　　·································· 304
preputial gland 包皮腺 ···················· 447
preservative 保存料 ······················· 138
presynaptic membrane シナプス前膜 ········· 338
presynaptic terminal 前シナプス末端 ········· 336
prevertebral sympathetic ganglion 椎前交感神経節 ···· 334
previously-identified gene 既知遺伝子 ········ 128
Preyer 反射(耳介反射) ··················· 425
prickle cell carcinoma 有棘細胞癌 ············ 195
primary biliary cirrhosis 胆汁性肝硬変 ········ 240
primary follicle 一次卵胞 ·················· 322
primary hyperparathyroidism
　　原発性上皮小体機能亢進症 ············· 393
primordial follicle 原始卵胞 ················ 321
PRL 細胞 mammotrophs ·············· 381, 383
probabry fatal context たぶん致命的腫瘍 ······ 105
probabry incidental context たぶん偶然発見腫瘍 ···· 105
procarbazine プロカルバジン ··············· 306
processus ciliaris 毛様体突起 ··············· 412
procymidone ···························· 153
progesterone プロゲステロン ············ 324, 453
progression プログレッション ··········· 34, 242
prolactin プロラクチン ················ 326, 453
prolactin inhibiting factor プロラクチン(分泌)抑制因子
　　······························ 324, 453
proliferating cell nuclear antigen(PCNA)増殖細胞核抗原
　　······························ 35, 49, 253
proliferation-associated nuclear antigen(Ki-67) ···· 35
proliferative lesions of the anterior lobe
　　前葉の増殖性病変 ····················· 381
promotion プロモーション ············· 34, 242
propionitrile プロピオニトリル ·············· 233
propoxur プロポキスル ···················· 294
propylene oxide プロピレンオキシド ········· 173
prostaglandin プロスタグランジン ······ 211, 434
prostate 前立腺 ·························· 314
prostatic cancer(adenocarcinoma)前立腺癌 ······ 320
prostatic intraepithelial neoplasia ············ 320
protein タンパク質 ·······················20

欧文索引

protein induced by Vitamin K absence/antagonists−II　251
protein kinase A　327
protein kinase C　プロテインキナーゼC　13
proteinuria　タンパク尿　279
proteomics　プロテオミクス　123, 128
prothrombin　プロトロンビン　237
protocol　プロトコール　55
proximal axonopathy　近位軸索変性症　349
proximal tubule　近位尿細管　274, 275
psammoma body　石灰化物　389
pseudohermaphroditism　仮性半陰陽　85
pseudopyloric glands　偽幽門腺　214
PTAH 染色　110, 431
pulmonary congestion　肺うっ血　180
pulmonary edema　肺水腫　179, 180
pulmonary emphysema　肺気腫　179, 181
pulmonary fibrosis　肺線維症　179, 181
pulmonary hemorrhage　肺出血　180
pulmonary infiltration with eosinophilia syndrome
　好酸球性肺炎　131
pulmonary pleura　肺胸膜　460
pulp　歯髄　185
pupil reflex　瞳孔反射　419
puromycin　ピューロマイシン　229, 240, 278
purpura　紫斑　443
purulent pneumonitis　化膿性肺炎　203
pustule　膿疱　443
pyelonephritis　腎盂腎炎　282
pyloric gland cell　幽門腺細胞　209, 210
pyramidal neuron　錐体細胞　342
pyramidal tract　錐体路　334
pyrethroid compounds　ピレスロイド系化合物　142
pyrimidine dimmer　ピリミジン二量体　93
pyrrolizidine alkaloid　ピロリジジンアルカロイド　241

Q

quadriceps contracture　大腿四頭筋拘縮症　90
quality assurance management　信頼性保証部門責任者　55
quality assurance unit　信頼性保証部門　55

R

radical scavenger　活性酸素除去剤　212
radiculoneuropathy　神経根神経症　351
radioimmunoassay　放射性免疫測定法　395
raloxifen　ラロキシフェン　327
rare tumor　稀な腫瘍　48
rasH2 マウス　32
Rathke 嚢　381
raw data　生データ　56
reactive oxygen species　活性酸素　277
receptor activator of NF-κB ligand　433
recommended dietary allowance　推奨必要量　21
rectal mucosa　直腸粘膜　90
red blood cells　赤血球　360
reference concentration（RfC）　64
reference doses（RfD）　64
reflux esophagitis　逆流性食道炎　200
regeneration of islet　膵島の再生　408
Registration, Evaluation, Authorisation, and Restriction of Chemicals（REACH）　57
Reissner's membrane（Vestibular membrane）
　ライスネル膜　422
remyelination　再生　348
renal anemia　腎性貧血　287
renal cell adenoma　腎細胞腺腫　283
renal cell carcinoma　腎細胞癌　283
renal cell tumor　腎細胞腫　283
renal hyperparathyroidism　腎性上皮小体機能亢進症　392
renal mesenchymal tumor　腎間葉系腫瘍　284
renal osteodystrophy　腎性骨異栄養症　437, 438
renal pelvis　腎盂　277
renal tubular acidosis　腎尿細管性アシドーシス　287
Renshaw cell　レンショウ細胞　341
reproductive and developmental toxicity　生殖発生毒性　83
reproductive toxicity　生殖毒性　83
reserpine　レセルピン　306, 328
respiratory epithelium　呼吸上皮　166
respiratory epithelium, hyperplasia　呼吸上皮過形成　171
respiratory metaplasia　呼吸上皮化生　171, 174
restricted diet　制限給餌　363
retardation　発育遅延　85
rete testis adenoma　精巣網腫　310
rete testis carcinoma　精巣網癌　310
retinal atrophy　網膜萎縮　418
retinitis　網膜炎　417
retinoblastoma　網膜芽細胞腫　417
retinoic acid　レチノイン酸　434
retinoid　レチノイド　434
retinol　レチノール　434
retinopathy　網膜症　414, 416
retrorsine　レトロルシン　241
reverse mutation assay, Ames test　復帰突然変異試験　95
reverse triiodothyronine　逆位トリヨードサイロニン　385
rhabdomyolysis　横紋筋融解　430
rhabdomyoma　横紋筋腫　267
rhabdomyosarcoma　横紋筋肉腫　173, 195, 215, 431
rifampicin　リファンピシン　240
risk assessment　リスクアセスメント　58
risk characterization　リスク判定　59, 67
risk management　リスクマネジメント　59
rod　杆状体　413
rodenticides　殺鼠剤　143
ropy or leafy microridges
　ロープ状あるいは葉脈状微細皺壁　301
round window　正円窓　422
rupture　破裂　194

S

S 細胞　211
S100　357
saccule　球形嚢　422
safety data sheet（SDS）安全性データシート　144
salinomycin　サリノマイシン　400
salivary glands　唾液腺　196
sarcolemma　筋鞘（筋質膜）　427
sarcomatoid type　肉腫型（中皮腫）　464
sarcomere　筋節　427
sarcoplasmic reticulum　筋小胞体　427
sareoplasm　筋形質　427

satellite cell 筋衛星細胞 ······················· 427
saturated fatty acid 飽和脂肪酸 ···················22
scala media 中央階 ··························· 422
scala tympani 鼓室階 ························· 422
scala vestibuli 前庭階 ························· 422
scanning electron microscope (SEM)
　　走査型電子顕微鏡 ······················· 111
schedule-controlled operant behavior
　　スケジュール制御オペラント行動検査，
　　（強化スケジュール下の行動） ········ 75, 354
Schiff 試薬 ·································· 232
Schirmer test シルマー検査 ···················· 419
schistorrhachis 二分脊椎 ······················· 85
Schistosoma haematobium ビルハルツ住血吸虫 ····· 293
Schmorl シュモール染色 ······················· 110
Schwann（シュワン）細胞腫 Schwannoma ·········· 267
Schwann cell シュワン細胞 ···················· 337
schwannoma シュワン細胞腫，神経鞘腫
　　································· 267, 332, 350, 445
scintillation counter シンチレーションカウンター ······ 253
sclera 強膜 ·································· 412
Screening Chemicals to Predict Toxicity Faster and
　　Better ··································· 252
SD（系）ラット ···························· 30, 46
sE-selectin（CD62E）·························· 272
seasoning 調味料 ····························· 138
sebaceous cell adenoma 皮脂腺腫 ················ 445
sebaceous cell carcinoma 皮脂腺癌 ··············· 445
sebaceous gland 皮脂腺 ······················· 440
secondary dentin 第二象牙質 ··················· 185
secondary follicle 二次卵胞 ····················· 322
secondary hyperparathyroidism
　　続発性上皮小体機能亢進症 ················ 392
secondary lymphoid follicle 二次リンパ濾胞 ······· 220
secretin セクレチン ··························· 238
secretory adenoma 分泌腺腫 ···················· 457
segmental demyelination 節性脱髄 ··············· 345
selective estrogen receptor modulators
　　選択的エストロゲン受容体修飾物質 ········ 326
sella turcica トルコ鞍 ························· 377
semicircular canals 三半規管 ··················· 422
seminal vesicle 精囊 ·························· 315
seminiferous tubule(s) 精細管 ············· 83, 302
seminoma 精上皮腫 ·························· 309
seneciphylline セネシフィリン ·················· 241
serosa 漿膜 ·································· 209
serotonin セロトニン ············· 209, 328, 339, 398
serous demilune 漿液半月 ······················ 197
serous gland 漿液腺 ·························· 196
sertoli cell barrier セルトリ細胞バリア ············ 302
Sertoli cell-only syndrome ······················ 308
Sertoli cell tumor セルトリ細胞腫 ··········· 309, 331
Sertoli-interstitial (Leydig) cell tumor
　　セルトリ間（ライディッヒ）細胞腫 ········ 310
serum iron 血清鉄 ··························· 367
sesamol セサモール ·························· 204
sex-determining region on chromosome Y
　　精巣決定因子 ··························· 313
shear stress ずり応力 ························· 269
sheep red blood cell ヒツジ赤血球 ················82
short, uniform microvilli 短均一微絨毛 ······· 294, 301

signet-ring cell carcinoma 印環細胞癌 ············ 215
silver impregnation 鍍銀染色 ··················· 110
Simian virus 40 ······························ 464
simple carbohydrate 単純炭水化物 ················22
simple hyperplasia, simple squamous hyperplasia
　　単純（性）過形成 ········ 173, 194, 201, 206, 285, 295
single cell gel (SCG) electrophoresis ··············97
single cell necrosis 単細胞死 ··················· 245
single photon emisison computed tomography
　　単一光子放射断層撮影 ··················· 122
sinusoidal dilatation 類洞拡張 ·················· 247
sinusoidal disorder 類洞の障害 ·················· 241
skeletal muscle 骨格筋 ························ 425
skin sensitization test 皮膚感作性試験法 ············88
slit lamp biomicroscope 細隙灯顕微鏡 ············ 419
SMON 病（亜急性脊髄視神経症 subacute myelo-
　　opticoneuropathy） ······················ 131
α-smooth muscle actin ················ 272, 287, 459
Society of Toxicologic Pathologists 毒性病理学会 ······ 2
Society of Toxicologic Pathology ··············· 194
sodium L-ascorbate アスコルビン酸ナトリウム ····· 294
sodium aurothiomalate 金チオリンゴ酸ナトリウム ··· 280
sodium barbital バルビタールナトリウム ········· 294
sodium bicarbonate 重炭酸ナトリウム ············ 294
sodium chloride 塩化ナトリウム ················ 294
sodium citrate クエン酸ナトリウム ·············· 294
sodium erythorbate エリソルビン酸ナトリウム ···· 294
sodium lithocholate リトコール酸ナトリウム ······ 247
sodium phenobarbital フェノバルビタールナトリウム 294
sodium o-phenylphenate
　　オルトフェノールナトリウム ············ 294
sodium saccharin サッカリンナトリウム ····· 139, 294
sodium succinate コハク酸ナトリウム ············ 294
sodium/potassium ATPase
　　ナトリウム/カリウム ATP 分解酵素 ······· 338
soft palate 軟口蓋 ···························· 189
somatostatin ソマトスタチン ··················· 406
somatotrophs　GH 細胞 ······················· 381
Spearman 順位相関検定 ··················· 100, 102
specimen 標本 ································ 56
sperm granuloma 精子肉芽腫 ·············· 309, 310
spermatid retention 精子細胞の停滞 ············· 308
spermatogenesis 精子形成 ················· 83, 304
spermatogonia 精祖細胞 ······················· 303
spheromembranous myopathy ·················· 428
sphincter of Oddi 括約筋 ······················ 238
spinal central canal 脊髄中心管 ················· 337
spinal cord 脊髄 ····························· 334
spinal ganglion 脊髄神経節 ················ 334, 337
spinal nerve 脊髄神経 ························· 334
spindle cell carcinoma 紡錘（形）細胞癌 ······ 207, 458
spironolactone スピロノラクトン ············ 306, 398
splenic lobe 脾葉 ···························· 256
spongiosis 海綿状変化 ························ 443
spongiosis hepatis 肝海綿状変性 ················ 245
spongy bone 海綿骨 ·························· 433
spongy degeneration スポンジ変性 ·············· 351
spontaneousy hypertensive rat (SHR)
　　高血圧自然発症ラット ····················30
Sprague-Dawley (SD)系 ························30
squamous (cell) carcinoma 扁平上皮癌

································ 171, 181, 195, 199, 202, 207, 231, 285, 332, 417, 445
squamous cell hyperplasia 扁平上皮過形成
································ 171, 173, 178, 180, 194
squamous cell metaplasia 扁平上皮化生 ······ 171, 178, 180
squamous cell papilloma 扁平上皮乳頭腫
································ 171, 181, 195, 202, 206, 444, 445, 450
squamous cyst(s) 扁平上皮嚢胞 ··················· 200, 224
squamous epithelium 扁平上皮 ······················· 166
squamous metaplasia 扁平上皮化生 ······ 198, 229, 260, 318
stabilizer 安定剤 ·································· 138
stakeholder リスク管理者などの利害関係者 ············ 59
standard operating procedure 標準操作手順書 ········ 56
stapes アブミ骨 ·································· 422
status spongiosus ································ 345
stellate cell I型細胞 ······························ 277
stenosis 狭窄 ···································· 202
stimulated emisison depletion microscopy
  誘導放出抑制顕微鏡法 ························ 123
stimulation of the production of prolactin
  プロラクチン分泌の亢進 ······················ 307
storiform pattern 花むしろ様構造 ··················· 446
stratified squamous epithelium 重層扁平上皮 ········ 189
stratum basal 基底層 ······························ 440
stratum corneum 角質層 ··························· 440
stratum granulosum 顆粒層 ························ 440
stratum lucidum 淡明層 ··························· 440
stratum spinosum 有棘層 ·························· 440
streptozotocin ストレプトゾトシン ·················· 407
stria vascularis 血管条 ···························· 422
striated portion 線条部 ···························· 197
striatum 線条体 ·································· 336
stromal sarcoma 間質肉腫 ························· 333
structural aberration 構造異常 ······················ 95
structure activity relationship 構造活性相関 ······ 60, 98
study director 試験責任者 ·························· 55
subacute myelo-opticoneuropathy 亜急性脊髄視神経症 131
subarachnoid space くも膜下腔 ····················· 422
subcapsular cell hyperplasia 被膜下細胞過形成 ······ 401
subchronic neurotoxicity study 亜慢性神経毒性試験 ······ 76
subcutis 皮下組織 ································ 440
subepidermal edema 表皮下水疱 ···················· 443
sublingual glands 舌下線 ·························· 196
submandibular glands 顎下腺 ······················ 196
submucosa 粘膜下層 ······························ 209
submucosal gland degeneration 粘膜下腺の変性 ······ 180
submucosal mesenchymal tumor 粘膜下間葉系腫瘍 ··· 298
subserosa 漿膜下層 ······························ 209
substance P サブスタンス P ······················· 339
substantia gelatinosa 膠様質 ······················· 340
substantia nigra 黒質 ····························· 340
succinate dehydrogenase (SDH) ···················· 284
Sudan black B (ズダン黒 B) 染色 ·················· 110
Sudan III (ズダン III) 染色 ························ 110
sugar alcohol 糖アルコール ························ 139
sulfonamides サルファ剤 ·························· 291
sulfotransferase 硫酸転移酵素 ··················· 8, 237
sulpiride スルピリド ····························· 306
superoxide dismutase
  スーパーオキシドジスムターゼ ············ 212, 407
suprachiasmatic nucleus 視交叉上核 ················ 403
suprachoroid 脈絡上板 ···························· 413

surface mucous cell 被覆上皮細胞 ············ 209, 210
surface preparation of the organ of corti ············ 424
surfactant protein-C ······························ 176
suspended solids 浮遊物質量 ······················· 155
sweat gland 汗腺 ································· 440
sweetener 甘味料 ································ 138
swell body ······································ 167
sympathetic trunk 交感神経幹 ····················· 334
synaptic cleft シナプス間隙 ························ 338
synovial sarcoma 滑膜肉腫 ························ 438

T

t 検定 ··· 99
T 細胞依存性抗体産生検査 T-cell dependent antibody
  response ····································· 82
T 細胞依存性抗体産生能検査 T-dependent antigen
  response ····································· 81
T2 トキシン T2 toxin ······················ 224, 443
tail mutilation 自傷行為 ··························· 342
Tamm-Horsfall 糖タンパク質(尿細管産生糖タンパク質)
  ·· 282
tamoxifen タモキシフェン ·················· 326, 398
tapetum タペタム ································ 413
tarsal plate 瞼板 ································· 411
taste bud 味蕾 ··································· 190
taurocholic acid タウロコール酸 ··················· 221
TDAR(T 細胞依存性抗体産生検査 T-cell dependent
  antibody response)検査 ··················· 81, 82
TdT-mediated dUTP nick end labeling (TUNEL) ······ 52
tear film 涙膜 ··································· 411
tectorial membrane 蓋膜 ·························· 421
telogen 休止期 ··································· 440
telomerase テロメラーゼ ·························· 193
tendon 腱 ······································· 426
teratoma 奇形腫 ·························· 309, 332, 382
terephthalic acid テレフタル酸 ····················· 291
terminal cistemae 終末槽 ·························· 427
terminal deoxynucleotidyl transferase dUTP nick end
  labeling (TUNEL) ························ 36, 245
terminal ductule 終末細乳管 ······················· 451
terminal end bud (TEB) ····················· 451, 459
testosterone テストステロン ······················· 302
testosterone propionate プロピオン酸テストステロン
  ······································· 153, 319
2,3,7,8-tetrachlorodibenzo-p-dioxin
  2,3,7,8-テトラクロロジベンゾパラジオキシン
  ································· 186, 371, 404
tetracycline(s) テトラサイクリン ············ 186, 229
12-O-tetradecanoylphorbol-13-acetate (TPA) ········ 36
tetraiodothyronine テトラヨードサイロニン ········· 385
Tg.AC マウス ····································· 32
Th リンパ球 ······························· 369, 370
thalamus 視床 ··································· 334
thecoma benign/malignant 莢膜細胞腫 ············· 331
theoretical upper-bound estimate (TUBE) ············ 67
thick ascending limb 太い上行脚 ·················· 275
thickener 糊料 ··································· 138
thickening agent 増粘剤 ·························· 138
thin descending limb 細い下行脚 ·················· 275
thioacetamide チオアセトアミド ··················· 241

thiolesterase II　チオエステラーゼII ……………… 459
thoracic cavity　胸腔 ……………………………… 460
thorax　胸郭 ………………………………………… 460
thorotrast　トロトラスト ………………………… 242
threshold limit value(TLV) ………………………… 64
threshold of toxicological concern
　　　毒性学的懸念の閾値 …………………… 67, 68
thrombocyte/platelet　血小板 …………………… 361
thrombocytopenia　血小板減少症 ……………… 363
thrombomodulin(TM) …………………………… 272
thrombopoietin(TPO) …………………………… 359
thrombosis　血栓症 ……………………………… 271
Thy$^+$細胞 ……………………………………… 440
thymic nurse cell　上皮性細網細胞 …………… 368
thymine　チミン ………………………………… 291
thyroglobulin　サイログロブリン ……………… 384
thyroglossal ducts　甲状舌管 …………………… 384
thyroid hormone　甲状腺ホルモン ……………… 434
thyroid stimulating hormone(TSH)
　　　甲状腺刺激ホルモン …………………… 384
thyrotrophs　TSH 産生細胞 …………………… 381
thyrotropin releasing hormone(TRH)
　　　甲状腺刺激ホルモン放出ホルモン …… 384
thyroxin　サイロキシン ………………………… 385
thyroxin binding globulin(TBG)
　　　サイロキシン結合グロブリン ………… 385
tight junction　密着結合, タイトジャンクション … 7, 302, 461
tigroid cell foci　虎斑状型細胞巣 ……………… 248
time-weighted average(TWA)　時間荷(加)重平均値 …… 64
tissue array analysis　組織アレイ解析法 ……… 233
tissue inhibitors of metalloproteinase …………… 241
tissue plasminogen activator …………………… 462
tolerable daily intake　耐容 1 日摂取量 ………… 63
toluene　トルエン ……………………………… 144
toluidine blue　(トルイジンブルー)染色 ……… 110
tongue　舌 ……………………………………… 189
total coliform　大腸菌群数 ……………………… 155
total internal reflection fluorescence microscopy
　　　全反射照明蛍光顕微鏡法 ……………… 123
total protein …………………………………… 287
toxic cardiomyopathy　中毒性心筋症 ………… 265
Toxic Substances Control Act(TSCA) ………… 58
toxic vasculitis　中毒性血管炎 ………………… 271
toxicity equivalency factors(TEF)　毒性等価係数 … 61
toxicogenomics　トキシコゲノミクス ………… 127
toxicokinetics　毒物動態学的 ………………… 124
trabecula meshwork　線維柱帯 ………………… 412
trace-minerals　微量ミネラル …………………… 23
TRAMP(transgenic adenocarcinomas of the mouse
　　　prostate)モデル ……………………… 320
trans-unsaturated fatty acid　トランス型脂肪酸 … 22
transcriptomics　トランスクリプトミクス …… 123
transferrin　トランスフェリン ………………… 251
transforming growth factor-α
　　　トランスフォーミング増殖因子 α …… 252
transforming growth factor-β …………………… 241
transgenic adenocarcinomas of the mouse prostate
　　　(TRAMP)モデル …………………… 320
transitional cell carcinoma　移行上皮癌 ……… 285
transitional cell hyperplasia　移行上皮過形成 … 140, 285
transitional cell papilloma　移行上皮乳頭腫 …… 285

transitional epithelium　移行上皮 ……………… 166
transmission electron microscope(TEM)
　　　透過型電子顕微鏡 ……………………… 111
transverse tubular system　横管(T 系) ………… 427
trialkyltin　トリアルキルスズ ………………… 345
triamterene　トリアムテレン …………………… 291
tributylphosphate　リン酸トリブチル ………… 292
Trichosomoides crassicauda　ラット膀胱線虫 … 293
triiodothyronine　トリヨードサイロニン ……… 385
trimethyltin　トリメチルスズ ………………… 342
triparanol　トリパラノール …………………… 398
trisodium phosphate　リン酸三ナトリウム …… 294
troglitazone　トログリタゾン ………………… 240
L-tryptophan　L-トリプトファン ……………… 340
TSCA インベントリー ……………………………… 58
TSH 細胞 ………………………………………… 383
TSH 産生細胞　thyrotrophs …………………… 381
tuber cinereum　灰白隆起 ……………………… 377
tubular adenocarcinoma　管状腺癌 ……… 215, 331
tubular adenoma　管状腺腫 ………… 230, 331, 457
tubular atrophy　尿細管萎縮, 精細管の萎縮 …… 282, 308
tubular hyperplasia　尿細管過形成 …………… 282
tubular hypertrophy　尿細管肥大 ………… 282, 286
tubular necrosis　尿細管の壊死 ………………… 281
tubular proliferation type　腺管増殖型 ………… 283
tubular type　管状型(腺癌) …………………… 457
tubular vacuolation　尿細管空胞化 …………… 281
tubulostromal adenoma　管状間質腺腫 ………… 331
tubulostromal carcinoma　管状間質細胞癌 …… 331
tumor necrosis factor-α(TNF-α) ……………… 240
tumor of the intermediate lobe　中間部腫瘍 …… 382
tumor promoter　発癌プロモーター ……………… 39
tumor suppressor gene　癌抑制遺伝子 ………… 34
turn over of iron　鉄回転 ……………………… 367
two cell compartment theory　二細胞説 ……… 324
tympanic membrane　鼓膜 ……………………… 422
type I alveolar cell　I 型肺胞上皮細胞 ………… 176
type II alveolar cell　II 型肺胞上皮細胞 ……… 176
tyrosine hydroxylase　チロシン水酸化酵素 …… 340
Tyzzer's 病 ……………………………………… 229

U

UDP-グルクロニルトランスフェラーゼ, UDP-グルク
　　ロン酸転移酵素　UDP-glucuronyl transferase
　　　……………………………………… 222, 254, 385
UDS 試験(不定期 DNA 合成試験 unscheduled DNA
　　synthesis test) ……………………………… 94, 96
ulcer, ulceration　潰瘍 ………… 180, 194, 206, 213, 228
ulcerative enteritis　潰瘍性腸炎 ……………… 228
ulcerative stomatitis　潰瘍性口内炎 ……………… 191
ulceronecrotizing gingivitis　潰瘍壊死性歯肉炎 … 191
ultimobranchial body　鰓後体 ………………… 384
ultimobranchial cyst(s)　鰓後体遺残嚢胞 … 388, 393
umbrella cell　傘細胞 …………………………… 289
uncertainty factor(UF)　不確実係数 ……………… 63
unsaturated fatty acid　不飽和脂肪酸 ……………… 22
unscheduled DNA synthesis test(UDS)
　　　不定期 DNA 合成試験 ………………… 94, 96
uracil　ウラシル ………………………………… 291
urate　尿酸塩 …………………………………… 291

uremia 尿毒症	287
urinary clusterin	287
urinary cystatin C	287
urinary pole 尿極	274
urinary trefoil factor 3（TFF3）	287
urologic syndrome 泌尿器症候群	450
urothelial carcinoma 尿路上皮癌	297
ursodeoxycholic acid ウルソデオキシコール酸	248
urticaria 蕁麻疹	88, 441
Ussing チャンバー	232
uterotrophic assay 子宮増殖試験	154
utricle 卵形嚢	422
uvea ぶどう膜	412

V

vacuolar degeneration 空胞変性	430
vacuolation 空胞化	244, 280, 310, 405
—— of interstitial gland cells 間質腺の——	330
—— of squamous epithelium 扁平上皮の——	201
vacuolization 空胞化	244
vaginal mucosa 腟粘膜	90
vallate papilla 有郭乳頭	190
valproic acid バルプロ酸	240
valve 弁	262
van Gieson（ワンギーソン）染色	110
van Kossa's（コッサ）染色	110
vanishing bile duct syndrome 消失胆管症候群	241
variation 変異	85
vascular changes 血管病変	416
vascular pole 血管極	274
vascular tumors 血管腫瘍	173
vasculitis 血管炎	271
vasoactive intestinal polypeptide 血管作用性腸ポリペプチド	407
vasogenic brain edema 血管原性脳浮腫	337
vasopressin バゾプレッシン	276
VCH diepoxide（卵巣毒）	327
ventral funiculus 腹索	334
ventral lobe 腹葉	314
3rd ventricle 第三脳室	334
4th ventricle 第四脳室	334
ventricular septal defect 心室中隔欠損	85
verrucous leukoplakia 疣贅性白板症	192
very low density lipoprotein（VLDL） 超低密度リポタンパク質	238, 239
vesicle 小水疱	443
vesiculobullous stomatitis 水疱形成性口内炎	191
villous adenoma 絨毛腺腫	231
villous atrophy 絨毛萎縮	228
vimentin ビメンチン	119, 459
vinclozolin	153
Vinson 法（皮膚光感作性試験法）	447
vinyl chloride monomer 塩化ビニルモノマー	242
4-vinylcyclohexene 4-ビニルシクロヘキサン	327
virtually safe dose（VSD）実質安全量	63, 101
visceral peritoneum 臓側腹膜	460
visual evoked potentials 視覚誘発電位	420
vitamin ビタミン	23
vitamin A ビタミン A	237, 434

vitamin D ビタミン D	434
vitreous body 硝子体	413
Volkmann canal フォルクマン管	433
voltage-dependent potassium channel 電位依存性カリウムチャネル	338
voltage-dependent sodium channel 電位依存性ナトリウムチャネル	338
vomeronasal organ 鋤鼻器	166
von Brunn's nest ブルン細胞巣	295
von Ebner's gland エブネル腺	190
von Kossa 染色（カルシウム検出法）	300

W

Wallerian degeneration ワーラー変性	342
Warthin-Starry silver（ワルチンスターリー銀）染色	111
water pollution 水質汚染	155
waxy or hyaline degeneration 硝子様変性	430
weight changes of sex and/or accessory sex organs 生殖・副生殖器官の重量変化	153
weight of evidence 証拠の重みづけ	63
western blotting ウエスタンブロット法	116
WHHL ウサギ	31
white blood cells 白血球	360
white matter 白質	334
white muscle disease 白筋症	429
whole mount preparation 法	459
Wilcoxon 検定	100, 101
Wistar Han ラット	46
Wistar 系ラット	30, 46
Wolffian duct ウォルフ管	314

X

xemilofiban（glycoprotein IIb /IIIa 拮抗薬）	279
xeroderma pigmentosum 色素性乾皮症	194
xeroderma pigmentosum group A protein 色素性乾皮症 A 群タンパク質	32
XPA ノックアウトマウス	32
xylene キシレン	144

Y

yolk sac adenoma 卵黄嚢腺腫	310
yolk sac carcinoma 卵黄嚢腺癌	310
yolk sac tumor 卵黄嚢腫瘍	332

Z

zafirlukast ザフィルルカスト	301
zearalenone ゼアラレノン	27, 161, 371
Ziehl-Neelsen（チールネルゼン）染色	111
zinc 亜鉛	307
zonal necrosis 帯状壊死	245
zonula ciliaris 毛様体小帯	412
Zucker fatty ラット	410
zygotene spermatocytes ザイゴテン期	304
zymbal's glands ジンバル腺	447
zymogen granule チモーゲン顆粒	256
Z 板 intermediate disk（筋肉）	427

略語索引

A

AAALAC（国際実験動物管理公認協会 Association for Assessment and Accreditation of Laboratory Animal Care International） 57
AACN（異型腺房細胞結節 atypical acinar cell nodule） ... 260
2-AAF（2-アセチルアミノフルオレン 2-acetylaminofluorene） 18, 29, 197, 257, 259, 293, 448
ABC（排泄型トランスポーター ATP-binding cassette） ... 6
ABC（アビジン-ビオチン-ペルオキシダーゼコンプレックス（複合体）法 avidin-biotion peroxidase complex）法 114, 383
ABP（アンドロゲン結合タンパク質 androgen binding protein） 302
ABR（聴性脳幹反応 auditory brainstem response） 421
ACE（アンギオテンシン変換酵素 angiotensin-converting enzyme） 281
ACF（異常陰窩巣 aberrant crypt foci） 227
ACTH（副腎皮質刺激ホルモン adrenocorticotropic hormone） 377, 378, 397, 429
ACVP（American College of Veterinary Pathologists） 2
ADH（抗利尿ホルモン antidiuretic hormone） 276
ADI（1日摂取許容量 acceptable daily intake） 63, 101, 139, 141
ADME（吸収 absorption・体内分布 distribution・代謝 metabolism・排泄 excretion） 124
4ADP（4-aminodiphenyl） 226
AFB1（アフラトキシン B_1） 226
AFM（原子間力顕微鏡法 atomic force microscopy） 123
AFP（α-フェトプロテイン α-fetoprotein） 251
AgNOR（銀好性核小体形成部位関連タンパク質 argyrophil nucleolar organizer region associated protein） 50
AHH（芳香族炭化水素水酸化酵素 aromatic hydrocarbon enzyme hydroxide） 13
ALARA（合理的に到達可能な範囲で低くする as low as reasonably achievable） 66, 141
ALP（アルカリ（性）ホスファターゼ alkaline phosphatase） 107, 118, 251, 254
ALT（アラニンアミノトランスフェラーゼ alanine aminotransferase）＝ GPT 107, 251, 254
AMPA（α-アミノ3-ヒドロキシ5-メチル-4-イソキサゾール・プロピオン酸） 341
ANIT（α-ナフチルイソチオシアネート α-naphthylisothiocyanate） 248
AOM（azoxymethane） 226
apoB（アポリポタンパク質 B） 234
AR（アンドロゲン受容体 androgen receptor） 314
AST（アスパラギン酸アミノトランスフェラーゼ，アスパラギン酸アミノ転移酵素 aspartate aminotransferase） 107, 251, 254, 432
ATP（アデノシン三リン酸 adenosine triphosphate） 6
ATPase（アデノシントリホスファターゼ） 248

B

B[a]P（benzo[a]pyrene） 178, 179, 183, 192
Ba（好塩基球 basophil） 359
BAER（brain stem auditory evoked response） 425
BAL（British Anti-Lewisite） 147
BALF（気管支肺胞洗浄液 bronchoalveolar lavage fluid） 184
BALT（気管支関連リンパ組織 bronchus-associated lymphoid tissue） 369
BBB（血液脳関門 blood-brain barrier） 12, 337
BBN（N-ブチル-N-（4-ヒドロキシブチル）ニトロサミン N-butyl-N-（4-hydroxybutyl）nitrosamine） 18, 31, 40, 293, 297
BCAC（β カテニン蓄積陰窩巣 β-cathenin accumulated foci） 227
BCIP（5-bromo-4-chloro-3′-indolylphosphatase p-toluidine salt） 116
BCME（bis（chlorometyl）ether） 178
BFU（バースト形成細胞 burst forming unit） 359
BFU-E（赤芽球前駆細胞，赤芽球コロニー群形成細胞） 358, 367
BGP（bone gla-protein） 439
BHA（ブチルヒドロキシアニソール butylated hydroxyanisole） 29, 39, 204, 441
α-BHC 43, 53
BHP（N-ニトロソビス（2-ヒドロキシプロピル）アミン N-nitrosobis（2-hydroxypropyl）amine） 257, 258
BHT（butylated hydroxytoluene） 179, 200, 441
BMD（Benchmark Dose） 64
BMD（ベンチマークドース，ベンチマーク用量 benchmark dose） 64, 101
BMDL（benchmark dose lower confidence limit） 62, 64
BMDS 65
BMP（骨形成タンパク質 bone morphogenetic protein） 434
BMR（Benchmark Response） 64
BNU（N-butylnitrosourea） 187
BNUR（N-ブチル-N-ニトロソウレタン） 202
BOD（生物化学的酸素要求量 biochemical oxygen demand） 155
BOP（N-ニトロソビス（2-オキソプロピル）アミン N-nitrosobis（2-oxopropyl）amine） 169, 226, 257, 258, 319
BrdU（ブロモデオキシウリジン bromodeoxyuridine） 35, 49, 114, 116, 217, 233, 253, 300, 347, 459
BSEP（bile salt export pump） 240
BSP（ブロムスルファレイン bromsulphalein） 253, 254
BTB（血液精巣関門 blood-testis barrier） 302
BV（生物価 biological value） 21

C

CAC（コーデックス委員会 Codex Alimentarius Commission） 138
CAD（陽イオン両親媒性剤 cationic amphiphilic drug） 137
cAMP（cyclic adenosine monophasphate） 327
CAR（constitutive androstane receptor） 38, 253
CCCF（コーデックス委員会の汚染物質部会 Codex Committee on Contaminants in Foods） 141
CCFA（コーデックス委員会の添加物部会 Codex Committee of Food Additives） 139

略語索引　521

CCK（コレシストキニン cholecystokinin） … 134, 257, 407
CCSP（Clara cell secretory protein） …………… 176
CD34⁺ ……………………………………………… 358
CD62E（sE-selectin） …………………………… 272
CEC（circulating endothelial cells） …………… 272
CFU（コロニー形成細胞 colony forming unit） ………… 359
CFU-Blast（芽球コロニー形成細胞） …………… 359
CFU-E（赤芽球コロニー形成細胞 erythroid colony
　　forming unit） …………………………… 359, 367
CFU-GM（顆粒球・マクロファージ前駆細胞,
　　顆粒球・マクロファージコロニー形成細胞）
　　…………………………………………… 358, 367
CFU-Meg（巨核球前駆細胞, 巨核球コロニー形成細胞）
　　…………………………………………… 358, 367
CFU-Mix（混合コロニー形成細胞
　　mixed colony-forming unit） …………… 359, 367
ChE（コリンエステラーゼ cholinesterase） ……… 251
Chr（aryl hydrocarbon receptor） ……………… 253
CIS（上皮内癌 carcinoma in situ） …………… 192, 297
CISH（chromogenic in situ hybridization） ……… 118
CLLA（common acute lymphoblastic leukemia antigen） … 459
CMAD（空気力学的個数中位径 count median
　　aerodynamic diameter） ……………………… 92
CM 電位（cochlear microphone 電位） ………… 421
CNP（慢性進行性腎症 chronic progressive nephropathy）
　　………………………………………………… 286
Co-PCB（コプラナーポリ塩化ビフェニル） ……… 155
COD（化学的酸素要求量 chemical oxygen demand） … 155
COMT（catecholamine-O-methyltransferase） ……… 340
COX（シクロオキシゲナーゼ cyclooxygenase） ……… 225
COX-1（シクロオキシゲナーゼ-1　cyclooxygenase-1）
　　…………………………………… 212, 225, 280, 287
COX-2（シクロオキシゲナーゼ-2　cyclooxygenase-2）
　　…………………………………… 193, 225, 280, 287
CPDB（carcinogenic potency database） ……… 67, 68
CPK（クレアチンホスホキナーゼ） ………………… 432
CRH（コルチコトロピン放出ホルモン
　　corticotropin releasing hormone） ………… 397
CSAF（化学物質特異的補正係数 chemical specific
　　adjustment factor） ………………………… 64
CSF（コロニー形成刺激因子 colony stimulating factor） … 359
CT（コンピュータ断層撮影法（検査）
　　computed tomography） ……………… 122, 419
CYP（チトクローム P450 cytochrome P450） … 7, 125, 177, 234
CYP1 ……………………………………………… 7
CYP1A1 …………………………………………… 8
CYP1B1 …………………………………………… 8
CYP2 ……………………………………………… 7
CYP2B …………………………………………… 38
CYP2C …………………………………………… 9
CYP2E1 ………………………………………… 8, 11
CYP3 ……………………………………………… 7
CYP3A …………………………………………… 9
CYP3A4 ………………………………………… 8
CYP3A7 ………………………………………… 8
CYP4 ……………………………………………… 7

D

D-Bil（直接ビリルビン） ………………………… 108
2,4-DAA（2,4-diaminoanisole sulfate） ………… 448

DAB（ジアミノベンチジン 3,3′-diaminobenzidine） … 116
DBA（1,2,5,6-dibenzanthracene） ………………… 226
DBCP（1,2-dibromo-3-chloropropane） …………… 178
DCT（遠位尿細管 distal convoluted tubule） …… 274
o,p′-DDD ………………………………………… 399
p,p′-DDE ………………………………………… 153
DDT（ジクロロジフェニルトリクロロエタン
　　dichlorodiphenyltrichloroethane）
　　………………………… 43, 53, 316, 317, 318, 338, 347
o,p′-DDT ………………………………………… 371
DEHP（ジエチルヘキシルフタレート di-(2-ethylhexyl)
　　phthalate） ………………………………… 327
DEN（N,N-ジエチルニトロサミン
　　N,N-diethylnitrosamine）
　　…………………………………………… 40, 73, 179
DES（ジエチルスチルベストロール diethylstilbestrol）
　　………………… 26, 152, 318, 328, 329, 371, 379, 381, 399
DHA（ドコサヘキサエン酸 docosahexaenoic acid） …… 22
DHPN（N-ビス（2-ヒドロキシプロピル）ニトロサミン
　　N-bis（2-hydroxypropyl）nitrosamine）
　　………………………………… 40, 179, 183, 284, 386, 387
DHT（5α-ジヒドロテストステロン
　　5α-dihydrotestosterone） ………………… 314, 316
DH（4,4′-diethylaminoethoxyhexestrol） ……… 136
DIG（ジゴキシゲニン digoxigenin） ……………… 223
DIT（ジヨードチロシン diiodotyrosine） ………… 385
DMA（ジメチルアルシン酸） ……………………… 147
DMAB（3,2′-ジメチル-4-アミノビフェニル
　　3,2′-dimethyl-4-aminobiphenyl） …… 226, 258, 319
DMBA（7,12-ジメチルベンズ[a]アントラセン
　　7,12-dimethyl benz[a]anthracene）
　　………………………… 32, 192, 198, 399, 448, 454, 460
DMCC（dimethylcarbamoyl chloride） ………… 178
DMH（1,2-ジメチルヒドラジン 1,2-dimethylhydrazine）
　　………………………………………… 40, 224, 226, 448
DMN（ジメチルニトロソアミン dimethylnitrosamine）
　　……………………………………… 241, 247, 266
DMNM（α-（1,4-ジオキシド-3-メチルキノキサリン-
　　2-イル）-N-メチルニトロン　α-（1,4-dioxido-3
　　-methylquinoxalin-2-yl）-N-methylnitrone） …… 399
DOPA（dihydroxyphenylalanine） ……………… 440
DPD（デオキシピリジノン） ……………………… 439
DPLS（薬物誘発性リン脂質症 drug induced
　　phospholipidosis） ………………………… 136
DTH（遅延型過敏症 delayed-type hypersensitivity） … 370

E

E（赤芽球系 erythroid） ………………………… 359
5E-113 …………………………………………… 232
EAA（必須アミノ酸 essential amino acid） ……… 21
ECVAM（欧州代替法評価（バリデーション）センター
　　European Centre for the Validation of Alternative
　　Methods） ………………………………… 88, 93
EFSA（European Food Safety Authority） ……… 68
EGF（上皮成長因子） …………………………… 293
EGFR（epidermal growth factor receptor） …… 182
EGME（エチレングリコールモノメチルエーテル
　　ethylene glycol monomethyl ether） ……… 327
EHDP（ethane-1-hydroxy-1,1-diphosphonate） …… 434
EHEN（N-ethyl-N-hydroxyethylnitrosamine） …… 283, 284

EMPs（endothelial microparticles） ……………… 272
ENNG（エチルニトロソグアニジン N-ethyl-N-nitro-
　　N-nitrosoguanidine） ……………… 204, 212, 258, 259
ENS（4-エチルスルファニルフタレン-1-スルファンアミド，
　　炭酸脱水素酵素） ……………………………… 134
ENU（エチルニトロソウレア N-ethyl-N-nitrosourea）
　　　　　　　　　　　　　　　　　187, 266, 284, 347
Eo（好酸球 eosinophil） ………………………………… 359
EPA（エイコサペンタエン酸 eicosapentaenoic acid） …… 22
EPO（エリスロポエチン erythropoietin） …………… 359
ER（エストロゲン受容体 estrogen receptor） ………… 326
ERG（網膜電図検査 electroretinogram） ……………… 420
ETU ……………………………………………………… 143
EUSES（EU の曝露評価システム） …………………… 67

F

2,7-FAA（N,N'-2,7-fluorenylenebisacetamide） … 226, 266
FANFT（N-[4-(5-nitro-2-furyl)-2-thiazolyl]
　　formamide） ……………………………………… 293
FISH（fluorescent in situ hybridization） …………… 118
FITC（fluorescein isothiocyanate） …………………… 116
FOB（機能観察バッテリー（検査）
　　functional observational battery） ……………… 76, 353
FSH（卵胞刺激ホルモン，濾胞刺激ホルモン
　　follicle stimulating hormone）… 83, 317, 303, 323, 377, 378
5-FU（5-フルオロウラシル） …………………… 131, 362

G

G（好中性顆粒球 granulocyte） ………………………… 359
G6PD（H）（グルコース-6-リン酸脱水素酵素
　　glucose-6-phosphate dehydrogenase） ……… 284, 362
GABA（γ-アミノ酪酸　γ-aminobutyric acid） 142, 339, 340
GALT（腸管リンパ組織，腸管関連リンパ組織
　　gastrointestinal-associated lymphoid tissue） 220, 369
GC（ガスクロマトグラフィー gas chromatography） ……92
GFAP（神経膠線維酸性タンパク質，グリア線維（性）酸性
　　タンパク質 glial fibrillary acidic protein）
　　　　　　　　　　　　　　　　　77, 337, 351, 354, 357
GFP（緑色蛍光タンパク質 green fluorescent protein）　123
GGT（γ-グルタミルトランスペプチダーゼ
　　γ-glutamyltranspeptidase） ………………… 109, 247
GGT（γ-グルタミルトランスフェラーゼ） ……… 251, 254
GH（成長ホルモン） …………………………… 377, 378
GHS（Globally Harmonized System of Classification and
　　Labeling of Chemicals） ………………… 57, 58, 144
GHTF（医療機器規制国際整合化会議
　　Global Harmonization Task Force） …………… 149
GI（グリセミック指数 glycemic index） ……………… 22
GIST（消化管間葉系腫瘍
　　gastrointestinal stromal tumor） ……………… 207, 216
GLP（安全性試験室実施規範 Good Laboratory Practice）
　　　　　　　　　　　　　　　　　　　　　　　2, 55
Glu-P-1（2-amino-6-methyldipyrido[1, 2-a:3',2'-d]-
　　imidazole） ……………………………………… 449
GM-CSF（顆粒球・マクロファージコロニー形成刺激因子
　　granulocyte macrophage colony stimulating factor）359
GnRH（性腺刺激ホルモン放出（分泌）ホルモン
　　gonadotropin-releasing hormone） …… 303, 317, 323
GOT ……………………………………………… 251, 254

GPT ……………………………………………… 251, 254
GRF（成長ホルモン放出因子 growth hormone releasing
　　factor） …………………………………………… 407
GSH（還元型グルタチオン） ………………………… 362
GST（グルタチオン S-トランスフェラーゼ，グルタチ
　　オン転移酵素 glutathione S-transferase） … 8, 109, 251
GST-P（胎盤型グルタチオン S-トランスフェラーゼ
　　glutathione-S-transferase placental form）
　　　　　　　　　　　　　　　　　73, 116, 247, 251
GVHD（移植片対宿主病 graft versus host disease） …… 372

H

HAN（過形成性胞状結節 hyperplastic alveolar nodule）
　　　　　　　　　　　　　　　　　　　　　　　　456
4-HAQO（4-ヒドロキシアミノキノリン 1-オキシド）
　　　　　　　　　　　　　　　　　　　　　257, 258
HCB（hexachlorobenzene） …………………… 186, 372
2HE（2-hydroxyestradiol） …………………………… 329
4HE（4-hydroxyestradiol） …………………………… 329
HEEE（曝露量分布の 95% タイル値に相当する摂取量
　　high-end exposure estimate） …………………… 67
HESI（環境保健科学研究所 Health and Environmental
　　Sciences Institute） ………………………… 4, 273
HGF（肝細胞成長因子 hepatocyte growth factor） 252, 407
HIF-1α（低酸素誘導因子） …………………………… 273
HL（ヘンレ係蹄 loop of Henle） ……………………… 274
HPLC（高速液体クロマトグラフィー high performance
　　liquid chromatography） ………………………92, 299
HRP（西洋ワサビ由来のペルオキシダーゼ horseradish
　　peroxidase） …………………………………… 118
HVA（ホモバニリン酸 homovanillic acid） ………… 402

I

IARC（国際癌研究機関 International Agency for Research
　　on Cancer） ………………………………… 42, 140
IATP（国際毒性病理専門家協会 International Academy of
　　Toxicologic Pathology） ………………………… 4
ICCVAM（Interagency Coordinating Committee on the
　　Validation of Alternative Methods） ……………89
ICG（インドシアニングリーン indocyanine green）
　　　　　　　　　　　　　　　　　　　　　253, 254
ICH（日米欧医薬品規制調和国際会議 International
　　Conference on Harmonisation of Technical
　　Requirements for Registration of Pharmaceuticals
　　for Human Use） ……………31, 61, 69, 71, 86, 451
ICSH（間細胞刺激ホルモン） ………………………… 378
IDDM（インスリン依存性糖尿病 insulin-dependent
　　diabetes mellitus） ……………………………… 408
IDPN（3-,3'-イミノジプロピオニトリル
　　3-,3'-iminodipropionitrile） ………………… 344, 349
IFSTP（国際毒性病理学会連合 International Federation
　　of Societies of Toxicologic Pathology） …………… 3
IgA（免疫グロブリン A） ……………………………… 220
IL（インターロイキン interleukin） …………… 226, 359
IL-1 ……………………………………………… 226, 374
IL-2 ……………………………………………………… 226
ILO（国際労働機関） …………………………………… 69
ILSI（国際生命科学研究機構 International Life Sciences
　　Institute） ………………………………………… 4

略語索引　523

ILSI/RSI(International Life Sciences Institure's Risk Sciences Institute) ……43
IPCS(International Programme on Chemical Safety) ……43
IRA(免疫放射定量法 immunoradiometric assay) ……395
ISH(in situ ハイブリダイゼーション) ……120
ISNT(in situ nick translation) ……36
ISO(国際標準化機構 International Organization for Standardization) ……149

J

JECFA(FAO/WHO 合同食品添加物専門家会議 Joint FAO/WHO Expert Committee on Food Additives) ……66, 139
JSTP(日本毒性病理学会 Japanese Society of Toxicologic Pathology) ……2

K

Ki-67(proliferation-associated nuclear antigen) ……35, 49, 116, 217, 300
KLH(keyhole limpet hemocyanin) ……82

L

LADD(生涯平均1日摂取量 lifetime average daily dose) ……67
LAP(ロイシンアミノペプチダーゼ) ……251
LCAT(レシチンコレステロールアシルトランスフェラーゼ lecithin cholesterol acyltransferase) ……251
LDH(乳酸デヒドロゲナーゼ, 乳酸脱水素酵素) ……109, 251, 254, 432
LED$_{10}$(10％過剰発癌リスクの95％信頼下限値 lower confidence limit on the effective dose 10) ……66
LH(黄体化ホルモン, 黄体形成ホルモン, 間細胞刺激ホルモン luteinizing hormone) ……38, 83, 303, 317, 323, 377, 378
LLNA(local lymph node assay) ……89
LMD(レーザーマイクロダイセクション laser microdissection) ……121, 233
LOAEL(最小毒性量 lowest observed adverse effect level) ……59, 62
LOEL(lowest observed effect level) ……62
LPS(リポ多糖 lipopolysaccharide) ……370
LTH(乳腺刺激ホルモン) ……378

M

M(単球/マクロファージ monocyte/macrophage) ……359
MAA(2-methoxy acetic acid) ……327
MALT(粘膜関連リンパ組織 mucosa-associated lymphoid tissue) ……220, 369
MAM(methylazoxymethanol) ……226
MAO(モノアミンオキシダーゼ monoamine oxidase) ……340
MAO-B(モノアミンオキシダーゼB) ……343
MBN(N-メチル-N-ベンジルニトロソアミン, N-methylbenzylnitrosamine) ……200, 202
3-MC(3-methylcholanthrene) ……179, 192, 198, 226
MCH(平均赤血球血色素量 mean corpuscular hemoglobin) ……362, 366
MCHC(平均赤血球血色素濃度 mean corpuscular hemoglobin concentration) ……366
MCV(平均赤血球容積 mean corpuscular volume) ……362, 366
MDF(粘液枯渇巣 mucin depleted foci) ……227, 229
Meg(巨核球 megakaryocyte) ……359
MDR1 ……6
MEHP(mono-(2-ethylhexyl)phthalate) ……327
MeIQx(2-アミノ-3,8-ジメチルイミダゾ[4,5-f]キノキサリン 2-amino-3,8-dimethylimidazo[4,5-f]quinoxaline) ……42, 242
MFD(投与可能最大量) ……71
MFGM(乳脂質滴膜 milk fat globule membrane) ……459
MFH(悪性線維性組織球腫 malignant fibrous histiocytoma) ……230
MHC(主要組織適合遺伝子複合体 major histocompatibility complex) ……368
miRNA(microRNA) ……129
MIS(ミュラー管抑制因子 Müllerian inhibiting substance) ……313
MIT(モノヨードチロシン monoiodotyrosine) ……385
MMAD(空気力学的質量中位径 mass median aerodynamic diameter) ……92
MMP(matrix metalloproteinase) ……241
MMP-3(マトリックスメタロプロテアーゼ) ……462
MMTV(マウス乳癌ウイルス mouse mammary tumor virus) ……454
MNA(N-メチル-N-ニトロソアニリン N-methyl-N-nitrosoaniline) ……202
MNAN ……192
MNNG(N-methyl-N'-nitro-N-nitrosoguanidine) ……204, 212, 226
MNU(N-メチル-N-ニトロソウレア N-methyl-N-nitrosourea) ……12, 40, 179, 187, 192, 200, 204, 212, 226, 258, 266, 293, 319, 347, 379, 380, 386, 448, 387
MNUR(N-メチル-N-ニトロソウレタン) ……202
MOE(margin of exposure) ……65, 68
MOS(margin of safety) ……143
6MP ……362
MPP$^+$(1-methyl-4-phenylpyridinium) ……343
MPS(単核性食細胞系 mononuclear phagocyte system) ……369
MPTP(1-methyl-4-phenyl-1,2,3,6-tetrahydropyridine) ……337, 343, 354
MRI(核磁気共鳴画像法, 磁気共鳴断層画像検査 magnetic resonance imaging) ……122, 419
MSH(メラニン細胞刺激ホルモン)[メラノトロピン] ……377, 378, 382
MTD(最大耐量) ……39, 71
MUC2 ……217, 232
MUC5AC ……217
MUC6 ……217
MUP(マウス尿タンパク質 mouse urinary protein) ……290

N

NACAD(National Academic Advising Association) ……194
NAD(ニコチンアミドアデニンジヌクレオチド nicotinamide adenine dinucleotide) ……15, 407
NAD(No Abnormality Determined) ……375
NADPH(ニコチンアミドアデニンジヌクレオチドリン酸 nicotinamide adenine dinucleotide phosphate) ……13
NAG ……109
NALT(鼻腔粘膜関連リンパ組織, 鼻咽頭関連リンパ組織 nasal-associated lymphoid tissue) ……166, 369

NAPQI ······ 10
NAR(ナガセ無アルブミンラット) ······ 294
NASH(非アルコール性脂肪性肝炎 non-alcoholic steatohepatitis) ······ 244
NAT(N-アセチルトランスフェラーゼ，N-アセチル転移酵素 N-acetyltransferase) ······ 8, 403
NBR(NCI-Black-Reiter)ラット ······ 294
NBT(nitro-blue tetrazolium chloride) ······ 116
NF2, Nf2(神経線維腫症2型 neurofibromatosis type 2) ······ 463
NIDDM(非インスリン依存性糖尿病 noninsulin-dependent diabetes mellitus) ······ 409
NIH((米国)国立(保健)衛生研究所) ······ 2
NIRS(近赤外線分光法 near-infrared spectrocopy) ······ 122
NK(natural killer) ······ 361
NNK(4-(methylnitrosamine)-1-(3-pyridyl)-1-butanone) ······ 179, 183
NOAEL(無毒性量 no observed adverse effect level) ······ 59, 62, 139
NOEL(no observed effect level) ······ 62
4-NQO(4-nitroquinoline 1-oxide) ······ 179, 183, 212, 332
NSAIDs(非ステロイド系(性)抗炎症薬 non-steroidal antiinflammatory drugs) ······ 131, 212, 224, 225, 282, 288
5′-NT(5′-nucleotidase) ······ 109
NTE(神経障害標的エステラーゼ neuropathy target esterase) ······ 340
NTP(国家毒性事業) ······ 2
NTX(I型コラーゲン架橋 N-テロペプチド) ······ 439

O

OAT ······ 6
OATP(organic anion-transporting polypeptide) ······ 240
OCT(光コヒーレンス断層画像化法 optical coherence tomography) ······ 122
OCT(オルニチンカルバモイルトランスフェラーゼ) ······ 6, 251
OD(吸光度 optical density) ······ 117
17-OHCS(17-ヒドロキシコルチコステロイド 17-hydroxycortico-steroid) ······ 402
8-OHdG(8-hydroxydeoxyguanosine) ······ 463
OPIDN(遅発性神経障害 organophosphate-induced delayed neuropathy) ······ 339

P

P-gP ······ 6
PAF(血小板活性化因子 platelet activating factor) ······ 226
PAIs(プラスミノーゲン活性化因子阻害因子 plasminogen activator inhibitors) ······ 462
PALS(動脈周囲リンパ鞘 periarterial lymphoid sheath) ······ 369
PAM(periodic acid methenamine silver)染色 ······ 110
PAPG(ペプシノーゲン(Pg1)変異幽門腺) ······ 215, 217
PAPS(3′-ホスホアデノシン-5′-ホスホ硫酸) ······ 8
PB ······ 53
PBB(s) ······ 347, 387
PBC(胆汁性肝硬変 primary biliary cirrhosis) ······ 240
PBPK(生理学的薬物動態) ······ 64
PCB(s)(ポリ塩化ビフェニル polychlorinated biphenyl(s)) ······ 140, 186, 316, 317, 347, 387, 442
PCDD(ポリ塩化ジベンゾジオキシン polychlorinated dibenzo-p-dioxin) ······ 155
PCDF(ポリ塩化ジベンゾフラン polychlorinated dibenzofuran(ダイオキシン類)) ······ 140, 155
PCE(多染性赤血球 polychromatic erythrocyte) ······ 96
PCNA(増殖細胞核抗原 proliferating cell nuclear antigen) ······ 35, 49, 116, 217, 233, 253, 300
PD(動態学的) ······ 64
PD/TD(薬/毒物力学的 pharmaco-/toxicodynamics) ······ 125
PDE(permitted daily exposure) ······ 64
PDGF(platelet-derived growth factor) ······ 241
PDGFRA(platelet derived growth factor receptor) ······ 216
PEC(推定環境濃度 predicted environmental concentration) ······ 67
pEGFR(phospho-epidermal growth factor receptor) ······ 193
PET(ポジトロン断層法 positron emission tomography) ······ 122
Pg(ペプシノーゲン pepsinogen) ······ 209
PhIP(2-アミノ-1-メチル-6-フェニルイミダゾ[4,5-b]ピリジン) ······ 42, 319
PICP(I型コラーゲン C-プロペプチド) ······ 439
PIF(プロラクチン分泌抑制因子 prolactin inhibiting factor) ······ 453
PIN(prostatic intraepithelial neoplasia) ······ 320
PINP(I型コラーゲン N-プロペプチド) ······ 439
PIVKA-II(protein induced by Vitamin K absence/antagonists-II) ······ 251
PK(動力学的) ······ 64
PK/TK(薬/毒物動態学的 pharmaco-/toxicokinetics) ······ 124
PKC(プロテインキナーゼC protein kinase C) ······ 13
PM(粒子状物質 particulate matter) ······ 155
PNUR(N-プロピル-N-ニトロソウレタン) ······ 192, 202
POD(出発点 point of departure) ······ 65
PP(膵(性)ポリペプチド pancreatic polypeptide) ······ 406
PPARα(peroxisome proliferator activated receptor α) ······ 38, 253
PRL(プロラクチン，乳腺刺激ホルモン) ······ 377, 378
PROAST ······ 66
PRTR(環境汚染物質排出移動登録 pollutant release and transfer register) ······ 155
PTH(副甲状腺ホルモン，上皮小体ホルモン parathyroid hormone) ······ 391, 392, 395, 434, 437
PTU(プロピルチオウラシル) ······ 387
PXR(pregnane X receptor) ······ 253

Q

QAM(信頼性保証部門責任者 quality assurance management) ······ 55
QAU(信頼性保証部門 quality assurance unit) ······ 55

R

RANKL(receptor activator of NF-χB ligand) ······ 433
RDA(推奨必要量 recommended dietary allowance) ······ 21
REACH(Registration, Evaluation, Authorisation, and Restriction of Chemicals) ······ 57
RfC(reference concentration) ······ 64
RfD(reference doses) ······ 64
RIA(放射性免疫測定法 radioimmunoassay) ······ 395
RIVM ······ 65
rT₃(逆位トリヨードサイロニン reverse triiodothyronine) ······ 385

S

SAR（構造活性相関 structure activity relationship）·········98
SCG（single cell gel）electrophoresis ···················97
SCN ···403
SCOB（強化スケジュール下の行動 schedule controlled operant behavior）·············354
SD（試験責任者 study director）··························55
SDH（ソルビトールデヒドロゲナーゼ succinate dehydrogenase） ················251, 254, 284
SDS（安全性データシート safety data sheet）······144
SENCAR ···447
SER（滑面小胞体）···16
SERM（s）（選択的エストロゲン受容体修飾物質 selective estrogen receptor modulators）······326, 328
SF（安全係数）··64
SHR（高血圧自然発症ラット spontaneousy hypertensive rat）··30
SIAM（初期リスク評価）··69
SLE ···49
α-SMA（α-smooth muscle action）·························459
SMT（粘膜下間葉系腫瘍 submucosal mesenchymal tumor）···································298
SOD（superoxide dismutase）·······························212
SOP（標準操作手順書 standard operating procedure）······56
SP-C（surfactant protein-C）·······························176
SPECT（単一光子放射断層撮影 single photon emisison computed tomography）·········122
SPOC（コルチ器の表面処理 surface preparation of the organ of corti）······························424
SRBC（ヒツジ赤血球 sheep red blood cell）···········82
SRY 精巣決定因子　sex-determining region on chromosome Y ·························313
SS（浮遊物質量 suspended solids）·······················155
ST（硫酸転移酵素 sulfotransferase）·························8
ST（ソマトトロピン）··378
STED microscopy（誘導放出抑制顕微鏡法 stimulated emisison depletion microscopy）·······123
STP（毒性病理学会 Society of Toxicologic Pathologists）······2
STP（Society of Toxicologic Pathology）·············194
SV40（Simian virus 40）··464

T

T-Bil（総ビリルビン）···108
T_3（トリヨードサイロニン triiodothyronine）··378, 379, 385, 391
T_4（テトラヨードサイロニン tetraiodothyronine, サイロキシン thyroxin）············378, 379, 385, 391
TAL（太い上行脚 thick ascending limb）············275
TAT（トリアルキルチン trialkyltin）·····················345
TBG（サイロキシン結合グロブリン thyroxin binding globulin）···································385
2, 3, 7, 8-TCDD（2, 3, 7, 8-テトラクロロジベンゾ-p-ジオキシン　2,3,7,8-tetrachlorodibenzo-p-dioxin）
···13, 153, 186, 225, 226, 371, 404, 442
TDI（耐容1日摂取量 tolerable daily intake）·······63, 64
TDL（細い下行脚 thin descending limb）············275
TEB（terminal end bud）·····························451, 459
TEF（毒性等価係数 toxicity equivalency factors）·······61

TET ···348
TG436（急性吸入毒性試験-急性毒性等級法 acute toxic class method）·················93
TGF-α（トランスフォーミング増殖因子α transforming growth factor-α）······234, 252
TGF-β（transforming growth factor-β）·······241, 462
Th1（Th リンパ球）···370
TIMP（tissue inhibitors of metalloproteinase）···241
TIRF microscopy（全反射照明蛍光顕微鏡法 total internal reflection fluorescence microscopy）···123
TLV（threshold limit value）··································64
TMT（トリメチルスズ trimethyltin）
······································337, 342, 348, 353, 354, 355
TNF ···374
TNF-α（Tumor necrosis factorα）··············240, 462
TOCP（トリオルトクレシルリン酸）·····················349
ToxCast（Screening Chemicals to Predict Toxicity Faster and Better）·······················252
TP（総タンパク質）···108
TPA（12-O-テトラデカノイルホルボール-13-アセテート　12-O-tetradecanoylphorbol-13-acetate）
··36, 272, 443
tPA（組織プラスミノーゲン活性化因子 tissue plasminogen activator）·················462
TPO（thrombopoietin）··359
TRAP（酒石酸抵抗性酸ホスファターゼ）·············439
TRH（甲状腺刺激ホルモン放出ホルモン thyrotropin releasing hormone）·················384
TSCA（Toxic Substances Control Act）··········57, 58
TSH（甲状腺刺激ホルモン thyroid stimulating hormone）···············38, 135, 377, 378, 384, 391
TTC（毒性学的懸念の閾値 threshold of toxicological concern）··································67, 68
TUBE（theoretical upper-bound estimate）···········67
TUNEL（terminal deoxynucleotidyl transferase dUTP nick end labeling）···················36, 245
TUNEL（TdT-mediated dUTP nick end labeling）······52
TWA（time-weight average）··································64

U

UDP-GT（UDP-グルクロン酸転移酵素，ウリジン二リン酸グルクロニルトランスフェラーゼ UDP-glucuronyl transferase）············38, 385
UDPGA（ウリジン二リン酸-α-グルクロン酸）···········8
UF（不確実係数 uncertainty factor）················63, 64
UNEP（国連環境計画）··69
UGT ··8
UGT1 ··8
UGT2 ··8

V

VC（M）（塩化ビニルモノマー）······························178
VEP（視覚誘発電位 visual evoked potentials）······420
VIP（血管作用性腸ポリペプチド vasoactive intestinal polypeptide）·································407
VLDL（超低密度リポタンパク質 very low density lipoprotein）··238, 239
VSD（実質安全量 virtually safe dose）·······63, 66, 101

X

XP（色素性乾皮症 xeroderma pigmentosum）............ 194
XPA（色素性乾皮症 A 群タンパク質 xeroderma pigmentosum group A protein）............................32

Z

ZEA, ZON, ZEN（ゼアラレノン zearalenone）............ 161

伊東毒性病理学

平成25年7月30日　発　　　行
平成26年5月30日　第2刷発行

編　者　　高　橋　道　人
　　　　　福　島　昭　治

発行者　　池　田　和　博

発行所　　丸善出版株式会社
　　　　　〒101-0051 東京都千代田区神田神保町二丁目17番
　　　　　編集：電話(03)3512-3262／FAX(03)3512-3272
　　　　　営業：電話(03)3512-3256／FAX(03)3512-3270
　　　　　http://pub.maruzen.co.jp/

© Michihito Takahashi, Shoji Fukushima, 2013

組版・株式会社 明昌堂／印刷・株式会社 日本制作センター
製本・株式会社 松岳社

ISBN 978-4-621-08642-1 C 3047　　　　Printed in Japan

JCOPY 〈(社)出版者著作権管理機構 委託出版物〉
本書の無断複写は著作憲法上での例外を除き禁じられています．複写される場合は，そのつど事前に，(社)出版者著作権管理機構(電話03-3513-6969，FAX 03-3513-6979，e-mail：info@jcopy.or.jp)の許諾を得てください．